◎白话彩插典藏版◎

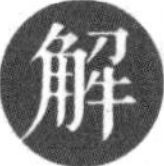

千金方

中国医学养生方剂大全

（唐）孙思邈◎原著

《图解经典》编辑部◎编著

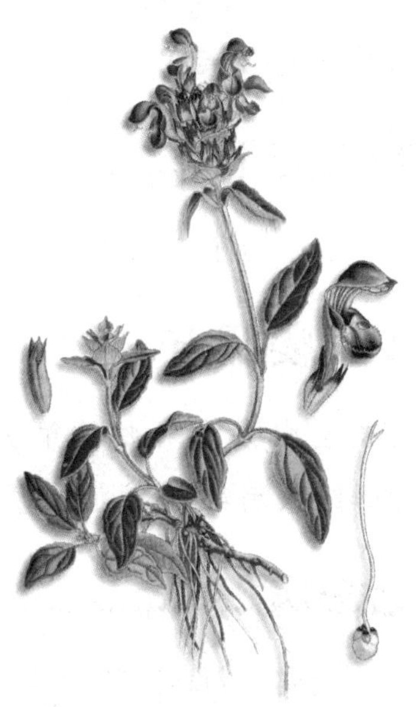

吉林科学技术出版社

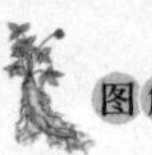

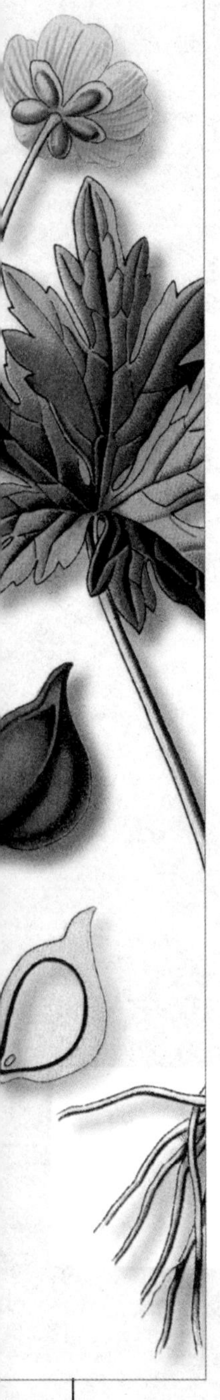

目录

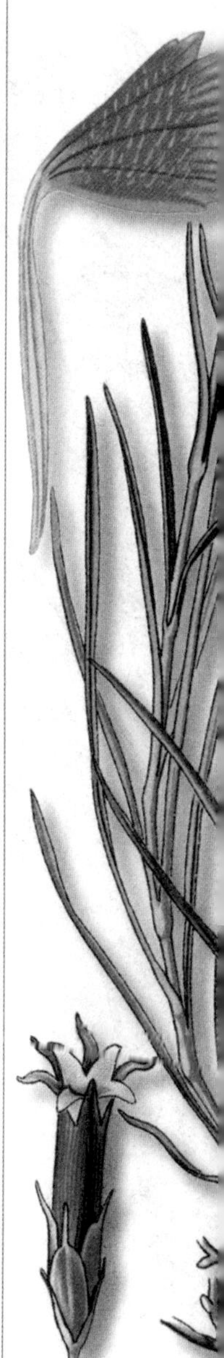

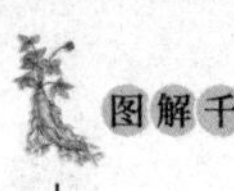

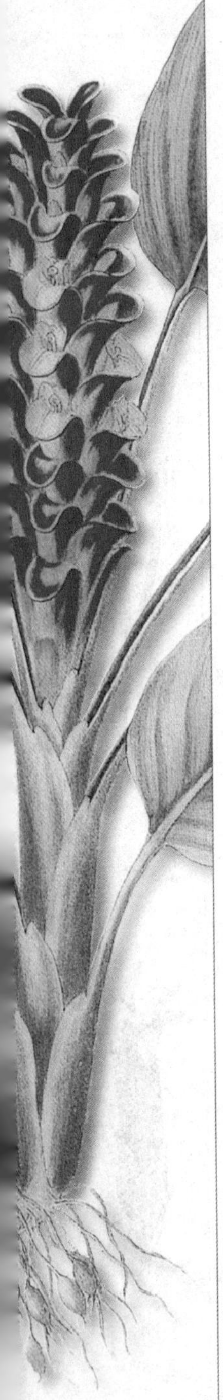

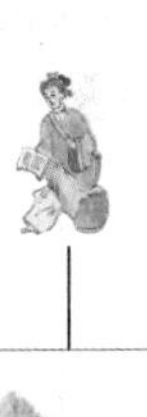

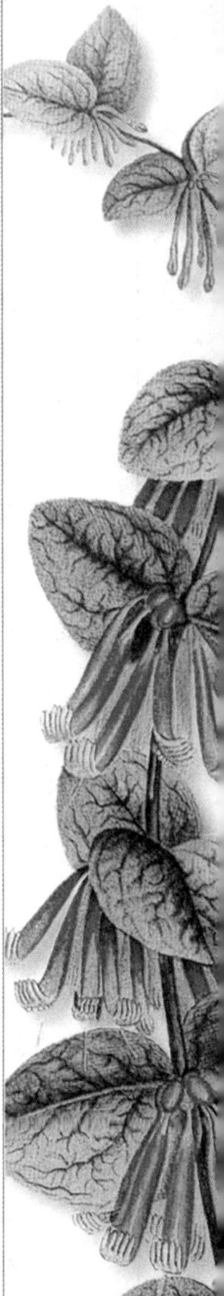

编者序

再识《千金方》，感受养生方剂之妙

《千金方》全称《备急千金要方》，也称《千金要方》，是我国唐代著名医学家孙思邈划时代的医学巨著，也是历代医家研究发掘医药学的宝库，在中国医学史上占有举足轻重的地位。《千金方》全书共30卷，汇集了晋唐以前大量医药学资料。内容包括医德、医学教育、治则、诊断、处方用药，妇、儿、五官、内、外、急救等各科诸病症，及食疗养生、房中、脉法、针灸孔穴等，总计232门，医方4300首。书中所载医论、医方系统地总结了自《内经》以后至唐初的医学成就，堪称一部价值非常高的医学著作。

孙思邈认为“人命至重，有贵千金，一方济之，德逾于此”，故将自己的两部著作均冠以“千金”二字，名《千金要方》和《千金翼方》。《千金要方》是我国最早的医学百科全书，从基础理论到临床各科，理、法、方、药样样齐备。其内容分为两类，一类是典籍资料，一类是民间单方验方，广泛吸收各方之长，雅俗共赏，缓急相宜。时至今日，书中很多内容仍有极高的学术价值，对医者行医起着指导作用，确实是价值千金的中医瑰宝，被后人称为“方书之祖”。

《千金要方》在疾病的预防、养生、食疗等方面都做出了巨大贡献。卷一《诊候第四》中记述了“上医医未病之病，中医医欲病之病，下医医已病之病……”的名言，可谓是《千金方》的精髓所在。孙思邈强调适应自然规律，增强体质：1.在未病的情况下，应积极防御。2.发展到欲病状态时，预防应被放在更加重要的位置，尽早调养，避免疾病的发生。3.一旦发展到已病状态，就要积极治疗和病后调养，以避免复发。

孙思邈十分重视妇女和儿童的疾病，认为妇女有经、带、胎、产等方面的特殊生理条件和疾病范围；儿童的身体结构与成人有很大不同，都应当单分出科，独立讨论。他也是最早提出将妇科单列一科的医家。在书中，孙思邈还将“妇人方”一卷置于篇首，足见他对此的重视程度。对于小儿，他主张衣服要软、不宜过暖、常晒

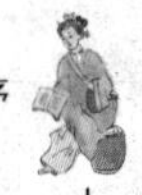

太阳等养育方法，并对哺乳的时间、次数、乳量等方面知识进行了详尽的阐述，是唐代对儿科贡献最大的医家。

孙思邈在药物学方面也有较高的成就，他十分注重采药的时间和制作方法以及药品的产地，在药材学方面亲自做了大量的实践和调查工作，对于不同时间采摘、不同方法炮制、不同产地药物的种种细微差别做了多方面的对比，在组方配药时，便对此提出了严格的区分和不同的要求。孙思邈还创立了根据药物的治疗功效对药物进行分类的方法，至今仍是临床医生最常用、最方便的分类法。由于对药物学的突出贡献，他被尊为中国历史上的“药王”。

为了能让“药王”这部医学巨著以最完美的现代方式呈现，来适合现代人的阅读品位和实现最大的实用价值，《图解千金方》对原著《备急千金要方》进行了一系列的编辑创新。文字方面：由于原著篇幅过于宏大，编者本着实用的原则进行了精编，收录其中一至二十五卷的内容，并删去其中配药繁多、操作复杂的处方，只留下实用易行的一部分；在尊重原著的基础上以通俗易懂的方式，将内容呈现给读者，并对原著部分内容进行了衍生。图版方面，首先对药方进行全面图解，别出心裁地将药方中每味药的实物图片放置圆盘中，并用优美逼真的人物牵线图形象表现服用此药方后的疗效，将中医药方清晰直观地呈现在读者面前；其次，提供了200余幅精美的彩色手绘草药图供读者欣赏；最后，以“医学锦囊”的形式罗列简明易懂的医学实用知识穿插于原书中，为《千金方》增添了更多的实用价值。

《图解千金方》自出版以来深受读者喜爱，本次修订结合读者反馈以及市场需要，并综合了之前版本的精华。在保留原文的基础上进一步完善了内容，使图书更加精准和实用。同时欢迎广大读者对本书提出宝贵的意见和建议，我们力求打造最为精准、实用、美观的图解国医作品。

图解千金方

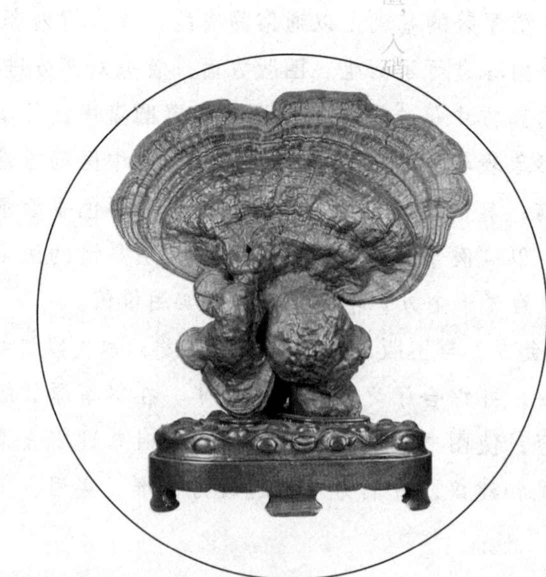

灵芝标本

卷一 序列

大医习业第一

如果想成为一个品德高尚、医术精湛的名医，就必须熟悉《黄帝内经·素问》、《黄帝三部针灸甲乙经》、《黄帝针经》、《明堂流注》等医学经典著作，以及十二经脉、三部九候、五脏六腑、全身表里的穴位等人体生理特征；以及《神农本草经》、《药对》等药物学专著；以及张仲景、王叔和、阮炳、范汪、张苗、靳邵等历代著名医家，还必须精通阴阳学说、禄命学说、诸家相法；以及灼龟五兆、《周易》、六壬占卜法等。只有对这些精研熟习了，才能成为一个品德高尚、医术精湛的名医。如果不经过这样的学习，就会像没有眼睛的人在黑夜里行走，动辄会因治疗失误而导致病人死亡。在以上都熟悉了的基础上，还须熟读这本《备急千金要方》，并寻思其中深奥的医理，细心观察，仔细钻研，之后，才可谈及医学之道。

神农氏

炎帝神农是传说中医药的发明者，他天生“水晶肚”，吃下的东西全都能看见，他利用此肚遍尝百草，发现药材，教人治病。他被历来对草药极其重视和推崇的中国人奉为圣贤。

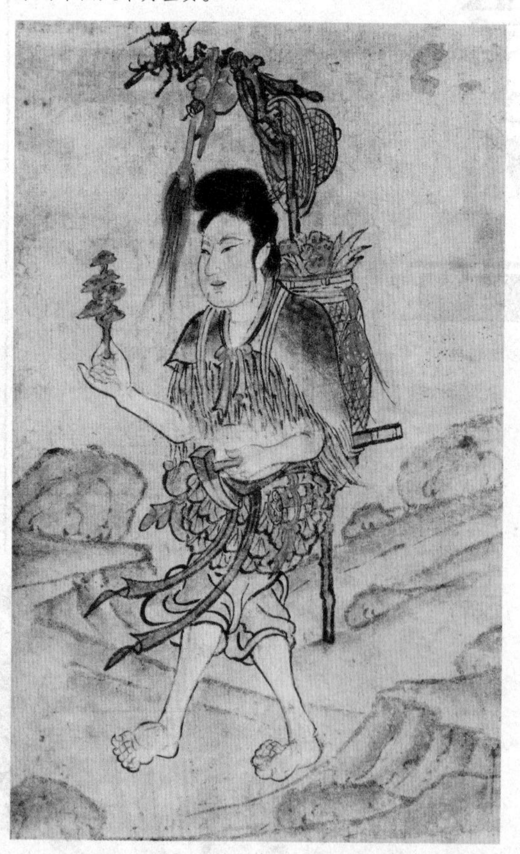

此外，还须涉猎群书。为什么呢？因为如果不读《诗经》、《尚书》、《礼记》、《周易》、《春秋》这五部儒家经典，就不知道什么是仁义之道；不读《史记》、《汉书》、《后汉书》这三部历史著作，就不知道古今的史事；不读秦汉诸子百家的学说，遇事时就不能在心中默察辨识它；不读《内经》，就不知道有慈悲喜舍的德行；不读《庄子》、《老子》，就不能体会到天地自然运动变化的规律与真理，而遇见事情时就会受到吉凶的拘束与顾忌；至于金木水火土五行相生相克的互制规律；太阳、月亮与金星、木星、水星、火星、土星的天体运行规律，都需要深入探讨。如果能够全面学习这些知识，那么对于学医就不会受到任何阻碍，也就能尽善尽美了。

大医精诚第二

东晋学者张湛说：医学与药物学，向来都很难精通。现在的那些病，有的内因相同而病状各异，有的内因各异而病状却相同，所以五脏六腑的虚证与实证，血脉营卫的通流与阻塞，本来就不是只凭耳朵、眼睛能够审察得到的，必须先通过诊脉来审察。而寸口、关、尺各部的脉象有浮、沉、弦、紧的不同，腧穴流注有高、下、浅、深的差别，肌肤筋骨有厚、薄、刚、柔的差异。只有用心精细的人，才可以与他说及这些。如果将这种最精微的事依赖于最肤浅的思维，岂不是会坏事吗？如果本来五脏六腑是实证而再去补益它，本来是虚证而再去削损它；本来营卫血脉是流通的而再去疏通它，本来是壅滞的而再去阻塞它；以及本来是寒证而再去冷泻它，本来是热证而再去温补它。这些做法都只会加重病人的疾患，现在却想以此让病人得生，我只会看到病人因此而死亡。所以医学、药物学与卜筮学，都是很难精通的艺术学科，既然不是来自于神仙传授，那么是从哪里得到其中的微言大义呢？世上有些愚蠢的人，仅仅读了三年的药方，就说天下没有哪一种病是自己不能治疗的了；等到治了三年病，才知道天下原来并没有现成的药方可用。所以学医的人必须勤勉地研究医学的道理，精细勤谨而不倦怠，不能只凭些道听途说，就说医家道理已被我穷尽了，这样只会深深地贻误自己。

品德高尚、医术精深的医生为人治病时，必定会先安定心神，让心志入定，做到没有欲望没有要求，发大慈大悲的恻隐之心，心中立誓愿意普救天下人的痛苦。如果有病人前来求救，不会管他的富贵贫贱、老幼美丑，或者与自己有没有恩怨，是不是亲戚好友，以及是汉人还是外族人，是愚人还是聪明人，都会同等对待，就像对待自己的亲人一样，更不会瞻前顾后，考虑吉凶祸福，而只爱惜自己的身体性命。好的医生看见病人的痛苦烦恼，就像自己有痛苦烦恼一样，内心感到深深的凄怆，不会避开险阻、昼夜、寒暑、饥渴、疲劳，而是全心全意地赶去救治病人，不怕耽搁时间，

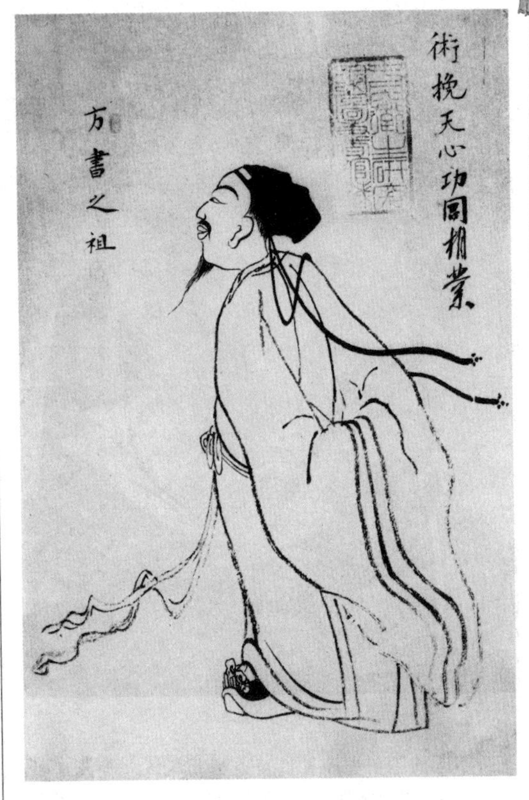

张仲景

张仲景，名机，东汉杰出的医学家。所著《伤寒杂病论》确立了中医学辨证施治的理论体系与治疗原则，“上以疗君亲之疾，下以救贫贱之厄，中以保身长全，以养其生”。仲景以医学大家的仁心仁德，赢得了“医宗之圣”的盛誉。

不会婉言推辞。只有这样才能成为普济天下人的救命之医，反之则是害人的巨贼。自古以来的名医为人治病时，很多用自己的生命来济助病者的危急。虽然说牲畜的命比较贱而人的命稍微贵一些，但对于生命的热爱，人与畜都是相同的。损他利己的行径，是物类都害怕与为耻的，何况是人呢？至于那些以杀害生命的方法来求取自己生存的人，离生命的真理就相差得更远了。我现在编的这本《备急千金要方》，之所以不用有生命的动物来作为药物的原因就在这里。至于虻虫、水蛭一类，在出售

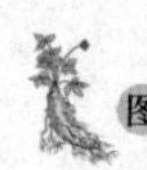

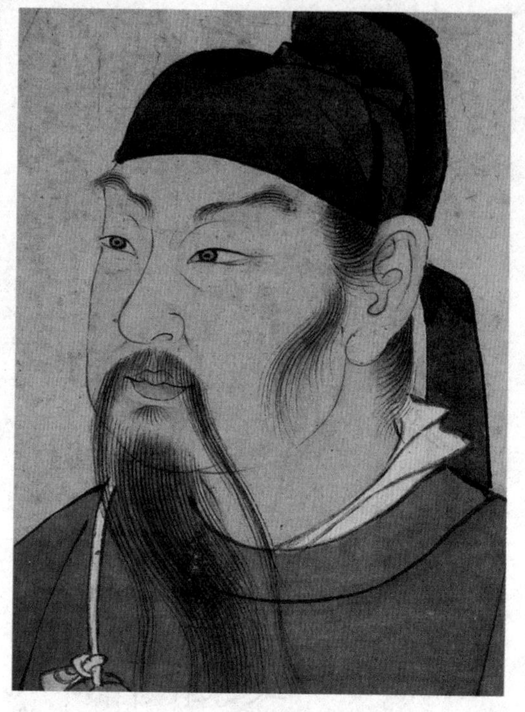

孙思邈

孙思邈，今陕西省铜川市耀州区人。他所著的《千金方》，内容极为丰富，是唐代以前医药成就的系统总结，也是我国现存最早的医学类书，对学习、研究我国传统医学有重要的参考价值。他不仅医术精湛，更有着高尚的医德，被人们当作“神仙”，尊称为“药王”。

前就已经先死了，被拿来出售用做药物，不包括在这个范围之内。只是对于鸡蛋这一类，由于鸡雏尚未成形而处于混沌未分的状态，只是在那些非常要紧的情况下，不得已才隐忍而使用它。至于不使用它的情况，恐怕连高尚而精深的哲人也很难做到。至于那些患疮痍、下痢，污臭秽恶得人人都厌恶看到的病人，作为医者能够发出惭愧、凄忧、怜恤之心，而不起一丝蒂芥之意，这正是我的志向。

品德高尚、医术精湛的医生，常要自我反省，端庄正直，气度宽宏，不卑不亢。当他诊病时，一定要全神贯注，仔细地审察病人的形体状况，一丝一毫也不要放过，从而判定是用针灸还是下处方，不能出一点差错。虽说治病速效更好，也须临事不迷惑，应当周密审察和深入思考，不能在病人的性命上任意逞能，以图快意，或以此博取名誉，那样的话，就是极其不仁义不道德的行为！另外，到了病人家里后，即使绫罗绸缎琳琅满目，也不能左右顾盼；有美妙音乐入耳，也不能有所喜好而痴迷；有美食接连不断地捧到面前，也只能像没有味道一样地吃；有美酒陈列，也只像没有看见一样。之所以要这样，是因为还有一个病人在一边，满屋子的人快乐不起来，更何况病人时时刻刻在遭受痛苦，如果医生却安然欢娱、怡然自得，那就是人与神都感到耻辱的事，是品德高尚的人决不会做的事，这也正是医家的医德。

医生治病时，不能话多，不能调笑，不能戏谑喧哗，不能说人是非、议论别人、夸耀自己的声名、诋毁别的医生、自夸德行，不能偶然治愈了一个病人，就高昂头脸，摆出一副自命不凡的样子，认为自己天下无双了。这是医生易得的病入膏肓般的不治之症。

老子说：人做了阳世间的好事，就自然会有人来回报；做了阴世间的好事，就会有鬼神来回报。人做了阳世间的坏事，就自然会有人来惩罚他；做了阴世间的坏事，就有鬼神来害他。这阴阳二途的循环相报，难道是凭空乱说的吗？所以，医生不能凭借自己的便利之处来一心经营钱财，只应当怀着救苦之心治病救人，这样在命运的运行中自然会多福。也不能因为病人的家庭富贵，就开珍贵的药物，使他难以求到，以此来炫耀自己的才能，想来这也不是忠诚宽厚的道德。我因为心里只想着救人济物，就繁杂琐碎地论述了这些，希望学医的人，不要因为我言语的粗鄙俚俗而感到耻辱。

治病略例第三

上天安排五行，来繁殖万物，人秉承五行的性情，来作为五脏；经络与腧穴，是阴阳会通的地方，阴阳二气的玄妙渺冥、深幽细微，其变化难以穷尽。《易经》说：如果不是天下最幽深玄妙的，又有谁能达到这样呢。看现在的医生，不深思经中的旨义，来推断自己感触到的现象，而只是各自继承家传技艺，始终遵从旧法。察病问疾时，只注重自己是否口才敏捷，善于答辩；与病人面对面不过一会儿，就开处方下药。按寸口脉就不按尺肤，按了手上的脉就忘了足下；对于人迎、趺阳脉，对于三部，根本不详加钻研；对于从脉搏的次数来探测呼吸，也数不满五十就放手了；既不能判断出病人离死期的长短，也不能判定九候的潜伏病症；对于明堂、阙庭全都不细细审察，只不过略知一点，管中窥豹而已。想要凭这点浅陋的医术就判别病人的死生，是非常困难的。这些都是医家的大忌，生病的人不可不谨慎地审察医生，而使自己免除祸患呀。

自古以来同行的医生们都互相忌妒加害，扁鹊被秦国的太医令李醯所害，就是这种事例。一个医生开了处方，不能让别的医生掺和，难保有的医生私自加入毒药，使病人的疾病加重而渐渐到了束手无策的地步。像这样的事例不止一件，需要特别谨慎。病人宁愿不服他的药，顺应与生俱来的自然天命的发展变化，也不能成为愚医互相忌妒而害人性命的牺牲品，这是极其令人哀伤的事。

各种各样疾病的病根，有中风伤寒、寒热温疟、中恶霍乱、大腹水肿、肠澼下痢、大小便不通、奔豚上气、奔逆呕吐、黄疸消

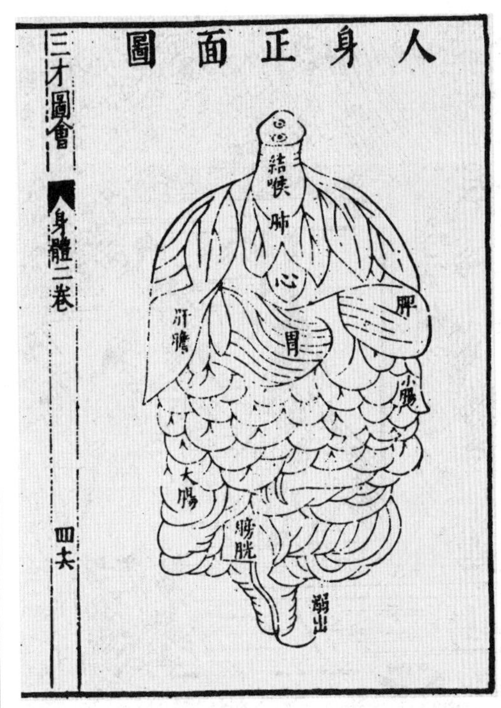

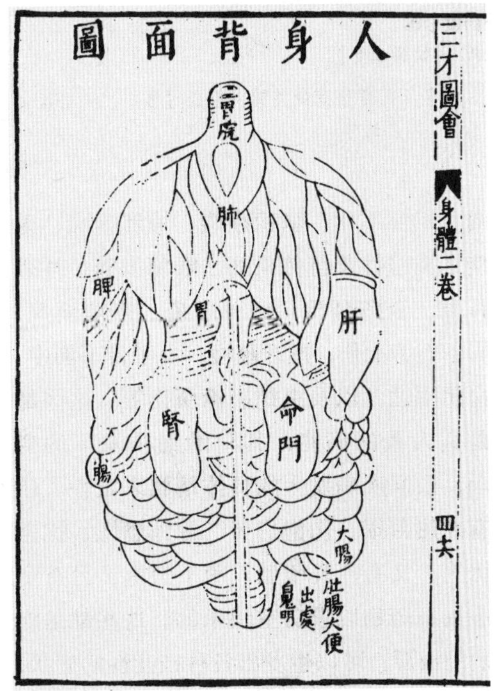

五脏六腑

喉咙以下称为五脏，为手足三阴，咽门以下称六腑，为手足三阳。诸脏属阴为里，诸腑属阳为表。人五脏六腑的不同疾病会有不同病根，查根究底是有效治病的前提。

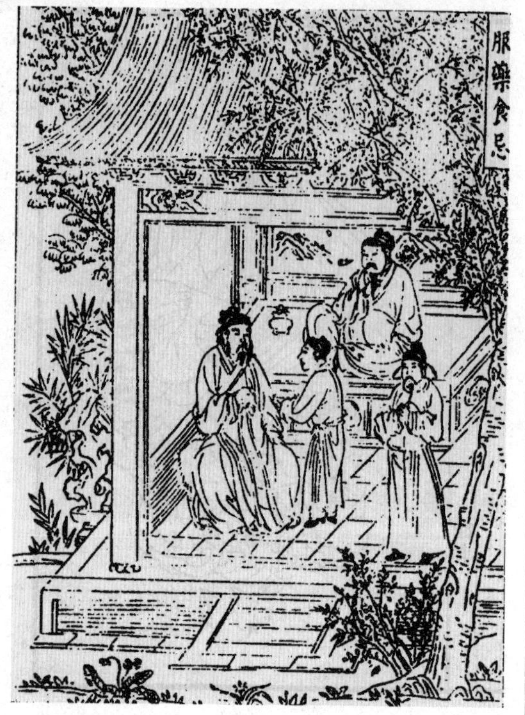

服药食忌图

元代 《饮膳正要》

对症下药是治病的关键，服药过程中，一些饮食禁忌也一定要遵守。

渴、积食不化、坚积症瘕、惊邪癫痫、鬼疰之类恶性流行传染病、喉痹齿痛、耳聋目盲、金疮踒折、痈肿恶疮、痔瘘瘤瘿，男子五劳七伤、虚乏羸瘦，女子带下崩中、血闭阴蚀，以及虫蛇蛊毒所伤等。这些都是其大概的病兆，其间的细枝末节的变动，根据疾病发生的具体情状来定性。还有冷热劳损、伤饱房劳、惊悸恐惧、忧恚怵惕；又有产乳堕胎、堕下瘀血；另有贪服五石药物以求房室快乐的。这些都是疾病的根源；可以生发出各种枝叶性的症状，因此不可不知其病的本与末。正如以前的医家说到的男女老少的病症，有一半与病源相关的，就可以服那一类药。男人由各种阳气汇聚而成，常居住在干燥处，阳气游动，又强力进行交泄，就会变成劳损之类的疾病。这些病的名目也相当多，但比起女人的病来，则容易治疗十倍。凡是女子，十四岁以上就有月经，月经来的时候，如果恰又遇到风、冷、湿、热四季之病，都应自己说出，不然的话，如果与治疗相违，或受药物刺激的触动，就会增加疾病的困扰，医生开处方时也应问清楚。医生用药时都须与病人的生长环境相适合，江南岭外之地暑热多湿，那里的人肌肤脆薄，腠理开疏，用药时适宜轻、少；关中河北的土地刚硬干燥，那里的人皮肤坚硬，腠理闭塞，用药时宜重、多。现在有些年少强壮的人，不避风与湿而触犯禁忌，使精液暴竭，虽然患的是小病，也不可轻易使用猛药下泻的方法，一旦下痢太过严重，使其精液枯竭，就会导致气血堵滞、卧床不起，可能要经长年累月才能痊愈。凡是年龄较大又有宿疾的病人，需要服用有通痢作用的汤药时，不必服完整剂药，只需等通痢的作用达到就可停止，病根没有除去的，等以后再与其他病合治。稍有气力能服完整剂的病人就不要这样对待了。对于那些必须服通痢的汤药才能除去病根的病人，服汤药之后，适宜经常服用丸散药来辅助康复。

凡是通过服通痢的汤药而治愈的病，以后就要尤其谨慎，不能再服进补的汤药，如果服了进补的汤药，病情就会复发，那时再来重重地下泻，病人就会受到很大的伤害。如果是刚刚病愈而气力还没有很大程度恢复的人，只要好好调养就行了。确实需要服药的，也应当用性味平和的药物来冲和。长期患病但不妨碍行走、气力也没有衰下去的人，如果想要用冷热随宜的丸散药来滋补身体，则应当先服通痢的汤药，泻除胸腹中壅积的痰实，然后才服补

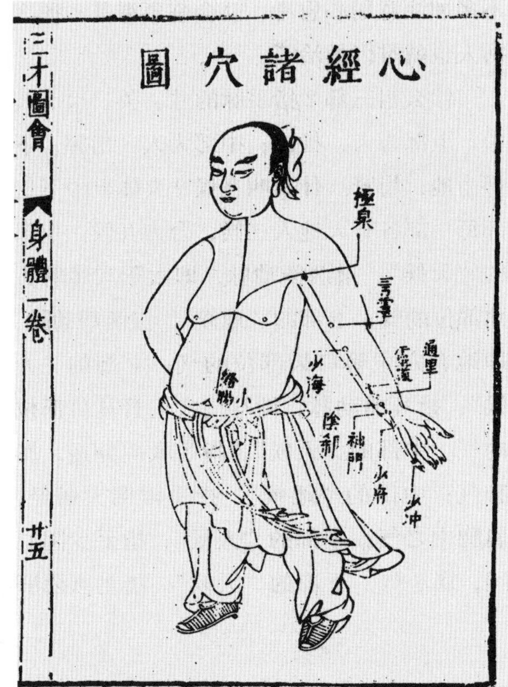

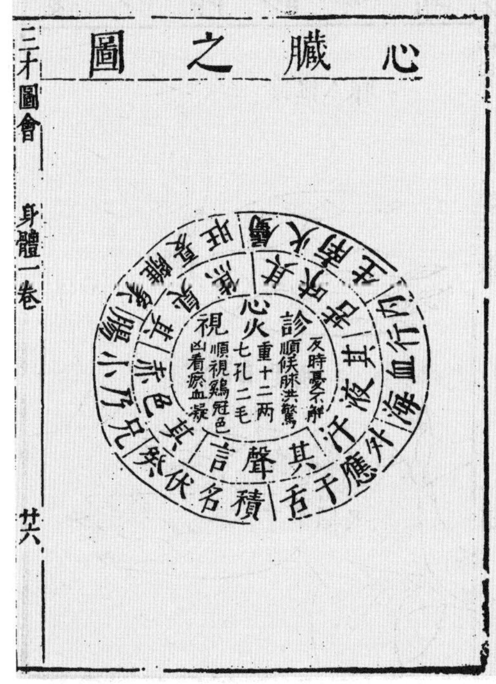

心经诸穴图

张仲景认为作为一名合格的医者，十二经脉、三百六十孔穴、营气卫气的运行规律等都必须准确掌握，图中的心经诸穴自然也在其内。

药。那些极度虚劳而应服进补汤药的人，不超过三剂就应停止。如果是治疗风病而应服治风汤的，都不是三五剂能够见效的。向来就有积滞、有风邪、呕吐虚损的人，连服十多剂，直到一百多天后才病愈。所以说：若是实证，就用泻下的治法；若是虚证，就用补益的治法。

天地之内，阴阳之中，只有人最为高贵。人是禀受天地中和之气而生的，法制、规则、礼仪、音乐，没有哪一样不是由人来制定的。人在生成之初，是先生成真精，真精生成后而脑髓生成；人的头是圆的，效法于天；足是方的，效法于地；双眼与日月相应，五脏与五星相应；六腑与六律相应，而心是中极。大肠长一丈二尺，与十二时辰相应；小肠长二丈四尺，与二十四节气相应；全身有三百六十五条经络，与一年相应；人有九窍，与九州相应。自然规律有寒暑季节，人有虚证实证；自然规律有刑罚与奖励，人有爱与憎；自然界有阴与阳，人有男和女；月份有大小，人则有高矮。所以如果服食五谷不能适宜，冷热咸苦相互触犯，一起攻击人身，就会形成疾病。

医生诊断疾病的症状，本来就不是容易的事。有人认为，通过询问病人而后知道他的病况，以此来辨别病的深浅轻重，这是取巧的医生。张仲景说：凡是想要运用汤药与针灸的治法，都应该深思熟虑，一定要精通十二经脉，懂得三百六十孔穴，与营气卫气的运行规律，知道病位的所在，与适宜的治病的方法，这些都不能不精通。古代最高明的医生，通过观察病人的面色来诊病，色脉与形体不能失调，如果是黑色侵凌赤色则病人就会死亡，赤色侵凌青色则病人能够回生。古代中等的医生，通过听病人的声音来诊病，其声音与宫、商、角、徵、羽五音相吻合，如果从心脏听到水声，则是被病邪触犯而导致惊悸烦闷的病；从肝脏听到金声，恐怕金会来克木；脾属土，土生育万物，脾摄取的食物养分周济到全身四肢，健康的人是听不见脾土的声音的，只有人死时土音才归于脾。五音太过，会四肢无力；五音不足，则会九窍不通，由色、声、香、味、触、法六境而生的见、闻、嗅、味、觉、知这六种意识就会闭塞，就像醉酒的人一样。这五音与四季相应而运转，周而复始。古代下等的医生，通过诊察病人的脉象来察病，知道病的缘由与病的转移变化，以及与四季气候的逆与顺，及其相克相生的关系，由此来审知脏腑的精微，这些都是非常高妙的。

诊候第四

医生治病时，应当先审察病的根源，诊察病的关键与原理。如果五脏没有虚衰，六腑没有穷竭，血脉没有错乱，精与神都没有失散，那么病人服药后必定能活；如果病已生成，服药后可治愈一半；如果病势已很危险，即使服药也难以保全性命了。

诊病的方法，应当在刚刚天亮时，因为此时阴气还没有发动，阳气还没有散失，没有进饮食，经脉还不亢盛，络脉调和均匀，气血没有错乱，如果此时精细地审察病人的脉象，就能知道病状的逆与顺；不是这个时候则不能取用，应深察三部九候后明白地告诉病人。古代善于行医的高明医生能治理国家病患，中等的医生能医人，下等的医生只能医病。最高明的医生能医治还没有发生的病，中等的医生能医治正要萌发的病，而下等的医生只能医治已经发生的病。医者如果不多加注意用心思考，就会临事混乱，那么病人也就难以救治了。

什么叫三部？指手脉的寸、关、尺。其中，上部为天，指肺；中部为人，指脾；下部为地，指肾。什么叫九候？人体上中下三部每一部各有天地人三候，合为九候。上部的“天候”，指两额动脉，即太阳穴主管头角部位的气；上部的“地候”，指两颊动脉，即地仓穴主管口齿部位的气；上部的“人候”，指耳前动脉，即耳门穴主管耳目部位的气。中部的“天候”，指手太阴肺经，属肺气；中部的“地候”，指手阳明大肠经，属胸中之气；中部的“人候”，指手少阴心经，属心气。下部的“天候”，指足厥阴肝

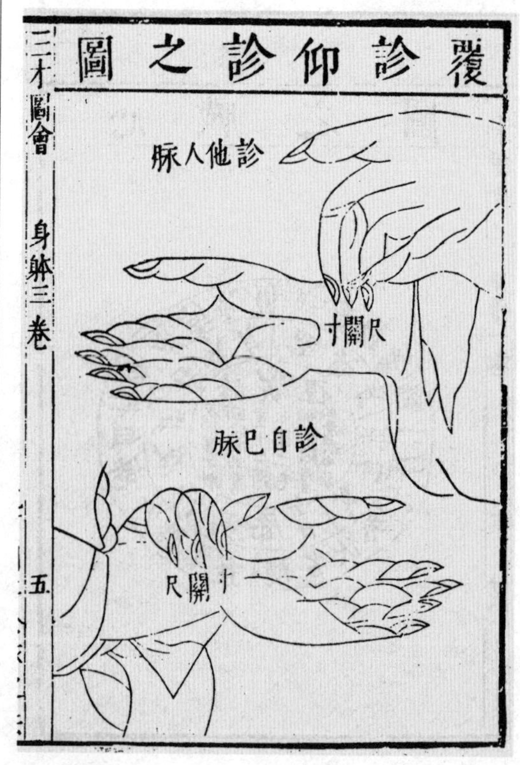

覆诊仰诊之图

诊脉是中医治病时探寻病情的重要方段，诊脉方法有覆诊、仰诊之分，覆诊即把别人之脉，要以手覆于其腕脉之处；仰诊则即可以自取脉，也可由别人把脉。

经，属肝气；下部的“地候”，指足少阴肾经，属肾气；下部的“人候”，指足太阴脾经，属脾气。以上合为九候。这里的三部包含了以下几种含义：⑴脏部上中下部。⑵身体之上中下。⑶面部之上中下。⑷手脉之寸关尺。

那些形体亢盛、脉象细微，吸入的气稀少而供应不足的病人，肯定会死亡；形体瘦弱而脉象大、胸中多气的人也会死亡。形体与气息相合的病人能够存活，形体与气息错杂无绪不协调的人会生病，三部九候脉象都错乱的人会死亡。那些庸医不能通晓三部九候及四季的规律，有的用错了汤药，有的针灸不合乎法度，只死板地依照古方治病，这样只能又增加了其他疾病，最终导致病人死亡。想起这些民众，真是悲哀啊！他们一半是冤枉死的，这就是因为世上没有良医为他们解除痛苦。经书上说：“地、水、火、风，和合而成人。”如果人的火气不调，就会全身蒸热；风气不调，就会全身僵直，所有的毛孔都闭塞；水气不调，就会身体水肿，气满喘粗；土气不调，则会四肢僵硬，说话时发不出音。没有火气，身体就发冷；风气停止，人的呼吸就会断绝；水气枯竭，就没有血；土气散失，则身体就会分裂。但是庸医不深思脉理，并违反脉理来治病，使五脏中的五行互相克制而全部衰弱，这简直就像往炽燃的火焰上重重地加油，不能不谨慎呀。如果地、水、火、风四气相合，则四神安详平和；如果其中一气不调，就会生病；若四神全部混乱，则会百病齐生。一种说法认为，只有一神混乱引起的病萌发时，能够不治自愈；两神混乱引起的病同时发作时，必须经过治疗后才能痊愈；三神混乱引起的病，即使治疗也难以痊愈；而四神混乱引起的病，就只有死亡了。

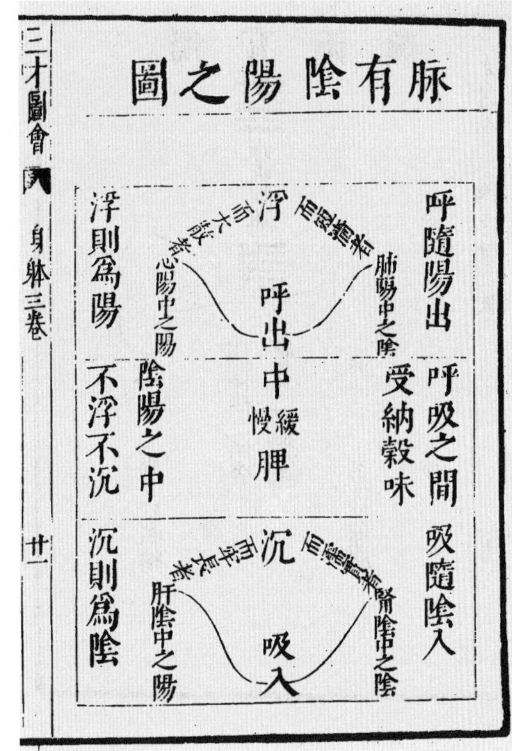

脉有阴阳之图

五脏中的阴阳五行相互克制会导致身体枯竭，直至死亡，所以，高明的医生治病时会顺应五脏中的阴阳之气，根据病因对症下药。

张仲景说：在治疗各种疾病之前，应当先用汤药洗涤五脏六腑，使百脉疏通，阴阳有序，邪气破散，枯焦的部位得到润泽，皮肤富有光泽，气血得到增益；因为水能净化万物，所以用汤药洗涤五脏六腑。如果四肢已经得病很久，再次因冷风而发作，则应当用散药，因为散药能驱逐邪气。对于风气湿痹在表里移走，不断移动的病症，也应当用散药来平定它。其次应当用丸药，因为丸药能驱逐冷风，化解积聚，消释各种坚癖，增进饮食，调和荣卫。而如果能掺和汤、丸、散而用，就可以称得上是高明的医生了。所以说：行医，就在于用心意。不需出汗而强迫病人发汗的，

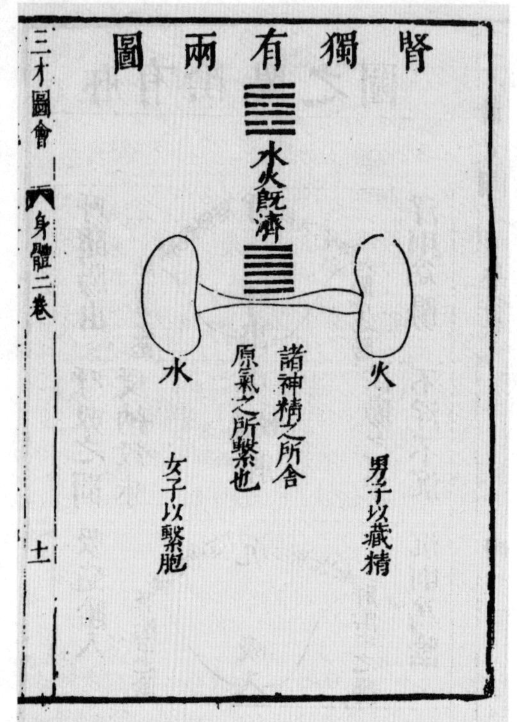

肾独有两图

随着古代医学的发展，古人对人体内脏结构有了很大程度的了解，其中对肾的功能尤为重视。《三十六难》说，脏器都只有一个，唯独肾有两个，而两个却不都为肾，左为肾，右为命门。

病人丧失了津液，就会因津液枯竭而死；需要发汗而不让病人出汗的，病人周身毛孔闭塞，也会闷绝而死。还有，不需下泻而强迫病人下泻的，会使病人开肠洞泄，无法止住而死；需要下泻而不让病人下泻的，会使病人心中懊恼、烦乱，浮肿而死；另外，不需针灸而强迫给病人针灸的，会使病人火邪入腹，扰乱五脏，烦闷加重而死；需针灸而不给病人针灸的，会使病人冷结重凝，时间长了则更加密固，进而冷气上逆冲心，没有消散的地方，最终病笃而死。

黄帝问道：淫邪之气流散或充溢怎么办？岐伯回答说：各种有害身心健康的因素，从外进攻到人体，因没有固定的地方，到处流散直到五脏，仍然不能固定，就与营卫之气同行而与魂魄一齐飞扬，使人睡卧不得安宁而多梦。如果邪气侵蚀到六腑，就会外有余而内不足；如果邪气侵蚀到五脏，就会内有余而外不足。黄帝问道：有余与不足各有什么表现呢？岐伯回答说：阴气盛，就会梦见涉渡大水，惊恐万分；阳气盛，就会梦见在大火中焚烧；阴气阳气都旺盛，就会梦见互相厮杀，身受重伤。上部气盛，就会梦见向上飞扬；下部气盛，就会梦见向下坠落。饮食过饱就会梦见施舍给别人（《巢源》说梦见行走），太饿就会梦见向别人索要（《巢源》说梦见睡卧）。肝气盛就会梦见自己发怒；肺气盛就会梦见因恐惧而哭泣；心气盛就会梦见喜笑以及恐惧；脾气盛就会梦见欢乐唱歌及身体沉重，手脚不灵便；肾气盛就会梦见腰脊向两边分开而不相连。凡是这十二盛发生时都应采取泻下的治法，立即就能治愈。如果气逆行，侵驻于心，就会梦见丘山生烟火；气逆侵驻于肝，就会梦见身体向上飞扬，以及见到金、铁等奇异器物；气逆侵驻于肝，就会梦见山林树木；气逆侵驻于脾，就会梦见丘陵深潭，以及在风雨中倒塌的墙壁；气逆侵驻于肾，就会梦见身陷深潭沉入水中；气逆侵驻于膀胱，就会梦见在外游走；气逆侵驻于胃，就会梦见吃喝；气逆侵驻于大肠，就会梦见田野；气逆侵驻于小肠，就会梦见拥挤的城市街道；气逆侵驻于胆，就会梦见与人打官司以及相搏斗而自剖；气逆侵驻于生殖器，就会梦见交合；气逆侵驻于颈项，就会梦见斩首；气逆侵驻于胯，就会梦见想行走而不能前进，以及身处水渠、陷阱、洼地之中；气逆侵驻于大腿，就会梦见礼节性的跪拜；气逆侵驻于膀胱，就会梦见小便。如果遇到这十五种情况，应采取补益的治法，能够很快治愈。善于诊候的医生也应深思此意，就能尽善尽美了。

《史记》说：有六种病人是无法救治的，即骄纵恣肆不讲道理的人是第一种；轻视身体而看重钱财的是第二种；吃饭穿衣都没有规律的是第三种；阴阳混杂，五脏之气不能定位的是第四种；身体瘦弱不能服药的是第五种；信任巫婆而不信医生的则是第六种。能生还的病人，脉候应该还存在，身体与面色还没有发生大的改变，病邪还没有进入腠理，这时如果能及时用针用药，自己好好地调理，再得到良医的治疗，病就没有不能治愈的。

处方第五

治疗寒证应用热药，治疗热证应用寒药，治疗饮食不消化应用吐下的药，治疗鬼蛊毒气之类流行传染病应当用蛊毒药，治疗痈肿疮瘤应用疮瘤药，治疗风湿应用风湿药，治疗风、劳、气、冷等病症，都应根据病症、病情而用药。雷公说：药有三种等级，病有三个阶段；药的性味与质地有甘、苦、轻、重的区别，病的症候也有新病、久病、寒病、温病的差异。重、热、腻、滑、咸、酸、石药、饮食等，是对风病对症的治法，对其他病则不对症；轻、冷、粗、涩、甘、苦、草药、饮食等，是对热证对症的治法，对其他病则不对症。轻、热、辛、苦、淡、木药、饮食等，是对冷病对症的治法，对其他病则不对症。从这个大纲可以粗略地发现用药的源流，其余的通过观察病症就可以知道，在针对具体病情时要灵活运用，医生应当懂得这用药的概要。

《药对》说：许多疾病的积聚，都是因身体虚亏而引起，身体一旦虚亏就会百病滋生。积，是指五脏积累的病；聚，指六腑汇聚的病。像这样的疾病，医生多遵从旧方，不作增减。对于身体虚亏而劳损的病人，其弊端非常多，应该根据病情在旧方基础上有所增减。古代的那些良医，都是自己采药，并仔细审察药物的分类及药性，准确恰当地按照时节早晚取用，如果采药时节过早则药性尚未生成，过晚则其药性已经衰竭。现在的医生，既不自己采药，也不顺应节气的早晚，只是一起拿

煎药图

明代《本草品汇精要》书影

因为病的症候、时间、寒热差异较大，药也有性状、质地的区别，所以用药治病一定要谨慎。古时的很多良医都对药性是否成熟、冷热消长的分量及煎熬的火候等非常熟悉，以便更为精细地做到对症下药。

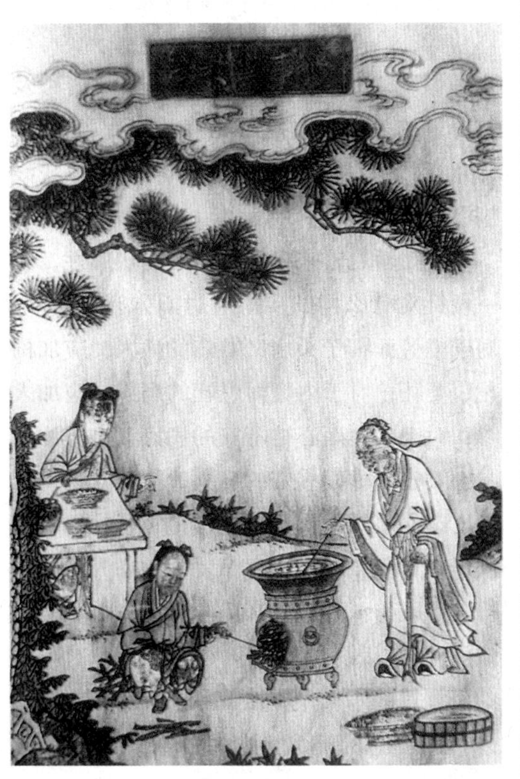

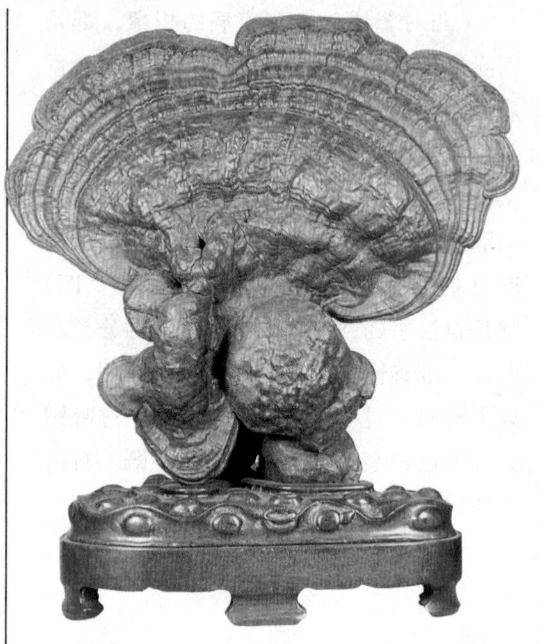

灵芝标本

古代中医认为，草药分为上、中、下三等，上等药重养命，没有毒性，可增补元气，延年益寿；中等药重养性，有的有毒，有的无毒；下等药重治病，大多有毒性，俗语中的“是药三分毒”指的就是此等药。灵芝以其清逸的药性及美丽的传说被归为上等药之列。

来用做药，也不懂得药性的冷热与消长及其分量的多少，这样虽徒有一腔治病之心，却永远没有治愈的效果，而只能算作肤浅糊涂的医生。

现在暂且再来根据药物的冷热属性，说一说针对什么样的疾病应对旧方有所增减。对于虚劳而苦于头痛又发热的病人，应加枸杞、萎蕤；对于内虚而想吐的病人，应加人参；对于内虚而心神不安的病人，也应加人参；对于内虚而多梦的病人，应加龙骨；对于内虚而多热的病人，应加地黄、牡蛎、地肤子、甘草；对于内虚而发冷的病人，应加当归、川芎、干姜；对于内虚而劳损的病人，应加钟乳、棘刺、肉苁蓉、巴戟天；对于内虚而大热的病人，应加黄芩、天门冬；对于内虚而健忘的病人，应加茯神、远志；对于内虚而惊悸不安的病人，应加龙齿、紫石英、沙参、小草，如果发冷就用紫石英与小草，如果有热邪侵入就用沙参与龙齿；对于内虚而口干的病人，应加麦门冬、知母；对于内虚而气息缓弱的病人，应加胡麻、覆盆子、柏子仁；对于内虚而多气兼微咳的病人，应加五味子、大枣；对于内虚而身体僵直、腰中部不灵活的病人，应加磁石、杜仲；对于内虚而多冷的病人，应加桂心、吴茱萸、附子、乌头；对于内虚而小便呈赤色的病人，应加黄芩；对于内虚而有热邪侵入的病人，应加地骨皮、白水黄芪；对于内虚而发冷的病人，应用陇西黄芪；对于内虚而生痰且有气的病人，应加生姜、半夏、枳实；对于内虚而小肠泻痢的病人，应加桑螵蛸、龙骨、鸡肶胵；对于内虚而小肠不通畅的病人，应加茯苓、泽泻；对于内虚而小便呈白色的病人，应加厚朴。以上各种药物我并没有一一使用过，只是根据药物的分类与冷热属性，与病情相对应，暂时叙述出来增添在这里，用药入处方的医生，应当遵照这些。

用药第六

上等药物有一百二十种，为君药，其主要功用是养命，以顺应天德，没有毒性，多服久服都不会伤人。想要让身体轻快、增补和气、延长寿命的人，可以本着上经用药；中等药物有一百二十种，为臣药，其主要功用是养性，以顺应人德，有有毒性与无毒性之分，需斟酌其适宜的对象，想要抑制住病势的发展以及补虚弱的人，可以本着中经用药；下等药物有一百二十五种，为佐使药，其主要功能是治病，以顺应地德，大多有毒性，不可长期服用，想要祛除寒热邪气以及破除积聚而治愈疾病的人，可以本着下经用药。三等药物共有三百六十五种，效法三百六十五度，每一度与一天相对应，而成为一年，其倍数为七百三十。

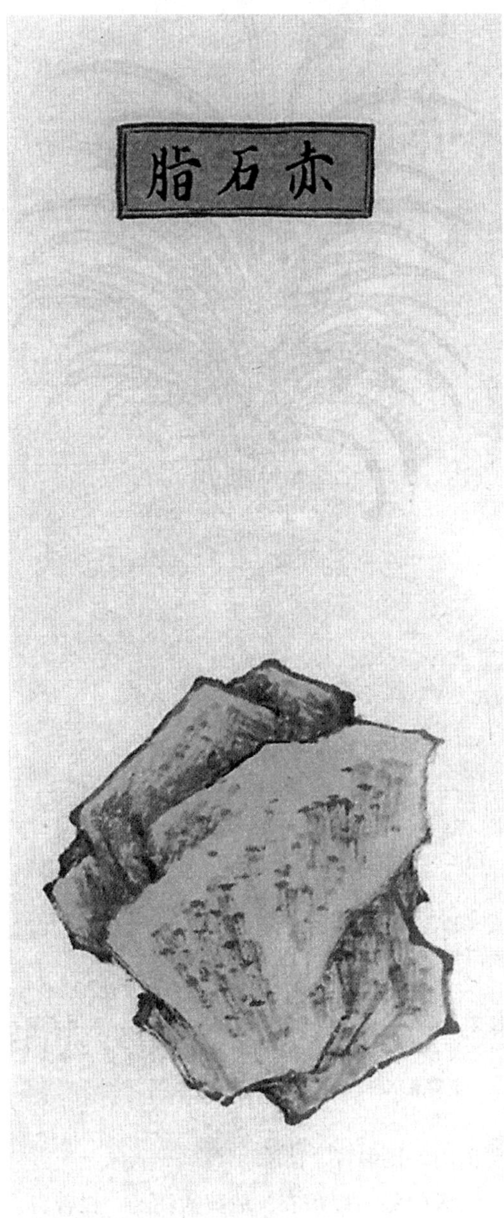

赤石脂

玉石部药之一的赤石脂，味甘、酸、辛，大温，无毒。主治养心气，明目益精，疗腹痛，下痢赤白，小便利，即痈肿痔疮，女子崩中漏下，产难胞衣不出。久服容颜润泽。

药物之间有君、臣、佐、使的关系，以互相发散与收摄，能配合使用的有一君二臣三佐五使和一君三臣九佐使等。用药又分阴阳配合，子、母、兄、弟，根、茎、花、实，草、石、骨、肉互相配合的关系。药物有单行的，有相合的，有相使的，有相畏的，有相恶的，有相反的，有相杀的。凡是有这七种情况，在药物混合使用时，必须仔细审察谨慎使用。应当用相合相使的药物才有良好效果的时候，就不能用相恶相反的药物。如果有毒需要制约，可以用相畏相杀的药物，不然就不能混合使用。药物又有酸、咸、甘、苦、辛五味，寒、热、温、凉四气，有毒与无毒的区别，阴干与曝干的区别，采造时月的区别，生、熟土地所生长的区别，真与假和陈与新的区别，使用时都应按照一定的方法加以配制。现将药物的相使相畏等七种情况排列如下，开处方的时候应对其深入研究。

玉石上部

玉泉 畏款冬花

玉屑 恶鹿角

丹砂 恶磁石，畏咸水

曾青 畏菟丝子

石胆 以水英为使药，畏牡桂、菌桂、芫花、辛夷、白薇

云母 以泽泻为使药，畏鮀甲及流水，恶徐长卿

钟乳 以蛇床子、菟丝子为使药，恶牡丹、玄石、牡蒙，畏紫石英、蘘草

朴硝 畏麦句姜

硝石 以火为使药，恶苦参、苦菜，畏女菀

芒硝 以石韦为使药，恶麦句姜

矾石 以甘草为使药，恶牡蛎

滑石　以石韦为使药，恶曾青

紫石英　以长石为使药，畏扁青、附子，不欲鮀甲、黄连、麦句姜

白石英　恶马目毒公

赤石脂　恶大黄，畏芫花

黄石脂　以曾青为使药，恶细辛，畏蜚蠊、扁青、附子

白石脂　以燕粪为使药，恶松脂，畏黄芩

太一余粮　以杜仲为使药，畏铁落、菖蒲、贝母

玉石中部

水银　畏磁石

殷孽　恶防己，畏术

孔公孽　以木兰为使药，恶细辛

阳起石　以桑螵蛸为使药，恶泽泻、菌桂、雷丸、蛇蜕皮，畏菟丝子

凝水石　畏地榆，解巴豆毒

石膏　以鸡卵为使药，恶莽草、毒公

磁石　以柴胡为使药，畏黄石脂，恶牡丹、莽草

玄石　恶松脂、柏子仁、菌桂

理石　以滑石为使药，畏麻黄

玉石下部

青琅玕　得水银效果更好，畏鸡骨，杀锡毒

礜石　得火效果更好，以棘针为使药，恶虎掌、毒公、鹜屎、细辛，畏水

方解石　恶巴豆

代赭　畏天雄

大盐　以漏芦为使药

草药上部

六芝　以薯蓣为使药，得头发效果更好，

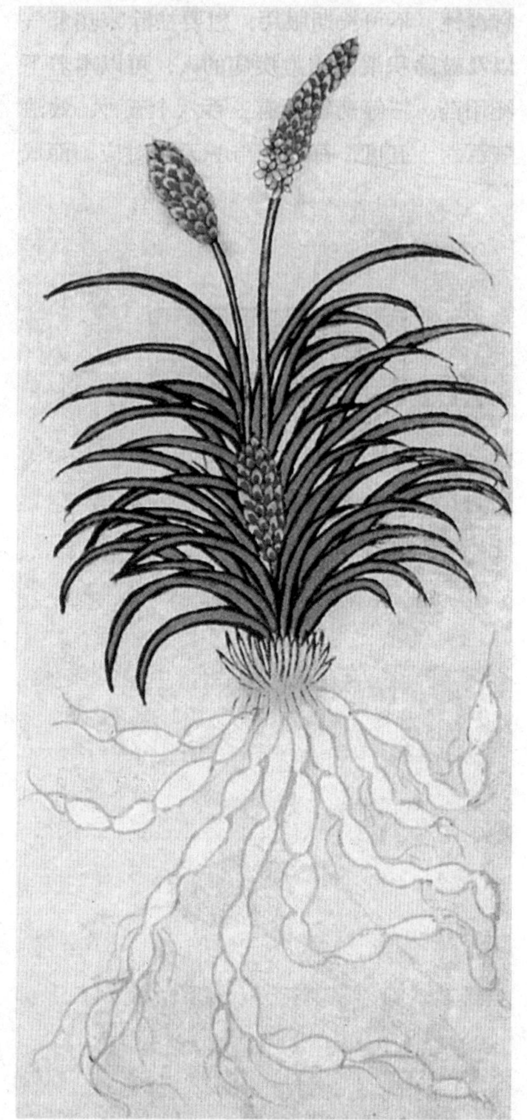

麦门冬

麦门冬，味甘，平，无毒。主治心腹结气，伤中伤饱，胃络脉绝，羸瘦短气。疗身重目黄，心下支满，口干烦躁，虚劳客热。久服可轻身不老不饥，令人肥健，美颜色。

恶恒山，畏扁青、茵陈

天门冬　以垣衣、地黄为使药，畏曾青

麦门冬　以地黄、车前为使药，恶款冬、苦瓠，畏苦参、青蘘

术　以防风、地榆为使药

女萎、萎蕤　畏卤咸

干地黄 得麦门冬、清酒效果更好，恶贝母，畏芜荑

菖蒲 以秦艽、秦皮为使药，恶地胆、麻黄

远志 得茯苓、冬葵子、龙骨效果更好，杀天雄、附子毒，畏真珠、蜚蠊、藜芦、齐蛤

泽泻 畏海蛤、文蛤

薯蓣 以紫芝为使药，恶甘遂

菊花 以术、枸杞根、桑根白皮为使药

甘草 以术、干漆、苦参为使药，恶远志，反甘遂、大戟、芫花、海藻

人参 以茯苓为使药，恶溲疏，反藜芦

石斛 以陆英为使药，恶凝水石、巴豆，畏白僵蚕、雷丸

牛膝 恶荧火、龟甲、陆英，畏车前

细辛 以曾青、枣根为使药，恶狼毒、山茱萸、黄芪，畏滑石、硝石，反藜芦

独活 以蠡实为使药

柴胡 以半夏为使药，恶皂荚，畏女菀、藜芦

菴蔄子 以荆子、薏苡仁为使药，恶细辛、干姜

菥蓂子 得荆子、细辛效果更好，恶干姜、苦参

龙胆 以贯众为使药，恶防葵、地黄

菟丝子 得酒效果更好，以薯蓣、松脂为使药，恶藋菌

巴戟天 以覆盆子为使药，恶朝生、雷丸、丹参

蒺藜子 以乌头为使药

防风 恶干姜、藜芦、白蔹、芫花，杀附子毒

络石 以杜仲、牡丹为使药，恶铁落，畏菖蒲、贝母

黄连 以黄芩、龙骨、理石为使药，恶菊花、芫花、玄参、白藓皮，畏款冬，胜乌头，解巴豆毒

沙参 恶防己，反藜芦

丹参 畏咸水，反藜芦

天名精 以垣衣为使药

决明子 以蓍实为使药，恶大麻子

川芎 以白芷为使药

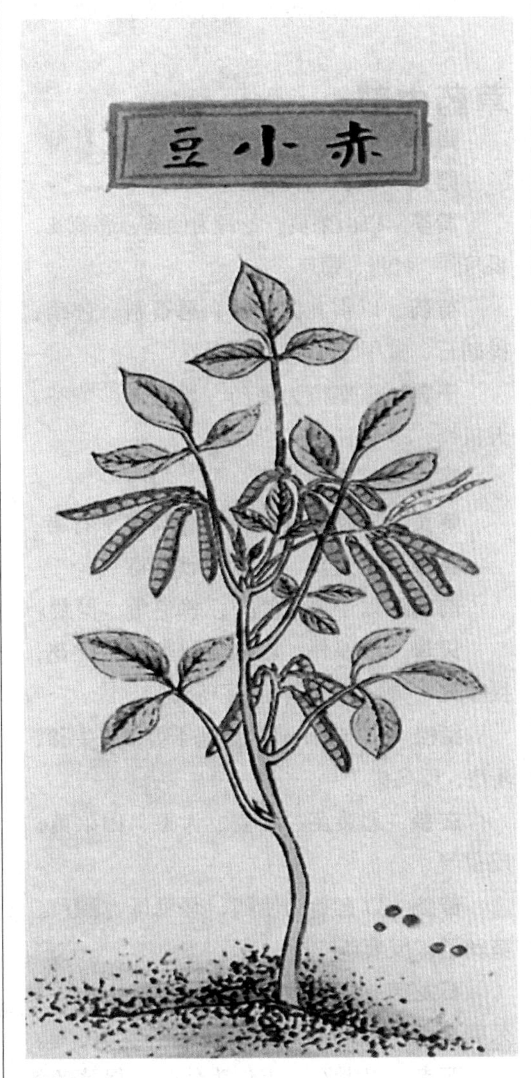

赤小豆

味甘、酸，平，无毒。主治下水肿，排除痈肿和脓血。可消热毒，散恶血，止腹泻，利小便，除胀满，消渴，健脾胃。煮汁可治小儿黄烂疮，捣末和蛋清，涂上除一切热毒痈肿。

续断 以地黄为使药，恶雷丸

黄芪 恶龟甲

杜若 得辛荑、细辛效果更好，恶柴胡、前胡

蛇床子 恶牡丹、巴豆、贝母

茜根 畏鼠姑

飞廉 得乌头效果更好，恶麻黄

薇衔 得秦皮效果更好

五味子 以苁蓉为使药，恶萎蕤，胜乌头

草药中部

当归 恶蔺茹，畏菖蒲、海藻、牡蒙

秦艽 以菖蒲为使药

黄芩 以山茱萸、龙骨为使药，恶葱实，畏丹砂、牡丹、藜芦

芍药 以雷丸为使药，恶石斛、芒硝，畏硝石、鳖甲、小蓟，反藜芦

干姜 以秦椒为使药，恶黄连、黄芩、天鼠粪，杀半夏、莨菪毒

藁本 恶蔺茹

麻黄 以厚朴为使药，恶辛夷、石韦

葛根 杀野葛、巴豆、百药毒

前胡 以半夏为使药，恶皂角，畏藜芦

贝母 以厚朴、白薇为使药，恶桃花，畏秦艽、礜石、莽草，反乌头

栝楼 以枸杞为使药，恶干姜，畏牛膝、干漆，反乌头

玄参 恶黄芪、干姜、大枣、山茱萸，反藜芦

苦参 以玄参为使药，恶贝母、漏芦、菟丝子，反藜芦

石龙芮 以大戟为使药，畏蛇蜕皮、吴茱萸

石韦 以滑石、杏仁为使药，得菖蒲效果更好

狗脊 以萆薢为使药，恶败酱

萆薢 以薏苡为使药，畏葵根、大黄、柴胡、牡蛎、前胡

瞿麦 以蘘草、牡丹为使药，恶桑螵蛸

白芷 以当归为使药，恶旋覆花

紫菀 以款冬为使药，恶天雄、瞿麦、雷丸、远志，畏茵陈

白藓皮 恶桑螵蛸、桔梗、茯苓、萆薢

白薇 恶黄芪、大黄、大戟、干姜、干漆、大枣、山茱萸

紫参 畏辛夷

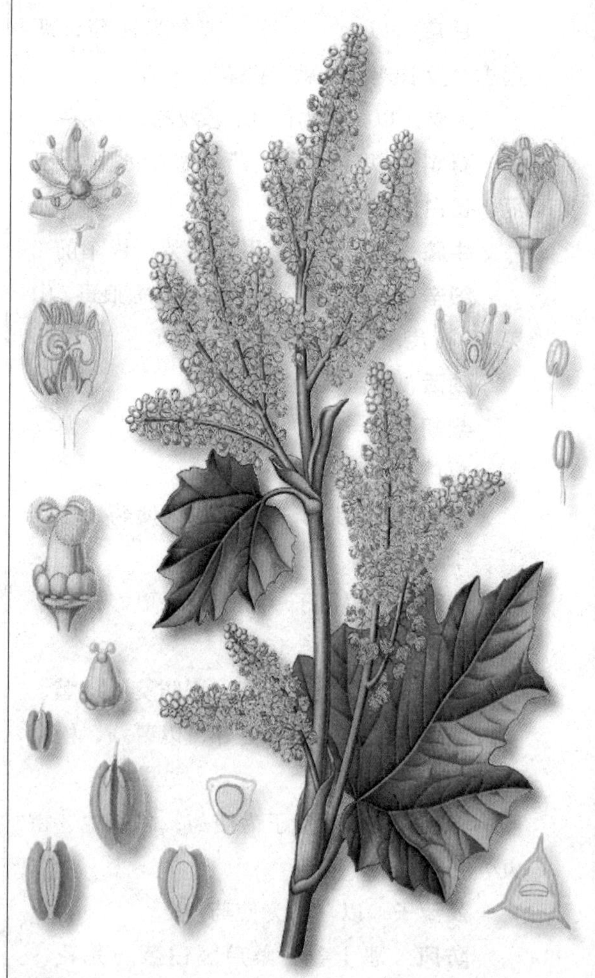

大黄

其根味苦，寒，无毒。主治下瘀血，血流不畅，寒热，破胸腹包块，女子寒血闭胀，老血凝结。通女子经候，利水肿，利大小肠。

仙灵脾 以薯蓣为使药

款冬花 以杏仁为使药，得紫菀效果更好，恶皂荚、硝石、玄参，畏贝母、辛夷、麻黄、黄芩、黄连、黄芪、青葙

牡丹 畏菟丝子

防己 以殷孽为使药，恶细辛，畏萆薢，杀雄黄毒

女菀 畏卤咸

泽兰 以防己为使药

地榆 得头发效果更好，恶麦门冬

海藻 反甘草

草药下部

大黄 以黄芩为使药

桔梗 以节皮为使药，畏白及、龙胆、龙眼

甘遂 以瓜蒂为使药，恶远志，反甘草

葶苈 以榆皮为使药，得酒效果更好，恶僵蚕、石龙芮

芫花 以决明为使药，反甘草

泽漆 以小豆为使药，恶薯蓣

大戟 反甘草

钩吻 以半夏为使药，恶黄芩

藜芦 以黄连为使药，反细辛、芍药、五参，恶大黄

乌头、乌喙 以莽草为使药，反半夏、栝楼、贝母、白蔹、白及，恶藜芦

天雄 以远志为使药，恶腐婢

附子 以地胆为使药，恶蜈蚣，畏防风、甘草、黄芪、人参、乌韭、大豆

贯众 以雚菌为使药

半夏 以射干为使药，恶皂荚，畏雄黄、生姜、干姜、秦皮、龟甲，反乌头

虎掌 以蜀漆为使药，畏莽草

蜀漆 以栝楼为使药，恶贯众

恒山 畏玉札

狼牙 以芜荑为使药，恶秦艽、地榆

白蔹 以代赭为使药，反乌头

白及 以紫石英为使药，恶理石、李核仁、杏仁

雚菌 得酒效果更好，畏鸡卵

蔄茹 以甘草为使药，恶麦门冬

荩草 畏鼠妇

夏枯草 以土瓜为使药

狼毒 以大豆为使药，恶麦句姜

鬼臼 畏垣衣

木药上部

茯苓、茯神 以马蔺为使药，恶白蔹，畏牡蒙、地榆、雄黄、秦艽、龟甲

柏子仁 以牡蛎、桂心、瓜子为使药，畏菊花、羊蹄、诸石、面曲

杜仲 恶蛇蜕、玄参

干漆 以半夏为使药，畏鸡卵

蔓荆子 恶乌头、石膏

牡荆实 以防风为使药，恶石膏

五加皮 以远志为使药，畏蛇蜕、玄参

黄檗 恶干漆

辛夷 以川芎为使药，恶五石脂，畏菖蒲、蒲黄、黄连、石膏、黄环

酸枣仁 恶防己

槐子 以大雄、景天为使药

木药中部

厚朴 以干姜为使药，恶泽泻、寒水石、硝石

山茱萸 以蓼实为使药，恶桔梗、防风、防己

吴茱萸 以蓼实为使药，恶丹参、硝石、白垩，畏紫石英

秦皮 以大戟为使药，恶吴茱萸

占斯 解狼毒毒

栀子 解踯躅毒

秦椒 恶栝楼、防葵，畏雌黄

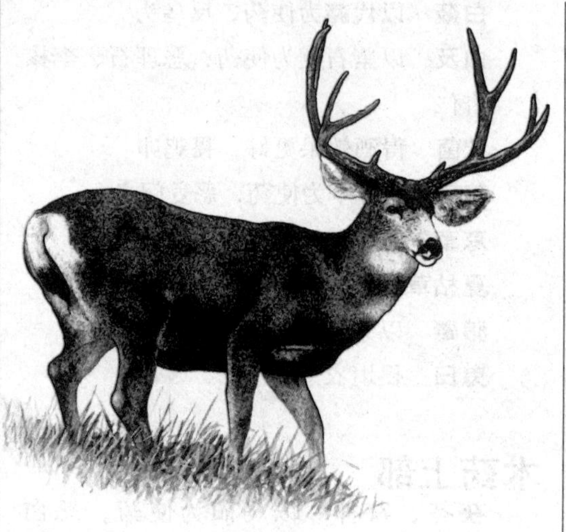

鹿

鹿长在肉中的嫩角叫鹿茸。味甘，温，无毒。主治阴道流恶血，寒热惊痫。益气强志，生齿不衰。能破腹中瘀血，散石淋痈肿，养骨安胎下气，久服耐劳。补男子腰肾虚冷，腰膝无力。

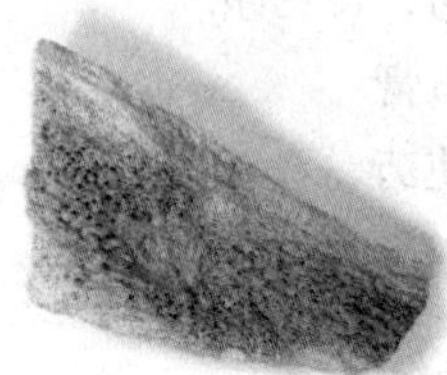

鹿角胶、鹿角霜〔主治〕主伤中劳绝，腰痛瘦弱，补中益气。妇人闭经不孕，止痛安胎。治吐血便血，血崩不止，四肢疼痛，多汗，折跌伤损。男子损脏气，气弱劳损，吐血。

桑根白皮 以续断、桂心、麻子为使药

木药下部

黄环 以鸢尾为使药，恶茯苓、防己

石楠 以五加皮为使药

巴豆 以芫花为使药，恶蘘草，畏大黄、黄连、藜芦，杀斑蝥毒

蜀椒 以杏仁为使药，畏款冬

栾华 以决明为使药

雷丸 以荔实、厚朴为使药，恶葛根

溲疏 以漏芦为使药

皂荚 以柏子为使药，恶麦门冬，畏空青、人参、苦参

兽上部

龙骨 得人参、牛黄效果更好，畏石膏

龙角 畏干漆、蜀椒、理石

牛黄 以人参为使药，恶龙骨、地黄、龙胆、蜚蠊，畏牛膝

白胶 得火效果更好，畏大黄

阿胶 得火效果更好，畏大黄

兽中部

犀角 以松脂为使药，恶藋菌、雷丸。

羊角 以菟丝子为使药

鹿茸 以麻勃为使药

鹿角 以杜仲为使药

兽下部

麋脂 畏大黄，恶甘草

虫鱼上部

蜜蜡 恶芫花、齐蛤

蜂子 畏黄芩、芍药、牡蛎

牡蛎 以贝母为使药，得甘草、牛膝、远志、蛇床效果更好，恶麻黄、吴茱萸、辛夷

桑螵蛸 畏旋覆花

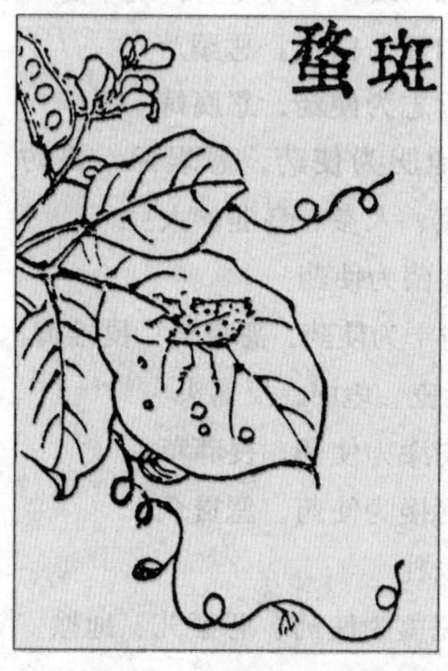

斑蝥

味辛，寒，有毒。主治寒热，鼠瘘，恶疮，蚀死肌，破石癃。治疥癣，堕胎，淋疾，敷恶疮瘘烂。治疝瘕，解疔毒、沙虱毒、轻粉毒。

海蛤 以蜀漆为使药，畏狗胆、甘遂、芫花

龟甲 恶沙参、蜚蠊

虫鱼中部

伏翼 以苋实、云实为使药

猬皮 得酒效果更好，畏桔梗、麦门冬

蜥蜴 恶硫黄、斑蝥、芜荑

露蜂房 恶干姜、丹参、黄芩、芍药、牡蛎

䗪虫 畏皂荚、菖蒲

蛴螬 以蜚虫为使药，恶附子

鳖甲 恶矾石

鮀鱼甲 以蜀漆为使药，畏狗胆、甘遂、芫花

乌贼鱼骨 恶白蔹、白及

蟹 杀莨菪毒、漆毒

天鼠粪 恶白蔹、白薇

虫鱼下部

蛇蜕 畏磁石及酒

蜣螂 畏羖羊角、石膏

斑蝥 以马刀为使药，畏巴豆、丹参、空青，恶肤青

地胆 恶甘草

马刀 得水效果更好

果上部

大枣 杀乌头毒

果下部

杏仁 得火效果更好，恶黄芪、黄芩、葛根，解锡、胡粉毒，畏蘘草

菜上部

冬葵子 以黄芩为使药

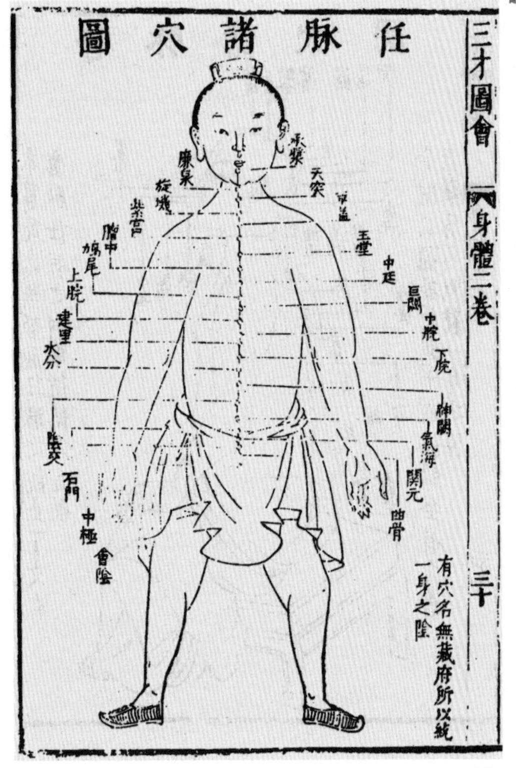

任脉诸穴歌

任脉会阴两阴间，曲骨毛际陷中安，中极脐下四寸取，关元脐下三寸连，脐下二寸名石门，脐下寸半气海全，脐下一寸阴交穴，脐之中央即神阙，脐上一寸为水分，脐上二寸下脘列。脐上三寸名建里，脐上四寸中脘许，脐上五寸上脘在，巨阙脐上六寸五，鸠尾蔽骨下五分，中庭膻下寸六取，膻中却在两乳间，膻上寸六玉堂主，膻上紫宫三寸二，膻上华盖四八举，膻上璇玑五寸八，玑上一寸天突起，天突喉下约四寸，廉泉颔下骨尖已，承浆颐前唇棱下，任脉中央行腹里。

菜中部

葱实 解藜芦毒

米上部

麻蕡麻子 畏牡蛎、白薇，恶茯苓

米中部

大豆及黄卷 恶五参、龙胆，得前胡、乌喙、杏仁、牡蛎效果更好，杀乌头毒

大麦 以食蜜为使药

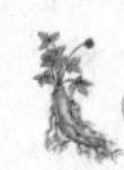

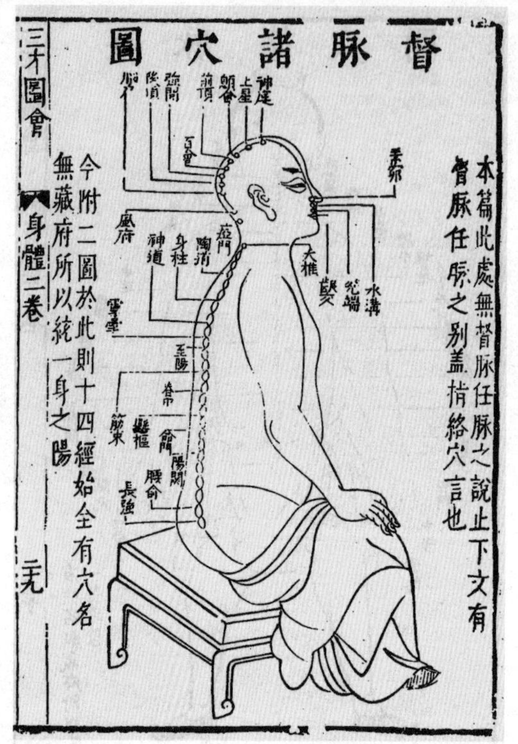

督脉诸穴歌

督脉龈交唇内乡，兑端正在唇端央，水沟鼻下沟中索，素髎宜向鼻端详，头形北高面南下，先以前后发际量，分为一尺有二寸，发上五分神庭当，发上一寸上星位，发上二寸囟会良，发上前顶三寸半，发上百会五寸央。会后寸半即后顶，会后三寸强间明，会后脑户四寸半，后发入寸风府行，发上五分哑门在，神庭至此十穴真。自此项骨下脊骶，分为二十有四椎，大椎上有项骨在，约有三椎莫算之，尾有长强亦不算，中间廿一可排椎，大椎大骨为第一，二椎节内陶道知，第三椎间身柱在，第五神道不须疑，第六灵台至阳七，第九身内筋缩思，十一脊中之穴在，十二悬枢之穴奇，十四命门肾俞平，十六阳关自可知，二十一椎即腰俞，脊尾骨端长强随。

酱　杀药毒、火毒

以上一百九十七种药物有相制相使的关系，其余的都没有，所以不再记录。

有人说：“古人用药特别少，分量也很轻，治愈的病却极多。如今的处方，不仅药多，分量也重，治愈的病却远远比不上古人，这是为什么呢？”回答：“古时的植物受日月光照耀且生长的时间较长，药物在土里生长，吸取了足够的养分，药性真实；加上百姓的欲望很少，禀气平和，感染疾病也就轻微，所以容易治疗。现在的药物受日月光照耀和生长的时间较短，药力轻虚；加上人们都变得十分巧诈，感染疾病也就严重，所以难以治疗。病轻则用药就少，病重则用药就多，这是行医的一个基本原则，有什么好奇怪的呢？再加上古代医生有的是自己采的药，其阴干与曝干全都遵从自然法度而操作，对某地的人所用的药物必定也是某地出产的，所以疾病十有八九能治愈；现在的医生只知诊脉开处方，不能确知采药的时节，至于药物的出处、产地、新与陈、虚与实，全都不知道，所以十人中有五六人都不能治愈，确实就是这个原因。”开处方的人经常需要多加用心，反复斟酌要取用的药，药的效力才好，如果一味效法古人已定的处方，就永远不能进步，希望后世的学者能熟知这个道理。凡是紫石英、白石英、朱砂、雄黄、硫黄等，一定是纹理清晰、颜色明净的为好，不是这样的药物，就会使人身体干燥，口干发热而死。凡是草药、石药，一定是质地坚实、气味浓烈的为好，不是这样的药物，即使用来治病也不能治愈。凡是狼毒、枳实、橘皮、半夏、麻黄、吴茱萸，都是陈久的为佳。其余的药物则都需要精细新鲜的。

合和第七

有人问：“凡是调制汤药，处理各种草、石、虫、兽药时，用水的升数及药物之间的消杀法则是怎样的呢？”回答说：“凡是有根、茎、枝、叶、皮、骨、花、果实的草药，和各种有毛、翅、皮、甲、头、足、尾、骨的虫药，都必须烧炼炮炙，其生熟也都有一定的限度，全都得依照以下介绍的方法。顺应方法的人会带来福祉，违反方法的人则可能遭遇祸殃。药物中有的需要皮、去掉肉；有的去掉皮，需要肉；有的需要根茎，有的需要花与果实，全都依照处方炼治，使它尽量干净清洁，然后称量斤两，不得有半点差错。药物之间有相生相杀的关系，其药力有强有弱，必须使其君、臣、佐、使相互扶助。如果不精通各种医家经典著作，就不知道药物之间有哪些好恶关系。有的医生不遵从处方上的分量自己任意加减，从而使各种草石药物强弱相欺，服入病人腹中后不但不能治病，反而相互斗争。如果草石药性相反，就会使人迷乱，其药力比刀剑所伤更严重。如果药物之间调和得当，即使没有达到治病的目的，也能使五脏安和通畅，不会使病情加剧。”例如，各种经书上的处方的用药，所有的熬炼节度，都加有注脚。现在的处方就不是这样，所以我在这一篇详细地列出它们，读者最好不要厌烦处方下的注脚。

药物必须先经过选择、煎炒和炮制，然后才能称其重量，用来作为药物，不能未加择、熬、炮处理就称。

用石药及玉必须使其碎如米粒，再用棉布裹住浸入汤药或酒药中。

钟乳等各种石药，要用玉槌加水研细，漂炼三天三夜，一定要使其非常细。

银屑要用水银调和成泥状。

礜石应先用赤泥围裹， 放入火中烧炼半天， 熟后就可以使用， 但不能过度。 如果不烧炼， 生时就用药， 会使病人心肝涣散。

朴硝、矾石需经过烧炼使其汁散尽后，才能加入丸散药中。芒硝、朴硝需绞汁后，浸入汤中，再放到火上煎两三沸，溶化完以后才能服用。

如果在汤药中使用丹砂、雄黄，其熟末必须细如粉，临服用时浸入汤药中，搅拌均匀，然后服用。

如果在汤药中用整个的药物，则药物必须剖开，如干枣、栀子之类。用细核时，也要打碎，如山茱萸、五味子、蕤核、决明子之类。用细花子时，应整个地用，如旋覆

肝经诸穴歌

足大指端名大敦，行间大指缝中存，太冲本节后二寸，踝前一寸号中封。蠡沟踝上五寸是，中都踝上七寸中，膝关犊鼻下二寸，曲泉曲膝尽横纹。阴包膝上方四寸，气冲三寸下五里，阴廉冲下有二寸，羊矢冲下一寸许。气冲却是胃经穴，鼠鼷之上一寸主，鼠鼷横骨端尽处，相去中行四寸止。章门下脘旁九寸，肘尖尽处侧卧取，期门又在巨阙旁，四寸五分无差矣。

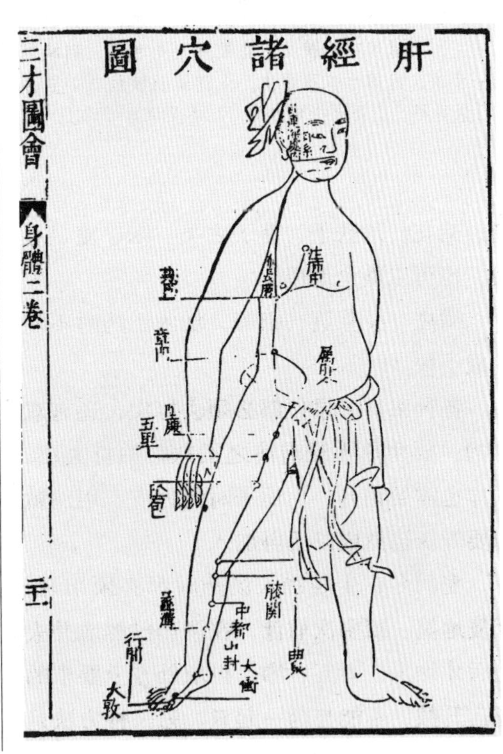

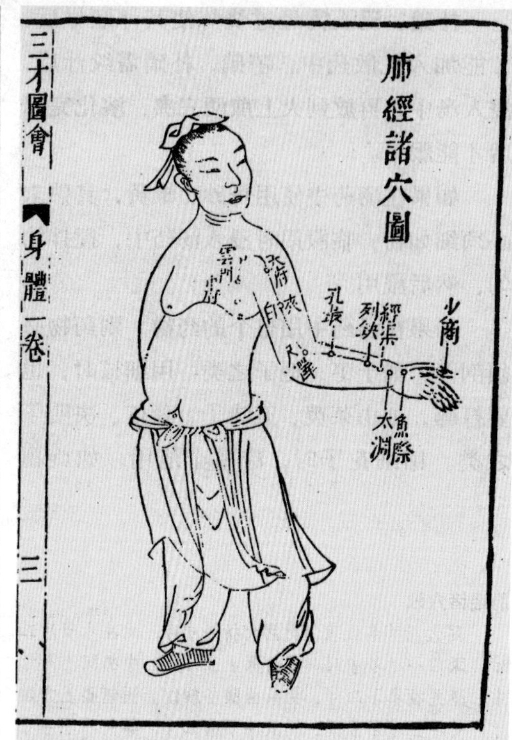

肺经诸穴歌

太阴肺兮出中府，云门之下一寸许，云门璇玑旁六寸，巨骨之下二寸数，天府腋下三寸求，侠白肘上五寸主，尺泽肘中约横文，孔最腕上七寸取，列缺腕侧一寸半，经渠寸口陷中主，太渊掌后横纹头，鱼际节后散脉举，少商大指端内侧，相去爪甲韭叶许。

花、菊花、地肤子、葵子之类。米、麦、豆类，也可以整个地用。

橘皮、吴茱萸、椒等，加入汤药时不需碎成小块。

各种果实、果仁都必须去掉尖，还有双仁的，要用热水浸泡使之柔软，拍打去皮，同样也需要切开。用栀子时要去皮，用蒲黄时要等汤药熬成以后再加入。

麦门冬、生姜加入汤药时都必须切开，反复地捣、绞多次取汁，在汤药已熬成并去渣后才加入，煮五六沸，再取处方上要求的汤药升数，不能与药一起煮。另一种方法是切成薄片使用。

麦门冬都必须微微润湿后抽去心。

麻黄必须去节，先单独熬两三沸，掠去泡沫，然后加水回复到原来的升数，再加入其他药。不经过这样制作而直接入药的，会使人烦闷。麻黄需斩成一寸长的小段，小草、瞿麦要斩成五分长的小段，细辛、白前要斩成三分长的小段，用于膏药中时要细锉。

牛膝、石斛等若要加入汤药或酒中，必须拍碎使用。石斛若要加入丸药散药中，应先用砧槌极力槌打使之破碎，然后入臼，不然就捣不烂，加入酒时也应这样做。

桂、厚朴、杜仲、秦皮、木兰之类，都必须削去虚软、粗糙的表皮，取里面有味的来称。茯苓、猪苓，必须削除黑皮。牡丹、巴戟天、远志、野葛等，都须槌破去心，紫菀则先洗去泥土，曝干后再称。薤白、葱白，应除尽其青色部分。莽草、石南、茵芋、泽兰，应剔取叶及嫩茎，除去大枝。鬼臼、黄连，都要除去根毛。石韦、辛夷，需拭擦掉其毛，辛夷需另外去心。蜀椒，要除去里面的种子并把口炒闭合了。大枣、乌梅，都要除去核。鬼箭，要削取羽皮。

茯苓、芍药，如果用做补药，需要白色的；用做泻药，则只用红色的。

菟丝子，需用热水淘去泥沙，漉干，再用温酒浸泡一个晚上，拿出后暴晒干使其微白，再捣碎。如果捣不尽，就用酒再浸泡三五天，取出后晒得微干，再捣，一会儿就全都捣尽了，非常容易碎。

用甘草、厚朴、枳实、石南、茵芋、藜芦、皂荚之类，都须炙烤。枳实要除去穰，藜芦要除去头，皂荚要除去皮与子。

用椒实时，须微炒使其出汁，这样药力会更强。

汤、丸、散药中用天雄、附子、乌头、乌喙、侧子时，要经过煻灰炮制，使其微微裂开，削去黑皮，然后再称。这些药只有在姜附汤及膏酒中才生用，也需削去皮再称，可沿着直条纹理，将其破成七八片。

用半夏时，需用热水洗去表皮的滑腻物。一种说法是洗十次破成四片，再称，然后加入汤药中。如果是加入膏、酒、丸、散中，则都用煻灰炮制。

用巴豆时，必须除去皮、心、膜，再熬成紫色。桃仁、杏仁、葶苈、胡麻等各种有脂膏的药，都要熬成黄黑色。将这些药物分别单独捣成膏状，用指头叩击，击到看上去很乱才停，然后将以前制好的散药小心地加入臼中，一起研捣，全都用轻绢筛尽后，再次纳入臼中，依法捣几百杵。汤药膏药中即使有生用的，也要一起捣破。

用麦糵、曲末、大豆黄卷、泽兰、芜荑时，都要微炒。干漆要炒到没有烟的程度。乌梅加入丸药、散药后须煎。熟艾使用时需先炒再擘细，与各种药一起捣细成散，不可筛的，纳入散药中搅拌均匀。

用各种毛羽、齿牙、蹄甲以及龟鳖、鲮鱼、鲤鱼等的甲、皮、肉、骨、角、筋，还有鹿茸时，都必须炙。蛇蜕皮也需微炙。

用斑蝥等各种虫，都要除去足、翅，然后微炒。用桑螵蛸，需从中剖开，然后炙。用牡蛎，要将其炒成黄色。用僵蚕、蜂房，也都需要微炒。

汤药中如果用麝香、犀角、鹿角、羚羊角、牛黄，要将其研成粉末，临服用时才加入汤药中，搅拌均匀后服用。

丸、散药剂中如果用胶，要先炙，使其通体沸起，必须燥热后才能捣。有不沸起的部位，一定停下要再炙烤。在断下汤中可以直接用，不需炙。在各种汤药中用阿胶，都是等汤药熬成以后再加入阿胶汁，然后放到火上经两三沸，使其熔化。

用蜜时，要先用火熬，掠去泡沫，使其颜色微黄，这样丸药就能长时间不坏。至于掠去泡沫的多少，应根据蜜的精与粗而定，蜜很浓稠时制成的丸药才更好。

在丸药中用蜡，可等熔化后投入少许蜜，搅拌调匀用来和药。

在汤药中用饴糖，一定要在汤药熬成以后再加入。在各种汤药中用酒，也应在汤药临熟时才加入。

三焦诸穴歌

无名之外端关冲，液门小坎指陷中，中渚液下去一寸，阳池腕上之陷中，外关腕后方二寸，腕后三寸支沟容，腕后三寸内会宗，空中有穴用心攻，腕后四寸三阳络，四渎肘前五寸着，天井肘外大骨后，骨罅中间一寸摸，肘后二寸清冷渊，消泺对腋臂外落，臑会肩前三寸量，肩髎臑上陷中央，天髎缺盆陷处上，天牖天容之后存，翳风耳后尖角陷，瘈脉耳后青脉现，颅囟亦在青络脉，角孙耳廓中间上，耳门耳前起肉中，禾髎耳前动脉张，欲知丝竹空何在，眉后陷中仔细量。

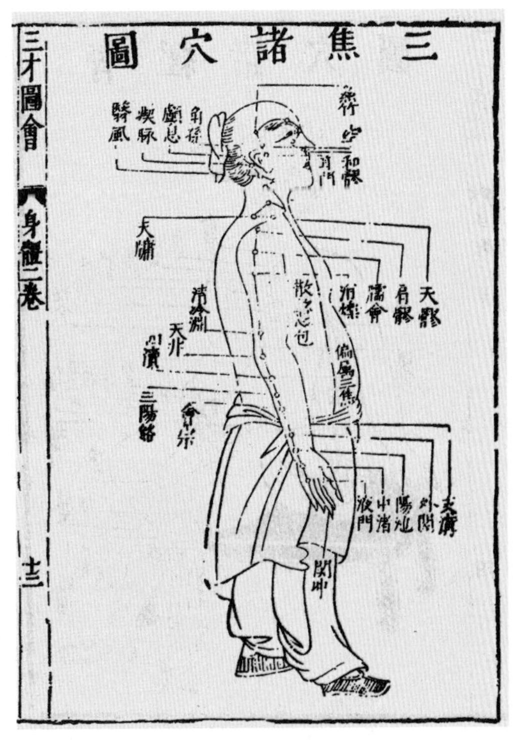

各种药物中有的适宜于制成丸药的，有的适宜制成散药，有的适宜制成汤药，有的适宜用酒浸泡，有的适宜熬成膏状；也有同一种药物同时适宜制成以上多种形态的，也有不能加入汤药与酒中的，都应各根据其药性来定，不能违背。现将不宜加入汤药或酒中的药物列出如下：

朱砂（熟入汤）、雌黄、云母、阳起石（入酒）、矾石（入酒）、硫黄（入酒）、钟乳（入酒）、孔公孽（入酒）、礜石（入酒）、银屑、白垩、铜镜鼻、胡粉　铅丹、卤咸（入酒）、石灰（入酒）、藜灰

以上石类一十七种。

野葛　狼毒　毒公　鬼臼　莽草　蒴藋（入酒）　巴豆　踯躅（入酒）　皂荚（入酒）　雚菌　藜芦　蔄茹　贯众（入酒）　芜荑　雷丸　狼牙　鸢尾　蒺藜（入酒）　女菀　葈耳　紫葳（入酒）　薇衔（入酒）　白及　牡蒙　飞廉　蛇衔　占斯　辛夷　石南（入酒）　楝实　虎杖（入酒）　虎掌　蓄根　羊桃（入酒）　麻勃　苦瓠　瓜蒂　陟厘　狼跋子（入酒）　云实　槐子（入酒）　地肤子　蛇床子（入酒）　青葙子　茺蔚子　王不留行　菥蓂子　菟丝子（入酒）

以上草木之类四十八种。

蜂子　蜜蜡　白马茎　狗阴　雀卵　鸡卵　雄鹊　伏翼　鼠妇　樗鸡　萤火　蠮螉　僵蚕　蜈蚣　蜥蜴　斑蝥　芫青　亭长　蛇胆　虻虫　蜚蠊　蝼蛄　马刀　赭魁　蛤蟆　猬皮　生鼠　生龟（入酒）　蜗牛　各种鸟兽（入酒）　各种虫鱼的油脂、骨、髓、胆、血、屎、溺

以上虫兽之类二十九种。

古代的秤只有铢和两，而没有分之名，现在则以十黍为一铢，以六铢为一分，以四分为一两，以十六两为一斤，这是神农氏时的称法。吴时的人以二两为一两，隋时的人以三两为一两，如今按照四分为一两来称，是已经约定俗成的了。处方家凡是说等分的，都是指丸、散药，根据病情的轻重所需，其铢两的多少并不确定，在以上三种和五种铢两制的情况下都是分两相等。

凡是丸、散药方中说若干分两的，指的是这一处方里各种药的宜多宜少的分两比例，不一定就限定只是这若干分两。比如说处方上规定一天服三方寸匕，需要服到病愈为止，这是指三五两药。凡是散药处方上有说刀圭

肾经诸穴歌

足掌心中是涌泉，然骨踝下一寸前，太溪踝后跟骨上，大钟跟后踵中边，水泉溪下一寸觅，照海踝下四寸安，复溜踝上前二寸，交信踝上二寸联，二穴上隔筋前后，太阳之后少阴前，筑宾内踝上端分，阴谷膝下曲膝间，横骨大赫并气穴，四满中注亦相连，各开中行止寸半，上下相去一寸便。上隔肓俞亦一寸，肓俞脐旁半寸边，肓俞商曲石关来，阴都通谷幽门开，各开中行五分侠，六穴上下一寸裁，步廊神封灵墟存，神藏或中俞府尊，各开中行计二寸，上下寸六六穴分，俞府璇玑旁二寸，取之得法自然直。

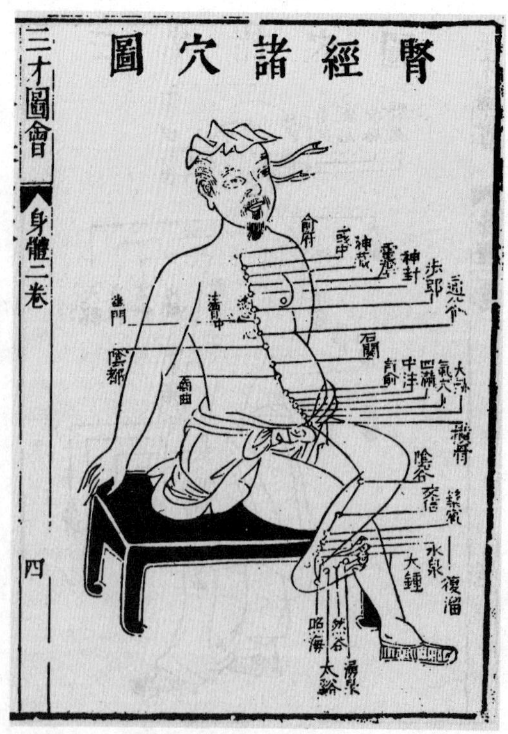

的，是指十分方寸匕之一，其标准是如梧桐子大。所谓“方寸匕”，指的是做一个正方一寸的匕来抄取散药，以散药不往下落为标准。所谓“钱匕”，是指用一个大钱，上面抄满散药。如果说是半钱匕，则是用一个大钱的一半边来抄取散药，这里说的钱都是五铢钱。说“钱五匕”，指以现在的五铢钱边的五字位置来抄取散药，也以散药不往下落为标准。说“一撮”，是指四刀圭。十撮为一勺，两勺为一合。说用“升”来分药，是指药有虚实之别，其用量的轻重不能以斤两来衡量，就用“升”来作为标准。作为度量衡的药升，其规格是方形的，上径一寸、下径六分，深八分，用来装散药，不要按抑它，放置端正，微微摆动，使散药调平就可以了。如今的人分药已经不再用它。凡是丸药有说如同细麻大小的，指的是胡麻，不必将丸药制成扁扁的形状，只要使它与胡麻的大小略微相等就可以了。说如黍粟的，也是这个道理，以十六黍为一大豆。说如麻子的，即指如今的大麻子，其标准是有三个细麻子那么大。说如胡豆的，即指现在的青斑豆，其标准是两个大麻子那么大。说如小豆的，即指现在的赤小豆，赤小豆粒有大有小，这里的标准是三个大麻子那么大。说如大豆的，其标准是两个赤小豆那么大。说如梧桐子的，其标准是两个大豆那么大。一方寸匕散药，加上蜜调和，应该得到十丸如梧桐子大的药丸，这是规则。说如弹丸及如鸡子黄的，其标准是十个梧桐子那么大。

有的药方上说用巴豆若干枚，巴豆粒有大有小，应当先除去心和皮再称，以十六枚一分重为标准。如果说用附子、乌头若干枚，应去除皮之后，以一枚重半两为标准。如果说枳实若干枚的，应去穰后以二枚重一分为标准。橘皮以三枚重一分为标准。枣有大有小，以三枚重一两为标准。说干姜一累的，以半两为标准，《本草》说以一两为标准。

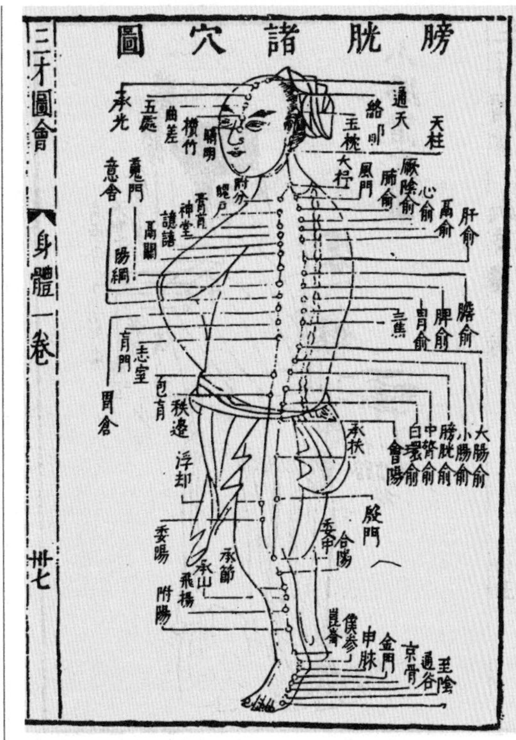

膀胱诸穴歌（节选）

足太阳兮膀胱经，目内眦角始睛明，眉头陷中攒竹取，曲差发际上五分。五处发上一寸是，承光发上二寸半，通天络却玉枕穴，相去寸五调均看。玉枕夹脑一寸三，入发二寸枕骨现，天柱项后发际中，大筋外廉陷中献。自此夹脊开寸五，第一大杼二风门，三椎肺俞厥阴四，心俞五椎之下论。膈七肝九十胆俞，十一脾俞十二胃，十三三焦十四肾，大肠十六之下椎。小肠十八膀十九，中膂内俞二十椎，白环廿一椎下当，以上诸穴可排之。

凡是药方上说半夏一升的，以洗后称其重量是五两为标准。说椒一升的，以三两为标准。说吴茱萸一升的，以五两为标准。说菟丝子一升的，以九两为标准。说菴蕳子一升的，以四两为标准。说蛇床子一升的，以三两半为标准。说地肤子一升

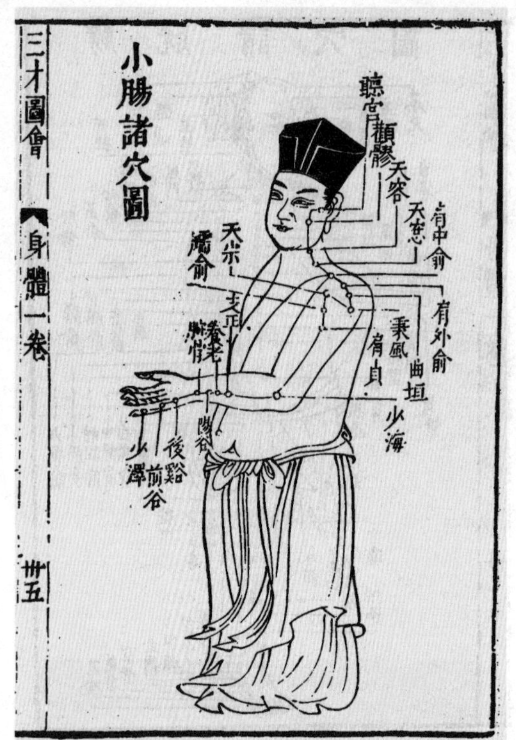

小肠诸穴歌

小指端外为少泽，前谷外侧节前觅，节后捏拳取后溪，腕骨腕前骨陷侧，兑骨下陷阳谷讨，腕上一寸名养老，支正腕后量五寸。少海肘端五分好，肩贞胛下两骨解，臑俞大骨下陷保，天宗秉风后骨陷，秉风髎外举有空，曲垣肩中曲胛陷，外俞甲后一寸从，肩中二寸大杼旁，天窗扶突后陷详，天容耳下曲颊后，颧髎面颃锐端量，听宫耳端大如菽，此为小肠手太阳。

的，以四两为标准。这是它们各不相同的地方。药方上说某某子二升的，这某某子各有虚与实的差别，其用量的轻重不能全都以秤来衡量，应以平升为标准。

凡是药方上说用桂一尺的，以削去皮之后称其重量得半两为标准。说甘草一尺的，以重二两为标准。说某某草一束的，以重三两为标准。说一把的，以重二两为标准。

凡是药方上说用蜜一斤的，有七合。说猪油一斤的，有一升二合。

凡是汤、酒、膏药，旧方都说“㕮咀”，指的是称完后捣成如大豆大小的丸粒，再吹去细末，这实际上是不恰当的。有的药物易碎，有的药物难碎，有的细末多，有的细末少，于是称两就不均平。现在全都切细，使它比较起来大约就像“㕮咀”的，这样就可以没有细末而以粒或片来调和。凡是药方上说研成细末的，指照法捣和筛。

丸药和散药，应先将药材切细，暴晒使其燥热，然后再捣。有分别捣的，有混合捣的，全都按照处方上所说的去做。那些润湿药如天门冬、干地黄之类，应先切细暴晒干，单独捣，且要捣得特别碎，然后取出细分，再暴晒干。如果遇到阴雨天，可用微火烘烤，烤到完全干燥后，稍停，等它冷却后再捣。湿药在干燥后都消耗很大，应当事先增加分量，要以得到细屑后再称的重量为标准；汤药与酒中药则不需要这样。

如果筛丸药，要选用双层致密的绢来筛，使其非常细，这样的话，蜜丸就容易熟。如果筛散药和草药，可用细绢，这样置入酒中服用时就不泥。石药也用细绢筛，使其像药丸一样。

筛丸、散药之后，都应再倒入臼中，用杵捣几百遍，等到它的颜色与纹理混合为一体时就行了。

熬汤药时要用微火，使其稍稍沸腾，水的多少要依照处方上的规定。大约二十两药用一斗水来熬取四升，以此为标准。都绞去渣滓，然后斟酌用量。不过通利的汤药欲得生用，就应少加水而多取汁，因为其病症需要很快地通利，所以需要少加水而多取汁；进补的汤药欲得熟用，就应多加水而少取汁，因为其病症需要补益，所以需要多加水而少取汁。这就需要仔细地视察，不能使水过多也不能过少。汤药熟后，两个人用新布和尺木来绞，澄去渣滓。如果分为二服三服的，第二、三服最好用纸覆盖严密，不要让它泄气。服用时，用铜器在热水中温暖它，不要使铜器中有水汽。

浸泡药酒时，药物都必须切细，用生绢袋盛装，然后加入酒中密封，根据寒暑季节来确定浸泡的天数，等到它变得浓烈时就可拿出，不必等到酒尽。其药渣可以暴晒使其干燥后微捣，再浸泡用来饮用，也可以制成散药来服用。

对于建中、肾沥等各种滋补的汤药的药渣，可将两剂药渣一起加水煮到干，饮用后也能抵一剂新药，贫穷人家可以依照这个方法取用。但都应先暴晒使其干燥。

如果制膏剂，应先用苦酒浸泡，使其全部淹住，用不着太多的汁，然后严密覆盖，不要使其泄气。药方上说“日辛时”指一周时的意思，即从今天早上至明天早上，也有只浸泡一晚上的。熬膏时应当掌握火候使其沸腾三次，以泄散其热势，使药味完全出来，沸腾而上时应使其周围都沸腾，然后降下来，让其沸腾后静止一段时间才停止，让它稍微有点生也没关系。膏中用薤白的，以两头微微焦黄为标准；有白芷、附子的，也使其稍有黄色为准则。如果用猪脂，一定不要使其沾水，腊月的更好。绞膏时要用新布来绞。如果是可以服用的膏，其渣也可用酒熬后用来饮用。如果是可以按摩使用的膏，其渣则可以用来敷在病位上，这样是因为想要完全地用尽其药力的缘故。

如果膏中有雄黄、朱砂之类，应将其先单独捣碎研细如面粉一般，等绞膏完毕后再投入其中，然后用东西急速搅动，直到凝固僵硬，不要让它沉淀在下面而调不匀。药方中有水银的，应在凝膏中研，使它消散。有胡粉的也这样做。

至于捣药的方法，应先烧香、洒扫，让屋子与器具洁净，捣药时不能大声喧哗，应当让儿童来捣，务必使药细烂。至于杵数，可捣至千万杵，越多越好。

如果合制肾气、薯蓣及各种大补五石、大麝香丸、金牙散、大酒煎膏等，合时与熬时，都不要让妇女、小孩、产妇、丧孝期的人或有旧病的、六根（眼耳鼻舌身意）不全的人以及鸡、犬、六畜等看见或接近。这是大忌，千万要谨慎遵照。至于续命汤、麻黄等各种小汤药，不在禁忌之列。以前那些农家或街坊人家，从市场上买药回来后，随便从市场上雇用一个人进行捣合，不只是各种法例没有遵照，甚至石斛、菟丝子等难捣的药，需要花费很多工夫气力，雇来捣药的人

心包络经诸穴歌

心包起自天池间，乳后一寸腋下三，天泉曲腋下二寸，曲泽屈肘陷中央，郄门去腕方五寸，间使腕后三寸量，内关去腕止二寸，大陵掌后两筋间，劳宫屈中名指取，中指之末中冲良。

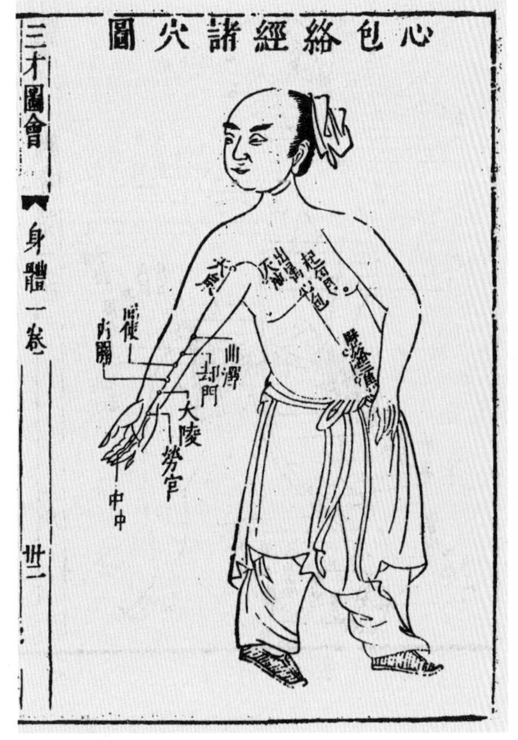

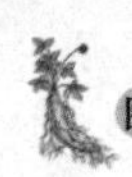

就背着主人全部偷偷地抛弃了。而且捣药时尘埃秽气进入药中，筛药时更是用粗布马虎了事，药末随风飘扬，众口来尝，众鼻来嗅，于是药的一切精气都消尽了，与朽坏的木头毫无区别。再加上服药时不能全部遵照方法，药物服尽之后，反而更加虚损，于是便诽谤医生开的处方没有效果。像这样的事，不是医生的过失，而是病人自己太不用心，应该深刻地反思。

胃经诸穴歌（节选）

胃之经兮足阳明，承泣目下七分寻，四白目下方一寸，巨髎鼻孔旁八分，地仓夹吻四分近，大迎颌下寸三分，颊车耳下八分穴，下关耳前动脉行，头维神庭旁四五，人迎喉旁寸五真，水突筋前迎下在，气舍突下穴相乘，缺盆舍下横骨内，各去中行寸半明，气户璇玑旁四寸，至乳六寸又四分，库房屋翳膺窗近，乳中正在乳头心。

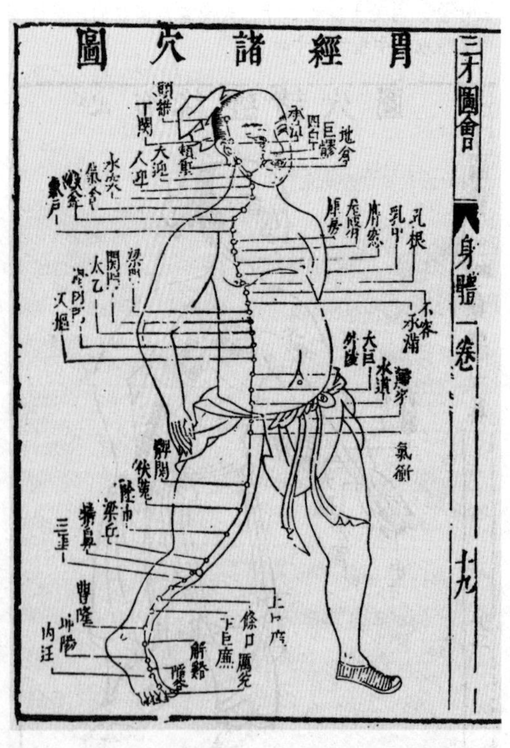

服饵第八

如果用毒药治病，开始只能用黍粟那么少一点，病一除去就应立即停止用药；如果没有除去病邪，可以加倍用药；仍然没有除去病邪的，就十倍用药，以除去病邪为限度。病在胸膈以上部位的，先吃饭然后服药；病在心腹以下的，先服药然后吃饭；病在四肢血脉的，适宜在早晨时空腹服药；病在骨髓的，适宜在夜间饱食后服药。

服丸药、散药，药方上一般没有说用酒或水吞服的，无须说明，可以通用。

如果服通利的汤药，在凌晨时比较好。服汤药时，应稍热后再服，这样容易消下不吐。如果冰冷，就会吐呕而喝不下；如果太热，则会损伤咽喉，一定要用心留意。汤药必须澄清，如果混浊，服后会使病人心闷不解。服药后，应间隔如步行十里路那么长的时间后再服，如果在太短的时间内服了很多次药，前面的汤药还没有消化，后面的汤药又来冲击，必定会使病人吐逆。所以要等到病人腹中的药已经消散后，才可进服。

至于服汤药的方法，大约都分为三服，取三升，趁病人饮食之气充盛后服药。第一服最多，第二服渐少，最后一服最少，像这样的服法就很安稳。因为病人后来气力渐渐衰微，所以汤药要逐渐减少。如果服进补的汤药，可以服三升半，白天三次夜间一次，中间隔以饮食，这样汤药之气就能灌溉百脉，而容易发挥药力。凡是服汤药，不能太慢也不能太急。还需左右仰覆而卧各一顿饭的时间，汤药的药势就能行遍腹中。还要在屋中行走，以上几种情况下，都可走一百步左右，能够整天不外出最好。

如果服汤药，要保持三天之内忌酒，这是因为汤药忌酒的缘故。如果服治疗风症的汤药，第一服之后要盖上厚厚的被子来发汗。如果有汗出，就要换薄被子，不要使病人过度出汗。服药中间也须以饮食来间隔，不这样的话会使人浑身无力，结果变得更加虚弱。

凡是丸药，都像梧桐子一般大，滋补的丸药从十丸起始，从第一服起渐渐增加，不超过四十丸，太多了也对人有所损害。药方上说一天服三次，是想让药力贯透整天，中间不断缺，药气渐渐浸渍，熏蒸五脏，时间长了病就能痊愈。服药时不必追求猛和快，以为早点服完为好，那样只会白白浪费名贵的药材，而获得很少的益处。人在四十岁以下时，有病可以服泻药，不是很需要服补药，不过那些确实有所受损的不在此限。四十岁以上则不可服泻药而需服补药。五十岁以上，则一年四季都不要缺补药。这样才可以延长寿命，才是养生的方法。《素问》说：“如果是实证就用泻法，如果是虚证就用补法，既不是虚证也不是实证就通过经脉来调治，这是最普遍的治法。”凡是脏腑有积聚的病，不论年少或年长，需要泻就得泻；凡是有虚损，不管年幼年长，需要补就得补，通过用心衡量后而采用不同的治法。

服治痔漏、瘰疬等药期间，要禁忌猪肉、鸡肉、鱼肉、油等，直至病愈。

服泻药时，以不超过通利效果为限度，千万不要服得过多，如果过多，会使人没有节制地下泻，对人损害特别大。

各种恶疮病愈后要谨慎地忌一百天的口，不然疮会复发。

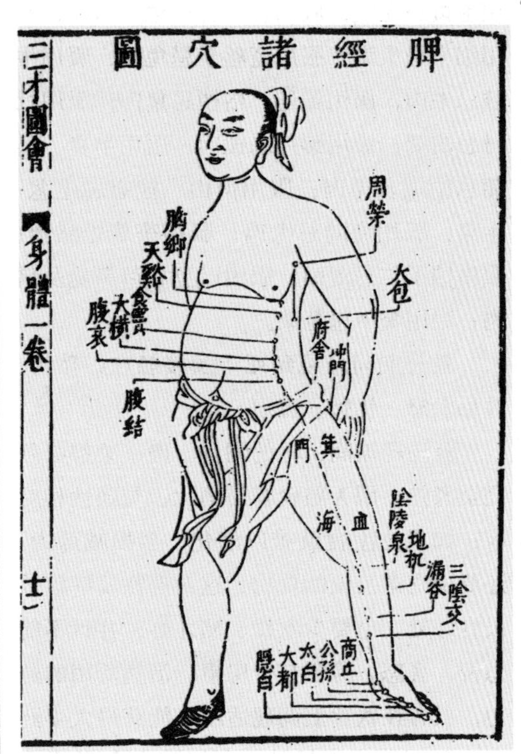

脾经诸穴歌

大趾端内侧隐白，节后陷中求大都，太白内侧核骨下，节后一寸公孙呼。商丘内踝微前陷，踝上三寸三阴交，踝上六寸漏谷是，踝上五寸地机朝。膝下内侧阴陵泉，血海膝膑上内廉，箕门穴在鱼腹取，动脉应手越筋间。冲门期下尺五分，府舍期下九寸看，腹结期下六寸八，大横期下五寸半。腹哀期下方二寸，期门肝经穴道现，巨阙之旁四寸五，却连脾穴休胡乱。自此以上食窦穴，天溪胸乡周荣贯，相去寸六无多寡，又上六寸中府换，大包腋下有六寸，渊液腋下三寸半。

如果服药酒，要使酒气相连续而不断，酒气一旦间断就得不到药力了。药酒的多或少都以有感觉为限度，不能喝到醉与吐的程度，那样会对人有严重损伤。

服药期间都要断绝生冷食物以及醋、滑食物，还有猪肉、狗肉、鸡肉、鱼肉、油、面、蒜及果实等。服用大补丸散，切忌食用陈臭宿滞的食物。服用空青忌食生血物；服用天门冬忌鲤鱼；服用白术忌桃李及雀肉、胡荽、大蒜、青鱼用盐腌制的等食物；服用地黄忌芜荑；服用甘草忌菘菜、海藻，服用细辛忌生菜；服用菟丝子忌兔肉；服用牛膝忌牛肉；服用黄连、桔梗忌猪肉；服用牡丹忌胡荽；服用藜芦忌狸肉；服用半夏、菖蒲忌饴糖及羊肉；服用恒山、桂心忌生葱、生菜；服用商陆忌犬肉；服用茯苓忌醋物；服用柏子仁忌湿面；服用巴豆忌芦笋羹及猪肉；服用鳖甲忌苋菜。

服药期间忌见到死尸及接触产妇秽污，并忌发怒、忧愁、劳损。

服汤药期间，吃的粥食、肉、菜都必须完全煮熟。因为熟食容易消化，与药性相对应；如果吃生食就难以消化，会损减药力。还要少吃菜及硬的食物，这对药物发挥疗效极有好处。也要少吃盐、醋才好，并且不能愁苦、喜怒、劳累与行房事。治病所用的药力，只有在饮食上调理适度才能获得大半药力，对用药才有好处。所以病人务必要调理、节制、谨慎，将节制与谨慎做到最佳程度，就可以长生不老，这已经不是简单地治病了。

凡是服泻痢的汤药以及各种丸、散、酒药等，到了吃饭的时间如果想要吃饭，都可以先给病人一口冷醋饭，隔一会儿后再进食比较好。

如果病人有忽然风病发作，身心顿恶，或者不能说话，应当服大、小续命汤及西州续命、排风、越婢等汤药，在无风的密室中安居，一日一夜服四五次药，不计剂数的多少，也别担心病人虚弱，应经常使病人头、脸、手、足、腹、背不停出汗才好。服汤药的时间，汤药消化后就吃粥，粥消化后再服汤药，也可以稍微给一些羊肉做成的肉羹进补一下。如果病人的风症比较严重，就需要连续五天五夜不断地服汤药，接着停汤药两天，用羊肉羹来进补，调养四肢。病情稍有好转后，就应该停药，然后慢慢调养；如果病情一直不见好转，应当再服汤药来攻病邪，以病愈为标准。

凡是患风病后服汤药的病人，一定要发大汗，否则其风病不会消除，所以各种治疗风病的处方中，都有麻黄。以至于像西州续命汤中，就用了八两，越婢汤中用了六两，大、小续命汤中有的用一两，有的用三两，有的用四两，因此知道不得大汗就不能病愈。所以治风病，如果不是在密室中，就不能服汤药，否则只是枉然自误，只会使病情更加严重，从来没有见过减轻病情的。

五十岁以上身体特别虚弱的人，服三石就可以治愈，千万不要用五石。一年四季中应经常在凌晨服一二升药，要暖饮，且终身不断，服药时忌食蒜、油、猪肉、鸡肉、鱼肉、鹅肉、鸭肉、牛肉、马肉等，坚持这些，自然就没病了。

药藏第九

有所积蓄时不要忘了一无所有时，安居乐业时不要忘了岌岌可危时，这是大圣贤的最深教诲；解救民众的疾苦，体恤民众的隐衷，这是仁慈的贤人的用心。所以神农氏汇集百药，黄帝编纂著作《针经》，这都是作为预备的常用方法。况且人的疾病多是在仓猝之间生起，并没有谁事先与之约定，忽然某一天得了病，哪里懂得怎样解救呢？希望各位好事者，可以贮藏一些药物，以备意外之急。这就是所谓虽然所做微小，而所救广泛的道理。看那些世承俸禄的大富人，有善于养马的，家里尚且贮存马药几十斤，却没见到过有养身的人蓄备人药一锱铢，以此推论，难道不惭愧吗？以畜为贵而以身为贱，确实可羞。“伤人乎，不问马”这句话又哪里用得上呢？还有的人因公私事务而远行边疆，那里都是不毛之地，哪里出产药物呢？如果忽然遇到瘴疠，平常又没有做好储备，因没有用来救治的药物，就只能拱手待毙，以致夭折死亡了，这是自己所导致的，也算不得是冤枉的横死。以前不能用心以求自我保护，某一天早上忽然达到这种地步，那时叹息也为时已晚了啊！所以我在此编一章药藏法，用来帮助世人防备疾患的危险。

石药、灰土药、水药、根药、茎药、叶药、花药、皮药、果实药、五谷、五果、五菜，各种兽的齿牙、骨角、蹄甲、皮毛、尿屎等药，酥髓、乳酪、醍醐、石蜜、砂糖、饴糖、酒醋、胶曲、蘖豉等药。

以上各物按照时序收采，用来贮藏，虫类小动物用来做药的不收采。

秤、斗、升、合、铁臼、木臼、绢罗、纱罗、马尾罗、刀砧、玉槌、瓷钵、大小铜铫、铛釜、铜铁匙等。

以上这些药物合制时所需要的器具，应当极力预备。

所有的药物，都不要过多地暴晒。太多地见风和阳光，药性就容易减损耗竭，人们应当熟知这个道理。各种药物如果不是立即就要使用的，最好等到天气大晴时，在烈日下暴晒，使其完全干燥，然后用新瓦器贮藏，外用泥土密封，等到用的时候才开取，用之后立即封上，不要让药被风湿之气沾染，这样即使过了许多年，也还会和新的一样。丸、散药需要用瓷器贮藏，用密蜡来封住，不要让其泄气，那么就能保持三十年不变质。杏仁及杏子等药物，要用瓦器贮藏，这样可以防止老鼠破坏。所有贮藏的药物，都必须离地三四尺，这样土湿之气就侵害不到了。

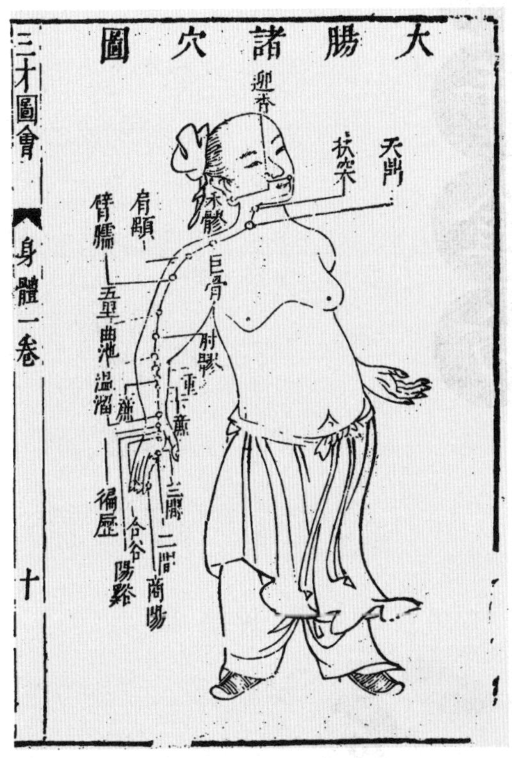

大肠诸穴歌

商阳食指内侧边，二间来寻本节前，三间节后陷中取，合谷虎口歧骨间，阳溪上侧腕中是，偏历腕后三寸安，温溜腕后去五寸，池前五寸下廉看，池前三寸上廉中，池前二寸三里逢，曲池曲骨纹头尽，肘髎大骨外廉近，大筋中央寻五里，肘上三寸行向里，臂臑肘上七寸量，肩髃肩端举臂取，巨骨肩尖端上行，天鼎喉旁四寸直，扶突天突旁三寸，禾髎水沟旁五分，迎香禾髎上一寸，大肠经穴是分明。

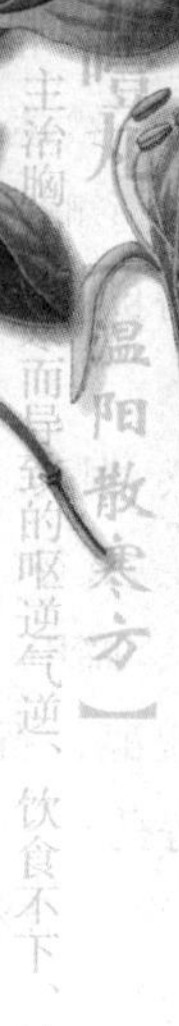

图解千金方

安胎益气方

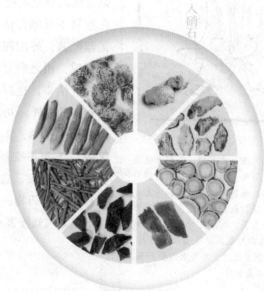

卷二　妇人方上

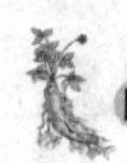

求子第一

妇女因为有胎妊、生产和崩伤这些与其他人不同的特殊情况，所以针对她们的用药也不同。也正是这些原因，使妇女的疾病比男性的疾病难治许多倍。经中说：妇女，乃众阴会聚于一身，经常与湿相联系，在十四岁以后，阴气会浮溢于外，再加上爱忧愁费心，则会内部伤及五脏六腑，外部有损容颜姿色；而且开始出现月经，如果前后时间交错，还会出现瘀血滞留、凝结，使中道断绝，内中受到伤害而堕下的情况，此处就不一一详加述说了。然而，五脏虚实相互交错，恶血内漏，气脉因受到损伤而枯竭，再加上有时饮食无节制，受到的损伤可能并不是一种情况；有时疮痍未痊愈又行房事，有时在悬厕之上大小便，风于是从阴部吹入，就形成了十二种痼疾，所以妇女应有针对自身特殊情况的特殊处方。若是由于四时节气、虚实冷热而形成的疾病，那么与男子的情况相同；若是怀孕时所患的病，则应该避免使用损害胎气的药。其余的杂病与男子基本相同，这些病的记载散见于各卷之中，可以从中得到了解。不过，由于女人的嗜欲比男子多，感染疾病的机会也就多于男子，再加上爱恋、憎恨、嫉妒、愤怒、忧郁等情绪根深蒂固，难以控制，形成疾病的根也就较深，即使治疗也难以痊愈。所以，精于养生之道的人，将特别教授女眷学习这三卷《妇人方》，从而让她们明白，即使是在情况紧急的时刻，也不要担忧、恐慌。四德，是女子立身之根本。生育，则是女子生命中的首要任务。假如不通晓这些道理，怎么能免除夭亡呢?所以，古代那些保育、辅导富家子女的老翁老妇，也不能不学习这些道理。应该抄写一本，随身携带，以备紧急之需。

人之常情，都是希望自己拥有贤德的名声和远离疾病的健康体魄，而对于学问，人们往往随性逐物。在事业上甘愿堕落，不肯专心一致地探求真理，相当于虚度光阴，且毫无教益。至于结婚生子，当是人伦的根本，国家教化的基础和圣人设置的教义，已经解释得很详尽了。然而如今的人仍然没有能够精通明晓，一旦事情来临的时候，头脑昏昏，所作所为非常愚蠢；这就是那些希望

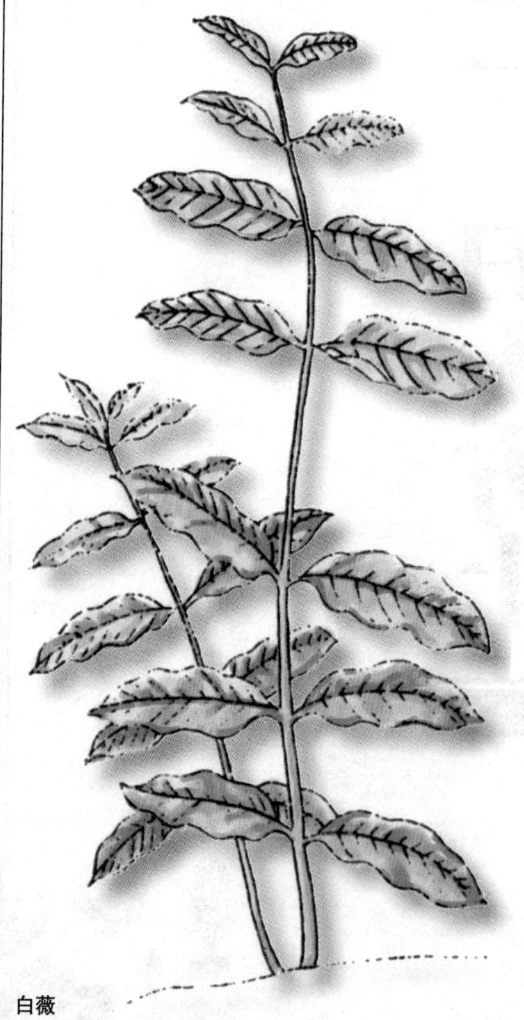

白薇

根苦、咸、平，无毒。主治突然中风而身热肢满，寒热酸痛，可下水气，利阴气，久服利人。古方多用于治妇人。

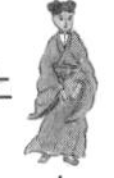

自己拥有贤德名声和健康体魄的人的过错了。事实上，这样其实不能使自己拥有贤能的声望，只能徒有虚名，而终是无用的。下面所详细叙述的生子方法，或许可以为后人提供帮助，而与此情况相同的人，也可以浏览选用。

白薇丸【和冲助孕方】

主治女子不孕。

白薇、细辛、防风、人参、秦椒、白蔹、桂心、牛膝、秦艽、芜荑、沙参、芍药、五味子、白僵蚕、牡丹、蛴螬各一两，干漆、柏子仁、干姜、卷柏、附子、川芎各二十铢，紫石英、桃仁各一两半，钟乳、干地黄、白石英各二两，鼠妇半两，水蛭、虻虫各十五枚，吴茱萸十八铢。

以上各味药均研为细末，用蜜调和，制成梧桐子大小的丸，每次用酒服下十五丸，一日两次，可逐渐加量至三十丸。应该会感觉病情有所缓解，如果稍有不适，立即停止服用。

大黄丸【和冲助孕方】

主治各种带下病导致的不孕，服药十天后会使妇人下血，服药二十天就会泄下蛔虫及阴部流出清黄汁，服药三十天即可除去疾病，服药五十天则使人长得白胖。

大黄(破如米豆，熬令黑)、柴胡、朴硝各一升，川芎五两，干姜一升，蜀椒二两，茯苓（如鸡蛋大）一枚。

以上七味药均研成末，用蜜调和，制成梧桐子大小的丸，先吃七丸，用汤米送服。后期可加至十丸，以病情有好转为限度，五天后逐渐减量。

吉祥丸【益肾助孕方】

主治女子婚后多年不孕。

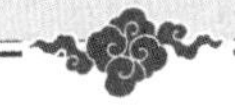

白薇的妙用

白薇自古多用于妇人，长期服用使人肌肤润泽。白薇的主要功效有：

1. 治妇人胎前产后遗尿，可取白薇、芍药各3克，研成末，用酒送服1克，每天三次。

2. 治金疮出血，可将白薇研成末，贴在伤处，效果很好。

3. 治肺实鼻塞，不知香臭，可取白薇、贝母、款冬花各3克，百部6克，研成末，用米汤送服0.3克。

天麻一两，五味子二两，覆盆子一升，桃花二两，柳絮一两，白术二两，川芎二两，牡丹一两，桃仁一百枚，菟丝子一升，茯苓一两，楮实子一升，干地黄一两，桂心一两。

以上十四味药均研成细末，用蜜调和，制成豆子大小的丸，每次空腹用酒服下五丸，中午一次，晚间一次。

妇人绝子，针灸然谷穴五十壮，然谷穴在内踝前直下一寸。

妇人绝后不生育，胞门闭塞，针灸关元穴三十壮，可重复针灸。

妇人怀孕而不成功，如堕落、腹痛、见红，针灸胞门穴五十壮。胞门穴在关元穴左边二寸的地方，右边二寸的地方叫子户穴。

妇女绝嗣后不能生育，针灸气门穴，此穴在关元穴旁三寸处，分别针灸百壮。

妇女子宫闭塞，不能受精，疼痛，针灸胞门穴五十壮。

妇女绝嗣不能生育，漏赤白带，针灸泉门(即泉阴穴)十壮，重复三次，此穴位在横骨当阴上面的地方。

妊娠恶阻第二

怎样才能知道妇人是否有妊娠之象呢？从其平而虚的脉象，就可以辨明。经中说：阴阳两部位的脉搏有显著差别，就是妇人受孕的脉象，所以称作有子。这是血气调和，男女精气相合而形成的。如果诊得妇人手上的少阴脉搏动很剧烈的话，那么就是妊娠的征象。这是因为少阴脉属心，而心主血脉。肾又叫作胞门、子户，胞门指子宫颈口，子户则是妇女前阴部；从尺中脉可切得肾象。如果尺中的脉象按起来没有断绝，即是妊娠的脉象。如果三部脉的脉象沉浮相等，按起来没有断绝，也是妊娠之象。

在妊娠刚开始时，寸部脉象非常微弱，一呼一吸心跳五次；妊娠三个月时，尺部脉象增强；妊娠四个月时，便可知道怀的是男孩还是女孩。一种说法认为，左手脉象急剧的是男孩，右手脉象急剧的是女孩，左右手脉象都急剧的可能就要生双胞胎。还有一种辨别方法，左手脉象沉而实的为男孩，右手脉象浮而大的为女孩；如果左、右手脉象都沉而实，就是双胞胎男孩；若左、右手脉象都浮而大，则是双胞胎女孩。就尺部脉象而言，如果左手脉象较大的是男孩，右手脉象较大的是女孩；如果左、右手脉象都大，就会生双胞胎。脉象大与脉象实的状况一样。也有另外一种辨别方法，同样就尺部来说，左手脉象浮而大的是男孩，右手脉象沉而细的是女孩；如果脉象来而又断绝的，那是月经不调。又有一种辨别方法认为，左、右手尺部脉象都浮或沉的将会生两个男孩，或者是两个女孩。还有一种辨别方法说，如果能够诊得太阴脉，就会生男孩；如果能够诊得太阳脉，则会生女孩。太阴脉的脉象沉，太阳脉的脉象浮。另有一种辨别方法，让孕妇面向南而行，在她背后很远的地方喊她，如果她从左边回过头来，怀的就是男孩；若从右边回过头来，怀的则是女孩。一种说法认为，妇女在怀孕时，如果她的丈夫左边乳房有核，怀的就是男孩；如果右边乳房有核，怀的就是女孩。

在妊娠期满即将临产时，脉会表现得与平常不一样，若表现为浮脉，且腹痛引起腰脊疼痛，当天就有可能生产。如果只是脉象与平时不同的话，则一切正常。一种说法认为，孩子快生时，孕妇的脉象表现出与平时不一样的情况，而且半夜时觉得腹痛，那么第二天孩子就会出生。

大凡那些身体羸瘦，血气不足，肾气虚弱，或者迎风饮用冷水过度，心下有痰的妇人，在将有妊娠时常常患阻病。这里所说的将有妊娠，指的是妇人的月经仍然来，且面色、肌肤同往常一样，脉理顺时平和，却苦于全身沉重、昏闷，食欲缺乏，又不知病患的根本，这就是将有妊娠了。像这种情况，两个月后月经便不会再来了，这时开始结胎。而所患的阻病，是指妇人心中烦闷不安，头重眼花，四肢沉重无力，无法从事工

医学小常识

早孕反应

在妊娠早期(停经6周左右)，孕妇体内由于绒毛膜促性腺激素(HCG)增多，胃酸分泌减少及胃排空时间延长，会导致头晕、乏力、食欲不振、喜酸食物或厌恶油腻食物、恶心、晨起呕吐等一系列反应，这些统称为早孕反应。这些症状一般不需特殊处理，妊娠12周后随着体内HCG水平的下降，症状大多会自然消失。

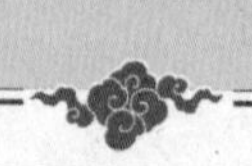

作，不喜欢闻到食物的气味，只想吃咸、酸的东西，多睡少起，也就是所谓的恶食。这种状况往往达三四个月以上，且剧烈呕吐，做不了任何事情。呕吐是由于经血闭塞，水积于五脏六腑，使脏气不能宣泄，以致心中烦乱不安，气血逆流而形成的。而血脉不通，经络阻塞不畅，就会造成四肢沉重无力，如果同时受了风就会头昏目眩。有这种症状的妇人，适宜服半夏茯苓汤，数剂后再服用茯苓丸，消除痰水后，便有食欲了。一旦能够饮食，则身体强壮气血旺盛，身体将足够养胎，母体便健康了。古今治疗恶阻病的处方有数十种之多，大多不问虚、实、冷、热、年长、年少，差点病死的人有很多都被这些处方救活。

橘皮汤

【治妊娠呕吐、食欲不振方】

主治妊娠呕吐、饮食不入等。若服后不愈，可继续合服。

橘皮、竹茹、人参、白术各十八铢，生姜一两，厚朴十二铢。

以上六味药分别切碎，用水七升煎煮，取汁二升半，分为二服。

养胎第三

旧时说大凡怀孕三个月时，胎儿会随事物而变化，因为胎儿的禀质尚未确定。所以妊娠三个月时，想生一个勇猛刚毅的孩子，就去观看犀牛、大象、猛兽及珠玉、宝物等。而想要贤人君子、盛德大师一样的孩子，可以去观看礼乐的钟鼓、古代宴客或祭祀用的礼器、军旅陈设等器物；并焚烧名香，口中朗诵诗书及古今箴言；居住地应选择简单、宁静的地方，且不吃割得不正的肉，不坐摆得不正的席；闲

安胎养气方

半夏茯苓汤 主治妊娠呕吐，食欲不振。

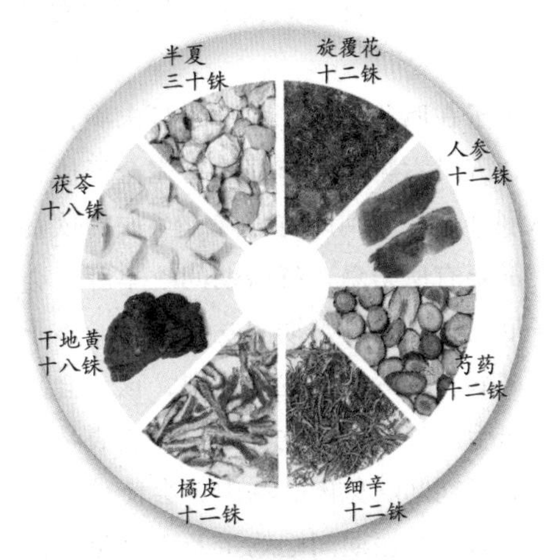

注：另有川芎、桔梗、甘草各十二铢，生姜三十铢。

以上十二味药分别切碎，用水一斗煎煮，取汁三升，分为三服。

服半夏茯苓汤后疗效

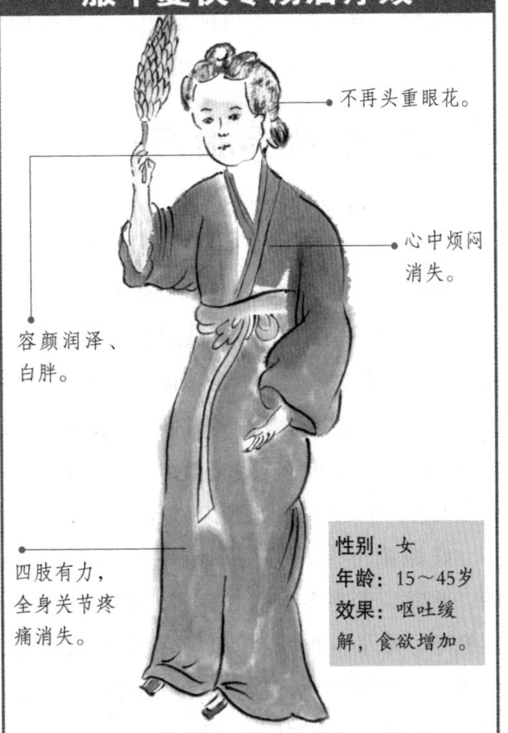

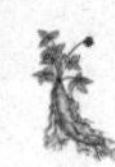

来弹琴瑟，调心神，平和性情，修身养性，节制嗜欲，凡事清净。这样生下的孩子各方面就会很好，不但长寿、忠诚、孝顺，而且仁义聪慧，不染病痛。这大概就是所谓的“文王胎教”吧。

孩子在胎儿期内，由于时日未满，阴阳未俱，五脏六腑及骨节都没有完全形成，所以从刚开始怀孕到即将分娩，孕妇的饮食起居，都要有所禁忌。妊娠期间吃羊肝，会使孩子厄运连连。妊娠期间吃山羊肉，孩子日后会多病。妊娠期间吃驴马肉，孩子会延长月份出生。妊娠期间吃骡肉，将造成孕妇难产。妊娠期间吃兔肉、狗肉，会使孩子聋哑并成兔唇。妊娠期间吃鸡蛋及干鲤鱼，孩子易生疮。妊娠期间吃鸡肉、糯米，孩子会长寸白虫。妊娠时吃桑葚及鸭子，会使孩子倒着出生且内心虚寒。妊娠时吃雀肉和豆酱，孩子脸上容易长黑斑。妊娠期间吃雀肉饮酒，会导致孩子心性淫乱，不讲羞耻。妊娠期间吃鳖，孩子的脖子可能会短。而妊娠期间吃冰浆，则有可能造成绝胎。

徐之才逐月养胎方：

妊娠第一月时叫作始胚，此时孕妇的饮食应当精细，要控制酸味的美食，适宜吃大麦，不宜吃辛辣和有腥味的东西，这才叫饮食正。

妊娠第一个月时，由足厥阴脉滋养，所以此时不能针灸这条经脉。足厥阴经属于肝，肝主筋及血。妊娠第一个月的时候，血液通行不顺畅，不能从事用力较猛的工作；睡觉的地方必须安静，不要让孕妇感到惊恐害怕。

妊娠第一个月，阴阳刚刚结合而形成胎。此时，若寒多会引起疼痛，热多则会突然惊悸，拿举重物就会使孕妇腰痛腹胀子宫拉紧，且忽然有下坠感。这种情况下，应当预防而安胎，适宜服用乌雌鸡汤：

乌雌鸡（治如食法）一只，茯苓二两，吴茱萸一升，芍药、白术各三两，麦门冬五合，人参三两，阿胶二两，甘草一两，生姜一两。

以上十味药分别切碎，先取乌雌鸡用水一斗二升煎煮，取汁六升，去鸡，放入其他药再煎，取汁三升，加入酒三升及阿胶，煎至阿胶烊尽，取汁三升，每次服一升，每天三次。能安胎，主治妊娠第一月举重后腰痛腹满、胞宫急、猝见下血者。

如果妊娠第一个月时受到了伤害，应当预服补胎汤：

细辛一两，干地黄、白术各三两，生姜四两，大麦、吴茱萸各五合，乌梅一升，防风二两。

以上八味药分别切碎，用水七升煎煮，取汁二升半，分为三服，饭前服用。能预防堕胎，用于曾妊娠第一月堕胎者。若寒多，倍用细辛、吴茱萸；若热多口渴，去细辛、吴茱萸，加栝楼根二两；若有所忧思，神志不宁，去大麦，加柏子仁三合。

医学小常识

妊娠的三个阶段

妊娠是一个复杂的生理过程，孕妇在妊娠期间需要进行一系列的生理调整，以适应胎儿在体内的生长发育及自身的生理变化。妊娠分为三期，每三个月为一期。怀孕前三个月为第一期，也是胚胎发育的初期，此时孕妇体重增长较慢，因此所需营养与非孕时近似。第二期即第4个月起体重增长迅速，母体开始贮存脂肪及部分蛋白质，此时胎儿、胎盘、羊水、子宫、乳房、血容量等都迅速增长。孕妇在第二期将增加体重4～5千克，第三期约增加5千克，总体重增加约12千克。

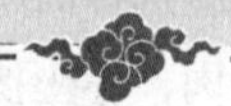

妊娠第二个月时称作始膏，此时胎儿刚刚结成，不宜吃辛辣和有臊味的食物，居住地应保持安宁，不宜与丈夫同房，否则全身关节就会疼痛。

妊娠第二个月，由足少阳脉滋养，所以不能针灸这条经脉。足少阳经属于胆，主精。妊娠二个月时，形成孩子的精在胞里初成，孕妇日常应当谨慎养护，不要惊动了他。

妊娠第二个月时，阴阳开始形成经脉，孕妇如果寒多，影响倒不大；如果热多，就会使胎儿枯萎、憔悴。孕妇受了风寒后会使胎动不安，心气胀满，且脐下悬急，腰背剧烈疼痛，常突然有下坠感，还时寒时热，那么就要用艾叶汤主治。

如果孕妇在怀孕第二个月时受到伤害，应当预服黄连汤：

黄连、人参各一两，吴茱萸五合，生姜三两，生地黄五两（一方用阿胶）。

以上五种药分别切碎，用醋浆七升煎煮，取汁三升，分为四服，日间三服，夜间一服，连服十天。能预防堕胎，用于曾妊娠第二月堕胎者。若胎动不安较甚者，加乌梅一升，不用醋浆，用水煎煮。

妊娠第三个月时称为始胎。此时，胎儿容貌、性别还没定型，会随事物而变化。想生男孩的，可以操持弓箭；而想生女孩的，可以拨弄珠玑。想要孩子容貌俊美，就多观看璧玉；想要孩子贤德，就清心静坐。这就是所谓的外物的形象而使内里受到感应。

妊娠第三个月时，由手心主脉滋养，故不能针灸这个经脉。手心主脉属于心，所以要避免悲哀、焦虑及惊悸的感情。

妊娠第三个月为胎儿定型的时候，孕妇如果有寒，大便是青色的；如果有热，会小便艰难，且颜色不是赤就是黄。这个阶段内，突然的惊恐、忧愁、发怒，容易导致跌

安胎祛寒方

艾叶汤 主治妊娠二月，风寒或风热损伤胎气而致的枯萎憔悴、忽寒忽热、心满、脐下悬急、腰背强痛、突感下坠或下血。

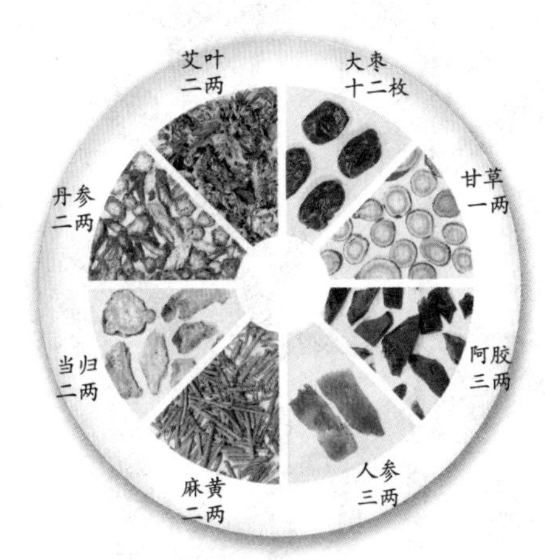

以上八味药分别切碎，用酒三升、水一斗煎煮，煎至药汁减半，去渣，加入阿胶烊化，取汁三升，分为三服。

服艾叶汤后疗效

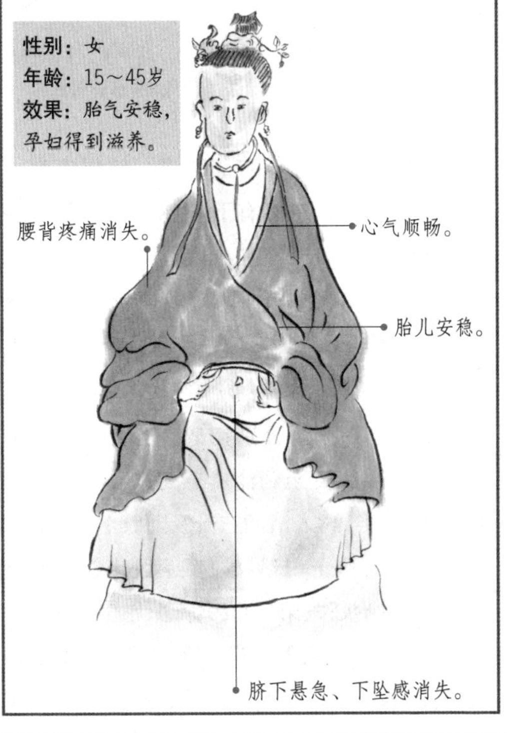

性别：女
年龄：15～45岁
效果：胎气安稳，孕妇得到滋养。
腰背疼痛消失。
心气顺畅。
胎儿安稳。
脐下悬急、下坠感消失。

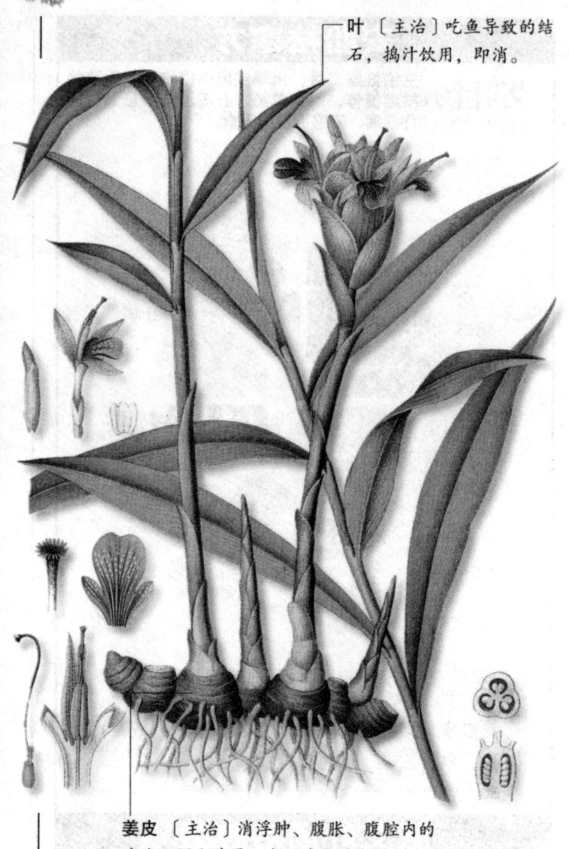

叶〔主治〕吃鱼导致的结石，捣汁饮用，即消。
姜皮〔主治〕消浮肿、腹胀、腹腔内的痞块，调和脾胃，去眼球上的白膜。

生姜

味辛，微温，无毒。久服可去臭气，通神明。主治伤寒头疼鼻塞，咳逆气喘，止呕吐，去痰下气，去水肿气胀。

倒，并惊动经脉，使腹部胀满，脐周疼痛，或者腰背疼痛，忽然有下坠感，那么就应服用雄鸡汤：

雄鸡(治如食法)一只，甘草、人参、茯苓、阿胶各二两，黄芩、白术各一两，麦门冬五合，芍药四两，大枣(掰)十二枚，生姜一两。

以上十一味药分别切碎，先取雄鸡用水一斗五升煎煮，煎至药汁减半，去鸡，入他药再煎，取汁一半，再入清酒三升及阿胶煎煮，取汁三升，分为三服，一日服尽，服后卧床并盖上厚被取暖。主治妊娠第三月因惊恐忧恚嗔怒或跌仆，伤动经脉而致的腹满、绕脐苦痛，或腰背痛、猝下血，或有寒而大便青，或有热而小便难，不赤即黄者。

孕妇如果在妊娠三个月时受到伤害，应当预服茯神汤：

茯神、丹参、龙骨各一两，阿胶、当归、甘草、人参各二两，赤小豆二十一粒，大枣二十一枚。

以上九味药分别切碎，用醋浆一斗煎煮，取汁三升，分为四服，饭前服用，七天后再服一剂。能预防堕胎，用于曾妊娠第三月堕胎者。若腰痛，加桑寄生二两。

妊娠第四个月时，胎儿开始接受水精而形成血脉。此时适宜吃粳稻和饮用鱼雁汤，这就是所谓的强盛血气以通灵耳目、顺行经络。

妊娠第四个月时，由手少阳脉滋养，所以不能针灸这条经脉。手少阳脉与三焦相连。妊娠四月时，孩子的六腑逐渐形成，此时应当静养身体，平和心情，节制饮食。

妊娠第四个月，孕妇如果体内有寒，就会心中昏闷有呕吐感，胸膈胀满，食欲不振；如果有热，则会小便艰难，呈淋漓状，且脐下苦急。此时如果感染了风寒，会引发脖子疼痛，且时寒时热。或者受了惊动，而腰背腹痛，似乎胎儿往上压迫胸口，心中烦乱不得安宁，且常忽然有下坠感，可用菊花汤。

孕妇如果在妊娠第四个月时受到了伤害，应当预服调中汤：

白芍药四两，续断、川芎、甘草各一两，白术、柴胡各三两，当归一两半，乌梅一升，生姜四两，厚朴、枳实、生李根白皮各三两。

以上十二味药分别切碎，用水一斗煎煮，取汁三升，分为四服，日间三服，夜间一服，八天后再服一剂。能预防堕胎，用于曾妊娠四月堕胎者。

妊娠第五个月时，胎儿开始接受火精而形成气。这时孕妇起床要晚一些，经常沐浴换衣，深居简出，穿较厚暖的衣裳。早晨接纳自然的阳光以避免寒气的侵害。饮食方面，适宜吃稻麦，喝牛羊肉汤，内加茱萸，用五味调配，这就是所谓的以养气来定五脏。

妊娠第五个月时，由足太阴脉滋养，所以这时不能针灸这条经脉。足太阴脉属于脾。妊娠第五个月时，胎儿的四肢都已形成，孕妇切记不能太饥饿，也不能太饱食，不能吃干燥和炙热的食物，也不能太劳累疲倦。

妊娠第五个月，孕妇如果体内有热，就会出现头眩昏，心烦意乱，想呕吐；如果体内有寒，则会腹胀痛，小便次数增多。此时如果突然有恐怖感，且四肢疼痛，时寒时热，胎动异常，腹痛，烦闷异常，腹部常有突然的下坠感，此时可用阿胶汤：

阿胶四两，旋覆花二合，麦门冬一升，人参一两，吴茱萸七合，生姜六两，当归、芍药、甘草、黄芩各二两。

以上十味药分别切碎，用水九升煎煮，煎至药汁减半，入清酒三升及阿胶，置微火上再煎，取汁三升半，分为四服，日间三服，夜间一服，饭前服用。主治妊娠五月，体中有热而见头目昏眩、心烦呕吐；体中有寒而见腹满痛、小便数，或忽受惊恐而见四肢疼痛、寒热并作、胎动无常处、腹痛、闷顿欲仆、突见下血者。若服后不愈，可继续合服。

孕妇如果在妊娠第五个月时受到伤害，应当预服安中汤：

黄芩一两，当归、川芎、人参、干地黄各二两，甘草、芍药各三两，生姜六两，麦门冬一升，五味子五合，大枣三十五枚，大麻仁五合。

以上十二味药分别切碎，用水七升、清酒五升煎煮，取汁三升半，分为四服，日间三服，夜间一服，七天后再服一剂。能预防堕胎，用于曾妊娠第五月堕胎者。

妊娠第六个月，胎儿开始接受金精以形成筋。这时，孕妇可以轻微运动，不要一直待在安静处，可以到野外散步，观看跑动的

安胎益气方

菊花汤 主治妊娠四月，有寒而见心下愠愠欲呕、胸膈满、不欲饮食，或有热而见小便难、尿频如淋、脐下苦急等。

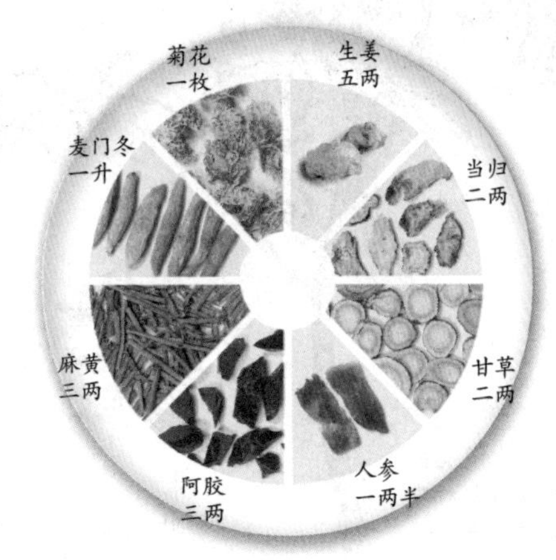

注：另有大枣十二枚，半夏四两。

以上十味药分别切碎，用水八升煎煮，煎至药汁减半，入清酒三升及阿胶再煎，取汁三升，分为三服。

服菊花汤后疗效

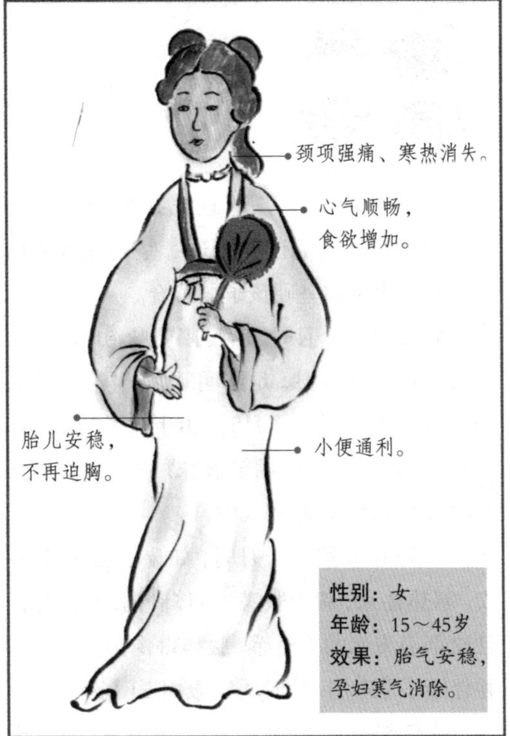

颈项强痛、寒热消失。
心气顺畅，
食欲增加。
胎儿安稳，
不再迫胸。
小便通利。
性别：女
年龄：15～45岁
效果：胎气安稳，
孕妇寒气消除。

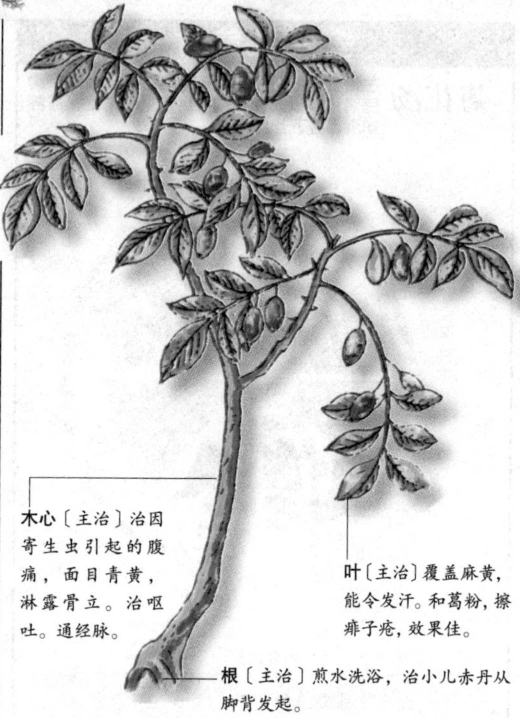

木心〔主治〕治因寄生虫引起的腹痛，面目青黄，淋露骨立。治呕吐。通经脉。
叶〔主治〕覆盖麻黄，能令发汗。和葛粉，擦痱子疮，效果佳。
根〔主治〕煎水洗浴，治小儿赤丹从脚背发起。

大枣

晒干后味甘，平，无毒。主治心腹邪气，可平胃气，养脾气，通九窍，补气、津液。长期服食能延年益寿，不过也会让人齿黄生虫。

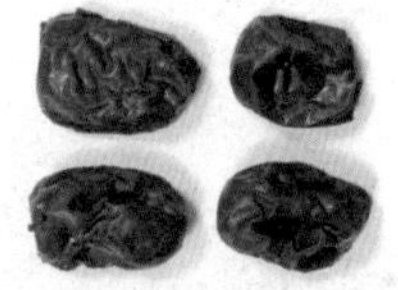

大枣〔主治〕主心腹邪气，安中，平胃气，养脾气，通九窍，助十二经，补少气、少津液、身体虚弱等。

狗及马。饮食方面，适宜吃猛禽的肉及兽肉，这就是所谓的调养腠理、坚韧筋骨来培养孩子的力量和坚硬孩子的背脊。

妊娠第六个月时，由足阳明脉滋养，所以不可针灸这条经脉。足阳明脉属于胃，主管人的口、目。妊娠第六个月时，由于孩子的口目都已形成，所以孕妇应调节五味，吃一些甜美的食物，但切记不能吃得太饱。

孕妇妊娠第六个月时，如果忽然胎动不安，寒热往来，腹内胀满，身体肿痛，常惊悸，且腹部有突然的下坠感，腹痛得像快要生产，并伴随手足疼痛，此时适宜服用麦门冬汤：

麦门冬一升，人参、甘草、黄芩各二两，干地黄三两，阿胶四两，生姜六两，大枣十五枚。

以上八味药分别切碎，用水七升煎煮，煎至汁液减半，加入清酒二升及阿胶再煎，取汁三升，分为三服，中间进食稠粥。主治妊娠第六月忽感胎动不安、寒热往来、腹内胀满、身体肿胀、惊惶恐怖、猝有所下、腹痛如欲产、手足烦疼等。

孕妇如果在妊娠第六个月时受到伤害，应当预服柴胡汤：

柴胡四两，白术、芍药、甘草各二两，苁蓉一两，川芎二两，麦门冬二两，干地黄五两，大枣三十枚，生姜六两。

以上十味药分别切碎，用水一斗煎煮，取汁三升，分为四服，日间三服，夜间一服，中间进食稠粥，七天后再服一剂。能预防堕胎，用于曾妊娠六月堕胎者。忌食生冷坚硬之物。

妊娠第七个月时，胎儿开始接受木精以形成骨。此时，孕妇应当活动四肢，不要常坐不动，应自如地伸屈运动，以运畅血气，居住的地方要干燥。饮食方面，应避免生冷之物，可常吃粳稻，使腠理密实，这就是所谓的滋养骨骼，坚固牙齿。

妊娠第七个月时，由手太阴脉滋养，所以此时不可针灸这条经脉。手太阴脉属于肺，主皮毛。妊娠第七个月时，孩子的皮毛已经形成，孕妇此时不能大声言论，不要哭号，不要穿薄衣服，不要洗浴，也不要饮用冷茶水。

妊娠第七个月，如果孕妇常突然惊悸，走路摇晃不稳，并伴随腹痛和下坠感，手足冰冷，脉象如同感染伤寒的征象，还心中烦热，腹中胀满，呼吸气短，常常颈项及腰背疼痛，这种情况可用葱白汤。

孕妇如果在妊娠第七月时受到伤害，应当预服杏仁汤：

杏仁、甘草各二两，麦门冬、吴茱萸各一升，钟乳、干姜各二两，五味子五合，紫菀一两，粳米五合。

以上九味药分别切碎，用水八升煎煮，取汁三升半，分为四服，日间三服，夜间一服，中间进食，七天后再服一剂。能预防堕胎，用于曾妊娠七月堕胎者。

妊娠第八个月，胎儿开始接受土精以形成皮肤。此时，孕妇应当平和心志，安神调息，不要动气，这就是所谓的使腠理密实，使脸色富有光泽。

妊娠第八个月时，由手阳明脉滋养，故此时不可针灸这条经脉。手阳明脉属于大肠，主九窍。妊娠第八个月时，孩子的九窍都已形成，孕妇此时不能吃燥性的食物，不要动辄饮食失控，也不要强忍大便。

妊娠第八个月，如果感染了风寒，会全身疼痛，时寒时热，且胎动不安，常头痛头晕目眩，脐周以下寒冷，不时小便，且白如米汁，或颜色青、黄，常打寒战，腰背冰冷疼痛，目昏不明。此时可用芍药汤：

芍药、生姜各四两，厚朴二两，甘草、当归、白术、人参各三两，薤白(切)一升。

以上八味药分别切碎，用水五升，清酒四升煎煮，取汁三升，分为三服，日间二服，夜间一服。主治妊娠第八月感受风寒而触犯胎气，症见身体尽痛、寒热往来、胎动不安、头目昏眩疼痛、绕脐下寒，小便频数、白如米汁、或青或黄、或寒栗，腰背冷痛、目视不明等。

孕妇如果在妊娠第八个月时受到伤害，应当预服葵子汤：

葵子二升，生姜六两，甘草二两，芍药四两，白术、柴胡各三两，大枣二十枚，厚朴二两。

以上八味药分别切碎，用水九升煎煮，取汁三升，分为三服，每天三次，每十天服一剂。能预防堕胎，用于曾妊娠八月堕胎者。

妊娠第九个月，胎儿开始接受石精以

安胎宁神方

葱白汤 主治妊娠七月，忽受惊恐而动胎，症见腹痛、卒下血、手足厥冷、脉似伤寒、烦热、腹满气短、颈项及腰背强直等。

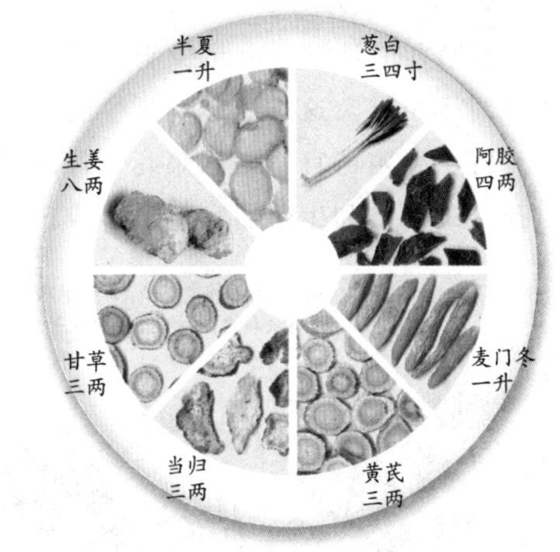

注：另有人参一两半，黄芩一两，旋覆花一合。

以上十一味药分别切碎，用水八升煎煮，煎至药汁减半，加入清酒三升及阿胶再煎，取汁四升，每服一升，白天三次，夜间一次，服后盖上厚被取汗。

服葱白汤后疗效

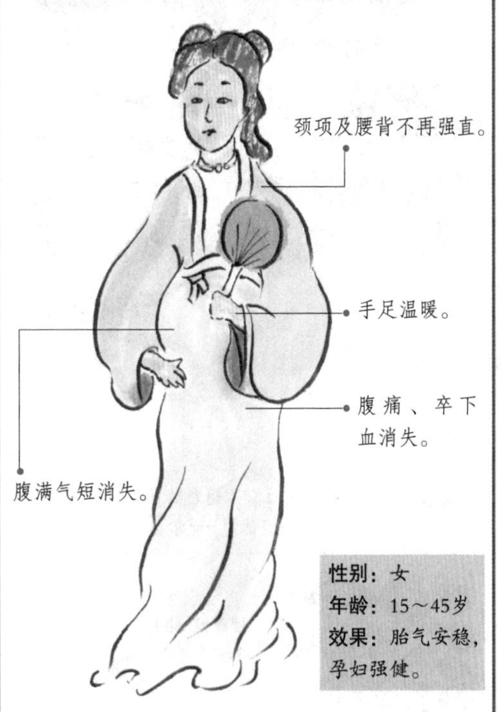

颈项及腰背不再强直。
手足温暖。
腹痛、卒下血消失。
腹满气短消失。
性别：女
年龄：15～45岁
效果：胎气安稳，孕妇强健。

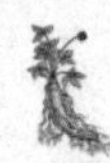

形成皮毛，五脏六腑及全身骨节都已发育完备。这时孕妇适宜饮用甜酒和吃甘甜的食物，并从容自如地等待生产，这就是所谓的滋养毛发，蓄养气力。

妊娠第九个月时，由足少阴脉滋养，所以此时不可针灸这条经脉。足少阴脉属于肾，肾主生殖器官。妊娠第九个月的时候，孩子的脉络和生殖器官都已形成，此时孕妇不要待在湿冷的地方，也不要穿烤热的衣服。

妊娠第九个月，如果忽然患下痢，且腹部胀满，胎向上压迫胸口，腰背痛得不能翻身，呼吸气短，可服用半夏汤。

如果孕妇在妊娠第九个月时受到伤害，应当预服猪肾汤：

猪肾一具，白术四两，茯苓、桑寄生、干姜、干地黄、川芎个三两，麦门冬一升，附子（中型者）一枚，大豆三合。

以上十味药分别切碎，先取猪肾用水一斗煎煮，煎熟后去猪肾，放入其他药再煎，取汁三升半，分为四服，日间三服，夜间一服，十天后再服一剂。能预防堕胎，用于曾妊娠九月堕胎者。

妊娠第十个月，胎儿五脏都已具备，六腑完全畅通，集纳天地之气于丹田，所以关节、人神都已完备，只是等待时间生产了。

妊娠第一月时称作始胚，第二月时称作始膏，第三月时称作始胎，第四月时开始形成形体，第五月时就能够活动，第六月时形成筋骨，第七月时生出了毛发，第八月时具备了脏腑，第九月时谷气进入胃中，第十月时诸多神气都已具备，日期满了就要生产。这时适宜服用滑胎药，刚进入第十月就可服用。

养胎临月时服丹参膏，使胎滑容易生产：

丹参半斤，川芎、当归各三两，蜀椒（有热者以大麻仁五合代）五合。

以上四味药分别切碎，用清酒浸湿，置一宿，次晨用猪脂四升在微火上煎，煎至色赤如血，用新布绞去药渣，每取枣大一团，入酒中服下，每天一次。能养胎助产，宜于临月将产时服用。

甘草散

主治使孩子容易出生，母亲没有疾病，产前一个月预先服，临产当天孕妇行走动作

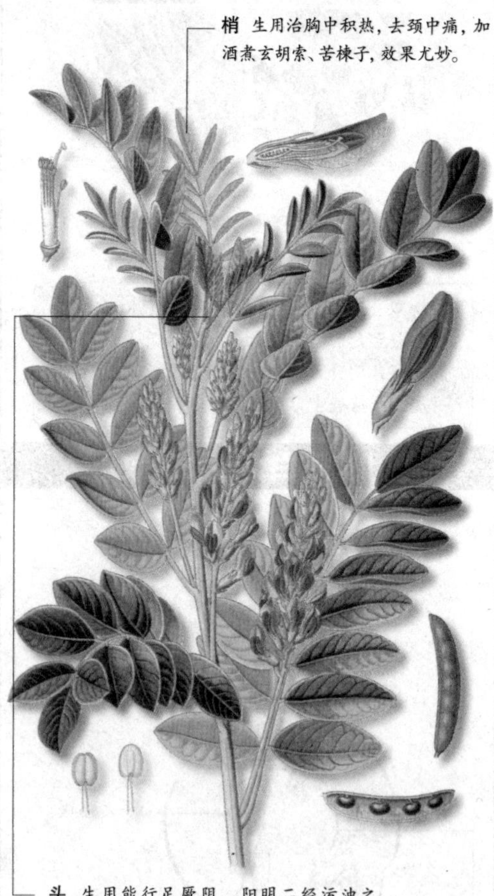

梢 生用治胸中积热，去颈中痛，加酒煮玄胡索、苦楝子，效果尤妙。

头 生用能行足厥阴、阳明二经污浊之血，消肿导毒。主痈肿，宜入吐药。

甘草

味甘，平，无毒。主治五脏六腑寒热邪气，可坚筋骨，长肌肉，增强气力，久服则身轻体健，延年益寿。

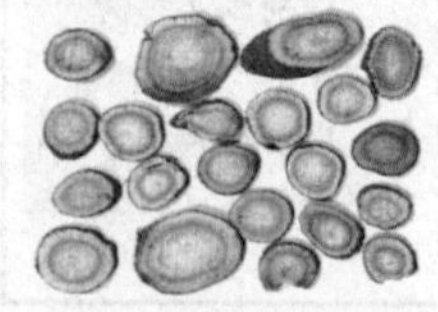

甘草根 补中宜炙用，泻火宜生用。

仍同原来一样，孩子生下来产妇没有异样的感觉。

甘草二两，大豆黄卷、黄芩、干姜、桂心、麻子仁、大麦蘖、吴茱萸各三两。

以上八味药切捣并过筛为散，每次用酒或温水服下方寸匕，每天三次。能滑胎顺产，宜于临产前一个月预服。

治妊娠养胎，使胎儿容易分娩，用蒸大黄丸：

大黄（蒸）三十铢，枳实、川芎、白术、杏仁各十八铢，芍药、干姜、厚朴各十二铢，吴茱萸一两。

以上九味药研为细末，用蜜调和，制成梧桐子大小的丸，每次空腹用酒服下两丸，每天三次，能养胎助产。若服后不愈，可逐渐加量。

妊娠诸病第四

第一 胎动及数堕胎

葱白汤【和冲助产方】

葱白(切)一升，阿胶二两，当归、续断、川芎各三两。

以上五味药分别切碎，另取银二斤用水一斗煎煮，取汁六升，去银，入上药再煎，取汁二升半，放入阿胶烊化，分为三服。主治妊娠胎动不安、腹痛等。若服后不愈，可继续合服。

第二 漏胞

妊娠后月经仍然如平常一样来，这叫漏胞，胞干便会死。这种情况可用药方：生地黄半斤切细，用清酒二升煮三沸，绞去渣，不定时服用，能够多服最好。姚大夫加一只黄雌鸡，治如平常吃法。崔氏取鸡血和在药

安胎止痢方

半夏汤 主治妊娠九月，突患下痢，且腹部胀满，胎儿向上压迫胸口，腰膝酸痛，呼吸气短等。

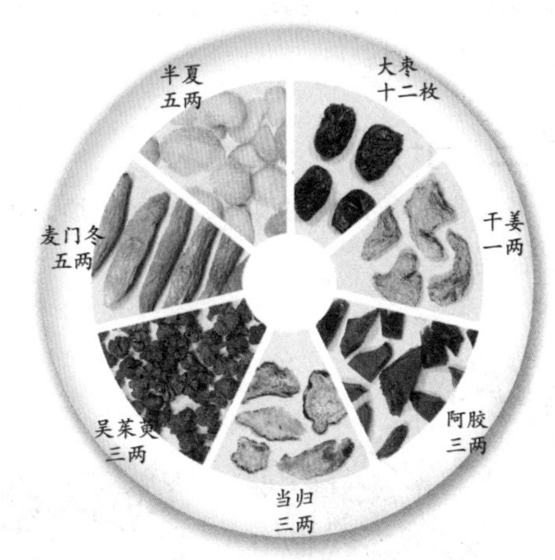

以上七味药分别切碎，用水九升煎煮，取汁三升，去渣，入白蜜八合，置微火上温热，分为四服。

服半夏汤后疗效

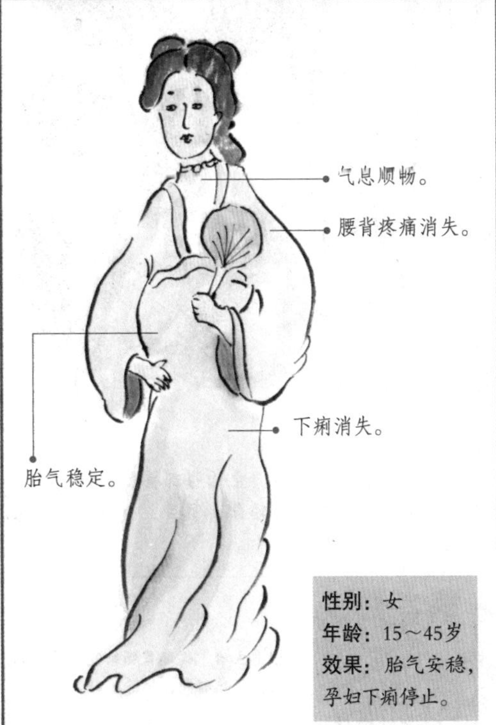

中服下。

妊娠时仍然血流不止，名叫漏胞，血流完胎儿就死了。这种情况可用药方：将干地黄捣成细末，用三指取一撮药末，用酒送服，不超过三服。

第三 子烦

妊娠期间常常觉得烦闷，这是子烦，可用竹沥汤：

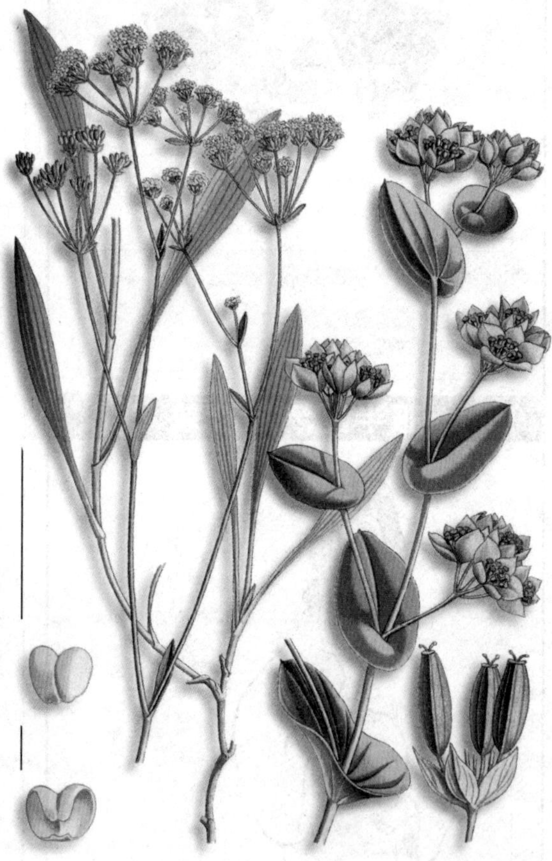

柴胡

其根味苦，平，无毒。主治腹部胃肠结气，饮食积聚，寒热邪气。久服可轻身、明目、益精，除伤寒胃中烦热。

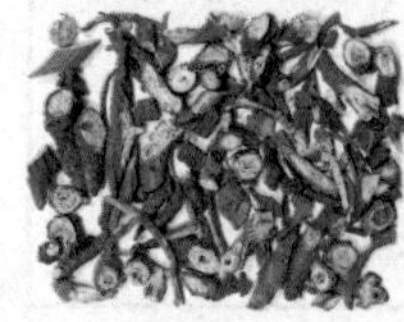

根〔主治〕腹部胃肠结气，饮食积聚，寒热邪气，推陈致新。

竹沥一升，防风、黄芩、麦门冬各三两，茯苓四两。

以上五味药分别切碎，用水四升合竹沥煎煮，取汁二升，分为三服。主治子烦。若服后不愈，可继续合服。

第四 心腹腰痛及胀满

治妊娠时心痛：青竹皮一升，用二升酒煮两三沸，一顿服下。

治妊娠期间腹中疼痛的处方：

生地黄三斤，捣碎绞取汁，用清酒一升合在一起煎到一半，一次服下。

治妊娠期间腹中胀满疼痛、恶心，不能饮食的处方：

白术六两，芍药四两，黄芩三两。

以上三味药分别切细，用六升水煮取三升，分成三次服，半天内将药服完，微微下水，使孩子容易出生，一月饮一剂为好。

治妊娠期间忽然觉得心腹疼痛的处方：将盐炒至极热，用三指取一撮用酒送服，病很快就能痊愈。

治妊娠中恶阻，心腹疼痛的处方：新生鸡蛋二枚，弄破后放在杯中，用糯米粉调和成粥状，一次服下。也可治妊娠胎动不安，或只是腰痛；或胎转抢心，或者流血不止。

治妊娠腰痛的处方：大豆二升，用三升酒煮至二升，一次服下。也可治平常人忽然腰痛。

第五 伤寒

治妊娠期间伤寒，头痛，发热，肢节烦疼的处方：

石膏八两，前胡、栀子仁、知母各四两，大青、黄芩各三两，葱白（切）一升。

将以上七味药分别切细，用七升水煮取二升半，去渣，分成五次服，每次间隔约人行走七八里路的时间，共服两帖。

治妊娠期间受风寒的药方：

葱茎白十段，生姜二两（切碎）。

以上两味药，加三升水煮取一升半，一次服下然后发汗。

治妊娠期间受风，寒热发作，腹中绞痛，又不能用针灸的药方：

鲫鱼一头，烧成灰，捣为末，用酒送服方寸匕，出汗为宜。

治妊娠期间发热的药方：

葱白五两，豆豉二升。

以上两味药，用六升水煮取二升，分成两次服，然后发汗。

治大热烦闷的处方：

葛根汁二升，分成三次服。每次间隔约人行走五里路的时间。

第六 疟疾

治妊娠期间患疟疾的汤方：

恒山二两，甘草一两，黄芩三两，乌梅十四枚，石膏八两。

以上五味药分别切细，用酒、水各一升半合浸药一夜后，煮药三四沸，去渣，初次服六合，第二次服四合，最后服二合，共分三次服。

第七 下血

治妊娠期间忽然下血，胎燥不动的处方：

榆白皮三两，当归、生姜各二两，干地黄四两，葵子一升。

以上五味药分别切细，用五升水煮取二升半。分三次服用，如果不愈可以再服一剂。

治妊娠期间忽然受惊奔跑，或从高处坠下，而大出血，可用马通汤方：

马通汁一升，干地黄四两，当归三两，阿

和中祛寒方

石膏汤 主治妊娠期间伤寒，头痛，发热，肢节烦疼等。

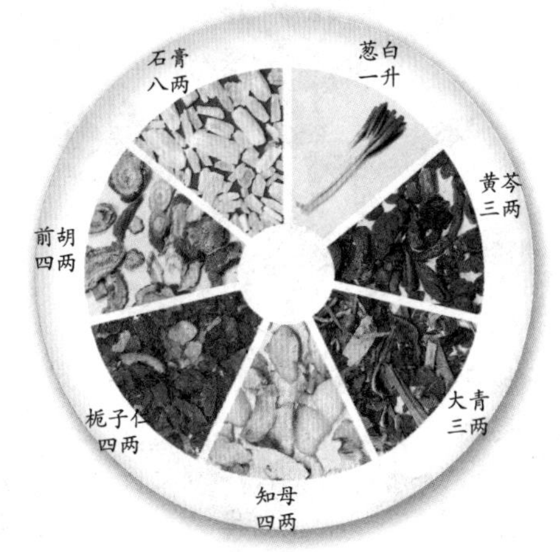
石膏
八两
葱白
一升
黄芩
三两
大青
三两
知母
四两
栀子仁
四两
前胡
四两

将以上七味药分别切细，用七升水煮取二升半，去渣，分成五次服用。

服石膏汤后疗效

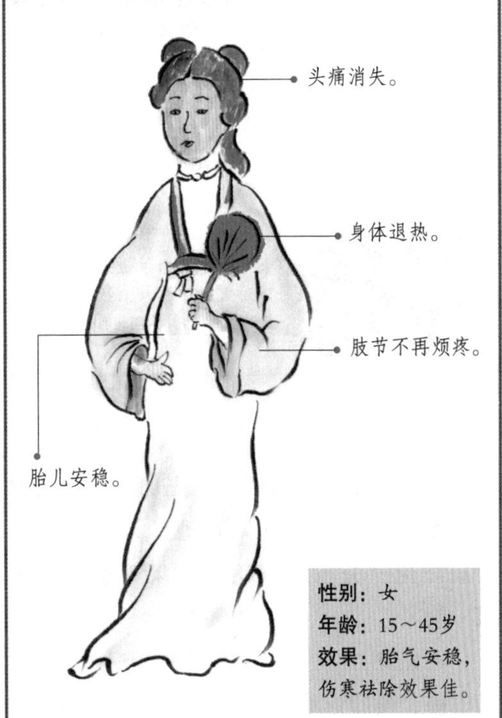

性别：女
年龄：15～45岁
效果：胎气安稳，伤寒祛除效果佳。

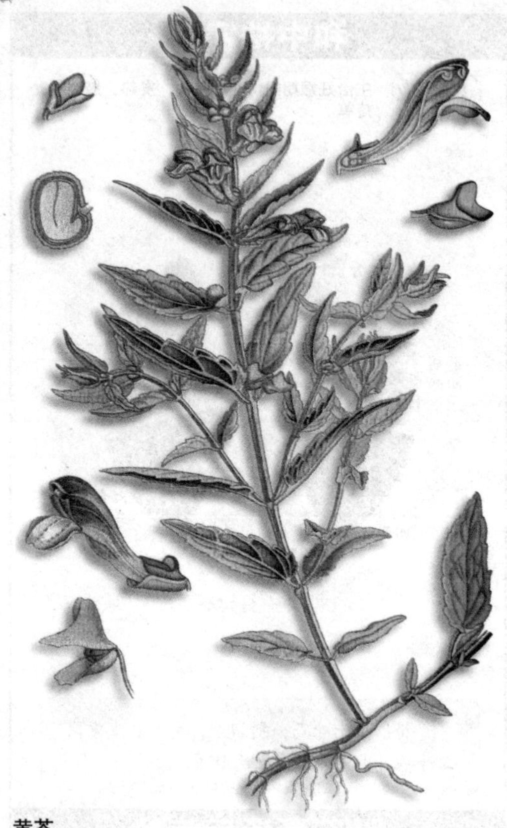

黄芩

其根苦，平，无毒。主治诸热黄疸，肠泻痢，女子血闭、淋露下血，小儿腹痛。治热毒骨蒸，肠胃不利，泻肺火上逆。

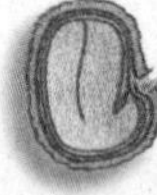

子〔主治〕肠擗脓血。

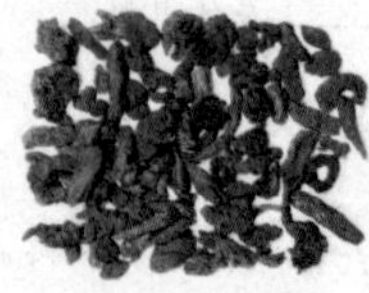

黄芩炭〔主治〕诸热黄疸，泻肺火上逆，疗上热，目中肿赤，安胎，养阴退阳。

胶四两，艾叶三两。

以上五味药分别切细，先加五升水煮取二升半，去渣，再加入马通汁及阿胶，使阿胶烊化，分三次服用，如果不愈可以再服一剂。

妊娠第二三月至七八月，因外伤致胎动伤损，腰腹疼痛欲死以及胎气奔上冲撞心下、气短，可用胶艾汤：

阿胶二两，艾叶三两，川芎、芍药、甘草、当归各二两，干地黄四两。

以上七味药分别切碎，用水五升、好酒三升煎煮，取汁三升，去渣，入阿胶烊化，分为三服，每天三次。若服后不愈，可继续合服。

治孕妇妊娠期间忽然失去依靠而倒下，胎动向上顶撞心脏，情况严重时血会从口中流出，吐逆不止，或者血流下一斗五升后，胎儿仍没有产出——如果胎儿死了就会发寒，可用药熨孕妇的腹部——情况紧急得就像即将要生产，而孕妇身体虚乏气力不足，困顿得像要死了一样，且烦闷不断，这种情况下，应服蟹爪汤，服药后母亲就可以得到安宁，血也可以停止，如果应当生产的就会立即产下。

蟹爪一升，甘草、桂心各二尺，阿胶二两。

以上四味药分别切碎，用水一斗煎煮，取汁三升，去渣，入阿胶烊化，顿服，或间隔半小时至一小时再服。能安胎，止血，顺产。

治半产，血流不尽，烦闷胀满得要死，可用香豉汤：

香豉一升半，鹿角末方寸匕。

先取香豉用水三升煎煮三沸，去渣，入鹿角末，一次服下，一会儿后血自然流下。鹿角烧后用也可以。

第八 小便病

治妊娠期间小便淋漓的药方：

取葵子一升，用三升水煮取二升，分成两次服用。

治妊娠期间尿中带血的药方：

取黍穰烧成灰，用酒送服方寸匕，每天服三次。

治妇人无缘无故地尿中带血的药方：

鹿角屑、大豆黄卷、桂心各一两。

以上三味药捣筛后制成散药。用酒送服方寸匕，每天三次。

治妇人遗尿，不知尿是什么时候流出的处方：

白薇、芍药各一两。

以上两味药治下筛后制成散药，用酒送服方寸匕，每天三次。

第九 下痢

治妊娠下痢的处方：

酸石榴皮、黄芩、人参各三两，榉皮四两，粳米三合。

以上五味药分别切细，用七升水煮取二升半，分成三次服。

治妊娠期间下痢的处方：

取白杨皮一斤，切细，用一大升水煮取为二小升，分成三次服。

治妊娠期间淋漓不止的处方：

阿胶、艾叶、酸石榴皮各二两。

以上三味药分别切细，用七升水煮取二升，去渣，加入阿胶使其烊化，分成三次服。

治妊娠期间及产后寒热、下痢的处方：

黄连一升，栀子二十枚，黄檗一斤。

以上三味药分别切细，用五斤水浸药一夜，煮三沸，服一升，一天一夜服完。如出现呕吐症状，可加橘皮一两、生姜二两。也可以治男子平常的痢疾。

妇人患水泻痢：灸气海穴百壮，重复三次。

第十 水肿

治妊娠期间浮肿，心腹急满的汤方：

茯苓、白术各四两，黄芩三两，旋覆花二两，杏仁三两。

以上五味药分别切细，用六升水煮取二

止血养气方

蟹爪汤 主治孕妇妊娠期间忽然失去依靠而倒下，胎动向上顶撞心脏，情况严重时血会从口中流出，吐逆不止等。

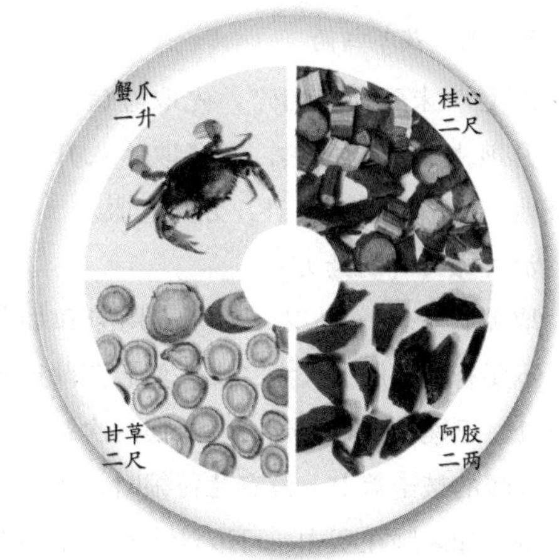

以上四味药分别切碎，用一斗水煎煮，取汁三升，去渣，放入阿胶烊化，一次服完，或间隔半小时或一小时再服。

服蟹爪汤后疗效

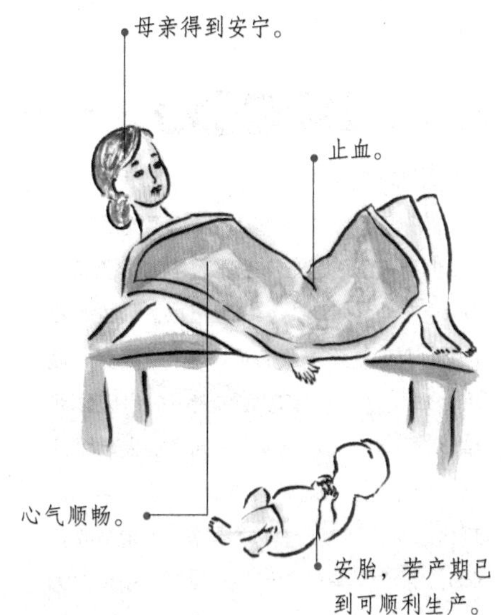

母亲得到安宁。
止血。
心气顺畅。
安胎，若产期已到可顺利生产。

性别： 女

年龄： 15～45岁

效果： 未到生产期的，孕妇流血停止，心气安稳。已到生产期的，顺利生产。

升半，分成三次服。

治妊娠期间腹部肿大，胎儿浮肿，用鲤鱼汤：

鲤鱼二斤，白术五两，生姜三两，芍药、当归各三两，茯苓四两。

以上六味药分别切碎，先取鲤鱼用水一斗二升煎煮，煎至鱼熟，澄清取汁八升，放入其他药再煎，取汁三升，分为五服。

治妊娠毒肿的药方：

取芜菁根洗净去皮，捣烂，用醋和如薄泥，不要有汁，用猛火煮二沸，然后薄薄地盖在肿处，迅速用帛包裹住，一天换两次；寒冷时用温暖的被子盖上。没有芜菁根时，用芜菁子代替。如果肿在咽中，可取汁含在口中慢慢咽下。

治妊娠期间手脚浮肿挛急的处方：

赤小豆五升，商陆根一斤（切）。

以上两味药，用三升水，煮取一升，慢慢饮下，饮完再做一剂。

中医小锦囊

何谓难产

妊娠足月到分娩时，胎儿不能顺利娩出，名为“难产”。难产的原因，《裸产要旨》云：“难产之故有八，有因于横、子逆而难产者；有因胞水沥平而难产者；有因女子矮小或年长盆骨不开而难产者……有因体肥脂厚，平素迫而难产者；有因子壮大而难产者；有因气盛不运而难产者。”这一结论与现代医学论述难产有产力异常，产道异常，胎儿、胎位异常等原因是一致的。所谓产力指促使胎儿从子宫内分娩出的一种动力。以子宫收缩力为主，还包括腹压的力量。若总产程超过24小时，则称“滞产”。

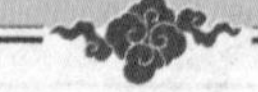

产难第五

产妇虽然本身属于秽恶之人，但是在产前阵痛发作时，以及即将生产或正在生产的时候，都不能够让家中有死丧、污秽的人前来观看，否则会引起难产。如果产妇已经分娩，污秽之气则可能会伤害到婴儿。

妇人生产时，特别忌讳多人围观，只需两三个人在旁边侍候等待，分娩后才可告诉其他人。凡是人多围观，没有不难产的。

所以产妇在生产时，最重要的就是不要匆忙、急迫、紧张。旁边的人也特别需要平静、仔细，都不要催促，也不要预言快慢以及忧愁烦闷，否则很可能会造成难产。如果腹内疼痛，眼冒金星，这是胎儿在肚中回转，而不是要出生。胎儿生出后，所有人包括孩子母亲都应忌问是男孩还是女孩。孩子刚刚落地，让他吞下五口新汲井水，不要给他暖而烫的东西，也不要让母亲看见这些污秽之物。

大凡产妇都应慎吃热药热饭，产后饮食的常识在于此，饮食的温度应当与人的肌肤温度差不多。

治妇人难产，或者半生，或胎衣不下，或子死腹中，或附着在脊背上，甚至几天都产不下来，血气上抢心下，母亲脸无血色，气欲断绝的处方：

煎猪膏一升，白蜜一升，醇酒二升。

以上三味一起煎取二升，分成两次服，两次不能服完的，可以随其所能而服下。治产后恶血不除，上抢心痛，烦急的，用地黄汁代替醇酒。

治难产多日，气力用尽，仍然不能产下，这是原先就有疾病，用药方：

赤小豆二升，阿胶二两。

以上两味药，先用九升水煮到赤小豆熟后，除去渣，再加入阿胶烊化，一次服五合，没有感觉的再服，不超过三服胎儿即可娩出。

治难产，以及日月不足而将生产的处方：

取知母一两研为末，用蜜调和成如兔屎一样大的丸，服一丸，如果痛未停止，再服一丸。

治难产方：吞下皂荚子二枚。

治疗难产：可针刺两肩井穴，针入一寸，泻后，一会儿就会分娩。

治产乳运绝方：

取半夏一两，捣细过筛后制成散药。和如大豆一样大的药丸，纳入鼻孔中即愈。

子死腹中第六

妇人在生产时遇到难产，判断是生是死的症候有几种：母亲脸色发红、舌头发青的情况，孩子将死母亲能救活；母亲嘴唇发青、嘴唇两边有唾沫流出的情况，母子都会死亡而不能救治；母亲脸色发青、舌头发红、口中有唾沫流出的情况，母亲将死而孩子能救活。

治胎动以及生产困难，孩子死在腹中，或者怀了一死一生的双胞胎，让死胎产出，活胎平安，可用神验方：

蟹爪一升，甘草二尺，阿胶三两。

以上三味药，用二斗东流水煮取三升，去渣，加入阿胶使其烊化，一次服下。如果一次不能服下，分成两次服。如果人太困倦，掰开嘴巴把药灌下，药入后人即可救活。

治难产，子死腹中的处方：

瞿麦一斤，用八升水煮取一升，服一升，如果死胎不出再服。

活血助产方

槐枝汤 主治难产。

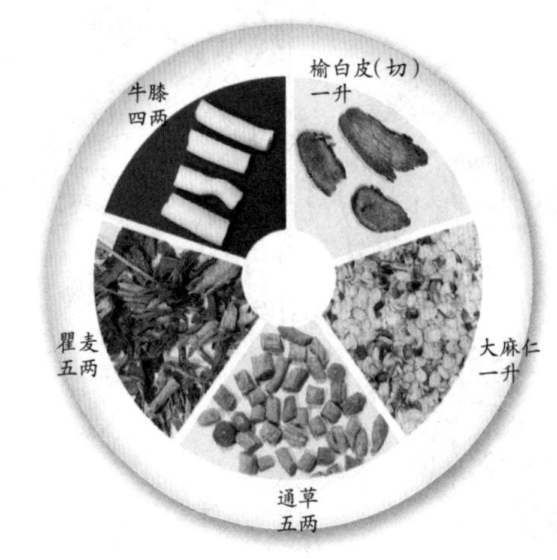
牛膝
四两
榆白皮（切）
一升
瞿麦
五两
大麻仁
一升
通草
五两

注：另有槐枝（切）二升。

以上六味药分别切细，用一斗二升水煮取三升半，分成五次服。

服桂枝汤后疗效

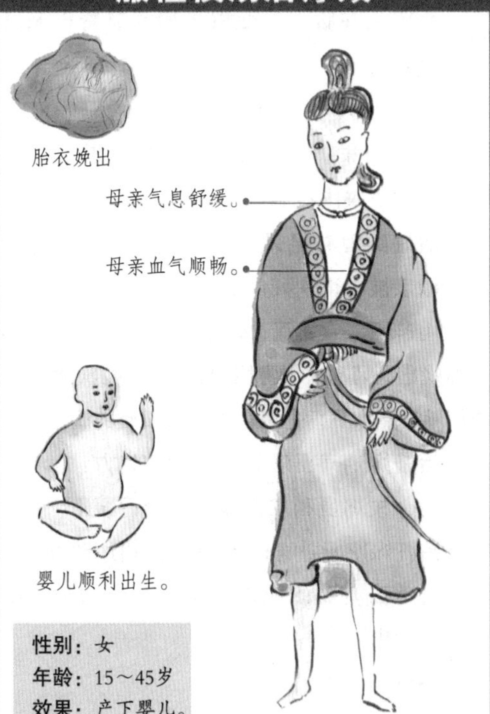
胎衣娩出
母亲气息舒缓。
母亲血气顺畅。
婴儿顺利出生。
性别：女
年龄：15～45岁
效果：产下婴儿。

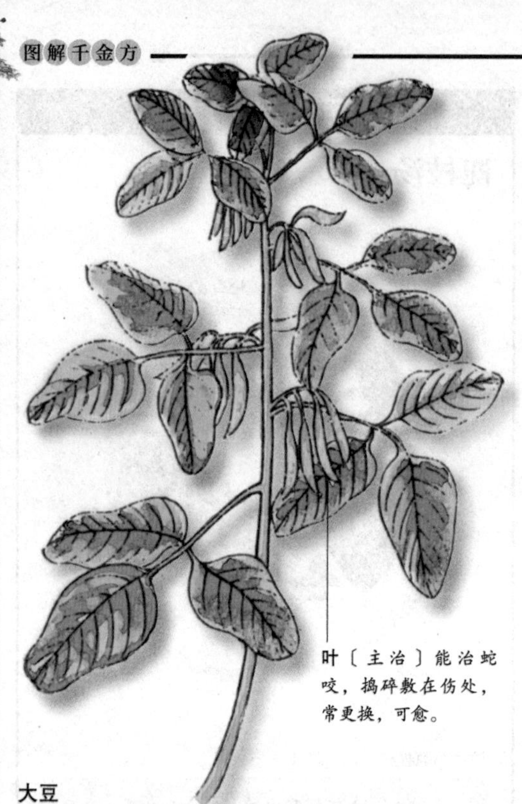

叶〔主治〕能治蛇咬，捣碎敷在伤处，常更换，可愈。

大豆

味甘，温，无毒。主治宽中下气，利于调养大肠，消水胀肿毒。

治胎死在腹中，变得干燥并靠着母亲背部的处方：

葵子一两，阿胶五两。

以上两味药，用五升水煮取二升，一次服下，如果未出再服。

治妊娠没有足月，胎忽然死亡而不能娩出，母亲被弄得快死的处方：

用苦酒浓煮大豆，饮浓汁一次一升，死胎立即娩出，不能一次服下的，分成两次服。一方用醇酒煮大豆，也可以治积聚成瘕的病。

治妊娠期间得病必须去胎的处方：

用一枚鸡蛋和三指撮盐混合后服下。

治妊娠期间得病必须去胎，还可用此方：

将一升麦蘖研成末，用一升蜜调和，服后胎儿即出。

还可用此方：

大麦五升，酒一斗。

将以上两味药煎煮三沸，去除药渣，分五次服用。服完药后，当晚不要饮食。

逆生第七

当遇到生产困难中的婴儿横生、侧生，或者手足先出的，可以用针刺婴儿的手足，针刺入一二分左右，婴儿受到刺痛，由于惊转即会收缩，自然就回顺了。

治逆生的处方：

用盐涂在婴儿足底，也可以急搔胎儿足底，并把盐擦在产妇的腹上，即可。

治逆生及横生，婴儿不出，手足先出的处方：

取蝉壳二枚研为末，用三指拈一撮，用温酒送服。

治纵横生不能产出的处方：

菟丝子研为末，用酒或者米汁送服方寸匕，即生。车前子也好，服法如以上的方法。

治产时胎儿不顺，胎位异常，头趋向直肠、肛门的处方：

将盐熬热用来熨帖在母亲的腹部，胎位自然端正。

胞胎不出第八

牛膝汤【活血助产方】

主治胞衣不出令胞烂。

治产难胞衣不出，横倒的，以及胎儿死在腹中，因此气欲断绝的处方：

半夏、白蔹各二两。

以上两味药，治下筛后制成散药。送

服方寸匕，稍稍难产的服一次，横生的服两次，倒生的服三次，胎儿死的服四次。也可以加入代赭、瞿麦各二两为好。

治胎死腹中，如果母病欲下的处方：

取榆白皮切细，煮汁三升，服后即下，治难产也可以。

下乳第九

漏芦汤【清热通乳方】

主治女子产后无乳。

漏芦、通草各二两，石钟乳一两，黍米一升。

以上四味药分别切碎，黍米用水另浸一宿，捣搓取汁三升，入他药煎煮三沸，去渣，作汤饮服，每天三次。

钟乳汤【温阳通乳方】

主治女子产后无乳汁。

石钟乳、白石脂各六铢，通草十二铢，桔梗半两，硝石六铢。

以上五味药分别切碎，用水五刀煎煮，煎沸后取下，放冷后再煎，凡三次，去渣，入硝石烊化，取汁酌情分服。

漏芦散【清热通乳方】

主治女子产后无乳。

漏芦半两，石钟乳、栝楼根各一两，蛴螬三合。

以上四味药分别切捣并过筛为散，每次饭前用糖水服下方寸匕，每天三次。

活血助产方

牛膝汤 主治胞衣不出令胞烂。

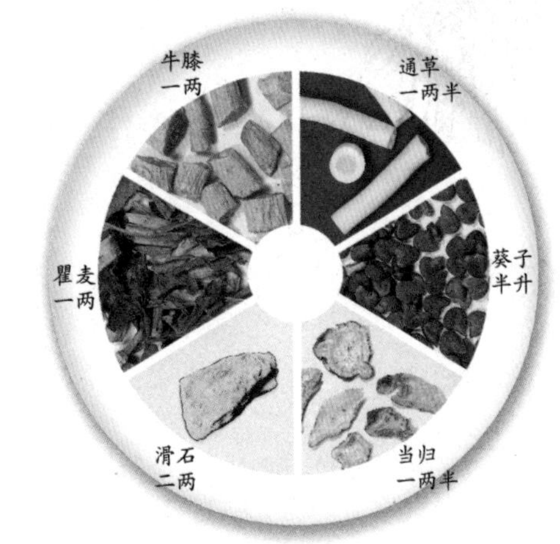

以上三味药分别切碎，用九升水煎煮，取汁三升，分为三服。

服牛膝汤后疗效

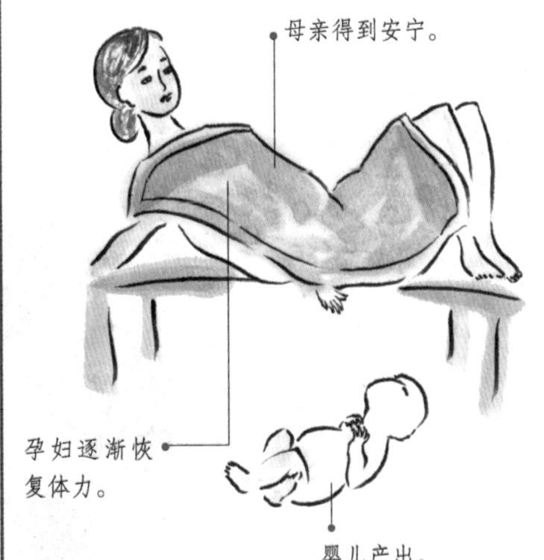

母亲得到安宁。
孕妇逐渐恢复体力。
婴儿产出。

性别：女
年龄：15～45岁
效果：胞衣娩出。

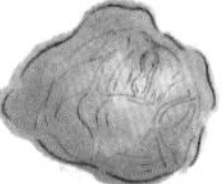

胞衣娩出。

图解千金方

以上十二味药分别切碎，用一斗水煎煮，取汁三升，分成三服，能降逆气。

大黄干漆汤 【温阳活血方】

主治产后余血未尽而致的腹中切痛。如果服后瘀血未下，次日早晨再服一升。

大黄、干漆、干地黄、桂心、干姜各二两。

以上五味药分别切碎，用三升水、五升清酒瓶煮，取汁三升，去渣，每次温服一升。

钟乳汤 【温阳通乳方】

主治女子产后无乳汁。

石钟乳、白石脂各六铢，通草十二铢，桔梗半两，硝石六铢。

以上五味药切碎，用水五升煎煮，煎沸后取下，放冷后再煎，凡三次，去渣，入硝石

当归散 【和中和胃方】

主治女子子宫

当归、黄芩各

桂心、人参各五分，细辛、白术、茯苓、附子各四分，橘皮六分

将以上五味药切捣并过筛取末，每次用酒服下方寸匕，每天三次。

吴茱萸汤 【温中和胃方】

主治体内久寒而导致的胸胁逆满，不能进食等。

吴茱萸、半夏、小麦各一升，甘草、人参、桂心各一两，大枣二十枚，生姜八两。

以上八味药分别切碎，用五升酒，三升水煎煮，取汁三升，分成三服。

五噎丸 【散寒方】

细末，用蜜调和，制成梧桐子大小的丸，每次用酒送服丸，每天三次，如果服后不愈，可逐渐加量到十丸。

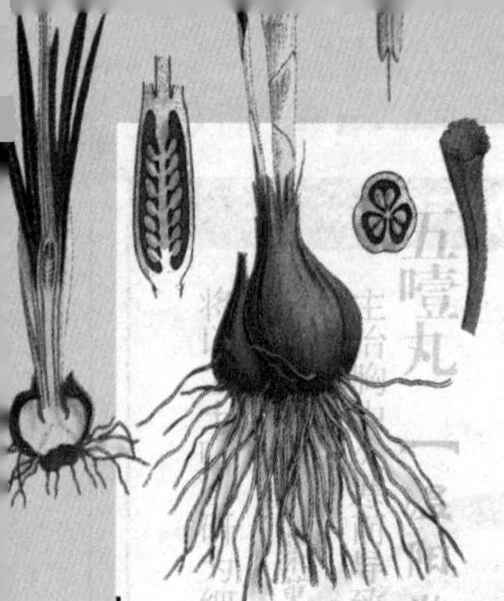

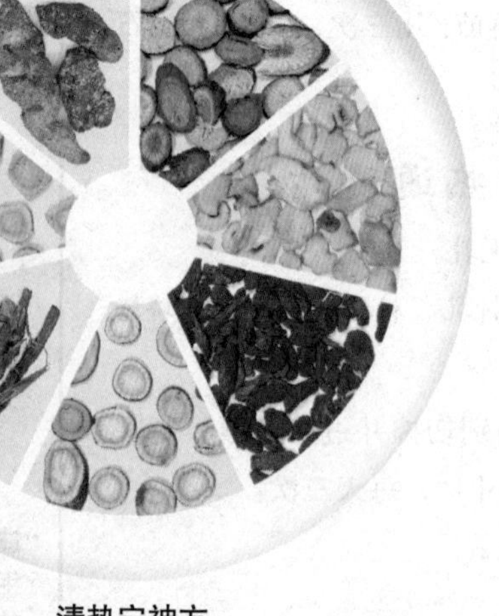

清热宁神方

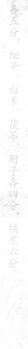

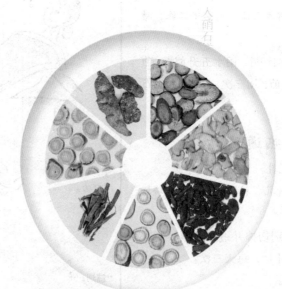

卷三　妇人方中

虚损第一

凡是女性，不仅仅在临产的时候需要小心谨慎，到了产后，更应当如此，因为那些危及生命的病症，常在此刻侵入人体。不要以为生产时没有遇到什么不适与妨碍，于是就随心所欲，没有禁忌。要知道平时不加注意的行为虽然微如秋毫，因此感染的病患却能比嵩山、泰山还要重。这是为什么呢？因为产后所患的病，往往难以根除。妇女生产以后，五脏虚弱，只可进补而不能轻施泻法。如果此刻产妇有病，更不必用药性猛烈的速效之药。如果用了性猛的快速药，反倒虚上加虚，于是五脏六腑更加虚弱，挽救的机会就越来越小了。所以妇女产后百日以内，一定要极尽关怀抚慰，防止忧郁恐惧，更不要随意触犯禁忌，以及立即行房事。如果在这期间冲犯了禁忌，身体必然强直，强直指的是颈项、肢体挺直不能屈伸，就好像角弓反张一样，这就叫作蓐风，也就是冲犯禁忌的症候。如果身体就像反张的角弓一样僵直仰曲，那么此时的生命就如同风中飘转的烛火一样衰微了。所有的女性，都应好好思量啊！假若不小心因为轻微小事而有所冲犯，为求得一时嬉笑而致病，一旦卧病在床，就连可以哭诉的地方也没有了。即使付以重金，遍求良医，医生也未必能够解释个中缘由。纵然访得良医前来，但性命已去，还到哪里去追寻呢？学医的人对于这里的药方，务必精熟了解，万不能把它当作平常的药方一样对待。产妇千万不要上厕所便溺，以在室内盆中方便为好。

妇人生产后满了百日，夫妇才能交合。否则，产妇将可能终身虚弱，百病滋生，一定要小心警惕啊！

大凡妇女患有风气，脐下虚冷的病症，没有不是由于产后过早行房造成的。

妇人生产后七天以内，恶血还未尽，故不能服汤，要等到脐下块状消散后，才可以进食羊肉汤。那些痛得厉害的产妇，不在此列。产后经过三两天的休息调养以后，可以进服泽兰丸。到满月的时候，以泽兰丸刚刚吃完为最好。否则，体内虚损就很难恢复。身体极度消瘦很难挽救的产妇，可服用五石泽兰丸。所有在产期的妇人，必须服用泽兰丸来补益并且必须在生产七日以后服用，切记不能早服。

很多妇女，因为在夏季生产，吸取凉气太多而患上了风冷病，寒气在腹中积聚，百病滋生，一直到年老，许多药方都不能治愈。这种情况的，可用桃仁煎来治疗它，产后满月就可以服用。妇女要想无病，每到秋冬季节，就应服上一两剂，若能一年内经常服用，效果会更好。

产后也可服：

四顺理中丸 【温中益气方】

能养脏气，主治产后脏虚。

中医小锦囊

产后饮食

女子在产后不宜吃辛辣温燥的食物，如大蒜、辣椒、胡椒、茴香、酒、韭菜等。辛辣温燥的食物容易助内热，而使产妇上火，出现口舌生疮、大便秘结或痔疮等症状。而且会通过乳汁使婴儿内热加剧。因此女子产后饮食宜清淡，尤其在产后 5 ~ 7 天之内，应当以软饭、蛋汤等为主，不要吃过于油腻之物，另外，还应忌食生冷、坚硬的食品，以保护脾胃和防止牙齿松动。

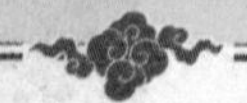

甘草二两，人参、白术、干姜各一两。

将以上四味药制为细末，用蜜调和，制成梧桐子大小的丸，每服十丸，可逐渐加量至二十丸。

桃仁煎【益气活血方】

能补气，悦颜泽肤，主治女子产后诸疾。男子也可服用。

桃仁一千二百枚。

将其捣研至极细，用上好酒一斗五升研滤，反复三四遍，使成极细末，入长颈瓷瓶中，密封瓶口，入汤液中置文火上煮一昼夜，熟后取出，每次用温酒服下一合，每天两次。

地黄羊脂煎【养阴补脏方】

能调饮食，使女子丰满白皙，主治女子产后虚乏羸瘦、不能饮食等。

生地黄汁一斗，生姜汁五升，羊脂二斤，白蜜五升。

以上四味先取地黄汁煎熬，煎至汁减五升，放入羊脂再煎，煎至药汁减半，入姜汁再煎，煎至药汁略减，放入铜器中，与白蜜和调，再隔水煎至如饴糖状，每取鸡子大一枚投温酒中，顿服，每天三次。

地黄酒【养阴补脏方】

主治产后百病，在产前一个月就应当预先酿制，在产后坐月期内服用。忌食蒜生冷醋滑猪鸡鱼。

地黄汁一升，好曲一斗，好米二升。

以上三味先用地黄汁浸曲使发酵，依常法酝酿至熟，密封七天，取上清液服用，地黄及酒渣入米中做饭食用。

猪肾汤【补肾益精方】

主治褥劳，症见产后体弱羸瘦、虚喘不

益气养阴方

石斛地黄煎 主治女子虚乏羸瘦、气短、胸逆满闷以及风气等。

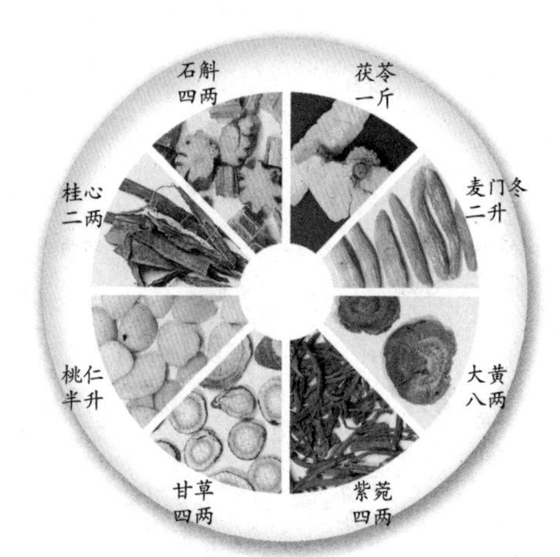

注：另有生地黄汁、醇酒各八升。

将以上十味药制为细末，放入铜器中置炭火上煎熬，加入鹿角胶一斤，煎取一斗，再加入饴糖三斤、白蜜三升调和，入铜器中微煎，使相合均匀即成，每天三次。

服石斛地黄煎后疗效

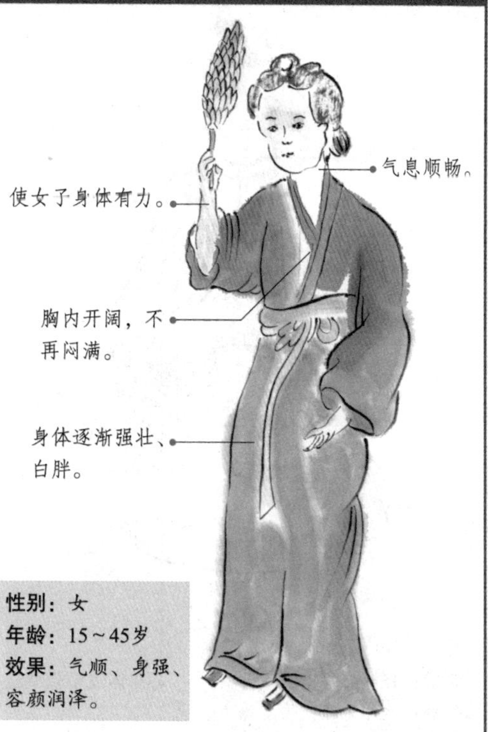

气息顺畅。
使女子身体有力。
胸内开阔，不再闷满。
身体逐渐强壮、白胖。

性别：女
年龄：15～45岁
效果：气顺、身强、容颜润泽。

温阳益气方

羊肉汤 主治产后体弱羸瘦、虚喘不已、冷汗出、腹中绞痛等。

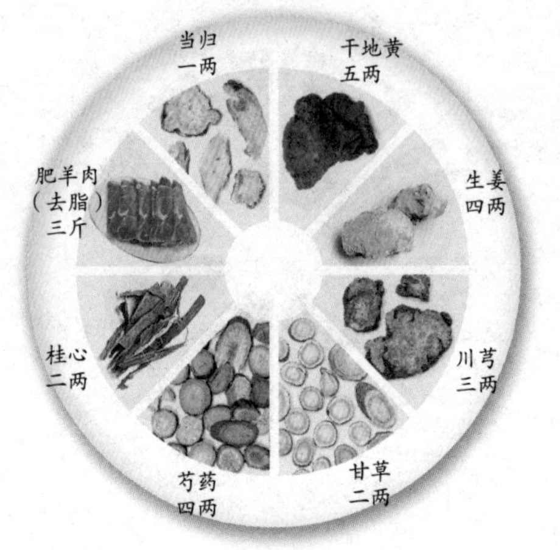

将以上八味药切碎，先取羊肉用水一斗煎煮，取汁七升，去羊肉，放入其他药再煎，取汁三升，分为三服。

服羊肉汤后疗效

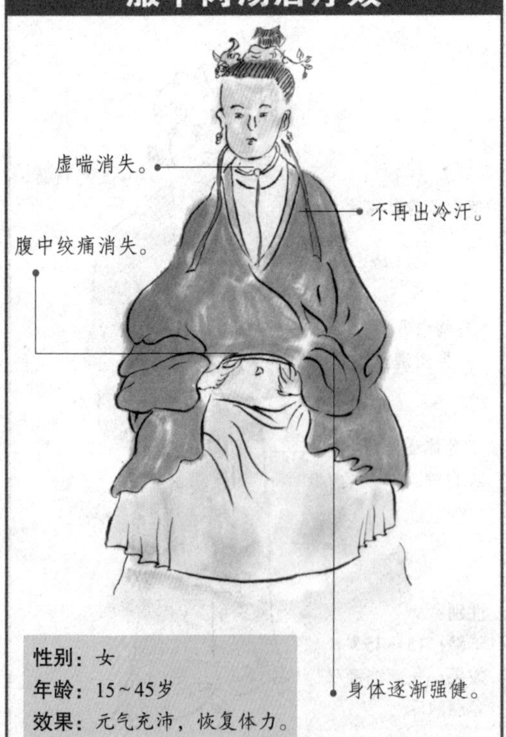

虚喘消失。
不再出冷汗。
腹中绞痛消失。
身体逐渐强健。

性别：女
年龄：15~45岁
效果：元气充沛，恢复体力。

已、寒热往来而病如疟状者。

猪肾（去脂，四破）一具，香豉（绵裹）、白粳米、葱白各一斗。

将以上四味药用水三斗煎煮，取汁五升，去渣，根据病情斟酌服用。

当归芍药汤【益气养血方】

主治产后虚损、食少纳呆者。

当归一两半，芍药、人参、桂心、生姜、甘草各一两，大枣二十枚，干地黄一两。

将以上八味药切碎，用水七升煎煮，取汁三升，分为三服，每天三次。

杏仁汤【补肺益气方】

主治产后气虚而致的咳嗽、短气等。

杏仁、橘皮、白前、人参各三两，桂心四两，苏叶一升，半夏一升，生姜十两，麦门冬一两。

将以上九味药切碎，用水一斗二升煎煮，取汁三升半，分为五服。

猪膏煎【和冲养脏方】

主治女子产后体虚而致的寒热往来、自汗等。

猪膏一升，清酒五合，生姜汁一升，白蜜一升。

将以上四味药煎至调和，置炭火上煎熬，煎沸后取下，放冷后再煎，重复五次，使均和成膏，每次用酒酌服方寸匕。

鲤鱼汤【温阳止汗方】

主治女子体弱而见汗流不止或时常盗汗者。

鲤鱼二斤，葱白一升，豉一升，干姜二两，桂心二两。

将以上五味中的后四味切碎，用水一斗

煎煮鲤鱼，取汁六升，去鲤鱼，放入其他药置微火上再煎，取汁二升，去渣，分两次服，服后发汗。

桂枝加附子汤【疏风止痉方】

主治产后风虚，症见汗出不止、小便难、四肢拘急而难以屈伸等。

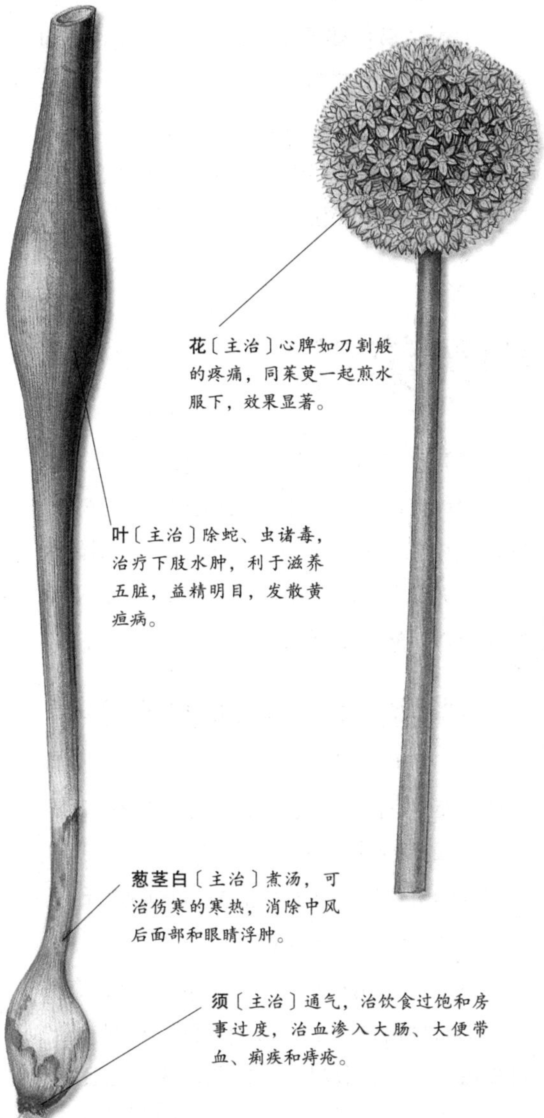

花〔主治〕心脾如刀割般的疼痛，同茱萸一起煎水服下，效果显著。
叶〔主治〕除蛇、虫诸毒，治疗下肢水肿，利于滋养五脏，益精明目，发散黄疸病。
葱茎白〔主治〕煮汤，可治伤寒的寒热，消除中风后面部和眼睛浮肿。
须〔主治〕通气，治饮食过饱和房事过度，治血渗入大肠、大便带血、痢疾和痔疮。

葱

葱茎白味辛，平，无毒。可治伤寒骨肉疼痛、咽喉麻痹肿痛不通，并可以安胎。煮汤可治伤寒的寒热，消除中风后面部和眼睛浮肿。

桂枝、芍药各三两，甘草一两半，附子二枚，生姜三两，大枣十二枚。

将以上六味药切碎，用水七升煎煮，取汁三升，分为三服。

虚烦第二

薤白汤 【清热宁神方】

主治产后胸中烦热气逆。若热甚，加石膏、知母各一两。

薤白、半夏、甘草、人参、知母各二两，石膏四两，栝楼根三根，麦门冬半升。

将以上八味切碎，用水一斗三升煎煮，取汁四升，去渣，分为五服，日间三服，夜间二服。

竹根汤【和冲除烦方】

主治产后虚烦、气短等。若服后不愈，可继续合服，以痊愈为度。

甘竹根一斗五升，小麦二升，大枣二十枚，甘草一两，麦门冬一升。

先取甘竹根用水二斗煎煮，取汁七升，去渣，入小麦、大枣再煎，煎至麦熟，入甘草、麦门冬再煎，煎成去渣，每服五合。

知母汤【清热宁神方】

主治产后忽寒忽热、通身温热、胸心烦闷等。

知母三两，芍药、黄芩各二两，桂心、甘草各一两。

以上五味药切碎，用水五升煎煮，取汁二升半，分为三服。

赤小豆散【和血除烦方】

主治产后心胸烦闷、不能饮食、虚满等。

清热宁神方

蜀漆汤 主治产后虚热往来、心胸烦满、骨节疼痛以及头痛壮热等。

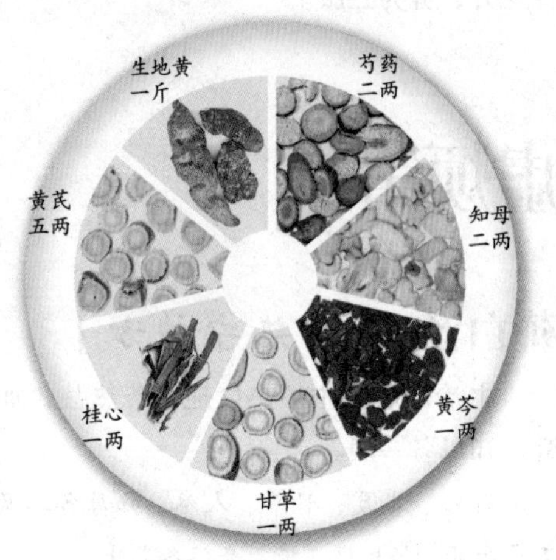

注：另有蜀漆叶一两。

以上八味药切碎，用水一斗煎煮，取汁三升，分为三服。

服蜀漆汤后疗效

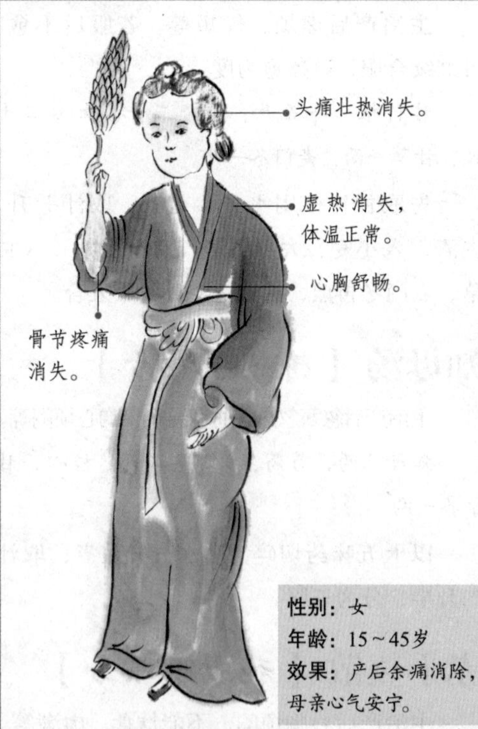
头痛壮热消失。
虚热消失，
体温正常。
心胸舒畅。
骨节疼痛
消失。
性别：女
年龄：15～45岁
效果：产后余痛消除，
母亲心气安宁。

取赤小豆三十七枚烧过，研为细末，用冷水调和均匀，一次服完。

蒲黄散【活血除烦方】

主治产后烦闷。

取蒲黄适量，用水调和，每服方寸匕。

芍药汤【清热养阴方】

主治产后虚热头痛、腹中急痛等。若通身发热，加黄芩二两。

白芍药、干地黄、牡蛎各五两，桂心三两。

将以上四味药切碎，用水一斗煎煮，取汁二升半，去渣，分为三服，每天三次。

中风第三

凡是产后身体硬直如角弓反张，以及患上各种风症的产妇，不能服用药性毒的药物，只适宜单独进食一两味温性的药，也不能大发汗，尤其禁忌服用泻药和吐痢的药，如果那样的话，病人必死无疑。

大豆紫汤【疏风止痉方】

主治产后因虚风冷湿及劳伤而致的中风痉挛，症见背部强直口不能言、烦热口渴、头身沉重、身体发痒、呕逆直视，也可用于治疗妊娠折伤，胎死腹中。服后宜取微汗。

大豆五升，清酒一斗。

以上两味用铁锅加猛火炒熟大豆，有焦烟冒出时用清酒浇豆，去渣取汁。每服一升，日夜数次，一日服尽。能祛风，活血化瘀。

甘草汤【疏风止痉方】

主治产褥中风而致的风痉，症见背强背部僵直，不能转动。

甘草、干地黄、麦门冬、麻黄各二两，川芎、黄芩、栝楼根各三两，杏仁五十枚，葛根半根。

将以上九味药切碎，先取葛根用水一斗五升、酒五升煎煮，取汁八升，去渣，入他药再煎，取汁三升，去渣，分作两次服用。

独活汤【疏风止痉方】

主治产后中风而口噤不能言语的病症。

独活五两，防风、秦艽、桂心、白术、甘草、当归、附子各二两，葛根三两，生姜五两，防己一两。

将以上十一味药切碎，用水一斗二升煎煮，取汁三升，去渣，分为三服。

防风汤【疏风益气方】

主治产后中风而导致的背急、气短等症。

防风五两，当归、芍药、人参、甘草、干姜各二两，独活、葛根各五两。

将以上八味药切碎，用水九升煎煮，取汁三升，分三次服，每天三次。

独活酒【温阳疏风方】

主治产后中风。如果不能多饮，可酌情减服。

独活一斤，桂心三两，秦艽五两。

将以上三味药切碎，用一斗半酒浸泡三天，去渣，每服五合，可逐渐加量至一升。

大豆汤【疏风开窍方】

主治产后中风，症见突然昏倒，不省人事以及妊娠挟风，产后疾病等。

大豆五升，葛根、独活各八两，防己六两。

将以上四味药切碎，先取大豆用一斗二升酒煎煮，取汁八升，去渣，加入其他药再煎，取汁四升，去渣，分六次服用，白天四次晚上两次。

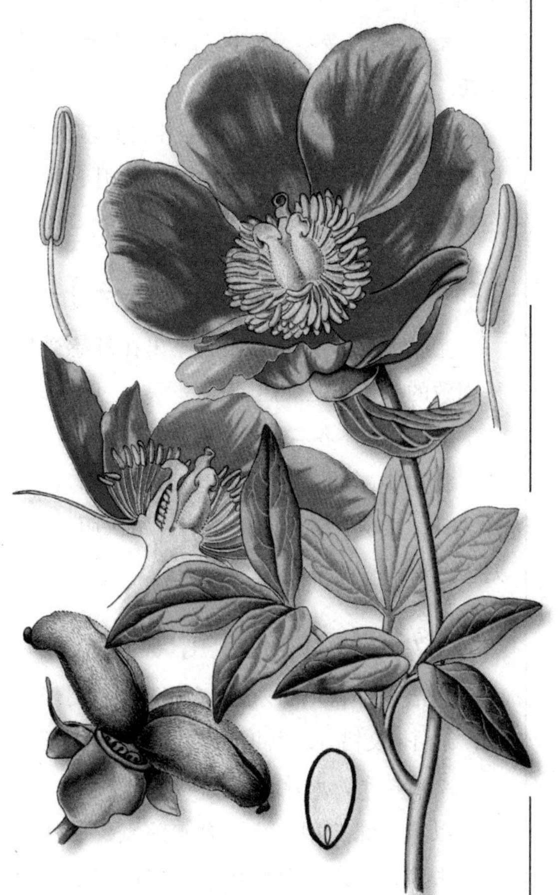

芍药

其根苦、平，无毒。主治邪气腹痛，除血痹，破坚积，通顺血脉，补肾气，利小便。主要用于治疗妇人诸疾及胎前产后各种疾病。

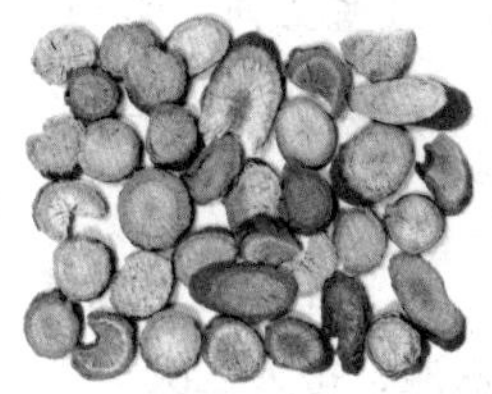

根〔主治〕强五脏，补肾气，治时疾骨热。妇人各种病，胎前产后诸疾，治风补劳，退热除烦益气，惊狂头痛，目赤明目等。

小柴胡汤【和解少阳方】

主治女子产褥四肢烦热，或感受风邪而

头痛。

柴胡半斤，黄芩、人参、甘草各三两，生姜二两，大枣十二枚，半夏半升。

将以上七味药切碎，用一斗二升水煎煮，取汁六升，去渣再煎，每次温服一升，每天三次。

三物黄芩汤【疏风清热方】

主治女子产褥期因四肢露出在外感受风邪而致的头不痛但烦热者。

黄芩、苦参各二两，干地黄四两。

将以上三味药切碎，用八升水煎煮，取汁二升，去渣，等冷热适中后，每次服一升，每天两次。

羊肉汤【温阳益气方】

主治产后中风，或产后多年不孕，月经不利，赤白带交错等，也可治疗男子虚劳冷盛等。

羊肉二斤，成择大蒜三升，香豉三升。

以上三味药用一斗三升水煎煮，取汁五升，去渣，放入一升酥再煎，取汁三升，分三次温服。

葛根汤【疏风止痉方】

主治产后中风，症见口噤、痉挛、气短、目眩等，也可用于治疗产后各种疾病。

葛根、生姜各六两，独活三两，当归三两，甘草、桂心、茯苓、石膏、人参、白术、川芎、防风各二两。

以上十二味药切碎，用一斗二升水煎煮，取汁三升，去渣，分三次服，每天三次。

防风酒【温阳疏风方】

主治产后中风。

防风、独活各一斤，女萎、桂心各二两，茵芋一两，石斛五两。

将以上六味药切碎，用二斗酒浸泡三晚，取清服用，最初服一合，可逐渐加量至三四合，每天三次。

心腹痛第四

蜀椒汤【温阳止痛方】

主治产后受寒导致的心痛。禁吃冷食。

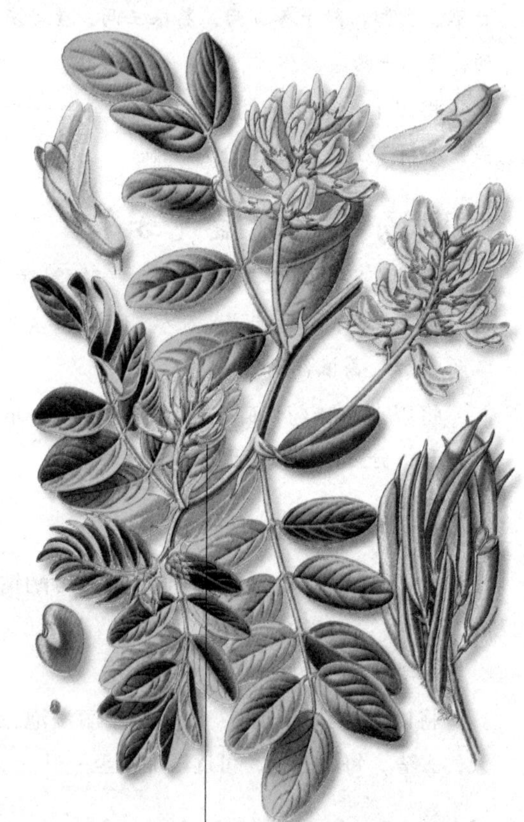

茎、叶〔主治〕疗渴及痉挛，痈肿疽疮。

黄芪

其根味甘，微温，无毒。可治妇人子宫邪气，产前后疾病，月经不调，逐五脏间恶血，补男人虚损，益气，利阴气。

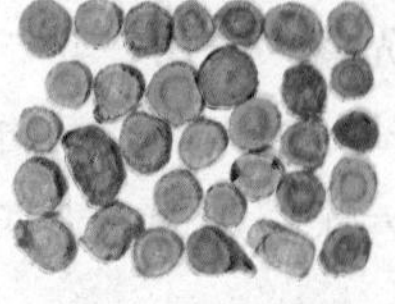

炙黄芪根〔主治〕补肺气，泻肺火心火，益胃气，去肌热及诸经痛。

蜀椒二合，芍药一两，当归、半夏、甘草、桂心、人参、茯苓各二两，蜜一升，生姜汁五合。

将以上十味药切细，先将蜀椒用九升水煎煮，煎沸后放入其他药再煎，取汁二升半，去渣，放入姜汁及蜜再煎，取汁三升，去渣。每次服五合，可逐渐加量至六合。

干地黄汤【和血止痛方】

主治产后两胁胀满疼痛等。

干地黄、芍药各三两，当归、蒲黄各二两，生姜五两，桂心六两，甘草一两，大枣二十枚。

将以上八味药切碎，用一斗水煎煮，取汁二升半，分三次服，每天三次。

芍药汤【和血止痛方】

主治女人产后小腹疼痛难忍。

芍药六两，桂心三两，甘草二两，胶饴八两，生姜三两，大枣十二枚。

将以上六味药切碎，用七升水煎煮，取汁四升，去渣，放入胶饴并让其烊化，分三次服，每天三次。

当归汤【温阳养血方】

当归二两，生姜五两，芍药二两，羊肉一斤。

将以上四味药切碎，先将羊肉用八升水煎煮至熟，取出羊肉，放入其他药再煎，取汁三升，温度适度后，每次服七合，每天三次。主治女子虚劳不足、寒疝及产后腹中绞痛等。

羊肉汤【温阳益气方】

主治产后或堕胎后体质大虚导致的气逆腹痛且微中风邪之症。

缓中益气方

内补当归建中汤 主治产后虚弱不足导致的腹中绞痛不止、胸中气少、呼吸不继、小腹拘急、疼痛牵引腰背，不能饮食等。

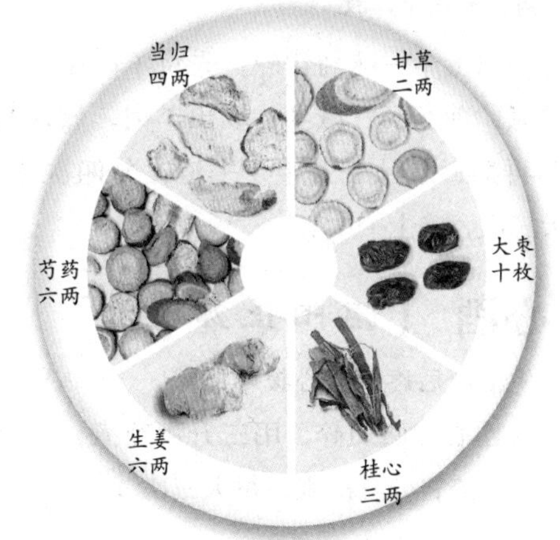

以上六味药切碎，用一斗水煎煮，取汁三升，去渣，分三次服，一天服完。如果身体太虚，可加饴糖六两，等药汤煮成后放进并在火上煮，饴糖便立可溶解。如果没有生姜，以干姜三两代替。

服内补当归建中汤后疗效

性别：女
年龄：15～45岁
效果：产后余痛消除，身体肥健。

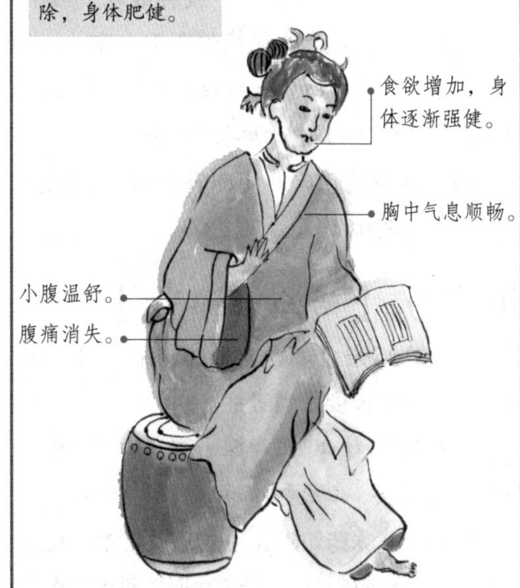

食欲增加，身体逐渐强健。
胸中气息顺畅。
小腹温舒。
腹痛消失。

肥羊肉（如果没有，可用獐肉或鹿肉代替）二斤，茯苓、黄芪、干姜各三两，甘草、独活、桂心、人参各二两，麦门冬七合，生地黄五两，大枣十二枚。

将以上十一味药切碎，先将羊肉用二斗水煎煮，煎至汤汁减半，取出羊肉，放入其他药再煎，取汁三升半，去渣，分四次服，白天三次，晚上一次。

桂心酒 【温阳止痛方】

主治产后疼痛及心腹疼痛等。

取桂心三两切碎，用三升酒煎煮，取汁二升，去渣，分三次服，每天三次。

生牛膝酒 【活血止痛方】

取生牛膝五两，用五升酒煎煮，取汁二升，去渣，分两次服。主治产后腹中疼痛。如果用干牛膝根，应先用酒浸泡一晚，然后如上法。

吴茱萸汤 【温阳止痛方】

主治女子平时就因寒冷导致胸中满痛，或心腹刺痛，或呕吐食少，或肿或寒，或下痢，气息微弱欲绝，产后更加严重之症。

吴茱萸二两，防风、桔梗、干姜、甘草、细辛、当归各十二铢，干地黄十八铢。

将上八味药切碎，用四升水煎煮，取汁一升半，分两次服。

蒲黄汤 【活血祛瘀方】

主治产后余血未尽导致的胸中少气、腹痛头疼及腹中极度胀满等症。

蒲黄五两，桂心、川芎各一两，桃仁二十枚，芒硝一两，生姜、生地黄各五两，大枣十五枚。

将以上八味药切碎，用九升水煎煮，取汁二升半，放入芒硝烊化，分三次服，每天三次。

恶露第五

干地黄汤 【益气活血方】

能补益虚损，主治产后恶露不尽。

干地黄三两，川芎、桂心、黄芪、当归各二两，人参、防风、茯苓、细辛、芍药、甘草各一两。

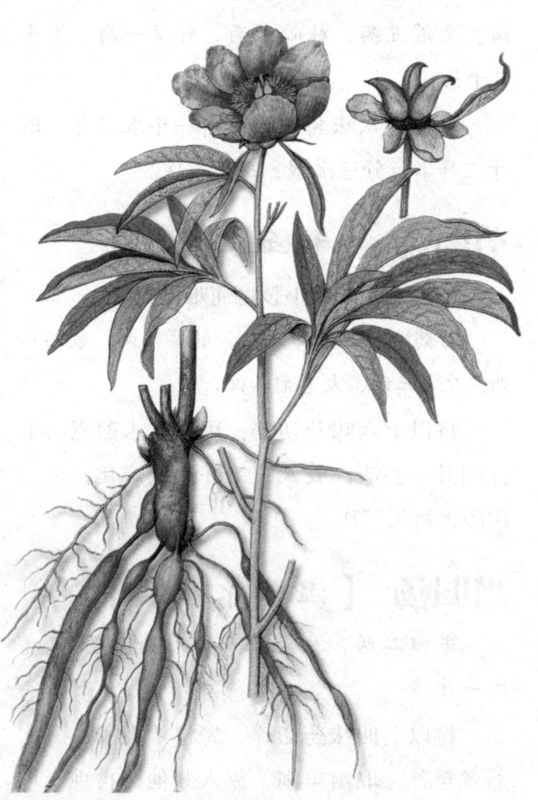

牡丹

其根皮味辛，寒，无毒。主治寒热，中风，惊痫。治冷气，女子经脉不通，血沥腰痛。除风痹，落胎下胞，通利产后的冷热血气。

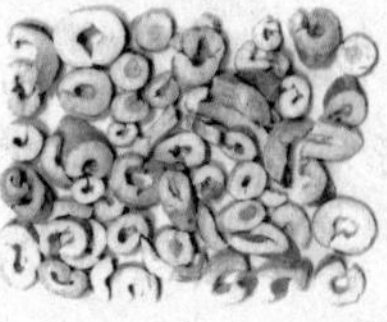

根皮〔气味〕辛，寒，无毒。〔主治〕女子经脉不通，血沥腰痛。通关腠血脉，排脓，消扑损瘀血，续筋骨，除风痹，落胎下胞，产后一切冷热血气。

将以上十一味药切碎，用一斗水煎煮，取汁三升，分三次服，白天两次，晚上一次。

桃仁汤 【益气活血方】

主治产后寒热往来、恶露不尽等。

桃仁五两，吴茱萸二升，黄芪、当归、芍药各三两，生姜、醍醐、柴胡各八两。

将以上八味药切碎，用一斗酒、二升水合煎，取汁三升，去渣，冷热适中后，每饭前服下一升，每天三次。

泽兰汤 【活血祛瘀方】

主治女子产后恶露不尽，腹痛，小腹急痛，疼痛牵引至背，少气乏力。

泽兰、当归、生地黄各二两，甘草一两半，生姜三两，芍药一两，大枣十枚。

以上七味药切碎，用九升水煎煮，取汁三升，去渣，分三次服，每天三次。

甘草汤【温阳活血方】

主治产后余血不尽，上逆冲撞心胸而致的手足逆冷、唇干、腹胀、气短等。

甘草、芍药、桂心、阿胶各三两，大黄四两。

上述五味药分别切碎，用一斗水煎煮，取汁三升，去渣，放进阿胶并烊化，分三次服，一天一夜服完。服药后即泻下腹中恶血，应像刚刚生产时那样调养。

大黄汤【活血祛瘀方】

主治产后恶露不尽。

大黄、当归、甘草、生姜、牡丹、芍药各三两，吴茱萸一升。

上述七味药切碎，用一斗水煎煮，取汁四升，分四次服，一天服完。

泄热通瘀方

蒲黄汤 主治产后积血不去导致的产后余疾，症见腹大气短，饮食不良，气上冲胸胁，不时烦闷、恍惚、逆满，手足酸痛及胃中结热等。

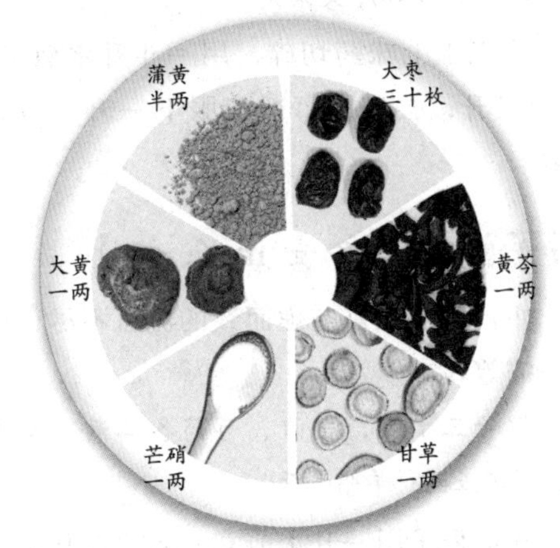

将以上六味药切碎，用五升水煎煮，取汁一升，从早晨服到中午。

服蒲黄汤后疗效

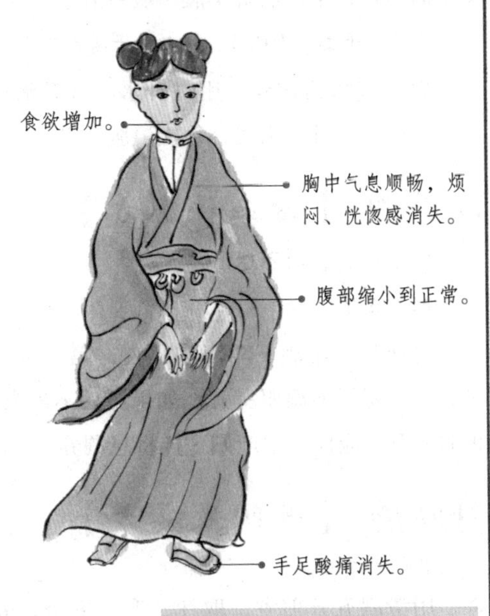

食欲增加。
胸中气息顺畅，烦闷、恍惚感消失。
腹部缩小到正常。
手足酸痛消失。

性别：女
年龄：15～45岁
效果：产后余疾消除，烦热泻清。

柴胡汤 【活血祛瘀方】

主治产后寒热往来、恶露不尽等。

柴胡八两，桃仁五十枚，当归、黄芪、芍药各三两，生姜八两，吴茱萸二升。

将以上七味药切碎，用一斗升水煎煮，取汁三升，去渣，每饭前服下一升，每天三次。

栀子汤 【安宫止血方】

主治产后胞宫空虚而致的流血不尽、小腹绞痛等。

栀子三十枚，当归、芍药各二两，蜜五合，生姜五两，羊脂一两。

先取栀子用一升水煎煮，取汁六升，放入其他药再煎，取汁二升，分三次服，每天三次。

大黄干漆汤 【温阳活血方】

主治产后余血未尽而致的腹中切痛。如果服后瘀血未下，次日早晨再服一升。

大黄、干漆、干地黄、桂心、干姜各二两。

以上五味药切碎，用三升水、五升清酒煎煮，取汁三升，去渣，每次温服一升。

麻子酒 【活血祛瘀方】

主治产后恶血不尽。

麻子五升。

捣研后，用酒一斗浸泡一夜，第二天早晨去渣，每饭前温服一升。如果服后不痊愈，再服一升。应像新生产妇一样将息调养。

升麻汤 【升阳散瘀方】

升麻三两。

用清酒五升煎煮，取汁二升，去渣，分两次服。主治产后一月、半年或一年恶物不尽。服后立即会有恶物吐下。

下痢第六

胶蜡汤 【和血止痢方】

主治产后三日内下五色杂痢者。

阿胶一两，蜡三枚，当归一两半，黄连二两，黄檗一两，陈廪米一升。

以上六味药切碎，先取陈廪米用八升水煎煮，煎至沸腾冒出蟹眼般水泡，去掉米，放入其他药再煎，取汁二升，去渣，然后将阿胶和蜡放进并烊化。分四次服用，一天服完。

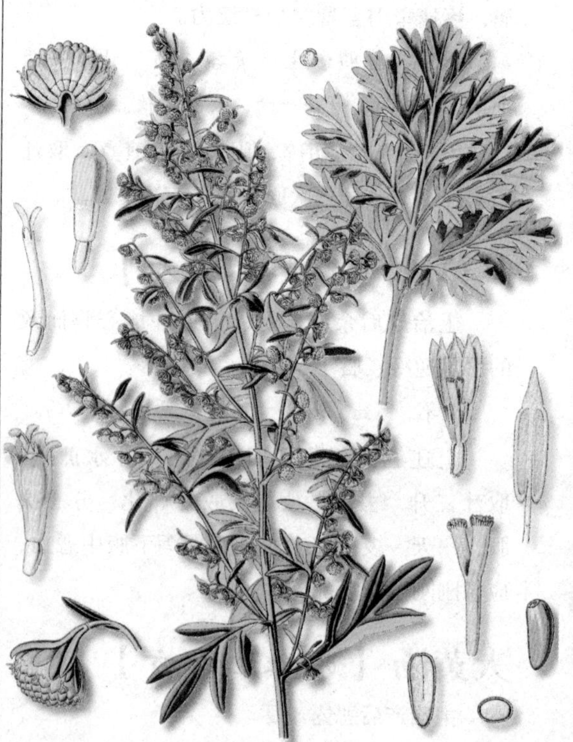

艾

其叶味苦，微温，无毒。主治吐血腹泻，阴部生疮，妇女阴道出血，利阴气，生肌肉，治不孕不育之症。

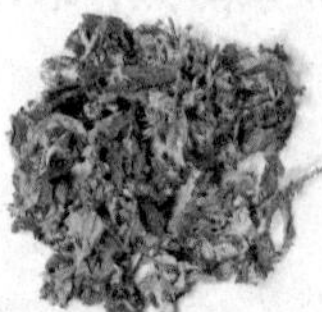

艾叶〔气味〕苦，微温，无毒。〔主治〕治百病。吐血腹泻，阴部生疮，妇女阴道出血，利阴气，生肌肉，辟风寒，使人有生育能力。

桂蜜汤（一名桂心汤）

【温中止痢方】

主治产后余寒导致的下痢，便赤血脓血，一天数十次，腹中时时疼痛下血。

桂心二两，蜜一升，附子一两，干姜、甘草各二两，当归二两，赤石脂十两。

将以上七味药切碎，用六升水煎煮，取汁三升，去渣，放入蜜煎一两沸，分三次服，每天三次。

当归汤 【温中止痢方】

主治产后下赤白痢、腹痛。

当归三两，干姜、白术各二两，川芎二两半，甘草、白艾、附子各一两，龙骨三两。

将以上八味药切碎，用六升水煎煮，取汁二升，去渣，分三次服。

白头翁汤 【清热止痢方】

主治产后下痢及身体极虚。

白头翁二两，阿胶、秦皮、黄连、甘草各二两，黄檗三两。

将以上六味药切碎，用七升水煎煮，取汁二升半，去渣，放入阿胶烊化，分三次服，每天三次。

淋渴第七

栝楼汤【益气生津方】

主治产后小便频繁而口渴者。

栝楼根、黄连各二两，人参三两，大枣十五枚，甘草二两，麦门冬二两，桑螵蛸二十枚，生姜三两。

将以上八味药分别切碎，用七升水煎煮，

清热止痢方

生地黄汤 主治产后忽然感受寒热邪、下痢等。

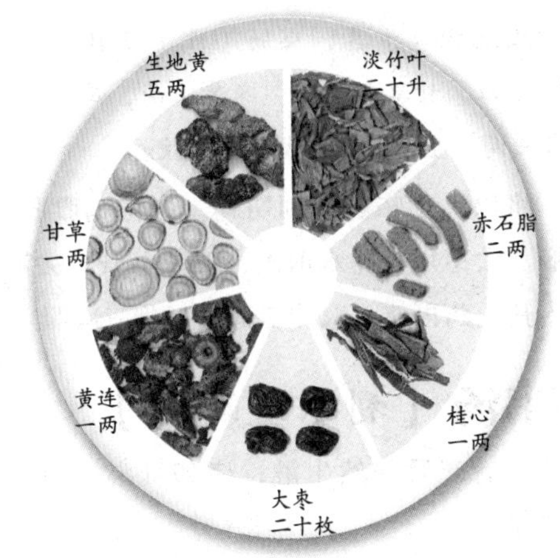

以上七味药分别切碎，先将竹叶用一斗水煎煮，取汁七升，去渣，放入其他药再煎，取汁二升半，分三次服，每天三次。

服生地黄汤后疗效

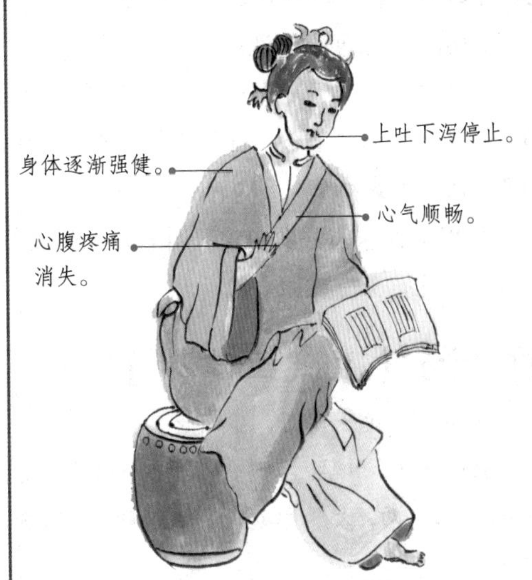

上吐下泻停止。
身体逐渐强健。
心气顺畅。
心腹疼痛
消失。

性别：女
年龄：15～45岁
效果：产后寒热邪消除，身体肥健。

取汁二升半，分为三服。

鸡肶胵汤【益气缩尿方】

主治产后小便频繁。

鸡肶胵二十具，鸡肠（洗）三具，干地黄、当归、甘草各二两，麻黄四两，厚朴、人参各三两，生姜五两，大枣二十枚。

将以上十味药分别切碎，先将鸡肶胵及鸡肠、大枣用一斗水煎煮，取汁七升，去渣，放入其他药再煎，取汁三升半，分三次服。

石韦汤【利尿通淋方】

主治产后猝然生淋，诸如气淋、血淋、石淋等。

石韦二两，榆皮五两，黄芩二两，大枣三十枚，通草二两，甘草二两，葵子二升，白术、生姜各三两。

将以上九味药分别切碎，用八升水煎煮，取汁二升半，分三次服。

葵根汤【利尿通淋方】

主治产后小便淋漓涩痛。

葵根二两，车前子一升，乱发(烧灰)、大黄各一两，冬瓜练七合，通草三两，桂心、滑石各一两，生姜六两。

将以上九味药分别切碎，用七升水煎煮，取汁二升半，分三次服。

竹叶汤【益气生津方】

主治产后虚乏口渴，少气乏力等。

竹叶三升，甘草、茯苓、人参各一两，小麦五合，生姜二两，大枣十四枚，半夏三两，麦门冬五两。

将以上九味药切碎，先取竹叶、小麦用九升水煎煮，取汁七升，去渣，放入其他药再煎，取汁二升半，每次服五合，白天三次，晚上一次。

杂治第八

破积乌头丸【通下消积方】

能下气，主治女子劳气、食气，症见胃满吐逆、头重结痛、小便赤黄以及心腹积聚、闷胀、内伤瘀血、产后杂病、诸虚不足等。

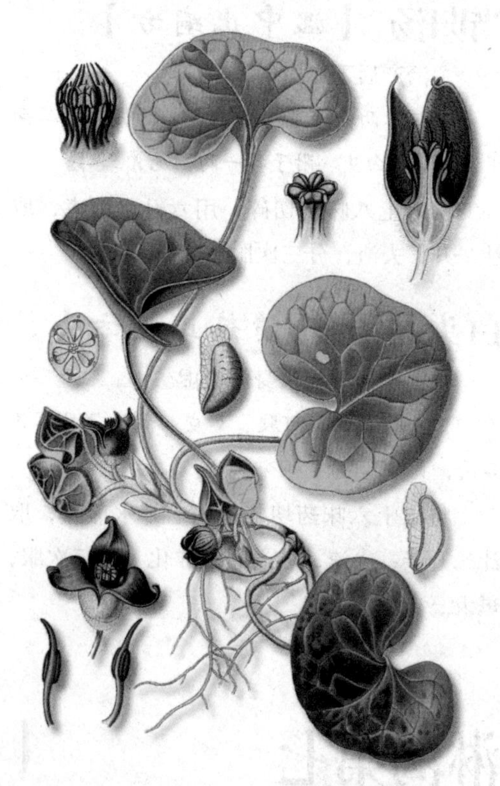

细辛

味辛，温，无毒。主治温中下气，通利胸中滞结，除鼻喉痈堵，下乳汁，安五脏，益肝胆，通精气，去风湿，除齿痛，治妇人血沥腰痛。

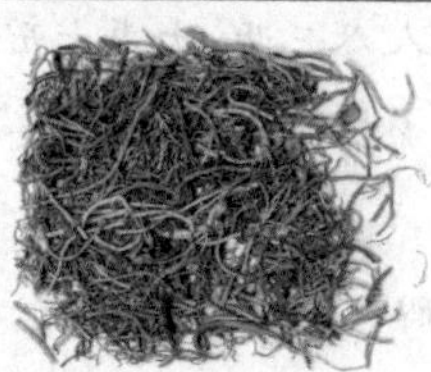

根〔主治〕逆上气，头痛脑热，百节拘挛，风湿痹痛死肌。久服明目利九窍，轻身长年。

乌头、黄芩、巴豆各半两，半夏三两，大黄八两，戎盐一两半，䗪虫、桂心、苦参各十八铢，人参、硝石各一两。

将以上十一味药捣制成末，用蜂蜜及青牛胆汁拌和，捣三万下，制成梧桐子大小的药丸，每次空腹用酒服下五丸。服后安卧片刻立即就会泻下，泻下后必口渴，渴了就喝粥，饿了吃酥糜，三天后应当吃一些肥浓食品。

竹茹汤【清热止血方】

主治女子汗血、吐血、尿血、便血等。

竹茹二升，干地黄四两，人参、芍药、桔梗、川芎、当归、甘草、桂心各一两。

将以上九味药分别切碎，用一斗水煎煮，取汁三升，分三次服。

治疗由饮食不节，寒痰凝聚，气血瘀阻所致妇女癖病，病症是痞块生两胁，时痛时止；痞块平时隐伏，痛时可触摸，按摸时如有三五个并有水响，寝食不得，心常烦闷的药方：

取牵牛子三升捣制过筛，取末。饮服方寸匕，一日一次，三十天后可服用好硫黄一两。

厚朴汤【温阳行气方】

主治女子下焦劳冷，膀胱肾气虚损，白带与小便一同流出。

厚朴四寸长，桂一尺。

先取桂研为细末，再取厚朴用五升酒煎煮，煎至两沸，去渣，放入桂末调和均匀，头天晚上不要吃饭，第二天清晨一次服完。

温经汤【活血止痛方】

主治女子小腹疼痛。

茯苓六两，芍药三两，薏苡仁半升，土瓜根三两。

理气化痰方

半夏厚朴汤 主治女子胸满，心下坚结，咽喉中如有肉块，吞之不下，吐之不出。

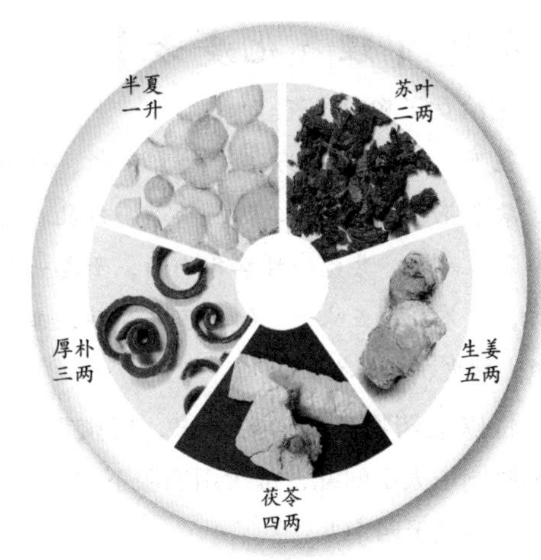

将以上五味药分别切碎，用七升水煎煮，取汁四升，分四次服，白天三次，晚上一次。如果服后不愈，可继续服用。

服半夏厚朴汤后疗效

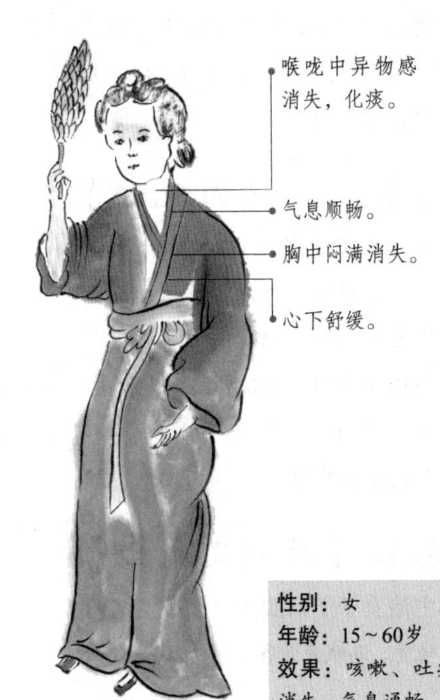

喉咙中异物感消失，化痰。
气息顺畅。
胸中闷满消失。
心下舒缓。
性别：女
年龄：15～60岁
效果：咳嗽、吐痰消失，气息通畅。

将以上四味药分别切碎，用三升酒浸泡一夜，第二天早晨加七升水煎煮，取汁二升，分两次服用。

昆布丸【理气化痰方】

主治女子胸中伏气。

昆布、海藻、芍药、桂心、人参、白石英、款冬花、桑白皮各二两，茯苓、钟乳、柏子仁各二两半，紫菀、甘草各一两，干姜一两六铢，吴茱萸、五味子、细辛各一两半，杏仁百枚，橘皮、苏子各五合。

将以上药物分别研为细末，用蜜调和，制成梧桐子大小的丸，每次用酒服下二十丸，可逐渐加量至四十丸。

五加酒【温补肾阳方】

主治产后癖积、消瘦阴冷等。

五加皮二升，枸杞子二升，干地黄、丹参各二两，杜仲一斤，干姜三两，天门冬四两，蛇床子一升，乳床半斤。

将以上九味药分别切碎，放入绢袋中，用三斗酒浸泡三宿，每服五合，可逐渐加量至十合，每天两次。

黄芩散【和冲固脱方】

主治女子子宫脱垂。

黄芩、猬皮、当归各半两，芍药一两，牡蛎、竹皮各二两半，狐茎一具。

将以上七味药切捣并过筛取末，每次用汤液服下方寸匕，每天三次。忌举重物及房事，勿食生冷食物。

硫黄散【外用固脱方】

主治女子子宫脱垂。

硫黄、乌贼鱼骨各半两，五味子三铢。

将以上三味药切捣并过筛取末，将药末抹在患处，一日涂抹三次。

当归散【和冲固脱方】

主治女子子宫脱垂。忌举重。

当归、黄芩各二两，芍药一两六铢，猬皮半两，牡蛎二两半。

将以上五味药切捣并过筛取末，每次用酒服下方寸匕，每天三次。

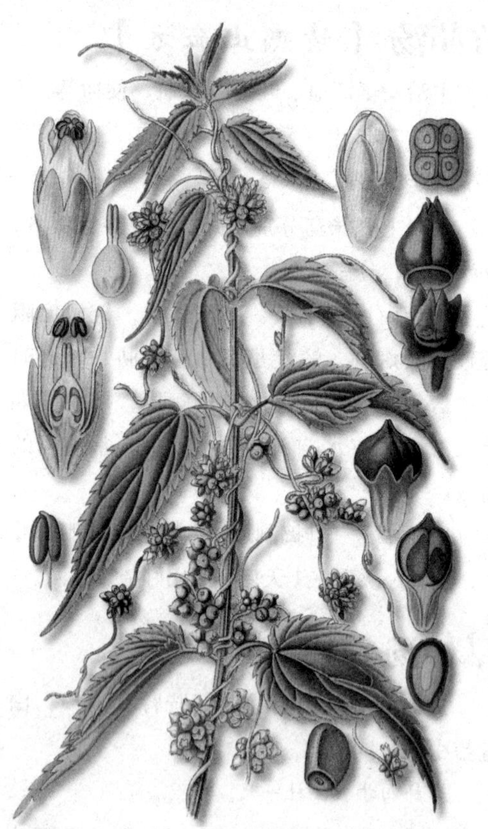

菟丝子

味辛、甘，平，无毒。主治男女虚冷，口苦燥渴。可添精益髓，养肌强阴，坚筋骨，补不足，益气力。久服则身轻目明，延年益寿，还可滋润脸色。

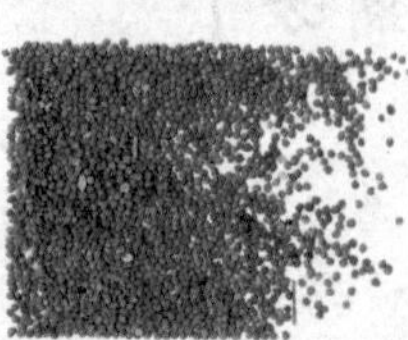

菟丝子〔主治〕补不足，益气力，肥健人。养肌强阴，坚筋骨。治男女虚冷，添精益髓，去腰疼膝冷，消渴热中。久服去面斑，悦颜色。

治妇女交接过度，玉门疼痛，小便不通，用白玉汤：

白玉一两半，白术五两，泽泻、苁蓉各二两，当归五两。

将以上五味药分别切细。先用一斗水煎白玉五十沸，去玉，放入其余药煎取药汁二升。分两次服下，其间相隔一顿饭工夫。

治疗扰动胎儿血，腰及小腹疼痛，月经不通，阴道肿痛的药方：

蒲黄二两，葱白一斤（切），当归二两（切），吴茱萸、阿胶各一两。

将以上五味药，加水九升煮取二升半，去渣，再放入阿胶烊化，分三次服。

治女子房劳而见头痛，头痛不堪，想吐，心闷，用桑根白皮汤：

桑根白皮半两，干姜二两，桂心五寸，大枣二十枚。

将以上四味药分别切碎，用一斗酒煎煮，取汁三升，去渣，分三次服。

治疗月经不畅，奔豚气上下乱窜，以及无子，可灸四满，每次三十壮，穴位在丹田两旁相隔一寸半，丹田在脐下二寸即是。

治疗妇女子宫下垂，可灸脐中三百壮。也可灸身交五十壮，重复三次，穴位在脐下横纹中。或灸与肚脐正对的背脊处五十壮。或灸玉泉穴五十壮，重复三次。或灸龙门穴二十五壮，重复三次。此穴位置卑贱，今已废弃，不再针灸。

治疗妇女子宫脱落，可灸玉泉两旁三寸处，年龄几岁，灸几壮，重复三次。

治疗妇女阴冷肿痛，可灸归来穴三十壮，重复三次，穴位在玉泉两旁各五寸处。

治疗妇女想断产，可灸右踝上一寸处三壮，即可断产。

外用消肿方

当归洗汤 主治产后中风而致的外阴肿痛。

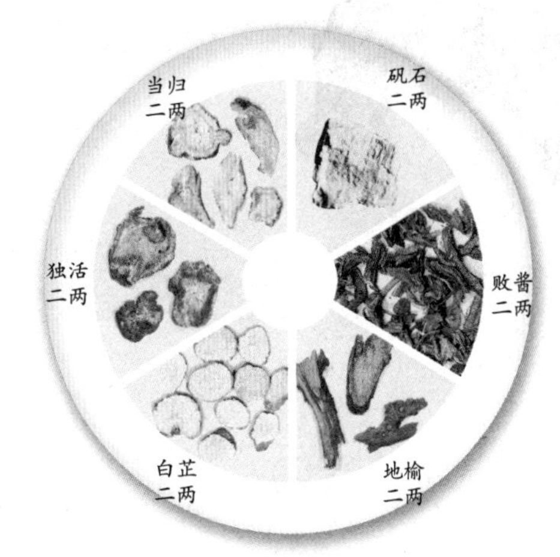

将以上六味药分别切碎，用一斗半升水煎煮，取汁五升，温度适当后，用来外洗阴部，每天三次。

用当归洗汤后疗效

性别：女
年龄：15~45岁
效果：产后风病消除，下部痛肿消失。

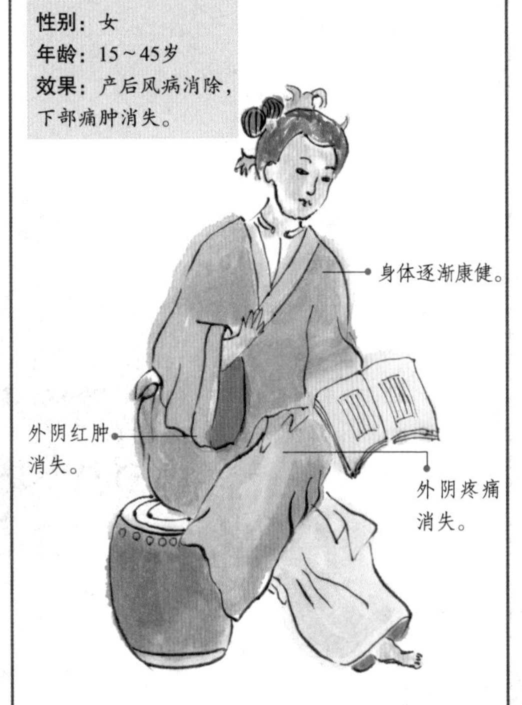

身体逐渐康健。
外阴红肿消失。
外阴疼痛消失。

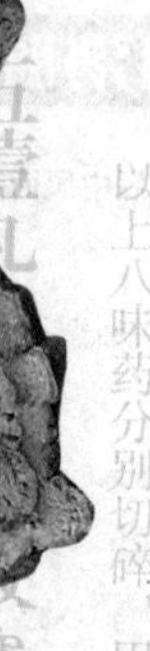

图解千金方

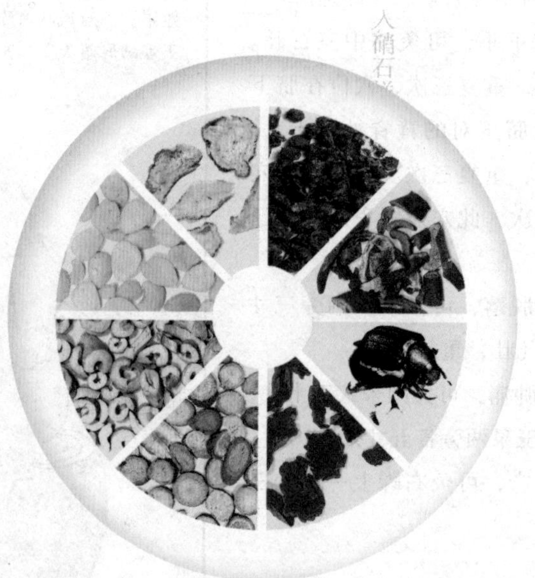

活血通经方

卷四　妇人方下

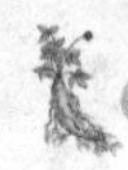

补益第一

所有的妇女都希望自己容貌美丽、体态丰腴、肌肤白皙，即使年到七十也与青春时没有什么不同，那么药物中就不要有紫石英，否则会使人肤色变黑，应当服用钟乳泽兰丸。

柏子仁丸【补肾益精方】

主治女子五劳七伤，症见虚冷消瘦、面

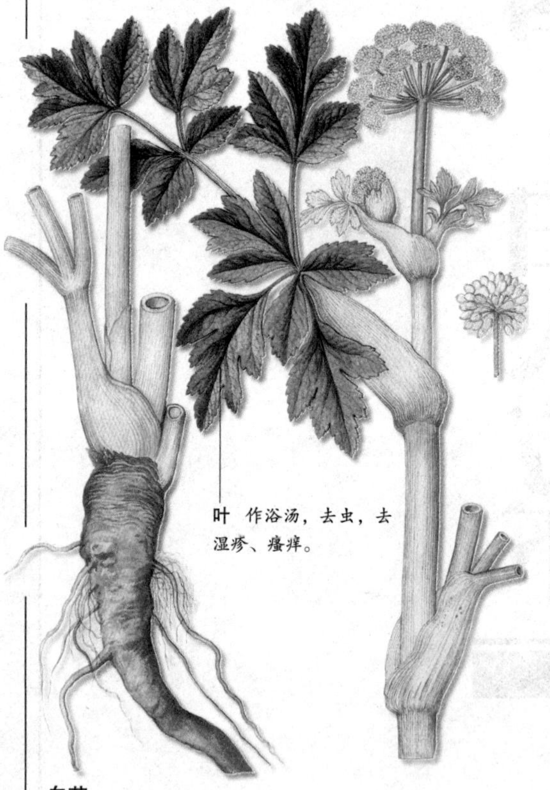

白芷

味辛，温，无毒。主治女人白带多且带血丝，闭经后阴肿，常流血不止，子宫大出血等。能滋润肌肤，可用做作化妆品。

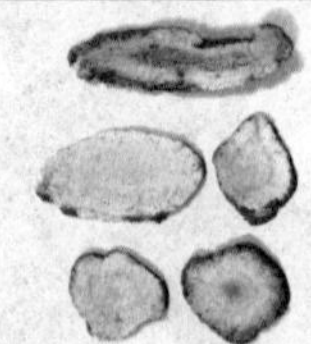

根［主治］女人白带多且带血丝，闭经后阴肿，受风头痛，流泪。治疗风邪、呕吐不止、两胁气懑、头昏眼花、红眼病以及眼球结膜增生。能解砒霜毒、蛇毒、刀箭等金属伤后的毒。

无颜色、貌失光泽、饮食减少以及产后半身枯瘁、多年不孕等。若服后不愈，可逐渐加量至三十丸。

柏子仁、黄芪、干姜、紫石英各二两，蜀椒一两半，杜仲、当归、甘草、川芎各四十二铢，厚朴、桂心、桔梗、赤石脂、苁蓉、五味子、白术、细辛、独活、人参、石斛、白芷、芍药各一两，泽兰二两六铢，藁本、芜荑各十八铢，干地黄、乌头、防风各三十铢，钟乳、白石英各二两。

将以上三十味药分别研为细末，用蜜调和，制成梧桐子大小的丸，每次用酒服下二十丸。能补益不足，使女子丰满白皙。

小五石泽兰丸【温阳益气方】

能补益温中，主治女子劳冷虚损而致的饮食减少，面容憔悴没有光泽，腹中冷痛，月经不调，呼吸少气，少气乏力等。

钟乳、紫石英、矾石各一两半，白石英、赤石脂、当归、苦草各二十四铢，石膏、阳起石、干姜各二两，泽兰二两六铢，苁蓉、龙骨、桂心各二两半，白术、芍药、厚朴、人参、蜀椒、山茱萸各三十铢，柏子仁、藁本各一两，芜荑十八铢。

将以上二十三味药分别研为细末，用蜜调和，制成梧桐子大小的丸，每次用酒送服二十丸，可逐渐加量至三十丸，每天三次。

增损泽兰丸【益气活血方】

主治产后各种疾病。

泽兰、甘草、当归、川芎各四十二铢，附子、干姜、白术、白芷、桂心、细辛各一两，防风、人参、牛膝各三十铢，柏子仁、干地黄、石斛各三十六铢，厚朴、藁本、芜荑各半两，麦门冬二两。

以上二十味药分别研为细末，用蜜调和，制成梧桐子大小的丸，每次空腹用酒送服十五至二十丸。能理气血，补虚劳。

大补益当归丸【温阳养血方】

主治女子产后虚弱不堪而致的胸中少气、腹中拘急疼痛，有时引至腰背疼痛，或产后下血过多而虚竭少气，腹中作痛，昼夜不能入睡，以及崩中下血而见面无血色、唇干口燥。也可用于治疗男子伤绝，或从高堕下引起内伤，或内脏虚弱引起吐血，以及金疮伤犯皮肉等。

当归、川芎、续断、干姜、阿胶、甘草各四两，白术、吴茱萸、附子、白芷各三两，桂心、芍药各二两，干地黄十两。

将以上十三味药分别研为细末，用蜜调和，制成梧桐子大小的丸，每次用酒送服二十丸，白天三次，夜里一次。加真蒲黄一升最好。如果服后不愈，可逐渐加量至五十丸。

钟乳泽兰丸【温阳益气方】

主治女子久虚羸瘦、四肢及全身关节烦疼、脐下有冰冷的硬块、不能饮食、面目瘀黑、忧郁不乐等。

钟乳三两，泽兰三两六铢，防风四十二铢，人参、柏子仁、麦门冬、干地黄、石膏、石斛各一两半，川芎、甘草、白芷、牛膝、山茱萸、薯蓣、当归、藁本各三十铢，细辛、桂心各一两，芜荑半两，艾叶十八铢。

将以上二十一味药分别研为细末，用蜜调和，制成梧桐子大小的丸，每次用酒送服二十丸，可逐渐加量至四十丸，每天两次。

三石泽兰丸（一名石斛泽兰丸）【疏风益气方】

主治风虚不足。

钟乳、白石英各四两，紫石英、防风、藁

养血固崩方

白芷丸 主治产后流血过多或崩中伤损，症见虚竭少气、面目无色、腹中作痛等。

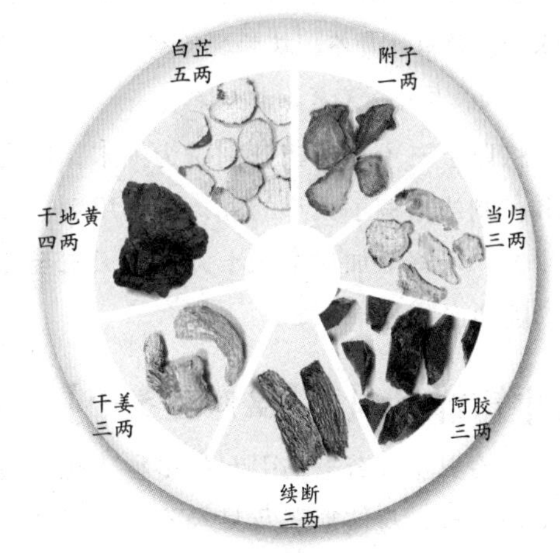

以上七味药分别研为细末，用蜜调和，制成梧桐子大小的丸，每次用酒送服二十丸，每天四到五次。

服白芷丸后疗效

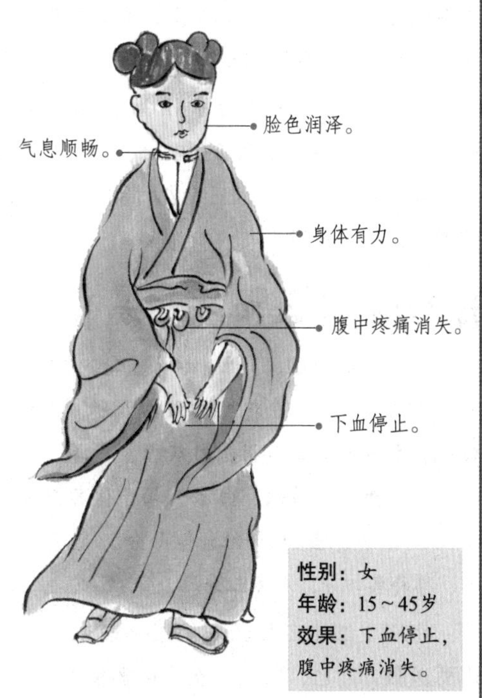
脸色润泽。
气息顺畅。
身体有力。
腹中疼痛消失。
下血停止。
性别：女
年龄：15～45岁
效果：下血停止，腹中疼痛消失。

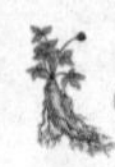

本、茯神各一两六铢，泽兰二两六铢，黄芪、石斛、石膏各二两，甘草、当归、川芎各一两十八铢，白术、桂心、人参、干姜、独活、干地黄各一两半，白芷、桔梗、细辛、柏子仁、五味子、蜀椒、黄芩、苁蓉、芍药、秦艽、防葵各一两，厚朴、芜荑各十八铢。

将以上三十二味药分别研为细末，用蜜调和，制成梧桐子大小的丸，每次用酒送服二十丸，可逐渐加量至三十丸，每天二至三次。能通血脉，补寒冷。

大平胃泽兰丸 【温阳益气方】

主治男女五劳七伤引起的多种不足，症见手足虚冷，身体瘦弱及月经不调，身体不灵便等。

泽兰、细辛、黄芪、钟乳各三两，柏子仁、干地黄各二两半，大黄、前胡、远志、紫石英各二两，川芎、白术、蜀椒各一两半，白芷、丹参、栀子、芍药、桔梗、秦艽、沙参、桂心、厚朴、石斛、苦参、人参、麦门冬、干姜各一两，附子六两，吴茱萸、麦蘖各五合，陈曲一升，枣（制膏）五十枚。

将以上三十味药分别研为细末，用蜜调和，制成梧桐子大小的丸，每次用酒送服二十丸，可逐渐加量至三十丸。能安心定志，除烦闷，令人强健。

泽兰散 【温阳疏风方】

主治产后风虚。

泽兰九分，禹余粮、防风各十分，石膏、白芷、干地黄、赤石脂、肉苁蓉、鹿茸、川芎各八分，藁本、蜀椒、白术、柏子仁各五分，桂心、甘草、当归、干姜各七分，芜荑、细辛、厚朴各四分，人参三分。

将以上二十二味药切捣过筛取末，每次用酒送服方寸匕，每天三次。可酌情加量。

月水不通第二

桃仁汤 【活血通经方】

主治女子月经不通。

桃仁、朴硝、牡丹皮、射干、土瓜根、黄芩各三两，芍药、大黄、柴胡各四两，牛膝、桂心各二两，水蛭、虻虫各七十枚。

将以上十三味药分别切碎，用九升水煎煮，取汁二升半，去渣，分三次服。

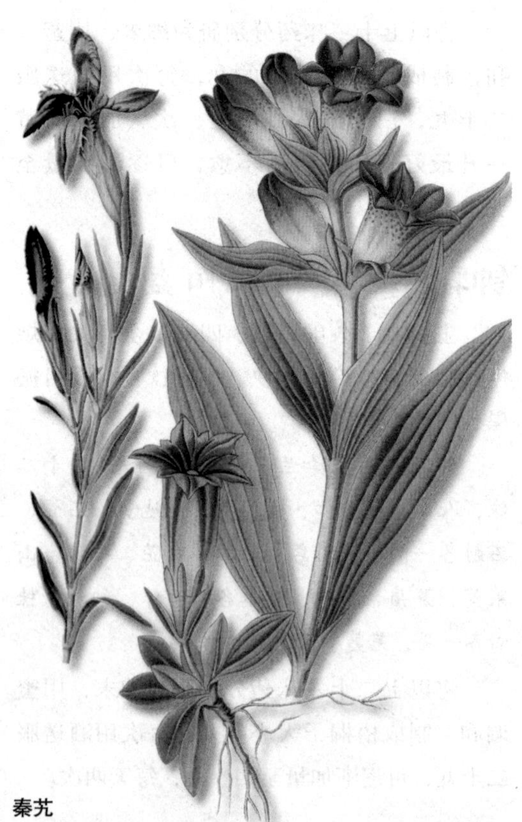

秦艽

其根味苦，平，无毒。主治寒热邪气，寒湿风痹，关节痛。通利大小便，解酒毒，去头风，益胆气，治胃热虚劳。

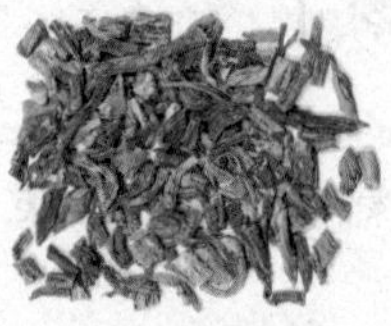

根〔主治〕除阳明风湿及手足不遂，口噤牙痛口疮，肠风泻血，养血荣筋。

干姜丸【温阳活血方】

主治女子瘦弱，四肢酸痛，胸中支撑胀满，肩背脊沉重痛楚，腹中有积聚、坚硬胀满，或疼痛得难以忍受，引起腰、小腹疼痛，四肢烦疼，手足厥逆寒至肘膝，或烦闷，手足虚热，时时想浸泡在水中，全身关节疼痛，心下悬急疼痛，时寒时热，恶心，喜吐涎唾，每当吃下咸、酸、甜、苦的食物，身体就犹如鸡皮，月经不通，大小便难，饮食不能充养肌肤。

干姜、川芎、茯苓、硝石、杏仁、水蛭、虻虫、桃仁、蛴螬、䗪虫各一两，柴胡、芍药、人参、大黄、蜀椒、当归各二两。

将以上十六味药分别研为细末，用蜜调和，制成梧桐子大小的丸，每次空腹服下三丸。如果服后没有痊愈，可逐渐加量至十丸。

干漆汤 【活血通经方】

主治女子月经不通，小腹坚痛得不能接近。

干漆、萎蕤、芍药、细辛、甘草、附子各一两，当归、桂心、芒硝、黄芩各二两，大黄三两，吴茱萸一升。

将以上十二味药分别切碎，用一斗清酒浸泡一夜，次日清晨煎煮，取汁三升，去渣，放入芒硝烊化，分三次服用，每次间隔约一顿饭的时间。

干地黄当归丸【活血调经方】

主治月经不通，或一月两次，或隔月不来，或量多或量少，或淋漓不断，或来而腰腹刺痛难以忍受，呼吸气短，不能饮食，心腹坚胀作痛，有青、黄或黑色的月经流下，有时就像清水一样；身体沉重，不想行动，只想睡觉，想吃酸食物，虚乏黄瘦等。

干地黄二两，当归、甘草各一两半，牛膝、芍药、干姜、泽兰、人参、牡丹各一两六

活血通经方

芒硝汤 主治月经不通。

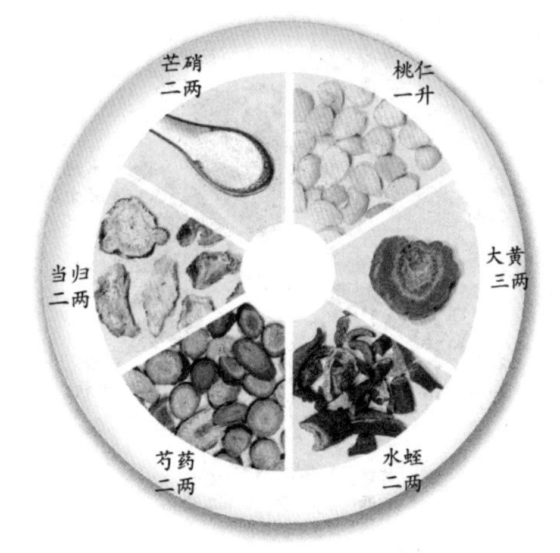

注：另有丹砂末、土瓜根各二两。

将以上八味药分别切碎，用九升水煎煮，取汁三升，去渣，放入丹砂、芒硝，分三次服。

服芒硝汤后疗效

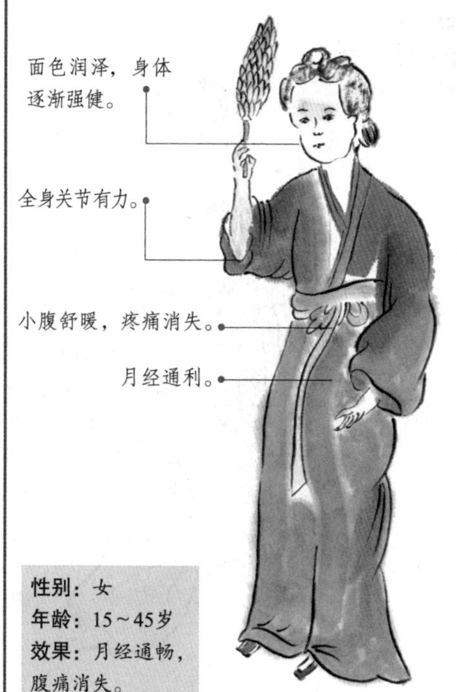

活血通经方

牡丹丸 主治女子月经闭绝不通。

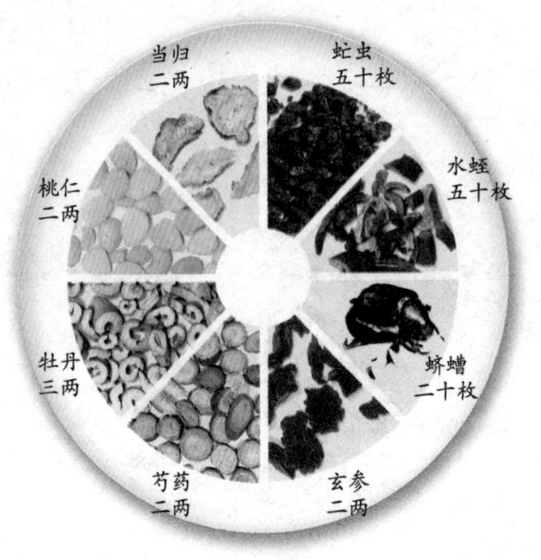

注：另有桂心二两，瞿麦、川芎、海藻各一两。

将以上十二味药分别研为细末，用蜜调和，制成梧桐子大小的丸，每次用酒送服十五丸，可逐渐加量至二十丸。

服牡丹丸后疗效

性别：女
年龄：15～45岁
效果：月经通畅

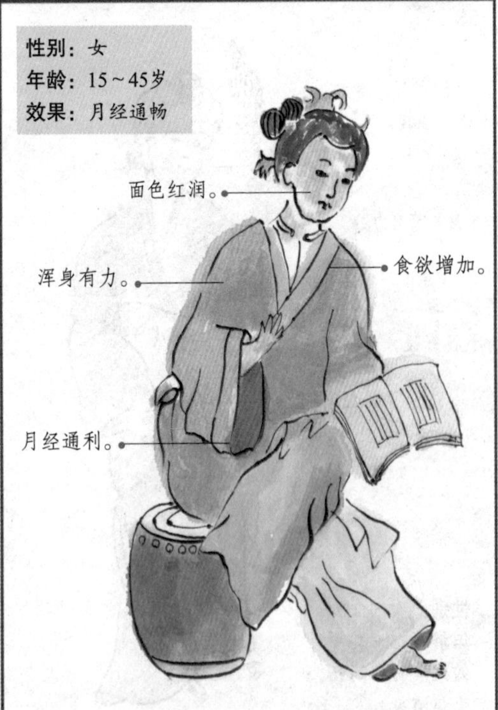

铢，丹参、蜀椒、白芷、黄芩、桑耳、桂心各一两，䗪虫四十枚，川芎一两十八铢，桃仁二两，水蛭、虻虫各七十枚，蒲黄二合。

将以上二十一味药分别研为细末，用蜜调和，制成梧桐子大小的丸，每天空腹用酒送服十五丸，可逐渐加量至三十丸，以痊愈为度。

黄芩牡丹汤【活血通经方】

主治女子闭经、面色萎黄、气力衰少、饮食无味等。

黄芩、牡丹、桃仁、瞿麦、川芎各二两，芍药、枳实、射干、海藻、大黄各三两，虻虫七十枚，水蛭五十枚，蛴螬十枚。

将以上十三味药分别切碎，用一斗水煎煮，取汁三升，分三次服。服用两剂后，可配合灸乳头下一寸乳晕处各五十壮。

当归丸【活血消症方】

主治女子脐下有症结，刺痛 - 得如虫在啃啮，或如锥刀在刺，也可用于治疗女子赤白带下、腰背疼痛、月经先期或后期等。

当归、葶苈、附子、吴茱萸、大黄各二两，黄芩、桂心、干姜、牡丹、川芎各一两半，细辛、秦椒、柴胡、厚朴各一两六铢，牡蒙、甘草各一两，虻虫、水蛭各五十枚。

将以上十八味药分别研为细末，用蜜调和，制成梧桐子大小的丸，每次空腹用酒送服十五丸，每天两次。孕妇忌服。

鳖甲丸【活血消症方】

主治女子小腹中积聚，上下移动，疼痛得不可忍受，手足苦冷，咳嗽、嗳气有腥臭味，两胁热得像火在炙烤，下阴冷如风吹，月经不通及不孕等。

鳖甲、桂心各一两半，蜂房半两，玄参、

蜀椒、细辛、人参、苦参、丹参、沙参、吴茱萸各十八铢，䗪虫、水蛭、干姜、牡丹、附子、皂荚、当归、芍药、甘草、防葵各一两，蛴螬二十枚，虻虫、大黄各一两六铢。

将以上二十四味药分别研为细末，用蜜调和，制成梧桐子大小的丸，每次用酒送服七丸，每天三次。如果服后不愈，可逐渐加量，以痊愈为度。

禹余粮丸【温阳消症方】

主治女子产后冷积坚癖。

禹余粮、乌贼骨、吴茱萸、桂心、蜀椒各二两半，当归、白术、细辛、干地黄、人参、芍药、川芎、前胡各一两六铢，干姜三两，矾石六铢，白薇、紫菀、黄芩各十八铢，䗪虫一两。

将以上十九味药分别研为细末，用蜜调和，制成梧桐子大小的丸，空腹用酒或汤液送服二十丸，每天两次。如果服后不愈，可逐渐加量。

妇人产后的十二种疾病，都是由于冷风寒气所导致，或在产后未满一百天，胞络恶血尚未流尽时，便悬在厕所上大小便以及久坐，导致湿、寒进入胞宫，结集在小腹，使疼痛积聚，小的如鸡子，大的如拳头，按起来隐隐约约感到在跳动，有时如虫啮，有时如针刺，当生气时就会抢心，两脊支撑胀满，不能饮食，食后不消化，上下通流，或固守在胃府，痛时延及下阴、背膊，呕吐，气短，出汗，小腹苦寒，胞宫中溃烂成疮，咳嗽时引至浮痛，小便自己流出，阴道不正，使人无子，腰胯疼痛，四肢沉重，全身浮肿，大便不畅，小便淋漓，或月经不通，或下如腐肉，青、黄、赤、白等如豆汁。这些情况可服用牡蒙丸：

牡蒙、厚朴、消石、前胡、干姜、䗪虫、牡丹、蜀椒、黄芩、桔梗、茯苓、细辛、葶苈、人参、川芎、吴茱萸、桂心各十八铢，大黄二两半，附子一两六铢，当归半两。

将以上二十味药分别研为细末，用蜜调和，反复捣研，制成梧桐子大小的丸，空腹用酒送服三丸，每天三次。

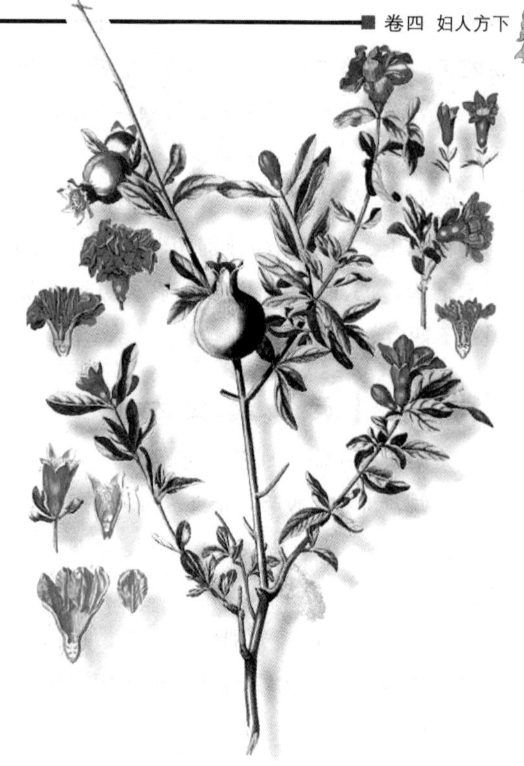

酸石榴

味酸、涩，温，无毒。主治赤白痢、腹痛，可连同籽一起捣成汁，每顿服一枚。还可止泻痢及崩中带下。

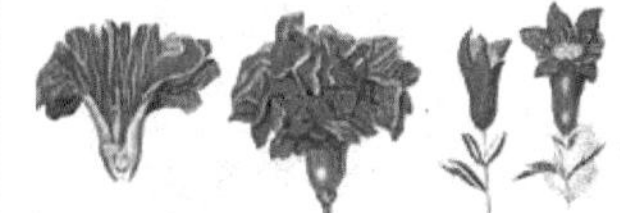

花〔主治〕治心热吐血。止鼻出血，也可敷金疮出血。

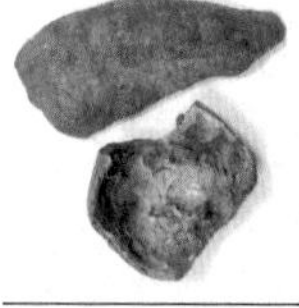

石榴皮〔主治〕治筋骨风，腰脚不遂，步行挛急疼痛，涩肠。止下痢和滑精。

桂心酒【活血消症方】

主治月经不通，结成症瘕者。

桂心、牡丹、芍药、牛膝、干漆、土瓜根、牡蒙各四两，吴茱萸一升，大黄三两，

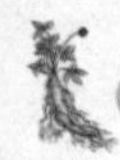

黄花芩、干姜各二两，蛇虫二百枚，蟅虫、蛴螬、水蛭各七十枚，乱发灰、细辛各一两，僵蚕五十枚，大麻仁、灶突墨各三升，干地黄六两，虎杖根、鳖甲各五两，菴䕡子二升。

将以上二十四味药分别切碎，用四斗酒浸泡七天，滤汁服用，初服二合，可逐渐加量至三四合，每天两次。

当归丸【活血通经方】

主治腰腹作痛、月经不通等。

当归、川芎各四两，蛇虫、乌头、丹参、干漆各一两，人参、牡蛎、土瓜根、水蛭各二两，桃仁五十枚。

将以上十一味药分别研为细末，用白蜜调和，制成梧桐子大小的丸，每次用酒服下三丸，每天三次。

中医小锦囊

何谓崩中漏下

崩漏指妇女不在行经期，阴道却大量出血，或持续下血淋漓不断，也称“崩中漏下”。突然出血，来势急，血量多的叫“崩”；来势较缓，血量少，淋漓不断的称“漏”。二者常常相互转化，故称“崩漏”。相当于现代医学中的“功能性子宫出血”范畴。

治疗崩中漏下的处方：

1. 将猪肾炙熟后食用。
2. 取蜂房末三指撮，用温酒服下，效果神奇。
3. 将桃核烧后研为末，每次用酒送服一匙。一天服三次。
4. 取木耳 24 克，炒见烟，研为末。每次服 6.3 克，加头发灰 0.9 克，然后用酒调服。

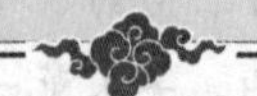

硝石汤【活血消症方】

能下病，散瘀血，主治血瘕、瘀血停滞、月经不通等。瘥愈后吃黄鸭羹，并避风。

消石、附子、蛇虫各三两，大黄、细辛、干姜、黄芩各一两，芍药、土瓜根、丹参、代赭、蛴螬各二两，大枣十枚，桃仁二升，牛膝一斤，朴硝四两。

将以上十六味药分别切碎，用五升酒、九升水浸泡一夜，次日清晨煎煮，取汁四升，去渣，放入朴硝、硝石烊化，分四次服，每次间隔约一顿饭的时间。

赤白带下、崩中漏下第三

诸方所说的妇人三十六种疾病，包括十二种症瘕，九种痛症，七种害病，五种伤病和三种痼疾不通。

那么，什么叫作十二种症瘕？指的是妇人所流下的恶物，一是如膏的形状，二是如黑色的血，三是如紫色的汁，四是如赤色的肉，五是如脓痂，六是如豆汁，七是如葵羹，八是如凝血，九是如水一样的清血，十是如同米泔，十一是月经有时提前有时推后，十二是月经周期不对应。

什么叫作九种痛症呢？一是阴中伤痛，二是阴中淋漓痛，三是小便疼痛，四是寒冷痛，五是月经来时腹中痛，六是气满痛，七是汁从阴中流出，伴随虫啮般的疼痛，八是胁下皮肤痛，九是腰胯痛。

什么叫作七种害病呢？一是阴道疼痛不畅，二是感染了寒热痛，三是小腹急坚痛，四是脏不适，五是子门不端引起背痛，六是月经时多时少，七是呕吐不止。

什么叫作五种伤病呢？一是两胁支撑时胀满痛，二是心痛牵引到脊背疼痛，三是体内气郁结不通，四是邪恶泻痢，五是前后痼寒。

什么叫作三种痼疾不通呢？一是瘦弱不生肌肤，二是不能生产和哺乳，三是月经闭塞。

所以，妇科病有许多种，应根据具体的情况进行治疗。

白垩丸【治女人三十六疾方】

主治女子十二症、九痛、七害、五伤、三痼等三十六病。

白垩、龙骨、芍药各十八铢，黄连、当归、茯苓、黄芩、瞿麦、白蔹、石韦、甘草、牡蛎、细辛、附子、禹余粮、白石脂、人参、乌贼骨、藁本、甘皮、大黄各半两。

以上二十一味药分别研为细末，用蜜调和，制成梧桐子大小的丸，空腹用汤液之类服下十丸，每天两次。如果服后不愈，可逐渐加量。如果属于十二症，要加倍用牡蛎、禹余粮、乌贼骨、白石脂、龙骨；如果属于九痛，要加倍用黄连、白蔹、甘草、当归；如果属于七害，要加倍用细辛、藁本、甘皮，另加椒、茱萸各一两；如果属于五伤，要加倍用大黄、石韦、瞿麦；如果属于三痼，要加倍用人参，另加赤石脂、矾石、巴戟天各半两。

所谓女人腹中十二疾：一是月经时来时止；二是月经如清水；三是月经不通；四是月经无周期；五是生育后没有乳汁；六是断绝无子；七是性欲减退；八是腹痛如刺；九是阴中寒；十是阴道牵掣疼痛；十一是月经来时冰冷如葵汁状；十二是腰部急痛。凡是这十二种病发作，多因月经不去就与丈夫同床，或躺卧在湿冷的地方，或用冷水洗浴，只为了一时的快乐而滋生百病。或疮痍未愈便行房事，或早起劳作时，衣单席薄，寒气从阴部侵入。

去十二疾方

半夏丸 主治女子十二疾。

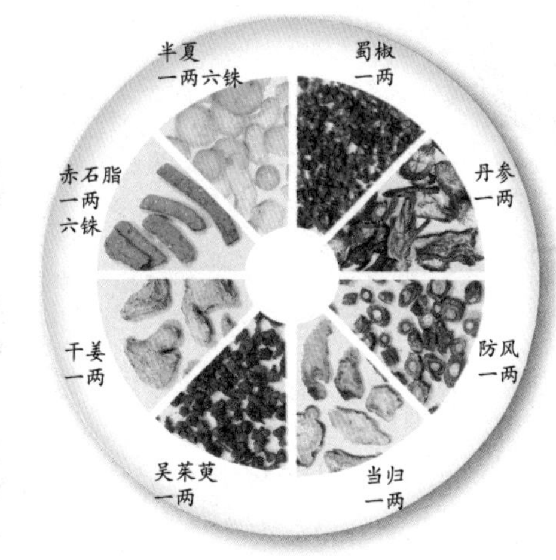

注：另有桂心、白蔹各一两，藿芦半两。

将以上十一味药分别研为细末，用蜜调和，制成梧桐子大小的丸，每次用酒送服十丸，可逐渐加至量病情好转。

服半夏丸后疗效

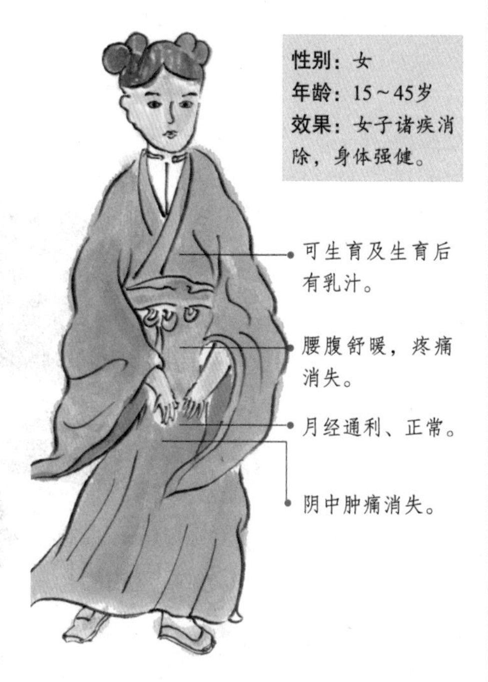

性别：女
年龄：15～45岁
效果：女子诸疾消除，身体强健。
可生育及生育后有乳汁。
腰腹舒暖，疼痛消失。
月经通利、正常。
阴中肿痛消失。

图解千金方

外敷消疮方

卷五　少小婴孺方

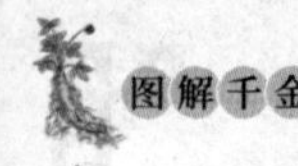

序例第一

民生之道，没有不是通过抚养小儿才成就大业的，如果没有“小的”，最终也成不了“大的”，所以《易经》中称：积小可以成大;《诗经》中也有“厥初生民”的故事;《左传》中记载鲁隐公为鲁惠公的继室声子所生，所以，生养哺育小儿是人最基本的事务。这里所说的生养少小的大义，就是从细微到显著，从年少到年长的圣人之道。人之常情都在这里表现了，不必借助经史的记载来证明。因此如今先有妇女小孩，而后才有男人老人，就是崇尚根本的圣道大义。然而小孩体质较弱，如果染病，医生即使想要细心救治，然而立竿见影的功效很难即刻显现。如今学医的人，很多都不诚心实意，很大原因在于婴儿裹在襁褓之中，实在乳气腥臊，那些所谓凡事皆须亲自动手的英雄们，怎么还肯前往瞻视呢？平心而论，他们的确是令人感到叹息啊！

《小品方》中说：人的年龄在六岁以上的称为小儿，十六岁以上的称为少年，三十岁以上的称作壮年，五十岁以上的则是老年。六岁以下的小儿，经书从没有记载，所以哺乳期的婴儿如果患病就很难治，这都是因为没有师承，无以为据的缘故。中古时期有名医叫巫妨，是尧帝的臣子，著有《小儿颅囟经》，用来占卜小儿的夭寿，判断小儿的疾病生死。正是该书的世代流传，才开始有了专门的小儿药方。到了晋宋时期，在长江下游以东地区，这些药方传到了苏家，苏家对此进行大力推广，于是这些治疗小儿疾病的药方就在民间流传开来。齐国有人叫徐之才，即徐王，他也著有《小儿方》三卷，所以如今学习的人，能够从这些经卷中颇得教诲。然而徐氏位高名重，哪有闲暇去留心小孩子？人们在仔细研究那些药方之后，发现并不十分深刻细致，甚至很少有值得采用的，所以那些药方也称不上新奇精妙。如今我博采众家著作之长，以及自己试用过程中颇有成效的药方，成就此篇，凡是百姓居家过日子，都可以采用这些抚养小儿的方法，使孩子远离夭折的祸患。

小孩子的病与大人的病没有什么不同，只是用药的多少有些差异。其中治疗惊痫、因受惊导致哭闹不停，甚至影响生长发育、头顶骨缝开解、学步迟缓等病的八九篇，合写在此卷中，治疗下痢等病的其余药方散在其他各篇中，读者可浏览获得。

小孩出生以后六十天，瞳孔长成，就能笑着与人应和；百天后任脉长成，孩子就能自己翻转身体；一百八十天后骶骨长成，孩

中医小锦囊

中医育儿

大多数中医认为小儿5个月以前，只给其母乳吃。6个月以后，除喂乳外，可逐渐增加容易消化的食物，如稀粥、米粉、蛋黄、菜泥等。10个月以后，可添加面食、烂饭、碎菜、鱼肉类食品。小儿断奶一般在一周岁为宜。断奶后，凡是油腻、稠粘、干硬、煨炒的食物，不可喂过多，否则会伤及脾胃。

中医的育儿经中，还有“忍七分寒、吃七分饱、频揉肚、多跑步”“吃热、吃软、吃少则不病，吃冷、吃硬、吃多则多病”的育儿名言。

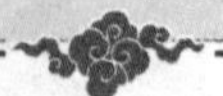

子就能单独坐起；二百一十天后掌骨长成，就能匍匐爬行；三百天后膑骨长成，就能独自站立；三百六十天后膝骨长成，就能行走。这是长久以来固定的规律，如果没能按时出现，孩子的身体肯定有还没发育完全的地方。

小孩在出生后三十二天就出现第一变，指婴幼儿发育过程中的一种生理变化，变其情智和聪明，有发热、脉乱、出汗等现象发生，不属于病症；六十四天第二变，此变化伴随着蒸，蒸指婴幼儿发育过程中的一种生理变化，蒸其血脉，长其筋骨，伴有发热、脉乱、出汗等现象，不属于病症；九十六天第三变，一百二十八天第四变，此变也伴随着蒸；一百六十天第五变，一百九十二天第六变，此变同样伴随着蒸；二百二十四天第七变，二百五十六天第八变，此变也伴随着蒸；二百八十八天第九变，三百二十天第十变，此变也伴随着蒸；经过三百二十天的小蒸完毕，六十四天后出现大蒸，大蒸后六十四天再次大蒸，蒸后一百二十八天后再一次大蒸；凡是小孩自出生后三十二天为一变，两次变就称为一蒸，总共十变就是五小蒸，或是三大蒸。过五百七十六天后，大小蒸都已完毕，此时孩子的各种器官和脉络才完全长成。孩子之所以要变和蒸，就是要畅通他的血脉，改善他的五脏，所以一变过后，立即就会觉得孩子情态有异。

而变和蒸有什么样的症候？变就是上气，蒸就是体热。变和蒸有轻有重，轻灼时，体热且伴有微惊，耳朵和臀部发冷，上嘴唇起鱼眼珠大小的白泡，出微汗；重的情况，身体很热并且脉象乱，有的出汗有的不出汗，食欲不佳，一吃就吐，眼白微红，黑眼球微白。一种说法认为眼睛发白时变和蒸严重，眼睛赤黑则表示变蒸较轻，变蒸完毕以后，眼睛自然会明亮，这是它的症候。单独的变比较轻微，而变同时兼有蒸时，就稍稍剧烈

祛痰消积方

紫丸 主治小儿变蒸时发热不退，或感寒邪温壮，汗出热不解，或腹中痰癖，哺乳不入，入则呕吐，或食痫发作，四肢抽搐，眼睛上视，先寒后热等。

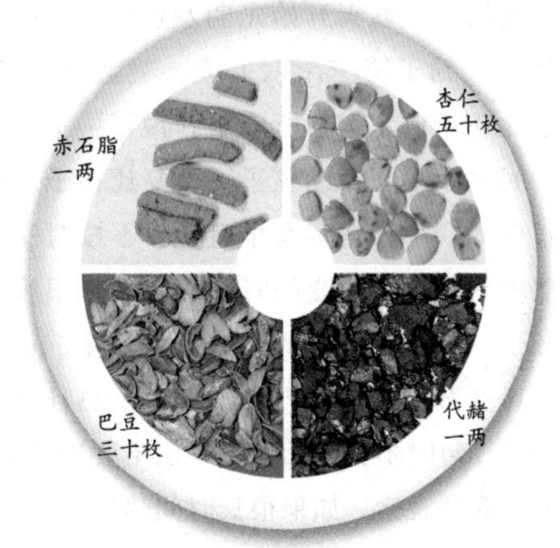

以上四味药中先取代赭、赤石脂研为细末，巴豆、杏仁各研如膏状，反复捣研，如果比较硬，可加入少许蜂蜜同捣，然后用密闭容器收藏。三十天的孩子取麻子大小一丸用乳汁调服喂下，已满百日的小孩服用小豆子大小一丸，其余以此为基准增减。

服紫丸后疗效

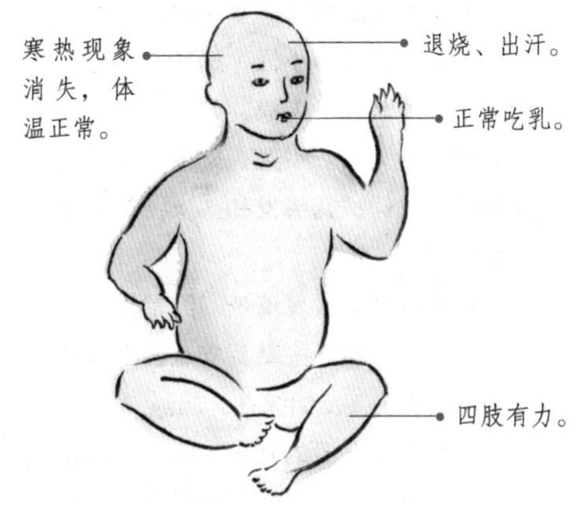

性别： 男女均可
年龄： 0~1岁
效果： 痰饮消解，小儿变蒸时的疾病痊愈。

一些了。大凡很平和的蒸，五天就消退，长的也就是十天，包括前五天和后五天，十天之内，热自然消除。婴儿出生后三十二天一变，在第二十九天开始先期发热时，就应依法处理，到了第三十六七天，蒸就完毕了。这点比较难以了解，所以重新说了一下。变蒸的时候，不要惊动孩子，不要让孩子周围有很多人。小孩变蒸有早有晚，不按时变蒸的居多。还有，初变的时候，有发热很厉害的孩子，超过了正常的天数还没停止，这时要计算变蒸的时日；当孩子不时发热且伴有微惊时，暂时不要医治，且一定不要用灸刺，只需平静地观察。如果很长时间热仍不消退，可稍微给孩子喂一点儿紫丸，热退以后就要停止进药。如果在变蒸之中，同时感染上流行的热病，或者不是变蒸的时候患上流行的热病，病候都非常相似，只是后种情况时小儿耳朵以及臀部通热，上嘴唇没有白泡罢了，应当先服用黑散，用以发汗，汗出以后，再扑上温粉，热便可消退，热一退病就能痊愈；如果热还不能全部消退，就给孩子喂点紫丸。小孩在变蒸之时，如果再外染寒气，就会寒热交替，肚子痛得弯腰曲背，且啼哭不止，此时用熨的方法可以治愈。熨法在下篇。变蒸的症候为胃失调和，气机壅塞，体热，大便黄臭或白酸，发热嗜睡，食欲不振等伤寒的症候相似，如果不是变蒸，身体发热耳朵臀部也发热的，这是患上了其他疾病，可以作为杂病医治。如果审定是变蒸的，就不能按照杂病之方医治。

还有一说法认为，小孩出生三十二日即开始变，变就是身体发热。到了六十四天第二变，变伴着蒸，症状是睡卧端正。到九十六日第三变。到一百二十八日第四变，变伴着蒸，于是孩子就能够笑着应和人。到一百六十日第五变，孩子周身的关节已能发挥功能。到一百九十二日第六变，变伴有蒸，孩子五脏已发育完全。到二百二十四日第七变，孩子就能够匍匐前行。到二百五十六日第八变，变伴随着蒸，此时孩子开始学习说话。到二百八十八日第九变，孩子就可以站立了。小孩在出生后二百八十八天，就已经过九变四蒸，在变的日子里，千万不能随便治疗，否则会加剧孩子的病症。变同时伴有蒸的，是小孩的送迎月份。蒸则表现为发热并且脉乱、出汗的症候。短的五天就消，长的八九天可消，在孩子蒸的日子里，万不能随便进行针灸治疗。

中医小锦囊

新生儿头发稀少不用担心

有些婴儿出生后头发浓密乌黑，但有些孩子却头发稀少。比较之下，头发稀少孩子的父母担心是因为妊娠期间孕妇营养摄入不足所致。事实上，新生儿头发稀少不必大惊小怪，这种差异与母亲怀孕时的营养、疾病、妊娠反应、情绪等均没有关系。不过，父母可以使用正确的方法保护其头发和头皮，促进毛发生长：

1. 保持婴儿头发清洁，经常为其洗头。洗发时，轻轻按摩头皮，但不要揉搓头发，防止头发纠缠在一起。

2. 充足和全面的营养，经常到户外活动，适当的阳光照射和新鲜空气，对婴儿身体发育有利，对头发的生长也有好处。

黑散【解表清里方】

治疗小孩在变蒸期间伴有时下流行温病，或者在非变蒸期而患时下六铢流行热病。

麻黄半两，大黄六铢，杏仁半两。

将以上三味药中先取麻黄、大黄捣为细末，再将杏仁研制成膏，细细放入细末，再捣研均匀，放入密闭容器中。一月大的小孩服小豆大小的一枚，用乳汁拌和服下，并抱紧小孩让他出汗，汗出以后，扑上温粉，不要让孩子见风。百天大的小孩服枣核量，根据孩子大小来决定药量。

择乳母法

大凡乳母，她的乳汁皆由血气生成，五情善恶，也是由她的血气生成的。因此她哺乳婴儿时，要禁忌喜怒。身形面色适合做乳母的人，特征有很多，不可能求全求备，只选那些没有狐臭、瘿瘘、咳嗽、癣瘙、癞头、疬疡、沈唇、耳聋、齆鼻、癫痫等病的妇女就差不多了，便可以哺育婴儿了。有经验的医生看到她身上原来的灸瘢，就可知道她以前疾病的根源。

初生出腹第二

小儿刚刚生下来时，应该先用丝绵缠住手指，轻轻擦拭去小儿口中以及舌上如青泥一样的恶血，这称为玉衡。如果不赶紧拭去，孩子哭声一发，会立即将其吞入腹中而滋生百病。初生儿落地不哭的，取少量热水灌进去，很快就会哭出声来。小儿生下来不出声，是由于难产少气的缘故，可以将婴儿的脐带在他身上向后捋捋，让气吸入小儿腹内，并且向他哈气百来次，啼哭声很快就会响起。也可以用葱白轻轻鞭打小儿，立即会有哭声。

小儿一生下来就应该立即举起来，举得迟了，会让他感受寒气，以致腹中如雷鸣。应该先给小儿洗浴，然后才断其脐带。脐带不能用刀子割断，必须让人隔着单衣咬断，同时向它哈七遍暖气，然后打结，所留脐带的长度，应达到小儿的足背。脐带过短就会感受寒气，使小儿腹中不调，经常下痢。如果先断脐带，然后洗身，就会脐中进水，即水毒，肚脐中进水就会引起腹痛。脐带断后，连脐一节中经常会有虫，应赶紧剔拨除去，否则，虫进入小儿的腹中就会滋生疾病。小儿脐带的长短，应当在六七寸左右，太长会伤害肌肤，太短又会伤害内脏。小儿落地后，如果不及时断脐，如果捋汁不尽，会让暖气渐渐消散，寒气自然生发，就会使

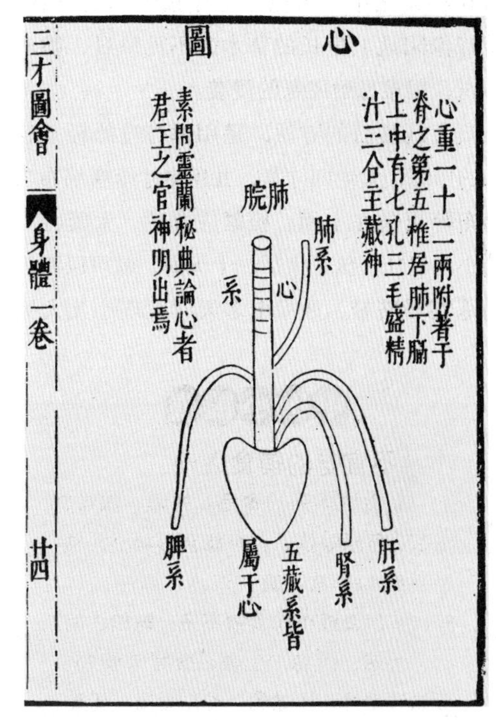

心图

《难经》说，肺附着于脊之第五椎居肺下膈上，中有七孔。《素问·灵兰秘典论》喻心为君主之官，神明出于此。

小儿患脐风。

如果生的是男孩应该用他父亲的旧衣服包裹，生的是女孩则应该用她母亲的旧衣服来包裹，最好都不要用新帛布裹。不要让衣物过厚，那样容易伤及婴儿的皮肤和损害婴儿血脉，以致患杂疮。婴儿穿绵帛衣物，千万不要又厚又热，这一点一定要特别小心。小儿初生时，肌肤还没生长完全，不能穿得过暖，过暖会使筋骨缓弱。应当经常让孩子接受阳光的照射以及微风的吹拂，如果全不见风日，也会使婴儿肌肤脆弱，容易受伤。同时，都应该给小儿穿上旧棉衣，而不是新棉衣。凡是在天气暖和而且没有风的日子里，母亲应让孩子在阳光下嬉戏，经过这样的风吹日晒，孩子就会血凝气刚，肌肉坚实，并能忍耐风寒，不容易感染疾病。而如果经常将孩子深藏在帏帐之中，给他穿上厚重暖和的衣物，就好像阴地上生长的草木，不见风日，脆弱不堪，很难忍耐风寒的侵袭。

大凡裹脐的方法，是用捶打过的轻柔软和的白练，大约四寸宽，并用半寸厚新绵布与帛布等再包在上面。松紧应合适，太紧会导致小儿呕吐。孩子生后二十天时，就可以解开白练察看脐带。如果十多天时发现小儿大哭不止，好像衣服中有刺一样，这或许是由于脐带干燥而刺在腹上，应当解开白练，换上衣物重新包裹。裹脐时应该关闭窗户，放下帐子，并燃起炉火让帐子里温暖，给小儿换衣服时同样如此，裹脐后再用温粉扑身，这是指冬天寒冷时的做法。如果脐带长久还没痊愈，就用烧过的绛帛灰擦拭。如果一月后仍不痊愈，且脐处有液状分泌物，可以烧蛤蟆灰扑在上面，一日三四次。如果肚脐进水或进冷气，会使小儿腹中绞痛，弯腰曲背，啼哭不止，面目青黑，这是脐带进水祸害的，应当用炙粉絮来熨，并不时地治疗护理。肚脐发肿的小儿，应根据肿的轻重进行治疗，重的情况可以用艾灸，可灸八九十壮；轻的情况即脐处肿得不大，只有液态分泌物流出，小儿时常哭叫，此时可以用捣制成末的当归和胡粉敷，并天天用炙絮熨脐，到第一百天后，小儿啼哭停止就表明痊愈了。如果小儿大便很清，可能是着凉的缘故，治疗方法与肚脐进水相同。

小儿在洗浴、断脐、包裹完毕之后，不能喂朱蜜，适宜喂些甘草汤。将如中指一节左右大小的甘草碾碎，加水二合煮取一合甘草汤，用丝绵沾取，让小儿连续吮吸，估计吸进一蚬壳为止。小儿吸食后很快会呕吐，以吐出心胸内的恶汁。如果已经吐出，剩下的药就不必再喂了。如果还没吐出，可以等小儿气息平静后估计有了饥渴感时，再喂甘草汤。如果前次和第二次喂进的药都不能让小儿吐出的话，只需再稍稍喂一点，让他吃完这些甘草汤就行了。如果吐出了恶汁，可使小儿心智通明身体强壮。全部喝完还不能吐的，是因为小儿心胸中没有含恶汁，不需要再喂甘草汤了，可以喂一些朱蜜，用来镇定心神，安定魂魄。

小儿初生三日内，就可以喂一些朱蜜了，不过不要喂太多，多了会让小儿脾胃寒冷、

中医小锦囊

小儿不宜吃的辅食之一

刺激性太强的食品。如酒、咖啡、浓茶、可乐等饮品，可能会影响小儿神经系统的正常发育；汽水、清凉饮料等，容易造成小儿食欲不振；辣椒、胡椒、大葱、大蒜、生姜、酸菜等食物，极易损害小儿娇嫩的口腔、食道、胃黏膜，都应当忌食。

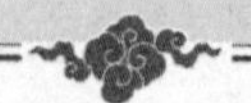

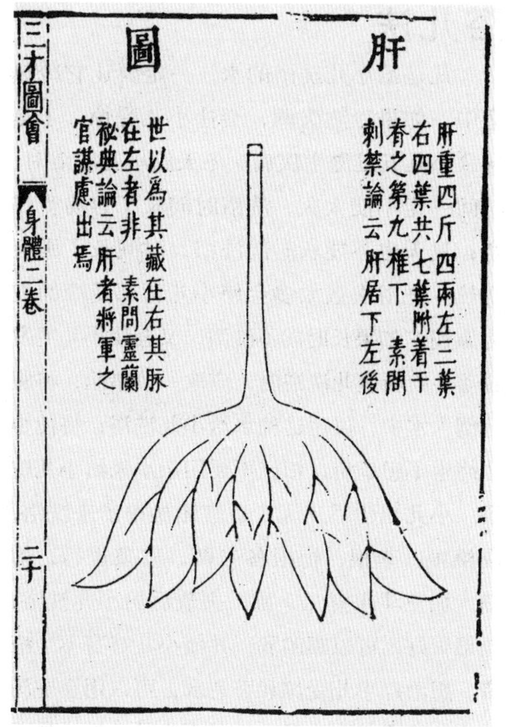

肝图

《难经》说，肝左三叶，右四叶，共七叶，附着于脊之第九椎下。《素问·灵兰秘典论》喻之为将军之官，谋虑出于此。

腹胀，导致四肢偏冷、呼吸急促、寒冷抽搐而身亡。新生儿喂朱蜜的方法是，用飞炼过的如大豆大小的朱砂，加入一蚬壳的赤蜜调和均匀，用棉布缠在筷子头上蘸取，然后让小儿吮吸，吸上三次就应停止，一天吃完这一豆大小的朱砂就可以了。也可以喂上三天，朱砂则需三粒豆子左右。切记不要过量，过量就会损伤小儿。喂完朱蜜后，可以再喂和朱蜜分量差不多的牛黄，牛黄能够补益肝胆、祛除热邪，还能定精神、止惊悸、辟恶邪，是祛除小儿百病的良药。

小儿出生三日后，应当开肠胃。可将米研碎熬成像乳酪一样厚薄的糊，取豆子大小让小儿吞下，连吞上三粒就行了，一天喂三次。喂满七天后就可以喂些食物了。小儿初生十天开始喂他如枣核般大小的食物，二十天喂如枣核两倍大小的食物，五十天食物就要如弹丸大小了，一百天则要如枣子般大小。如果母亲乳汁少，不能按照这一方法做，可以刻意稍微增加一些食物。如果三十天后才喂给小儿食物，小儿就会身体强壮，不生疾病；小儿喂食过早的，因肠胃不禁受不住谷物之气，可能会滋生百病，头脸及身体其他部位容易生疮，疮好了以后仍容易复发，小儿将瘦弱难养。三十天后，也不要给小儿喂食过多，如果小儿不爱吃食物，不要强行喂他，强喂会使他消化不良，反倒容易再生疾病。喂不进奶的小儿，腹中都有痰癖，应当用四物紫丸来排出痰癖，同时还要节制喂奶的量，几天之后自然就会痊愈。小儿微寒发热时，也要这样泄泻下痢，然后才能痊愈。

给小儿喂奶时，不要喂太饱，太饱会让小儿呕吐。每每遇见小儿吐奶的，都是因为喂奶过饱造成的，用空乳房喂他吐奶现象会立即消除，可一天四次。在小儿肚脐未愈时给他喂奶，如果喂得太饱，容易中脐风。夏天喂奶时应挤去热奶，否则会使小儿呕逆；冬天则应挤去寒乳，不然会使小儿咳嗽下痢。母亲刚行房后喂奶，会导致小儿羸瘦，且很久不能行走；母亲有热疾喂奶，会使小儿面黄、不能进食；母亲发怒时喂奶，小儿容易受惊且引发疝气，还会使小儿气逆癫狂；母亲刚呕吐下痢后喂

中医小锦囊

小儿不宜吃的辅食之二

含脂肪和糖太多的食品，如巧克力、麦乳精等都是含热量很高的精制食品，长期多吃易致肥胖。不易消化食品也不宜食用，如章鱼、墨鱼、竹笋和牛蒡之类，会导致小儿消化不良。

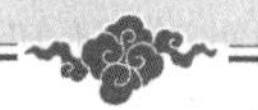

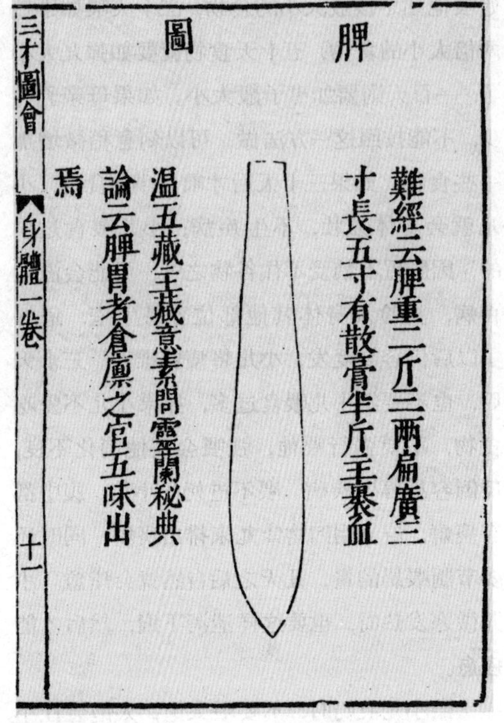

脾圖

難經云脾重二斤三兩扁廣三寸長五寸有散膏半斤主裹血溫五藏主藏意素問靈蘭秘典論云脾胃者倉廩之官五味出焉

三才圖會　身體一卷　十一

脾图

《难经》说，脾宽三寸，长五寸，有散膏半斤，有裹血温五脏之功，主收藏。《素问·灵兰秘典》云：脾胃为仓廪之官，五味出于此。

奶，会使小儿虚弱消瘦；而母亲醉酒后喂奶，会使小儿身热腹满。

新生小儿一个月内，如果能经常饮用猪乳是最好不过的了。

母亲给小儿喂奶时，应该先尽量揉搓，以散去乳房的热气，喂时不要让乳汁涌出，以免使小儿受哽。喂一会儿应夺去乳头，让婴儿得以平息喘气，气息平定以后再接着喂。如此反复五次到十次，根据小儿的饥饱来调整，就可知道一天中需喂几次奶了，并形成定式。可能需要时常在晚上给小儿喂奶，小儿如果是卧着，母亲应当让小儿枕着自己的手臂，让乳头与小儿头部平齐，这样喂奶可以避免小儿受哽。母亲如果想睡觉就应该夺去乳头，以免乳房堵住小儿的口鼻，而且此时又不知道小儿是饿是饱。

浴儿法

凡是给小儿洗浴的水，一定要让它冷热适中，如果冷热失调，会让小儿受惊，于是导致小儿五脏滋生疾病。冬天给小儿洗浴时，时间一定不能太久，洗浴时间长了容易受伤寒；夏天也不能长时间洗浴，时间长了则会伤热。洗浴次数太多会使小儿背部受冷而发为癫痫。如果长时间不洗浴，又会使小儿毛发脱落。给新生儿洗浴时，应取一枚猪胆，将胆汁倒入水中，再用这种水给小儿洗浴，将使小儿终生不患疮疥，切记不要用杂水来给小儿洗浴。小儿出生后三天，适宜用桃根汤来洗浴，取桃根、李根、梅根各二两，枝条也行，切细，加三斗水煮二十沸，去渣后给小儿洗浴，效果很好，可以驱凶邪，并使小儿终身不生疮疥。想治疗小儿受惊和辟恶邪，可以用金虎汤给小儿洗浴，取金子一斤，虎头骨一枚，加三斗水煮成浴汤，在需要洗浴的时候，随煮随洗就可以了。

有些小儿初生时就患有鹅口疮，其舌上有米粒般大小的白屑，严重的鼻子外也有，这是因为小儿在胞胎中受到的谷气太强烈的缘故，或是母亲在妊娠期间嗜吃糯米造成的。治疗的方法是，用头发缠住筷子头蘸取井花水擦拭小儿患处，连续三天，就可以褪去。如果这样还不能除去，可以将粟米煮熟，取浓汤，再用棉布缠在筷子头上蘸取擦拭。如果春夏时节没有粟米，可以煮栗木皮，与擦拭井花水的用法相同。

如果小儿刚生下来有连舌现象，即舌下有像石榴子般的膜隔在中间，并连在舌下，这种情况容易使小儿以后发声困难，或言语不清。此时可以用手掐断它，如果稍微出血不会有什么危害；如果流血不止，可以用头发灰来敷敷，血就会立即停止。

小儿出生六七天后，他的血气收敛成血肉，于是口、舌、喉、颊里就清净了。如果此时喉咙里或舌上还有异物，像芦竹皮盛水的样子，而且上腭深处的小舌好像有些肿胀，此时可以用丝绵缠住长针，留粟米长短的针尖，刺破它，让气泄出，再挤去青黄赤血以及汁液。刺一下就行了，等它自然消散；一天未能消的，第二天再刺，最多刺三次，肿胀就会自然消尽。剩下个别很小还没消的，刺第三次后也应该停止，它会自然消散的。小儿舌下有这样异物的，称作重舌；生在颊里以及上腭的，名叫重腭；生在齿龈上的，名叫重龈，都应该刺破并挤去血汁。

小儿生辄死治之法：

当看到小儿口中有悬着的肿包以及前上腭长有血包时，应该用手指抠出肿包和血包的头部，或刺破它们以让血流出，同时注意不要让血流入小儿咽喉内，毒血入腹内肯定会伤害小儿，千万要谨慎。

小儿刚生下来时，骨肉还没有收敛，肌肉还仍是血状的，血经凝固以后才能坚实，才能成为肌肉。如果小儿的血脉败坏而不能收敛成肌肉，就会使面目以及口鼻周围全部发黄，而且啼哭不止，眼睛紧闭，口面部抽搐痉挛，口内干燥，四肢不能伸缩，这些都是血脉不能收敛的缘故，这种情况小儿不容易长大成人。如果有如此症状的，最好用龙胆汤洗浴。

相儿命短长法：

小儿刚生下来时叫声连绵不绝的，长寿。

声音断绝后来又高扬急促的，短寿。

哭声散乱的，不成人。

哭声深的，不成人。

脐中没有血的，不成人。

脐小的，不长寿。

通身软弱好像没有骨头的，不长寿。

个头大而且白胖的，长寿。

眼睛自己睁开的，不成人。

目视不正且不停转动的，长大不佳。

汗中带血的，厄运连连且短寿。

汗流不止的，不成人。

小便凝如脂膏的，不成人。

头形四破的，不成人。

常摇手足的，不成人。

早坐、早走、早生齿、早说话的，生性都恶，不是好人。

头发生长不全的，不成人。

头发稀少的，耳听不明。

额上有旋毛的早贵，妨父母。

小儿初生枕骨未长成的，能说话时便死。

骶骨未长成的，能坐时便死。

掌骨未长成的，能匍匐爬行时便死。

跟骨未长成的，能行走时便死。

膑骨未长成的，能站立时便死。

身体不收敛的，会死。

口如鱼口一样的，会死。

股间没有生肉的，会死。

额下破的，会死。

阴不起的，会死。

阴囊下发白的，会死；红的，也会死。

卵缝全是黑色的，长寿。

小孩在三岁以上，十岁以下，看他性情气质的高下，便能够大概知道他是夭折还是长寿。小孩小时候聪敏过人的，大多会夭折，长

中医小锦囊

小儿不宜吃的辅食之三

太咸、太腻的食品不宜食用，如咸菜，酱油煮的小虾、肥肉，煎炒、油炸食品，食后极易引起小儿呕吐，消化不良。另外，小粒食品如花生米、黄豆、核桃仁、瓜子极易误吸入气管，应研磨后供小儿食用。

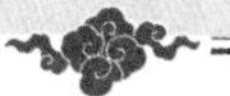

大则可能成为像颜回一样的短命之人。小儿的骨骼形态，成就他日后的气质仪态；那些反应迟缓费力，看起来谨慎小心的，大多会长寿。而那些能够预知人意，反应敏锐迅速的，反而会夭折，就像杨修、孔融一类的人。由此看来，夭折或长寿的大概情况是可以知道的。也就像梅花开得早，就难遇见寒冷的天气；而甘菊就算晚开，终究也会完成一年的花事。所以由此得知，晚成是长寿的征兆。

惊痫第三

人在小时候之所以会患痫病以及痉病，都是由于脏气不平的缘故。有些小儿刚生下来就有痫病，那是因为他的五脏没有收敛，血气没有凝聚，五脉不流通，骨节没有长成，

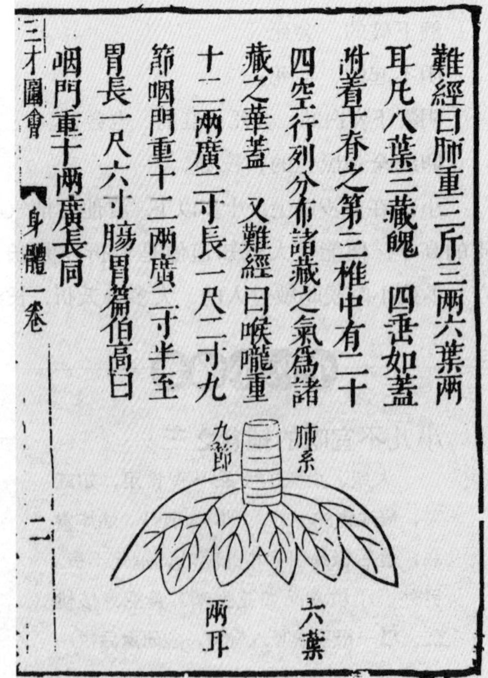
難經曰肺重三斤三兩六葉兩耳凡八葉主藏魄　四垂如蓋附着于脊之第三椎中有二十四空行列分布諸藏之氣爲諸藏之華蓋　又難經曰喉嚨重十二兩廣二寸長一尺二寸九節咽門重十二兩廣二寸半至胃長一尺六寸腸胃篇伯高曰咽門重十兩廣長同

三才圖會　【身體一卷

二

肺图

《难经》说肺六叶两耳，共八叶。

身体还没有完全发育好。小儿在一个月或四十天到一周岁内而生痫病的，是乳养失调、血气不和、感受风邪的缘故。痫病发作时先是身体发热，筋脉抽搐，啼哭不止，而后开始发癫痫，此时脉象浮的是阳痫，这种病虽在六腑，但外在肌肤，还比较容易救治。然而当痫病发作时，先是身体发冷，既不抽搐也不啼哭，而且病发时的脉象较沉，这是阴痫，阴痫病在五脏，而内深入骨髓，非常难救治。

发病时身体发软，经常醒来的，称为痫病；而身体僵直，好像角弓反张，不经常醒来的，称为痉病。至于反张的情况，只要大人脊背下能够容得下侧手通过，小儿脊背下能够容得下三指通过的，都救治不了了。只要通过沉浮的脉象，就可以判断病在阴还是在阳，在表还是在里。脉象的浮沉，还有大小、滑涩、虚实、迟快等症状，需要具体依照脉形加以治疗。

《神农本草经》中说：小儿惊痫有一百二十种，只要小儿的病症与平常的病稍微不同，就可能是痫病的症候。小儿由于刚出生，血脉还没收敛，五脏还没发育完全，喂养的时候稍微有不注意的地方，就会生病，以致很难长大成人。小儿经过变蒸之后患的病，其他病都可以放心，唯独中风最易突然发作。小儿四肢不舒服，抽搐痉挛，气息与平时不同，像是要发作痫病一样，等到变蒸日满还没有消除的，适宜用龙胆汤洗浴。

小儿的痫病有三种，即风痫、惊痫和食痫。其中风痫和惊痫较为常见，而食痫，十人之中没有一二患这种病的。其实凡是先发寒后发热的，都是食痫。惊痫应当按图艾灸；风痫应当喂以猪心汤；食痫如果想很快就治愈，用紫丸最好不过了。小儿之所以会得风痫，是因为衣服穿得过暖导致汗水流出，风气趁此侵入的缘故。如果小儿刚得病

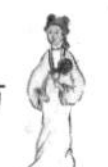

的时候，手指屈节好像在计数，接着就发病了，这种情况得的就是风痫；如果小儿刚发病时惊怖大叫，接着就发病了，这种情况得的是惊痫。惊痫轻微的，应当立即安抚小儿，不要让小儿再次受到惊吓，这样或许可以自然痊愈。那种先不吃奶，吐后发热，而后发痫的，就是食痫了，这种病早点下泻就能痊愈。用四味紫丸祛除癖饮最好，既除病迅速又不会使人虚弱。而用赤丸治疗，很快就会痊愈，所以病重的当用赤丸。

小儿不能用母乳喂养的，应喂些紫丸来泻下恶毒。小儿由于初生，生气还很旺盛，只要稍有恶毒，就应该立即泻下，不会有什么损害的，等到病痊愈后，反而会带来更大的好处；如不及时泻下，则会酿成大病，病一旦生成就很难治疗了。要泻下病毒，用四味紫丸最好不过，既能泻下又不会损伤人，而且肯定能祛除疾病。如果用四味紫丸不能泻下的，可以用赤丸来泻下；如果赤丸还不能泻下，就用双倍赤丸；如果已经泻下但还有余热没有泻尽，应当按照处方制作龙胆汤，稍稍喂一点儿，然后抹上赤膏。风痫也应当立即泻下，用猪心汤来泻比较好。惊痫只能按图艾灸再加上抹生膏，不能猛烈地泻下。这是什么原因呢？因为患惊痫的小儿心气不定，泻下会导致内虚，而使其虚上加虚。惊痫严重的，特别难治，所以喂养小儿时，应该处处小心谨慎不让他受惊，不要让他听到大的声音；抱的时候，应当慢慢安放不要让他感到恐惧。还有在雨天打雷时，应当塞住小儿的耳朵，并发出缓慢细微的声音来转移他的注意力。

喂养小儿的过程中，微惊可以使小儿长血脉，但千万不要让他受到大惊，一旦受到大惊应该立即灸惊脉。如果在出生五六十天后灸，惊痫会更严重，出生后一百天灸惊脉比较好。小儿

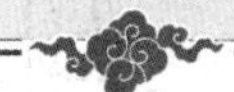

小儿不宜吃的辅食之四

带壳、有渣食品不宜让小儿食用，如鱼刺、虾的硬皮、排骨的骨渣均易卡在喉头或误入气管，必须认真检查后方可食用。另外，易产气胀肚的食物，如洋葱、生萝卜、白薯、豆类等，只宜小量食用。

如果有热不想吃奶，且睡觉不安宁，又屡屡惊悸，这就是痫病的初期症状，此时服用紫丸就可以痊愈，如果不愈可以再喂一些。小儿睡眠时受到小惊的，一个月可以喂给他一粒紫丸压惊，减去过盛的气力，小儿就不会得痫病。

如果小儿在夏天有病，治疗时一定要小心，不能随便用艾灸，也不要催吐或泻下，可以用除热汤来洗浴，再扑上除热散，以及抹上除热赤膏，再将赤膏涂在小儿脐中，让小儿处在凉爽的地方，常用新鲜水来喂他。

如果小儿衣服单薄，会使他腹中的乳食不消，乳食不消会引起大便酸臭，这是饮食不节，寒痰凝集，血气瘀阻，血气饮食与寒邪相搏而导致的病在渐渐生成，可以用紫丸来稍微帮助消食。服用的方法是先少吃一点，让大便经常保持清稀，不要大泻。大便变稀后便逐渐减少，等到大便不再酸臭时，就应停药。

小儿在冬天泻下没有什么可怕的，只是夏季泻下比较难以痊愈。然而小儿如果有病，又不能不泻下，泻下后其腹中可能会稍稍感觉胀满，所以应该节制几天喂奶，不过不能随便让小儿泻。还有，喂养小儿时，每次喂的量要保持一个定数，并随着小儿渐渐长大而逐渐增加。如果小儿食量减少了，可能是腹中有些不舒服，应该稍稍喂些药，不要再喂食物，但应

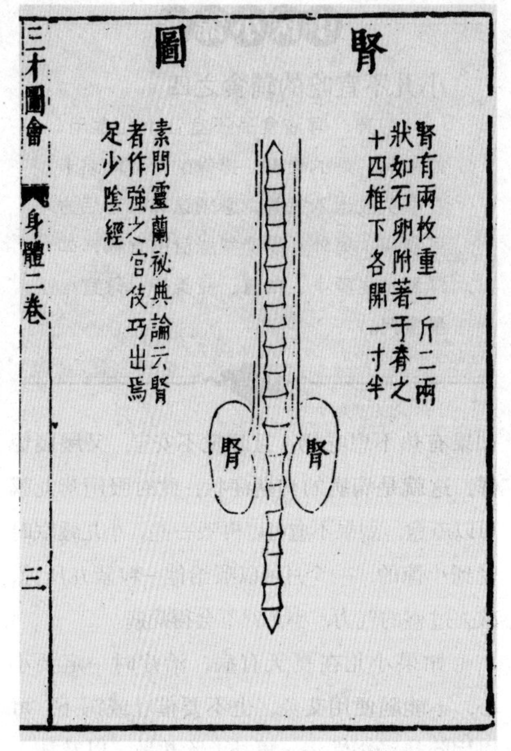

肾图

《难经》中说，肾有两枚，状如石卵。附着于脊之十四椎下，各离开一寸半。《素问·灵兰秘典论》喻之为作强之官，伎巧出于此。

当喂他奶汁，严重的十多天、轻的五六天就可以痊愈，痊愈后喂食还和平时相同。如果小儿任何食物都不肯吃，只是想吃奶，这就是有癖病。严重的，要立即泻下，不能不泻，不泻就会导致寒热，或者呕吐而引发为痫病，或者还会导致下痢，这些都是严重的病，都是不早点泻下而导致的，后来就很难救治了。只有在病轻时治疗，小儿才没有受到损害，而病就可以迅速痊愈。

小儿如果大便发黄发臭，是因为腹中有伏热，应该稍稍服用些龙胆汤；如果大便发白而且酸臭的，这是腹中的宿寒没有消解的原因，应当服用紫丸。病轻的可少喂一些，让寒气在腹内消解，病重的就要稍微增加药量，让小儿稍稍下泻。无论内消还是泻下，都需要再次调节乳食几天，让胃气变得平和。如果不调节乳食，病就容易复发，再泻下就会损伤胃气，导致腹中胀满。泻两三次尚还可以，超过了两三次就有伤害身体。

如果小儿有癖病，而且其脉象大，肯定会发展为痫病，这是食痫，泻下就能痊愈，应当时常审察掌中脉象和三指脉象，不要让痫病的脉象出现。如果不及时泻下，等到痫病发作以后，就很难治疗了。而早点泻下了，这种病的脉象最终都不会生成。这种脉象在掌中还可以早加治疗，一旦脉象出现在指上，病势就已经加重了。

小儿腹中有病发生的，身体就会发寒发热，发寒发热又会扰乱血脉，血脉被扰动了则会心不定，心不定就容易受惊，一旦受惊痫病就会很快发作。

候痫法

痫病，是小儿的恶病，有得了痫病却不及时求医而导致夭折的。然而气息发于体内，凡事必定先有征兆，因此应该经常观察小儿的精神，捕捉痫病的征兆。

手白肉鱼际脉黑的，是痫病的症候；鱼际脉呈赤色的，是受热的症状。而脉象青大的，是受寒了；脉象青细的，为平脉。

口鼻干燥，大小便不畅，是痫病的症候。

眼睛看不清东西，还不时往上翻，是痫病的症候。

耳后完骨上青色脉络旺盛，睡卧不安静，是痫病的症候。应该用针刺青脉，让血流出来。

小儿头发上逆，啼哭面暗，脸色不改变，这是痫病的症候。

鼻口发青，不时小惊，这是痫病的症候。

眼睛紧闭且发青，不时小惊，这是痫病的症候。

身体发热，头部常出汗，这是痫病的症候。

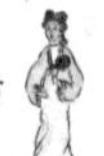

身体发热，呕吐气喘，这是痫病的症候。

身体发热，眼睛不时直视，这是痫病的症候。

睡时猛然发惊，手足振摇，这是痫病的症候。

睡梦中发笑，手足摇动，这是痫病的症候。

意气频发，停止就随性发怒，这是痫病的症候。

咽乳不畅，这是痫病的症候。

眼睛瞳孔猛然放大，并比平常黑，这是痫病的症候。

爱打呵欠，眼睛往上翻，这是痫病的症候。

身体发热，小便困难，这是痫病的症候。

身体发热，眼睛看不清东西，这是痫病的症候。

上吐下泻，经常会突然疼痛，这是痫病的症候。

伸舌摇头，这是痫病的症候。

以上各种症候共二十条，都是痫病初发时的症状。见到这种症状，应该掐小儿阳脉中那些用来艾灸的地方，掐时一定要用力，让小儿突然啼哭。也要掐小儿脚上的绝脉，同时还应依照药方喂些汤药。痫病严重的症候有八条，即眼睛直视瞳孔转动，腹中胀满且伴有"咕噜"的响声，泻血，身体发热，嘴巴紧闭不能吃奶，身体僵直如反弓，脊背挺直，出汗发热，昏睡不醒，手足抽搐，容易惊悸。如果小儿有这些症候，已经不是掐穴位和汤药能救治的了，应当立时艾灸。

如果病人刚刚发病，便去求医，医生还可以诊断病候，根据病情，按一定次序、方法来治疗，好让疾病按一定的节度和先后次序祛除。如果病人已经接受过没有次序的杂治，但病情还没有控制住，而疾病本来的症候已经发生了变异，医生便不能明了先前症候的虚实，只能依照后来的症候进行救治，这样病就不能痊愈了。此时治病的关键在于精心察看询问，根据前面的医生所开的药方，探索先前疾病的踪迹来治疗，就不会与先前的治疗相悖逆。前面的医生所开的药，本来需要数剂才能痊愈，然而病人服了一两剂没见成效，家人就说不灵验，以后便转向别的医生求治了。医生如果不探寻之前治疗寒温的次序，而是改变了这个次序，不顺着以前医生施治的次序继续进行治疗，就会有危害。或者前面医生已经采取泻的方法，后面就需要平和的治疗来续接，疾病很快就能痊愈。或者以前没有泻下，或者病没有祛除，或者前面治疗寒温失度，后面的医生都应当仔细调治，因为治疗前人施治失败的病，必须先经过尽力调治，病情才能减轻；如果不按次序不仔细察问，一定会导致更严重的后果。

龙胆汤 【清热止痉方】

治疗婴儿初生，血脉盛实，寒热温壮，四肢惊掣，发热及大呕吐，如果已能进食，但食物不消化；壮热及变蒸不消；受客人邪气所影响的；以及各种惊痫，此药方都能治疗。十岁以下小儿都可以服用，小儿龙胆汤是首选。小儿龙胆汤是新出生婴儿的药方，如果年龄稍大，可以把其作为次要的选择。如果确定被吓到或中了邪气的，可加入人参、当归，与龙胆一样多的量；一百天的小儿加

中医小锦囊

小儿不宜吃的辅食之五

卫生不过硬的自制食品，如糖葫芦、棉花糖、花生糖、爆米花等，很可能因制作不卫生，食后造成消化道感染，也可能因为内含过量铅等物质，对小儿健康造成危害。

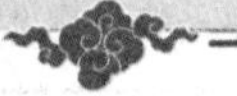

祛风定痫法

大黄汤 主治小儿风痫积聚，腹部拘急疼痛，挛缩不伸等，也可用于治疗其他痫症。

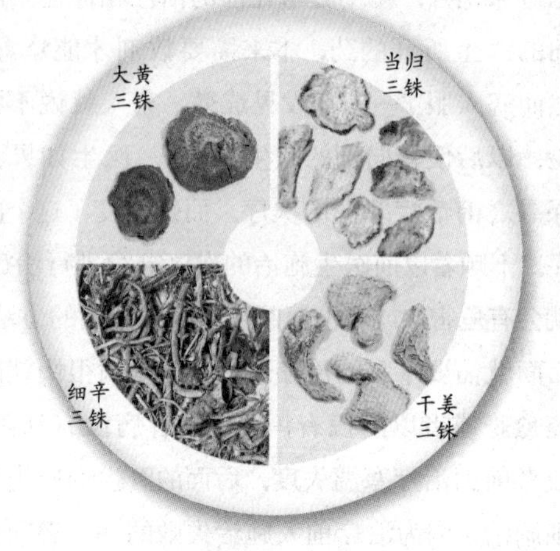

注：另有人参、甘皮各三铢。

以上六味药分别切碎，用一升水煎煮，取汁四合，分为三服。

服大黄汤后疗效

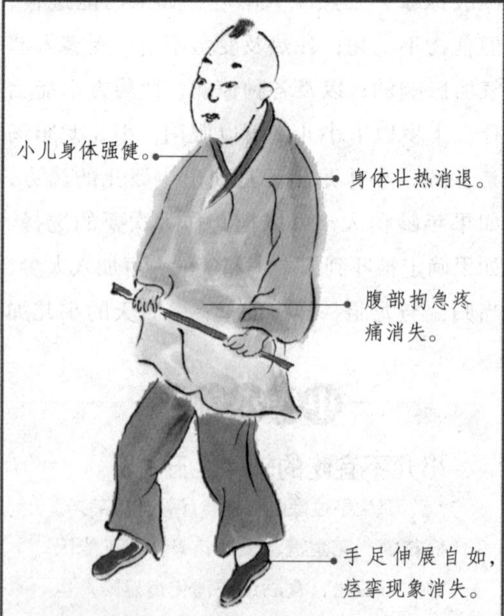
小儿身体强健。
身体壮热消退。
腹部拘急疼痛消失。
手足伸展自如，痉挛现象消失。

性别：男女均可
年龄：0~5岁
效果：小儿风痫及其他痫症消除。

三铢，两百天小儿加六铢，一岁儿加半两，其他的药以此为标准。

龙胆、钓藤皮、柴胡、黄芩、桔梗、芍药、茯苓、甘草各六铢，蜣螂二枚，大黄一两。

以上十味药切碎，用一升水煎煮，取汁五合，根据患儿年龄大小酌量服用。小儿初生一天到七天，取用一合，分三次服；小儿初生八天到十五天，取用一合半，分三次服；小儿初生十六天到二十天，取用二合，分三次服；小儿初生二十天到三十天，取用三合，分三次服；小儿初生三十天到四十天，取用五合，分三次服；泻下就要停药，不必再服用。

大黄汤 【祛风定痫法】

主治小儿风痫积聚，腹部拘急疼痛，挛缩不伸等，也可用于治疗其他痫症。

大黄、人参、细辛、干姜、当归、甘皮各三铢。

以上六味药切碎，用一升水煎煮，取汁四合，每天三次。

五物甘草生摩膏【外用疏风方】

主治小儿因体弱伤风而导致的身体壮热，或中风邪导致的手足惊掣等。无病者每天早上使用，也可避风寒。

甘草、防风各一两，白术二十铢，雷丸二两半，桔梗二十铢。

将以上五味药分别切碎，先取没见水的猪脂一斤煎熬为膏，将药放入其中，再放微火上煎，煎至稠厚如膏，去渣备用，每次取弹丸大小的一枚，炙后用手给小儿抹几百遍，按摩小儿囟门及手足心百十遍。

灸法

新生的小儿没有疾病时，千万不要用针灸

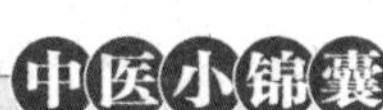

何谓癫痫

癫痫在中医学中，称为“痫症”。早在公元前4世纪扁鹊的《难经》中就有记载：“狂癫之病，何以别之……癫疾始发，意不乐，僵仆直视。”癫痫俗称羊羔风，是由于脑细胞过度放电所引起的反复发作，突然而短暂的脑功能失调，其症状为突然昏倒，神志不清，口吐涎沫，双目上视，四肢抽搐，或口中啼叫有声，移动时苏醒，醒后行为举止基本与常人无异。

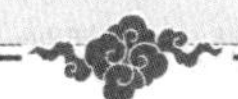

来预防。如果用针灸预防，小儿肯定会疼痛，这样会惊动小儿的五脉，因而容易生成痫病。黄河、洛水流域及关中地区，土地较寒冷，小儿容易得痉病。于是小儿刚生下来三天时，大多事先用针灸来预防痉病，还灸双颊来预防口噤病。患有口噤的幼儿，表现为舌下脉急，牙床筋急。土地寒冷的地区，应该刺破小儿舌下部位去血，并灸面颊来预防口噤。吴地和蜀地，土地较温暖，没有这种疾病。古方虽然已经流传下来，但如今的人不了解南北地理气候的不同，而按照药方生搬硬套，因此很多会伤害到小儿。所以农村的孩子，顺其自然生长，反而没有什么灾难。

小儿突然像受惊了似的大声啼哭，且睡眠中四肢乱动不安，在变蒸还没有消除时，千万不能用针灸或掐穴位，那样会惊动小儿的百脉，仍然会因受惊而生成痫病，只有阴痫、口噤、痉病可以用针灸或掐抓。

在灸治痫病的时候，应当先让小儿泻下使其内虚，然后乘虚灸治。如果没有泻下，体中有实就进行针灸，实气逼迫而前后不通，可能会导致丧命。

痫病在早晨发作的，病在足少阳；在晨朝发作的，病在足厥阴；在日中发作的，病在足太阳；在黄昏发作的，病在足太阴；在夜深定时发作的，病在足阳明经；夜半时发作的，病在足少阴。以上是痫病发作时病所处的位置，治疗时应当根据病发的早晚，灸相应的位置。

痫病有五脏之痫和六畜之痫，病可能在四肢，也可能在腹内，应当仔细分辨它们的症候，根据病所处的位置进行灸治。找对位置后，即使略略灸上几次也会痊愈；如果没找对位置，反而会更厉害。

患肝痫病的症状为，面色发青，眼睛反视，手脚摇动，这种情况应当在足少阳和厥阴各灸三壮。

患心痫病的症状为，面色赤红，心下有热，气息短微，这种情况应当灸几次巨阙穴，巨阙穴在心下第二肋端下陷处，还要灸手心主以及手少阴各三壮。

患脾痫病的症状为，面黄腹大，容易下痢，这种情况应当灸胃管即中脘穴三壮，并在胃管两旁各灸二壮，足阳明和足太阴各二壮。

患肺痫病的症状为，面目发白，口中吐沫，这种情况应当灸肺俞三壮，又灸手阳明及手太阴各二壮。

患肾痫病的症状为，面目发黑，眼睛直视，身体像死尸一样僵直不动，这种情况应当灸心下二寸二分处三壮，又灸肘中动脉各二壮，再灸足太阳及少阴各二壮。

患膈痫病的症状为，眼睛上翻，四肢不动，这种情况应当灸风府，又灸顶、上人中和唇下的承浆，有多少岁灸多少壮。

患肠痫病的症状为，不动摇，灸两承山，

又灸足心以及两手劳宫穴，又灸两耳后完骨，有多少岁灸多少壮，再灸脐中五十壮。

以上是五脏痫病的症状。

患马痫病的症状为，张口摇头，像马一样鸣叫，身体僵直如同角弓反张，这种情况应当灸颈部风府以及脐中二壮；病如果在腹中，将马蹄烧后研制成末，服用效果比较好。

患牛痫病的症状为，眼睛直视，腹胀，这种情况应当灸鸡尾骨以及大椎各二壮，将牛蹄烧后研成末，服下效果很好。

患羊痫病的症状为，经常扬目吐舌，应当灸大椎三壮。

患猪痫病的症状为，爱吐沫，应当灸完骨两边各一寸处七壮。

患犬痫病的症状为，手抽搐痉挛，应当灸两手心一壮，以及足太阳一壮，肋户一壮。

患鸡痫病的症状为，不停摇头，身体反张，爱惊掣自己摇动，应当灸足诸阳各三壮。

以上是六畜痫病的症候。

如果男孩突然患上痫病，应当灸两乳头；女孩则应该灸乳下二分的地方。

中医小锦囊

小儿针灸注意事项

给小儿扎针时，要使用小针、短针，以解除小儿的恐惧心理。在进针时，应扎得浅，以免损伤皮肤及肌肉。对于留针的小儿，应根据不同的疾病和病程，尽量减少留针时间。选穴时，可根据不同疾病和病情进行精选，以最少的穴位达到最好效果。针刺的手法也有讲究，应快速进针，可减少进针时的痛苦，并作小幅提插捻转，待达到扎针效果后，马上出针。

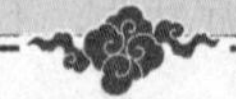

治疗小儿猝发痫病，身体僵直如死人，以及腹中雷鸣，可以灸太仓和脐中以及上下两边各一寸处，共六处；还要灸正对腹部的背部位置，找这个位置，可以将绳子绕在脖子上向下量一直到脐中为止，再将绳子转到背部，并顺着脊椎下行，绳子的尽头即是所要找位置，灸这个位置两旁各一寸的地方五壮。如果小儿面色发白，啼哭时脸色不变，就灸足阳明、足太阴。如果眼睛上翻，眼珠转动，应当灸顶门；取位的方法是：横向测量嘴的宽度，起止为两嘴角；再横向测量鼻下宽度，以鼻的两边为起止，然后折取一半，将这两个长度相加，从额上发际开始向上量出相同的长度，就找出应灸的位置了，正在囟门上未合的骨中，随手而动的便是，这是最为关键的地方。接着灸额上入发际后二分左右并与鼻尖正对的地方；再灸它的两旁，位置在入发际二分左右正对瞳孔的地方；接下来灸顶上旋毛中部；再接着灸客主人穴，眉后动脉处即是；再灸两耳门，即是张开口时骨缝张开并下陷的地方；再灸两耳，将耳朵卷起其最顶端处就是。还有一种方法是取耳朵上横三指处，小儿用他自己的手指来取位；再灸两耳后完骨上的青脉，也可用针刺让它出血；再灸玉枕穴，颈后高骨即是；再灸两风池穴，在耳后两大筋外发际内陷的地方；再灸风府穴，正在颈后发际中央，也可以与风池穴相比，三者高低平齐处；再灸头两角，两角就是头顶旋毛两边的起骨。

以上头部位置共十九处，小儿初生十日可灸三壮，三十日可灸五壮，五十日可灸七壮。病重的通灸一遍，轻的只灸顶门、风池和玉枕三穴。将艾制熟，炷头弄平整以后才与皮肉接触，火势便能到达病灶所处的地方。如果艾是生的，炷不平整就不能很好地接触到皮肉，白白地灸许多炷，也不会有什么效果。

如果腹满气短进而发鸣，应该灸肺募穴，

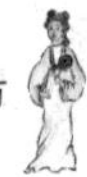

中医小锦囊

小儿针灸异常情况的紧急处理

小儿针灸时有时会出现晕针、滞针、弯针、断针、血肿等异常情况，应及时进行有效处理。晕针时应立即停止针刺，将针全部起出，使患儿平卧，注意保暖。轻者仰卧片刻，饮些温开水或糖水后，即可恢复正常；重者在上述处理基础上，可刺人中、内关、足三里等穴。滞针时一般出现在精神紧张，行针手法不当和留针时间过长时，为了避免滞针，对精神紧张的患儿，要先做好思想工作。出现弯针时，不能强行拔针，应顺着弯曲方向将针慢慢起出，防止断针。断针发生后应嘱患儿保持原有体位，以防断针向肌肉深层陷入，根据断针的位置深浅，可用手指、镊子、手术等方法将针起出。血肿指针刺部位出现的皮下出血而引起的肿痛，若局部肿胀疼痛较剧，青紫面积大，可先做冷敷止血后，再做热敷或在局部轻轻按揉，以促使局部瘀血消散吸收。

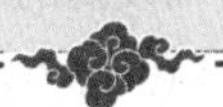

在两乳上第二肋间下陷的地方，可以用悬线来定位，与瞳孔正对的地方就是了；再灸膻中穴；再灸胸膛；再灸脐中；再灸薜息，薜息在两乳下方，第一肋骨间下陷处便是；再灸巨阙穴，大人的离鸠尾下行一寸，小儿从脐中至鸠尾六等份处，即鸠尾下一寸处。并灸其两旁；再灸胃管；再灸金门，金门在肛门前阴囊后，正中央便是，也即是从阴囊下到肛门前，中分处便是。以上是腹部十二处，胸膛、巨阙以及胃管，十日小儿可灸三壮，一月以上可灸五壮，阴下缝中可灸三壮，或者有多少岁灸多少壮。

如果脊背僵直，角弓反张，灸大椎，以及灸各脏俞，还有督脊正中。取大椎到骶骨一半的长度，再从大椎开始下测，尺子尽头便是督脊。以上是背部十二处，十日小儿可灸三壮，一月以上可灸五壮。

如果手足掣疯受惊的，灸尺泽，依次再灸阳明、少商、劳宫、手心主、合谷、三间、少阳。以上是手部十六处，关键部位是阳明、少商、心主、尺泽、合谷、少阳，壮数与前面相同。再灸伏兔，然后依次灸足三里、腓肠、鹿溪、足阳明、少阳、然合。以上是足部十四处，都是可以灸的重要穴位，壮数与前面的相同。手足阳明，指人的四指或四趾，凡是小儿惊痫都应灸，如果风病剧烈发作，手足掣疯的，灸遍手足十指（趾）尖，再灸本节指或趾与掌交接处的骨节后面部位。

客忤第四

小儿之所以会患上客忤病，是因为受到外人气息的冲撞、扰乱，又称为中人，这就是客忤。不管是家人还是别房异户，不管是乳母还是父母，从外面回来，衣服经粗恶污浊之气的侵染，或者染上了牛马牲畜的气息，都可能导致小儿客忤。孩子表现出喘息不定，乳气未定的，都是客忤。在母亲喝醉或者房事过后喘息时给小儿喂奶最为严重，甚至能危及小儿的性命，不能不多加小心。

在乘马行走后，人身上会粘附马汗的气味，在没有经过洗浴和换衣，就走到小儿旁边，会导致小儿中马客忤。小儿突然看到有马跑来，以及听到马的嘶鸣声，还有闻到衣物带有马的气味，都会让他得马客忤，一定要小心看护，特别注意一岁的小儿。

小儿的衣服中不能有头发，鞋中也同样如此。白衣青带或青衣白带，都可能让小儿

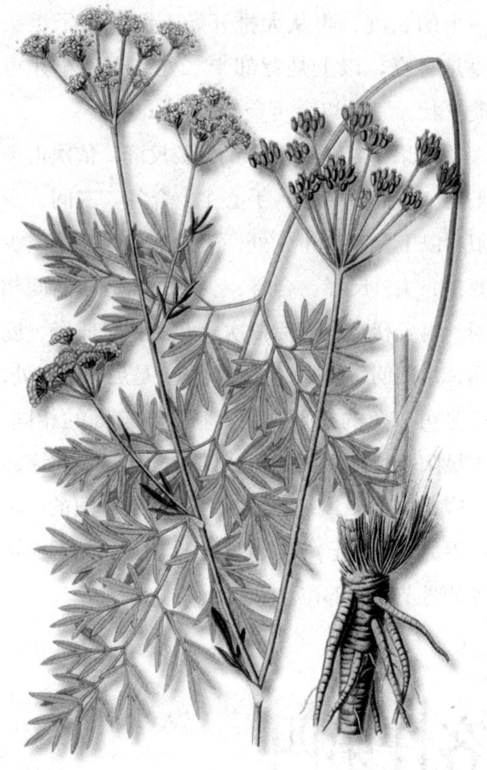

前胡

其根味苦，微寒，无毒。主治痰满胸闷，心腹结气，治伤寒寒热及热实，能开胃下食，清肺化痰，明目益精。

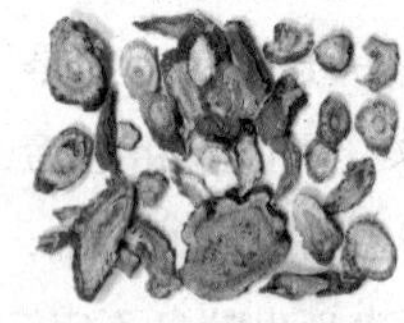

根〔主治〕破郁结，开胃下食，通五脏，主霍乱转筋，骨节烦闷，反胃呕逆，气喘咳嗽，安胎，小儿一切痫气。

中忤。

凡是不经常见面的人，以及从外面带回来的不常见的东西，也能惊动小儿使他患病。防范的方法是，如果有外人或异物进入室内，要立即抱走小儿，回避起来，不要让他看见，如果不能避开，就烧牛屎，让屋子前面常有烟气萦绕，就会好转了。

中了客忤的小儿，以后无时无刻都会有这种病。而秋初几乎所有的小儿都患病，难道是所有的小儿都中客邪了吗？小儿之所以春冬少病，秋夏多病，是因为秋夏两季中，小儿阳气在外，血脉嫩弱，而秋初和夏末，早晚经常会很冷，小儿由于嫩弱，在外面就容易受到冷气的伤害而损折阳气，阳气郁结就会发壮热，胃受冷就会下痢，所以夏末秋初，小儿容易患壮热下痢的疾病，其实未必都是受了客忤或鬼邪。治疗小儿夏秋容易得病的方法是在夏末秋初时常注意观察天气的冷暖，有暴寒暴冷的天气时，小儿容易患壮热及下痢，此时千万不能先行泻下，应该先杀毒，然后才泻下。

《玄中记》中讲道：天下有一种雌鸟，名叫姑获，也叫天帝女、隐飞鸟、夜行游女、钓星鬼，这种鸟喜欢在阴雨的夜晚边飞边叫，那种在村子里徘徊，一唤就来了的就是它。姑获全是雌性没有雄鸟，所以不生产，据说是由阴气毒化而生成的，它们喜欢把羽毛抖落在人家院子里。如果将羽毛放在小儿的衣服中，就会诱引小儿痫病发作，一旦发作必死无疑，小儿死后就会化作姑获的后代。所以小儿从生下来到十岁期间，衣服和被子都不要露在外面，七八两个月时尤其要禁忌。

凡是中了客忤而发病的小儿，都上吐下泻青、黄、白色的东西，其中水和吃的饭分开吐出，大便不实，肚子疼得弯着腰，面色也变了，症状和痫病很像，只是眼睛不上翻，脉象很急，这就是患了客忤。应该给小儿喂些龙胆汤泻下，再加入与龙胆相同分量的人参、当归。

如果小儿中了客忤，应该立即察看他口中悬痈的左右，要是有青黑色肿脉，其核如麻豆大小，或者呈赤、白、青色的话，应当用针迅速刺破把肿脉除去，也可以掐破它，并且用丝绵缠住钗头拭去污血。

小儿得了客忤，发病的症状是：上吐下痢青、红、白色的汁，肚子疼痛，辗转反侧都不能睡踏实，气喘不定，好像痫病的症状，只是眼睛不上翻，睡眠少，脸色变化不定，脉象弦急。如果不及时救治，时间长了将会很难治疗。

治疗的药方，是用香豉数合，加水拌湿，捣熟，制成鸡蛋大小的丸子，在小儿顶门以及手足心滚摩，各摩完五六遍后，再摩小儿心和肚脐，上下辗转滚摩，一顿饭工夫，破开查看，里面应当有细毛，立即把丸子甩在路中，疼痛于是便停止了。

治小儿寒热以及赤气中人，用一物猪蹄散。

将猪后脚悬蹄烧成粉末，捣后过筛，用乳汁送服一撮，即见效。

小儿中马客忤而呕吐不止的，灸手心主、间使、大都、隐白、三阴交各三壮。

龙角丸【清热宁神方】

主治小儿惊悸、夜啼不安等。

龙角三铢，牡蛎九铢，黄芩半两，蚱蝉二枚，牛黄五枚，川大黄九铢。

中医小锦囊

何谓小儿客忤

小儿客忤指小儿由于神气未定，突然见到生人、听见异声、看见异物，受到惊吓而引起的啼哭不安，严重的面色变异，同时咳喘气逆，影响脾胃，以致营卫失调，引起吐泻、腹痛，惊叫不停。

治疗小儿客忤的偏方

取鸡蛋 1 个，煮熟后剥去壳，横切一半去蛋黄，即成凹形蛋白备用。用银戒指 1 枚套在脐眼，将人发适量填在脐中，再拿备用的蛋白盖在上面，固定 3 ~ 5 小时即可，每晚睡前敷药 1 次，连敷 3 ~ 5 次。

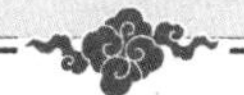

将以上六味药研为细末，用蜜调和，制成麻子大小的丸，褥中婴儿每次服两丸，根据孩子大小酌情增减。

川芎散【宁心安神方】

主治小儿夜啼不安。

川芎、白术、防己各半两。

将以上三味药切捣并过筛取末，用乳汁调服，服时母亲的手掩在小儿脐上，并抚摸小儿头部及脊背，很灵验。二十天的小儿还不能服细末，应用乳汁调和好，喂服如麻子大小的一丸，稍大能服药的小儿，斟酌服用。

前胡丸

主治小儿夜啼不安。

取一些前胡，数量不限，捣成细末，用蜜调和制成大豆般大小的药丸。每次给小儿服一丸，一日三次，以后慢慢加至五、六、九次，以痊愈为标准。

伤寒第五

由于小儿从来没有经历过霜雪，也就不会生伤寒病。大人脱、解衣服过久，会伤风寒，这是不用说的。然而自然运行若不按节气规律，人就会受到伤害。在病疫流行的年月，小儿有一生下来便患有斑的。按照流行疾病的节度医治，小儿患病与大人的治法相同，只不过用药的分量稍有不同，药性稍冷罢了。

麦门冬汤【清热止血方】

治疗未满百日的小儿因伤寒而鼻中流血，身体发热，呕逆。

麦门冬十八铢，石膏、寒水石、甘草各半两，桂心八铢。

清热消积方

大黄汤 主治小儿肉中长期有宿热而导致的瘦瘠虚弱、身体发热没有定时。

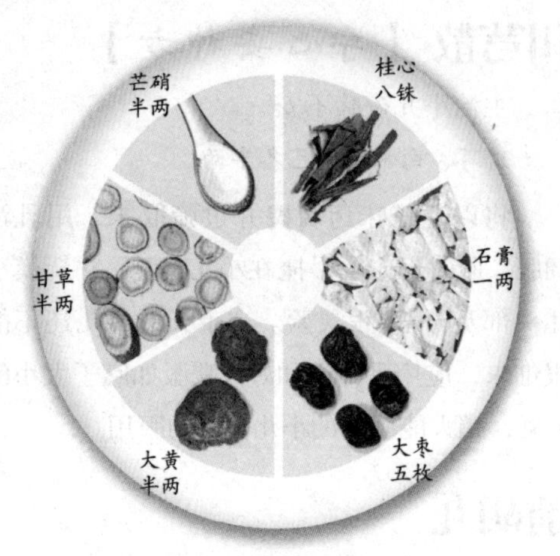

将以上六味药分别切碎，用三升水煎煮，取汁一升，每次服用二合。

服大黄汤后疗效

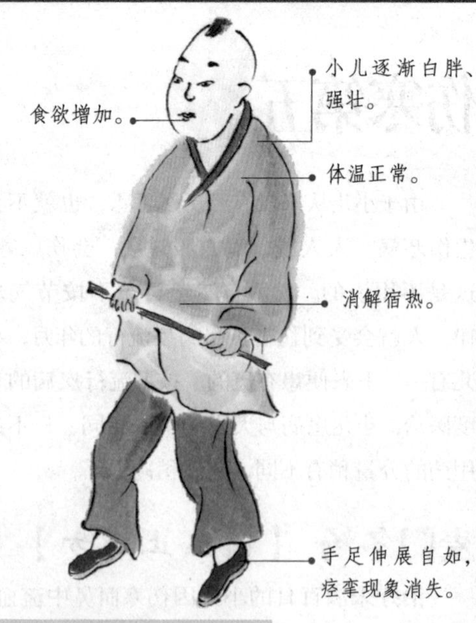
小儿逐渐白胖、强壮。
食欲增加。
体温正常。
消解宿热。
手足伸展自如，痉挛现象消失。

性别：男女均可
年龄：0～5岁
效果：宿热消除，身体强健。

将以上五味药分别切碎，用二升半水煎煮，取汁一升，每次服一合，每天三次。主治小儿未满百日伤于寒邪而致的鼻衄身热、呕吐气逆等。

芍药四物解肌汤【解肌和营方】

主治小儿伤寒。

芍药、黄芩、升麻、葛根各半两。

将以上四味药分别切碎，用三升水煎煮，取汁九合，去渣，一岁以上的小儿分三次服用。

麻黄汤【疏风清热方】

主治小儿伤寒，发热咳嗽、头脸发热等。

麻黄、生姜、黄芩各一两，甘草、石膏、芍药各半两，杏仁十枚，桂心半两。

将以上八味药分别切碎，用四升水煎煮，取汁一升半，分两次服，如果孩子太小可酌情减少。

治疗小儿伤寒的药方：

葛根汁【疏风清热方】

主治小儿伤寒。

葛根汁、淡竹沥各六合。

将以上两味药相混合，二三岁的小儿分三次服，百天的小儿斟酌服用。不宜生用，最好煎服。

莽草汤【外用除热方】

主治小儿伤寒。

莽草半斤，牡蛎四两，雷丸三十枚，蛇床子一升，大黄一两。

将以上五味药分别切碎，用三斗水煎煮，取汁一斗半，冷热适中后为小儿洗浴，洗时避开小儿眼睛及阴部。

调中汤【清热止痢方】

治疗小儿春秋两季早晚中暴冷，冷气侵入其四肢，热不得泄而导致壮热，冷气入胃导致下赤白痢，小腹胀痛，脉象洪大，或脉象急数的病症。服后热就能消解，泻下后就能痊愈。如果只有壮热、呕吐、下泻的症状，也可以治。

葛根、黄芩、茯苓、桔梗、芍药、白术、藁本、大黄、甘草各六铢。

将以上九味药分别切碎，用二升水煎煮，取汁五合，依患儿年龄大小酌量服用。小儿出生一天到七天，取一合，分三次服；出生八天到十五天的，取一合半，分三次服；出生十六天到二十天的，取二合，分三次服；出生二十天到三十天的，取三合，分三次服；出生三十天到四十天的，取五合，分三次服，如果怕吃五合后仍不见效，可再斟酌加量。

生地黄汤【和中止痛方】

主治小儿时寒时热，啼呼腹痛。

生地黄、桂心各二两。

将以上两味药分别切碎，用三升水煎煮，取汁一升，根据患儿年龄大小酌量服用。

二物通汗散【外用除热方】

主治小儿发热无汗者。

雷丸四两，粉半斤。

将以两味药捣研过筛，酌量取用，用粉扑身。

二物茯苓粉散【外用止汗方】

茯苓、牡蛎各四两。

将以上两味药切捣并过筛，取粉八两捣制成药散，外敷，汗即自然停止。

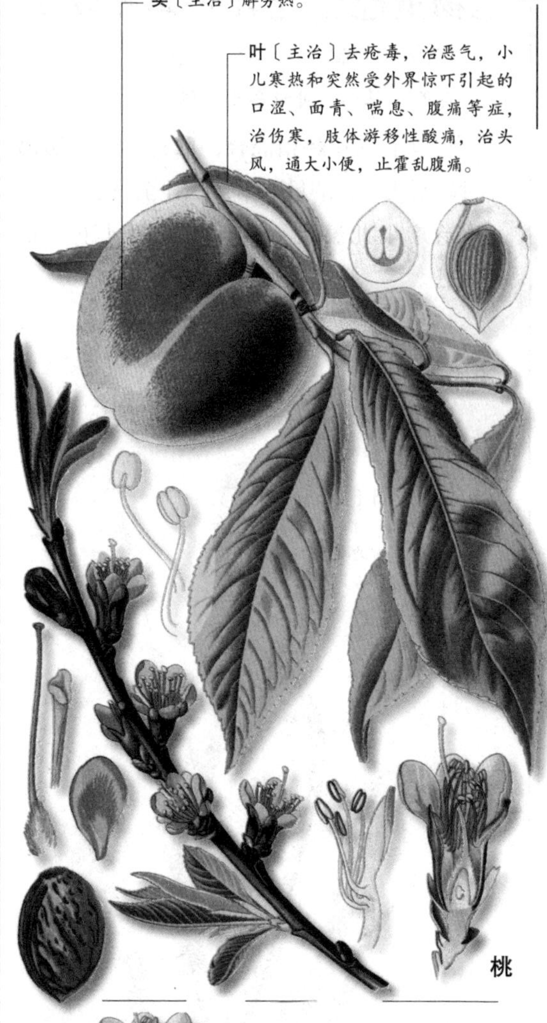
实〔主治〕解劳热。
叶〔主治〕去疮毒，治恶气，小儿寒热和突然受外界惊吓引起的口涩、面青、喘息、腹痛等症，治伤寒，肢体游移性酸痛，治头风，通大小便，止霍乱腹痛。
桃

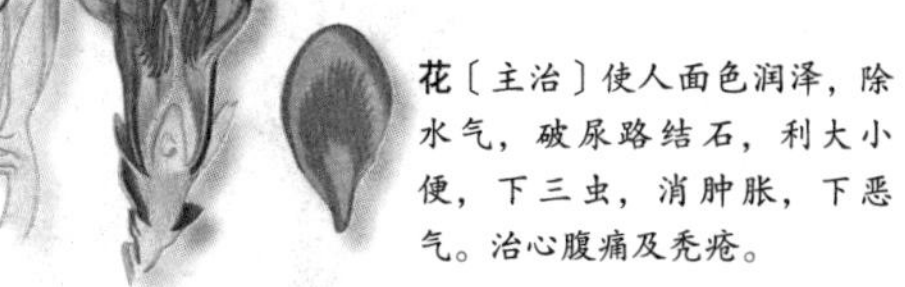

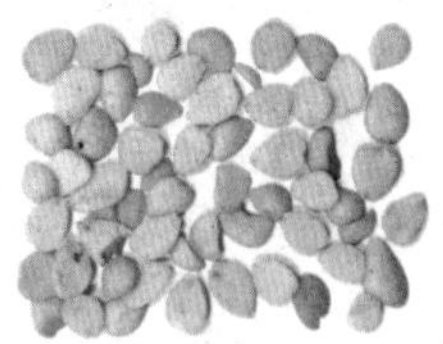
核仁〔主治〕主血滞，肢体游移性酸痛，肺痨病，肝疟寒热，产后血病。

桃

其叶味苦，平，无毒。主治使人面色润泽，除水气，破尿路结石，利大小便，下三虫，消肿胀，下恶气。治心腹痛及秃疮。

三物黄连粉【外用止汗方】

主治小儿盗汗。

黄连、牡蛎、贝母各十八铢。

将以上三味药相混合，取粉一升，切捣并过筛制成粉，酌量取用，外扑全身。

治疗小儿温疟，可针灸其两乳下一指处三壮。

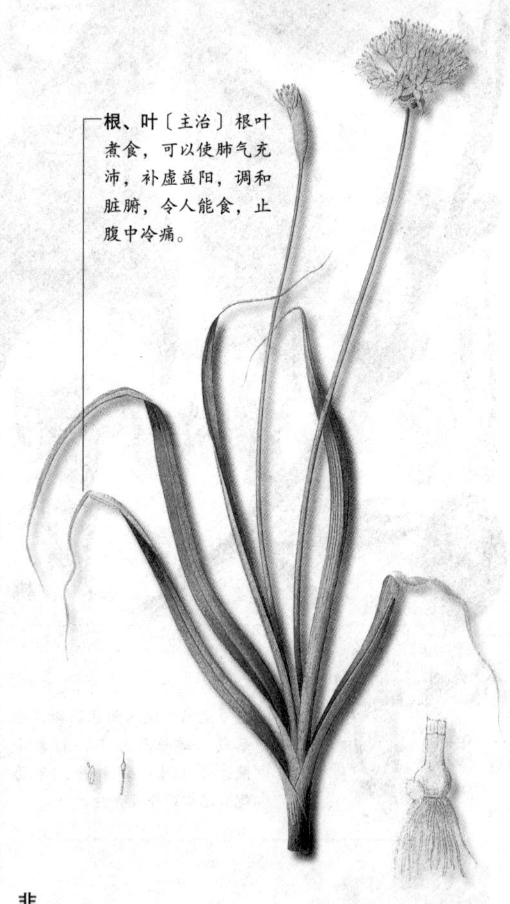

根、叶〔主治〕根叶煮食，可以使肺气充沛，补虚益阳，调和脏腑，令人能食，止腹中冷痛。

韭

味辛、酸涩，温，无毒。主治安抚五脏六腑，除胃中烦热，长期食用对人有益。和鲫鱼一同煮食，可治急性痢疾。

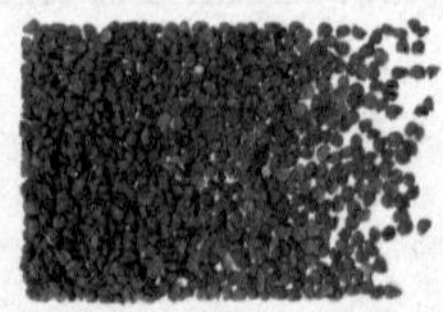

韭菜籽〔主治〕梦中遗精，便血。可暖和腰膝，治小便频繁、遗尿，可治妇女白带量过多。

咳嗽第六

小孩子出生二百天左右时，头部、身上长出很多小疮，经过治疗后稍微愈合，但是不久又再次复发。孩子满五个月时忽然稍微有点咳嗽，用比较温和的药物进行治疗后，却变成了痫病。一天发作二十余次，四肢挛缩，背脊弯曲抽搐，眼睛翻白，一会儿就没有了呼吸，过了很久才会苏醒。用通常治疗痫病的药，让他服用后尽快呕吐泻下，连日不间断，然后让他单喝竹沥汤，慢慢喝，一天一夜共服一升左右。这样，发病的时间间隔就会延长，病情开始趋缓，第二天服用下面的竹沥汤，让他吐下，发病的时间间隔就会更加延长。在这段时间当中等他不吐时，再慢慢让他饮一些竹沥汤。

竹沥汤【清肺止咳方】

主治小儿咳嗽。

竹沥五合，黄芩三十铢，木防己、羚羊角各六铢，大黄二两，茵芋三铢，麻黄、白薇、桑寄生、萆薢、甘草各半两，白术六铢。

将以上各药切碎，用二升半水煎煮，煎到药汁减半，放入竹沥再煎，取汁一升，每次服二合，两服间隔约一顿饭的工夫。

八味生姜煎【宣肺止咳方】

主治小儿咳嗽。

生姜七两，干姜四两，桂心二两，甘草三两，杏仁一升，款冬花、紫菀各三两，蜜一升。

将以上药相混合研为细末，放在微火上煎熬成饴糖状，去渣，根据小儿的年龄大小，让他含化咽下，一百天内的小儿每次吞咽如枣核大小的一枚，每天四五次，很有效。

四物款冬丸【温肺止咳方】

主治小儿咳嗽，白天轻微，夜间严重，甚至咳嗽得气逆不能呼吸。

款冬花、紫菀各一两半，桂心半两，伏龙肝六铢。

将以上药制成细末，用蜜调和成泥状，每次取枣核大的一粒敷在母亲的乳头上，再让小儿吸乳，每天敷三次，让小儿慢慢吃下。

桂枝汤【温肺止咳方】

主治新生小儿忽然患顿咳，呕吐乳汁，暴咳，昼夜不停。

桂枝半两，甘草二两半，紫菀十八铢，麦门冬一两十八铢。

将以上四味药分别切碎，用二升水煎煮，取汁半升，用一小块丝绵浸入汤中，然后拿出来把药滴入孩子口中，一夜四五次，同时节制乳汁。

癖结胀满第七

治八岁以上的孩子热结多痰，饮食减少，可用下方：

芍药、栀子各二两，柴胡一两六铢，升麻、黄连、黄芩各二两半，竹叶（切）一升半，桔梗一两半，细辛十五铢，知母、大黄各二两。

将以上十一味药分别切细，用六升水煮取药汁一升八合，去渣，分成四次服。十岁的孩子分成三次服。

治十五岁以下的孩子热结多痰，饮食减少，用下方：

宣肺平喘方

麻黄汤 主治因恶风入肺而导致的小儿喘息气逆、呼吸出气不得安宁。

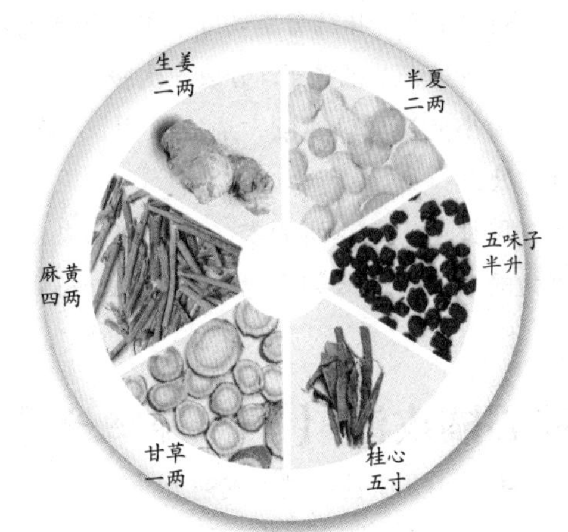

将以上六味药分别切碎，用五升水煎煮，取汁二升，一百天以内的孩子每次服用一合，其余的情况随孩子的年龄大小斟酌饮用，便会痊愈。

服麻黄汤后疗效

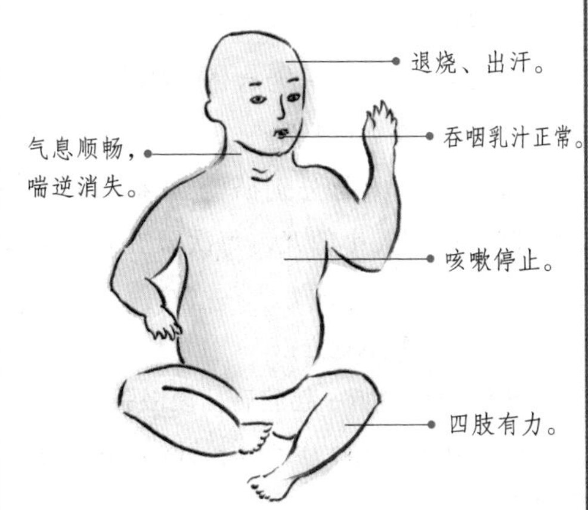

性别： 男女均可
年龄： 0~3岁
效果： 肺气平稳，喘逆消失，百日之内可痊愈。

大黄、柴胡、黄芩各三两，枳实一两十八铢，升麻、芍药、知母、栀子各二两半，生姜十八铢，杏仁二两，竹叶（切）一升半。

将以上十一味药分别切细，用六升半煮取二升，十至十五岁的孩子，分成三次服。

治小儿羸弱、瘦削，适宜常服，不妨喂乳的处方：

将甘草十五克研为末，用蜜和为丸。一岁大的小儿每次服如小豆大的十丸，每天三次，服完后再做。

桂心橘皮汤【和中降逆方】

主治小儿饮食不进、气逆上冲等。

桂心半两，橘皮三两，成择薤五两，黍米五合，人参半两。

将以上五味药分别切碎，用七升水煎煮，取汁三升，再下薤、米，等到米熟药就成了，慢慢喂小儿服下。

地黄丸【健脾和胃方】

能生养肌肉，治疗小儿胃气不和而导致的吃不下饭。

干地黄、大黄各一两六铢，茯苓十八铢，当归、柴胡、杏仁各半两。

将以上六味药分别研为细末，用蜜调和，制成麻子大小的丸，每次服五丸，每天三次。

治小儿腹胀的处方：

韭根汁和猪脂一起煎后，慢慢服下。

如果小儿有癖，可针灸其两乳下一寸各三壮。

藿香汤【和中止呕方】

主治小儿因伤于毒气而导致的吐泻腹胀、不能哺乳等。

藿香一两，生姜三两，青竹茹、甘草各半两。

将以上四味药分别切碎，用二升水煎煮，取汁八合，每服一合，每天三次。如果有热，可加升麻半两。

痈疽瘰疬第八

五香连翘汤【清热解毒方】

主治小儿风热毒肿，肿的地方颜色发白，或者其间有恶核瘰疬，附着在骨上的痈疽，

中医小锦囊

甘蔗的妙用

1. 治疗干呕不停：温服甘蔗汁 100 毫升，每天三次。加姜汁效果更好。

2. 治疗反胃吐食：用甘蔗汁 1400 毫升、生姜汁 200 毫升调匀，每天饮用。

3. 治疗发热口干、小便赤涩：将甘蔗去皮，嚼汁咽下。饮浆也可。

4. 治疗虚热咳嗽，口干涕唾：用甘蔗汁 300 毫升、青粱米 4 克，煮粥食用，每天两次。

梨的妙用

1. 把梨核掏空，放入川贝、冰糖、蜂蜜等煮食。

2. 连皮切块，放到碗里蒸，最好再放点冰糖，蒸好后可拌入蜂蜜，趁热吃。

3. 连皮切块，和木瓜、蜜枣、猪骨一起煮汤，有清肺热、开胃的作用。

4. 将银耳泡发后，和梨一起放到凉水中煮汤，根据口味不同可放入枸杞、枣等。

5. 将梨捣泥制成梨糕，加冰糖后食用，也能清热、止咳。

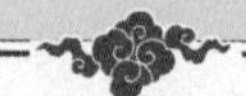

关节像散了架一样不能举动，白丹在身上到处发，白疹奇痒难以忍受。

青木香、熏陆香、鸡舌香、沉香、麻黄、黄芩各六铢，大黄二两，麝香三铢，连翘、海藻、射干、升麻、枳实各半两，竹沥三合。

将以上十四味药分别切碎，用四升水煎煮，煎到药汁减半，加入竹沥再煎，取汁一升二合，一百天到二百天的小儿，一次服三合；二百天到一岁的小儿，一次服五合。

漏芦汤【解毒消痈方】

主治小儿因热毒而导致的痈疽、丹毒、疮疖等。

漏芦、连翘、白蔹、芒硝、甘草各六铢，大黄一两，升麻、枳实、麻黄、黄芩各九铢。

将以上药物切碎，用一升半水煎煮，取汁五合，根据患儿年龄大小酌量服用。

连翘丸【清热散结方】

主治小儿结风气肿，症状为无故时寒时热，而身体状况仍同以前一样，身体颈项内结核以及心胁腹背里有结核却不疼痛。

连翘、桑白皮、白头翁、牡丹、防风、黄檗、桂心、香豉、独活、秦艽各一两，海藻半两。

将以上药物研为细末，用蜜调和，制成小豆大小的丸，根据患儿年龄大小酌量服用。

麻黄汤【清热消肿方】

主治小儿丹肿、风毒、风疹等。

麻黄一两半，独活、射干、甘草、桂心、青木香、石膏、黄芩各一两。

将以上药物切碎，用四升水煎煮，取汁一升，分四次服，每天两次。

外敷消疮方

藜芦膏 主治小儿头疮，或头疮长时间不愈。

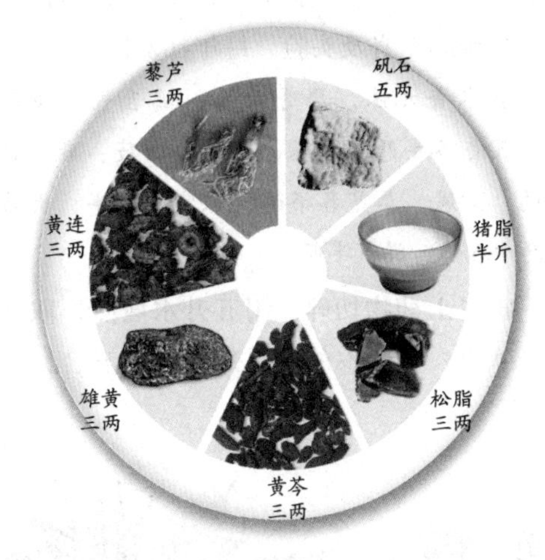
藜芦
三两
矾石
五两
猪脂
半斤
松脂
三两
黄芩
三两
雄黄
三两
黄连
三两

将以上药物研为细末，用猪脂煎到能调和成膏状，先用赤龙皮天麻汤洗净患处，然后取膏外敷。

用藜芦膏后疗效

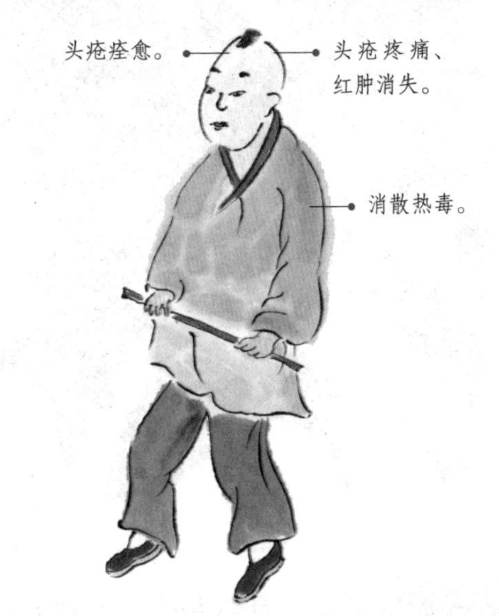
头疮痊愈。
头疮疼痛、
红肿消失。
消散热毒。

性别：男女均可
年龄：0~5岁
效果：头疮痊愈。

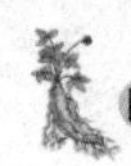

五香枳实汤【疏风消疮方】

主治小儿因感受风热之邪而导致的身发痞瘰，坚如麻豆，疮面瘙痒，挠后皮剥汁出，甚至蔓延到全身及头脸，每年都发作。

青木香九铢，麝香六铢，鸡舌香、熏陆香、沉香各半两，升麻、黄芩、白蔹、麻黄各一两，防风、秦艽各半两，枳实一两半，大黄一两十八铢，漏芦半两。

将以上药物切碎，用五升水煎煮，取汁一升八合，五六岁的小儿每次服四五合，根据患儿年龄大小酌情增减。

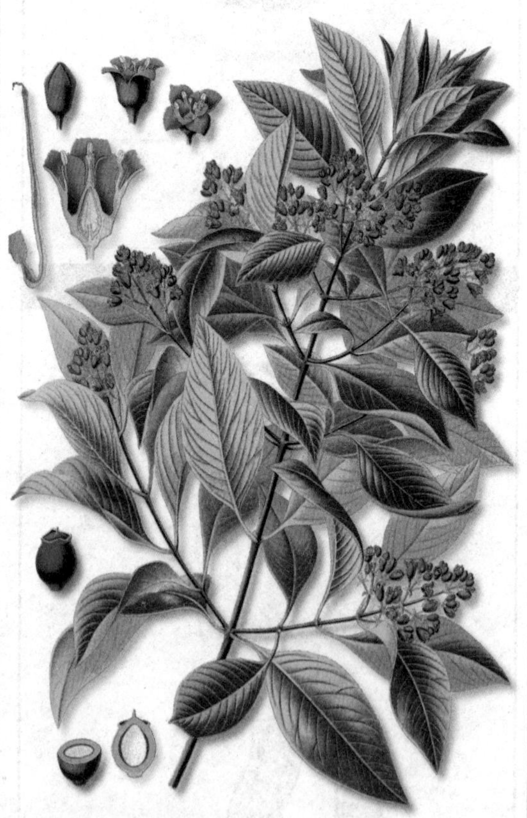

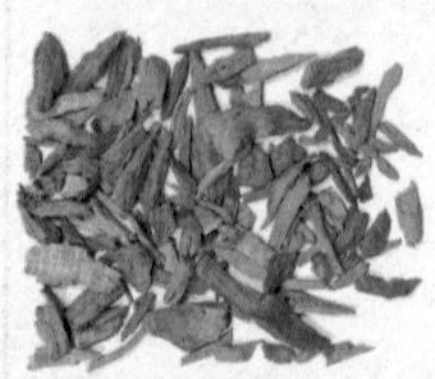

白檀〔主治〕主消风热肿毒。治中恶鬼气，杀虫。止心腹痛，霍乱肾气痛。可涂外肾及腰肾痛处。散冷气，引胃气上升，噎膈吐食。

苦参汤【外洗消疮方】

主治小儿身体生疮疡，且久治不愈。

苦参八两，地榆、黄连、王不留行、独活、艾叶各三两，竹叶二升。

将以上药物切碎，用三斗水煎煮，取汁一斗，外洗患处。

枳实丸【疏风消疮方】

枳实一两半，菊花、蛇床子、防风、白薇、浮萍、蒺藜子各一两，天雄、麻黄、漏芦各半两。

将以上药物研为细末，用蜜调和，制成大豆大小的丸，五岁的小儿每次服下十丸，可逐渐加量。主治小儿年幼热盛，体热当风，风热相搏而导致的风瘙疮，像疥一样痒痛，搔后会有汁流出，小儿遍身痞瘰如麻豆，年年发作，并且面目虚肿，手足干枯，毛发细黄，肌肤没有光泽，呼吸不通畅。如果患儿年龄稍大，可以做成散药服用。

泽兰汤【活血消肿方】

主治小儿丹肿及瘾疹入腹。

泽兰、川芎、附子、茵芋、藁本、莽草、细辛各十二铢。

将以上药物切碎，用三升水煎煮，取汁一升半，分四次服。

苦参洗汤【外洗消疮方】

主治小儿头疮。

苦参、黄芩、黄连、黄檗、甘草、大黄、川芎各一两，蒺藜子三合。

将以上各药切碎，用水六升煎煮，取汁三升，用布浸渍，洗疮面，每天数次。

治疗小儿头疮的处方：

胡粉一两，黄连二两。

将以上两味药研成末，洗疮去痂，擦拭干，将药敷在上面，很快就能痊愈。如果复发，如此法再敷。

治疗小儿头秃疮，不长头发，头皮奇痒的处方：

野葛（末）、猪脂、羊脂各一两。

将以上三味药合煎，令相融，等到温度适中时，敷在头皮上，不要超过三次。

治疗小儿头上不生头发的处方：

将鲫鱼烧成灰末，用酱汁调和，敷之。

治疗小儿瘘疮的处方：

取冢中石灰敷上厚厚一层，效果很好。

治疗小儿黄烂疮的处方：烧艾灰敷之。

治疗小儿湿癣的处方：

将枸杞根捣成末，和腊月猪膏调和，敷之。也可取桃青皮捣成末，用醋调和，每天敷两次。也可煎马尿洗之。

小儿杂病第九

治小儿脐中生疮的处方：

将桑汁涂在母乳上，让孩子吸乳。

治小儿脐风引起恶疮，多年不愈的处方：

干蛴螬虫研为末，将末粉放在脐处，不超过三四次就能痊愈。

治小儿脐不合的处方：

烧蜂房研为末，敷在脐上。

治小儿脐红肿的处方：

杏仁半两，猪颊车髓十八铢。

以上两味药，先将杏仁研成脂状，调和猪髓敷在脐中红肿的地方。

治小儿因鹅口疮不能吃乳的处方：

杀虫除䘌方

除热结肠丸

主治小儿䘌虫，有热，症见下痢呈黄、赤汁沫及如鱼脑杂血一样的东西，肛门中的疮腐烂。

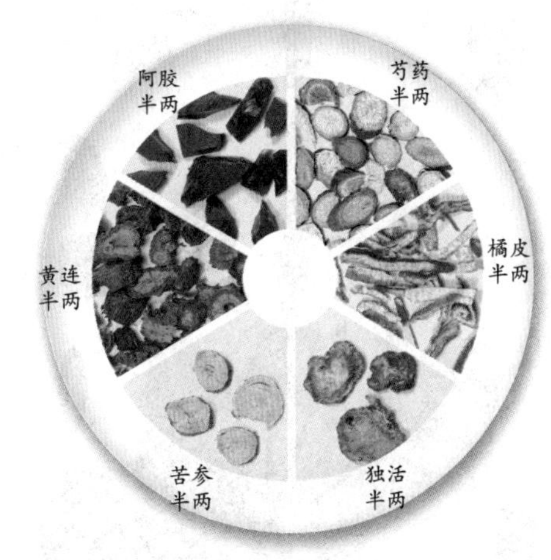

注：另有柏皮、鬼臼各半两。

将以上八味药研为细末，用蓝汁及蜜调和，制成小豆大小的丸，每天服下三丸，可逐渐加量至十丸。

服除热结肠丸后疗效

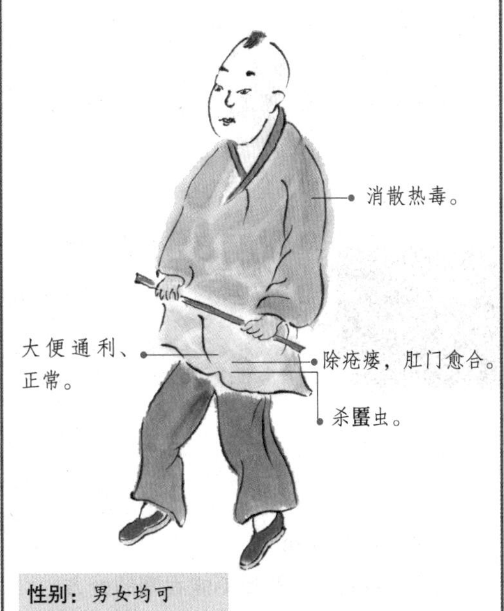

消散热毒。
大便通利、正常。
除疮瘘，肛门愈合。
杀䘌虫。

性别：男女均可
年龄：0～5岁
效果：体内寄生虫被杀死并排出。

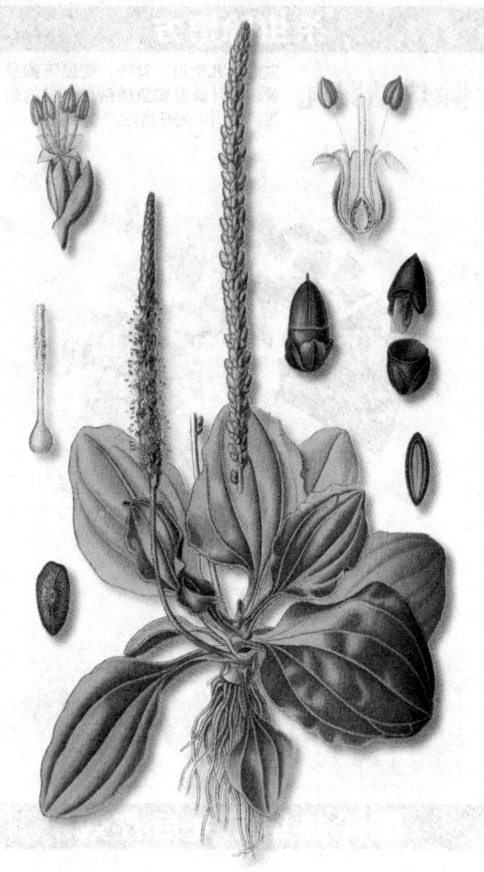

车前

其子味甘，寒，无毒。主治下腹至阴囊胀痛、小便不畅或尿后疼痛，利尿，除湿痹。治妇人难产。久服则轻身耐老。

车前子〔主治〕下腹至阴囊胀痛、小便不畅或尿后疼痛，利尿，除湿痹。治男子伤中，女子尿急、尿频、尿痛不思饮食，养肺强阴益精，疗目赤肿痛。去风毒，肝中风热，赤痛眼浊，头痛，流泪。治妇人难产，养肝，清小肠热。

用黍米汁涂患处。

治小儿重舌，舌僵硬不能吞咽的处方：

将鹿角研成末，取大豆大小的丸放在舌头下，每天三四次。也可治疗小儿不能吃乳。

还有一方：取蛇蜕烧成灰，用鸡毛蘸醋调药，抹于舌下，很快就会痊愈。

治小儿重舌的处方：

将赤小豆研成末，用醋涂在舌上。

治小儿重舌，可灸其行间，病人有几岁就灸几壮，穴在足大指歧中。

治小儿舌上生疮的处方：

将桑白汁涂在母亲的乳头上，让小儿吮乳。

治小儿口中生疮，不能吮乳的处方：

大青十八铢，黄连十二铢。

以上两味药分别切细，用三升水煮取一升二合，一次服一合，白天两次，夜间一次。

治小儿口中流涎的处方：

用桑白汁涂在孩子口中，就会痊愈。

升麻汤【清热消肿方】

主治小儿喉咙疼痛，毒气太盛，咽不下东西，并且可以治大人咽喉不利。

升麻、生姜、射干各二两，橘皮一两。

将以上四味药分别切碎，用六升水煎煮，取汁二升，去渣，分成三次服。

治小儿喉痹的处方：

桂心、杏仁各半两。

将以上两味药研为末，用丝绵包裹如枣子大小，含化咽下汁。

治小儿囟门下陷，可灸其脐上下各半寸，以及鸠尾骨端和足太阴，各一壮。

治小儿患有狐疝，伤损生癞的处方：

芍药、茯苓各十八铢，防葵（也作防风）、大黄各半两，半夏、桂心、蜀椒各六铢。

将以上七味药研为末，用蜜调和成如大豆大的丸，每次服一丸，每天五次，可以逐渐加到三丸。

五等丸【温阳疗疝方】

主治小儿阴囊偏大及阴囊坚肿等。

黄檗、香豉、牡丹、防风、桂心各二两。

将以上五味药研为细末，用蜜调和制成大豆大小的丸，三岁的小儿每次服用五丸，可逐渐加到十丸；如果是三岁以下的小儿，可取少许涂在母亲乳头上，让患儿含服。

治小儿睾丸肿大的处方：

取鸡翅六茎，烧成灰服下，随睾丸的左右取鸡羽茎下空白的部分。

治小儿气癞的处方：

土瓜根、芍药、当归各一两。

将以上三味药分别切细，用二升水煎取一升，每次服五合，每天两次。

治小儿阴肿的处方：

将芜菁捣碎，然后薄敷患处。

治小儿睾丸肿大，壮热有实的处方：

甘遂、青木香、石膏各十八铢，麝香三铢，大黄、前胡各一两，黄芩半两，甘草十八铢。

将以上八味药分别切细，用七升水煮取一升九合，每次服三合，白天四次，夜间两次。

治小儿瘑疮的处方：

用猪脂和胡粉敷患处五六次。

治小儿湿疮的处方：

浓煎地榆汁洗浴患处，每天两次。

除热结肠丸【杀虫除䘌方】

主治小儿䘌虫，有热，症见下痢呈黄、赤汁沫及如鱼脑杂血一样的东西，肛门中的疮腐烂。

黄连、檗皮、苦参、鬼臼、独活、橘皮、芍药、阿胶各半两。

将以上八味药研为细末，用蓝汁及蜜调和，制成小豆大小的丸，每天服下三丸，可逐渐加量至十丸。

治小儿寸白虫的处方：

将桃叶捣烂绞取汁水服下。

治小儿尿血，可针灸其第七椎两旁各五寸，根据年龄大小而决定壮数。

治小儿遗尿的处方：

瞿麦、龙胆、皂荚、桂心各半两，鸡肠草一两，车前子一两六铢，石韦半两，人参一两。

将以上八味药研为末，用蜜调和成如小豆大的丸，每次饭后服下五丸，每天三次，可加至六七丸。

治小儿淋漓的处方：

车前子一升。

用二升水煮取一升，分次服。

治小儿吐血的处方：

将油和酒以三比一的比例调匀，分次服下。

治小儿鼻塞、生息肉的处方：

通草、细辛一两。

将以上两味药捣末，取如豆大的一粒，用丝绵缠裹，塞入小儿鼻中，每天两次。

蒲黄汤【活血止痛方】

主治小儿因落床堕地，腹中瘀血而导致的腹痛、寒热并生、哺乳不进、啼哭叫唤等。

蒲黄、大黄、黄芩、麦门冬各十铢，甘草八铢，芒硝七铢，黄连十三铢。

将以上七味药切碎，用二升水煎煮，取汁一升，去渣，加入芒硝烊化，分三次服。如果患儿身体瘦弱，可减半服用，以大小便中排出瘀血为度。忌寒凉食物。

图解千金方

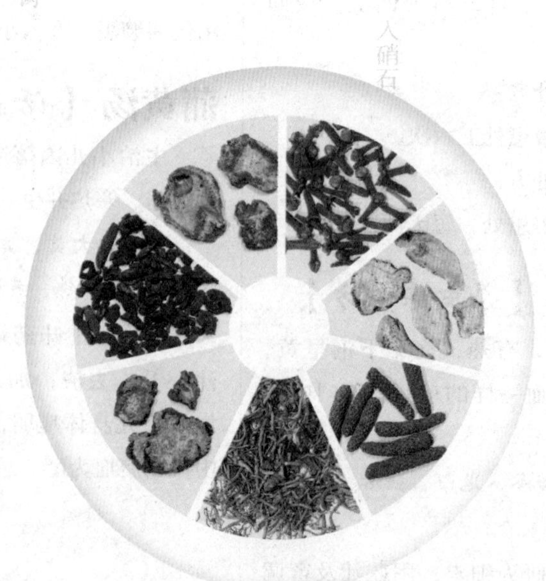

含漱止痛方

卷六 七窍病

目病第一

人在四五十岁以后，渐渐地就会感觉到眼睛昏花，到六十岁以后，还会渐渐地失明。治疗的方法是：五十岁以前，可以服用泻肝汤；五十岁以后，就不能再服泻肝汤了。如果眼中有病，可以敷石胆散药等；眼中没病的，不需要敷散药，只要补肝就行了。如果因为肝中有风热而使人眼睛昏暗的，应当针灸肝约五百壮，以及服用除风汤丸散几十剂，就可以痊愈。

使眼睛失明的主要原因有十六种，即：生吃辛味的食物，饮食时让热气冲触眼睛，吃很热的面食，饮酒不止，性交次数没有控制，极尽目力远望，长久地注视日月，夜间注视星星与灯火，夜间阅读字体很小的书，在月下看书，从事抄写工作多年，雕刻精细的艺术品以及其他精细的手工作品，无休无止地下棋，久居烟火之地，流泪过多，及刺头出血过多。

注重养性的人士，要特别注意这些因素。还有奔驰打猎时，眼睛被风霜侵害；或迎着大风追捕野兽，日夜不休息，这些也是失明的间接因素。放纵一时的快意，则可能成为一生的痼疾，难道不应谨慎吗？凡是在年轻时不自己慎重养护的，到了四十岁以后，眼睛就开始发昏。如果能依照这些方法谨慎养护，即使头发斑白的时候也不会患眼病。所以人到四十岁以后，必须经常闭目养神，不要总张望别的事物，不是有非常要紧的事，不要总是大睁着眼睛。这种方法是谨慎护理眼睛的最重要之处。那些因为读书和下棋过度而患的眼病，名叫肝劳。要想治好，除非三年闭目不读书不下棋，否则不能痊愈。若只是泻肝火以及其他的治法，终究是无效的。有风疹的人，必然大多也有眼昏，如果先攻克他的风疹，其眼昏自然也就痊愈了。

足太阳膀胱经，足阳明胃经，手少阳三焦经脉，也会引起眼病。黄帝就曾受到这种困惑，并请教岐伯道：“我曾经登上很高的清冷之台，在中间的阶梯上向后回望，再匍匐前行，却感到头晕目眩看不清东西。我私下感到很惊异，并且暗自觉得奇怪，就闭一会儿眼，再睁开来看，并安定心神，平息浮躁，想镇静下来，但很久也未能消除这种现象，仍感到头晕目眩。于是就披着头发，长久地跪在地上放松精神，但是当我又向下看时，眩晕仍长久不息，不过突然之间，这种现象却自动停止了，这是什么原因呢？”

岐伯回答说：“人体五脏六腑的精气，都向上输注于眼睛，从而使眼睛具有了视物的功能。脏腑的精气汇聚在眼窝，便形成眼睛；

中医小锦囊

眼睛的食补

想保养眼睛，就要有意识多选择保护眼睛的食物食用，如各种动物的肝脏、牛奶、羊奶、奶油、小米、核桃、胡萝卜、青菜、菠菜、大白菜、西红柿、黄花菜、空心菜、枸杞子及各种新鲜水果。另外，枸杞子的三种食疗配方效果也非常好：

1. 枸杞子 + 米： 煮成粥后，加入一点白糖，可治疗视力模糊及流泪。

2. 枸杞子 + 菊花： 用热水冲泡饮用，能使眼睛轻松、明亮。

3. 枸杞子 + 猪肝： 煲汤，可清热，消除眼涩和因熬夜出现的黑眼圈。

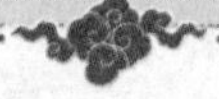

骨中之精注于瞳孔；筋之精注于黑睛；心之精注于血络；气之精注于眼白；肌肉之精注于上下眼睑；眼睛包罗了筋、骨、血、气等的精气，与脉络合并而成为目系，目系向上连着大脑，向后出于颈部中间。所以如果颈部中邪，又碰上人体虚弱，邪气就会深入，顺着眼系而侵入大脑。邪气入脑后则脑转头晕，从而引起目系急，出现头晕目眩的症状。由于睛斜不正，看事物就会模糊，将一个看成两个，以致精气分散，出现视歧的现象。所谓视歧，就是把一件东西看成两件。眼目是五脏六腑的精华所汇聚的地方，也是营、卫、魂、魄经常伏藏的地方，其视物的功能主要来自于神气的生养，所以当人的精神过于疲劳时，就会魂飞魄散，意志混乱。人的瞳孔和黑眼球属于阴脏精气生成的，白睛和赤脉属于阳腑精气所生，阴精阳精相聚合，眼睛就能看清事物。眼睛能看东西，主要是受心的支配，因为心主管精神。人的精神散乱时，阴阳精气便不相聚合。因此，人在突然见到和平时不同的情景的时候，就会精神散乱，魂魄不安，也就会发生晕眩。”黄帝说：“你说的这些话，我还是有些怀疑。我每次去东苑，没有一次不发生眩晕的，离开后就恢复正常了。难道我只有在东苑才会劳神吗？为什么会发生这种奇怪的现象呢？”岐伯说：“不是这样的，精神本来是有所喜好的，当遇到异常的情景，往往会产生喜欢和厌恶之情，二者突然相互交感，就会使精神散乱，引起视觉失常而发生眩晕。等到离开之后，精神意识就转移了，于是便恢复正常。对于这种情况，较轻的称为迷，较重的称为惑。”

眼角向面部外的裂口，是外眼角；在内接近鼻梁的，为内眼角。向上的为外眼角，向下的为内眼角。眼睛呈红色的，病因在心脏；呈白色的，病因在肺脏；呈青色的，病因在肝脏；呈黄色的，病因在脾脏；呈黑色的，病因在肾脏；呈说不出的黄色的，则病因在胸中。

诊断眼睛中发痛的赤脉，从上往下的，是足太阳膀胱经引起的眼病；从下往上的，是足阳明胃经引起的眼病；从外往内的，是手少阳三焦经引起的眼病。

如果热毒从胆转移到脑，鼻梁内就会觉得辛辣而形成鼻渊。所谓鼻渊，指的是恶浊的鼻涕下流不止，时间长了，就会鼻塞不通，目暗不明。这是胆热上行的缘故。足阳明胃经在人的面部经过鼻子两边的，名叫悬颅，属于目系。视力有损的人可针灸这条经脉，损其有余，补其不足。如果补泻之法用反了就会更严重。足太阳膀胱经有通过颈项进入大脑的，正属于目系。头、目疼痛时可针灸这条经脉，在颈项中两筋之间，入脑之后分行。阴跷脉与阳跷脉，阴阳之气上行并相会，阳气入而阴气出，阴阳相会于外眼角。如果阳气盛旺，人就会睁大眼睛；而阴气竭绝，人就会睡着。

瓜子散（一名十子散）

【养肝明目方】

能滋补肝脏，主治双目视物迷蒙不明。

冬瓜子、青葙子、茺蔚子、枸杞子、牡荆子、蒺藜子、菟丝子、芜菁子、决明子、地肤子、柏子仁各二合，牡桂二两，蕤仁一合，细辛半两，蘡薁根二两，车前子一两。

将以上十六味药切捣过筛后制成散药，每次饭后用酒送服方寸匕，每天两次。

补肝丸【养肝明目方】

主治肝痹损伤而致的眼目昏暗、视物不明、遇寒流泪等。

兔肝二具，柏子仁、干地黄、茯苓、细辛、蕤仁、枸杞子各一两六铢，防风、川芎、薯蓣

外用清目方

大枣煎 主治目中火热而导致的目热眼角红，息肉急痛，眼睛紧闭睁不开，如同芥子进入眼睛一样疼痛不堪。

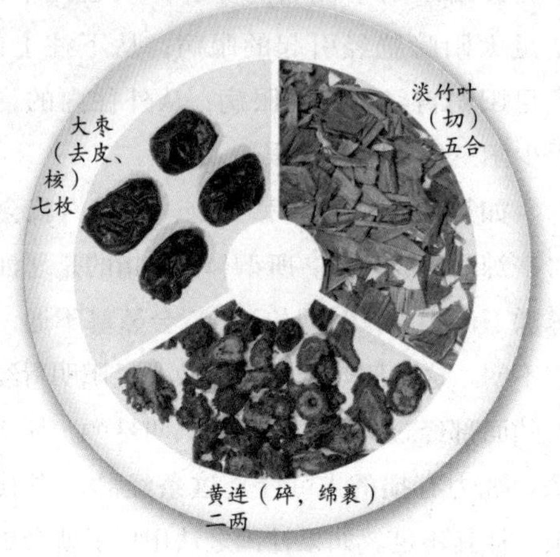

以上三味药中先将竹叶用二升水煎煮，取汁一升，澄取清汁八合，放入枣肉、黄连再煎，取汁四合，去渣，滤净，仔细地敷在眼角。

用大枣煎后疗效

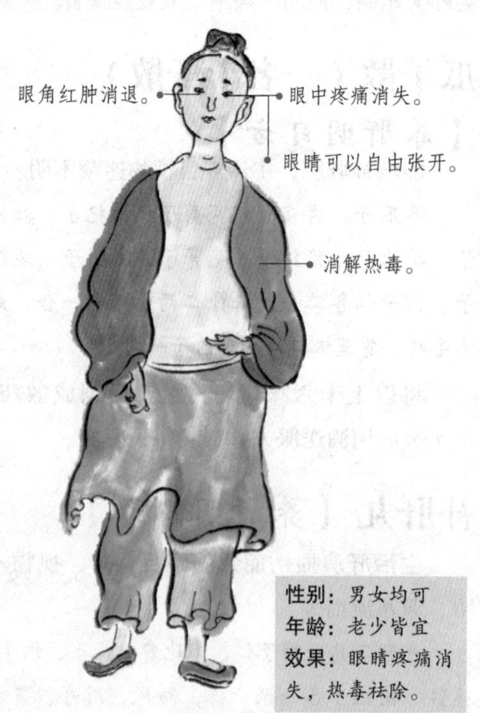

眼角红肿消退。
眼中疼痛消失。
眼睛可以自由张开。
消解热毒。
性别：男女均可
年龄：老少皆宜
效果：眼睛疼痛消失，热毒祛除。

各一两，车前子二合，五味子十八铢，甘草半两，菟丝子一合。

将以上十四味药研成细末，用蜜调和，制成梧桐子大小的丸，每次用酒送服二十丸，可逐渐加量到四十丸，每天两次。

补肝散【养肝明目方】

主治眼目失明，视物模糊。

青羊肝（去筋膜，切薄片，焙干，治末）一具，决明子半升，蓼子（熬至味香）一合。

将以上三味药一起切捣并过筛制成散药，每顿饭后用粥送服方寸匕，可逐渐加量到三方寸匕，每天两次。能连续服用一年，夜晚看很小字的书都没问题了。

泻肝汤【清肝明目方】

主治眼睛发红且模糊看不清东西，眼中长息肉，胬肉由眼角横贯眼白，攀侵黑眼球等病症。

柴胡、芍药、大黄各四两，决明子、泽泻、黄芩、杏仁各三两，升麻、枳实、栀子仁、竹叶各二两。

将以上十一味药分别切碎，用九升水煎煮，取汁二升七合，分三次服下。如果病人身热体壮，可加大黄一两；体弱及年老的人，应去大黄，加栀子仁五两。

治目中息肉的处方：

驴脂、石盐分别研为细末。

将以上两味药混合均匀，敷入两眼角，白天三次，夜晚一次，很快就能痊愈。

治人马白膜漫睛（指白色翳膜漫侵黑睛之症）的处方：

用鸡翎截断，靠其近黑睛挡住白睛吮它，膜自聚，用钩针钩挽，割去，即能见物，用药棉粘于眼上止血，三日痊愈。

治毒病后，眼睛赤痛有翳的处方：

用一块青布浸上冷水，然后掩盖在眼睛上，换几次就能好。

治热病后眼生翳的处方：

将十四枚豆豉烧后研成细末，装入管中，然后吹入眼中。

洗眼汤【外用清目方】

主治目赤疼痛。

甘竹叶二十七枚，乌梅三枚，古钱三枚。

将以上各药用二升水浸泡半天，置火上煎煮，煎沸后取下，放冷后再煎，反复三次，取汁二合，每天晚上临睡时取适量放入目眦中。

治眼睛忽然肿的处方：

用醋浆水做盐汤来洗眼，每天四五次。

治眼睛忽然痒痛的处方：

将干姜削成圆滑状，放入眼角中，如果有汁，就取出姜来拭掉，再纳入，味尽时再换另一片姜。

治眼暗赤冷泪的处方：

蕤仁、波斯盐各等份。

将以上两味药捣筛后制成散药，以驴生脂来调和，每夜以一粟米大的药末来敷四只眼角，在密室中将息静养一月，即愈。忌五辛。失明者连敷三十日。

治疗雀盲的处方：

地肤子五两，决明子一升。

以上两味药研末，用米汤调成丸。每次饭后服二十至三十丸，每天两次。

治疗肝气虚寒，眼睛发青，视物不清，可用真珠散：

真珠一两，白蜜二合，鲤鱼胆、鲤鱼脑各一枚（鸡蛋大）。

将以上四味药混合后在微火上煎两沸，用丝绵裹住纳入眼中，有汁出即可稍事停歇并换药。

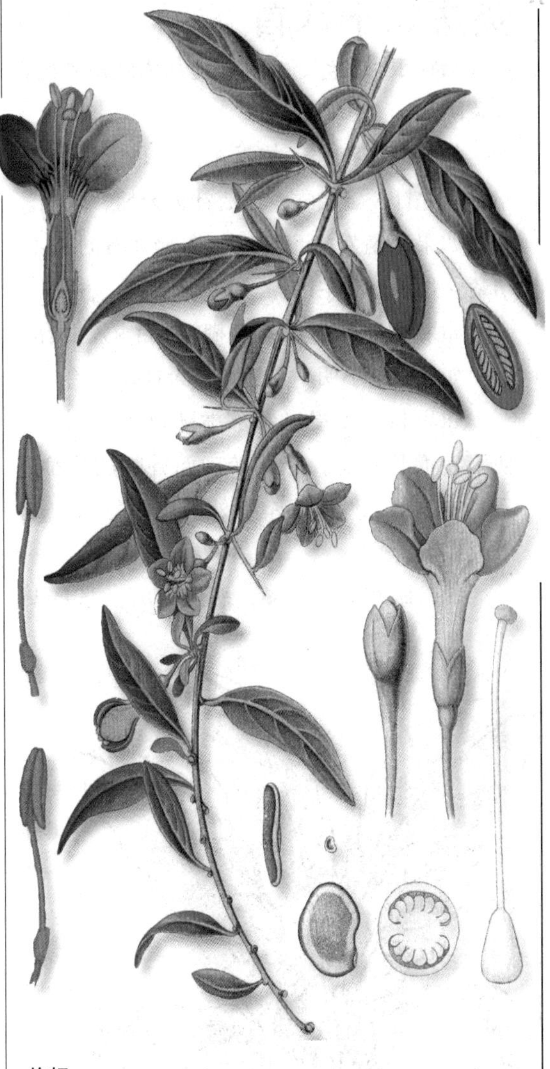

枸杞

枸杞子味苦，寒。有壮筋骨，耐老，除风，去虚劳，补精气的作用。还能滋肾润肺，久服对人有利。

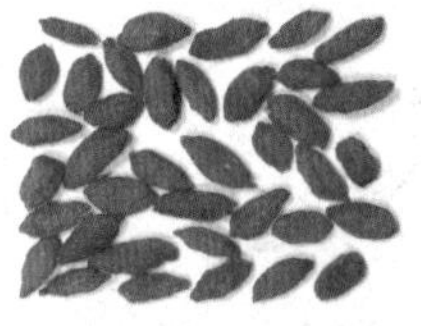

枸杞子〔主治〕壮筋骨，耐老，除风，去虚劳，补精气。治心病嗌干心痛，渴而引饮，肾病消中，又能滋肾润肺。

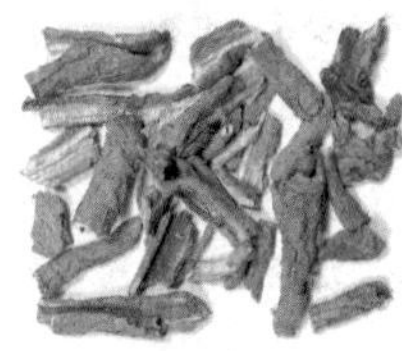

地骨皮〔主治〕细锉，拌面煮熟，可去肾风，益精气。去骨热消渴。解骨蒸肌热消渴，风湿痹，坚筋骨，凉血。

灸法二十八首

治疗眼中发红、疼痛，应从内眼角开始，针灸阴跷。

如果眼中疼痛不能看东西，是上星穴主治，应先针灸譩譆穴，然后针灸天牖、风池。

如果眼睛发生青盲病，向远处看时看不清楚，是承光穴主治。

如果眼睛昏花，远视模糊，是目窗穴主治。

如果眼睛不明、赤痛，是天柱穴主治。

如果目眩（指风邪乘虚随目系侵入脑，使脑转而目系急，瞳孔转动而昏眩的病症）看不见东西，偏头痛牵引外眼角而急痛，是颔厌主治。

如果眼睛远视模糊，恶风泪出，恶寒头痛，眼睛昏眩不明，内眼角赤痛，有淫肤白翳，是精明穴主治。

如果患青盲病（一种病程较长的慢性眼病）看不见事物，远视模糊，目中有淫肤，白膜覆住了瞳孔，是巨髎穴主治。

如果眼睛不明，流泪，眼睛昏眩，瞳孔痒，远视模糊，在黄昏和夜里就看不见东西，眼皮跳，牵动口颈，引起嘴歪，而不能说话，应刺承泣穴。

如果眼睛疼痛，斜视，昏暗不明，是四白穴主治。

如果眼睛发红，发黄，是权髎穴主治。

如果患䀮目症，眼泪流个不停，是水沟主治。

如果眼睛疼痛不明，是龈交主治。

如果眼睛昏暗、身体出汗，是承浆主治。

如果患青盲病，眼睛恶风寒，是上关主治。

如果患青盲病，是商阳穴主治。

如果患眼病，眼睛模糊看不清东西，是偏历主治。

如果眼痛，是下廉主治。

如果患眼病，眼睛不明，气少，应针灸五里穴，右眼患病灸左穴，左眼患病灸右穴。

如果眼中生白翳，是前谷主治。

如果眼睛疼痛，流泪，严重时像眼球脱出一般，是前谷主治。

白膜覆住了眼珠，看不见物体，这是解溪主治。

眼睛昏暗，可灸大椎以下数节第十椎棘突下正当脊中，安灸二百壮，更多为好，特别灵验。

患肝劳病眼睛视力疲劳，多因劳瞻竭视等而致邪气入眼而眼红，可灸当容穴一百壮，两边各相等。当容穴在外眼角向后与耳朵之前，三阳经三阴经的交会处，用两手按它，有上下横脉的就是当容穴，恰与耳门相对。

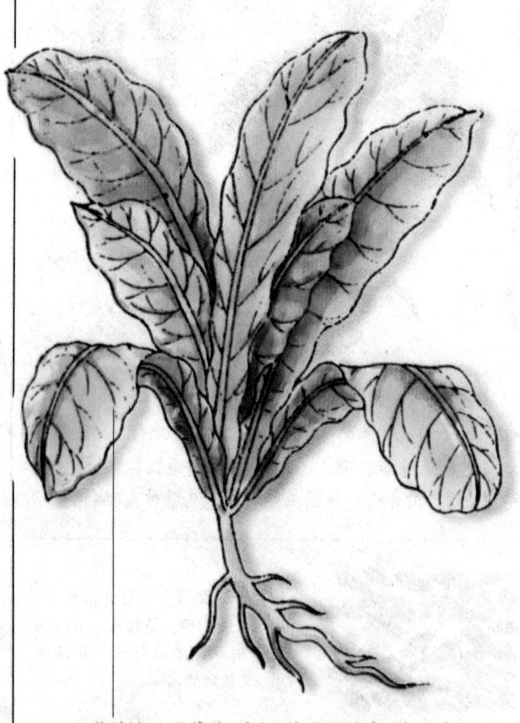

蓝叶汁 也称蓼蓝。〔主治〕杀百药毒。解狼毒、射罔毒。汁涂五心，止烦闷，疗蜂螫毒。斑蝥、芫青、朱砂、砒石毒。

蓝

蓝实味苦，寒，无毒。主治解诸毒，填骨髓，明耳目，利五脏，调六腑，通关节，治经络中结气。久服则人头不白，身体强健。

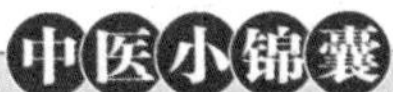

治眼病的小偏方

治疗目痛及泪出不止：可将附子削成蚕屎一般大，纳入目中，立即睡觉，效果非常好。

治疗目不明，流泪不止：可用乌鸡胆汁在临睡觉时敷眼。

治疗夜盲症：可取地肤子 15 克和决明子 10 克，研成末，用米汤调和成药丸，在饭后服 20 ~ 30 丸，每天两次，直到病愈为止。

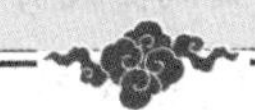

眼睛急痛，不能远视，可灸正对瞳子往上入发际一寸处，病人有多少岁就灸多少壮，其穴名当阳。

风翳，患右目，可灸右手中指本节头骨上五壮，炷如小麦大，左手也这样。

风痒赤痛灸人中近鼻柱二壮，仰卧着灸。

眼睛忽然生翳，可灸大指节横纹三壮，是左眼生翳则灸右手大指节横纹，是右眼生翳则灸左手大指节横纹。这个办法很好。

鼻病第二

鼻塞又名鼻窒，指肺气被风冷所伤，鼻气不宣利，以致鼻腔塞窒的病症。脑冷多因风冷侵袭脑部而致。症见项背寒，后头枕部冷，痛不可忍，出清涕的处方：

通草、辛夷各半两，细辛、甘遂（或作甘草）、桂心、川芎、附子各一两。

将以上七味药研成细末，调制成蜜丸，用药棉裹住纳入鼻中，密封塞住不让它泄气，蜜丸如大麻子般大，稍用力微觉小痛，捣姜为丸即愈。用白狗胆汁来调和，更好。

治疗涕出不止，可灸鼻两孔与鼻柱相齐的部位七壮。

香膏【外用通鼻方】

主治鼻塞不利。

当归、薰草、通草、细辛、蕤仁各十八铢，川芎、白芷各半两，羊髓四两。

将以上药物分别切碎，置微火上煎熬，煎沸后取下，放冷后再煎，反复三次，煎到白芷颜色变黄，去渣取膏，每次取小豆大小放入鼻中，每天两次。如果病人先高热，后鼻中赤烂，可用黄芩、栀子代当归、细辛。

治鼻齆（指因风冷伤肺，邪气蕴结于鼻，导致津液壅塞，鼻气不宣，发音重浊不清，辨别不出香臭的病症）的处方：

通草、细辛、附子各等份。

将以上三味药研成细末，用蜜调和，以药棉裹少许，纳入鼻中。

通草散【外用通鼻方】

主治鼻中息肉、鼻不通利。

通草半两，矾石、真珠各一两。

以上三味药分别研为细末，将丝绵捻如枣核，每次沾取小豆大小的药放入鼻中，每天三次。

治鼻中息肉的处方：炙烤猬皮为末，以药棉裹住塞鼻孔三日。

治疗鼻中息肉，可灸上星三百壮，穴在正对鼻入发际一寸处。或灸夹对上星两旁相距三寸处，各一百壮。

治鼻中生疮的处方：捣杏仁用乳来敷。也可烧核，压取油来敷。

治疳虫蚀鼻生疮的处方：烧铜箸头，以醋浇淬几遍，取醋来敷。

治鼻痛的处方：常以油涂鼻内外，用酥

泄热止血方

生地黄汤 主治劳热所致的大便出血，以及口鼻都出血，血上攻胸心，气急等。

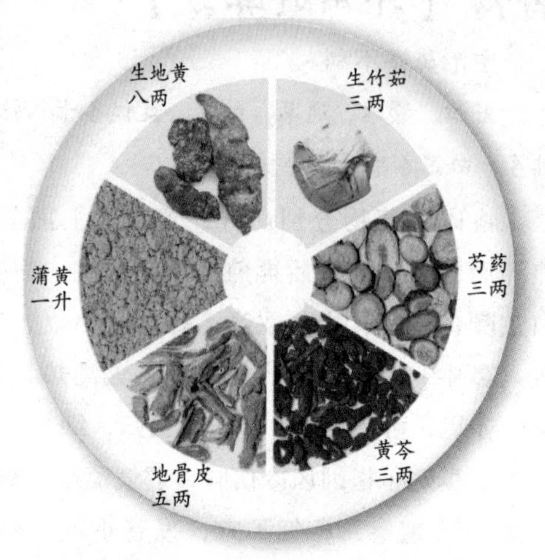

将以上六味药分别切细，用八升水来熬取二升七合汤药，分作三次温服。

服生地黄汤后疗效

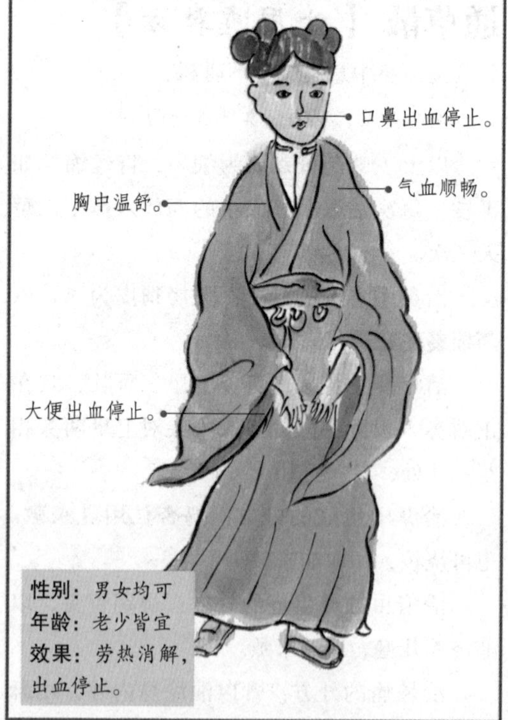
口鼻出血停止。
气血顺畅。
胸中温舒。
大便出血停止。
性别：男女均可
年龄：老少皆宜
效果：劳热消解，出血停止。

也可。

治食物突然从鼻中缩入脑中，心中不安，痛而不出的处方：取牛脂或羊脂如指头大，纳入鼻中，以鼻吸取脂，一会儿脂消融，则食物随脂而出。鼻头微白者，是失血的症状。如果鼻头微赤，而此象与时季相违，则是死症。病人色白者，都是失血的症状。凡是时行病引起的鼻孔出血，不宜断绝它，如流血一二升以上，恐怕太多者可断，即以龙骨末吹入鼻孔。九窍出血者，都用龙骨末吹来止血。

治衄血的处方：

伏龙肝二枚（如鸡蛋大），生地黄六两，川芎一两，桂心三两，细辛六铢，白芷、干姜、芍药、吴茱萸、甘草各三两。

将以上十味药分别切细，用三升水、七升酒来熬取三升汤药，分作三次服用。

治鼻出血不止的处方：

干地黄、栀子、甘草各等份。

将以上三味药治下筛后制成散药，用酒送服方寸匕，每日三次。如果鼻疼，就加豉一合；如果鼻有风热，就以葱汁调和成丸药，服用如梧桐子般大的五丸。

治鼻衄的处方：取五合地黄汁，熬取四合汤药，空腹服用，忌酒、炙肉。暂且服粳米汤。

治鼻出血不止的处方：捣楮叶汁，饮三升，特效。

口病第三

凡是患口疮，及牙齿有病的人，应该禁油、面、酒、酱、酸、醋、咸、腻、干枣，即使病愈后仍然要谨慎。如果不长期注意饮食则很容易复发，复发后就很难治愈了。蔷

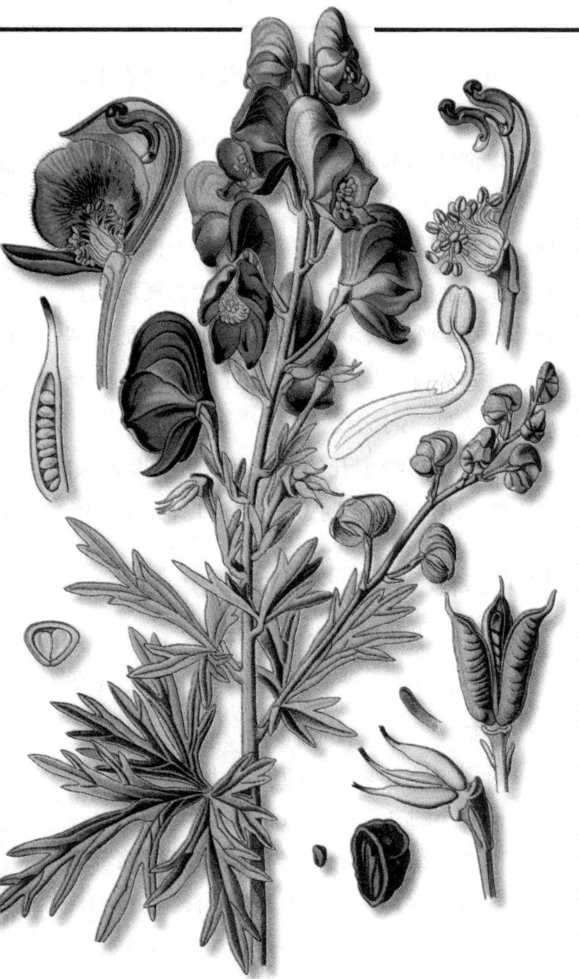

附子

味辛，温，大毒。主治风寒咳逆邪气，痉挛膝痛，行走困难，心腹冷痛，霍乱转筋。可坚筋骨，治闭经，堕胎，为百药之长。

薇根、角蒿是治疗口疮的神药，人们不能不知道。

如果口中或面上的息肉变大时，用刀挑破，除去脓血，就能痊愈。

治口中疮长期不愈，而传入胸中并生疮三年以上不愈的处方：将蔷薇根熬取浓汁，含在口中，再慢慢咽下它。白天三次晚间一次。冬季用根，夏季用茎和叶。或者以角蒿烧灰敷口疮，一夜见效，两夜痊愈。如果有汁，须吐出，不能咽下。

治胃中客热，唇口干燥生疮的处方：

茯苓、黄芩、甘草、大黄、蔷薇根各三十铢，枳实、杏仁、黄连各二两，桂心半两，栝楼根十八铢。

将以上十味药研成粉末，在饭前以浆水送服方寸匕，每日两次。

治口热生疮的处方：

升麻三十铢，黄连十八铢。

将以上两味药研成粉末，以药棉裹住含在口中，咽汁，也可吐掉。

治口中疮烂，疼痛而吃不下饭的处方：

杏仁二十枚，甘草一合，黄连六铢。

将以上三味药研成粉末，合和，用药棉裹杏仁那么大一点含在口中，不要吞咽，白天三次夜间一次。

治脾胃中有从外侵入的热邪留滞而引起的燕吻疮（指口角生疮干裂），其疮为白色，开口时就燥痛，遇风时就开裂，并微有清血的处方：

将白杨枯枝放在铁上烧，取其汁液，趁热敷在疮上。

治热病，口烂，咽喉生疮，吞不下水浆的膏药处方：

当归、射干、升麻各一两，附子半两，白蜜四两。

将以上五味药分别切细，将四两猪脂先熬成膏，放在地上散热，再加入其他药，以微火熬附子成黄色，绞去药渣，再加入蜜又上火熬一两沸，使其混合均匀，置器中使其冷凝，取如杏仁那么大一点含在口中，每日四五遍，咽下。

治因打呵欠等的闪失，而致下颌关节脱位，开张不合，其治疗方法：

一个人用手指牵住病人的下颌，慢慢往里推，就能让脱位的下颌关节恢复原位。推后应当迅速取出手指，以免误咬伤手指。

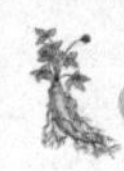

含服消疮方

升麻煎 主治膀胱有热不止而见口舌生疮，咽肿等。

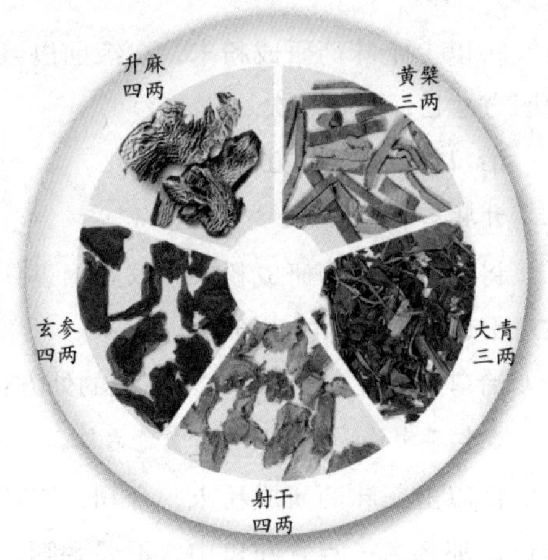

注：另有蔷薇根白皮四两，蜜七合。

将以上七味药分别切碎，用七升水煎煮，取汁一升五合，去掉药渣，加入蜜再煎两沸，慢慢含服咽汁。

服升麻煎后疗效

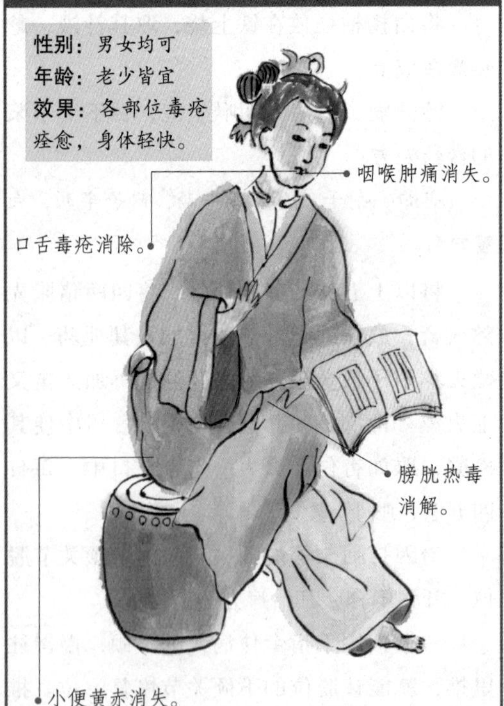

性别：男女均可
年龄：老少皆宜
效果：各部位毒疮痊愈，身体轻快。
咽喉肿痛消失。
口舌毒疮消除。
膀胱热毒消解。
小便黄赤消失。

治因打呵欠等的闪失，而致下颌关节脱位的处方：

以消蜡和水来敷。

治因打呵欠等的闪失，而致下颌关节脱位，可灸背第五椎棘突下，一日十四壮。满三日未愈的，再灸气冲穴二百壮。气冲穴在胸前喉下甲骨中，又名气堂。或者灸足内踝上三寸宛曲中，或三寸五分处一百壮，重复三次，这是三阴交穴。

治忽然口噤不开的处方：以附子捣成末，纳入管中，强制性地打开病人的口，吹入口中。

甘草丸 【含服生津方】

主治口中热干。

甘草、人参、半夏、生姜、乌梅肉、枣膏各二两半。

将以上六味药治为细末，用蜜调和，制成弹子大小的丸，口含咽汁，每天三次。

治口干的处方：取羊脂或猪脂像鸡蛋那么大一团，剖开，纳入半升醋中浸泡一晚上，绞取汁来含在口中。

治虚劳口干的处方：

麦门冬（末）二两，大枣（肉）三十枚。

将以上两味药，以一升蜜调和均匀，放在五升米下蒸，随便服用。

五香丸 【芳香去臭方】

主治口臭及体臭。

豆蔻、丁香、藿香、零陵香、青木香、白芷、桂心各一两，香附子二两，甘松香、当归各半两，槟榔二枚。

将以上十一味药治为细末，用蜜调和，制成大豆大小的丸，每取一丸含服咽汁，日间三次，夜间一次。能止烦散气，下气去臭，使口体香馥。忌五辛。

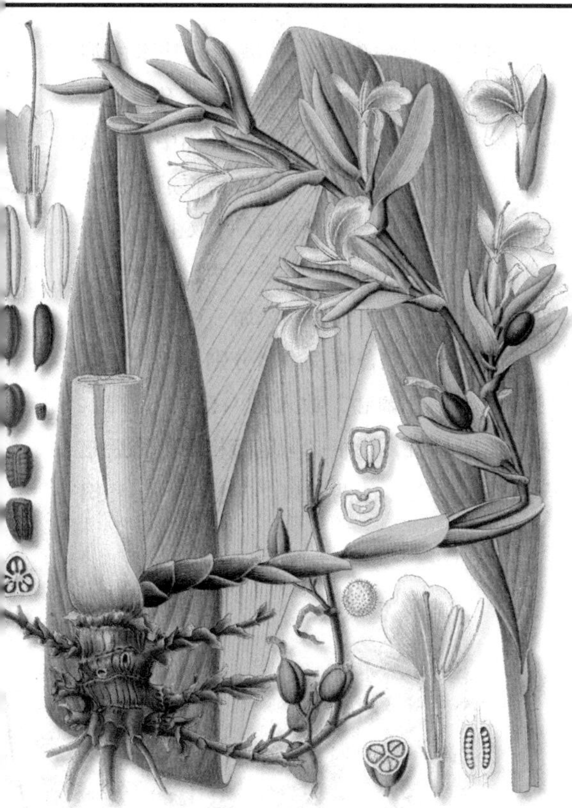

豆蔻

主温中顺气，心腹痛，呕吐，去口臭；下气，止霍乱；补胃健脾，消食祛寒。花，主调中补胃气及下气；治呕吐，腹泻，解酒毒。

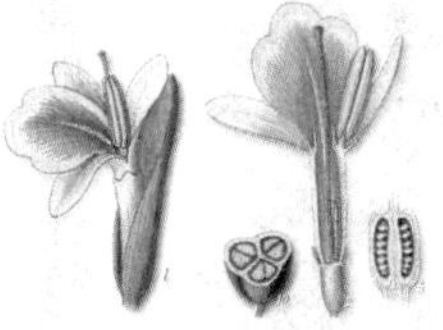

花〔主治〕主调中补胃气及下气。止呕吐呃逆，治腹泻，解酒毒。

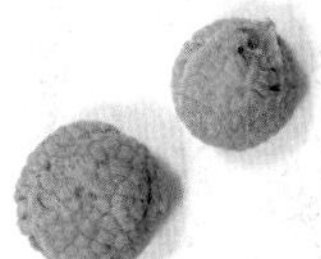

仁〔主治〕主温中顺气，心腹痛，呕吐，去口臭。下气，止霍乱，主一切冷气，消酒毒。补胃健脾，消食祛寒。主心腹疼痛、胃痛、消化不良、呕吐腹泻、呃逆反酸。主妇人恶阻带下，开郁破气。

百和香

可使房屋、通道都香气袭人，空气清新。

沉水香五两，甲香、丁子香、鸡骨香、兜娄婆香各二两，熏陆香、白檀香、熟捷香、炭末各二两，零陵香、藿香、青桂皮、白渐香、青木香、甘松香各一两，雀头香、苏合香、安息香、麝香、燕香各半两。

将以上二十味药研成粉末，洒酒在上面，使其柔软，两晚上后酒气停歇，以白蜜调和，纳入瓷器中，以蜡纸封住不让它泄气，到冬月打开取用，特别好。

舌病第四

舌受制约于心脏，心脏有热就表现于舌，若有舌生疮或裂破，红唇外翻的症状，治疗用升麻煎泄热方：

蜀升麻、射干各三两，柏叶（切碎）一升，大青二两，苦竹叶（切碎）五合，赤蜜八合，生芦根、蔷薇根、白皮各五两，生玄参汁三合，地黄汁五合。

以上十味药物分别切细，加水四升，熬取一升汤药，去渣，先加入玄参汁熬沸腾两次，接着加入地黄汁熬沸腾两次，再加入蜜熬取一升七合汤药，用药棉蘸取药汁，安放在舌上含住，细细地吞咽。

舌头忽然胀满口中，如吹胀的猪胞，呼吸因此不能畅通，如果不能治好一会儿就会死人，其治疗的方法是急速用手指刮破舌头两边，让痰汁流出就能痊愈；也可以用铍针划破舌头两边，然后再用疮膏来敷。另一种方法是刺舌下两边大脉使其出血，不要刺着舌下中央脉，如果出血不止也会死人。如果仍不见好，但已大量出血，烧红铁篦来熨创几遍，就能止血。

治血虚或心脾有热引起的舌头僵直，胀满口腔的处方：

含满口糖、醋一会儿，等心脾之热疏通

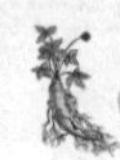

后，舌肿就会消除。

治舌头肿起如猪胞的处方：

取饭锅下的墨灰，加醋，厚厚地敷在舌头上下，脱落了再敷，一会儿就能消肿；如果先划破舌头使之出血，再敷，效果更好。这种病症，人们大都不知道它，因此有的人治疗方法错误，导致病情更加严重，很快就会死人。其实发病时只要看病人的舌头底下，肯定有噤虫形状，有的像蝼蛄，有的像卧蚕子，细看它还有头有尾，头部微白，这时应烧铁针烙那虫子头上，将其烙熟，舌肿自然就会消退。

治舌根僵硬，活动不灵，不能说话的处方：

矾石、桂心各等分。

将以上两味药研成细末，安放在舌下，立即病愈。

如果舌头上发黑，有像筷子头般大的几个孔，出血如泉涌，是心脏有病，治疗的处方：

戎盐、黄芩、黄檗、大黄各五两，人参、桂心、甘草各二两。

将以上七味药研成细末，以蜜调和，每次以汤水送服十丸，每丸如梧桐子大，一日三次。也可用烧铁来烙。

治舌上出血如泉涌的处方：

烧铁篦深深地灼烫于出血的孔中，效果很好。

唇病第五

甲煎唇脂【外用润唇方】

主治唇裂口臭。

甘松香五两，艾纳香、苜蓿香、茅香各一两，藿香三两，零陵香四两。

将以上药物先用一升酒、五升水的混合液洗净，切碎，另取酒、水各一升浸泡一夜，次日早晨放入一斗五升乌麻油中，放微火上煎熬，煎沸后取下，放冷后再煎，反复三次，去渣，放入瓷瓶中；另取上色沉香三斤，雀头香三两，苏合香三两，白胶香五两，白檀五两，丁香一两，麝一两，甲香一两，用酒、水混合液洗净，分别捣碎，用蜜二升、酒一升调和，放入另一瓷瓶中密封，先掘地埋前瓶，让瓶口与地面相平，将后瓶合覆在前瓶上，使两瓶口严实相对，用麻捣

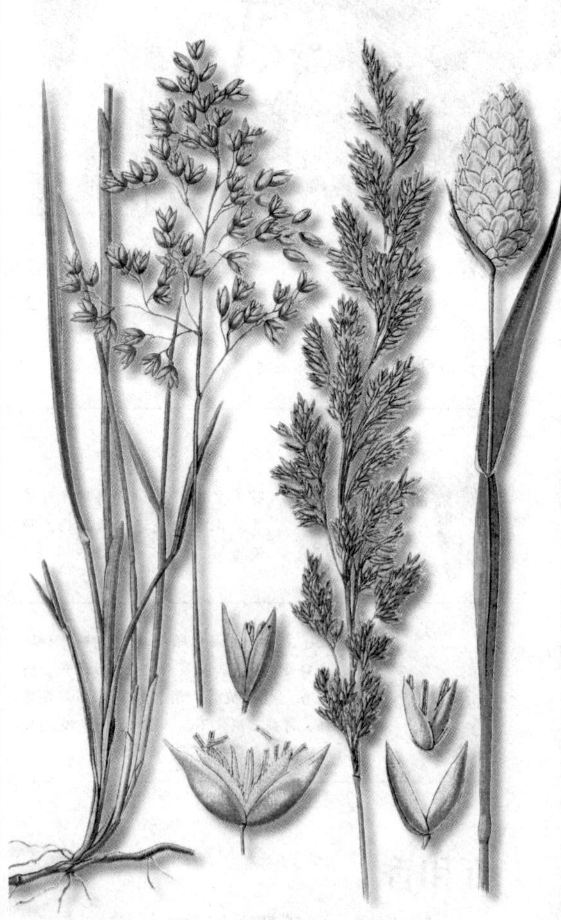

茅香

其花味苦，温，无毒。主治中恶，温胃止呕吐，治心腹冷痛。其苗、叶可做浴汤，能辟邪气，使人身香。

泥密封两瓶口边缘，再用糠围在瓶四周，点燃糠，快烧完时就再加糠，烧三天三夜，然后停三天使其冷下来；另取蜡八斤，熬沸腾几次，放入紫草十二两再熬沸腾几十次，再用药棉过滤，与前面熬的药和匀，放入朱砂粉六两，搅拌均匀，微冷而未凝固时倾倒于竹筒中，用纸裹住竹筒，用麻缠好，等待凝固冷却后再解开，随意取用。

治紧唇（指因唇疮而引起的口唇紧急难以开合的病症）的处方：

将白布缠裹成如指头大的大灯芯，安放在斧刃上，将灯芯点燃使斧刃出汁，再拭取汁来敷在口唇上，每天二三次。用旧青布也行，同时可治沈唇（指常有渗出的唇部湿疮）。

治紧唇，可灸虎口穴，男左女右。还可以灸承浆三壮。

治沈唇的处方：

将干蛴螬烧成细末，再用猪油调和，临睡时敷在唇上。

治口唇生疮的处方：

用胡粉来敷在口疮上。

治唇边生疮，几年都不愈的处方：

将十斤八月份的蓝叶绞取汁，用汁来洗唇，不超过三天就能痊愈。

治口唇黑肿痛痒难忍的处方：

用竹弓弹击唇，使其出恶血，恶血一出就能痊愈。

治冬季口唇干裂出血的处方：

用猪油调和捣桃仁来敷唇。

治因远行受风寒而口唇面部皴裂的处方：

熬熟猪油，出远门前的晚上睡觉前敷在脸上，那么即使步行万里路且露宿野外口唇面部也不会皴裂了。

清热生津方

润脾膏 主治脾热导致的口唇焦枯不滋润。

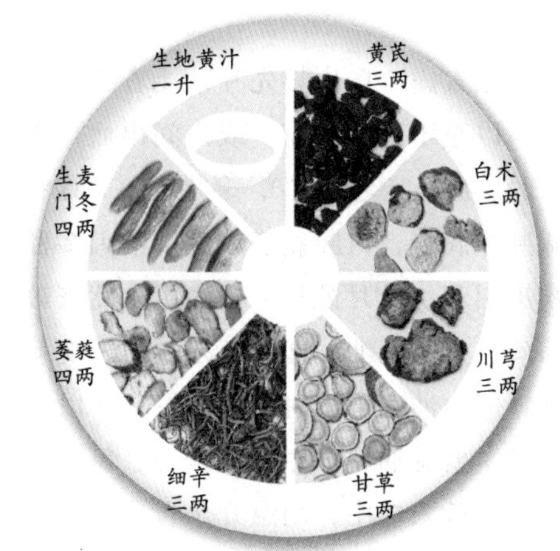

注：另有生天门冬（切）一升，升麻三两，猪膏三升。

以上十一味药物分别切碎，用苦酒浸泡一夜，拿出后用药棉裹上，临熬时，加入生地黄汁与猪膏，一起熬到让水汽蒸腾尽为止，去渣，将药膏含在口中。

服润脾膏后疗效

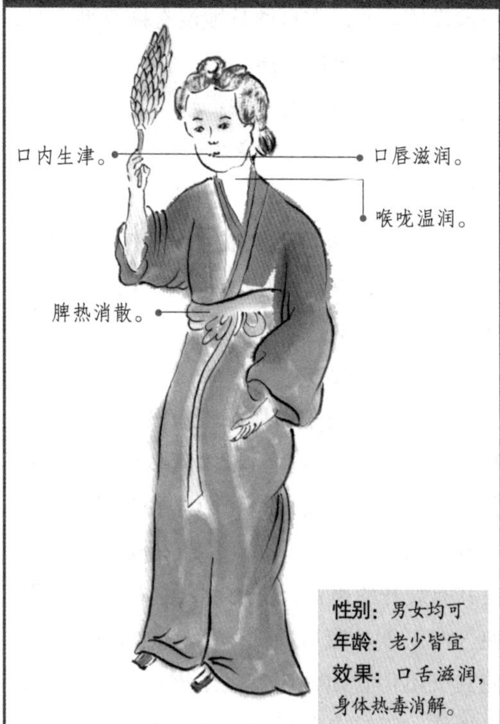

性别： 男女均可
年龄： 老少皆宜
效果： 口舌滋润，身体热毒消解。

齿病第六

齿龈宣露（指齿龈先肿，接着龈肉日渐萎缩，以至于齿龈外露，或齿间出血，或流浓汁的病症。又名牙宣），多是㾮䘌（症状为牙龈肿痛腐烂，口腔黏膜溃疡，常因多种慢性疾患引起）及月蚀症。夜晚用角蒿灰敷满牙龈间，且不吃油，这样不超过两三晚就能痊愈。但吃油和干枣时就会复发，所以患有齿病的，要忌油、干枣以及桂心。每天早上将一捻盐放入口中，用温开水含化，揩齿及叩齿百遍，叩齿时不间断，不超过五天就能使口齿牢固。凡是人的牙齿不能吃水果蔬菜的，都是因为齿龈宣露的原因。坚持这种用盐汤揩齿叩齿的治法，没有不痊愈的，效果非常好。凡是常患齿病的人，大多是因为月蚀之夜吃了食物所导致，知道这个道理的人应该谨慎，所以在日蚀月蚀没有恢复平衡时，切忌饮食。小孩也一样。

治龋齿及虫痛的处方：

白附子、知母、细辛各六铢，川芎、高良姜各十二铢。

将以上五味药研成细末，用药棉裹少许置于牙齿上，有汁就吐出，一天这样含两遍。此方也能治口中异气。

治虫齿的处方：

取三合莨菪子，如果没有莨菪子，就用葱子、韭子也可以。将七文青钱烧红，取腹大口小的瓶子，要瓶口可以含得住的，将青钱放入瓶子中。取一撮莨菪子安放在青钱上，使其有裂开的声音，仍用半合左右的水来淋，使气向上欲从瓶口冲出，然后将口含住瓶口使其气不得冒出，用其气来熏齿。冷后再重复操作，以三合药尽为一剂。不只是虫齿可以治愈，有的风齿因头面有风，阳明胃脉虚，风乘虚随脉流入于齿而使齿有风，微痛而根浮的病症，龋齿以及各种齿中病全都能治。口中津液多时就吐出。

治牙齿有孔，吃不下饭，脸肿的处方：

莽草十叶，猪椒附根皮（长四寸者）七枚。

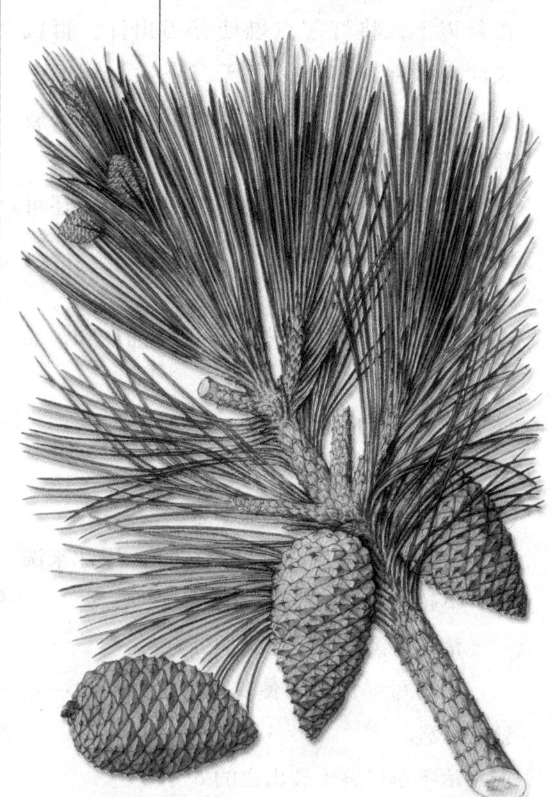

松叶〔主治〕治风湿疮，生毛发，安五脏，不饥延年。切细，用水及面饮服，或者捣成粉制成丸服，可以断谷及治恶疾。灸治冻疮、风疮效果颇佳。去风痛脚痹，杀米虫。

松

松叶味苦，温，无毒。主治风湿疮，生毛发，安五脏，使人不饥饿，延年益寿。还可去风痛脚痹，杀米虫。

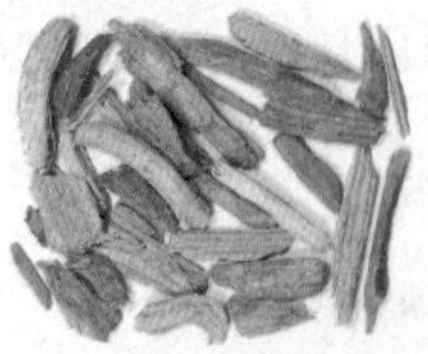

松节〔主治〕治痈疽恶疮，头疮溃疡、白秃及疥瘙虫病，安益五脏，常服能轻身，不老延年。

将以上两味药分别切细，以二升浆水来熬取一升汤药，满口含，倦了就吐掉，如此每日二三遍。

治齿根肿的处方：

松叶一把，切，盐一合。

将以上两味，以三升酒来熬取一升汤药，用来含在口中消肿。

治齿根摇动欲脱落的处方：将生地黄用药棉裹住来安于齿上，咬住。又分别切细，以其汁来浸渍齿根，每日四五次，并咽其汁，十日后就会完全好转。

治齿龈间津液和血不住地浸出的处方：将二两生竹茹用醋熬来含在口中以止血。

治牙齿间出血的处方：以苦竹叶浓熬，加少量盐，在寒温适当时用来含在口中，冷后就吐掉。

治头面风症，口齿疼痛不可忍的处方：

蜀椒二合，莽草十叶，雀李根、独活各二两，细辛、川芎、防风各一两。

将以上七味药分别切细，以二升半酒来熬三五沸，去掉药渣，含在口中，冷后吐掉再含，不要咽汁。

治疗风齿疼痛，可灸外踝之上高骨之前的交脉处三壮。

喉病第七

凡是患猝喉痹（指中风失语不能说话的），可服小续命汤，加杏仁一两。小续命汤方见第八卷中。

喉咙，是脾胃的外在征候。如果脾脏热，喉咙就会肿塞，气就不畅通，用乌扇膏来主治，其处方是：

生乌扇十两，升麻三两，羚羊角二两，蔷

含漱止痛方

含漱汤 主治齿痛。

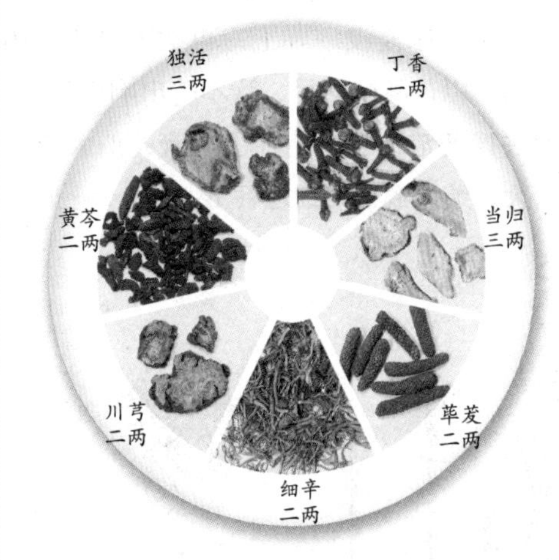

将以上七味药分别切碎，用水五升煎煮，取汁二升半，去渣，取汁含漱。

用含漱汤后疗效

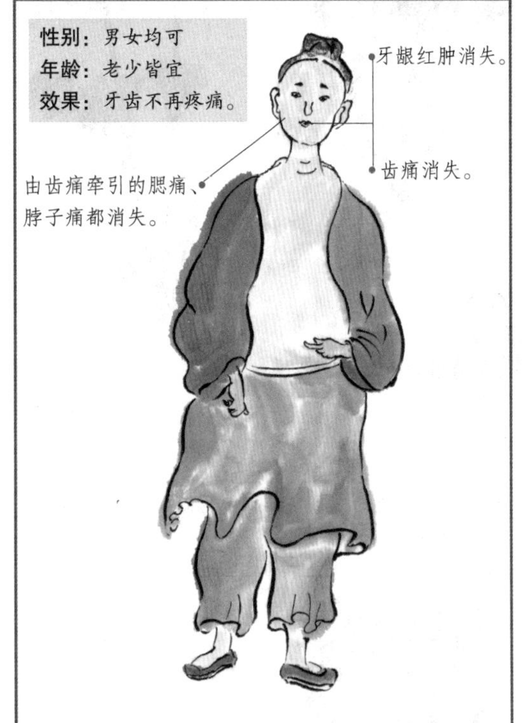

性别：男女均可
年龄：老少皆宜
效果：牙齿不再疼痛。
牙龈红肿消失。
齿痛消失。
由齿痛牵引的腮痛、脖子痛都消失。

薇根（切）一升，艾叶（生的更好）六铢，芍药二两，通草二两，生地黄（切）五合，猪脂二斤。

将以上九味药分别切细，以药棉裹住，以一升苦酒来淹浸一晚上，再纳入猪脂，用微火熬，以苦酒被熬尽，膏不鸣出响声为止，然后去掉药渣，贴近药棉上裹膏，似大杏仁那么大，纳入喉中细细地吞下。

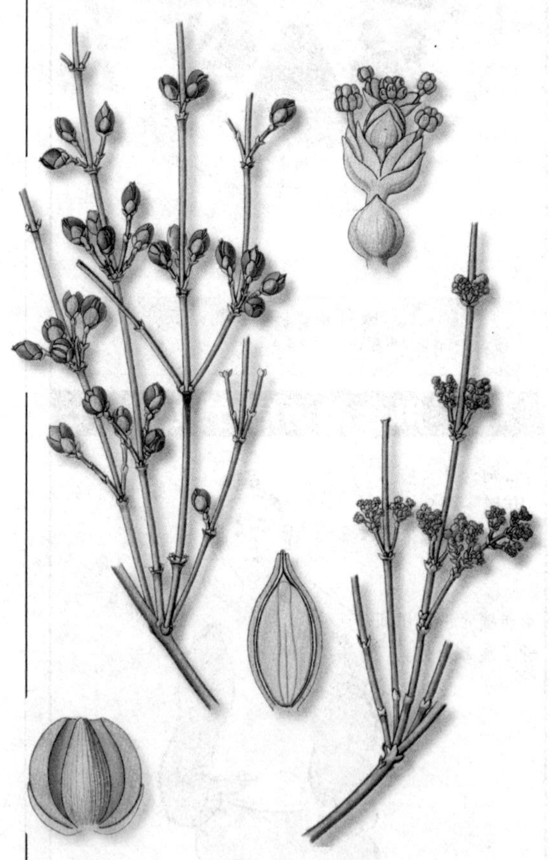

麻黄

其茎味苦，温，无毒。主治中风伤寒头痛，止汗，去邪热气，通腠理，解肌，泄五脏邪气，消赤黑斑毒。不过不可多服。

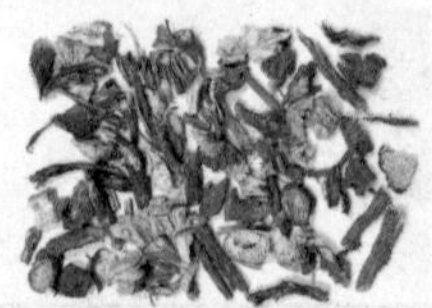

根〔主治〕止汗，夏月杂粉扑之。

治喉肿痛，风毒冲心胸的处方：

豉一升半，犀角、射干、杏仁、甘草各二两，羚羊角一两半，芍药三两，栀子七枚，升麻四两。

将以上九味药分别切细，以九升水来熬取三升汤药，去掉药渣，再加入豉熬一沸，分三次服用。

治疗喉肿胸胁支满的症候，可灸尺泽穴百壮。

治喉咙因风毒而咽不下水，以及因患瘰疬而肿的处方：

升麻、芍药各四两，射干、杏仁、枫香、葛根、麻黄各三两，甘草二两。

将以上八味药分别切细，以八升水来熬取二升半汤药，分三次服用。

治外感风寒、风热，内伤阴阳，气血虚损，气滞肝郁等原因所致的喉痹（指咽喉肿痛、声音嘶哑、吞咽困难的病症），可取荆沥慢慢地咽下。

治喉痹及毒气的处方：

桔梗二两。

加三升水熬取一升汤药，一次服完。

治喉痹，可刺手小指爪纹中，出三粒大豆左右的血，依次刺左右。都须慎用酒、面、毒物。

治喉突然肿痛吃不下饭的处方：以一把韭，捣碎，炒，将药物涂敷于患部，冷后又换用。

治多由火毒炽感所致的悬痈，症状为上腭肿起，发红色，疼痛，饮食吞咽均感不适，或见身发寒热，口渴，舌苔黄，脉数等症状，咽喉热，忽然肿胀的处方：

取干姜、半夏各等份，研成末，以少量药末来慢慢地敷在舌头上。

马喉痹（喉痹深肿连颊，吐气频数者），是喉痹中来势更急骤的一种，又称走马喉痹，多由热毒之气结于喉间所引起。症见喉间肿痛，甚至肿连颊腮，发热烦闷，危及生命。其治疗的处方是：

取一握马鞭草根，不要让它受风，截去其两端，捣取汁来服用。

咽门，是肝胆的外在征候，如果肝脏热，咽门就会闭而气塞；如果胆腑寒，咽门就会破而声音嘶哑，可以用母姜酒主治，其处方是：

母姜汁二升，酥、牛髓、油各一升，桂心、秦椒各一两，防风一两半，川芎、独活各一两六铢。

将以上九味药研为细末，放到姜汁中，熬到姜汁能淹住其他药时，再加入酥、髓、油等搅至调和，放微火上再煎，煎沸后取下，放冷后再煎，反复三次，清晨取二合用一升温清酒慢慢含化咽汁，白天服三次夜间服一次。

治咽喉受伤而语声不响亮的处方：

酒、酥各一升，干姜（研为末）二两半，通草、桂心、石菖蒲（研为末）各二两。

将以上六味药合和，每次服方寸匕，每日三次。

治咽喉痛，逆气不能饮食的处方：

将一升麻子炒黑，以一升酒来淋取汁，空腹一次服一升，渐加至二升，多汗时盖好被子，不要触及风冷。此方兼治产妇及男子中风，如角弓反张、口噤不开者，特别有效，与紫汤药力相等。

治咽喉突然痛的处方：

取悬木枸烧末，每次以水送服方寸匕，每日三次。

治忽然受风邪而咽喉肿和面部肿的处方：以杏仁末来调和鸡蛋黄，捣两次敷在患处，干后又换药，如此七八遍。若肿汁流出，就熬醋和伏龙肝来敷，干后再换用。

治咽喉痛痒，吐而不出，咽而不下，好

温肺利咽方

母姜酒 主治胆寒而致的咽门破而声嘶。

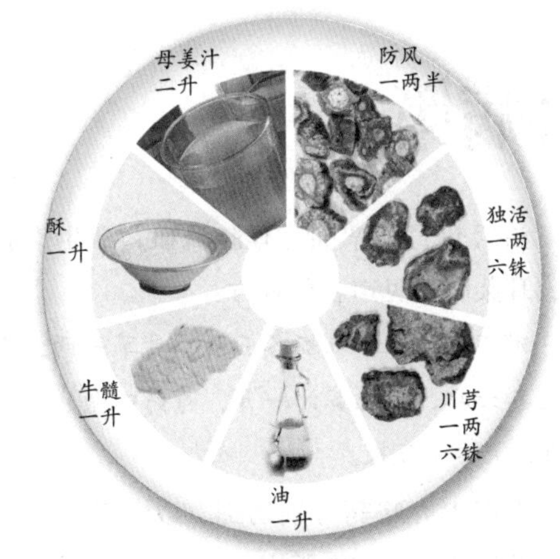

注：另有桂心、秦椒各一两。

将以上九味药研为细末，放到姜汁中，熬到姜汁能淹住其他药时，再加入酥、髓、油等搅至调和，放微火上再煎，煎沸后取下，放冷后再煎，反复三次，清晨取二合用一升温清酒慢慢含化咽汁，白天服三次，夜间服一次。

服母姜酒后疗效

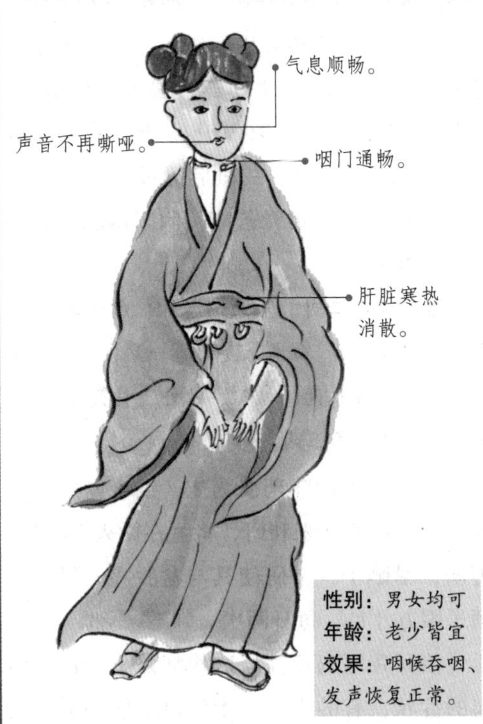
气息顺畅。
声音不再嘶哑。
咽门通畅。
肝脏寒热
消散。

性别： 男女均可
年龄： 老少皆宜
效果： 咽喉吞咽、发声恢复正常。

像患了虫毒的样子，其处方是：

含生姜五十日，即愈。

耳病第八

治肾热背急挛痛，耳脓流血，或生肉肿塞，耳朵听不见声音的处方：

磁石、白术、牡蛎各五两，甘草一两，生麦门冬六两，生地黄汁一升，芍药四两，葱白一升，大枣十五枚。

将以上九味药分别切细，以九升水来熬取三升汤药，分三次服用。

治肾热，脸黑，目白，肾气内伤，耳鸣吼闹，短气，四肢疼痛，腰背相引疼痛，小便赤黄的处方：

羊肾一具（如食用法治过），白术五两，生姜六两，玄参四两，泽泻二两，芍药、茯苓各三两，淡竹叶（切）二升，生地黄（切）一升。

将以上九味药分别切细，以二斗水来熬羊肾、竹叶，取一斗汤药，去掉药渣澄清，再加入其他药，熬取三升汤药，分三次服用。若病未见好转，三日后再服一剂。

治肾虚寒，腰脊苦痛，阴阳微弱，耳鸣焦枯的处方：

生地黄汁二升，生天门冬汁、白蜜各三升，羊肾一具（炙），白术、麦曲各一斤，甘草、干姜、地骨皮各八两，桂心、杜仲、黄芪各四两，当归、五味子各三两。

将以上十四味药研为末，纳入盆中，取前三种药物的汁来和研，将盆在微火上暖热，再研，暴晒干，常研使其与盆脱离。每次以酒送服方寸匕，每日两次。

治耳聋耳鸣流汁，这些都是由于肾寒引起的症状，有的人一二十年也不能痊愈，其治疗的处方是：

服天门冬酒，百日即愈。其处方在第十四卷中。

劳聋指因气血真元亏虚所致的耳聋、气聋（指因气虚所致的耳聋，据其病因病机可分为气虚耳聋和气逆耳聋）、风聋（指耳聋而兼有头痛的症候，多由宗脉虚，风邪入耳，使经气否塞不宣而致）、虚聋（因肾虚而导致的耳聋）、毒聋（因脓毒瘀血，壅塞耳窍所致

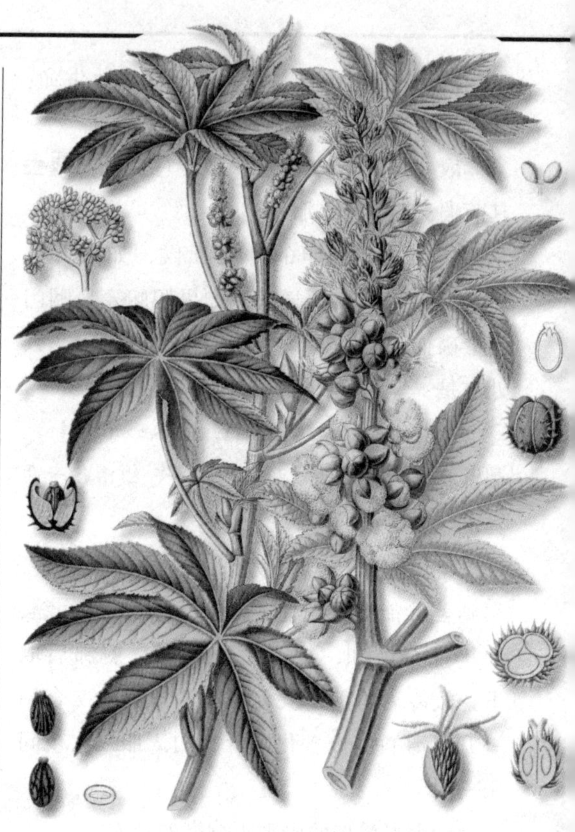

蓖麻

蓖麻子味甘、辛，平，有小毒。主治水肿，风寒虚热，身体疮痒浮肿。还主偏风不遂，口眼歪斜。可催生，治女人胎衣不下。

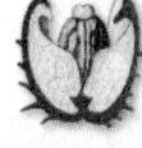

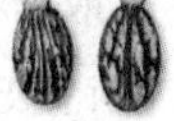

子〔主治〕水肿，吐恶沫。又主风虚寒热，身体疮痒浮肿。主偏风不遂，口眼歪斜，失音口噤，头风耳聋，舌胀喉痹，鼻喘脚气，毒肿丹瘤，女人胎衣不下。开通关窍经络，能止诸痛，消肿追脓拔毒。

的耳聋)、久聋(因气虚、血虚、肝肾阴虚等导致的长时期耳聋)、耳鸣(分为由肾阴亏虚或中气下陷引起的虚证耳鸣和由血瘀、肝火或痰火上逆所引起的实证耳鸣),以上病症全都可治的处方:

山茱萸、干姜、巴戟天、芍药、泽泻、桂心、菟丝子、黄芪、干地黄、远志、蛇床子、石斛、当归、细辛、苁蓉、牡丹、人参、甘草、附子各二两,菖蒲一两,羊肾二枚,防风一两半,茯苓三两。

将以上二十三味药研成末,制成如梧桐子大小的蜜丸。每次在饭后服十五丸,每日三次,渐加至三四十丸而止。以上各种症候都是由于肾虚引起,所以制作补肾的处方,又制作通利九窍的药来敷,就能痊愈。

治耳聋的处方:

蓖麻仁五合,杏仁、菖蒲、磁石、桃仁、石盐、通草各三分,巴豆一分,附子二分,熏陆香、松脂各十分,蜡八分。

将以上十二味药,先将草石药捣细,单独研各种药仁如脂状,再加入松脂、蜡,合捣数千下,直至可调制成丸药的程度才停止。将如枣核那么大的丸用药棉裹住塞入耳中,一日四五次,每次取出转捻一番后又塞入,不超过三四日就可换药。

突然耳聋又称暴聋、风聋(指突然发生之耳聋),多属于实证。由于外邪壅滞经络,以致气积心下升降不畅;或因忧思郁怒,血郁于上,气血壅塞,导致窍闭不通;或因外伤等。治疗的处方:

细辛、菖蒲各六铢,杏仁、曲末各十铢。

以上四味药和捣,制成丸药,若干了就加入少许猪脂,取如枣核那么大一丸,以药棉裹住纳入耳中,一日换一次药;稍有好转后,两日换一次药,夜间除去凌晨又塞上。

治耳鸣、耳聋的处方:

聪耳养体方

赤膏 主治耳聋、齿痛、腹中病、咽喉痛等。

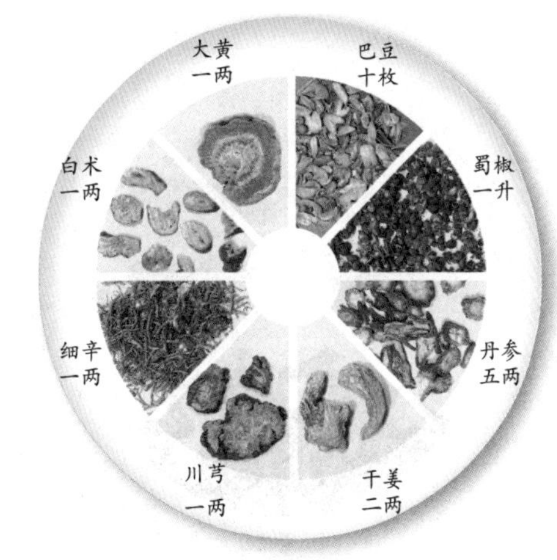

注:另有桂心一两,大附子二枚。

以上十味药分别切碎,用苦酒二升浸泡一宿,次日早晨放入煎熟猪脂三斤,置火上煎熬,煎沸后取下,放冷后再煎,反复三次,煎至成膏,去渣,内服或外抹。

服赤膏后疗效

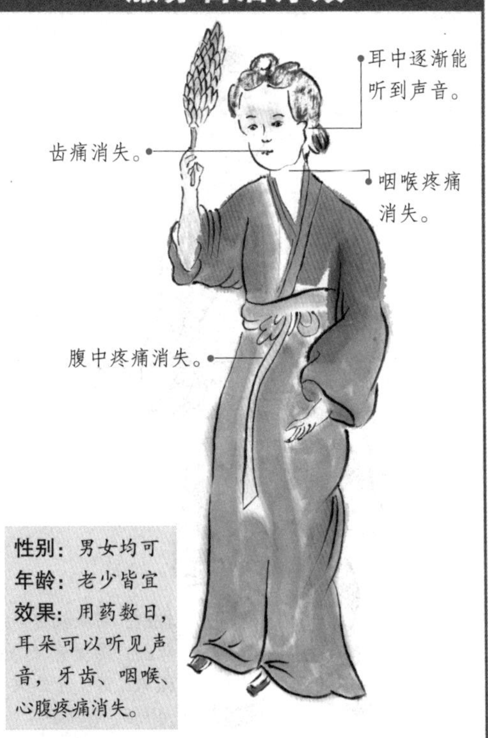

耳中逐渐能听到声音。
齿痛消失。
咽喉疼痛消失。
腹中疼痛消失。

性别: 男女均可
年龄: 老少皆宜
效果: 用药数日,耳朵可以听见声音,牙齿、咽喉、心腹疼痛消失。

敷耳出脓方

矾石散 主治聤耳，又称底耳，脓耳。

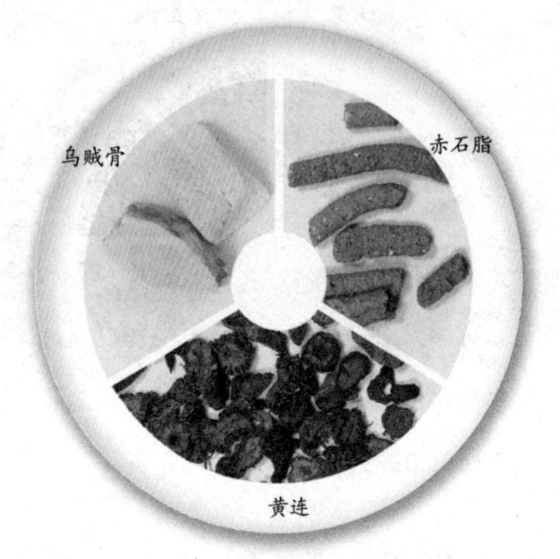

注：另有矾石。

以上四味药各取等份研成末，每次以药棉裹住如枣核那么大纳入耳中，每日三次。

用矾石散后疗效

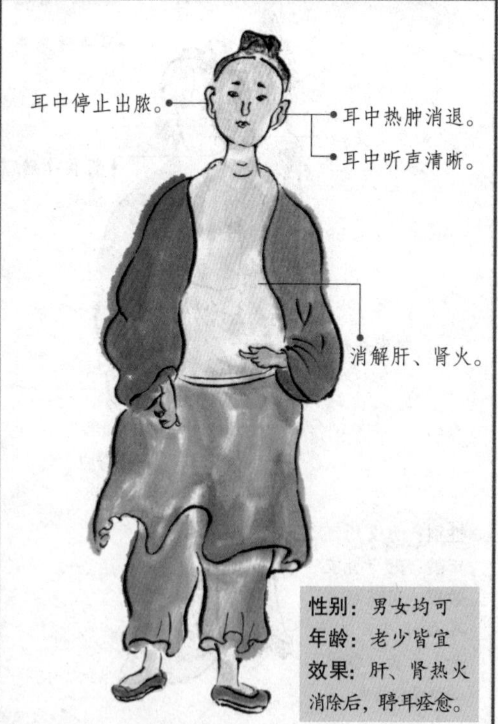
耳中停止出脓。
耳中热肿消退。
耳中听声清晰。
消解肝、肾火。
性别：男女均可
年龄：老少皆宜
效果：肝、肾热火消除后，聤耳痊愈。

当归、细辛、川芎、防风、附子、白芷各六铢。

以上六味药研为末，以八两鲤鱼脑合熬沸腾三次，膏成后去掉药渣，在凌晨时以枣核那么大的药来灌入耳中，以药棉塞住耳孔。

治耳鸣如流水声，若不治，久必成聋的处方：

取生乌头，掘得后趁湿削成如枣核那么大，纳入耳中，一日换一次，不超过三日就能痊愈。此方也用于治疗耳痒及猝风聋症。

治因水入而耳鸣的处方：

通草、细辛、桂心各十八铢，菖蒲一两，附子、矾石各六铢，当归、甘草各十二铢，独活一两半。

以上九味药研成末，以半合白鹅脂来慢慢调和成如枣核那么大的丸药，以药棉裹住纳入耳中，每日三次。用一次调制药一次。

治耳聋有脓的散药处方：

乌贼骨、釜底墨、龙骨、伏龙肝各半两，附子一两，禹余粮六铢。

以上六味药研成末，取如皂荚子般大的颗粒，以药棉裹住纳入耳中，一日换一次，直到痊愈为止。若不愈的，那是因为有虫，就加用一豆那么大的麝香。

治耳聋有脓不愈，有虫的处方：

鲤鱼肠一具（切），醋三合。

以上两味药一起捣，以药棉裹住纳入耳中，过两顿饭的时间就会觉得闷痛，有白虫粘在药棉上，去掉它，再向耳中纳入新的药，直到虫尽后才停止。将药棉择去虫后，还可用。

治百虫入耳的处方：

取一撮蜀椒末，以半升醋来调和，灌入耳中，行二十步的时间后虫子就会出来。

治蜈蚣入耳的处方：

将猪肉炙香，用来掩耳，蜈蚣立即就会

出来。

治蚰蜒入耳的处方：

将炒胡麻捣碎，以葛袋盛装，倾侧耳朵枕在袋上，蚰蜒就会出来。

面病第九

五香散【外用润肤方】

治雀斑、粉刺、黑痣，面黑气、黑晕赤气。

毕豆四两，黄芪、白茯苓、萎蕤、杜若、商陆、大豆黄卷各二两，白芷、当归、白附子、冬瓜仁、杜衡、白僵蚕、辛夷仁、香附子、丁子香、蜀水花、旋覆花、防风、木兰、川芎、藁本、皂荚、白胶、杏仁、梅肉、酸浆、水萍、天门冬、白术、土瓜根各三两，猪胰（晒干）二具。

以上三十二味药切捣并过筛制成散药，用来洗面。能使人面色白皙光泽滋润。

白芷澡豆【外用润肤方】

白芷、白术、白鲜皮、白蔹、白附子、白茯苓、羌活、萎蕤、栝楼子、桃仁、杏仁、菟丝子、商陆、土瓜根、川芎各一两，猪胰（细切）二具，冬瓜仁四合，白豆面一升，面三升。

以上药物相混合，切捣并过筛取末，放入面及猪胰中拌匀再捣，制成澡豆，每天用来洗手面。能使皮肤白净而有光泽。

白鲜皮澡豆【外用润肤方】

主治面黑不干净。

白鲜皮、白僵蚕、川芎、白芷、白附子、鹰屎白、甘松香、木香各三两，土瓜根一两，白梅肉二十一枚，大枣三十枚，麝香二两，鸡子白七枚，猪胰三具，杏仁三十枚，白檀香、白术、丁子香各三两，冬瓜仁五合，面三升。

以上药物中先取猪胰与面相调和，晒干，再放入其他药捣研成细末，另取白豆屑二升制成散药，与前面的药相混合，清晨时用来洗手和脸。

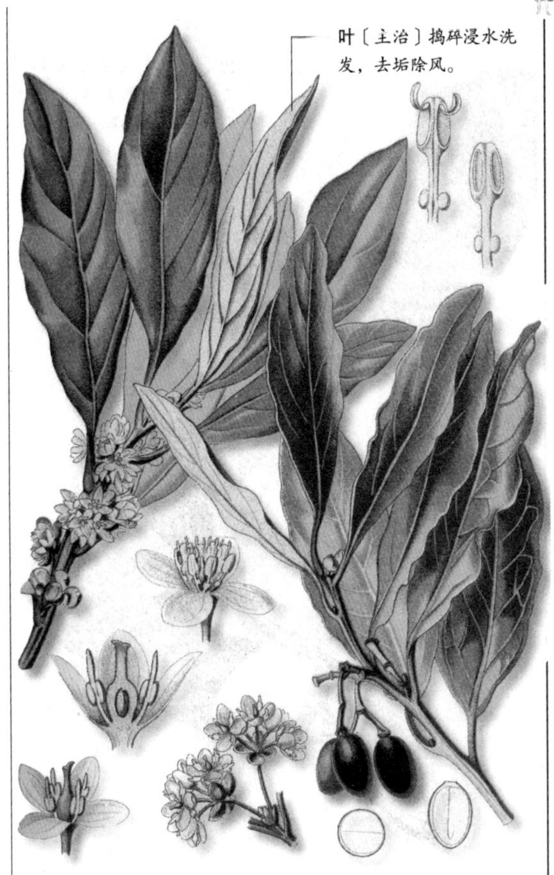

桂

桂心味苦、辛，无毒。主治九种心痛，腹内冷气，咳逆结气，止下痢，除三虫，治鼻中息肉，通利月经、胞衣不下。

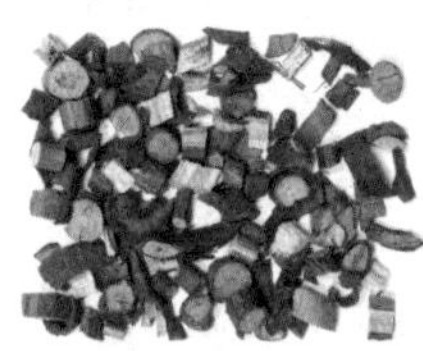

肉桂〔主治〕利肝肺气，心腹寒热冷疾，霍乱转筋，头痛腰痛出汗，止烦，咳嗽，堕胎，温中。

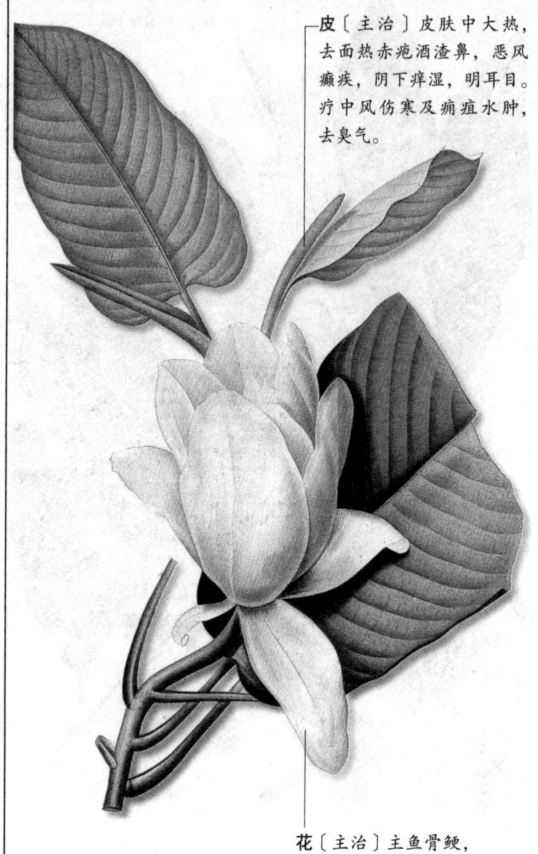
皮〔主治〕皮肤中大热，去面热赤疱酒渣鼻，恶风癫疾，阴下痒湿，明耳目。疗中风伤寒及痈疽水肿，去臭气。
花〔主治〕主鱼骨鲠，可化铁丹。

木兰

其皮味苦，寒，无毒。主治皮肤中大热，去面热赤疱酒渣鼻，除阴下湿痒，还能利小便，治小儿重舌。

猪胰澡豆【外用润肤方】

猪胰（切细）五具，毕豆面一升，皂荚三挺，栝楼实三两，萎蕤、白茯苓、土瓜根各五两。

将以上药物切捣并过筛取末，再与猪胰合捣到均匀，清晨时用来洗手和脸。长时间使用能使肌肤白净。

桃仁澡豆【外用润肤方】

主治皮肤黑斑。

桃仁、芜菁子各一两，白术六合，土瓜根七合，黑豆面二升。

将以上药物切捣过筛后制成散药，用来洗手和脸，能润泽肌肤。

玉屑面膏【外用润肤方】

主治面无光泽、皮肉皴黑。

玉屑（研细）、川芎、土瓜根、萎蕤、桃仁、白附子、白芷、冬瓜仁、木兰、辛夷各一两，菟丝子、藁本、青木香、白僵蚕、当归、黄芪、藿香、细辛各十八铢，麝香、防风各半两，鹰屎白一合，猪胰（切细）三具，蜀水花一合，白犬脂、鹅脂、熊脂各一升，商陆一两，猪肪脂一升。

以上药物中先取猪、鹅、犬、熊脂用水浸泡，多次换水直到血尽，其他药切碎，用一斗清酒浸泡一夜，次日早晨将猪、鹅等脂与其他药相调和，放入铜铛中慢慢熬煎，一直煎到傍晚，煎时用白绢系白芷薄片放入膏中，煎至白芷颜色发黄，用丝绵过滤去渣，猪胰用酒浸汁，取汁倒入铜铛中，将玉屑、蜀水花、鹰屎白、麝香研为细末，等膏熬成后放入药中，搅拌均匀，放入瓷器中，每天取适量敷面。长时间使用能使肌肤洁白光润。

治粉刺、雀斑、面黑气的处方：

白蔹十二铢，白石脂六铢。

以上两味药捣筛，以鸡蛋清来调和，夜里睡觉时将药涂在脸上，早上用井花水洗去。

白杨皮散【滋润养颜方】

主治面部及手足肤色黑。

白杨皮十八铢，桃花一两，白瓜子仁三十铢。

将以上药物切捣并过筛制成散药，每次用温酒送服方寸匕，每天三次。能使肌肤光泽洁白。如果想使肌肤变白，可以加瓜子；想使肌肤红润，可以加桃花。

白膏【外敷去疱方】

主治面部疱、疥、痈、恶疮。

附子十五枚，野葛一尺五寸，蜀椒一升。

以上三味药分别切碎，用醋浸泡一夜，第二天早晨加一斤猪膏熬到附子的颜色变黄时，去掉药渣用来涂在面部的疱、疥、痈、恶疮上，每日三次。

栀子丸【清热去疱方】

主治酒渣鼻、粉刺。

栀子仁三升，川芎四两，大黄六两，豉三升，木兰皮半两，甘草四两。

将以上六味药研为细末，用蜜调和，制成梧桐子大小的丸，每次用汤液之类服下十丸，可逐渐加量至十五丸，每天三次。

治面有热毒恶疮的处方：

胡粉（熬）、黄檗（炙）、黄连各等分。

将以上三味药研成末，敷在疮上，如果疮干，可以调涂些面脂，每天三次，直到痊愈。

消除瘢痕的处方：

取禹余粮、半夏各等份，研为末，以鸡蛋黄来调和。先用新布拭瘢痕到发红，将药涂上，不要见风，每日涂两次，十日就会痊愈，十年的瘢痕也能治好。

治全身及面部印纹的处方：

用针刺破所纹的字，以醋调红土来敷上，干后又换药，直到黑纹消除尽为止。

滋润养颜方

桃花丸 主治面部黑斑。

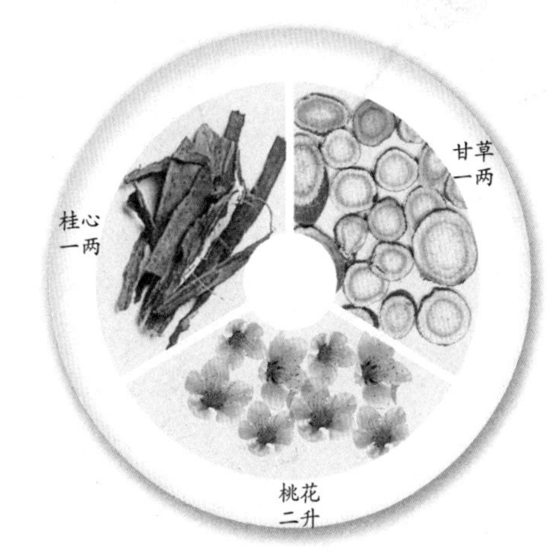

注：另有乌喙一两。

将以上四味药研为细末，用白蜜调和，制成大豆般大小的丸，每次服十丸，每天两次。能使肌肤洁白光泽。

服桃花丸后疗效

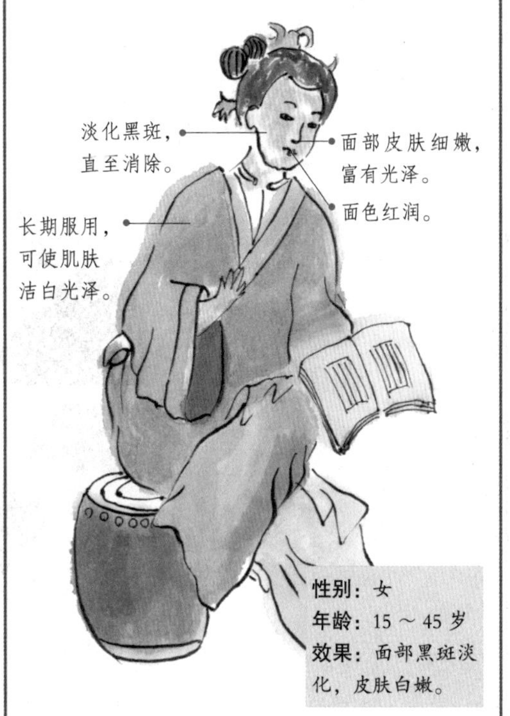
淡化黑斑，
直至消除。
面部皮肤细嫩，
富有光泽。
面色红润。
长期服用，
可使肌肤
洁白光泽。
性别：女
年龄：15 ～ 45 岁
效果：面部黑斑淡化，皮肤白嫩。

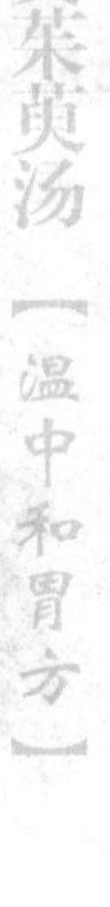

图解千金方

外用疏风方

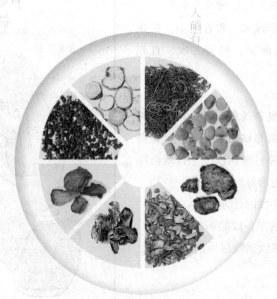

卷七　风毒脚气

论风毒状第一

考察各种医书药方，往往有论述脚气病的，然而古时很少有人得这种病。自晋朝永嘉南渡，因战乱蜂起，晋室南迁，直至司马睿在建康（即今南京）重建政权，史称永嘉南渡以来，豪门贵族多有人得这种病。岭南有位叫支法存的僧人，江东有位仰道人，他们都十分留意医书药方，尤其擅长治疗脚气病。晋朝士族望门，大都获得治疗而痊愈，全靠这两位先生。南北朝刘宋萧齐年间，有佛门弟子深师向道人学习医术，并收录了支法存等各家旧医方三十卷，其中治疗脚气的药方有百余副。拓跋魏朝及宇文周朝时期，都没有这种病，所以姚僧垣南北朝名医家收集此类验方，不是太殷勤，徐之才撰录医方，也没有加以留意。特别是三国鼎立时期，风俗教化还没统一，各地气候并不相同，寒暑时间也不相等，所以函谷关以西黄河以北的广大地区并不知道还有这种疾病。自从唐朝建立以来，天下统一，最南端的地势非常重要，于是朝庭派遣将士，镇守南疆，由于他们不习水土，全都患上了脚气病。之后黄河流域一带的士大夫，虽从来没有去过长江以南地区，但也有人患上了脚气病，这是因为如今天下风气混同，物类也全都相同齐等。由于这种疾病的发作，最先是从脚上起的，接着会出现胫肿，人们便称它为脚气病，深师所说的脚弱也是这个意思。深师记述了支法存所用的由永平山、敷施连、范祖耀、黄素等配的各种脚气病药方，总共有八十多条，条条都是精要。其实学习医术的人搜寻披览，最感到繁重的，就是药方的集成，突然想用来救急，却又失去了方向，不知如何使用才好。如今我选取那些经过使用且非常有效的，用来预备应急，其余的就不再全部记述了。

医学小常识

何谓脚气

脚气是一种极常见的真菌感染性皮肤病。70%—80% 的成人都有脚气，只是轻重不同而已。一般在夏季加重，冬季减轻，也有人终年不愈。

脚气是足癣的俗名。有的人把“脚气”和“脚气病”混为一谈，事实上，医学上的“脚气病”是维生素 B 缺乏引起的全身性疾病，而“脚气”则是由真菌感染所引起的一种常见皮肤病。足癣如不及时治疗，也可能传染其他部位，如引起手癣和甲癣等，也可能因为痒被抓破，继发细菌感染，而引起严重的并发症。

论如何染上脚气病的

有人问风毒中伤人体，身上任何地方都可能发病，但脚气病为什么偏偏表现在脚上呢？答案是：人有五脏，心肺两脏的经络起于手的十指，肝肾和脾三脏的经络起于脚的十趾。风毒的邪气，都是从地上发起的，地的寒暑风湿最后都发成蒸气，而脚常常踩在大地上，所以风毒侵害人体，必然先侵害双脚。如果脚气长期不痊愈，会遍及四肢腹背以及头颈。轻微的时候人不会觉察，等到痼滞形成时才能觉察。医经上说的次传和间传指的就是这种情况。

论染上以后有没有感觉

凡是脚气病，都是由感受风毒而造成的，

得了这种病，人们不会立即觉察，它常会因为其他疾病，才一度开始发作，或者突然气息衰弱，两三天以后仍没有起色，这才觉察到疾病的存在。那些庸医很多都不认识这种疾病，而是纷纷当作杂病来治疗，病人没有不毙命的。因此这种病大多不被人认识，它开初起病时非常轻微，饮食嬉戏以及气力和往常一样，只有突然发生脚曲弱不能走动时，才觉得有不正常的情况，黄帝所说的缓风湿痹指的就是这种病。

论脚气病的症状

在脚上还没有觉察到什么异样时，头颈臂膊已有些不适；虽然其余各处都没有什么感觉，然而心腹五脏都已经受到困扰。风毒侵袭入身体后，就会看到饮食就呕吐，或讨厌闻到食物的味道，或腹痛下痢，或大小便不通，或胸中惊悸，或不想见光亮，或精神昏愦，或妄生喜迷、语言错乱，或发热头痛，或身体酷冷、疼痛烦燥，或觉得转筋，或脚胫肿，或大小腿顽痹，或时时身体松弛乏力，或又百节挛急，或小腹麻木，这些都是脚气病的症状，也称为风毒脚气的症候。脚气的症状难以觉察，所以一定要细细审察。否则，很容易失去要点，一旦疾病生成，就难以治疗了。妇女也同样如此，很多妇女在生产之后，春夏贪凉，容易中脚气风毒，所以应当特别小心。产后妇女如果有热闷掣动抽搐，惊悸心烦，呕吐气上这些情况，都是脚气的症候。另外，如果觉得脐下冷痛，闷满不快，兼有小便淋涩，与平时正常情况不大一样，也是脚气的症候。脚气病中，麻木无力的称为缓风，疼痛的称为湿痹。

论得病的原因

一年四季之中，都不要久立、久坐在湿冷的地方，也不要因为酒醉出汗，就脱去衣服鞋袜；当风受凉，那样都会生成脚气病。如果夏季在潮湿的地方坐、立时间久了，湿热之气会蒸入人的经络，病一发作就会生热，四肢必定酸痛，而且烦闷；如果冬季在湿冷的地方久立久坐，冷湿的地气也会向上侵入经络，病一发作则会四体酷冷转筋。如果因当风取凉得了脚气，病一发作就会皮肉麻木，各处肌肉掣动，并渐渐转向头部。平常，天气忽然暴热时，人们大都不能忍受，但在这个时候，一定不能立即取寒来畅快心意，即使突然有暴寒也不能感受它的寒气，否则就会使人生病。世上有些专心求学的人，一心一意地专注于手中的事情，久坐久立在潮湿的地方，而又不经常活动，冷风袭来，侵入了经络，不知不觉中疾病也就生成了。所以风毒侵袭人体，往往先侵入手脚十指（趾），因为出汗时毛孔大开，皮肤开通，风就像急驶的箭一般，或先中脚心，或先中脚背，或先中膝下小腿的内外侧。人如果不想得这种

中医小锦囊

中医治脚气

中医称脚气为“脚弱”。因外感湿邪风毒，或饮食厚味所伤，积湿生热，流注腿脚而致病。症状为先见腿脚麻木、酸痛、软弱无力，或挛急，或肿胀，或萎枯，或发热，进而入腹攻心，引发小腹不仁、呕吐不食、心悸、胸闷、气喘、神志恍惚、语言错乱等。治疗时宜以宣壅逐湿为主，兼祛风清热，调血行气等法。常用方剂有鸡鸣散、槟榔汤、防己饮等。《备急千金要方》等方书中记载了大豆、乌豆、赤豆治脚气的疗法。

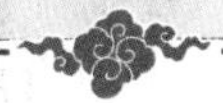

病，刚刚发觉身体有些异常时，就在感觉不适的地方灸二三十壮，疾病就会因此而痊愈，而且不会复发。黄帝说：当风取凉，酒醉行房，都会得上这种疾病。

论冷热不同

有人问为什么生病有的冷而有的热呢？回答是：脚有三阴经三阳经，寒邪侵袭三阳经所生的病必为冷病，暑邪侵袭三阴经所生的病必为热病，所以疾病分有表、里、冷、热。因为冷热不同，所以热病要用冷药来治，冷病要用热药来疗，要小心治疗以缓解病情。脾感受到阳毒就会生热顽，肾感受到阴湿毒气则会生寒痹。

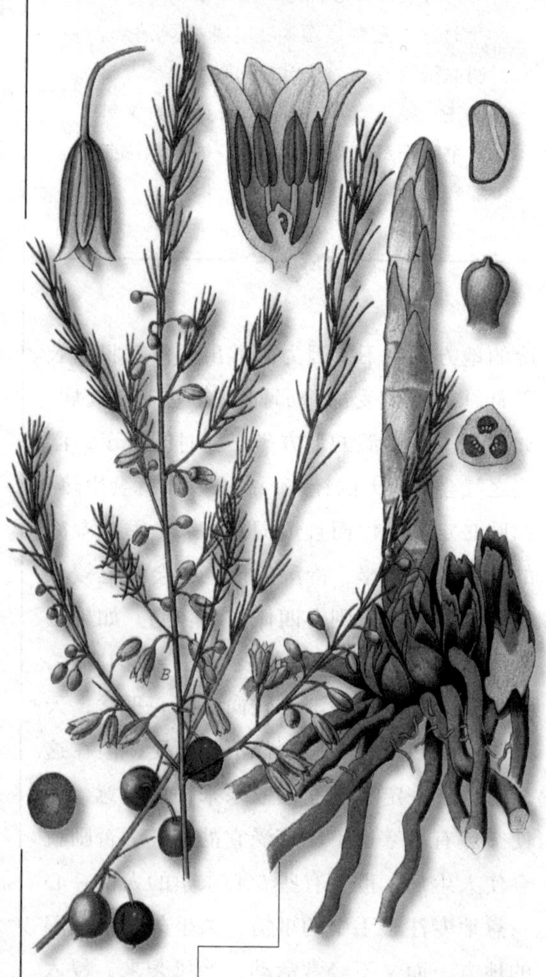

根〔主治〕各种由风、寒、湿引起的肢体疼痛或麻木，强骨髓，驱虫。长期服用轻身益气，延年不饥。

天门冬

其根味苦，平，无毒。主治各种由风、寒、湿引起的肢体疼痛或麻木，强骨髓，驱虫。主治吐血咳嗽，化痰润燥，滋阴，阳事不起者。宜经常服用。

论因脚气引发其他病

因为患脚气而引发其他疾病的，就用各种药物有针对性地治疗。如果引起小便不畅的，就用猪苓、茯苓以及各种通利小便的药来治；引起大便非常坚涩的，就用五柔麻仁丸等来治疗；引起遍体肿满进而生成水肿病的，就要用治水肿的药方中的各种药来治。其他的都仿照这种方法，也不需要什么拘束禁忌。

论治疗的缓与急

如果稍微觉得病情有异，就需警惕小心，并下决心赶紧治疗。由于治疗迟缓使邪气上攻入腹，会导致有的肿，有的不肿，胸胁逆满、气逆上肩而喘息耸肩，病发作得急的死神顷刻就会到来，病发作得慢的不过几天也必然死去，所以不能不尽早治疗。只要看到心下急，气喘不停，或者屡屡出汗，或者忽冷忽热，脉象促短而数，呕吐不止的，都会丧命。

论虚实可不可服药

凡是脚气病，都是由于气实而夺人性命的，始终没有一人是因为服药导致虚弱而身亡的。所以患脚气的人都不能大补，也不能大泻，不要担心内虚，不用服用预止汤。不然的话，都会不治而死。

论看病问疾人

世间有许多生了疾病的人，亲朋好友都

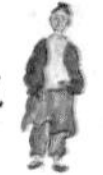

前来看望，然而那些人并没有经历过治病救人这种事情，也没有研读过一纸药方，却假装明了医理，故意做作以显示他们的能耐，尽说些不着边际的话：有的说是虚，有的说是实；有的说是风，有的说是蛊；有的说是水肿，有的说是痰饮，都是一派胡言。这些各不相同的说法，扰乱了病人的心，不知道究竟谁说的才算正确，于是犹豫不决起来。然而事实上病情不等人，很快就会酿成灾难，这些人到头来仅仅是各自走散而了之。所以生病的人，非常需要明晓事理的人和好的医者，他们能认清病的深浅，并探究各种药方书籍，博览古今。病人需要的正是这种能明了事理的人去看望，否则，必定会误了大事。我私下里常常为无能之辈去探病导致这类事情屡屡发生而感到悲哀，所以在这里将具体疾病的来龙去脉以及症候一一讲述，好让以后的病人读了，用以自防。只要有一种症状吻合，就必须依照药方加紧治疗，不要听信他人胡言乱语而最终后悔，只需要详细了解药方的旨意就行了。人的生命很脆弱，所以不要相信他人言论反而使自己疑惑，以至于贻误时机。我曾经为别人撰写了门冬煎方，这个药方治脚气病很有效果。处方在第十二卷中。

论脉候法

凡是脚气病，虽然诊断的途径有很多种，但三部之脉，一定不要与四时相违背才好，如果与四时相违背就不可医治。其余的与《脉经》中所说的相同，在这里就不再累赘地全部罗列出来。病人本来就黑瘦的容易治疗，肥大肉厚肤色赤白的难以治愈；皮肤黑的人耐风邪湿气，肤色赤白的不耐风邪；体瘦的人皮肉硬实，体胖的人皮肉松软，而皮肉松软疾病就会侵入体内，所以难以治愈。

中医小锦囊

古代医学中的脚气类别

脚气有干脚气、湿脚气之分。湿脚气中又有寒湿脚气、湿痰脚气、湿热脚气、湿毒脚气等。此外，还有风毒脚气、瘴毒脚气、脚气冲心、脚气入腹、脚气迫肺等多种类型。

其中，干脚气指脚气之足膝不肿者。因身体阴虚内热，湿热、风毒之邪从热化，伤及营血，筋脉失养，症状为足胫无力、麻木酸痛、挛急，脚不肿但日见枯瘦，饮食减少，小便热赤，舌红，脉弦数等。治疗时宜宣壅化温，和营清热，可用加味苍柏散或生干地黄丸等方。

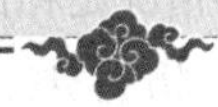

论脚肿不肿

曾有人患脚气很久，自己又不懂辨别，后来因有其他疾病而引发，治疗后得以痊愈。再后来因患上呕吐脚气又重新复发。我为他诊治时，就告诉他这是脚气病。病人于是问：“我平生从没有患过脚肿，为什么你说我得的是脚气呢？”于是不肯服用汤药。其他医生都认为是石药发作。疑惑之间，不过十天，病人就死去了。因此脚气不能一味地把脚肿当作症状，有肿的，也有不肿的。那些小腹有麻痹感的，脚大多不会肿；小腹麻痹过后不超过三五天，就会使人呕吐的，这叫作脚气入心，像这样的人生命危在旦夕。只要患上脚气病入心就难以治疗了，这是因为病人的肾水克心火的缘故。

论要不要谨慎

凡是患有脚气病的人，千万要忌房事，忌吃羊肉、牛肉、鱼肉、蒜、蕺菜、菘菜、蔓菁、瓠子、酒、面、酥油、乳糜以及猪鸡鹅鸭肉，有的药方中用了鲤鱼头，这些应该一并禁用，不得违反，以及忌大怒。只能吃些粳米、粱米、粟米、酱、豉、葱、韭、薤、椒、姜、橘皮等，不能吃各种生果子和其他酸性食物，违反的都不能痊愈。还有，最好吃些生牛奶和生栗子。

论善能治者几日可瘥

患了脚气病的人，枉死的非常多，简单说来，有三种：一是觉察较晚，二是骄横恣傲，三是犹豫不决。有这三种情况，正是枉死之相。因此，世间的确无良医，即使有良医，而病人有灵性能接受药物治疗并取得效果的，就更加稀少了。所以虽有良马但遇不上伯乐，虽有孔子的尊称，人们却不知道去拜他为师；那些枉死的人与这种情况是相似的。现在有人生了病，并有接受药物的灵性，让我依法治疗，不过十天就可以永绝病根。如果没有灵性不能接受药物的话，也就不必为他治疗了；纵然给他治疗，恐怕也没有痊愈的时候。不只是脚气，其他的疾病都是这样。良药忠言，可以马上得到，但不一定所有人都信服。法只施向那些信奉它的人，不必向那些心存疑虑的人论说。

医学小常识

现代医学中的脚气类别

医学上通常将脚气分为三种类型：糜烂型、水疱型、角化型。

1. 糜烂型：好发于第三与第四、第四与第五趾间。开始时趾间潮湿，浸渍发白或起小水疱，干涸脱屑后，剥去皮屑为湿润、潮红的糜烂面，奇痒，易继发感染。

2. 水疱型：好发于足缘部。开始时为壁厚饱满的小水疱，有的可融合成大疱，疱液透明，周围无红晕。奇痒，搔抓后常因继发感染而引起丹毒、淋巴管炎等。

3. 角化型：好发于足跟。主要表现为皮肤粗厚而干燥，角化脱屑、瘙痒，易发生皴裂。无水疱及化脓，病程缓慢，多年不愈。

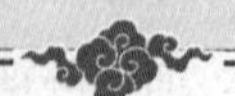

论灸法

在脚气病初得时，感觉腿脚发软，就赶快灸治，同时服用竹沥汤，灸完以后可服用八风散，这样没有不痊愈的，所以唯一需要的是赶紧治疗。如果只灸而不服药散，或只服药散而不灸，这样会半愈半死，虽然能够治好，或许一年以后会再次发作。一旦觉察有病就立即依照这种方法灸治以及服风散的，治十个能痊愈十个。这种病患尚轻的，当时虽然没有恶化，但如果治疗不合理，病根没有除去，时间长了与杀人没有区别，所以不能不特别注意。

最先灸风市，再依次灸伏兔、犊鼻、两膝眼、足三里、上廉、下廉、绝骨，总共灸八处。第一灸风市穴，可以让病人站起来，端正身体平直站立，垂下两臂，舒伸十指掩在两腿上，手中指头所正对大腿上的大筋便是，灸一百壮，再多可随意，轻的不能少于一百壮，重的可在这一处灸上五六百壮，不要一下灸完，重复三次更好。

第二灸伏兔穴，让病人端坐，手四指并列，横向放在膝上，让掌下沿与弯曲的膝头平齐，掌上沿手指中央所对的位置就是，灸一百壮，也可灸五十壮。

第三是犊鼻穴，在膝头盖骨上方，骨旁外侧平坦的地方，用手按可摸到骨节相连的缝隙便是。一种说法是在膝头下方中央，跪坐在脚根上，动脚，用手按有凹陷的地方就是，灸五十壮，可达一百壮。

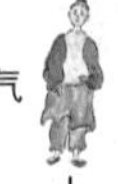

第四是膝眼穴，在膝盖头骨两边凹陷处正中就是。

第五是足三里穴，在膝头骨节下一手夫（同身量法之一，患者四指并列，过中指中节横纹处四指的宽度），胫骨上外侧就是。一种说法是在膝盖骨节下三寸，人有长短大小，取穴应以病人手夫一夫即是三寸为准，灸一百壮。

第六是上廉穴，在足三里下一手夫，也就是紧靠胫骨的外侧处，灸一百壮。

第七是下廉穴，在上廉穴下一手夫。一种说法是紧靠胫骨外侧便是，灸一百壮。

第八是绝骨穴，在脚外踝上方一手夫，又说在外踝上四寸处便是。

这些穴位，灸时不必一次灸完壮数，可以一天天重复灸，以三天之内灸完壮数为佳。哪只脚生病就灸哪只脚，两只脚都生病就灸两只脚，脚气病一般都是两只脚都患病。还有一药方是：如果觉得脚恶，便灸一侧的足三里以及绝骨，两脚恶则四处一同灸，次数多少应根据病情的轻重决定，最关键的是病即使很轻也不能减少到一百壮，如果不愈，立即灸接下来的穴位，多多益善。一种说法是灸绝骨最关键。人如果患上脚气未能立即施治，等到病邪进入腹部，腹部肿大，上气，于是就须用大法灸，依照各种俞节解的灸法灸遍腹背，同时服用八风散，往往能够痊愈。觉察到病邪进入腹中，如果病人不堪痛苦，不能全用大法灸，只是灸心胸腹部诸穴以及双脚上诸穴位，也能得以痊愈。度量一夫的方法，是将手翻转朝下并舒伸四指，经过中指横纹处四指的宽度为一夫。夫有两种，还有一种以三指宽为一夫的，患脚气灸治时采用四指为一夫。也有依支法存的旧法，有梁丘、犊鼻、足三里、上廉、下廉、解溪、太冲、阳陵泉、绝骨、昆仑、阴陵泉、三阴交、足太阴、伏溜、然谷、涌泉、承山、束骨等，总共一十八个穴位。旧法多灸百会、风府、五脏六腑俞募，灸的时候，都会觉察到引气向上，所以不采取他的方法，气不上的可以使用，要点是病已经到了恐怕不能救治的地步，都须灸遍。脚十趾上距离趾接近一分处，两脚共有八大穴位，曹氏称它们为八冲，下气极为有效。脚十趾尖名叫气端，一天灸三壮，以及大神要。八冲可一天灸七壮，气下即止。病人如果不是深知熟悉的人，小心不要让他灸八冲，千万千万要小心谨慎。凡是灸八冲，艾炷必须要制作得小些。

中医小锦囊

脚气治疗措施

1. 糜烂型：枯矾、黄檗、五倍子、乌贼骨，任选一种研末，洗净脚后撒于患处。

2. 水疱型：苦参、白藓皮、马齿苋、车前草各 30 克，苍术、黄檗各 15 克，每天煎洗 1 ~ 2 次。

3. 角化型：白凤仙花 30 克，皂角 30 克，花椒 15 克，任选一种，放入 250 克醋内，浸泡一天后，每天晚上临睡前泡脚 20 分钟，连续治疗 7 天。

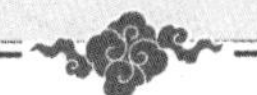

论服汤药的种类

风毒之气侵入人体内，脉象有三种表现，这种病虽然内外症候相似，脉象却有不同。如果脉象浮大而缓，适宜服用续命汤，两剂应当痊愈；如果风邪太盛，适宜喝越婢汤，加白术四两；如果脉象浮大紧转快，宜服竹沥汤；如果病人脉象微而弱，宜服风引汤，此人的脉象多是因为内虚而造成的；如果大虚短气力乏，可间或服一些滋补药汤，根据病的冷热进服，如果还未痊愈，再服竹沥汤；如果病人脉象浮

医学小常识

如何预防脚气

1. 保持脚的清洁干燥，汗脚要及时治疗。

2. 勤换鞋袜，趾缝紧密的人可用草纸夹在其间，以吸水通气。鞋子要透气性良好。

3. 不要使用别人的拖鞋、浴巾、擦布等，不要在澡堂、游泳池旁的污水中行走。

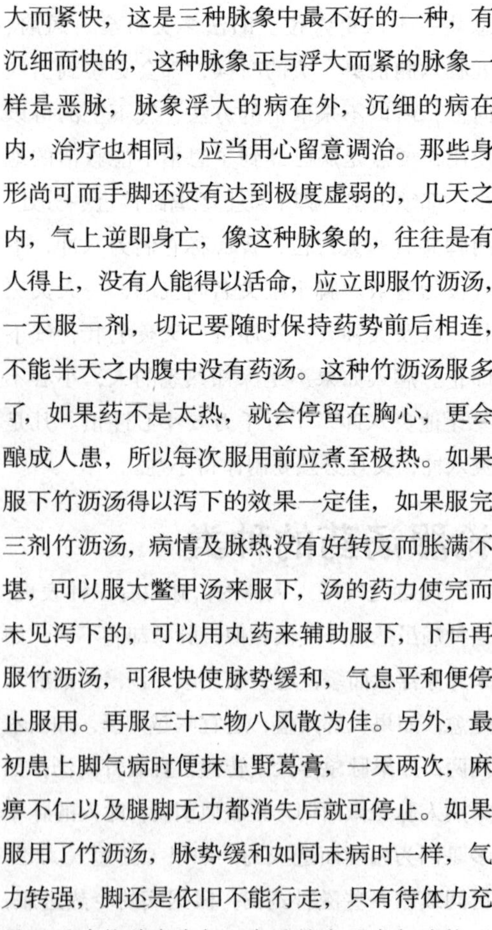

大而紧快，这是三种脉象中最不好的一种，有沉细而快的，这种脉象正与浮大而紧的脉象一样是恶脉，脉象浮大的病在外，沉细的病在内，治疗也相同，应当用心留意调治。那些身形尚可而手脚还没有达到极度虚弱的，几天之内，气上逆即身亡，像这种脉象的，往往是有人得上，没有人能得以活命，应立即服竹沥汤，一天服一剂，切记要随时保持药势前后相连，不能半天之内腹中没有药汤。这种竹沥汤服多了，如果药不是太热，就会停留在胸心，更会酿成人患，所以每次服用前应煮至极热。如果服下竹沥汤得以泻下的效果一定佳，如果服完三剂竹沥汤，病情及脉热没有好转反而胀满不堪，可以服大鳖甲汤来服下，汤的药力使完而未见泻下的，可以用丸药来辅助服下，下后再服竹沥汤，可很快使脉势缓和，气息平和便停止服用。再服三十二物八风散为佳。另外，最初患上脚气病时便抹上野葛膏，一天两次，麻痹不仁以及腿脚无力都消失后就可停止。如果服用了竹沥汤，脉势缓和如同未病时一样，气力转强，脚还是依旧不能行走，只有待体力充足以后才能稍事步行，病重的愈后半年才能开始扶人行走。已觉得脉象正常且体内痊愈，只需勤服八风散，不要因为脚不能行走而轻易使用其他方法治疗，那些治疗未必能够全得要领，如果再滋生其他恶疾，反倒浪费了以前治疗的全部功效。鄙陋之徒在旁边时也不要用野葛膏施治，有人听说过竹沥汤，说它恐怕有伤腰脚，所以不能给他治疗。因为这种人没有接受药性的生机灵性，这是不可以给他治疗的缘故。不向怀疑它的人讲，指的就是这种事。竹沥汤有三种。轻的服前面一种，重的依次服以后的。这种风毒可以相互传染，病人宜找空闲进服小金牙散，并将少许涂在鼻孔耳门处。病困的人以及刚死的人容易将病传染他人，强健的人也宜服小金牙散，也在耳鼻处涂上，才能接近刚死的人，以及看望患病的人，并将方寸匕小金牙散盛入绛囊中，戴在手臂上，男左女右。这种药散有毒，开始时先少量服用。金牙散方在第十二卷中。病人只适宜饮用赤小豆汤，冬天服金牙侧子酒、续命汤。刚得时像时下流行毒病的风毒，而且脉象浮缓不变快，这是不治之症，或几天就死去，或十天就丧身，或一得病就不认识人，或发黄，或发斑，或目赤，或脚膝下部穿烂，这些病最急，得了立即先服续命汤一剂，并须服葛根汤、麻黄汤来取下，如果病情还没有减缓，再喂食续命汤两三剂，必愈。这种病尤其危急，应当让药势连接不断，不能有半天缺药，否则，就会夺人性命。续命汤在第八卷中。

汤液第二

第一竹沥汤【祛风除湿方】

主治两脚麻木软弱或转筋，皮肉麻木，

中医小锦囊

祛风除湿：用祛风湿药治疗风湿之邪留滞经络、肌肉、关节等部位，出现游走性疼痛症状。常用的药物有羌活、独活、防风、秦艽、威灵仙、桑枝、五加皮等。

临床使用注意：祛风除湿药物多属辛香、温燥之品，易耗伤阴津，向来体阴虚、病后体弱及孕妇均应慎用。

樱桃

中医认为樱桃味甘性温，归脾、肝经，有发汗透疹，祛风除湿，消肿止痛的功效。经常吃樱桃，有助于减轻疼痛，消除肿胀，防治关节炎和痛风。

乌蛇

中医认为乌蛇肉味甘性温，归肝、肾经，具有祛风除湿的功效。

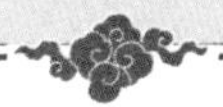

腹部肿胀，手按不陷，饮食不下，或怕冷。

竹沥五升，甘草、秦艽、葛根、黄芩、麻黄、防己、细辛、桂心、干姜各一两，防风、升麻各一两半，茯苓二两，附子二枚，杏仁五十枚。

将以上十五味药分别切碎，用七升水与竹沥调和煎煮，取汁三升，分三次服下，服后发汗。

第二大竹沥汤【疏风通络方】

主治突然外感风邪而致的口噤不能说话、四肢缓纵、麻木挛急，也可用于治疗风邪侵袭五脏而致的神思恍惚、恼怒无常、手足不遂等。

竹沥一斗四升，独活、芍药、防风、茵芋、甘草、白术、葛根、细辛、黄芩、川芎各二两，桂心、防己、人参、石膏、麻黄各一两，生姜、茯苓各三两，乌头一枚（鸡蛋大）。

以上十九味药分别切碎，用竹沥煎煮，取汁四升，分六次服。

第三竹沥汤【祛风除湿方】

主治风毒邪气内侵五脏而导致的气短、心中烦热、手足烦疼、四肢不举、皮肉麻木、口噤失语等。

竹沥一斗九升，防风、茯苓、秦艽各三两，当归、黄芩、人参、川芎、细辛、桂心、甘草、升麻、麻黄、白术各二两，附子二枚，蜀椒一两，葛根五两，生姜八两。

将以上十八味药分别切碎，用竹沥煎煮，取汁四升，分五次服。

治疗恶风毒气而导致的脚气，症状为双脚软弱无力，麻痹，四肢麻木，失音不能说话，毒气冲心等，应当一有病候就立即服药。第一先服麻黄汤，接下来还需进服第二、第三、第四方。

第一服麻黄汤【祛风除湿方】

麻黄一两，大枣二十枚，茯苓三两，杏仁三十枚，防风、白术、当归、升麻、川芎、芍药、黄芩、桂心、麦门冬、甘草各二两。

将以上十四味药分别切碎，用九升水、二升清酒一同煎煮，取汁二升半，分四次进服，白天三次晚上一次。再让病人蒙头稍微发汗，然后扑上爽身粉，不要让病人见风。主治恶风毒气而致的脚气，症见脚弱无力、顽痹、四肢不仁、失音失语以及毒气冲心等。

第二服独活汤

主治恶风毒气而致的脚气。

疏风益气方

独活汤 主治恶风毒气而致的脚气。

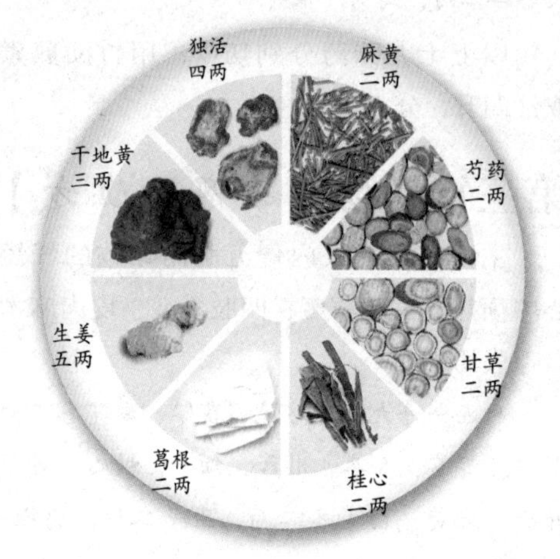

将以上八味药分别切碎，用水八升、清酒二升煎煮，取汁二升半，分四次服下，白天三次，晚上一次。

服独活汤后疗效

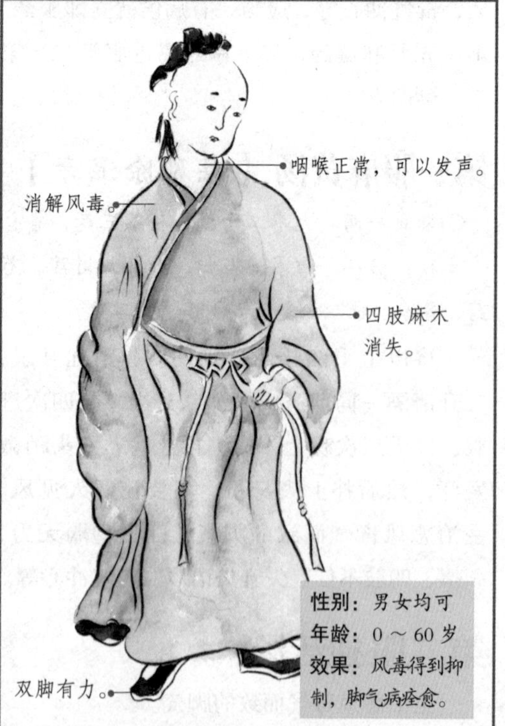
咽喉正常，可以发声。
消解风毒。
四肢麻木
消失。
双脚有力。
性别：男女均可
年龄：0～60岁
效果：风毒得到抑制，脚气病痊愈。

独活四两，干地黄三两，生姜五两，葛根、桂心、甘草、芍药、麻黄各二两。

将以上八味药分别切碎，用水八升、清酒二升煎煮，取汁二升半，分四次服下，白天三次晚上一次。脚气病特别忌讳吃瓠子、蕺菜，如果违反了，可能一辈子也治不好。

第三服兼补厚朴汤

主治恶风毒气而致的脚气，也可用于治疗各种气邪咳嗽，逆气呕吐等。

厚朴、川芎、桂心、干地黄、芍药、当归、人参各二两，黄芪、甘草各三两，吴茱萸二升，半夏七两，生姜一斤。

将以上十二味药分别切碎，先取一具猪蹄用二斗水煎煮，取汁一斗二升，去掉上面浮油，再注入三升清酒一同再煎，取汁三升，分四次服，两服间隔约人行走二十里的时间。

第四服风引独活汤

【疏风益气方】

主治因风毒脚气而导致的虚损不足。

独活四两，茯苓、甘草各三两，升麻一两半，人参、桂心、防风、芍药，当归、黄芪、干姜、附子各二两，大豆二升。

将以上十三味药分别切碎，用九升水、三升清酒一同煎煮，取汁三升半，分四次进服，两服间相隔约人行走二十里的时间。能补益虚损。

防风汤【疏风和胃方】

主治脚痹，毒气上冲心胸而导致的呕吐呃逆，癖病长期不愈而形成积块，积气疝气等，一有病候就应立即服用。

防风、麻黄、川芎、人参、芍药、当归、茯苓、半夏、甘草各一两，鳖甲、生姜、桂心各二两，杏仁一两半，赤小豆一升，贝子五枚，乌梅五枚，大枣二十枚，吴茱萸五合，犀角、羚羊角各半两，橘皮一两，薤白十四枚。

将以上二十二味药分别切碎，用一斗水煎煮，取汁三升，分三次服下，一天服尽。

越婢汤【祛风通痹方】

主治风痹、脚弱等。

麻黄六两，石膏半升，白术四两，大附子一枚，生姜三两，甘草二两，大枣十五枚。

将以上七味药分别切碎，先取麻黄用七升水煎煮，两沸后，掠去泡沫，放入其他药再煎，取汁三升，分三次服，服后盖上被子发汗。

茱萸汤【和中利水方】

主治脚气入腹而导致的困闷欲死、腹部胀满等。

吴茱萸六升，木瓜（切）二颗。

将以上两味药用一斗三升水煎煮，取汁三升，分三次进服，两服间相隔人行走十里的时间。

服药后可能会呕吐、出汗、下痢或大热闷，之后就能痊愈，这是起死回生的药方。

风引汤【祛风通痹方】

主治两脚疼痹肿胀，或麻木，或拘急挛缩，行走不便等。

麻黄、石膏、独活、茯苓各二两，吴茱萸、秦艽、细辛、桂心、人参、防风、川芎、防己、甘草各一两，干姜一两半，白术三两，杏仁六十枚，附子一两。

将以上各药分别切碎，用一斗六升水煎煮，取汁三升，分三次进服，服后盖上被发汗。

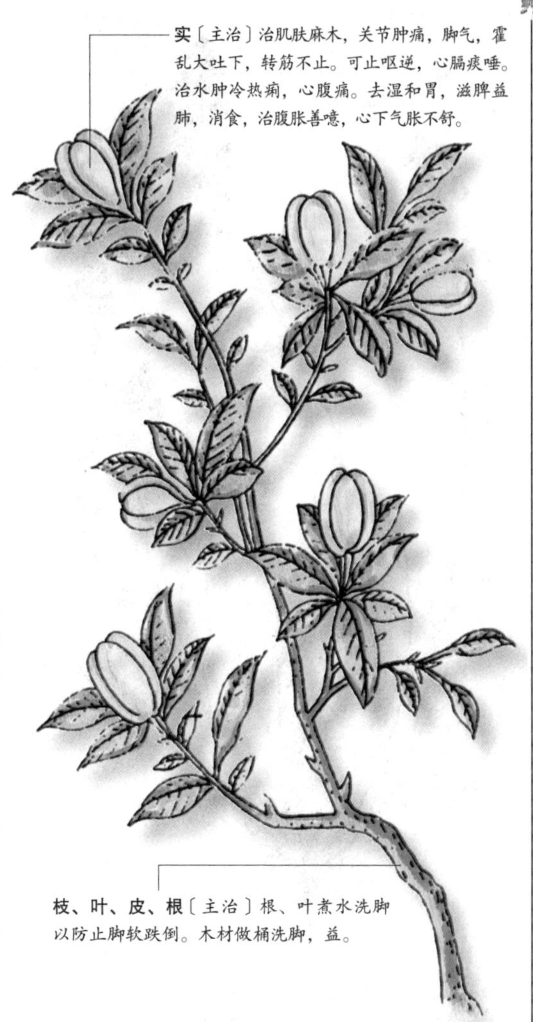
实〔主治〕治肌肤麻木，关节肿痛，脚气，霍乱大吐下，转筋不止。可止呕逆，心膈痰唾。治水肿冷热痢，心腹痛。去湿和胃，滋脾益肺，消食，治腹胀善噫，心下气胀不舒。
枝、叶、皮、根〔主治〕根、叶煮水洗脚以防止脚软跌倒。木材做桶洗脚，益。

木瓜

味酸、温，无毒。主治肌肤麻木，关节肿痛，脚气，霍乱大吐下，转筋不止。治脚气剧痒难忍时，可取嫩木瓜一个，去籽煎服。

四物附子汤

【温阳通痹方】

主治风邪湿毒相搏而导致的骨节烦疼，四肢拘急，不可屈伸，疼痛难忍，自汗出而短气，小便不通利，怕风不想脱衣，或手足头脸经常浮肿。

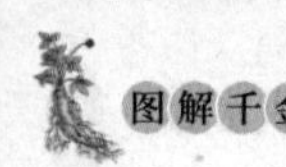

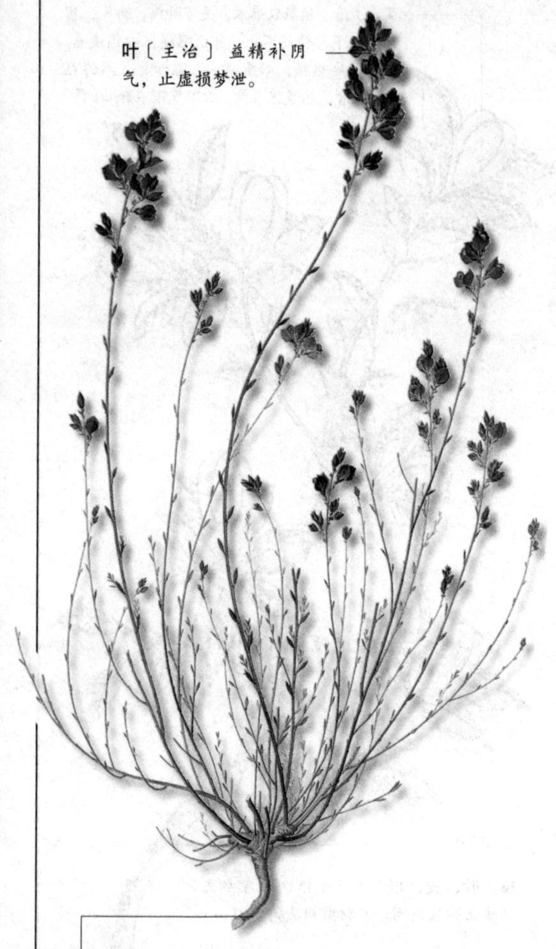
叶〔主治〕益精补阴气，止虚损梦泄。
根〔主治〕咳逆伤中，补不足，除邪气，利九窍，益智慧，耳目聪明，不忘，强志倍力。

远志

味苦，温，无毒。其根主治咳逆伤中，补不足，除邪气，利九窍，可使耳目聪明，强志倍力。其叶可益精补阴气，止虚损梦泄。

附子二枚，桂心四两，白术三两，甘草二两。

将以上四味药分别切碎，用六升水煎煮，取汁三升，分三次服，服后微汗发出就能痊愈。如果出大汗，且烦躁不安，每次服五合；如果身体浮肿，可加防己四两；如果心悸气短，小便不利，可加茯苓三两，生姜三两。

风缓汤【祛风除湿方】

主治脚弱而导致的周身痹弱麻木，或风热毒邪伤脏而致的胸中满塞不通，一吃饭就呕吐，饮食无味等。

独活、麻黄、犀角各三两，半夏一升，大枣、乌梅各二十枚，桂心、鳖甲、升麻、橘皮、枳实、甘草、吴茱萸、大黄各一两，生姜、石膏各六两，贝齿七枚。

将以上各药分别切碎，用一斗四升水煎煮，取汁四升，分五次服，白天三次夜晚两次。

石膏汤【疏风清热方】

主治风毒脚气，热气上冲头脸，症状为脸红挛急、鼻塞、病发时令人昏愦，或惊悸不安、身体颤抖、手足缓纵或酸痹、目眩头重、鼻眼酸辛、口中热气出，或口味甘甜等。

石膏、龙胆、升麻、芍药、贝齿、甘草、鳖甲、黄芩、羚羊角各一两，橘皮、当归各二两。

将以上十一味药分别切碎，用八升水煎煮，取汁三升，分三次服。

半夏汤【散寒降逆方】

主治脚气之病，风毒邪气侵入腹中而导致的腹急以及上冲胸膈而导致的气息欲绝等。

半夏一升，桂心八两，干姜五两，甘草、人参、细辛、附子各二两，蜀椒二合。

将以上八味药分别切碎，用一斗水煎煮，取汁三升，分三次服。最初应少量进服，以免病气冲上，以气息通顺为度，少量进服，可通利人气。

乌头汤【温阳通痹方】

主治风冷脚痹，症状为疼痛、拘挛、缓

弱、屈伸不利等。

乌头、细辛、蜀椒各一两，甘草、秦艽、附子、桂心、芍药各二两，干姜、茯苓、防风、当归各三两，独活四两，大枣二十枚。

将以上十四味药分别切碎，用一斗二升水煎煮，取汁四升，分五次服。

紫苏子汤【祛风除湿方】

主治脚弱之病气逆上冲。以前宋湘东王在南州患脚气病危，服用此汤后疗效显著。

紫苏子一升，前胡、厚朴、甘草、当归各一两，半夏一升，橘皮三两，大枣二十枚，生一斤，桂心四两。

将以上十味药分别切碎，用一斗三升水煎煮，取汁二升半，分五次服，白天三次，晚上两次。

防风汤【疏风清热方】

治疗肢体虚风微痉，发热，肢节不遂，神思恍惚，胡言乱语，发作无时，自己不能知觉，也可用于治疗脚弱。南方支法存使用此方疗效非常好，由于该药温和而不损伤人，胜过续命汤、越婢汤、风引汤等。罗广州一门，南州士人经常服用，治脚弱效果也很好。

防风、麻黄、秦艽、独活各二两，当归、远志、甘草、防己、人参、黄芩、升麻、芍药各一两，石膏半两，麝香六铢，生姜、半夏各二两。

将以上十六味药分别切碎，用一斗三升水煎煮，取汁四升，每服一升。服后盖上被子发微汗，也应当有两三次泻下，两服间相隔约人行十里的时间。如果有热，可加大黄二两；如果先有冷而导致心痛，应加倍用当归，加桂心三两，不用大黄。

祛风通痹方

附子汤 主治湿痹缓风，症状为肢体疼痛得好像要断掉，肉疼痛得如锥刺刀割。

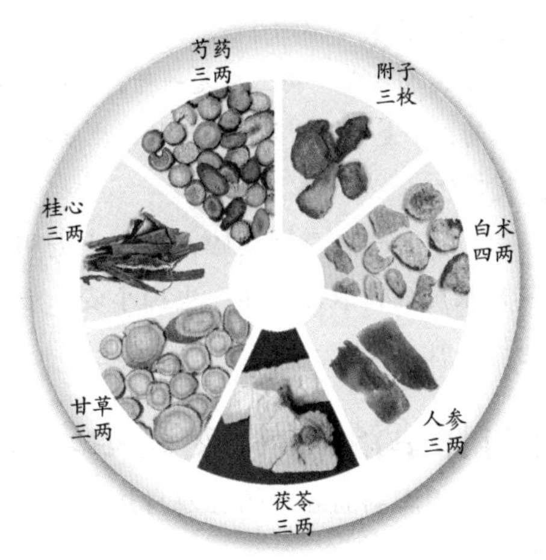

将以上七味药分别切碎，用八升水煎煮，取汁三升，分三次服。

服附子汤后疗效

性别： 男女均可
年龄： 20～60岁
效果： 风毒祛除，肢体疼痛消失。

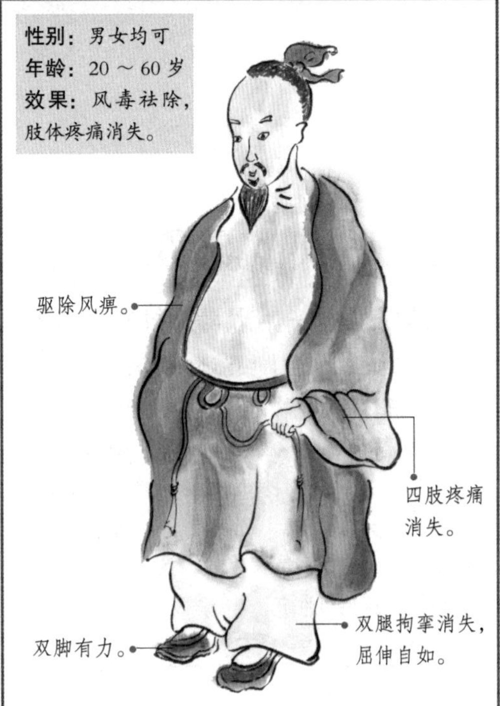

驱除风痹。
四肢疼痛消失。
双脚有力。
双腿拘挛消失，屈伸自如。

甘草汤【祛风除湿方】

主治脚弱，症状为全身肿胀、反胃、吃饭即吐、胸中气结不安、恶寒身热、下痢不止、小便涩难等。

甘草、人参各一两，半夏一升，桂心、蜀椒各三两，小麦八合，大枣二十枚，生姜八两，吴茱萸二升。

将以上九味药分别切碎，先取小麦用一斗三升水煎煮，取汁一斗，去掉小麦，放入其他药再煎，取汁三升，分为六次进服。

恒山甘草汤【祛痰截疟方】

主治因脚弱而导致的恶寒身热，一天内发作多次。

恒山三两，甘草一两半。

将以上两味药切碎，用四升水煎煮，取汁一升半，分三次服用，两服间相隔约五里。

中医小锦囊

白杨皮酒——治风毒脚气方

白杨皮 50 克，白酒 55 毫升。

将上药切片，放在容器中，加入白酒，密封，浸泡 3 ~ 7 天后即可服用。主治风毒脚气、腹中结块如石者。可清热解毒、利水杀虫。每次服 20 ~ 30 毫升，每天 3 次，第一次应在早晨起床后就服用。

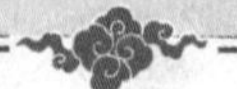

诸散第三

按照惯例，春秋最好服散药。

八风散【疏风益气方】

主治风虚，症状为面色青黑或黄，晦暗无光泽，也可用于治疗脚气痹弱等。

菊花三两，石斛、天雄各一两半，人参、附子、甘草各一两六铢，钟乳、薯蓣、续断、黄芪、泽泻、麦门冬、远志、细辛、龙胆、秦艽、石韦、菟丝子、牛膝、菖蒲、杜仲、茯苓、干地黄、柏子仁、蛇床子、防风、白术、干姜、萆薢、山茱萸各一两，五味子、乌头各半两，苁蓉二两。

将以上三十三味药切捣并过筛制成散药，每次用酒送服方寸匕，每天三次。能补益肝肾。如果服后效果不明显，可逐渐加量到二方寸匕。

秦艽散【疏风开窍方】

主治风毒长期不能解除，症状为突然昏厥、不省人事、四肢麻木、全身疼痛、瘫痪不遂、不能屈伸、时寒时热、头晕目眩或口面歪斜等。

秦艽、干姜、桔梗、附子各一两，天雄、当归、天门冬、人参、白术、蜀椒各三十铢，乌头、细辛各十八铢，甘草、白芷、山茱萸、麻黄、前胡、防风、五味子各半两。

将以上药物切捣过筛制成散药，每次用酒送服方寸匕，每天三次。如果年老体弱，可酌情减服。

茱萸散

主治因感受冷风而脚跛瘫痪，半身不遂，整夜呻吟。

吴茱萸、干姜、白蔹、牡荆、附子、天雄、狗脊、干漆、薯蓣、秦艽、防风各半两。

将以上十一味药研后过筛，饭前服方寸匕，一天三次。药进入肌肤中游动，三天后就会有感觉，一个月后就能痊愈。

酒醴第四

按照惯例，凡是制作药酒都要将药切薄，用绢袋装好，放入酒中，密封瓶口，春夏放置四五天，秋冬放置七八天，都以药味充足为标准，去渣服酒，喝完后将药渣捣碎，用酒送服方寸匕，一天三次。服用的基本原则是冬季宜服药酒，到立春时应停服。

石斛酒【祛风通痹方】

主治风虚气满而导致的两脚疼痹拘挛，或缓弱不能行走。

石斛、丹参、五加皮各五两，侧子、秦艽、杜仲、山茱萸、牛膝各四两，桂心、干姜、羌活、川芎、橘皮、黄芪、白前、蜀椒、茵芋、当归各三两，薏苡仁一升，防风二两，钟乳（捣碎，用绢袋另盛，系于大药袋内）八两。

将以上各药切碎，放入大绢袋内，用四斗清酒浸泡三天，最初服三合，可逐渐加量，每天两次。

钟乳酒【疏风益气方】

主治风虚劳损而导致的脚疼冷痹、羸瘦虚弱、拘挛不能行走等。

钟乳八两，丹参六两，石斛、杜仲、天门冬各五两，牛膝、防风、黄芪、川芎、当归各四两，附子、桂心、秦艽、干姜各三两，山茱萸、薏苡仁各一升。

疏风通络方

枸杞菖蒲酒 主治缓急风毒，症状为四肢不遂、行步不正、口眼拘急、四肢不能屈伸等。

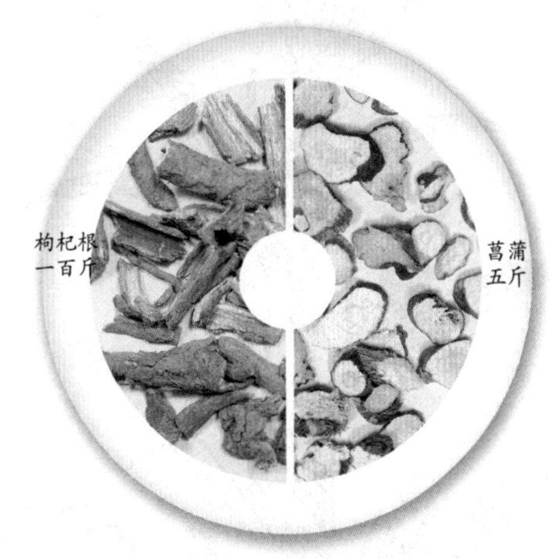

将以上两味药切碎，用四石水煎煮，取汁一石六斗，去渣，酿二斛米酒，酿熟后，每日少量饮服。

服枸杞菖蒲酒后疗效

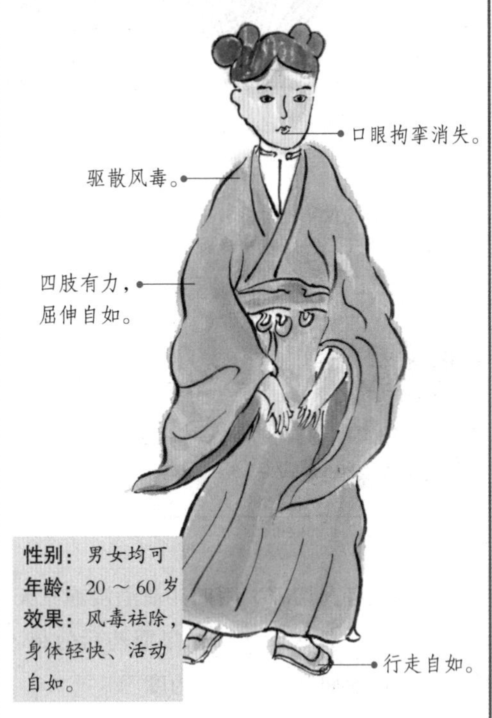
口眼拘挛消失。
驱散风毒。
四肢有力，
屈伸自如。
性别：男女均可
年龄：20 ～ 60 岁
效果：风毒祛除，身体轻快、活动自如。
行走自如。

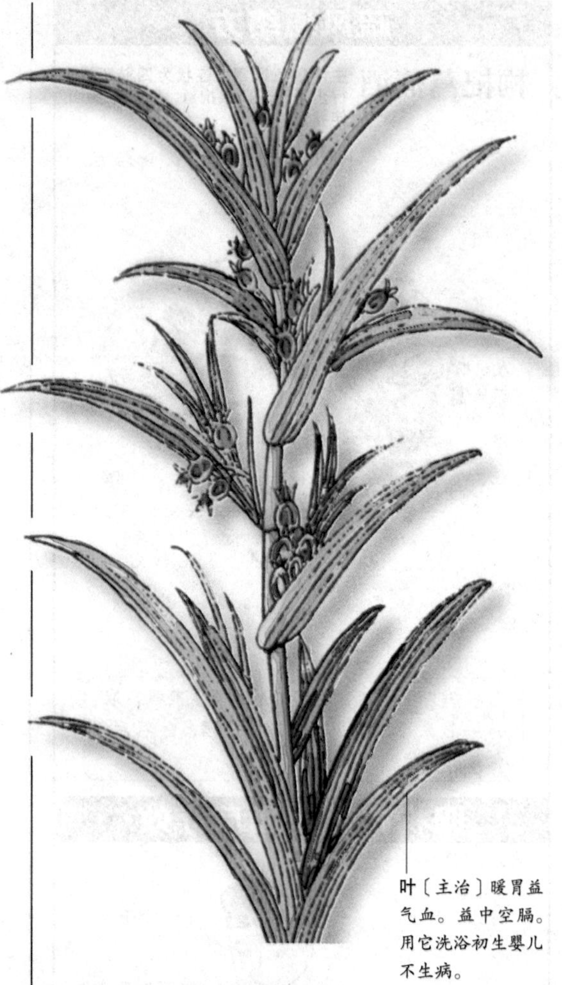

叶〔主治〕暖胃益气血。益中空膈。用它洗浴初生婴儿不生病。

薏苡

其仁味甘，微寒，无毒。主治筋急拘挛，久患风湿麻痹，可通气。长期服食壳使人舒爽，益气，利于肠胃，消水肿，开胃。

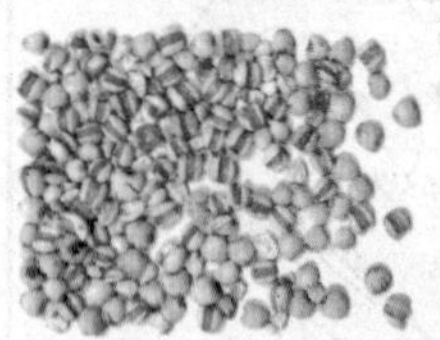

薏苡仁〔主治〕筋急拘挛、不能伸展弯曲，久患风湿麻痹，可通气。

将以上各药切碎，用四斗清酒浸泡三天，最初服三合，每天两次。如果服药后效果不明显，可逐渐加量，以痊愈为度。

虎骨酒【温阳除湿方】

主治骨髓疼痛，风经五脏。

取虎骨一具，用炭火炙使其颜色变黄，再用槌刮净，捣碎，放入六升清酒中浸泡五天五夜后饮用，随意饮多少都行。

大金牙酒【祛风通痹方】

主治瘴疠毒气伤人，或风冷湿邪痹阻而导致的脚气，症状为半身不遂，手足拘挛，全身关节肿痛，小腹胀满等。

金牙一斤，侧子、附子、天雄、人参、苁蓉、茯苓、当归、防风、黄芪、薯蓣、细辛、桂心、萆薢、萎蕤、白芷、桔梗、黄芩、远志、牡荆子、川芎、地骨皮、五加皮、杜仲、厚朴、枳实、白术各三两，独活半斤，茵芋、石南、狗脊各二两，牛膝、丹参各三两，磁石十两，薏苡仁、麦门冬各一升，生石斛八两，蒴藋四两，生地黄(切)二升。

将以上各药切碎，石药研细，用绢袋盛装，与他药一同放入器中，用八斗酒浸泡七天，浸成后取汁，服用前加温，每次服一合，白天四到五次，夜间一次。

小黄芪酒【疏风益气方】

主治风虚痰癖，症状为四肢偏枯、两脚软弱、手不能上举，或小腹拘急疼痛、肋下挛急，或心下伏水，或胁下积饮，或多梦善忘，神思恍惚，愁苦不乐，或久坐腰痛，突然起身头目昏眩，耳聋，或遍体流肿疼痹，饮食恶冷，清洁恶寒，胸中痰满，心下寒疝以及妇女产后杂病，风虚积冷不除等。

黄芪、附子、蜀椒、防风、牛膝、细辛、桂心、独活、白术、川芎、甘草各三两，秦艽、乌头、大黄、葛根、干姜、山茱萸各二两，当归二两半。

将以上十八味药切碎，年少体壮的人无

须熬炼，年老体弱的人可微加熬炼，然后放入绢袋中，用二斗清酒浸泡，春夏两季泡五天，秋冬两季泡七天，浸成后去渣取清，每次饭前服下一合，每天三次。能补虚，令人耐寒冷。如果服后不愈，可逐渐加量到四五合。如果病人大虚，应加苁蓉二两；如果病人下痢，应加女萎三两；如果病人爱忘事，可加石斛、菖蒲、紫石各二两；如果病人心下多水，可加茯苓、人参各二两，薯蓣三两。酒汁服完后，可在药渣中倒入二斗酒，再浸再服，或将药渣晒干捣散，每次用酒送服方寸匕，也可以逐渐加量。

黄芪酒【疏风益气方】

主治风虚而导致的脚疼、脚软、气闷、不自收摄等。

黄芪、乌头、附子、干姜、秦艽、蜀椒、川芎、独活、白术、牛膝、苁蓉、细辛、甘草各三两，葛根、当归、菖蒲各二两半，山茱萸、桂心、钟乳、柏子仁、天雄、石斛、防风各二两，大黄、石南各一两。

将以上二十五味药分别切碎，用三斗清酒浸泡，浸成后取汁，饭前服下一合，每天三次。能补益虚损，除痹病。如果服后不愈，可加量到五合。如果病人大虚，可加苁蓉三两；如果病人下痢，可加女萎三两；如果病人健忘，可加菖蒲三两。

茵芋酒【疏风清上方】

主治大风之病，症状为头眩晕沉重、眼睛昏花不清，或倒地气绝，半天才苏醒过来，或见口歪面斜、嘴巴紧闭不开、半身偏死、拘急痹痛、不能活动、按压骨节肿痛、骨中酸疼、手不能举上头、足不能屈伸、不能转侧、行走不便，皮肉中好像有虫啄动，痧痒，搔后生疮，严重的狂乱妄走等。

茵芋、乌头、石南、防风、蜀椒、女萎、附子、细辛、独活、卷柏、桂心、天雄、秦艽、防己各一两，踯躅二两。

以上十五味药分别切碎，年少体壮的人不必熬炼，虚弱的老人须稍稍炼制，再用二斗清酒浸泡，冬季浸七天，夏季浸三天，春秋两季浸五天，浸成后取汁，每次服一合，每天两次。如果服后不愈，可逐渐加量到二合。

秦艽酒【疏风通络方】

主治四肢中风，症状为手臂纵缓不收、腿脚疼痛软弱或手指拘急挛缩、偏枯瘫软、肌肉酸痛麻木等，也可用于治疗顽痹。

秦艽、牛膝、附子、桂心、五加皮、天门冬各三两，巴戟天、杜仲、石南、细辛各二两，独活五两，薏苡仁一两。

将以上各药切碎，用二斗酒浸泡，浸到药味进入酒中就可服用了，每次服三合，可逐渐加量到五六合，白天三次晚上一次。

钟乳酒【温阳益气方】

主治虚损不足。

钟乳五两，附子、甘菊各二两，石斛、苁蓉各五两。

将以上各药切碎，用三斗清酒浸泡，浸成后取汁，每次服用二合，可逐渐加量到一

中医小锦囊

疏风：用祛风解表药疏散风邪的治法。风为外感病证的先导，故解表必须疏风。临床常见有风寒、风热、风湿三种挟有风邪的表证。

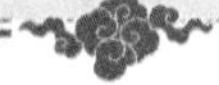

温阳益气方

钟乳酒 主治虚损不足。

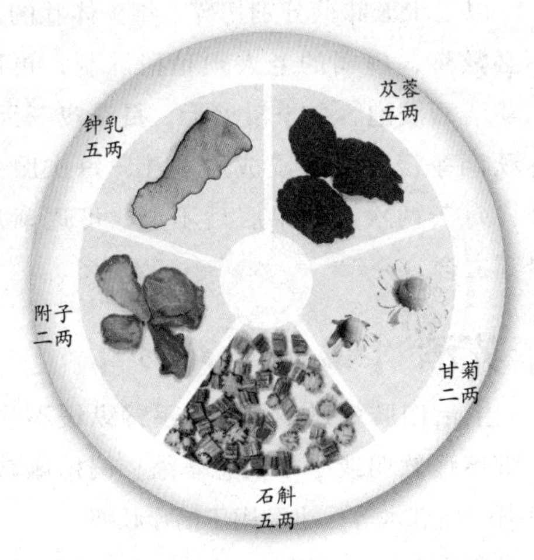

将以上各药切碎，用三斗清酒浸泡，浸成后取汁，每次服用二合，可逐渐加量到一升，每天两次。能通调血脉，补益元气。

服钟乳酒后疗效

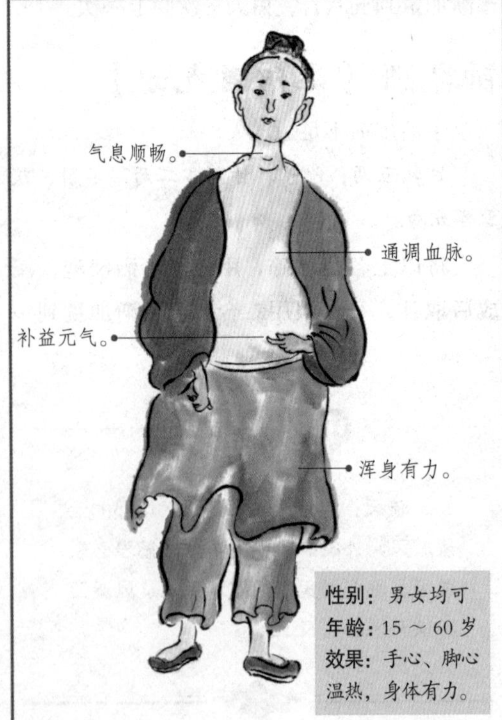

升，每天两次。能通调血脉，补益元气。

侧子酒【祛风通痹方】

主治风湿痹证，症状为肢体麻木、脚弱不能行走等，也可用于治疗头晕目眩。

侧子、牛膝、丹参、山茱萸、蒴藋根、杜仲、石斛各四两，防风、干姜、蜀椒、细辛、独活、秦艽、桂心、川芎、当归、白术、茵芋各三两，五加皮五两，薏苡仁二升。

将以上二十味药切碎，用绢袋盛装，放在四斗清酒中浸泡六天，最初每次服三合，可逐渐加量，以痊愈为度。

膏第五

按照惯例，制作药膏时，应选择破除日，不要让戴孝的人、污秽的产妇、下贱人以及鸡、犬、禽、兽看见。病在外的人应炙后按摩，病在内的人应用温酒送服如枣核大小的药膏。

神明白膏【疏风清上方】

主治中风恶气及头面诸病，如青盲、风目、眼角溃烂、耳聋鼻塞、龋齿、齿根痛以及痈痔疮癣疥等。

吴茱萸、蜀椒、川芎、白术、白芷、前胡一升，附子三十枚，桂心、当归、细辛各二两。

以上十味药分别切碎，放入铜器中用醇苦酒浸泡一夜，第二天早晨与煎熟的十斤猪脂一起放在炭火上煎熬，煎沸后取下，放冷后再煎，反复三次，煎到白芷呈现黄色即可，去渣，取膏备用。如果病在腹内，每次用温酒送服弹丸大小一枚，每天三次；如果目痛，每次取黍米般大小一粒放入两眼角中，并将眼睛迎着风，如没有风可以扇风；如果患痔疮、龋齿及耳鼻诸病，用膏外抹患处；如果病在皮肤，炙后用手涂膏并外抹患处，每天三次。

卫侯青膏【祛风通痹方】

主治久患风病，症状为头眩鼻塞、清涕流出、霍乱吐逆、伤寒咽痛、头项脊背僵硬疼痛、偏枯拘挛，或心腹久寒，积聚疼痛，咳逆上气，时冷时热，鼠漏瘰疬，骨节肿痛，男子七伤，腹部胀满，羸瘦虚弱，不能饮食，妇女产后各种杂病以及病疥恶疮，痈肿阴蚀，黄疸发背（发背为生在脊背的头疽），马鞍牛领疮肿等。

当归、栝楼根、干地黄、甘草、蜀椒各六两，半夏七合，桂心、川芎、细辛、附子各四两，黄芩、桔梗、天雄、藜芦、皂荚各一两半，厚朴、乌头、莽草、干姜、人参、黄连、寄生、续断、戎盐各三两，黄野葛二分，生竹茹六升，巴豆二十枚，石南、杏仁各一两，猪脂三斗，苦酒一斗六升。

以上三十一味药分别切碎，用苦酒浸泡一夜，放入猪脂中在微火上煎熬，煎沸后取下，放冷后再煎，反复三次，成膏后备用。如果病在内，用酒送服如半枣大小的一枚；如果病在外，用膏涂手，外抹患处，每天三次。

太傅白膏【外用疏风方】

主治伤寒，症状为咽喉不利、头颈强直疼痛、腰脊两脚疼痛，或风痹湿肿难以屈伸、不能行走，还可治风证，症状为头眩鼻塞、有息肉生疮、身体瘾疹风瘙，或鼠漏瘰疬、诸疽恶疮、马鞍牛领疮肿，或久寒结坚在心而导致的腹痛胸痹、烦懑失眠、饮食咳逆上气，冷热不定，或女子产后杂病以及耳目鼻口诸病。

蜀椒一升，附子三两，升麻（切）一升，巴豆、川芎各三十铢，杏仁五合，狸

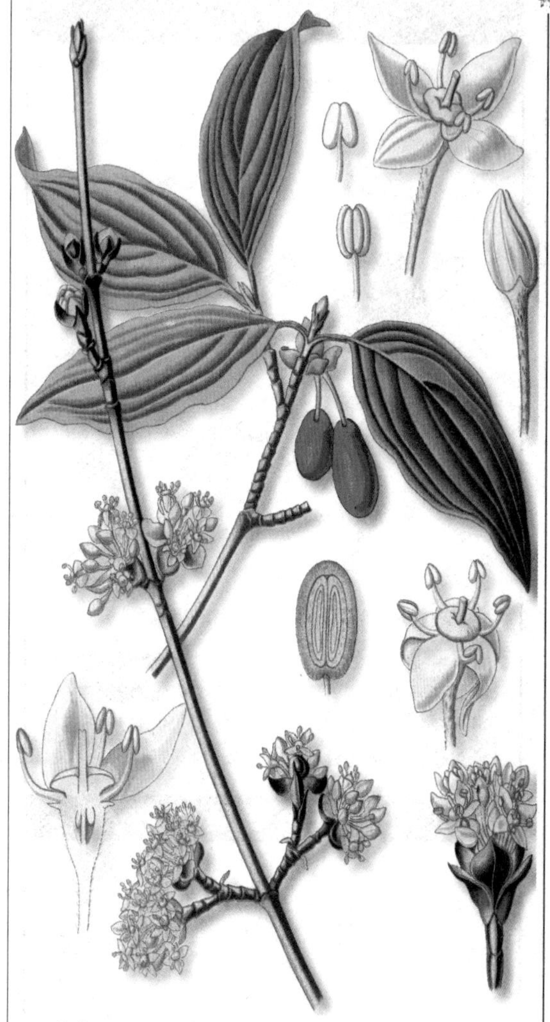

山茱萸

味酸，平，无毒。主治心下邪气寒热，温中，逐寒湿痹，去三虫。久服可轻身、明目强力，还可止老人尿不节。

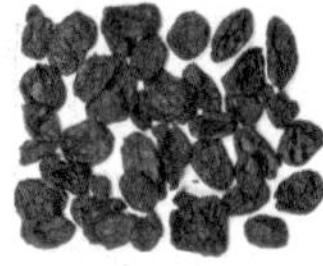

实〔主治〕心下邪气寒热，温中，逐寒湿痹，去三虫。久服可轻身。

骨、细辛各一两半，白芷半两，甘草二两，白术六两。

将以上十二味药切碎，用苦酒浸泡一夜，第二天早晨取四斤猪脂一起放微火上煎熬，先削附子一枚，用绳系着放入药中，煎到附子呈现黄色，药膏就制成了，去渣，收贮备用。如果病人患伤寒，心腹积聚，各种风邪肿疾，颈项腰脊强直，偏枯麻木，可用药膏外抹，每天一次；如果病人患痈肿恶疮，鼠漏瘰疬，可炙后用手涂膏外抹；如果病人耳聋，取大豆大小的药膏灌到耳中；如果病人眼痛，有白翳遮蔽瞳孔，眼睛看不见东西，可取米粒大小的药膏敷在眼白上，用手掩住，一会儿就有疗效，再用水清洗，视力很快就会恢复，注意不要当风，三十天后才能行走。如果病人鼻中痛，取大豆大小的药膏塞入鼻中，并用以外抹；如果病人齿痛，可用丝绵缠裹大豆大小的药膏含咬在患齿上；如果病人中风口歪脸斜，就用药膏抹患处。

曲鱼膏【外用通痹方】

主治风湿疼痹，症状为四肢软弱、偏跛麻木等，也可用于治疗痈肿恶疮。

大黄、黄芩、莽草、巴豆、野葛、牡丹、踯躅、芫花、蜀椒、皂荚、附子、藜芦各一两。

以上十二味药分别切碎，用苦酒浸泡一夜，与三斤煎熟的猪脂一起放微火上煎熬，煎到三沸取下，放入一片白芷再煎，煎沸后取下，放冷后再煎，反复三次，煎到白芷呈现黄色药即制成，去渣，在微火上炙后取适量按摩患处，每天三次。

外用疏风方

太傅白膏 主治伤寒。

白芷 半两
细辛 一两半
杏仁 五合
川芎 十三铢
巴豆 十三铢
升麻（切） 一升
附子 三两
蜀椒 一升

注：另有狸骨一两半，甘草二两，白术六两。

将以上十二味药切碎，用苦酒浸泡一夜，第二天早晨取四斤猪脂一起放微火上煎熬，先削附子一枚，用绳系着放入药中，煎到附子呈现黄色，药膏就制成了，去渣，收贮备用。

用太傅白膏后疗效

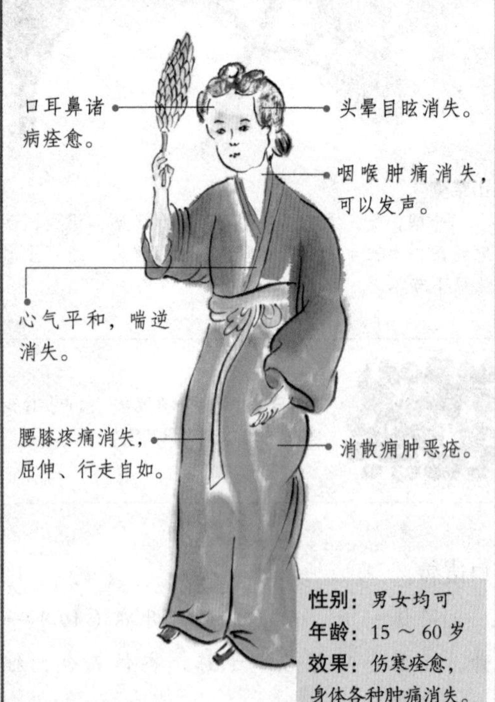

口耳鼻诸病痊愈。
头晕目眩消失。
咽喉肿痛消失，可以发声。
心气平和，喘逆消失。
腰膝疼痛消失，屈伸、行走自如。
消散痈肿恶疮。
性别：男女均可
年龄：15～60岁
效果：伤寒痊愈，身体各种肿痛消失。

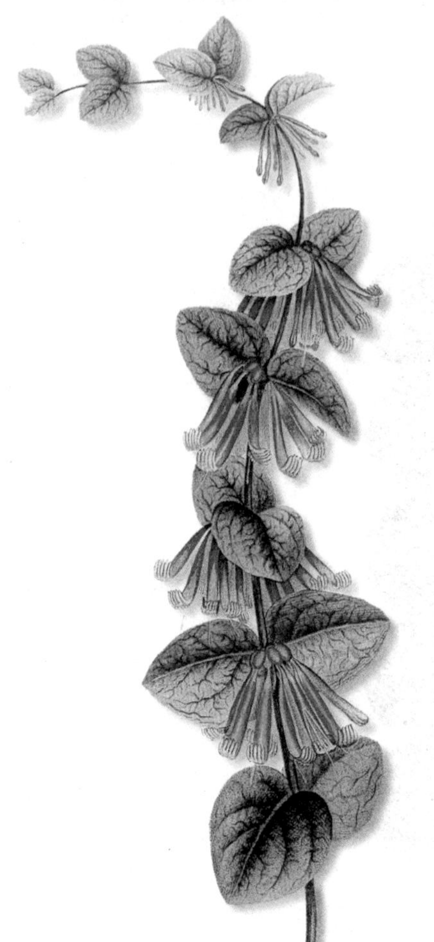

桑上寄生

味苦，平，无毒。主治腰痛，小儿背强，痈肿，可充肌肤，坚发齿，长须眉，安胎。能去女子崩中内伤不足，产后余疾，下乳汁。

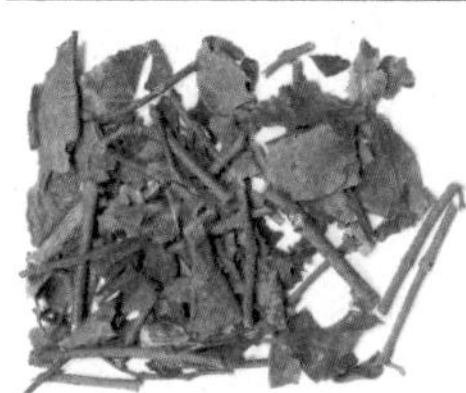

叶、茎〔主治〕腰痛，小儿背强，痈肿，充肌肤，坚发齿，长须眉，安胎。去女子崩中内伤不足，产后余疾，下乳汁，主金疮，去痹。助筋骨，益血脉。主怀妊漏血不止，令胎牢固。

野葛膏【外用消肿方】

主治恶风毒肿、疼痛麻木、瘰疬恶疮、痈疽肿胫、脚弱偏枯等。

野葛、犀角、蛇衔、莽草、乌头、桔梗、升麻、防风、蜀椒、干姜、鳖甲、雄黄、巴豆各一两，丹参三两，踯躅一升。

将以上十五味药切碎，用四升苦酒浸泡一夜，第二天早晨与炼成的五斤猪脂一起放在微火上煎熬，煎沸后取下，放冷后再煎，反复三次，煎到药色稍稍变黄，去渣取膏，外抹患处。

苍梧道士陈元膏

【外用通痹方】

主治风湿痹证导致的骨肉疼痛。

当归、细辛各一两，桂心五寸，天雄三十枚，生地黄三斤，白芷一两半，川芎一两，丹砂二两，干姜十累，乌头三两，松脂八两，猪脂十斤。

以上药物中先取猪脂煎炼去渣，其他药切碎，除丹砂以外，用地黄汁、大醋浸泡一夜，第二天早晨放入猪脂中煎熬，煎到十五沸，去渣，放入丹砂末再煎，反复搅动直到药膏制成，在微火上炙后取适量按摩患处，每天数次。

以上十二味药分别切碎，用一斗水煎煮，取汁二升，分成三服，能降逆气。

大黄干漆汤 【温阳活血方】

主治产后余血未尽而致的腹中切痛。如果服后瘀血不下，次日早晨再服一升。

大黄、干漆、干地黄、桂心、干姜各二两。

以上五味药切碎，用三升水、五升清酒煎煮，取汁三升，去渣，每次温服一升。

钟乳汤 【温阳通乳方】

主治女子产后无乳汁。

石钟乳、白石脂各六铢，通草十二铢，桔梗半两、消石六铢。

以上五味药切揭并过筛取本，每次用酒服半方寸匕，每天三次。放冷后再煎，片次，去渣，入硝石……

当归散 【和散寒方】

主治女子子宫虚寒。

当归、黄芩各二……

将以上五味药切揭并过筛取本，用五升酒、三升水煎煮，取汁三升，分成三服。

吴茱萸汤 【温中和胃方】

主治体内久寒而导致的胸胁逆满，不能进食等。

吴茱萸、半夏、小麦各一升，甘草、人参、桂心各一两，大枣二十枚，佐姜八两。

以上八味药分别切碎，用五升酒、三升水煎煮，取汁三升，分成三服。

五…… 【散寒方】

主治阳虚而导致的呕逆气逆，饮食不下，结气不消等。

吴茱萸、人参各五分，细辛、白术、茯苓、附子各四分，橘皮六分。

以上八味药分别切碎，用蜜调和，制成怡桐子大小的丸，每次用酒送服三丸，每天三次，如果服后不愈，可逐渐加量到十丸。

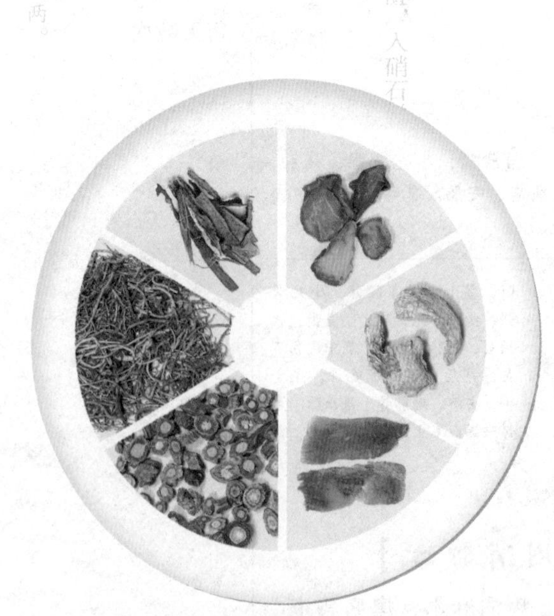

疏风通络方

卷八　诸风

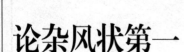

论杂风状第一

岐伯说：中风的情况大致有四种，一是偏枯即半身不遂；二是风痱即四肢软瘫不能活动，神志不乱或者稍稍有些乱，病情轻的能够说话，病情重的不能说话；三是风癔即突然昏迷不能认识人，伴有舌头僵直不能言语，喉中有窒塞感，严重的噫噫有声等；四是风痹。大多急促的病和突然发生的病都是由于中了风邪，刚患病时症状还比较轻微，没能引起人们的重视，此时适宜迅速饮用续命汤，再按照腧穴依次灸治。风邪是百病之中最为厉害的，岐伯所说的这四种情况，又是其中最为重要的。

偏枯的患者，表现为半身不遂，即有一侧的肌肉不能运动而且疼痛，语言没有变化，神志也还清楚，这种病患在分腠之间，可以睡在温暖的地方取汗，补充身体的不足，损耗掉体内多余的部分，就能够康复。《甲乙经》说：温卧取汗就多取点汗。

风痱的患者，全身没有哪里疼痛，只是四肢不能自如地活动，神志有轻微的不清楚，语声虽然微弱但还能够辨别听出，这种情况还可以进行医治；如果病重到不能说话了，就不能治疗了。

风癔的患者，忽然不知人事，咽喉中阻塞不通，《巢源》说噫噫然有声，舌头僵直不能说话，这种病在脏腑，而且病邪是先进入脏后进入腑，治疗的时候应当先补腑，后泻脏，让患者发汗，身体柔软能转动的人可以生存下来，汗不出身体发直的人，七天就会死亡。《巢源》说眼下及鼻中左右发白的可以治疗，一边发黑一边发红且口中吐沫的，就不可治了。

风痹、湿痹、周痹、筋痹、脉痹、肌痹、皮痹、骨痹、胞痹，都各自有一定的症候表现，看起来都像是中了风邪一样，通过诊脉可以加以区分；如果脉象微涩，这种症状是身体不仁。

通常风邪都是从五脏的背腧穴进入五脏而引起病症的，五脏的病中，肺犯病最为急迫，这是因为肺主呼吸，又覆盖在其他四脏上面的缘故。如果肺中了风邪，患者会喜欢仰卧，胸中胀闷气短，头目昏眩而烦乱，有汗冒出，这是肺中了风邪的典型症状。观察患者眼睛以下鼻孔以上两边下行到嘴的部位，颜色发白的还可以治疗，应该尽快灸肺腧穴百壮，再服用续命汤，小孩酌情减量。如果这些部位颜色发黄，就是肺已受到伤害化为血了，还能再治；但如果患者胡言乱语，或用手拾物，或用手指地，或双手乱动，好像捏捻衣物寻找衣缝的话，这样的人几天就会死去。如果被急速的风邪侵害，便会神思恍惚，胡言乱语，或者少气疲乏，此时不立即

中医词语锦囊

风病：风邪病证，分为外风和内风两种。内风是由火热盛而成，或血虚、阴虚、气血逆乱而生，多属中枢神经系统；例如眩晕、昏厥、抽搐、麻木、口眼歪斜等。外风即外感风邪。

风邪：为病因六淫（风、寒、暑、湿、燥、火）之一；外感病多有风证，并经常与其他病邪结合而致病，如风热、风寒、风湿等。

角弓反张：风邪伤人令人腰背反折不能俯仰，形同角弓。因项背僵直，使身体向后反折如同角弓的形状而得名。多见于痉挛、破伤风等症。

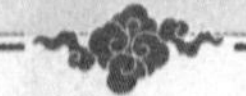

寻找医生治疗，一昼夜就有可能死去。如果立即发现了，便灸肺腧穴以及膈腧穴、肝腧穴数十壮，尽快服用续命汤还可以挽救。如果患者唾液、涎水流出不收的，立即用针灸，并且同时饮用汤药。如果六腑受了风邪，也会神思恍惚，胡言乱语，与肺受了风邪症状相似，但要是医治得太慢了，经过一段时间也会死去。

肝感受了风邪的患者，只能倚靠着东西坐着而不能把头低下，两眼的眼圈连同额上的颜色微微呈青色的，是肝感受了风邪的症状。如果患者嘴唇、脸色青黄，还可以治疗，尽快灸肝腧穴百壮，并服用续命汤；如果患者脸色青黑，或脸色一黄一白的，这表明肝已经受到伤害，不能再治疗了，数日后便会死亡。

心感受了风邪，患者只能够仰卧着，身体不能够转侧或侧卧，心中烦闷，头脑混乱，不停出汗，这是心感受了风邪的症状。如果嘴唇颜色呈红色，还可以治疗，应该尽快灸心腧穴百壮，服用续命汤；如果嘴唇颜色或青或白或黄或黑的，这是心已经腐坏成水了，患者面目呆滞，肌肉抽搐，并呈现出恐惧的神色，这种情况就不能再医治了，五六天后就会死去。一种说法认为十天后会死。

脾感受了风邪的患者，只能倚靠着东西坐着并觉得腹中胀满，患者全身发黄。呕吐出咸汁的，还可以治疗，应当尽快灸脾腧穴百壮，服用续命汤；如果患者眼睛下的部位发青，手足也发青的，就不可以再治疗了。

肾感受了风邪的患者，只能靠着坐并觉得腰痛。观察患者胁左右，发现如米饼大黄色块的，还可以治，应当尽快灸肾腧穴百壮，服用续命汤；如果患者牙齿黄赤，鬓发发直，脸呈土色的，就不能治疗了。

大肠感受了风邪的患者，只能睡在床上，且肠鸣不止，应该灸大肠腧穴百壮，同时服续命汤。

中医词语锦囊

内风证：因脏腑功能失调而致；如肝风上扰、血虚生风、阴虚风动等。

肝风上扰：属于内风；由于肝肾的阴液（精、血、津、液等各种液体）过度亏损，往上行到脑部所致。严重的会出现眩晕、头痛、颈项拉伸、四肢麻木、全身震颤等症状。

血虚生风：由失血、贫血或肝血不足而内生的风证。

阴虚风动：因津液而产生的燥热之象，会出现眩晕、摇头、震颤等症状。此证多因阴液亏耗，燥热情形在体内无法扬升出去而导致的。

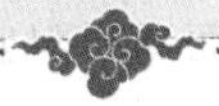

被四季不正的邪气所伤害的往往是六腑，六腑在外最容易受到损伤，首先邪气侵害到皮肤，随后传入到细小的孙脉，孙脉指经络诸脉的旁支，当孙脉盛满后就传到络脉，络脉盛满后就传到大经中而形成病。邪气总归于六腑时就表现为热象，患者不能按时休息，因夜寐不宁而啼哭；如果患者脉象坚、大的为实，在外则表现为坚硬而充盈，这种情况不能够重取，如果重取就会觉得疼痛。

风邪伤害人体的症状，有的表现为寒中，有的表现为热中，有的表现为麻风，有的表现为半身不遂，还有的表现为贼风。所以，在春季甲乙日被风邪所伤的为肝风，在夏季丙丁日伤于风邪的为心风，在夏季戊己日伤于风邪的为脾风，在秋季庚辛日伤于风邪的为肺风，在冬季壬癸日伤于风邪的为肾风。风邪侵犯到五脏六腑的腧穴，也就变成了各个脏腑的风，分别进入各自的门户，就形成了偏风。风邪循着风府经脉上行至脑，就形

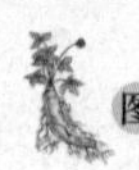

成了脑风；风邪进入到头部，就成为目风也就是眼寒；饮酒过多感受了风邪，就成为酒风；行房事时流汗受了风，就成为内风；刚刚沐浴时感受了风邪，就成为首风；长期有风邪而房事时又受了风邪就成为肠风；当其处在外部腠理时，就是泄风。所以说，风是引起百病的首要因素，并且它在体内变化无常。当变成其他的疾病时，治疗的处方也要随着相应改变。由此可以知道，风善于流动而且变化多端，当风处于人的肌肤中时，内不能够泄出，外不能够发散，只能根据人的举止动静，而改变它的性质。受了风邪而又遭遇寒邪的，就会出现饮食不下的症状，受了风邪又遭遇到热邪，就会日见消瘦而发寒发热。受了风邪而遇到阳盛就不能出汗，遇到阴盛就会自行流汗。胖人受了风邪，因肌肉肥厚腠理密实所以邪气难以泄出，容易形成以眼睛发黄为主要症状的热中病；瘦人受了风邪，因肌肉单薄腠理稀疏，所以邪气随汗流出，而身体中了寒邪后，眼中常有泪水流出。如果受了风邪又遇到体虚，腠理敞开风邪就会外泄，患者会浑身发冷像中了寒邪一样，感觉身体好像被水淋过，并时时如竹管在吹风，这就是它所表现出来的症状；受了风邪又遇到体实，腠理关闭就会使风邪内伏于体内，患者会感觉热而闷，这则是它表现出的主要症状。

如果刚刚吃完饭而风邪侵犯，会形成胃风，其症状表现为恶风，颈部汗多，膈下阻塞不通，饮食不下，胀满而形体消瘦。如果长期因腹胀而敞开衣服就会形成郁积而烦闷，吃了寒冷的饮食还会形成洞泄病。刚刚吃了热食就浸入水中洗浴的，会使人的腹部变大，患上水病。

醉酒后而被风邪侵害会形成漏风，其症状表现为恶风，多汗少气，口干多渴，不能穿衣，一接触衣服身体就如火烤，一看见饮食就汗流如雨，全身骨节疏松，不能做事。

刚刚洗浴完后被风邪侵犯，就会形成首风，其症状表现为恶风，多汗，头痛。

刚刚行完房事而被风邪侵犯，会形成内风，其症状表现为恶风，流出的汗多得能把衣服粘住。

因劳累过度而感受了风邪，会形成劳风病，依照常规，这种病在肺脏之下，主要症状表现为眼睛上翻，咯吐痰涎，恶风振寒，等到三天至五天后仍不见好转的人就是这种疾病，七八天后有少许如弹丸大的青黄脓涕从口鼻中流出的，这种情况还算好，否则就会伤及肺脏。

如果风邪滞留在肌肤，因体虚发痒会形成风疹瘙痒的疮；而风邪随即深入到腠理，寒邪热邪相互结合使肌肉枯萎。如果邪气滞留在某一侧身体并进入腠理，真气尽失就会发生偏枯。如果邪气滞留在关节会发生痉挛，邪气滞留在筋中也会这样。如果邪气侵袭五

中医词语锦囊

疏风：祛风解表疏散风邪的治法。风是外感病症的先导，所以要解表必须先疏风。

清利头目：有些药材气味轻薄，容易上达头目，消散头部之热，因此可用于头目昏花的病症。

外感：病邪有的先侵犯人的体表肌肤，有的从口鼻吸入，都是从外界而入；开始时大多出现寒热往来或上呼吸道感染的症状，所以得名。

祛风湿：祛风法之一，是风湿之邪留滞经络、肌肉、关节等部位，出现游走性疼痛症状时的治法。

脏，会梦见五脏大而形体小。如果邪气停留在六腑，就会梦见五脏小而形体大。如果邪气随目系进入脑，会使目昏眩，邪气进入眼睛，发生散视，即把一件事物看成两件事物。如果风邪侵入五脏，寒气滞留在其中，不发散出来就会发生喑哑、喉咙麻痹而舌动缓慢，不及时服药并用针灸治疗，风邪随着脉络流入五脏，就会使人忽然失音，缓纵噤痉而致死。风邪侵入阳经会使人出现狂乱，侵入阴经会使人发生癫痫。侵入阳经形成的病又转入阴经，病人会表现得很安静；侵入阴经形成的病再转入阳经，病人则会发怒。

如果刚吃完热饭流出大汗而进行洗浴，通达的腠理完全开泄，风邪也会自然泄出，但不久后会感觉肉中好像有针在刺，急速步行流汗后，也会出现这种症状。凡是感到肌肉中如有针在刺，都是由于腠理关闭，邪气被闭塞在肌肉中，想泄出来的话，适宜服用解肌汤，就可以安宁下来。如果眼睛眨动，嘴唇一张一合且嘴偏歪，是因为风邪侵入了经脉，此时必须尽快服用小续命汤、八风散，抹神明白膏、丹参膏，并循经脉进行针灸。

各种痹病都是由于风、寒、湿三种邪气被滞留在分肉之间，邪气逼迫深入，遇到寒气就使水气聚结。水气一旦聚结就会排挤分肉而致使肌肉裂开，肌肉裂开后会发生疼痛，疼痛一旦发生就会使正气趋向并聚集在患处，正气聚集在患处后会产生热，一旦发热就会使疼痛缓解，疼痛缓解了会发生厥逆，而厥逆就会诱发痹，痹发生后就是这样了。它是在内没有深入五脏，在外没有从皮肤发散，仅留居在分肉之间，使真气不能在全身畅通地循环，所以叫作痹。其中感受风邪的情况最多，患者不麻却肿，叫行痹，而且它周身游动无固定之处；患者感受寒邪较多的叫痛痹；患者感受湿邪较多的叫着痹；患者冷汗多，病邪随着血脉只能上下移动，不能左右流动，就叫周痹。痹发生在肌肉中，时而发作时而停止；痹在左边就在身体的左边有反应，痹在右边就在身体的右边有反应，这叫作偏痹。

中医小锦囊

风寒湿痹：因风、寒、湿三气杂至，使气血郁结而导致身体感觉沉重且疼痛、四肢拘挛，严重时会出现游走性疼痛，或手足麻木等症状。

风寒湿痹的临床表现：

1. 行痹：肢体关节走窜疼痛，痛无定处，有时兼有寒热，舌苔黄腻、脉浮。

2. 痛痹：遍身或局部关节疼痛，痛有定处，得热稍缓，遇冷则剧，苔白脉弦紧。

3. 着痹：关节酸痛，肌肤麻木，痛有定处，阴雨风冷每可使其发作，苔白腻，脉濡缓。

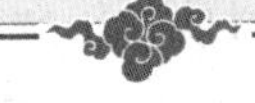

凡是得了痹病，体内阳气虚而阴气盛的患者，往往身体发冷；阳气盛而阴气虚的人，痹痛时身体会发热。

得了风痹容易痊愈，痹在皮肤间的也容易痊愈，只有痹在筋骨的就难以痊愈了。得痹病的时间太久而深入筋骨，会使营卫气坚涩，因营卫气凝滞导致经络经常空疏不充实，因此就不会感觉到痛。

风痹病不能治愈的，往往就像脚踩在薄冰上一样使不上力，就如同天天在热水中一样煎熬。如果大腿股胫酸痛无力，心烦头痛，表明病在脾肾；时时呕吐眩昏，不时出汗，是病在心；表现为目眩，是病在肝；心情悲伤，常恐惧，气短烦闷，是病在肺。这些病不出三年患者就会死，也有人说三天就会死。

足太阳经感受了风邪，加上被寒、湿邪伤得太重就会变成痉病。患者表现为口噤不开，脊背僵直，好像癫痫发作的症状，摇头发出马鸣似的叫声，腰向后弯折，在很短的时间内就发作多次，气息好像断绝了一样，汗如雨下，时时发生虚脱。容易患这种病的，往往是刚生产的妇人、金疮导致血脉虚竭的患者和得了脐风的小儿，因受了凉、湿，如果再患了风痉的大人都将会有性命危险。患温病后热邪太盛侵入肾，以及小儿患癫痫病后热邪太盛都会变成痉病，痉、失音、厥、癫病症状都比较相似，所以久厥必成癫，应该仔细审察，病情严重的人耳中有落叶似的响声并觉得疼痛，都是因风邪侵入了肾经的原因。若不及时医治，当风邪流入肾后就会忽然身体直得如同死人一样，这些病都适宜服用小续命汤两三剂。如果耳朵痛肿，流出脓汁而形成痈疖的，不会有什么危害，只是不要让耳朵受风，针刺耳前动脉及风府，效果都非常好。

中医词语锦囊

疏风：风指外风，就是外感风邪。外风应祛散，即利用药物疏散风邪。是一种疏散留滞在经络、肌肉、关节间风邪的方法。

寒：病因六淫之一。寒为冬令主气，属阴邪，容易伤阳气。而寒气侵入，阻滞气血活动，就会形成痛病。

湿：也称湿气。湿气为长夏的主气，所以长夏多湿病。湿属阴邪，性质重浊而黏腻，会阻滞气的活动，影响脾的运动。外感湿邪常见的症状有体重腰酸、四肢困倦、关节肌肉疼痛；湿浊内阻肠胃，则常见胃消化不佳、胸闷不舒、小便不利等症状。

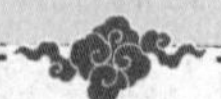

诸风第二

小续命汤【疏风开窍方】

主治忽然感受风邪而导致的全身难受好像要死一样，筋脉拘急，口歪眼斜，舌头僵直不能说话，气息微弱，神思恍惚，神情闷乱等，也可用于治疗各种风病。

麻黄、防己、人参、黄芩、桂心、甘草、芍药、川芎、杏仁各一两，附子一枚，防风一两半，生姜五两。

将以上十二味药分别切碎，先取麻黄用一斗二升水煎煮，煎三沸，去除上面的浮沫，加入其余药再煎，取汁三升，分成三次服。很有效。如果不愈，再服三四剂，肯定会好，可根据病人感受风邪的轻重、虚实而取汗。曾有一位患了脚弱的病人，服用这个处方六七剂后就痊愈了。患有风疹的人遇到阴天及节气变化，可以服用一合，用来预防失音。

大续命汤【疏风通声方】

主治肝疠风及中风，症状为突然失音，不能说话等。

麻黄八两，石膏四两，桂心、干姜、川芎各二两，当归、黄芩各一两，杏仁七十枚，荆沥一升。

将以上九味药分别切碎，先用一斗水将麻黄煎煮两沸，去除上面的浮沫，加入其他的药再煎，取四升汁，再放入荆沥煎数沸，分为四次服用。

小续命汤【疏风开窍方】

主治中风而致的头目昏眩不明，不能感知究竟什么地方疼痛，身体拘挛而不能转侧，大便失禁小便无度，尤其适宜女子产后失血及老人、小儿服用。

麻黄、桂心、甘草各二两，生姜五两，人参、川芎、白术、附子、防己、芍药、黄芩各一两，防风一两半。

将以上十二味药分别切碎，先用一斗二升水将麻黄煎煮两沸，去除上面的浮沫，放入其他的药再煎，取汁三升，分三次服用。

小续命汤【宁心安神方】

主治感受风邪时间太长而导致的哭笑无常，胡言乱语等。

麻黄三两，人参、桂心、白术各二两，芍药、甘草、防己、黄芩、川芎、当归各一两。

将以上十味药分别切碎，用水一斗二升煎煮，取汁三升，分为三服，每天三次，服后盖上被子取汗。

大续命汤【疏风通络方】

主治内脏感受风邪而导致的气息微弱、不能言语、四肢瘫弱无力、皮肉麻木等。

独活、麻黄各三两，川芎、防风、当归、葛根、生姜、桂心各一两，茯苓、附子、细辛、甘草各一两。

将以上十二味药分别切碎，用一斗二升水煎煮，取汁四升，分成五次服，老人、小儿减半服用。如果刚刚患病而流出大汗的人，应减去麻黄；咳嗽、气上逆的人，应加吴茱萸二两，厚朴一两；干呕的人，应加附子一两；呕吐的人，可加橘皮一两；如果病人胸中虚乏少气，可加大枣十二枚；如果病人心中惊悸，应加茯苓一两；病人有热，可以除去生姜，加入葛根。

西州续命汤【疏风通络方】

主治风痱，症状为身体没有感觉，不能

疏风通络方

西州续命汤 主治风痱，症状为身体没有感觉等。

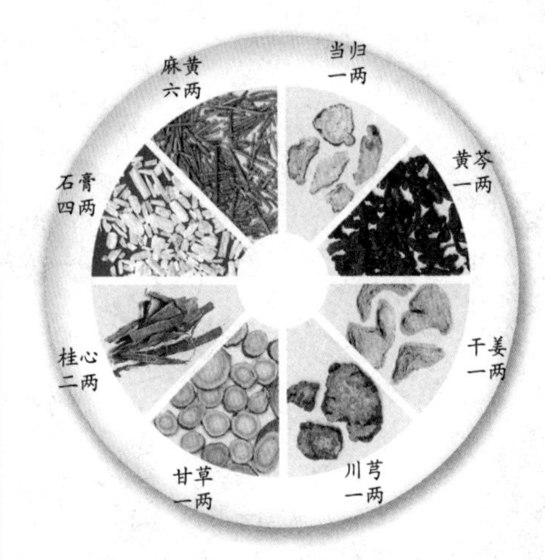

注：另有杏仁三十枚。

将以上九味药分别切碎，先用一斗二升水将麻黄煎煮两沸，掠去药水上的沫，加入其他药再煎，取汁四升，分四次服。

服西州续命汤后疗效

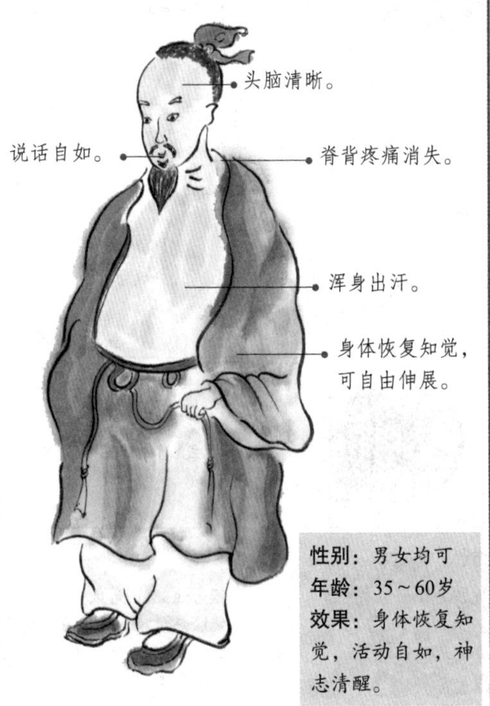
头脑清晰。
说话自如。
脊背疼痛消失。
浑身出汗。
身体恢复知觉，可自由伸展。

性别：男女均可
年龄：35～60岁
效果：身体恢复知觉，活动自如，神志清醒。

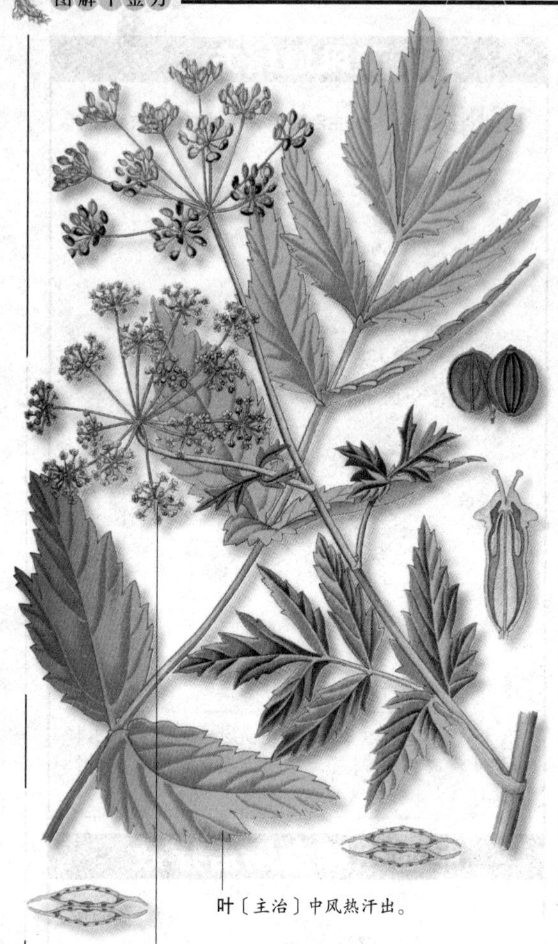
叶〔主治〕中风热汗出。
花〔主治〕四肢拘急，行履不得，经脉虚羸，骨节间痛，心腹痛。

防风

味甘，温，无毒。主治大风，风眩痛，能除恶风风邪，目盲不能看物，风行周身，骨节疼痛，长期服用可轻身。防风子治风更佳，可调食。

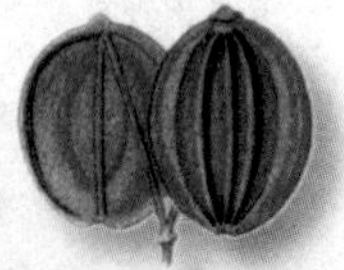
子〔主治〕疗风更优，调食之。

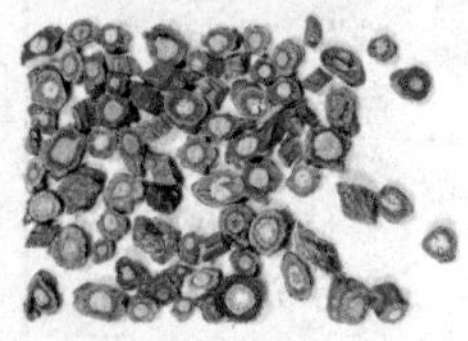
根〔主治〕大风，风眩痛，能除恶风风邪，目盲不能看物，风行周身，骨节疼痛，久服身轻。

自由伸缩，口不能言语，头脑昏昧不认识人，体拘挛背痛不能转侧等。

麻黄六两，石膏四两，桂心二两，甘草、川芎、干姜、黄芩、当归各一两，杏仁三十枚。

将以上九味药分别切碎，先用一斗二升水将麻黄煎煮两沸，掠去药水上的沫，加入其他药再煎，取汁四升，分四次服。初次服用一升，病人自己还有知觉的，不要熟睡，可以躺在床上，盖好厚被，稍稍发汗，随后逐渐减少衣被，慢慢就可以入睡了。如果依照前面的方法服药后没有出汗的病人，可以再服一升，稍稍出汗后再服用五合，一定要安稳后才服，不要一次服完，这样很快就会痊愈。凡是服用这种药不出汗的人，可以让人用口吹病人的背部，汗水就会流下。

大续命汤【疏风通络方】

主治风中脏腑而导致的气息微弱，突然不能说话，肢体瘫弱无力，皮肉麻木等。女子及老人服用尤佳。

麻黄、川芎各三两，干姜、石膏、人参、当归、桂心、甘草各一两，杏仁四十枚。

将以上九味药分别切碎，用一斗水煎煮，取汁三升，分为三次服。

扁鹊说：治疗忽然感受了恶风，心中闷烦得要死的病症，应尽快灸足大趾下横纹处，多少岁就灸多少壮，可立即痊愈。

如果病人筋急不能行走，内踝筋急，就灸内踝上四十壮；外踝筋急，则灸外踝上三十壮，可立即痊愈。

如果病人患戴眼病，症状为眼睛不停地仰视，灸两眼眶后二十壮。

如果病人不能言语，灸第三椎上百壮。

如果病人不能认识人，灸季肋头即章门穴七壮。

如果病人眼反白，口噤，腹中剧痛，灸

阴囊下第一横理处十四壮。灸忽然昏死的人这种方法效果也好。

治久风、忽然中风或缓急诸风，突然发作自己没有感知；或心腹胀满；或半身不遂；或口噤不能言语，涎唾自出，目闭耳聋；或举身冷直；或烦闷恍惚，喜怒无常；或唇青口白戴眼，角弓反张，这些病症刚开始发作时，就应灸神庭一处七壮，穴位在当鼻直上发际之处。

次灸曲差穴二处各七壮，穴位在神庭两旁各一寸半之处。

次灸上关穴二处各七壮，一名客主人，穴位在耳前起骨上廉凹陷的中间处。

次灸下关穴二处各七壮，穴位在耳前下廉动脉凹陷的中间处。

次灸颊车二穴各七壮，穴位在曲头凹陷的中间处。

次灸廉泉一处七壮，穴位在下巴直下骨后凹陷的中间处。

次灸囟会一处七壮，穴在神庭上二寸处。

次灸百会一处七壮，穴在当顶上正中央。

次灸本神二处各七壮，穴在耳正直上入发际二分处（又作四分）。

次灸天柱二处各七壮，穴在项后两大筋外，入发际凹陷的中间处。

次灸陶道一处七壮，穴在大椎节下关处。

次灸风门二处各七壮，穴在第二椎下两旁各一寸半处。

次灸心俞二处各七壮，穴在第五椎下两旁各一寸半处。

次灸肝俞二处各七壮，穴在第九椎下两旁各一寸半处。

次灸肾俞二处各七壮，穴在第十四椎下两旁各一寸半处。

次灸膀胱俞二处各七壮，穴在第十九椎下两旁各一寸半处。

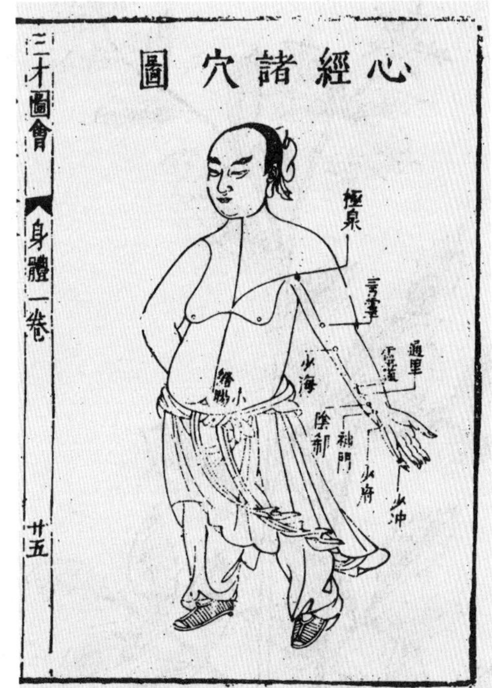

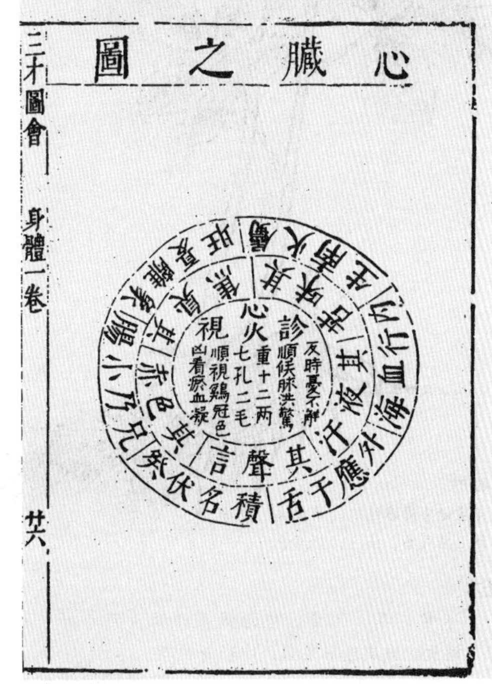

心经诸穴歌

少阴心起极泉中，腋下筋间脉入胸。青灵肘上三寸取，少海肘后端五分。灵道掌后一寸半，通里腕后一寸同。阴郄腕后方半寸，神门掌后锐骨隆。少府节后劳宫直，小指内侧取少冲。

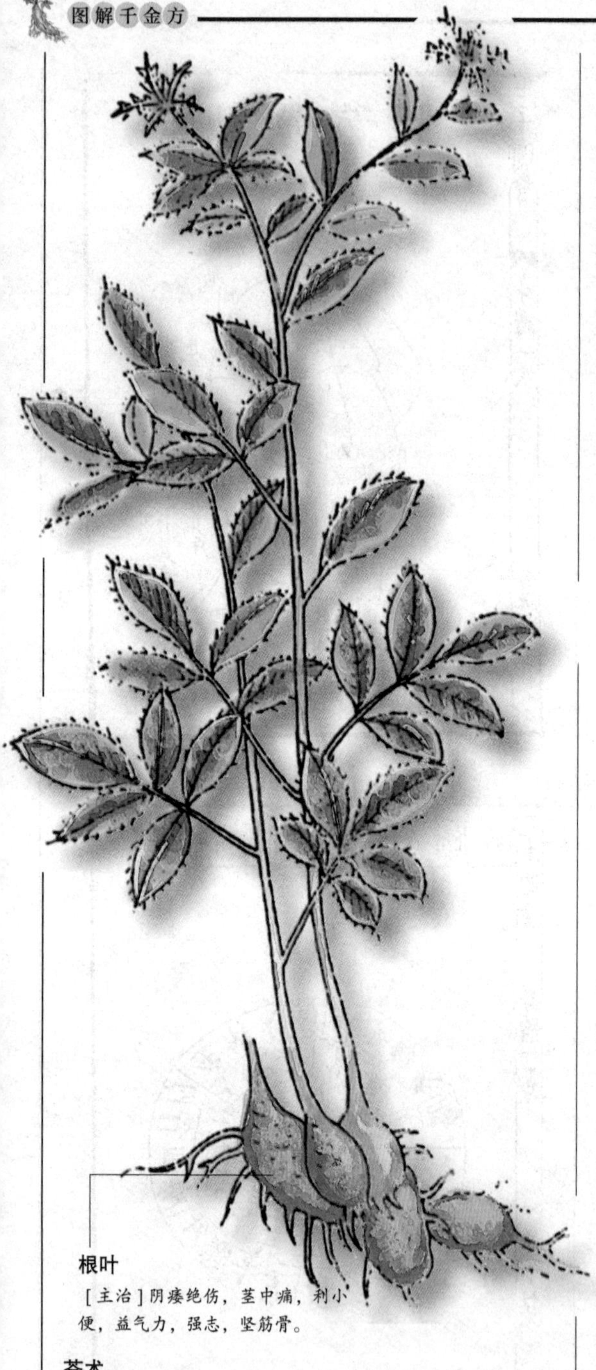

次灸曲池二处各七壮，穴在两肘外曲头凹陷处中间，屈取肘处。

次灸肩髃二处各七壮，穴在两肩头正中，两骨间凹陷处中间。

次灸支沟二处各七壮，穴在手腕后，臂外三寸，两骨关节处。

次灸合谷二处各七壮，穴在手大指虎口两骨关凹陷处中间。

次灸间使二处各七壮，穴在掌后三寸两筋关处。

次灸阳陵泉二处各七壮，穴在膝下外尖骨前凹陷处中间。

次灸阳辅二处各七壮，穴在外踝上绝骨端凹陷处中间。

治风，灸上星二百壮，前顶二百四十壮，百会二百壮，脑户三百壮，风府三百壮。

治大风灸百会七百壮。

治百种风，灸脑后项大椎平处两厢，量二寸三分，必须按病人的指寸量，两厢各灸百壮，就会痊愈。

治中风引起耳鸣，从耳后量八分半里许有孔，灸一切风都可能痊愈，发狂的人也会痊愈，两耳门前后各灸一百壮。

治突然患病恶风，难受得要死不能言语，肌肉麻痹没有知觉，灸第五椎名叫脏腧穴的地方一百五十壮，灸三百壮就会痊愈。

心腧穴在第五胸椎处，一说第七胸椎处，正对心横向三寸，主治心风，腹胀满，饮食不消化，吐血酸削，四肢瘦弱而致骨廓显露，不思饮食，流鼻血，目眩昏暗看不清东西，肩头、胁下疼痛，小腹急，灸二三百壮。大肠腧穴在十六椎两旁，相隔一寸半，治风，腹中雷鸣，肠澼泻痢，饮食不消化，腹绞痛，腰脊疼痛、强直，有时大小便艰难，不能饮食，可以灸百壮，三日重复一次。掖门穴在腋下攒毛中一寸处的地方，名叫太阳阴，一

根叶

［主治］阴痿绝伤，茎中痛，利小便，益气力，强志，坚筋骨。

苍术

味甘，温，无毒。主治风寒湿痹，可止汗、除热、消食。做成煎饼久服，能轻身延年。

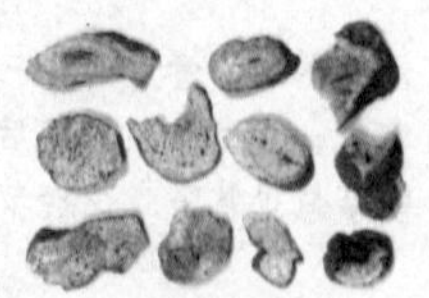

生白术［主治］风寒湿痹，止汗除热消食。风眩头痛，除腹胀满，霍乱呕吐腹泻不止，利腰脐间血，益津液，暖胃消食。

名掖间，灸五十壮，主风。绝骨穴在外踝上三寸处，灸百壮，身重心烦，足胫疼痛等症。

贼风第三

桂枝酒【疏风通声方】

主治疠风伤肝，肝脏虚寒而导致的突然失音沙哑，不能盘踞坐卧，面目呈青黑色，四肢缓弱，大便失禁小便淋漓等。

桂枝、川芎、独活、牛膝、薯蓣、甘草各三两，附子二两，防风、茯苓、天雄、茵芋、杜仲、白术、蒴藋根各四两，干姜五两，大枣四十枚，踯躅一升，猪椒叶根皮各一升。

以上十八味药分别切碎，用四斗酒浸泡七天，浸成后去渣取清，每次服四合，可逐渐加量到五六合，每天两次。

大岩蜜汤【疏风止痛方】

栀子十五枚，甘草、干地黄、细辛、羊脂、茯苓、吴茱萸、芍药、干姜、当归、桂心各一两。

将以上十一味药分别切碎，用八升升水煎煮，取汁三升，去渣，放入羊脂烊化，分三次温服，两服间相距约人行十里的时间。主治贼风伤人而导致的腹中绞痛，或飞尸遁注，发作无常，发作时邪气冲心，症状为心腹胀满，胁下剧痛如锥刀所刺，也可用于治疗少阴伤寒证。如果痛得厉害，可加羊脂三两，当归、芍药、人参各一两；如果心腹胀满坚急，可加大黄三两。

治耳聋口歪等病，可用茵芋酒主治，药方在第七卷中。

治肾虚，呻吟，喜怒无常，心性反常，阳气虚弱，腰背强急，髓冷，可用干地黄丸方。

干地黄丸【温补肾阳方】

主治肾脏虚损，阳气亏弱而致的痛苦呻吟，喜怒无常，腰背强急，髓中寒冷等。

干地黄一两半，茯苓、天雄、钟乳各二两，杜仲、牛膝、苁蓉、柏子仁各四十二，桂心、续断、山茱萸、天门冬各一两半，松脂、远志、干姜各三十铢，菖蒲、薯蓣、甘草各一两。

将以上十八味药研为细末，用蜜调和，制成梧桐子大小的丸，每次用酒服下三十丸，可逐渐加量至四十丸，每天两次。

医学小常识

贼风

贼风是指从孔隙透入的，不易察觉而可能致病的风。中贼风者可能会引起偏头痛，面部神经麻痹，导致嘴歪眼斜、流口水；还会引起腹泻以及肌肉代谢酸性物质堆积，致使全身酸痛，疲乏无力。

预防贼风的侵袭应注意：春天不要过早地脱掉棉衣，即“春捂”；秋天也不要过早地穿上棉衣，即“秋冻”。

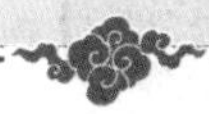

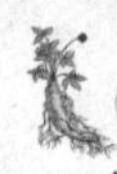

疏风通络方

葛根汤 主治四肢缓弱、身体疼痛、举止不遂等。

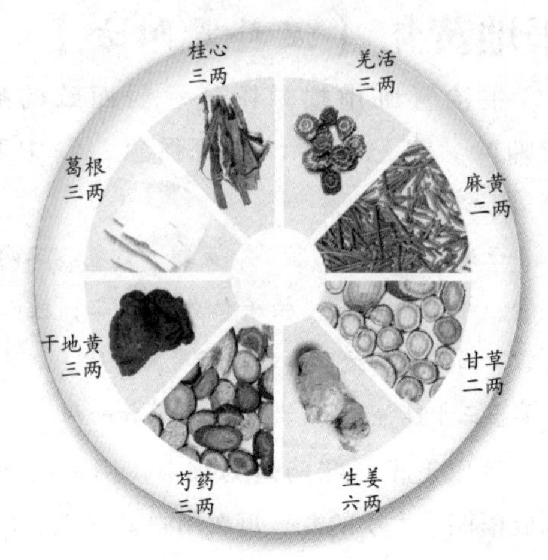

将以上八味药分别切碎，用三升清酒、五升水煎煮，取汁三升，每次温服五合，每天三次。

服葛根汤后疗效

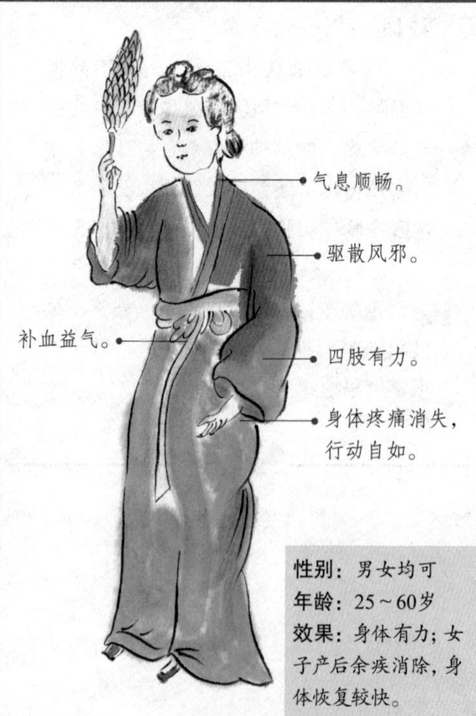
气息顺畅。
驱散风邪。
补血益气。
四肢有力。
身体疼痛消失，
行动自如。

性别：男女均可
年龄：25～60岁
效果：身体有力；女子产后余疾消除，身体恢复较快。

偏风第四

防风汤【疏风通络方】

主治偏风。

防风、川芎、白芷、牛膝、狗脊、萆薢、白术各一两，羌活、葛根、附子、杏仁各二两，麻黄四两，生姜五两，石膏、薏苡仁、桂心各三两。

将以上十六味药分别切碎，用一斗二升水煎煮，取汁三升，分为三次服。如果服一剂后感觉有好转，就再服用一剂，并立即施行针灸。连服九剂同时针灸九次，即可痊愈。针灸的穴位有：风池穴、肩髃穴、曲池穴、支沟穴、五枢穴、阳陵泉穴、巨虚下廉穴，共针灸七穴即可痊愈。

独活寄生汤【祛风通痹方】

主治肾气虚弱，卧在寒冷、潮湿的地方受风而引起的腰背疼痛，或风湿流入脚膝而导致的偏枯冷痹、肢体缓弱疼痛及腰脚疼痛痉挛等，也可用于治疗各处风湿之病及妇人产后腹痛得不能转动、腰脚挛痛痹弱、不能伸屈等。

独活三两，寄生、杜仲、牛膝、细辛、秦艽、茯苓、桂心、防风、川芎、人参、甘草、当归、芍药、干地黄各二两。

将以上十五味药分别切碎，用一斗水煎煮，取汁三升，分三次服，能除风消血。随时保持身体温暖不能受冷，身体虚而下痢的人，应去除干地黄。

菊花酒【温阳散寒方】

主治风虚寒冷而导致的腰背疼痛、食少体瘦、面色无泽、呼吸少气等。

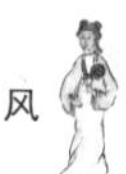

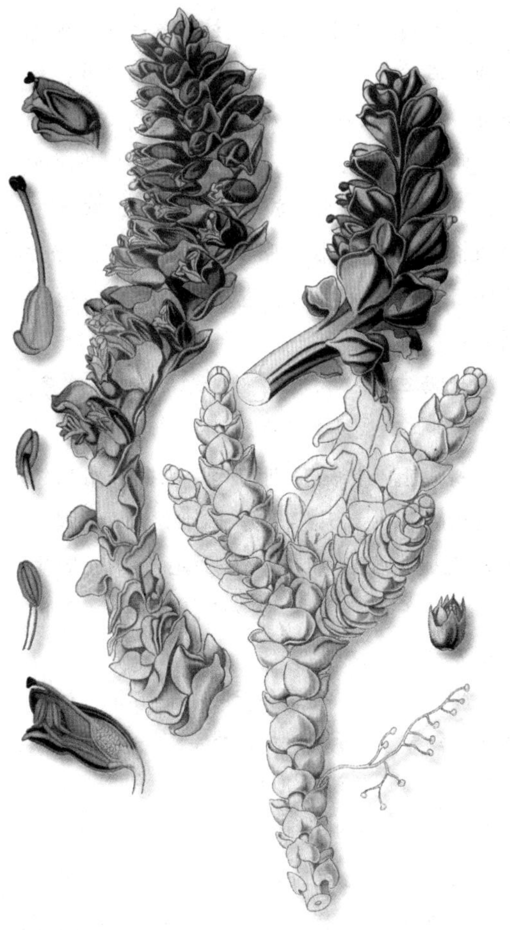

肉苁蓉

味甘，微温，无毒。主治五劳七伤，补中，除阴茎寒热痛，养五脏，强阴益精气，增强生育能力，消除妇女腹内积块。久服则轻身益髓，容颜有光彩。

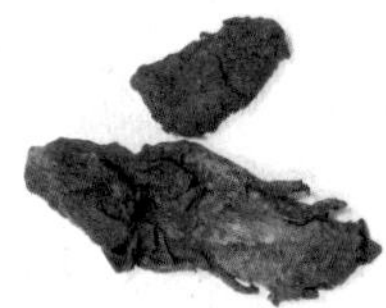

肉苁蓉［主治］五劳七伤，补中，除阴茎寒热痛，养五脏，强阴益精气，增强生育力，消除妇女腹内积块。

菊花、杜仲各一斤，附子、黄芪、干姜、桂心、当归、石斛各四两，紫石英、苁蓉各五两，萆薢、独活、钟乳各八两，茯苓三两，防风四两。

将以上十五味药分别切碎，用七斗酒浸泡五天，每次服二合，可逐渐加量至五合，每天三次。能去风冷，补不足。

杜仲酒【祛风通痹方】

主治风虚导致的腰脚疼痛不遂。

杜仲八两，石南二两，羌活四两，大附子五枚。

将以上四味药分别切碎，用一斗酒浸泡三天，每次服二合，每天两次。

风痱第五

患风痱的人，表现为忽然不能说话，口紧闭张不开，手足不遂而且僵直。治疗这种病，可将伏龙肝研为细末，取五升与八升冷水搅匀，再取汁喝下，如果能一次喝完最好。下面的几个处方都是主治这种风病的，可酌情选用。

凡是医治风痱这种病，必须要按先后顺序，不能乱喝汤药，不然很可能失去恰当的治疗机会，而丧失性命。如果因失去治疗机会而使病情复杂，转变为痼疾，治疗时也得分先后顺序，应先取三味竹沥饮，情况稍微好转时，再饮用汤药。竹沥饮，是凡是患有热风的人都必须先服用的，它可以制伏体内的热毒。

竹沥汤【疏风清热方】

主治风邪侵入而导致的风痱，症状为四肢不收、心神恍惚、不省人事、口不能言等。

竹沥二升，生葛汁一升，生姜汁三合。

将以上三味药调和均匀，分三次温服，清晨、午后、夜间各一次。服完后感觉四肢有异样的感觉，这是好的征兆，可再进后方：

麻黄、防风各一两半，川芎、防己、附子、

疏风清热方

竹沥汤 主治风邪侵入而导致的风痱等。

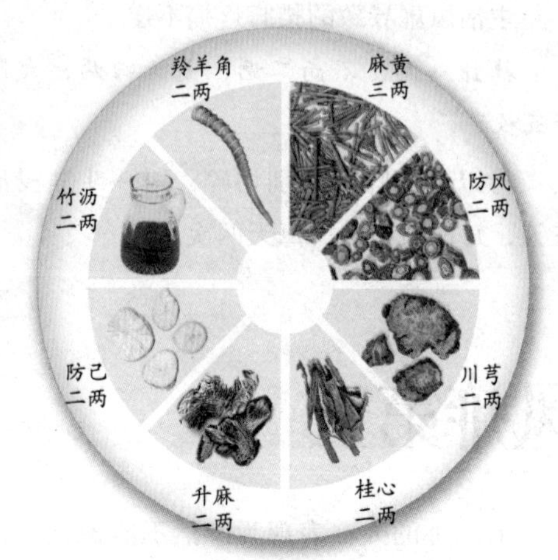

将以上八味药分别切碎，用四升水与竹沥合煎，取汁二升半，分三次服，两天服一剂，连服三剂。如果病人手足冷，可加生姜五两，白术二两。

服竹沥汤后疗效

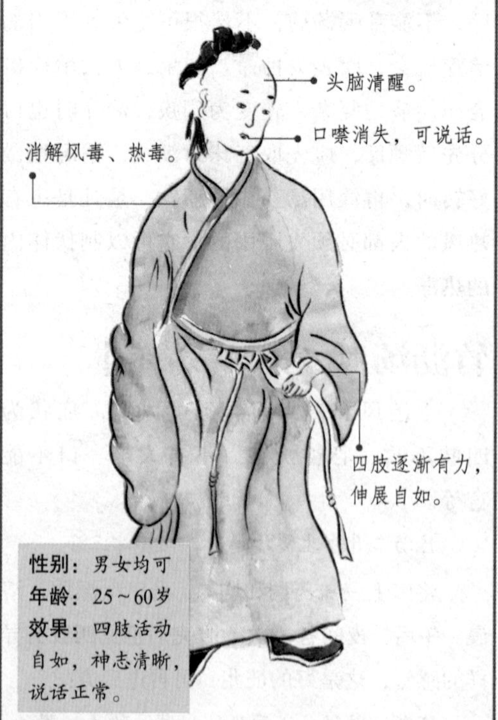

头脑清醒。
口噤消失，可说话。
消解风毒、热毒。
四肢逐渐有力，伸展自如。

性别：男女均可
年龄：25～60岁
效果：四肢活动自如，神志清晰，说话正常。

人参、芍药、黄芩、甘草、桂心各一两，生姜四两，石膏六两，杏仁四十枚，竹沥一升，羚羊角二两，生葛汁五合。

将以上十六味药分别切碎，用七升水煎煮，煎到药汁减半，放入竹沥再煎，取汁二升五合，分三次服，服后取汗，五天一剂，连服三剂。如果服后感觉病势渐减，应再进后方：

竹沥三升，防己、升麻、桂心、川芎、羚羊角各二两，麻黄三两，防风二两。

将以上八味药分别切碎，用四升水与竹沥合煎，取汁二升半，分三次服，两天服一剂，连服三剂。如果病人手足冷，可加生姜五两，白术二两。如果服后不愈，就再进后方：

防风、麻黄、芍药各一两半，防己、桂心、黄芩、白术、附子四十枚，羚羊角一升，甘草、人参、川芎、独活、升麻各一两，竹沥一升，生姜、石膏各二两。

将以上十七味药分别切碎，用八升水煎煮，煎到药汁减半，放入竹沥再煎，取汁二升半，分三次服。如果病人体内有气，可加橘皮、牛膝、五加皮各一两。

凡治风痱服用上药痊愈后，可常服煮散，除余风方：

防风、独活、防己、秦艽、黄芪、芍药、人参、白术、茯神、川芎、远志、升麻、石斛、牛膝、羚羊角、丹参、甘草、厚朴、天门冬、五加皮、桂心、黄芩、地骨皮各一两，橘皮、生姜、麻黄、干地黄各三两，槟榔、藁本、杜仲、乌犀角各二两，薏苡仁、石膏各六两。

将以上三十三味药捣烂过筛取粗末，搅拌均匀。每次用三升水煮三两药，煮取一升，用棉布滤去渣，一次服下，再取汗，每天一次。如觉得心中烦热，用竹沥代水煮药服。

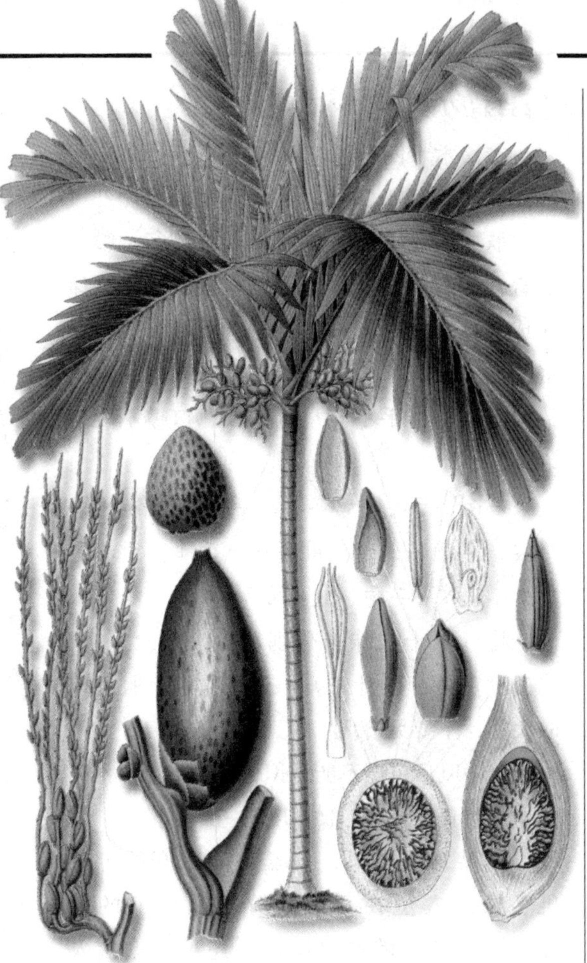

槟榔

其子味苦、辛、涩，温，无毒。主治消谷逐水，杀肠道寄生虫、寸白虫、伏尸；除湿气，通关节，利九窍；还可治脚气、胸痛、水肿、大小便不通。

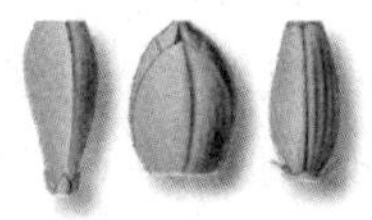

槟榔子〔主治〕消谷逐水，杀肠道寄生虫；除烦，破腹内结块；还可治脚气、胸痛、水肿、痢疾、大小便不通、腹胀腹痛等。

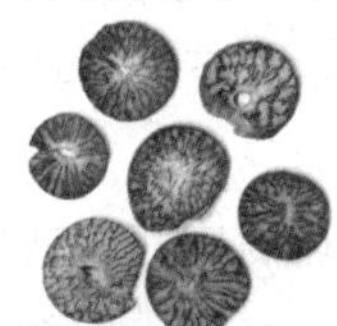

炒槟榔〔性味〕苦、辛，温。归胃、大肠经。〔主治〕杀虫消积，降气，截疟。用于绦虫、蛔虫、姜片虫病，虫积腹痛，积滞泻痢，里急后重。

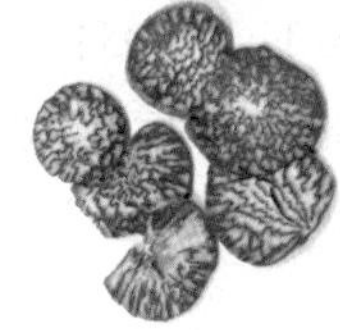

槟榔干〔主治〕杀虫，破积，下气，行水。治虫积、食滞，脘腹胀痛，泻痢后重，疟疾，水肿，脚气，痰癖，症结。

荆沥煎

主治感受风邪后又发热。

荆沥、竹沥、生姜汁各三合。

将以上三味药在火上加至温热，搅匀后一次服用完。每天早晨服用煮散，午后服用荆沥煎，直至平复痊愈。

古人制定处方，都要拿准引起疾病的根源，以及疾病的冷、热属性才会确定用药，现在的人临到情况紧急时十分鲁莽，寻到药方就开始用，所以很多效果都不明显。因此在用方之前，先要确定疾病的冷、热属性，之后才可以确定处方，这样用起来就会生效；汤、酒既是如此，丸、散也应该有一样的效果。凡是因风邪而犯病，必定是由于热盛，所以有竹沥、葛汁等性冷的药可以对其进行治疗。如今学医的人，因不能够认真识别处方的用意，所以在此处特别加以说明。具体地说，就是如果没有严密的房间，就不能够为患者治疗风病，因为身体强壮的人在不密实的房中都可能中风，何况本身还是正在服药的人。

风懿第六

独活汤【疏风通络方】

主治风懿，症状为不能言语、四肢不能收缩、手足软弱拖曳等。

独活四两，桂心、芍药、栝楼根、生葛各二两，生姜六两，甘草三两。

将以上七味药分别切碎，用五升水煎煮，取汁三升，分三次服，每天三次。

治中风，口噤不能言语的处方：

防己、桂心、麻黄各二两，葛根三两，甘草、防风、芍药各一两，生姜四两。

将以上八味药分别切细，用六升水煮取二升半，分成三次服，失音不能言语也可以治疗。

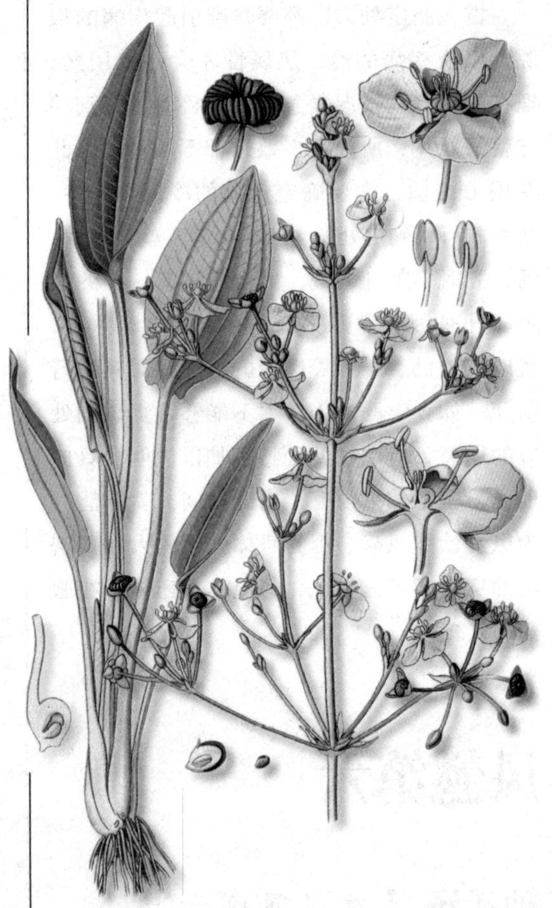

泽泻

其根主治风寒湿痹，乳难，养五脏，益气力，肥健，消水。久服可耳目聪明，益寿延年。其叶主治大风，乳汁不出，产难。

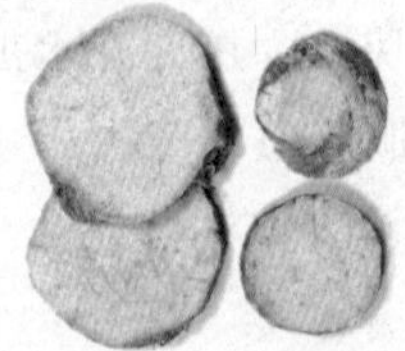

根〔主治〕风寒湿痹，乳难，养五脏，益气力，肥健，消水。补虚损五劳，除五脏痞满。主肾虚精自出，利膀胱热，宣通水道。

石南汤【疏风止痒方】

主治六十四种风气（病症名），因体虚受风，邪气郁积于营卫，日久不解而致。邪气在皮肤中游走而导致的肤痒如虫爬行、腰脊强直，或五缓六急、手足拘挛，或隐疹、瘙痒成疮，或风尸（病症名），因风邪侵袭经络，淫溢四肢而致。身痒，或忽然中风气而致面目发肿、手不能举过头顶、口噤不能言语等。

石南、干姜、黄芩、细辛、人参各一两，桂心、麻黄、当归、川芎各一两半，干地黄十八铢，甘草二两，食茱萸三十铢。

将以上十二味药分别切碎，用六升水、三升酒煎煮，取汁三升，分三次服。服后应取大汗，不要见冷风。

治中风后口噤不能认识人的处方：白术四两克，用酒三升煮，取一升，一次服下。

如果忽然中风，口噤不能张开，可灸机关穴，穴位在耳下八分稍稍靠前的地方，灸五壮，就可以说话，还可根据病人的年龄来决定灸的壮数。如果口歪就根据治疗口歪的方法灸，朝左歪就灸右边，朝右歪就灸左边。

风、寒两种邪气滞留于体内不能发散出去，所以会喑哑不能言语，以及喉痹失音，都是由于风邪引起的。如果风邪侵入五脏，还可能致人于死地，所以现在把这一点附在治疗风症的药方之后。如果病人得尸厥，脉象仍如平常一样搏动，是阳脉下坠，阴脉上浮，气闭的原因所引起的。可针刺百会穴入内三分取补，并用烤热的熨斗熨两胁下。并立即取如弹丸大的灶突墨，即百草霜，和浆水调匀后让病人喝下。还要针刺足中指头离甲如韭叶宽的地方即厉兑穴，以及刺足大指甲下内侧离甲三分的地方即大敦穴。

桂汤

主治忽然失音。

取桂煮浓汁服一升，盖上被子发汗，也可以将桂研为末，擦抹在舌下，慢慢吞下。

治忽然不能说话的处方：取五合酒调和在人乳汁中，分成两次服。

病人眼睛眨动、口唇歪斜，都是由于风邪侵入了脉中，可及时让患者服用小续命汤、附子散，并用神明膏、丹参膏按摩，同时按照穴位灸治；喉痹、舌头不灵便的也可以这样做。风邪侵入五脏使人口噤忽然像死了一样，口歪眼斜，牙床挛急，舌不能转动，可用伏龙肝散和鸡冠血及鳖血涂抹，干了以后再涂，并灸嘴唇边横纹赤白际，根据歪斜的左右方向灸，病人有多少岁就灸多少壮，重复三次。如果三天仍不痊愈，就再灸。

枳茹酒

对于治疗口歪眼斜大有效果，治缓风急风都很好。

刮取枳实表面的青末，直到刮至枳实心时为止，取五升枳茹，在微火上炒去湿气，用一斗酒浸，再用微火炒到有药味，随自己的酒量大小饮下。

治忽然中风口面歪斜的处方：取一根五寸长的苇筒，把一头刺入耳孔中，四周用面密塞严实，不要泄气，另一头加入一颗大豆，并用艾烧使其燃烧起来，再灸七壮即可痊愈。如果右边患病就灸左边，左边患病则灸右边，耳病也可以灸。

治疗中风口歪斜：可灸手交脉三壮，朝左边歪就灸右边，朝右边歪就灸左边，灸炷如鼠屎的形状，横放起来，两头下火。

疏风通络方

附子散 主治中风，症状为手臂麻木、口面歪斜等。

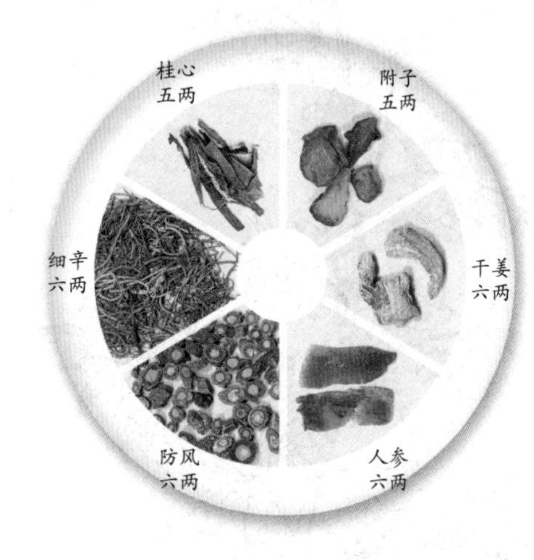

将以上六味药切捣并过筛制成散药，每次用酒服下方寸匕，可逐渐加量，每天三次。

服附子散后疗效

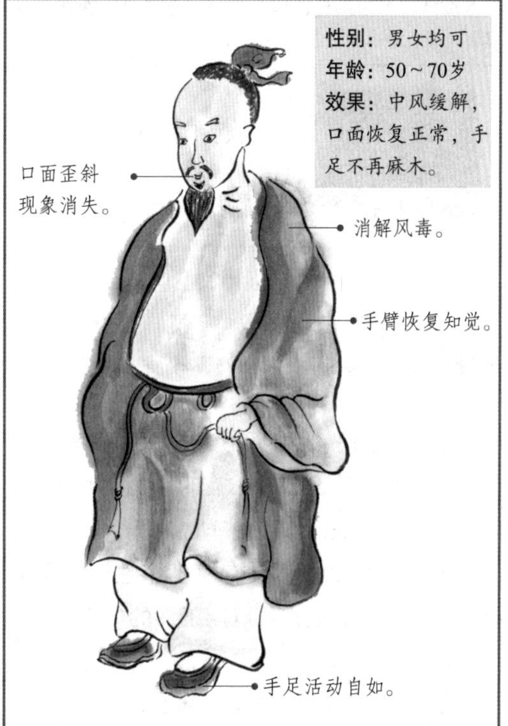

性别：男女均可
年龄：50～70岁
效果：中风缓解，口面恢复正常，手足不再麻木。
口面歪斜现象消失。
消解风毒。
手臂恢复知觉。
手足活动自如。

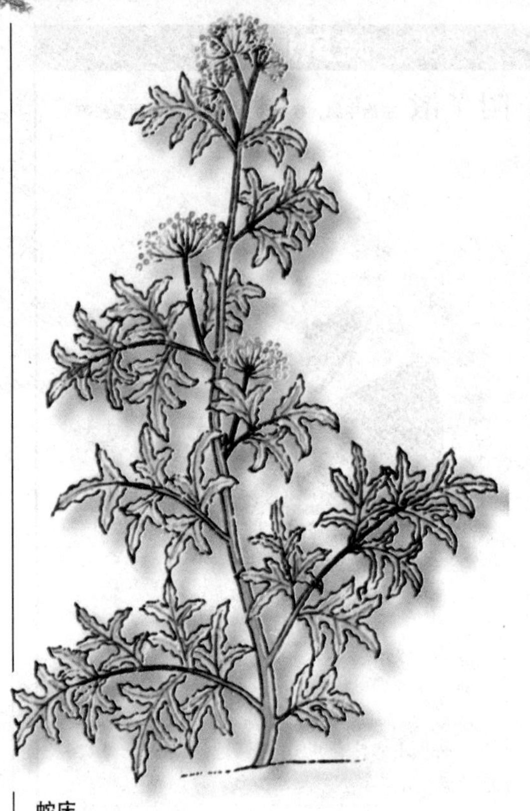

蛇床

其子味苦，平，无毒。主治妇人阴中肿痛，男子阴痿湿痒，可除痹气，癫痫恶疮，利关节。久服可使容颜光彩，令人有子。

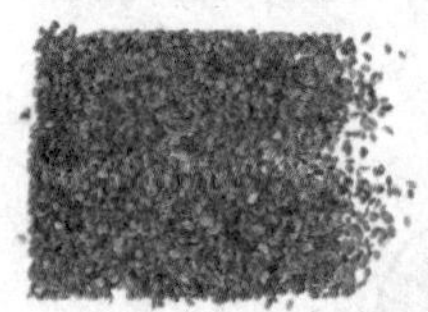

蛇床子〔主治〕妇人阴中肿痛，男子阴痿湿痒，除痹气，癫痫恶疮，利关节。

角弓反张第七

病人如果忽然半身不遂，手足痉挛不能屈伸，身体发冷，或神志有时清楚有时迷糊，或身体僵直不能言语，或胡言乱语、角弓反张，或有时想吃东西，有时不想吃，或大小便不畅，这些病症都可以用下面的处方：

人参、桂心、当归、独活、黄芩、干姜、甘草各十八铢，石膏一两半，杏仁四十枚。

将以上九味药分别切细，用九升井华水煮取三升，分成三次服，每天两次，服后盖上被子取汗，不出汗的再饮一合，加入麻黄五两一起服下。

仓公当归汤【疏风止痉方】

当归、防风各十八铢，独活一两半，麻黄三十铢，附子一枚，细辛半两。

以上六味药分别切碎，用五升酒、三升水煎煮，取汁三升，每次服一升。主治贼风而致的口噤、角弓反张、肢体僵直、痉挛等。如果病人口噤不能自己服药，家人可撬开其嘴灌服，服一次后就会苏醒，服两次后就会出小汗，服三次后就会出大汗。

秦艽散【疏风通络方】

主治半身不遂、言语错乱、悲喜无常、角弓反张、皮肤风痒等。

秦艽、独活、黄芪、人参、甘菊花各二两，茵芋十八铢，防风、石斛、桂心、山茱萸各二两半，附子、川芎、细辛、当归、五味子、甘草、白术、干姜、白鲜皮各三十铢，麻黄、天雄、远志各一两。

将以上二十二味药切捣并过筛后制成散药，每次用酒送服下方寸匕，可逐渐加量至二方寸匕，每天两次。

风痹第八

论曰：血痹病是怎么得的？师回答说：那些富贵的人骨头萎弱肌肤实盛，因疲劳后流出了汗水，睡觉时不断地摇摆，添加被子时感受了微风，于是患上了这种病，症状就如同中了风，《巢源》说：这种情况如同被微风所吹。只要出现脉象微涩，且是寸口部位涩，关上部位紧，就适宜用针引导阳气，使脉和紧，病邪流出就痊愈了。

治风湿，脉浮身体沉重，汗出恶风的处方：

汉防己四两，甘草二两，黄芪五两，生姜、白术各三两，大枣十二枚。

将以上六味药分别切细，用六升水煮取三升，分成三次服，服后坐在被子中，如果出现如虫在皮肤中爬行时就解开，再卧床取汗。

白蔹散【祛风通痹方】

主治风痹，症见四肢肿胀、筋脉痉挛等。

白蔹半两，附子六铢。

将以上两味药切捣并过筛后制成散药，每次用酒送服下半刀圭，每天三次。如果服后不愈，可加量至一刀圭。

附子酒

主治风冷痹，痰癖使胁间胀满。

取大附子一枚，也有说是取二枚的，用五升酒来浸泡，春天浸五天，每次服一合，每天两次，直至病愈。

麻子酒【养阴补脏方】

主治虚劳百病，伤寒风湿，以及妇人带下，月经往来不调，手足疼痛、麻痹，嗜睡等。

麻子一石，法曲一斗。

以上两味药中，先将麻子捣研成末，用二石水蒸熟，煮炊米一石，去渣取汁，放入法曲酝酿，等酒熟后取清汁，随意饮服。久服能使人丰腴强壮。

温阳益气方

黄芪汤 主治血痹，阴阳脉都很微弱，尺部脉稍紧。

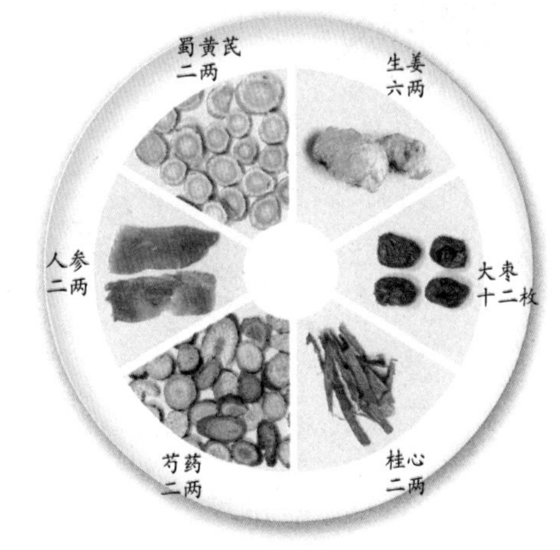

将以上六味药分别切碎，用六升水煎煮，取汁二升，每次服七合，每天三次。

服黄芪汤后疗效

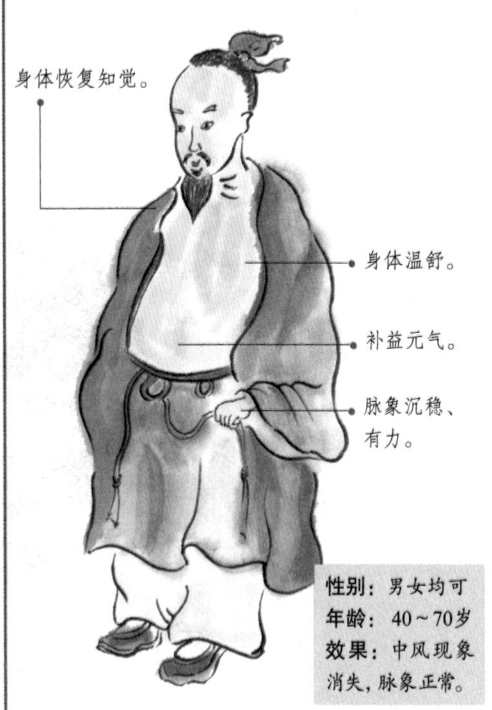
身体恢复知觉。
身体温舒。
补益元气。
脉象沉稳、有力。
性别：男女均可
年龄：40～70岁
效果：中风现象消失，脉象正常。

以上十二味药分别切碎，用一斗水煎煮，取汁三升，分成三服，能降通气。

大黄干漆汤 【温阳活血方】

主治产后余血未尽而致的腹中切痛。如果服后淤血不下，次日早晨再服一升。

大黄、干漆、干地黄、桂心、干姜各二两。

以上五味药切碎，用三升水，五升清酒煮煮，取汁三升，去滓，每次温服一升。

钟乳汤 【温阳通乳方】

主治女子产后无乳汁。

石钟乳、白石脂各六铢，通草十二铢，桔梗半两，硝石六铢。

以上五味药分别切碎，用水五升煎煮，前沸后取下，放冷后再煎，凡三次，去滓，入硝石

当归散 【和...方】

主治女子子宫...

当归、黄芩各二...药...牡...

将以上五味药切捣并过筛取末，每次用酒服下方寸匕，每天三次。

吴茱萸汤 【温中和胃方】

主治体内久寒而导致的呕逆气逆，饮食不下，结气不消等。不能进食等。

吴茱萸、半夏、小麦各一升，甘草、人参、桂心各一两，大枣二十枚，生姜八两。

以上八味药分别切碎，用五升酒，三升水煮煮，取汁三升，分成二服。

五嘻丸 【散寒方】

将...细末，用蜜调和，制成梧桐子大小的丸。每次用酒送服三丸，每天三次，如果服后不愈，可逐渐加量到十丸。

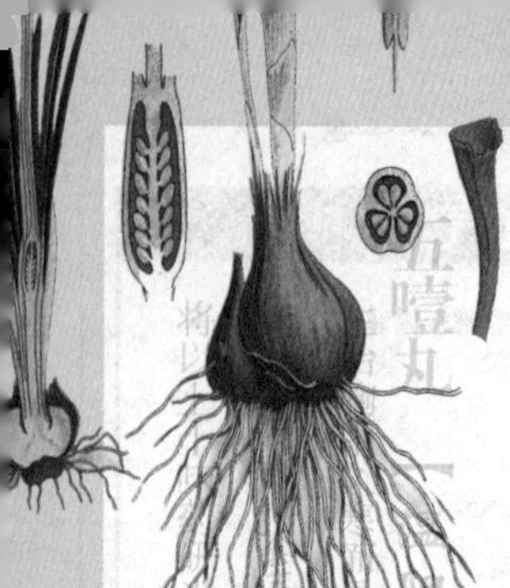

图解千金方

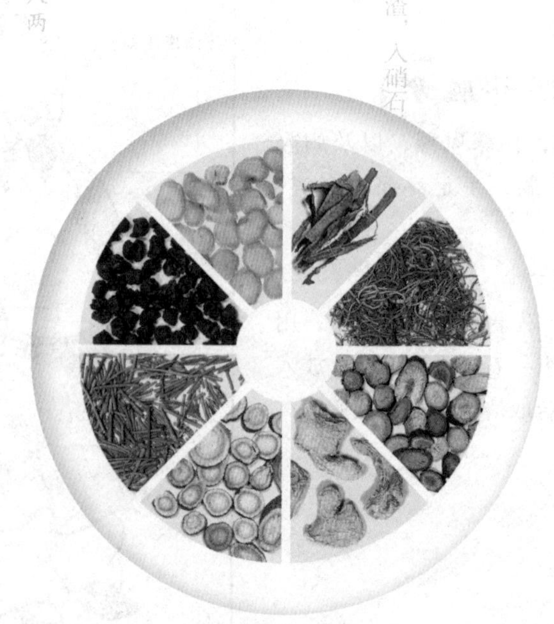

温肺化饮方

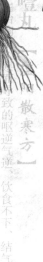

卷九 伤寒方上

五噎丸 【补中和胃方】

主治五噎。

人参、半夏、桂心、防风、小豆、附子、细辛、干姜、食茱萸、芍药、乌头各二分，枳实一两。

将以上中味药研为细末，用蜜调和，制成梧桐子大小的丸，每次用酒送服五丸，每天三次。如不见效，可逐渐加量。

竹皮汤 【宣肺利咽方】

主治哑后而不能言。

竹皮一升，细辛各二两，甘草、生姜、通草、人参、桂心、茯苓、麻黄、五味子各一两。

以上十味药分别切碎，先放入一斗水浸泡，绝到计殿，煮取三升，分为三服。

干姜汤 【和中……逆方】

主治海……欬……不能饮食。

干姜、石膏各四两，栝楼根、人参各二两，半夏一升，吴茱萸各一两，甘草二两。

以上七味药分别切碎，取以九升水煮点，取汁三升，分为二服，每天一次。

羚羊角汤 【温中降逆方】

主治哕欲下而不能出者。

羚羊角、通草、干姜、吴茱萸各一两。

以上四味药分别切碎，用九升水煮点，取汁三升，分为三服，每天三次。

温胃汤 【温中益气方】

主治胃气不舒而导致的胃脘胀满、嗳气、不能进食等。

附子、当归、厚朴、人参、橘皮、芍药、甘草各一两，干姜五分，蜀椒三合。

以上九味药分别切碎，用九升水煮点，取汁三升，分三次服用。

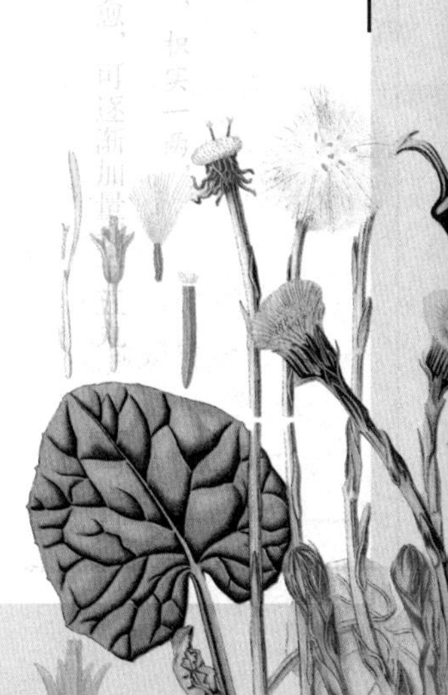

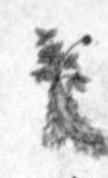

伤寒例第一

《易经》上讲“天地变化，各正性命”。其变化的迹象是没有定准的，性命的长短也是难以预测的，所以有炎、凉、寒、热，风、雨、晦、冥，还有水、旱、妖、灾，以及蝗虫等种种自然界的怪异现象。四季八节中，各种变化不尽相同。八节指立春、立夏、立秋、立冬、春分、夏至、秋分、冬至，七十二候里五天为一候，日月的运行也各异。当太阳在日晷仪上投射的日影长短的度数循环了一周又精确地回到原点上时，才成为一年，这就叫岁功完成了。天地尚且像这样，而人又岂能没有意外的事。所以人生长在天地之间，每个人有不同的命运和遭遇，不同的时间段其命运的好坏、事情的顺逆各有不同。对于吉与凶、苦与乐、安与危、喜与怒、爱与憎、存与亡、忧与畏，这些人们所关心的思虑，每天都有上千条；对自身的谋虑，时常有万计，这样才能度过一日。

医学小常识

伤寒

伤寒是由伤寒杆菌引起的急性肠道传染病，是一种古老的传染病。但在目前的传染病防治中，仍占有重要的地位。我国的中医学书刊中所称的“伤寒”，指许多热性疾病，在中医学属于“湿温”病范畴，与现代医学的伤寒与副伤寒，具有不同的含义。伤寒是一种全身性的疾病，并非只局限于肠道受损。

伤寒的潜伏期一般为 5 ~ 21 天，潜伏期的长短与感染菌量有关。

伤寒最好不要吃：1. 冷、生的东西。2. 油腻的东西。3. 易引起便秘及腹内胀气的食物。

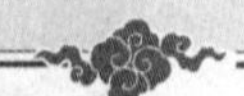

所以天没有哪一年无寒暑，人没有哪一天无忧喜。因此上天就会降给人类温病，这也是天地变化之气的一种。这是创造育化的必然之理，不可能消除的。所以即使女娲般的圣人有炼石补天和斩龟足撑四方的最高法德，也不能废掉瘟疫等天地变化之气。不过虽然不能废掉它，却能通过掌握自然规律来驾驭它。曾经有贤人善于保养身体，懂得克制，顺乎自然，于是得以保全自身没有受到疾病困扰。天地有这些瘴疠之类的邪气，还得用天地所生的物类来防备它，这就叫懂得方法，如此一来病邪就找不到侵入人身之处了。不过对于这种病症，世俗之人叫它横病，很多人不加救治，都说等它满了一定的天数后自然就会痊愈，因此而夭折的人，世间确实太多了。凡是开始感觉异样时，就必须救治，直到病痊愈。汤药与饮食一起进，抵消疾病的毒势，自然就会痊愈。一定不能让病毒邪气自由自在地任意攻击人体，而拱手等待死亡，这样就大错特错了。现在我广泛地收录各种经书里的治疗方法，分为上、下两卷，广撷备用，喜欢养生的人可以详细地阅读它。

《小品》说：从古到今，都称伤寒是难治的病，流行温病是毒病之气，而论治的人也不判别伤寒与流行温病其实是不同的气，只说伤寒是高雅之人的说法，而流行温疫是农家的叫法，而不说病本身的异同。我考察各家经典著作，发现它们的实质是大不相同的，它们有各自所适宜的不同，处方与论证应该详加辨别，所以我在这里概略地叙述其道理。

经书上说：春天的气温和，夏天的气酷热，秋天的气清凉，冬天的气严寒。这是四季正常气候的规律。冬天严寒，万物都深深藏伏，善于养生的人衣食起居只要周密安排，就不会被寒气所伤。否则触犯了严寒的冬气，就

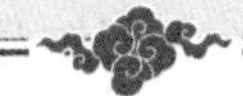

中医词语锦囊

益气：也称补气，是治疗气虚证的治法。气虚主要表现为自汗怕风、倦怠乏力、大便滑涩、脸色苍白等。

和胃：也称“和中”，是治疗胃气不和的方法。胃气不和的表现症状为胃脘胀闷、厌食、吐酸等。

清热解毒：毒是火热极盛所致，称为热毒或火毒。清热解毒法指使用能清热邪、解热毒的药物，治疗热性病的里热盛极痈肿、毒疮、斑疹等症。

可能成为伤寒。凡是被四季之气所伤的，都能致病，而以伤寒最为厉害，其原因就在于它最具杀厉之气。身体如果被这种杀厉之气所侵犯，立即就会生病，这就是伤寒。不立即生病的，其寒毒藏在肌骨中，到春天就会变成温病，到夏天则会变成暑病。暑病，是极热之气，比温病更严重。所以辛苦的人，在春夏季常发生温病、热病，其原因都是由于在冬天时触犯了寒冷，并不是流行之气。凡是流行之气，是春天应该温暖却反而特别寒，夏天应该炎热却反而特别冷，秋天应该凉爽却反而特别热，冬天应该寒冷却反而特别温暖，这是违反时令而具有的气。于是，一年之中无论男女老少的病大多有相似的症候，这就是该行之气。对于伤寒病，应该根据它入侵身体的时间及深浅，来进行不同的治疗。如今很多患了伤寒病的人，有的在患病初期不早治，有的治法不对症，有的病人拖延了很多天，等到病势严重生命垂危时，才请医师诊治，就为时太晚了。如果医师又只知道遵照处方的先后顺序而加以治疗，就很可能不对症。所以医生都应临时灵活变通，随症遣药，才能获得治疗的最佳效果。

华佗说：患伤寒症第一天时，其邪气在皮里，用膏药来按摩或用火来灸灼就会痊愈；如果没有解除的，第二天邪气就会侵入到肤里，可依法用针，服解肌散发汗，汗出就会痊愈；如果仍没有解除，到第三天邪气就会侵入到肌里，再发一次汗就会痊愈；如果仍然没有解除的，就需停止，不要再发汗了。到第四天邪气就会侵入到胸里，此时适宜服用藜芦丸，微微吐出后就会痊愈。如果病情很严重，服藜芦丸而不能吐出的，就服用小豆瓜蒂散，吐出后也会痊愈。如果病人还没有清醒的，再依法用针刺。第五天邪气就会侵到腹里，第六天邪气会侵入到胃里，入胃后就可用泻下的方法。如果热毒在外，没有入胃，就先采用泻下法，这样热毒会乘虚入胃，而导致烂胃。所以热毒入胃后，关键需要用泻下法祛除它，不能让它滞留在胃中。如果胃因为实热致病，多半可能会死，很少有希望获生，这种病很多都不能治愈。胃中进入虚热，会烂胃，如果其热轻微，会出现红斑，这种病五成可能会死而一成有希望得生；而其热剧烈的，会出现黑斑，这种病十成可能会死，只有一成希望得生。但是人的体质有强弱之别，病也有难易之别，同样的病在不同人身上治疗效果会悬殊一倍。

如果患者没有发热，只是胡言乱语、烦躁不安，精神失常，答非所问，不要用火来逼迫它，只需服用一方寸匕猪苓散，再强迫病人饮下新汲的井水一二升，再让病人用手指刺喉中，吐出先前所饮的水，病随即就痊愈了。如果不能吐的，不要强迫给他饮水，水停下来就会结滞于心。应当另用其他药物来让他吐，所用的治法、药方，都要适合于所患的病症，不然会导致病情更加危急。对于这种病，如果经常用猪苓散来使病人吐解，其死亡会很快速。也可以先用解毒的药物，然后依法用针效果会很好。

因饮而膈食的病，非常难治，患者多半可

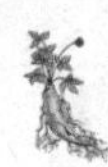

能会死而只有少半的希望得生。病人延误了时日而没有及时采用泻下的方法治疗的，其热毒就不能泄出，而导致烂胃、出斑。在春夏季节不要大吐下泻，秋冬季节不要大发汗。发汗法的运用：在冬季及初春特别寒冷时，适宜服神丹丸，也可用膏药来摩熨或用火来炙灼。如果在春末，以及夏天、初秋，在这些天气炎热的月份里，不要用火炙灼，也不要盖上重叠的被子，适宜服六物青散。如果用崔文行度瘴散、赤散、雪煎，也有很好的治疗效果。如果没有丸药散药以及煎药的，只单煎几两柴胡，伤寒病、时行病都可以服用以发汗。发汗到两次、三次仍没有缓解的，应当给病人服汤药。对于实证者，转而用泻下的方法。如果脉早晚都显快象的，是澼证；早晨显平象而晚上显快象的，不是澼证。转用泻下方法以后，可以早给患者服汤药，但应当少给，不要使他下得太严重。少给汤药的同时，应当缩短服药的间隔时间。

各种虚、烦、热的病症，与伤寒相似，但是没有恶寒，身体也不疼痛，所以知道它不是伤寒，因此不能发汗；头不痛、脉象不紧不数，所以知道它不是里实证，因此不能泻下。像这样内外都不可攻的，若强制性地攻，必定会有所损竭，病人多会死亡而难以保全性命。对这种虚烦症，只应当给病人服竹叶汤。如果呕吐的，则给他服橘皮汤。如果一剂药不能治愈，也可以再给药。这种方法多次使用，很有效果。伤寒后虚烦，也适宜服用这种汤。

王叔和说：对阳盛阴虚（《外台》说表和里病）的症候，发汗就会死，泻下则能治愈；对于阳虚阴盛（《外台》写作里和表病）的症候，泻下就会死，发汗则能治愈。这样，神丹怎能够误发，甘遂哪可以妄攻？对于以上不同的盛与虚（《外台》写作表里）的治疗，相差千里之远；而吉与凶的机会，像影子与声音对自身的呼应一样来得急速。而阳盛（《外台》写作表和）时咽桂枝汤就会毙命，阴盛（《外台》写作里平）时喝大承气汤入胃也会死亡。像这种阴阳虚实交错的症候很细微，发汗吐下的治法用得相反时灾祸最疾速。而有的医生医术浅薄狭隘，没有智慧没有知识，治死了病人，还说是其天命，以至于使冤魂堵塞了阴世间的道路，夭死的人充满了空旷的原野。仁爱的人有鉴于此，能不伤痛吗？

那些伤寒之病，都是从风寒侵入腠理而引起的，与精气分争，而荣卫否隔，循环运行不通。初发病的一两天，邪气在孔窍、皮肤之间，所以病人头痛、恶寒、腰背僵直沉重，这是因为邪气在表，发汗就会痊愈。得病三天以上，邪气浮在上部，堵塞心胸，所以头痛，胸中胀满烦闷，应当用涌吐的治法，就会痊愈。得病五天以上，邪气沉结在五脏，所以腹胀身重，骨节烦疼，应当用泻下的方法治疗，就会痊愈。一定要斟酌病的表现症候，不能乱投汤药，使患者胃气亏虚。经书上说：对脉象微的不可以用涌吐的治法，对脉象虚细的不可以用泻下的治法。另外，在夏天也不能用泻下的治法，这是医家的大忌。脉象有沉与浮的区别，

中医词语锦囊

温病：病名，一般起病较急，发热快，容易化热伤津，后期更是容易阴枯液涸。

暑病：指感受暑邪而发生的热性疾病；常见的有中暑、暑风、伏暑、伤暑、暑厥等。

气津两伤：表现为出汗过多、津液亏耗、四肢疲倦、气短懒言、口舌干、脉象虚散。

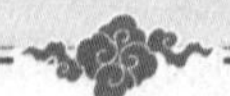

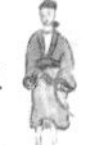

能互相转化。有的人患病几天后才告诉医生，虽然是刚刚发觉，诊视其病却发现已积在身上几天了，疾病已经结成，已不是发汗、解肌所能消除的了，这就应当对其诊脉，根据病人的病情而灵活施药救治，以求免除祸患。不能仅仅拘泥于次序而失了治疗的关键时机，导致伤及性命的灾祸。这种伤寒病，在三天以内的可以用发汗法治疗，这指的是因为迎着风解开衣裳，或夜间睡觉时没有盖好被子，或被寒温之气所侵犯，并感染流行疾疫之气，或被恶邪所侵犯而致病的一类症候。至于有的人自己吃生冷食物过多，腹中积藏而消化不良，致使转动困难，头痛身温的现象，其脉象实大的，应该用吐下法治疗，而不能用发汗法。

陈廪丘说：有人问患病后接连服用汤药发汗，但不出汗的，怎么办？我说：医家经典上讲，连续发汗而不出汗的，是死症。不过我想可以用蒸法，像治中风的蒸法一样。让热湿之气在外迎候它，汗就不得不出。后来我用这个道理去问张苗，张苗说："曾经有人因劳动过度疲倦而出汗，然后又卧在单层的竹苇席上，被冷气所侵犯而患病，病后整日被寒倦所苦。很多医生给他服过丸、散、汤药，四天之内总共发汗八次，但他仍然没有出汗。我于是叫人在地上布满桃叶，烧桃叶来蒸他，终于让他出了大汗，然后在被窝里用粉敷身，使他极燥之后才起身，病就痊愈了。我以后又几次用这种方法来发汗，都能使病人出汗。"确实有不爱出汗的人，不只是病使他这样，但采用蒸的方法就没有不出汗的。各种发热恶寒的病，脉象浮洪的，就宜于发汗，发完汗后用温粉来敷，不要让他遇风。病人应当发汗时却恰恰失血以及大下痢的，就不能过度发汗。多给他服几次桂枝汤，每次少给点，使其遍身和润，微微汗出，这样连续几天发微汗，病就会自然消除。

如果有轻微的病痛，好像和平常不一样时，就应该及早告诉医生；如果只是默默忍受而不治疗，期望它自然好转，那么就会在短期之内积累发展成难以治疗的病症。小孩与女人如果这样的话会更加严重。如果时气不和，应当自己戒备与约束。如果稍有感受身体有异样的情况，就应该赶紧治疗，寻找其病因。若病邪还在腠理，趁时机早治，很少有不能痊愈的。如果病人忍了几天才说出来，邪气已进入五脏就难以制止了，即使用和缓之法，其效果也很难达到。对于痈疽疔肿、喉痹客忤之类的症候，尤其急迫，这是养生的关键。

制作汤药的时候，不能刻意去挑吉日避凶时，只要觉得有一点病，就应该立即制药来治疗，趁早不趁晚，这样就容易痊愈。服药应当依照方法，如果放纵心意违背医生的嘱咐，那就不需治疗了。

凡是伤寒，很多是从风寒得来的，开始时体表被风寒所袭击，风寒侵入体内就不容易消除了。应该服药后用衣被覆盖，使全身温暖而出汗，这样就没有消除不了的伤寒病。在患时气病五六天后，如果口渴想饮水，千万不

中医词语锦囊

正气：生命机能的总称，与病邪相对而言。指人体对疾病的防御、抵抗和再生的能力，也就是免疫能力。

邪气：也称"邪"，指风、寒、暑、湿、燥、火六淫和疫疠之气等从外侵入的致病因素，与人体正气相对。

疫疠之气：由于气候久旱、酷热等反常变化，产生的有强烈传染性的致病物质。

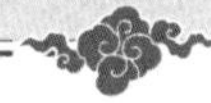

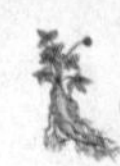

能喝太多，家人不应当给他很多水。之所以这样做的原因，是因为腹中的热量尚少，不能消受更多的冷水，此时多饮水只能加重病人的疾病。如果到第七八天，病人特别口渴想饮水的，还是应当遵从症候状况而决定给他水的多少，不要让他饮水过度。病人说能喝一斗水的，只给他五升。如果饮得满腹，小便涩，或气喘或呃逆、呕吐，就一定不能再给他水。病人忽然出大汗的，是要痊愈了。人在患病之后能够喝水，就表明有希望获得痊愈。

凡是温病，可针刺五十九穴。另外，全身六百五十五穴中，三十六穴灸后有害，七十九穴刺后成灾。

寻方治病的关键，以能快速救人为贵。所以养生之道，家中需常预制成熟的汤药，以备急用。

辟温第二

岁旦屠苏酒 【辟秽解毒方】

能辟疫气，预防温病及伤寒。

大黄十五铢，白术十八铢，桔梗、蜀椒各十五铢，桂心十八铢，乌头六铢，菝葜十二铢。

将以上七味药分别切碎，以绛色丝袋盛贮，在十二月的最后一天中午时悬沉到井中，使其接触到泥，正月初一凌晨取出药，放到酒中熬数沸，在东向的房屋中饮服。饮用屠苏酒时，先从年龄小的人开始，饮多少随意。一人饮用，全家无病；一家饮用，全乡无疫。饮药酒三天后，还将药渣放置在井中，可以整年饮用，就会一生无病。如果在家内外的井中全都悬上药，可以辟除温气。

太一流金散 【辟秽解毒方】

主辟除温气。

雄黄三两，雌黄二两，矾石、鬼箭羽各一两半，羚羊角（烧）二两。

将以上五味药切捣并过筛制成散药，每次取一两用绛袋盛贮，随身佩带，或悬于户上，能辟除温气。如果遇上大疫，或家中有患温疫者，可用青布包裹一刀圭，在庭院中烧熏。

治温病并使其不相传染的处方：取白术、豉等份，以酒浸泡来服用，有神效。

治疫病的处方：取黄药子二枚，研成末，以水送服。

治瘴气的处方：

取青竹茹二升，以四升水来熬取二升汤药，分作三次服用。

治肝腑脏温病，阴阳毒（分为阴毒、阳毒两种，系感受疫毒所致的病症），颈背双筋牵引，先寒后热，腰部僵直挛缩，眼睛模糊不清的处方：

桂心一两，白术、芒硝、大青、栀子各三两，柴胡五两，石膏、生姜各八两，生地黄、香豉各一升。

将以上十味药分别切细，以九升水来熬取三升汤药，分作三次服用。

中医词语锦囊

疫毒：急性传染病的热毒。

风热：指风和热相结合的病邪；表现为发热重、轻微怕冷、口渴、舌边尖红、舌苔微黄，严重时会出现口燥咽痛、舌干、目赤、鼻出血、牙龈出血、皮下出血等症状。

泄痞：“痞”指积聚成块者；泄痞即为泻去积在体内的痞满，如大便。

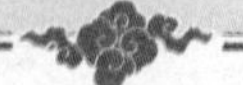

治心腑脏温病，阴阳毒，恐惧发抖而不安定，惊动的处方：

大青、黄芩、栀子、知母、芒硝各三两，麻黄四两，玄参六两，石膏、生葛根各八两，生地黄（切）一升。

将以上十味药分别切细，以九升水来熬取三升，去渣加入芒硝，分作三次服用。

治脾腑脏温病，阴阳毒，头沉重，颈僵直，皮肉痹结核隐约突起的处方：

大青、羚羊角、升麻、射干、芒硝各三两，栀子四两，寒水石五两，玄参八两。

将以上八味药分别切细，以七升水熬取三升汤药，分作三次服用。

治肺腑脏温病，阴阳毒，咳嗽连续声不绝，呕逆的处方：

麻黄、栀子、紫菀、大青、玄参、葛根各三两，桂心、甘草各二两，杏仁、前胡各四两，石膏八两。

将以上十一味药分别切细，以九升水来熬取三升汤药，分作三次服用。

治肾腑脏温病，身面如刺，腰中欲折，热毒内伤的处方：

茵陈蒿、栀子、芒硝各三两，苦参、生葛各四两，生地黄、石膏各八两，葱白、豉各一升。

将以上九味药分别切细，以九升水来熬取二升半，再加入芒硝，分作三次服用。

温风这种疾病，其症状为阴阳脉俱浮，出汗，体重，呼吸喘急，肢体麻木，沉默不想说话只想睡觉。如果用泻下法来治，就会小便困难；如果使其发汗，病人就会神志不清，胡言乱语；如果加烧针，病人就会耳聋、说话困难；如果只用吐下的治法，就会遗失便利。像这种情况，适宜服萎蕤汤：

萎蕤、白薇、麻黄、独活、杏仁、川芎、甘草、青木香各二两，石膏三两。

辟秽解毒方

岁旦屠苏酒 能辟疫气，预防温病及伤寒。

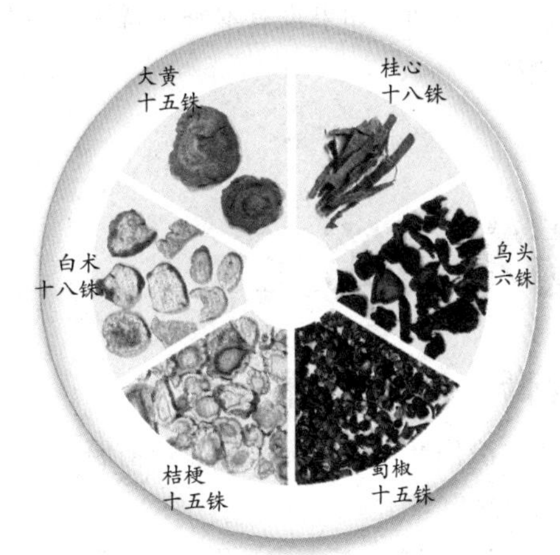

注：另有菝葜十二铢。

将以上七味药分别切碎，以绛色丝袋盛贮，在十二月的最后一天中午时悬沉到井中，使其接触到泥，正月初一凌晨取出药，放到酒中熬数沸，在东向的房屋中饮服。

服岁旦屠苏酒后疗效

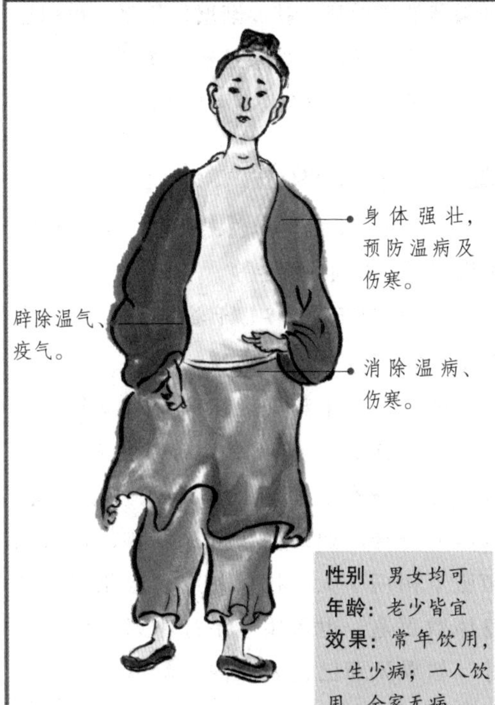
身体强壮，预防温病及伤寒。
辟除温气、疫气。
消除温病、伤寒。
性别：男女均可
年龄：老少皆宜
效果：常年饮用，一生少病；一人饮用，全家无病。

将以上九味药分别切碎，用八升水煎煮，取汁三升，去掉药渣，分为三次服用，使病人出汗。如果病人一寒一热，可加朴硝一分，大黄三两。如果没有木香，就用一分麝香代替。

伤寒膏第三

青膏 【散寒解表方】

主治伤寒，症状为头痛、颈项僵直、四肢无力酸疼等。

当归、川芎、蜀椒、白芷、吴茱萸、附子、乌头、莽草各三两。

将以上八味药分别切碎，用醇苦酒浸泡两天，再用四斤猪脂煎熬，煎到药的颜色变黄，绞汁去渣，每次用温酒送服下枣核那么大的三枚，每天三次，服后盖上被子发汗。如果药效不明显，就逐渐增加用量，可以服用也可用来涂抹，如果是初患伤寒一天，苦于头痛背僵直的病人，宜涂抹为好。

黄膏 【温阳散寒方】

主治伤寒后面呈赤色，头痛，颈项强直，贼风在身体里到处游走等。

大黄、附子、细辛、干姜、蜀椒、桂心各半两，巴豆五十枚。

将以上七味药分别切碎，用醇苦酒浸泡一夜，次日清晨用一斤腊月猪脂煎熬，调恰当的火候，熬沸腾三次，去渣取膏，内服并外抹。如果伤寒面赤发热，每次用酒服下梧桐子大一枚，并用火熔化来涂抹身体数百遍，也可用于治疗贼风，效果很好。如果风邪已侵入肌肤，就追风邪所动而涂抹，有神效。

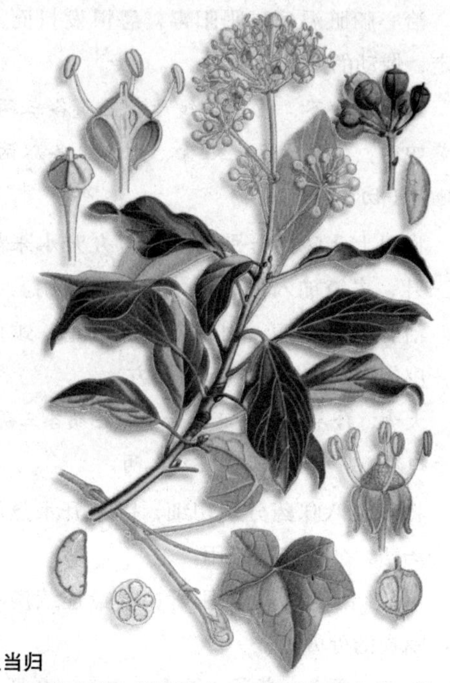

土当归

其根味辛，温，无毒。可用于除风和血，煎酒服之。治闪拗手足，可同荆芥、葱白一起煎汤淋洗。

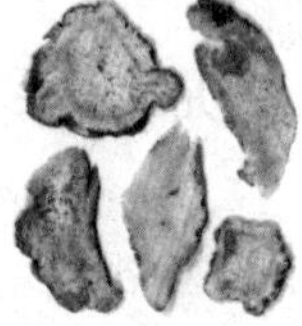

根〔主治〕除风和血，煎酒服之。闪拗手足，同荆芥、葱白煎汤淋洗。

白膏 【解毒消疮方】

天雄、乌头、莽草、踯躅各三两。

将以上四味药分别切碎，用三升苦酒浸泡一夜，另取三斤炼猪脂放入铜器中煎熔，放入前面的药再煎，煎沸后取下，放冷后再煎，反复十二次，煎成后去渣备用。治伤寒头痛时，用火将膏烤热外抹身体，并用酒送服下杏核大的一团，盖上被子发汗。治恶疮、小儿头疮以及牛皮癣时，先用盐汤清洗疮面，用布擦拭，然后敷上膏。治痈肿时，将膏在火上炙烤，然后抹擦身体千遍，每天两次。治伤寒咽喉疼痛时，口含枣核大的一团，每天三次。外抹时不要让药膏接近眼睛。

发汗散第四

五苓散 【温阳化气方】

主治时行热病而导致的狂言烦躁、语言错乱，或者病在阳分，本来应当发汗，却用水灌之，致使热不能散去，使病人烦躁、皮肤上起小疙瘩、想喝水却不渴，服文蛤散后仍然不愈。

猪苓、白术、茯苓各十八铢，桂心十二铢，泽泻三十铢。

将以上五味药切捣并过筛后制成散药，每次用水送服下方寸匕，每天三次。服用后宜多喝热水，汗出后就能痊愈。

六物青散 【散寒解表方】

主治因患伤寒而面呈赤色、恶寒。

附子、白术各一两六铢，防风、细辛各一两十八铢，桔梗、乌头各三两八铢。

将以上六味药切捣并过筛后调制成散药，每次用温酒送服下五方寸匕。如果服后不愈，可逐渐加量。服药后应盖上温热的被子发小汗，不能大汗淋漓，不要伸出手足，汗出后就停止；如果汗大出不止，就用温粉来敷在身上，微汗者不需敷粉。如果服药后一顿饭的时间还没出汗，可进食一杯温粥来发汗。仍然不出汗的，应当再次服药。出了汗而病没愈的，应当服神丹丸。

度瘴发汗青散 【散寒解表方】

主治伤寒，症见瑟瑟恶寒、发热头痛、项强体痛等，也可用于辟除流行疾病。

麻黄二两半，桔梗、细辛、吴茱萸、防风、白术各一两，乌头、干姜、蜀椒、桂心各一两六铢。

温阳化气方

五苓散 主治时行热病而导致的狂言烦躁、语言错乱。

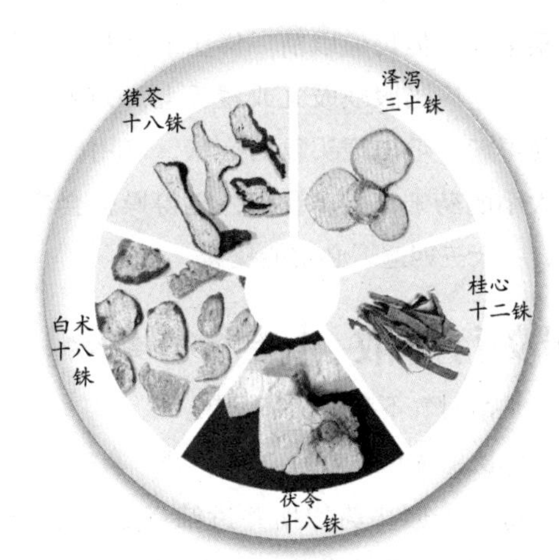

将以上五味药切捣并过筛后制成散药，每次用水送服下方寸匕，每天三次。服用后宜多喝热水，汗出后就能痊愈。

服五苓散后疗效

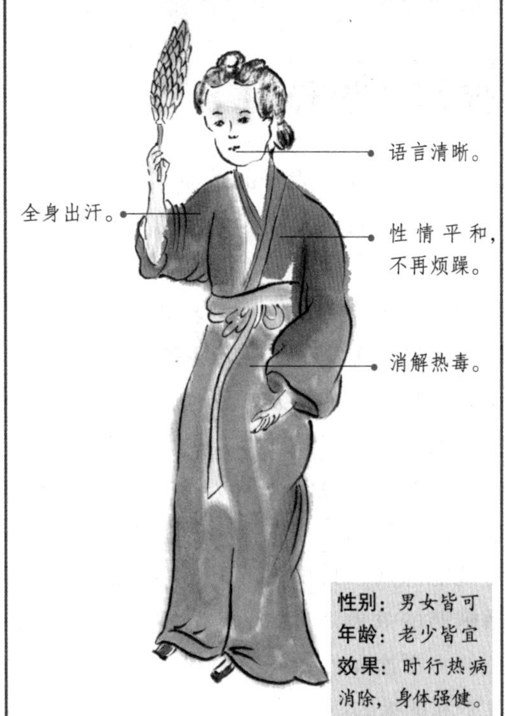
语言清晰。
全身出汗。
性情平和，
不再烦躁。
消解热毒。

性别： 男女皆可
年龄： 老少皆宜
效果： 时行热病消除，身体强健。

将以上十味药切捣并过筛后制成散药，每次用温酒送服下方寸匕，服后盖上温热的被子发汗，汗出而止。如果不出汗或汗少而不能除病，就按照方法再服药。如果已经发了很多汗，但仍像以前一样头痛发热，这是内实证，应当服駃豉丸或翟氏丸。如果服后大便得解，但出现头重的症状，可用两颗大豆大小的药末塞入鼻孔中，觉得燥就会流鼻涕，一天三四遍，必定能痊愈。

崔文行解散 【辟秽解毒方】

主治时气不和，伤寒发热。

桔梗、细辛各四两，白术八两，乌头一斤。

将以上四味药切捣并过筛后制成散药，收贮备用。如果中伤寒邪，每次用酒送服下五方寸匕，服后盖上被子发汗。如果服后不愈，可逐渐加量，以痊愈为度；如果时气不和，每天早晨用酒服下五方寸匕；如果欲辟除恶气或探望病人，最好都以酒送服一次。

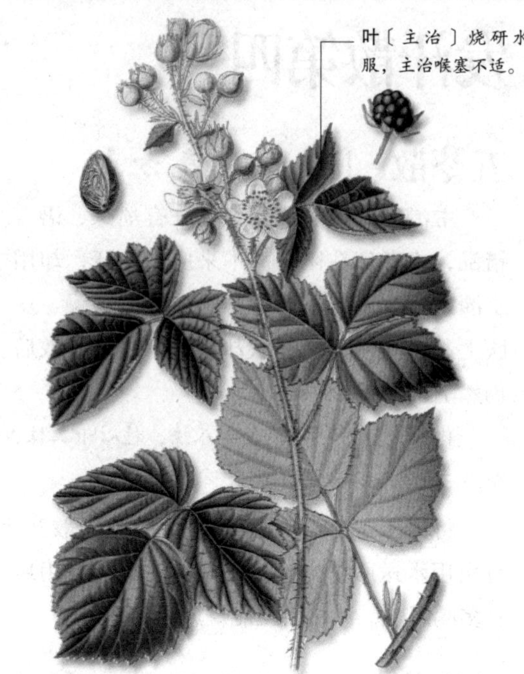

悬钩子

其根、皮味苦，平，无毒。主治宫内死胎不下，破血，妇人赤白带、久患腹泻、脓血腹痛。杀虫毒、卒下血，煮浓汁喝。

发汗汤第五

例说：采用发汗的总原则是最适宜在春夏季节进行。发汗时，要使手脚都微微出汗而和润，这样一小时左右就好了，不能使汗像流水下雨一样多。如果病没有消除，应当重新发汗。汗出过多会耗损阳气，阳虚之后就不能再发汗了。凡是服汤药发汗，服完一半病候就停止的，不必服完整剂药。凡是说要发汗而没有汤药的，丸、散药也可以用，不管什么药，关键是出汗后就能除病，只是比不上汤药根据病情灵活施药的效果好。凡是患病后无故自己出汗的，再次发汗，就会病愈，这是卫气恢复平和的缘故。

病人脉象浮的，病在外，可以发汗，适宜服用桂枝汤。

阳脉浮大而细数的，也可发汗，也适宜服用桂枝汤。

病后常常自己出汗的，这是营气平和正常，营气平和正常而浅表的营卫不相协调，这是因为卫气不与营气谐和的缘故。营气在脉中运行，卫气在脉外运行，营不助卫，卫不固外，营卫不调；此时再发其汗，营卫平和相助则病愈。适宜用桂枝汤。

病人脏腑无病，出现阵发性发热汗出而不痊愈的，这是卫气不和的缘故，在发热自汗的症状发作之前发汗就能痊愈。适宜用桂枝汤。

太阳经发生病变，发热出汗的，这是营弱卫强，引起出汗，应该着手治疗风邪引起的太阳经中风之症。适宜用桂枝汤。

太阳经发生病变，头痛、发热，出汗、恶风寒，适宜用桂枝汤来治。

太阳经发生病变，用泻下法来治疗出现微喘症候的，这是表证未得解的缘故。适宜用桂枝加厚朴杏仁汤来治。

太阳经发生病变，表证未解的，不可用泻下法来治，适宜用桂枝汤。

太阳经发生病变，先让病人发汗，仍不能缓解时再用泻下法来治，其脉象浮的，不能痊愈。从脉象浮判断病症仍然属表却反而用泻下法，所以不能痊愈。

脉象浮，所以判定病邪在表，解其表就能痊愈，适宜用桂枝汤。

太阳经发生病变，用下法来治，则气上冲。太阳经发生病变，误用下法后，正气未衰，与邪气相争，不能畅达于表，逆而向上，所以气上冲，这显示病邪仍在表而未陷里。对这类病人可给他服桂枝汤；不发生气上冲的症候者，不能给他服桂枝汤。

桂枝汤，本是用来调和营卫以解除肌表之邪的，如果病人脉象浮、紧，发热无汗的，不能给他服桂枝汤。医生必须懂得这个道理，不要误人。凡是嗜酒的人，也不能给他服桂枝汤，一旦服了必定会呕。凡是服了桂枝汤吐出的，接着必定会吐脓血。

桂枝汤 【解肌和营方】

主治中风，其脉象阳浮而阴弱，阳浮的，自然发热；阴弱的，自然出汗，既恶风，又恶寒，还发热，鼻塞干呕。

桂枝、芍药、生姜各三两，甘草二两，大枣十二枚。

以上五味药中先将桂枝、芍药、甘草分别切碎，把姜切成片，枣削开，用七升水煎煮大枣，煎到枣烂，去渣，加入其他药再煎，取汁三升，去渣，每次温服一升，每天三次，

解肌和营方

桂枝汤 主治中风。

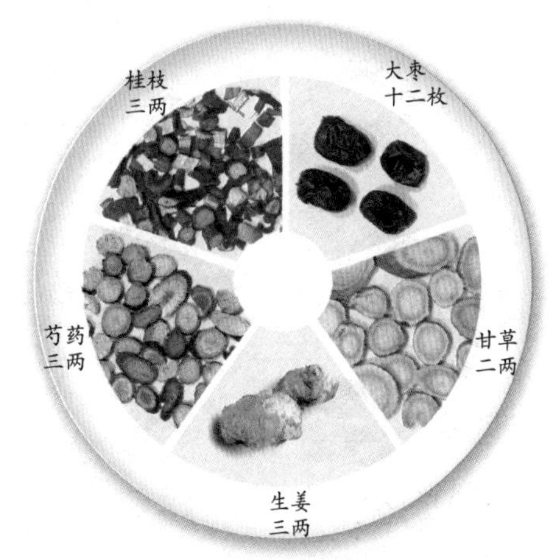

以上五味药中先将桂枝、芍药、甘草分别切碎，把姜切成片，枣削开，用七升水煎煮大枣，煎到枣烂，去渣，加入其他药再煎，取汁三升，去渣，每次温服二升，每天三次，小儿根据病情灵活减量。

服桂枝汤后疗效

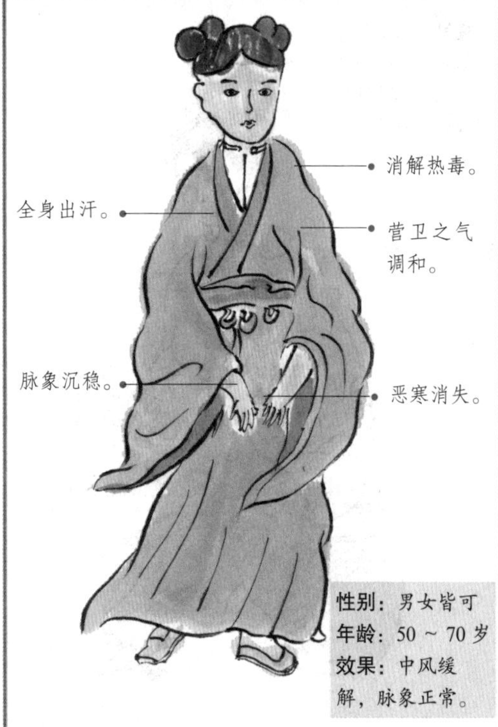
消解热毒。
全身出汗。
营卫之气调和。
脉象沉稳。
恶寒消失。
性别：男女皆可
年龄：50 ~ 70 岁
效果：中风缓解，脉象正常。

益气散寒方

神丹丸 主治患伤寒而面呈赤色、恶寒发热、身体疼痛等。

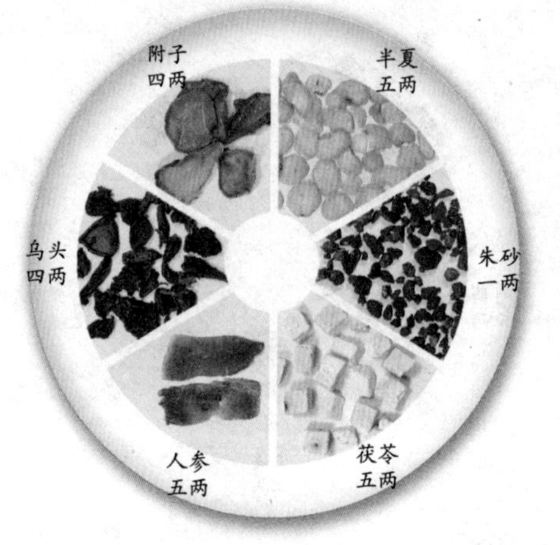

将以上六味药研为细末，用蜜调和，制成大豆大小的丸，以朱砂为色，每次饭前用生姜汤服下两丸，服后发汗，每天三次。

服神丹丸后疗效

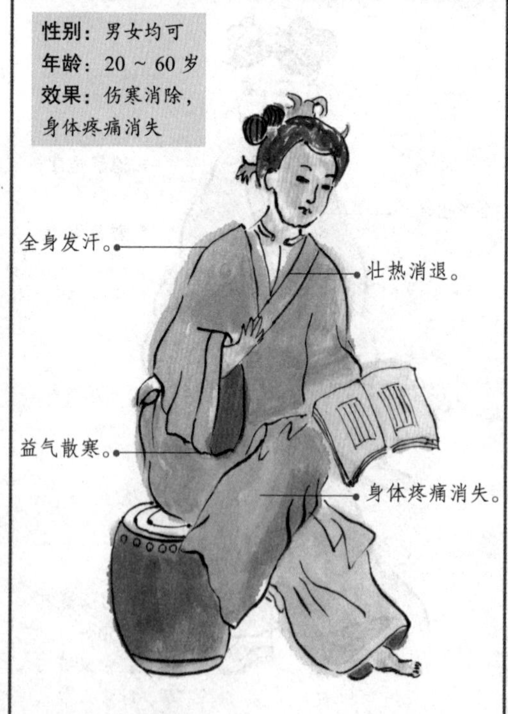
性别：男女均可
年龄：20 ~ 60 岁
效果：伤寒消除，身体疼痛消失
全身发汗。
壮热消退。
益气散寒。
身体疼痛消失。

小儿根据病情灵活减量。刚服不一会儿就出汗的，可稍微放宽服药间隔时间；不出汗的，就稍微缩短服药间隔时间，使药力相续接而出汗。按照方法自己加强护理，特别注意要避风。如果病情重，夜间可加服。如果服一剂不能消除病，且疾病的症状不变，可连服三剂。服药后半小时可饮热粥以助药力。

麻黄汤【散寒解表方】

主治伤寒，症状为头痛、腰痛、身体骨节疼痛、发热恶寒、无汗、气喘等。

麻黄三两，桂枝、甘草各一两，杏仁七十枚。

将以上四味药分别切碎，先取麻黄用九升水煎煮，煎到汁减少二升，掠去上面的沫，放入其他药再煎，取汁二升半，去渣，每次服八合，服后盖上被子发汗。

大青龙汤【解表除烦方】

主治太阳伤寒，症状为脉浮紧、发热恶寒、身体疼痛、汗不出而烦躁，也可用于治疗中风，症状为脉浮缓，身体不疼但重，时轻时重，无少阴证者。

麻黄六两，桂心、甘草各二两，石膏如鸡蛋大一枚，生姜三两，杏仁四十枚，大枣十二枚。

将以上药切碎，先取麻黄用水九升煎煮，掠去上面的沫，放入其他药再煎，取汁三升，去渣，每次温服一升，服后盖上被子发汗。如果服后出汗过多，用温粉涂敷身体即止；如果服一次就已经出大汗，不可再服。

葛根龙胆汤【清热宁神方】

主治患伤寒三四天不愈，身体烦毒而发热。

葛根八两，龙胆、大青各半两，升麻、石

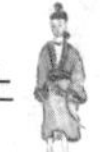

膏、萎蕤各一两，甘草、桂心、芍药、黄芩、麻黄各二两，生姜二两。

将以上各药分别切碎，先取葛根用一斗水煎煮，取汁八升，放入其他药再煎，取汁三升，分为四次服，白天三次，晚上一次。

雪煎【散寒解表方】

主治伤寒。

麻黄十斤，杏仁一斗四升，大黄一斤十三两。

将以上三味药分别切碎，先取麻黄用五斛四斗雪水浸泡三天，放入大黄搅匀，煎取二斛，去渣，杏仁另捣，放入汁中再煎，取汁六七斗，绞汁去渣，倒入铜器中，再加入三斗雪水合煎，取汁二斗四升，冷却后凝成膏，制成弹子大小的丸，每次取一丸用五合沸水研化后饮服。如果服后不愈，可再服一丸。成药必须密封贮藏，不要让它泄气。

中医小锦囊

出汗的不同类型

自汗：指不是因为天气闷热服用发汗药及其他刺激因素而经常出汗。多因肺气虚弱、卫阳不固、津液外泄所致，所以常伴有疲惫、乏力、气短、畏寒等阳气虚损的症状。

盗汗：入睡则汗出，醒后则汗止。多因阴虚而致，阴虚则阳亢，阴不御阳，津随液为汗，所以常伴有五心烦热、失眠、口咽干燥等症状。

战汗：即全身战栗后汗出，是热性病过程中正邪抗争的一种表现。如果战汗后热退，脉静身凉，表示邪去正安，元气恢复，是一种好现象。如果汗出后四肢厥冷、烦躁不安，表示正不胜邪，正气虚弱下去，则是危重症候。

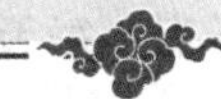

发汗丸第六

神丹丸【益气散寒方】

主治患伤寒而面呈赤色、恶寒发热、身体疼痛等。

附子、乌头各四两，人参、茯苓、半夏各五两，朱砂一两。

将以上六味药研为细末，用蜜调和，制成大豆大小的丸，以朱砂为色，每次饭前用生姜汤服下两丸，服后进食热粥二升并盖上厚厚的被子发汗，每天三次。如果服后不出汗，或汗出得不多，可继续服用；如果汗出很多但病没有消除，可服桂枝汤。如果用于治疗疟疾，可在没有发病时服下两丸。这种药毒性大，要让发热的病人多饮水，发寒的病人饮温水来解其毒。

麦奴丸【清热解毒方】

又名黑奴丸、水解丸。主治伤寒五六天以上而不得缓解，热在胸中，牙齿紧闭不能说话，只想喝水，精与魂已经衰竭，只有心下还有温热。

釜底墨、灶突墨、梁上尘、大黄、麦奴、黄芩、芒硝各一两，麻黄二两。

将以上八味药研为细末，用蜜调和，制成弹子大小的丸，每次取一丸用五合新汲的井水研化服汁。如果病人口噤不能服药，可用杖撬开他的口，往咽喉中灌药，若能咽下就能痊愈。病人发渴想喝水的，就让他随便喝，喝得越多越好；病人不想喝水的，也要强迫他喝。服药一会儿后会发寒，发寒后冷汗冒出，病就消除了。如果服药后五个时辰左右而不出汗，就按前次的方法再次服药，不超过两三服，就有良好效果。

宜吐第七

例说：用吐的方法原则上适宜在春天。凡是服吐药者，吃完一半药病就停止的，不必服完整剂药。

患病的症候如同桂枝汤主治的症候，头不痛，颈项不僵直，而寸口脉浮，胸中硬气胀满，气上冲咽喉，呼吸困难的，这是因为体内有沉积的痰，适宜用涌吐的治法。

患胸部的各种寒病，胸中郁郁而痛，吃不下饭，应该使人按住疼痛部位，按时会有涎流出，同时还下痢，每天上厕所十多次，而病人脉象迟，寸口部脉象微滑，这种病人适宜使其吐，吐后其下痢就会停止。

少阴经发生病变，饭食刚进口就吐，心中抑郁不舒，想吐而不能吐的，适宜使用吐的方法。

有宿食停滞在胃脘上部的，宜使用吐法。

手足逆冷，脉象突然纠结的病人，是外来邪气侵入到胸中；心下满而烦，饥饿而不能饮食的，是因为病在胸中，适宜使其吐。

患病如同桂枝汤主治的症候，头不痛、颈项不强直，寸口脉微浮，气上撞咽喉，呼吸困难的，这是胸中有寒，适宜使其吐，用瓜蒂散方：

瓜蒂、赤小豆各一两。

以上两味药切捣并过筛后制成散药，另取香豉一合，用热汤七合煎煮成粥，去渣，与散药调和后一起温服，一次服完。对服后不吐的病人，可一点点地增加用药量，直到快吐时才停止。失血及体弱者忌服。

水导散【清肠泄热方】

主治时气病，症状为烦热如火、狂言妄语、不停奔跑等。

甘遂半两，白芷一两。

将以上两味药切捣并过筛后调制成散药，每次用水服下方寸匕，服后喝冷水，喝到腹满就吐出，小便应当呈现红色。此药另名濯肠汤，也是治大便急的药。

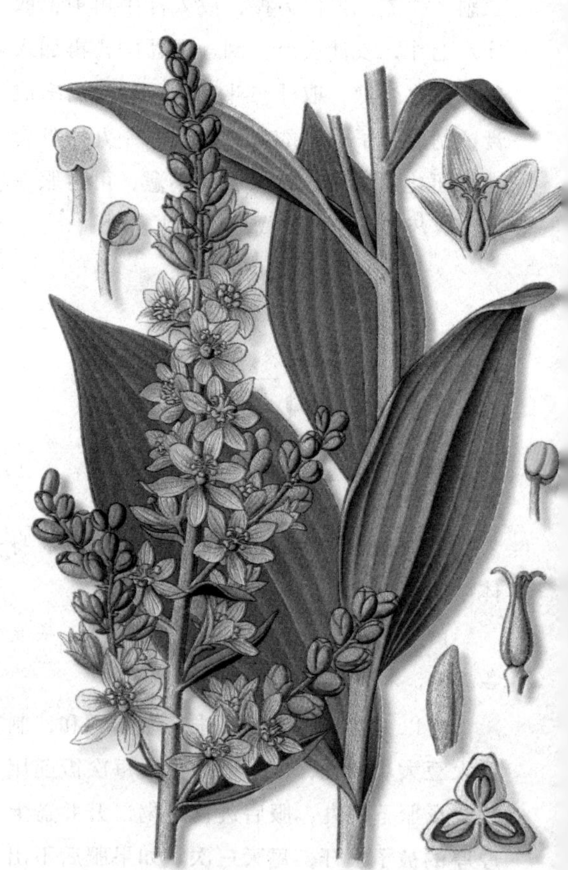

藜芦

其根味辛，寒，有毒。主治蛊毒咳逆，泻痢肠澼，各种恶疮，可杀诸虫毒，去死肌，治喉痹不通，鼻中息肉。

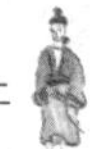

藜芦丸【涌吐散寒方】

主治伤寒而不得吐及伤寒而不能吃饭。

藜芦、附子各一两。

将以上两味药研成细末，用蜜调和成扁豆大小的丸，每次服两丸。如果服后不愈，可酌情增加药量，并服热粥汁来发散药力助吐。

酒胆方【涌吐和胃方】

主治患伤寒温病三四天，胸中恶心、想吐。

醇苦酒半升，猪胆一具。

将以上两味药调和均匀后服用，吐后就能痊愈。

宜下第八

例说：用泻下法的原则适宜在秋天，凡是泻下之药，汤药比丸散好，服完一半药病就停止的，不必服完整剂。

患伤寒症有热，而小腹满，容易出现小便不畅的症状，现在小便畅了，但是有血，应当使其泻下，宜用抵当丸。

太阳经发生病变，身黄，脉象沉结，小腹坚满，小便不畅的，这是没有瘀血；小便通畅，病人神态失常，但比发狂病症轻微的，这是血证无疑，应该用抵当汤来使其下泻。

太阳经发生病变，不能解除，热邪郁结在膀胱，病人神态失常的，其血自下就能痊愈。若其未解表，则还不能攻，应当先解其表。解表之后，只有小腹纠结的，方可攻。

阳明经发生病变，脉象迟，虽然出汗但不恶寒，体必沉重，短气，腹满而喘，有潮热的，这是正欲解表，可以攻其里。手足微汗湿润的，大便已经结燥，宜服用承气汤。如果汗多，而微热恶寒，这是没有解表，宜用桂枝汤。如果其热不潮，就不能给他服承气汤。如果腹部胀满而不大便的，可稍稍给他服一些承气汤，微微调和其胃气，不要让病人泻下得太过度。

阳明经发生病变，潮热，大便微微结燥，可给他服承气汤。不结燥的，不要给他服用。如果已经六七天没有大便，恐怕有燥屎，想要使其治疗有效，可给他服用少量承气汤。服汤药后腹中转失气的，是有燥屎，乃可攻；若不转失气的，这是其屎头坚后溏，不可攻。如果突然用药来攻，必胀满不能食。想喝水的，就是哕，其后发热的，大便必再结燥，宜给他服用小承气汤来调和。不转失气的，千万莫攻它。

阳明经发生病变，病人有言语动作，既过则忘的病症，那么必定有蓄血。之所以有这样的原因，是本来长期有瘀血，所以爱忘事，其屎虽然结燥，反而易出，其色必黑。宜用抵当汤来使其下泻。

阳明经发生病变，发热出汗的，这是热邪向外发泄，不会发黄。只有头上出汗，身上无汗，到颈部而止；又小便不畅，口渴而取饮大量水或饮料的，这是瘀热在里，身必发黄，宜用茵陈汤来使其下泻。方出第十卷中。

少阴经发生病变，已两三天，口燥喉干，应当赶紧用承气汤来使其下泻。

少阴经发生病变，已六七天，腹满，不大便的，应当赶紧用承气汤来使其下泻。

病若是实证，就会胡言乱语；若是虚证，就会言语重复，声音不正。眼睛直视、胡言乱语、气短喘闷的病人会死亡，下痢的病人也会死亡。

患伤寒病已经四五天，脉象沉，气喘胸

清热消积方

生地黄汤 主治伤寒有热、虚羸少气、心下胀满。

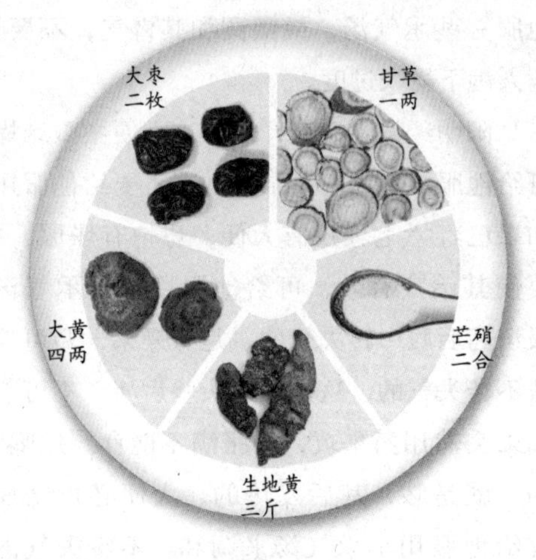

将以上五味药合捣均匀，放在五升米下蒸到米熟，绞汁去渣，分两次服。

服生地黄汤后疗效

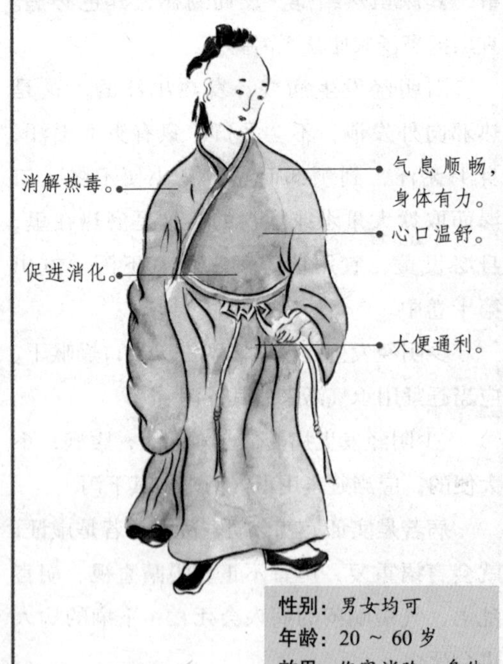
消解热毒。
气息顺畅，身体有力。
心口温舒。
促进消化。
大便通利。

性别：男女均可
年龄：20～60岁
效果：伤寒消除，身体有力，脏腑温舒。

满的病人，脉象沉表示病邪在里而反发汗，使津液越出，大便为难，表虚里实，长期如此就会胡言乱语。

生地黄汤【清热消积方】

主治伤寒有热、虚羸少气、心下胀满、胃中宿食、大便不利等。

生地黄三斤，大黄四两，大枣二枚，甘草一两，芒硝二合。

将以上五味药合捣均匀，放在五升米下蒸到米熟，绞汁去渣，分两次服。

大承气汤【泄热通便方】

主治热盛而致的腹中燥屎内结，胡言乱语等。

大黄四两，厚朴八两，枳实五枚，芒硝五合。

将以上四味药分别切碎，先取厚朴、枳实用一斗升水煎煮，取汁五升，去渣，加入大黄再煎，取汁二升，去渣，放入芒硝再煎一至二沸，分为两次服用。如果服后大便快利，就可以停服。

抵当丸【泄热通瘀方】

主治伤寒有热，内有瘀血而致的小腹胀满、小便自利等。

大黄三两，桃仁二十三枚，虻虫、水蛭各二十枚。

将以上四味药切捣并过筛取末，以蜜调和制成丸药，分为四丸，每次取一丸用一升水煎煮，取汁七合，一次服完。如果服后不下，可继续服用。

如果患伤寒七八日不得消除，心中烦闷，腹中有干粪，胡言乱语，用大柴胡加萎蕤知母汤：

柴胡半斤，黄芩、芍药各三两，半夏半

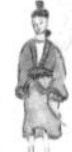

升，生姜五两，大黄、甘草各一两，人参三两，萎蕤、知母各二两。

将以上药分别切碎，用一斗水煎煮，取汁三升，去渣，每次服一升，每天三次。服后以大便通下为度。

发汗吐下后第九

伤寒病已解除半天左右，又心中烦热，其脉象浮数的，可再发汗，宜用桂枝汤。

凡是发汗后喝水的，必会气喘，应该谨慎。

治发汗后，表里虚烦不能攻的症候，应给病人服竹叶汤：

竹叶二把，人参、甘草各二两，半夏半升，石膏一斤，麦门冬一升，生姜四两。

将以上七味药分别切碎，用一斗升水煎煮，取汁六升，去掉药渣，加入半升粳米再煎，煎到米熟即成，每次服一升，每天三次。

桂枝麻黄汤【解表和营方】

主治太阳中风，服用桂枝汤后，大汗出，病症如同疟疾一样，一天内多次发作。

桂枝一两十七铢，麻黄十六铢，芍药一两六铢，甘草一两二铢，杏仁十六枚，大枣五枚，生姜一两六铢。

将以上七味药分别切碎，先取麻黄用五升水煎煮，两沸后去沫，加入其他药再煎，取汁二升，去渣，调适药液至适当温度，分两次服用。以微微出汗为准，汗出后病就能消除。

小青龙汤 【温肺化饮方】

主治伤寒表邪未解，心下有水气而导致的干呕、发热而咳嗽，或口渴，或下痢，或咽喉部梗阻不畅，或小便不利、小腹胀满，或气喘。

桂心三两，半夏、五味子各半两，麻黄、甘草、干姜、芍药、细辛各三两。

将以上八味药分别切碎，先取麻黄用一斗水煎煮，煎到汁减少二升，去除表面的沫，加入其他药再煎，取汁三升，去渣，分为三次服用，两服间相距约人行十里的时间。如果病人口渴，可去半夏，加栝楼根三两；如果病人微下痢，可去麻黄，加荛花如鸡蛋大；如果病人咽喉梗阻，可去麻黄，加附子一枚；如果病人小便不利，小腹胀满，可去麻黄，加茯苓四两；如果病人气喘，应去麻黄，加杏仁半升。

栀子汤 【清热宁神方】

主治伤寒病发汗像下后，烦热、胸中窒塞不畅、气逆抢心，或大下后虚劳睡不着觉。

中医小锦囊

关于泻下

凡是能通利大便的药物都叫作泻下药，凡是以泻下药为主的方剂，都叫泻下方。由于泻下法具有攻下胃肠积滞，消解实热，攻逐水饮，驱除寄生虫等作用，所以凡是胃肠实热积滞、燥屎内结，及体内蓄水、病邪结聚于里的实证且正气未虚者，都可以使用下法。泻下法分为攻下、润下、逐水及驱虫四种。泻下法中除润下剂外，孕妇及女子月经期均慎用；而攻下、逐水法体虚患者也应慎用，否则更伤正气。

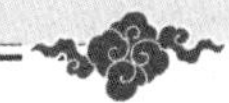

温肺化饮方

小青龙汤 主治伤寒表邪未解，心下有水气而导致的干呕、发热、咳嗽等。

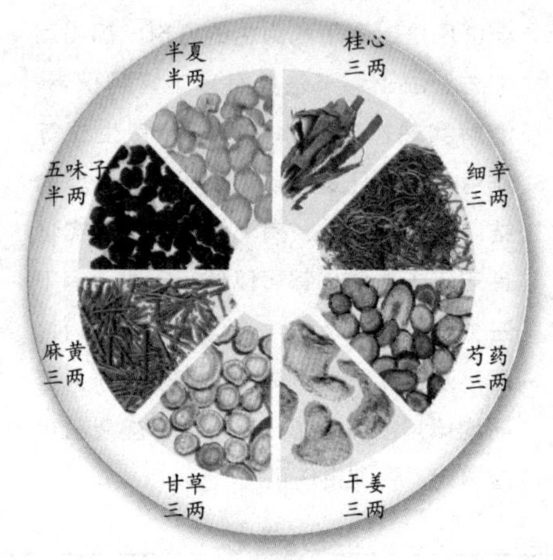

将以上八味药分别切碎，先取麻黄用一斗水煎煮，煎到汁减少二升，去除表面的沫，加入其他药再煎，取汁三升，去渣，分为三次服用，两服间相距约一小时。

服小青龙汤后疗效

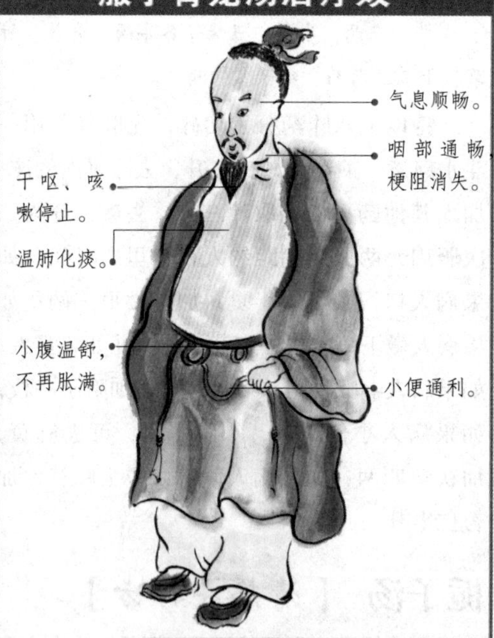

气息顺畅。
咽部通畅，梗阻消失。
干呕、咳嗽停止。
温肺化痰。
小腹温舒，不再胀满。
小便通利。

性别：男女均可
年龄：20 ~ 60 岁
效果：咳嗽、痰逆停止，肺腑温舒。

栀子十四枚，香豉四合。

以上两味药中先取栀子用四升水煎煮，取汁二升半，放入豉再煎三沸，去渣，取汁一升半，分两次温服。

厚朴汤 【健脾和胃方】

主治伤寒发汗后腹中胀满。

厚朴八两，半夏半升，生姜八两，甘草二两，人参一两。

将上五味药分别切碎，用一斗水煎煮，取汁三升，分三次服用。

治疗太阳经发生病变，经过发汗后，汗出了很多而病仍没消除，病人仍发热，心中惊悸，头晕眩，全身肌肉不自主地跳动，身体颤抖，站立不稳，经常几乎摔倒在地的症候，应用玄武汤：

茯苓、芍药、生姜各三两，白术二两，附子一枚。

将以上五味药分别切碎，用八升水煎煮，取汁二升，每次温服七合。

太阳经发生病变，如果医生用错了药，出现下痢不止，脉象促，气喘而汗出的症状，可用葛根黄连汤主治：

葛根半斤，黄芩、黄连各三两，甘草二两。

将以上四味药分别切细，以八升水先熬葛根，减掉二升，再加入其他药，熬取三升汤药，去掉药渣，分两次服用。

治疗患伤寒发汗吐下后，心下逆满，气上冲胸部，起身就感到头晕眩，其脉象沉、紧，发汗就会损伤经脉，身体因此摇晃不稳，可用茯苓汤：

茯苓四两，白术、桂心各三两，甘草二两。

以上四味药分别切碎，用六升水煎煮，取汁三升，去掉药渣，分三次服用。

伤寒病最初发于体表，而医生用错了药，导致热邪入内，就会发作结胸症。

患结胸病，又出现颈项强急，俯仰不能自如，身热汗出等症状，下泻后就能恢复平和，主治用大陷胸丸：

大黄八两，芒硝、杏仁、葶苈各五合。

以上四味药中先取大黄、葶苈切捣并过筛为散，杏仁、芒硝另研如脂状，与前散相和，取弹丸大一枚，与甘遂末一钱七、白蜜二合、水二升合煎，取汁八合，趁温热一次服完。一晚上后自然会下泻。如果不下，再服，以下泻为见效。

治疗太阳病表邪未解误用下法而致的结胸，症状为脉数迟，头痛目眩，胃中空虚，客气动膈，气短烦躁，心中烦闷，阳气内陷，心下坚满；或患伤寒六七天，实热结胸，症状为脉沉紧、心下痛、用手按感觉像石头一样坚硬；或水结在胸胁，症状为无大热、头微汗出者；或太阳病重发汗复下而致的结胸，症状为五六天不大便、舌干燥而口渴、日晡稍有潮热、心胸大烦、从心下至少腹坚满而疼痛得不能接近；或结胸而导致的心下满、坚痛，可服用大陷胸汤：

甘遂末一钱匕，大黄六两，芒硝一升。

以上三味药中先取大黄用水六升煎煮，取汁二升，去渣，放入芒硝再煎一两沸，入甘遂末，分为二服。如果服用一次后得快利，则停止后服。

患伤寒中风，医生用错了药，使病人下痢，每日上厕所数十次，食物不消化，腹中雷鸣，心下痞坚结满，干呕，心烦不能得安定。这种情况可用甘草泻心汤：

甘草四两，黄芩、干姜各二两，黄连一两，半夏半升，大枣十二枚。

以上六味药分别切碎，用一斗水煎煮，取汁六升，去掉药渣，每次一升，每天三次。

治疗患伤寒发汗后，胃中不和，心下痞

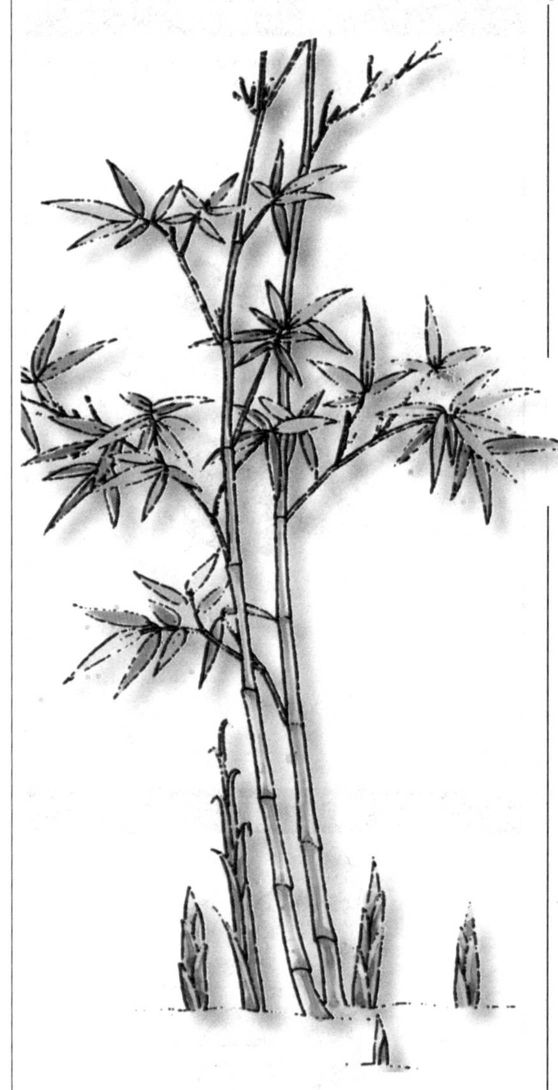

竹

淡竹叶味辛，平，大寒，无毒。主治胸中痰热，咳逆上气，吐血，热毒风。止消渴，压丹石毒。苦竹叶主治口疮目痛，难以入眠。可止消渴，除烦热，发汗，明目利九窍。

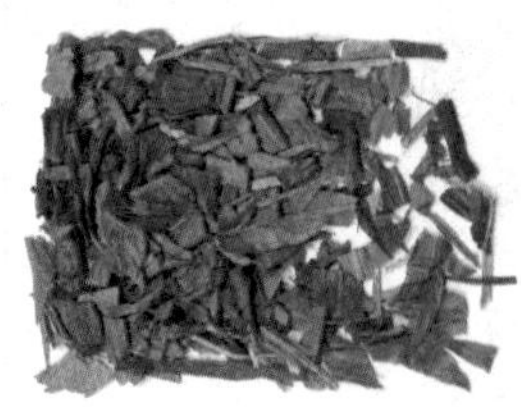

淡竹叶〔主治〕胸中痰热，咳逆上气，吐血，热毒风。消痰，治热狂烦闷，中风失语，壮热头痛头风，止惊悸，瘟疫迷闷，孕妇头旋倒地，小儿惊痫。

祛寒止痢方

甘草泻心汤 主治因伤寒而致的下痢，食物不消化，腹中雷鸣，干呕，心烦等。

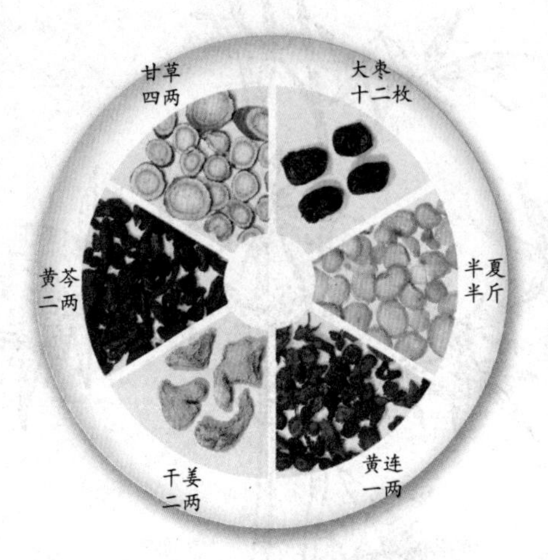

以上六味药分别切碎，用一斗水煎煮，取汁六升，去掉药渣，每次一升，每天三次。

服甘草泻心汤后疗效

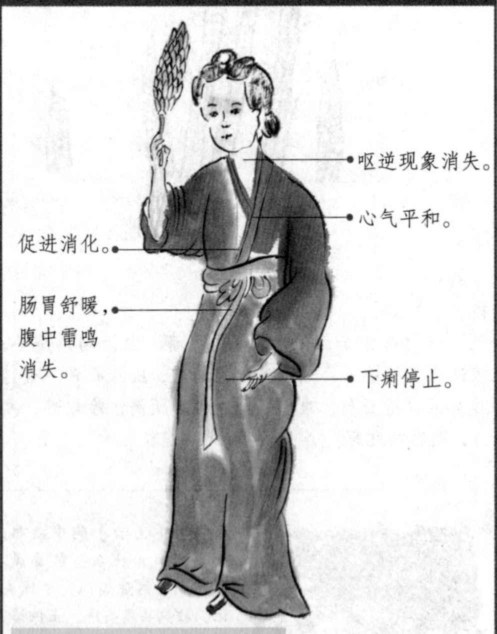

性别： 男女均可
年龄： 20 ~ 60 岁
效果： 寒邪祛除，腹泻停止。

坚，嗳气有食物气味，肋下有水气，腹中雷鸣，下痢，可用生姜泻心汤：

生姜四两，甘草三两，半夏半升，黄连、干姜各一两，人参、黄芩各三两，大枣十二枚。

以上八味药分别切碎，用一斗水煎煮，取汁六升，去掉药渣，每次温服一升，每天三次。

患伤寒吐下后七八天病仍没有消除，结热在里，表里俱热，时时恶风，大渴，舌上干燥而烦，想连续大量饮水的症候，主治宜用白虎汤：

石膏一升，知母六两，甘草二两，粳米六合。

以上四味药分别切碎，用一斗水煎煮，煎至米熟去渣，每次服一升，每天三次。患各种失血及虚证的病人不能服用白虎汤。如果立夏后至立秋前用过白虎汤，立秋后就不可再服；春天三月时还非常寒冷，也不能给病人服白虎汤，不然反而会呕泻腹痛。

患伤寒无大热，而口干渴，心烦，背微恶寒，宜用白虎汤主治。

患伤寒脉象浮，发热无汗，这是未解表的症状，不可给病人服白虎汤。如果病人口渴想喝水，即是表证已解，宜用白虎汤主治。

如果有病人口渴想喝水，口干舌燥的症候，也宜用白虎汤主治。

治疗伤寒后结热在内而导致的心烦、口渴，可用青葙子丸：

青葙子五两，黄芩、苦参、栝楼根各一两，黄檗二两，龙胆、黄连、栀子仁各三两。

将以上八味药研为细末，用蜜调和，制成梧桐子大小的丸，每次饭前服下七丸，每天三次。如果无效，可逐渐加大用量。

患伤寒热病十天以上，发汗及吐下后，各种热证并未消除，并下痢不止，出斑，以上症状主治都可用大青汤：

大青四两，甘草、阿胶各二两，豆豉一升。

以上四味药分别切碎，用八升水煎煮，取汁三升，去掉药渣，再煎三沸后去掉豆豉，加入阿胶烊化，每次服一升，每天三次。

治疗患伤寒病后，早晨夜里身体发热如同患了疟疾一样的症状，可用如下处方：

知母二两，麻黄、甘草、芍药、黄芩、桂心各一两。

以上六味药分别切细，以七升水熬取二升半汤药，每次服五合，每日三次，服药后盖上温热的被子来发取微汗。若心烦不得入眠，想喝水，应当慢慢地饮少许，使胃中冲和就能痊愈。

开始染病时，有的人先头痛身体寒热，有人怕寒冷想待在火旁边，有人腰背僵直，脸红得像喝过酒一样，这是伤寒开始一两天时的症状，只需用烈火灸心下三处。第一处离心下一寸，名巨阙穴；第二处离心下二寸，名上脘穴；第三处离心下三寸，名胃脘穴。各灸五十壮。但是不同的人身体大小也不一样，恐怕寸数也有差别，可用绳子来测量，随其总长度以定各处距离心下的寸数。用绳从心头骨名鸠尾即胸骨剑突头处开始测量，到脐孔，从绳的中点折转绳长取绳子的一半，正当绳头处名胃脘穴；再从中点折转取其一半，从胃脘向上测量一分处就是上脘穴。再向上测量一分，就是巨阙穴。成年人可灸五十壮，小孩可灸三壮，也可以多少岁就灸多少壮。灸炷的大小，根据病人的状况而用心斟酌灵活取用。如果病人已患病三四天以上，宜先灸胸上二十壮。用绳测量鼻部正上方直到发际，从绳的中点折转绳长取其一半，就从发际入发中，灸其绳头处，名天聪穴。还有说法认为灸两颞颥穴、两风池穴或肝腧穴一百壮。其余各处各灸二十壮。也有人认为灸太冲穴三十壮，效果非常好。

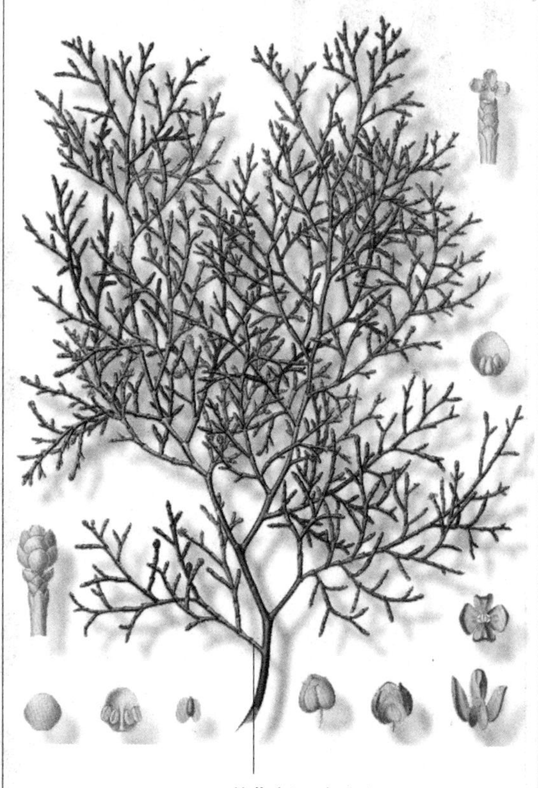

枝节〔主治〕煮汁酿酒，去风痹，治关节活动不利，烧取油，治疥疮、虫癞等病。

柏

柏实味甘，平，无毒。主治惊厥，小儿惊厥，神志不清，腹痛出虚汗，小便不利。可安心神，润肝肾，益脾胃。

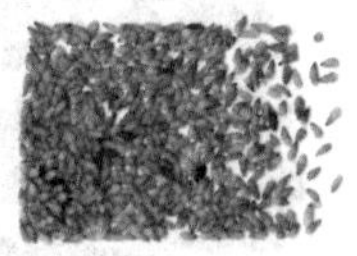

柏实〔主治〕安心神，润肝肾，主治惊厥，小儿惊厥，神志不清，腹痛出虚汗，小便不利，有安神镇静的功用。

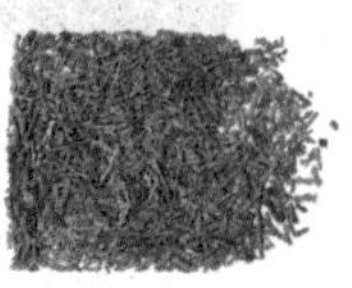

柏叶〔主治〕治吐血、鼻出血、痢血、尿血、崩中赤白。主轻身益气，使人耐寒暑，去湿痹，生肌。

图解千金方

以上十二味药分别切碎，用一斗水煎煮，取汁二升，分成三服，能降逆气。

大黄干漆汤【温阳活血方】

主治产后余血未尽而致的腹中切痛。如果服后瘀血未下，次日早晨再服一升。

大黄、干漆、干地黄、桂心、干姜各二两

以上五味药切碎，用三升水、五升清酒煎煮，取汁一升，去滓，每次温服一升。

钟乳汤【温阳通乳方】

主治女子产后无乳汁。

石钟乳、白石脂各六铢，通草十二铢，桔梗半两，硝石六味

以上五味药切碎，用水五升煎煮，前沸后取下，放冷后再煎，凡三次，去滓，入硝石

当归散【和中…】

主治女子产后无乳汁。

当归、黄芩各二…牡…

将以上五味药切碎过筛取末，每次用酒服下方寸七，每天二次。

吴茱萸汤【温中和胃方】

主治体内久寒而导致的胸胁逆满，不能进食等。

吴茱萸、半夏、小麦各一升，甘草、人参、桂心各一两，大枣二十枚，生姜八两

以上八味药分别切碎，用五升酒、三斗水煎煮，取汁三升，分成三服。

五噎丸【散寒方】

主治…致的呕逆气，饮食不下，结气不消等。

…、桂心、人参各五分，细辛、白术、茯苓、附子各四分，橘皮六分

以上八味药分别切碎，用蜜调和，制成梧桐子大小的丸，每次用酒送服三丸，每天三次，如果服后不愈，可逐渐加量到十丸。

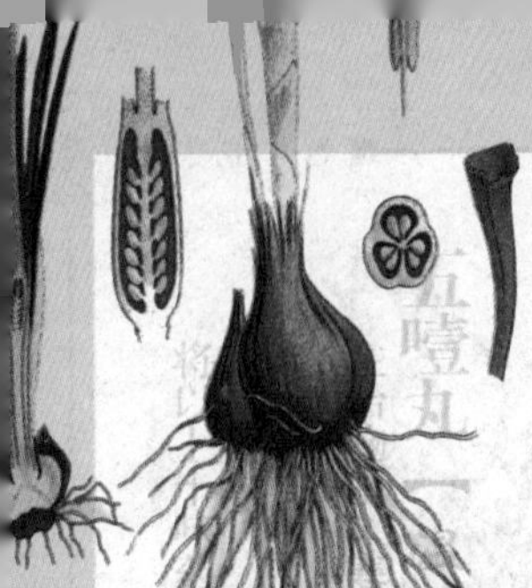

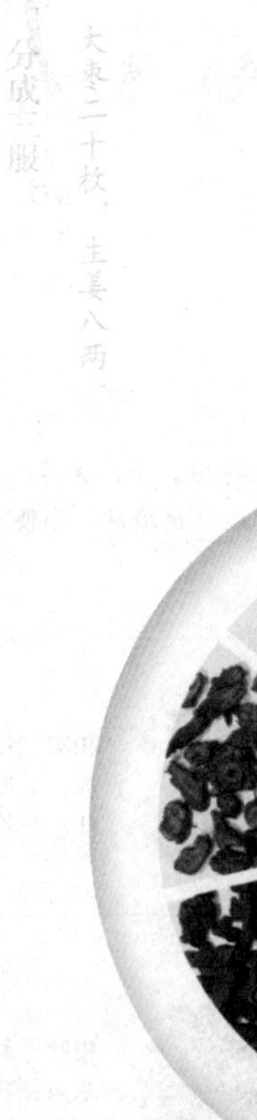

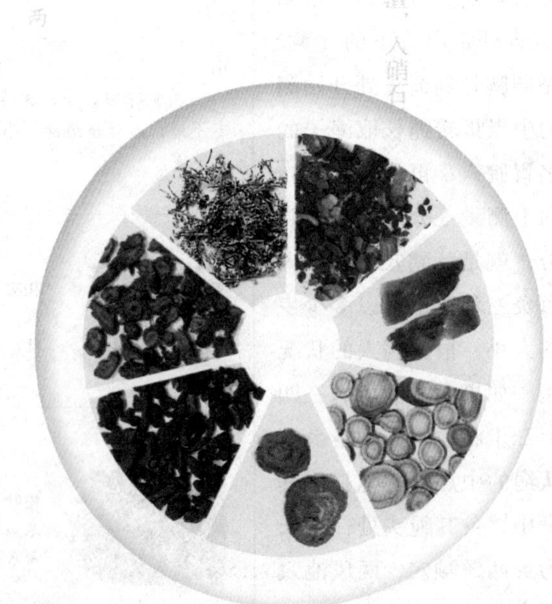

清热退黄方

卷十　伤寒方下

伤寒杂治第一

大凡清热解毒，没有比苦、醋味的药物更好的了，所以需用苦参、青葙、艾、栀子、葶苈、苦酒、乌梅之类。这是主要的清热解毒药。凡是热邪壅盛，不用苦、醋的药物就不能解除热邪。身体中了热邪后，既不及时治疗，治疗时又不用苦、醋味的药物，这就好像救火不用水一样，必定不能痊愈。

现在很多医生常用辛味和甘味的姜、桂、人参之类的药物来治疗热病，这些药物都很贵重而且难以得到，常常有众多的人因为想获得这些药物，反而失去了及时治疗的宝贵时间；而苦参、青葙、葶苈、艾之类的药到处都有，用来除热解毒效果最好，远胜过前述那些贵重的药。对患有内热病的人，不需按照服药的次序，就用青葙、苦参、艾、苦酒来治疗，只要稍稍缩短服药间隔时间，没有不见效的。

扁鹊说：病疾在腠理的，用汤熨疗法能够奏效；病疾在血脉时，用针刺疗法可以奏效。但等到病疾深入骨髓时，就毫无办法可施了。而有些凡俗的医生治病时，竟然说要等到病完全形成，才一次性服药祛除它，这是极其错误的。应当预先告知病人的家属，详细解释这个意思，使有病的人了解这一点是最重要的。

治温气病，病人已将死的处方：

取一两苦参，用二升酒来熬取一升汤药，一次饮完，涌吐后病就除去了。被各种毒所伤的人服此药后，盖上被子发汗，都能痊愈。

中医小锦囊

清热解毒的食物

香蕉：润肠。宜于肠燥便秘。

西瓜：除烦止渴，利尿。宜于胃部灼痛，胃热口臭。

芹菜：平肝清热、祛风利湿。宜于肝胃郁热胃痛，胃热口臭，肠胃燥热便秘。

白菜：解热除烦，通利肠胃。宜于肠胃燥热便秘。

黄瓜：清热，解毒，利水。宜于胃热口臭，湿热泄泻。不宜与白萝卜、芹菜同食。

梨：生津润燥，清热化痰。宜于胃热吐血，胃热口臭，肠燥便秘。

绿豆：清热解毒，消暑利尿。宜于胃热疼痛，胃热口臭，湿热泄泻。

豆腐：清热和中，生津止渴。宜于胃热疼痛，阳虚胃痛，肠燥便秘。

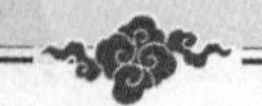

苦参汤【清热生津方】

治患热病五六天不愈。

苦参三两，黄芩二两，生地黄八两。

以上三味药分别切碎，用八升水煎煮，取汁二升，调适药液至适当温度，每次服一升，每天两次。主治热病五六日不愈者。

凝雪汤

治患时行毒病七八天，热邪积聚在胸中，烦乱得快死了，用此具有拓散作用的汤药有起死回生的作用。

取芫花二升，用三升水来熬取一升汤药，浸入旧布后将其敷在胸上，不过三次，胸中积聚的热就能除去，自然会四肢温暖，让逆气恢复正常。

栝楼汤【清热宁神方】

主治被风邪所侵而患伤寒症五六天以上，胸中烦闷，干呕。

栝楼实一枚（鸡蛋大），黄芩、甘草各三两，生姜四两，大枣十二枚，柴胡半斤。

以上六味药分别切碎，用一斗二升水煎煮，取汁五升，绞去药渣，调适药液至适当温度，每次服一升，每天三次。

芦根饮子【清热和胃方】

主治患伤寒病后呕吐反胃，以及干呕，不下饮食。

生芦根、青竹茹各一升，粳米三合，生姜三两。

将以上四味药用七升水煎煮，取汁五升，放入药取二升半，随意饮服。主治伤寒后呕哕、反胃、干呕不下食者。如果服后没有痊愈，可继续服用，直到痊愈为止。

治患伤寒病后干呕的处方：

通草三两，生芦根（切）一升，橘皮一两，粳米三合。

将以上四味药分别切细，用五升水熬取二升汤药，随意慢慢饮下，若未痊愈就再制药来服，直到痊愈为止。

治患伤寒后引起虚羸少气，呕吐的处方：

石膏一升，竹叶二把，麦门冬一升，人参半两，半夏一升。

将以上五味药分别切细，用一斗水来熬取六升汤药，去掉药渣，加入一升粳米，到米熟时即汤药已成。每次饮服一升，每天服三次。

漏芦连翘汤【解毒消痈方】

主治时行热毒而导致的赤色痈疽、丹疹毒肿以及眼目赤痛、生翳等。

漏芦、连翘、黄芩、麻黄、白蔹、升麻、甘草各二两，枳实、大黄各三两。

以上九味药分别切碎，用九升水煎煮，取汁三升，分为三次服用。热邪壅盛的人，可以加芒硝二两。

猪胆汤【清热凉血方】

主治伤寒五六天，而有斑出现。

猪胆、苦酒各三合，鸡子一枚。

以上三味药合煎三沸，身体强壮的人一次服完，瘦弱的人需煎六七沸，分成两次服用。出汗后就会痊愈。

治人及六畜患有时气热病，生长豌豆疮（因伤寒热毒气盛，多发疮，其疮形如豌豆，故名豌豆疮）的处方：

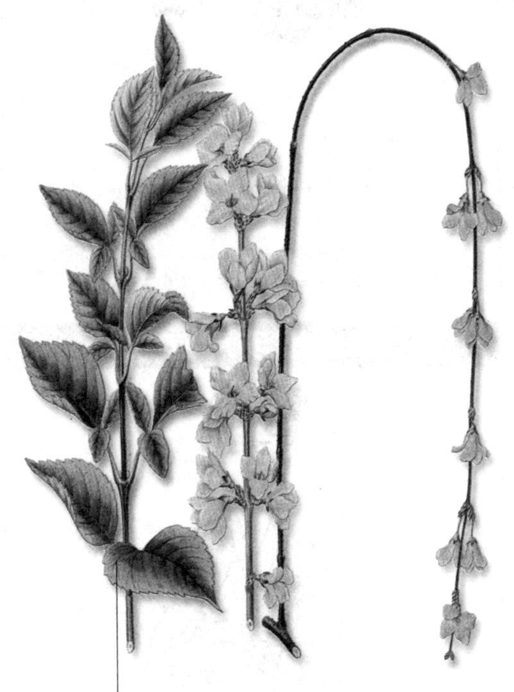

茎、叶〔主治〕心肺积热。

连翘

味苦，平，无毒。主治寒热鼠瘘，痈肿恶疮，结热蛊毒。可去白虫，通利五淋，除心家客热。通小肠，排脓，治疮，止痛。

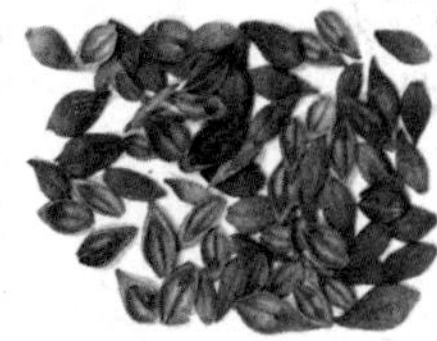

连翘〔主治〕寒热鼠瘘瘰疬，痈肿恶疮瘿瘤，结热蛊毒。通利五淋，小便不通，除心家客热。通小肠，排脓，治疮疖，止痛，通月经。散诸经血结气聚，消肿。泻心火，除脾胃湿热，治耳聋。

解毒消疮方

木香汤 主治疮突出而烦痛。

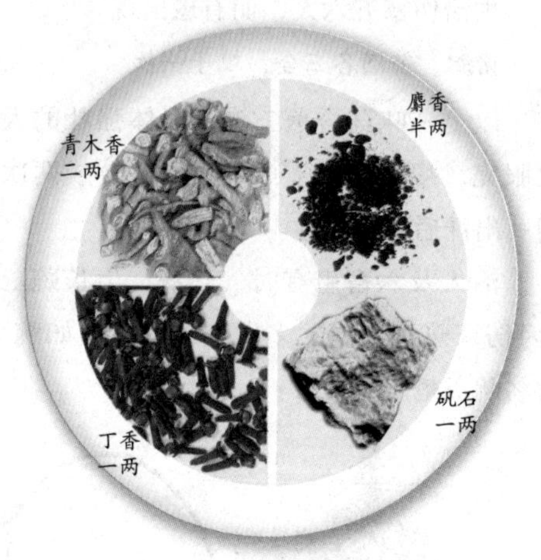

注：另有熏陆香一两。

以上五味药分别切碎，用四升水煎煮，取汁一升半，分两次服用。主治疮出烦疼者。如果病人热毒壅盛，可加犀角一两，如果无犀角，就用升麻代替；如果病人病势轻，可去除矾石。

服木香汤后疗效

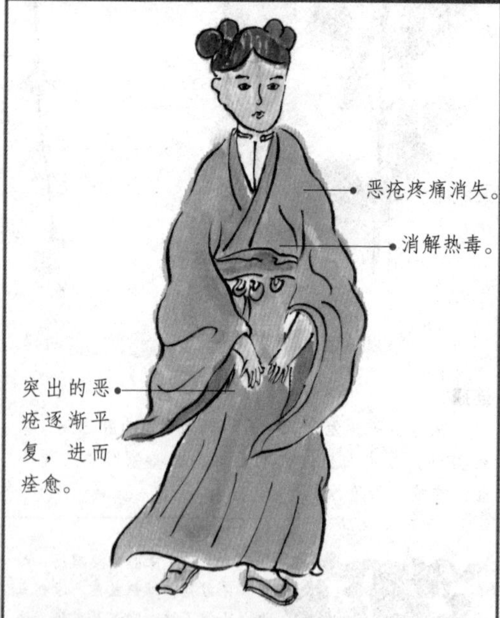

恶疮疼痛消失。
消解热毒。
突出的恶疮逐渐平复，进而痊愈。

性别：男女均可
年龄：20～60岁
效果：热毒消解，恶疮痊愈。

将黍穰煮浓汁来洗疮。如果疮是黑色的，可捣蒜来敷在疮上。

治患热病后发豌豆疮的处方：

取三两黄连，用二升水来熬取八合汤药，一次服下。

治内发疮非常严重的处方：

醋四合，大猪胆一具。

以上两味一起煎三沸，每次服用一合，每天服五次，效果很好。

治豌豆疮刚刚被察觉，快要发作的处方：

煮五两大黄，服后就能痊愈。

治患时行病而发疮的处方：

取好蜜涂擦在全身的疮上，也可以用蜜煎升麻来涂擦，并经常多吃一些。

治患热病后发豌豆疮：

可灸两手腕研子骨尖上三壮，男灸左手女灸右手。

患伤寒引起流鼻血，这是肺间有余热的原因，因为肺间有热而逼血向上流个不停，可用这个处方：

牡蛎一两半，石膏一两六铢。

以上两味药治择捣筛后制成散药，每次用酒送服方寸匕，每天三四次。也可以用蜜调和成如梧桐子大的丸药来服，用来治大病痊愈后稍稍劳作就引起流鼻血之症。

治患伤寒病六七天，病人严重下痢后，脉象沉迟，手足厥逆，下部脉不至，咽喉不通畅，唾脓血，泻痢不止，这已是难治的病症，可用麻黄升麻汤：

麻黄、知母、萎蕤、黄芩各三两，升麻、芍药、当归、干姜、石膏、茯苓、白术、桂心、甘草、麦门冬各二两。

以上十四味药分别切碎，先用一斗水煎煮麻黄，煎至汁减二升，去掉表面的泡沫，加入其他药再煎，取汁三升，每次服一升，三次服尽，服后盖上被子微微发汗就能痊愈。

患温毒及伤寒，内虚外热一起来攻胃，而泻下黄赤汁以及赤滞烂肉汁，各种热毒邪气伏藏在内而腹痛，其治疗的处方有：

栀子二十枚，豉一升，薤白一握。

以上三味药，用四升水将栀子、薤白熬熟后，再加入豉一起熬取二升半汤药，分成三次服用，服药间隔时间宜短，如此直到痊愈为止。

治病后虚肿的处方：

豉五升，醇酒一斗。

将以上两味药一起熬三沸，然后趁热一次服完。不胜酒力者随意饮多少，服药后盖上被子发汗。

治流汗不止的处方：

取三斤地黄，切细，用一斗水熬取三升汤药，分三次服用。

治忽然患汗流不止之症的处方：以温酒送服牛羊脂。

治盗汗及时常流汗而无规律的处方：取四十九枚韭根，用二升水来熬取一升汤药，一次服完。

止汗的处方：

杜仲、牡蛎各等份。

以上两味药择捣过筛后调制成散药，每次在夜间睡觉时以水送服五钱匕。

牡蛎散【益气敛汗方】

主治盗汗、风虚头痛等。

牡蛎、白术、防风各三两。

将以上三味药切捣并过筛为散，每次用酒送服方寸匕，每天两次。

劳复第二

论说：凡是患了热病刚刚痊愈，以及大病之后，吃猪肉及羊血、肥鱼、油腻的食物，必定会引起严重下痢，这是医生所不能治疗的，必定会导致死亡。如果吃糕饼、稻饼、黍饴，吃细切的肉和炙烤的肉、枣、栗等各种果物以及干肉等坚实的难以消化的食物，因胃气还很虚弱，不能消化，必定又会造成

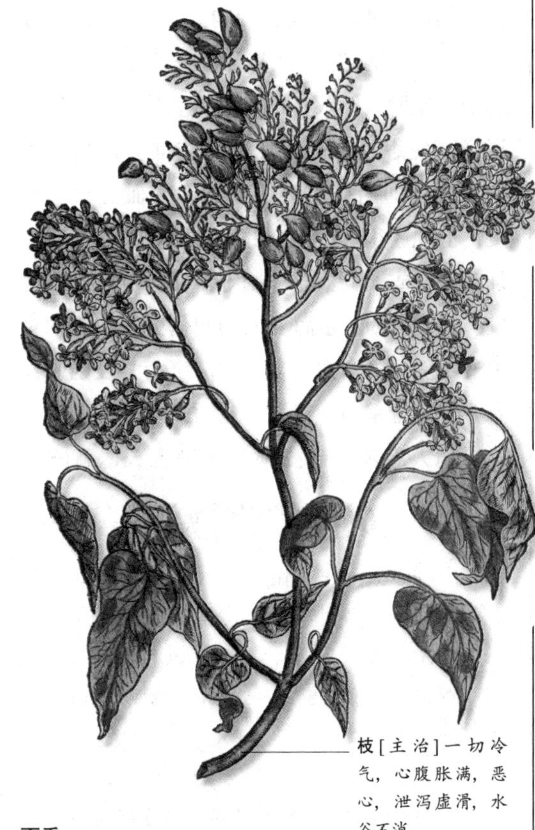

枝［主治］一切冷气，心腹胀满，恶心，泄泻虚滑，水谷不消。

丁香

味辛，温，无毒。主温脾胃，止霍乱涌胀，风毒诸肿，齿疳溃疡。能散发各种香味，除虫，辟恶祛邪。

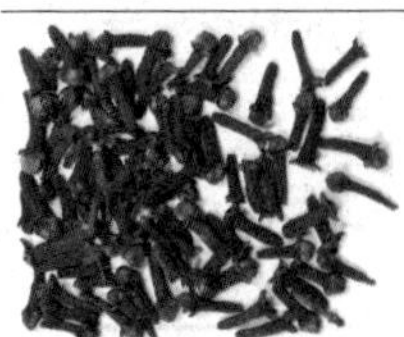

子〔主治〕主温脾胃，止霍乱涌胀，风毒诸肿，齿疳溃疡。可治乳头花，止五色毒痢，疗五痔。治肾气奔豚气，阴痛腹痛，壮阳，暖腰膝。

胃肠结热。如果此时用药来让病人下泻，就会导致胃气虚冷，而引起严重下痢，不能控制。如果不让病人下泻，必定会死亡。下泻后又会造成危险，两种情况都难以救治。患热病以及大病之后，很多人都因此而死，所以不能不谨慎。

疾病刚刚痊愈后，只能吃糜粥；宁可少吃使自己饥饿，也要注意不能吃饱，更不能吃其他的食物；病人即使想吃，家人也不要给他吃。等到病好了很久之后，才可以逐渐吃点羊肉、白糜，或羹汁、鸡肉、兔肉、鹿肉，仍然不能吃猪肉、狗肉。

疾病刚刚痊愈后应当静卧休息，不要早起梳头洗脸。不仅不能使身体劳累，也不能多说话而使思想劳烦。凡是这些都会使病人患劳复症，即因伤寒热病初愈，气血还没有恢复，正气还很虚弱，余邪没有除尽，而此时妄加劳作，或饮食上不节制等，就会引起疾病复发。其中，因劳累而复发的叫作劳复；因饮食失节而复发的叫作食复；因房事而复发的叫作女劳复。古来因女劳复而死的人已经很多了。

病人患流行病痊愈后不满五天，就吃一切肉、面，一旦病复发后就会难以治疗。

中医词语锦囊

心火：一般由思虑过度所致，为实证的一种。心火上炎的症状有舌尖红、心烦、舌碎（口舌干燥，使舌头看起来好像要断裂一样），严重时会口舌糜烂。

实火：邪热盛引起的实热证，以胃肠、肝胆实火最为常见。其症状有高热、头疼、目赤、口苦舌干、喜喝冷饮、烦躁、便秘等。

淋浊：病名，多因湿热而痰浊下流，渗入膀胱所致；症状有小便频数而疼痛、尿液混浊或尿出浊物等。

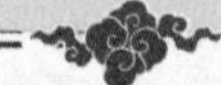

患流行病痊愈后刚能起床时，又饮酒及吃韭菜，病就会复发。

疾病刚刚痊愈，吃用盐和米粉腌制的鱼会下痢不止。

疾病刚刚痊愈后，千万不能吃生菜，否则就会使人面色终身不能恢复到患病以前的模样。

刚刚以发汗之法解除了流行病后，又饮冷水的人，会损害心包，使人虚弱不能康复。

患流行病刚刚痊愈后，吃生枣以及羊肉的人，必定会膈上发作热蒸病；吃犬羊等肉的人，会引起骨中热蒸的病；吃鱼肉与瓜、生菜，会使人身体发热；吃蒜、脍的人，病复发后必定导致特别困顿。

黄龙汤【和解少阳方】

主治伤寒病痊愈后，又头痛、发热，烦闷。

柴胡一斤，半夏半斤，黄芩三两，人参、甘草各二两，生姜四两，大枣十二枚。

以上七味药分别切碎，用一斗水煎煮，取汁五升，去掉药渣，每次服五合，每天三次。如果病人不呕吐只是渴，可去除半夏，加栝楼根四两。

补大病后气力不足，虚劳的处方（所有病后虚劳都可用）：

取七岁以下五岁以上黄牛新生乳一升，用四升水煎取一升，在与人体的温度相等时慢慢饮下，不能饮得过多，如此服用十天，不中断为好。

枳实栀子汤【清热宁神方】

主治大病愈后因劳累而复发。

枳实三枚，栀子十四枚，豉一升。

以上三味药分别切碎，先取七升醋浆放火上煎沸，煎至汁减去三升，接着加入枳实、栀子再煎，取汁二升，然后加入豉再煎五六沸，去掉药渣，分两次温服，服药后盖上被子发汗。有宿食的人，可加入如棋子大小的大黄五六枚。

治重病刚愈，由于早起劳累以及饮食太多，导致病复发而将死的处方：

烧鳖甲取其末，服用方寸匕。

麦门冬汤【益气生津方】

主治伤寒劳复引起的气息欲绝。

麦门冬一两，京枣二十枚，竹叶（切）一升，甘草二两。

以上四味药分别切碎，另取粳米一升用七升水煎煮，煎到米熟，去掉米加入其他药再煎，取汁三升，分三次服用。如果病人不能服药，可用药棉蘸药滴入其口中。

治食复的处方：

取一升曲，熬取汁来服下。

治伤寒瘥愈后一年，心下有积水，不能饮食的处方：

生地黄五斤，白术一斤，好曲二斤。

以上三味药合捣均匀，暴晒干，捣筛后制成散药。每次用酒送服方寸匕，每天三次，逐渐加到二方寸匕。

妇人患温病虽然瘥愈，但还没有完全康复时，血脉还不调和，还有热毒，此时就与她行房会患一种病，叫作阴易病。患者会觉得身体沉重，热向上冲击心胸，头重得不能够抬举，眼中生眼屎，四肢或膝胫拘挛引急，小腹绞痛，手足蜷曲，出现这些症状的人都会立即死去。其中也有不立即死的，其病症为小腹里急，热上冲胸，头沉重不能抬举，全身关节如同被离解了一样疼痛，经脉缓弱，血气亏虚，骨髓枯竭，进而呼吸困难，气力衰退，躺在床上不能动，起床上床都要依靠别人，有些病人过了一些年月才会死亡。

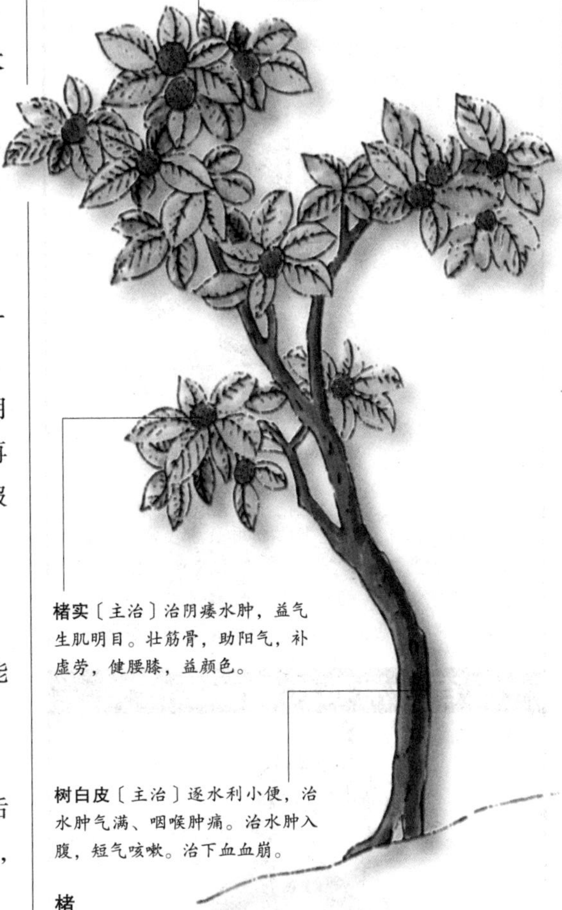

叶〔主治〕治小儿身热，不长肌肉。又主恶疮，生肉。祛四肢风痹，腹泻便血。主水痢，利小便，祛风湿肿胀白浊，治疝气和癣疮。
楮实〔主治〕治阴痿水肿，益气生肌明目。壮筋骨，助阳气，补虚劳，健腰膝，益颜色。
树白皮〔主治〕逐水利小便，治水肿气满、咽喉肿痛。治水肿入腹，短气咳嗽。治下血血崩。

楮

其实味甘，寒，无毒。主治阴痿水肿，益气生肌明目。常服使人耐饥饿，轻身不老。还有壮筋骨、助阳气、补虚劳、健腰膝、益颜色的功效。

医生张苗说：有一个婢女患病瘥愈后数十天，有六个强奸她的人都得这种病死了。

百合第三

百合病，说的是当经络、百脉合为一宗时则症候百出，无所不病。百合病乃是由于

清热养阴方

百合滑石代赭汤

主治百合病已经泻下后却复发。

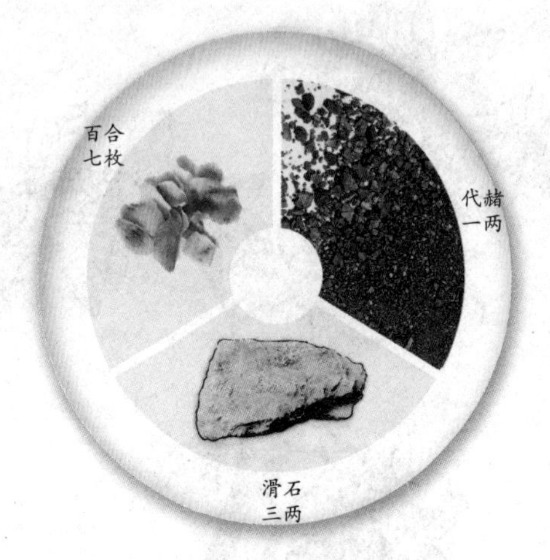

以上三味药中先取百合用泉水浸泡一夜，第二天早上取出百合，用二升水煎煮，取汁一升，再用二升水煎煮滑石、代赭，取汁一升，两种汁相混合再煎，取汁一升半，分两次服用。

服百合滑石代赭汤后疗效

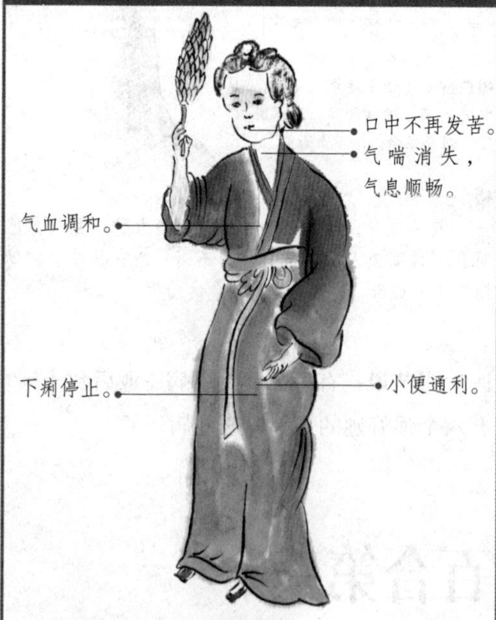
口中不再发苦。
气喘消失，
气息顺畅。
气血调和。
下痢停止。
小便通利。

性别：男女均可
年龄：老少皆宜
效果：消解热毒，百合病痊愈。

七情郁结或心肺阴虚内热所导致的病。由于心主管血脉，肺主管治理调节而让百脉朝归心脏，在心肺正常的情况下，则气血调和而百脉都得到滋养。如果心肺阴虚内热，则百脉都会受到连累而致病，所以会症候百出。因百合一味药可以治疗这种病，所以说百合病都是由于伤寒虚劳等大病没有完全康复而变成的。若其病表现为恶寒而呕吐的，这是病在上焦，二十三天就会痊愈；其病表现为腹胀、微微气喘，大便坚燥，三四天解一次大便，时而又稍稍大便稀溏的，这是病在中焦，六十三天就会痊愈；其病表现为小便淋漓难以解出的，这是病在下焦，三十三天就会痊愈。应当根据各种不同的症状来加以治疗。百合病会导致病人想吃东西，而又吃不下；有时觉得食味很美，有时又不想闻饮食的气味；好像有寒，其实又不寒；好像有热，其实又不发热；常常默默不语昏昏欲睡，又不能睡着；到早晨起来口中发苦，小便赤涩，想解又解不出来。得病后各种药都治不了，一用药就呕吐下痢得厉害，好像有鬼神在操纵一样。患百合病后，如果身体还比较平和，脉象微数，其症状是每次小便时就会头痛的人，六十天后才能痊愈。如果患百合病后的症状是小便时不觉得头痛，但恶风而发寒的人，四十天后可以痊愈。如果患百合病后的症状是小便时觉得很畅快，只是觉得头昏的人，二十天就可痊愈。百合病症，有的是没有发病而预见其病状，有的是已经病了四五天而病状可以看见，有的是患病一月二十天后才表现出其症状的，治疗的时候容易发生错误，应该根据各种不同的症状而分别治疗。

百合病，如果症状出现在里而攻其表，就会使里证不能消除，而又用了发汗法，那就完全搞反了。如果病状出现在表而攻其里，就会使表证不能解除，而又用了下法，则病情就不能治愈。《要略》说：病状见于阴的，而用阳法来救；见于阳的，却用阴法来解。见阳攻阴，又发其汗，这是逆，其病难治；见阴攻阳，接着又用下法，这也是逆，其病难治。

百合知母汤【清热养阴方】

主治百合病已经发汗后却复发。

百合七枚，知母三两。

以上两味药中先取百合用泉水洗净，浸渍一夜，第二天早上取出百合，用二升泉水煎煮，取汁一升，再取知母用二升泉水煎煮，取汁一升，两种汁相混合再煎，取汁一升半，分两次服用。

治疗百合病已经涌吐以后又发病的，可用百合鸡子汤：

取七枚百合剖开，浸一夜，去掉汁，用二升泉水来熬百合，取一升，取一枚鸡蛋黄加入汁中，搅拌均匀，分两次服用。

治疗百合病没有经过涌吐、下泻、发汗等误治，症状仍没有改变的，可用百合地黄汤：

取七枚百合剖开，浸一夜，去掉汁，用二升泉水来熬取一升百合汁，加入二升生地黄汁，再一起熬取一升半汤药，分两次服用。切中病就停止服药，大便应当如漆，是其效验。

治疗百合病已经一月或数月还没有消除，但变成口渴的处方：

取百合根一升，用一斗水浸泡一夜，用其汁先洗病人的身体，洗身体后又吃白汤饼，不要吃盐、豉，如果口渴不愈，可以用等份的栝楼根和牡蛎来制成散药，每次以汤水送服方寸匕，每天服三次。

治疗百合病变成发热的处方：

百合根（干的）一两，滑石三两。

以上两味治择捣筛后制成散药，每次以汤水送服方寸匕，每天三次。服药后会微微下痢，下痢停后，不要再服药，热即除去。

治疗百合病变成腹中胀满疼痛的处方：

只取百合根，随意多少，炒成黄色，捣筛后制成散药，每次以汤水送服方寸匕，每天三次，腹中胀满就会消除，疼痛也会停止。

中医小锦囊

何谓百合病

百合病是一种以神志恍惚、精神不定为主要症状的情志病。因其治疗以百合为主药，故名百合病。也有说法认为当经络、百脉合为一宗时，症候百出，全身疼痛，而名百合。百合病是由于伤寒大病之后，余热未解，或情志不遂，遇外界刺激所致。

百合病的饮食疗法

1. 百合鸡蛋糖水：百合30克，鸡蛋1个，白糖适量。先将百合煲熟，再加入鸡蛋和白糖，蛋熟即可服食。

2. 糯米小麦粥：糯米、小麦各50克，共煲成粥，加白糖调味服食。

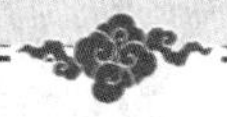

伤寒不发汗变成狐惑病第四

狐惑这种病指因感染虫毒，湿热不化而导致的一种病，其症状是眼睛发红，眼角发黑，口腔咽喉及前后阴部腐蚀溃烂。其气如同患伤寒，昏昏欲睡，眼睛不能闭合，起卧不安。毒在咽喉中的是惑病；毒在阴部、肛门的为狐病。患上狐惑这种病后，病人全都不想饮食，不想闻到饮食的气味，面色变化不定，一会儿红，一会儿白，一会儿黑。如果毒气侵蚀到上部，就会声音嘶哑；如果毒气侵蚀到下部，就会咽喉发干，这都是由于温毒气所引起的。毒气在上部的，可用泻心汤主治；毒气在下部的，可用苦参汤淹洗；

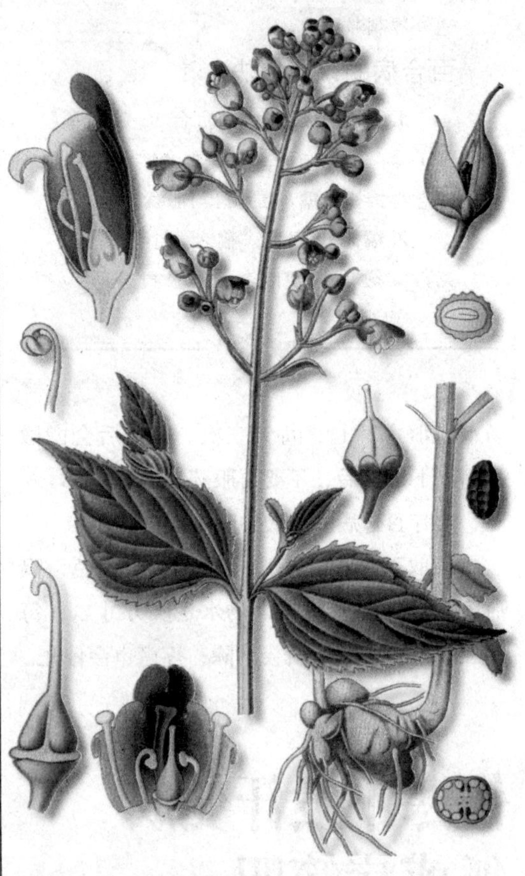

玄参

其根味苦，微寒，无毒。主治腹中寒热积聚，女子产乳余疾，补肾气，令人目明。滋阴降火，解斑毒，利咽喉。久服可补虚明目，强阴益精。

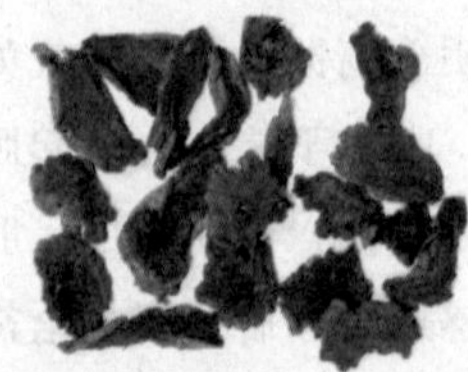

根〔主治〕腹中寒热积聚，女子产乳余疾，补肾气，令人目明。突然中风伤寒。

毒气在肛外的，应用熏法，同时用三片雄黄，放在瓦罐中，用炭火烧，将其接近肛门熏，并服用汤药。

治狐惑的汤方：

黄连、薰草各四两。

以上两味药分别切细，用一斗白醋浆浸泡一夜后，熬取二升汤药，分成三次服用。

患上狐惑病，病人会脉象数，无热微烦，只昏昏欲睡，出汗，在刚患病三四天时，病人眼赤如鸠眼；患病七八天后，病人四个眼角都呈黄黑色，饮食增大，这是脓已形成了，应用赤小豆当归散治疗：

将三升赤小豆炒至裂开，然后浸泡到生芽为止，再晒干，加入三两当归，一起研为末，每次用浆水送服下方寸匕，每天三次，就能痊愈。

如果狐惑病已经形成，则不能攻，不能灸。因为火是邪，随血散到脉中，伤到脉尚还能接受，伤到脏器就会加重病情，使井穴、腧穴更加发肿，流出黄汁，经脉合穴表面的肌肉溃烂，肌肉腐烂而形成痈脓，这是火疽，是医生炙灼所引起的。如果病人脉象数则不能灸，因为火为邪，火邪就是烦，火邪乘虚逐实，随血行走于脉中。火气虽然微弱，但内攻有力，而灼焦筋骨，使血难以恢复。此时应当泻心。用泻心汤，兼治下痢不止，腹中郁结坚满而引起呕吐肠鸣的处方：

半夏半升，黄芩、人参、干姜各三两，黄连一两，甘草三两，大枣十二枚。

以上七味药分别切细，用一斗水来熬取六升汤药，每次分服一升，每天服三次。张仲景管此方叫作半夏泻心汤。《金匮要略》用甘草来泻心。

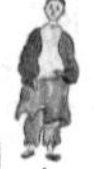

伤寒发黄第五

身体发黄的病症有五种，有黄汗、黄疸、谷疸、酒疸、女劳疸。患黄汗的人，四肢微微发肿，胸部胀满，不口渴，汗水流出如黄檗汁；这大概是由于出大汗时，忽然进入水中洗浴所造成的。患黄疸病的人，面目及全身都黄得像橘子；这是由于忽然受热时，用冷水洗身体，热邪因而积留在胃中，又吃生黄瓜，使热气上熏所引起的；如果变成黑疸就可能会死亡。患谷疸的人，饮食后头眩，心慌惊恐，心情忧郁不安而发黄；这是由于太饥饿而大吃，胃气冲熏所引起的。患酒疸的人，心中懊悔疼痛，足胫胀满，小便发黄，面上出现赤斑、黄黑斑；这是由于大醉后受风、入水所引起的。患女劳疸的人，全身及眼睛都发黄，发热恶寒，小腹胀急，小便艰难；这是由于大劳大热后行房事而又进入水中所引起的。这些病症全都按照后面的处方治疗。

患黄汗病的，身体大肿发热，流汗而不渴，其病状如同风水症，汗的颜色黄得如柏汁，能够染黄衣服，且脉象自沉。这是怎样患病的呢？是因为汗出后，进入水中洗浴，水从汗孔进入而引起的。

黄芪芍药桂苦酒汤

【益气敛汗方】

主治黄汗。

黄芪五两，芍药、桂心各三两。

以上三味药分别切碎，用一升苦酒、七升水煎煮，取汁三升，服二升。服药后会心烦，六七天后自会慢慢地解除。心烦是由于苦酒壅阻所引起的。

祛热退黄方

桂枝加黄芪汤 主治黄疸。

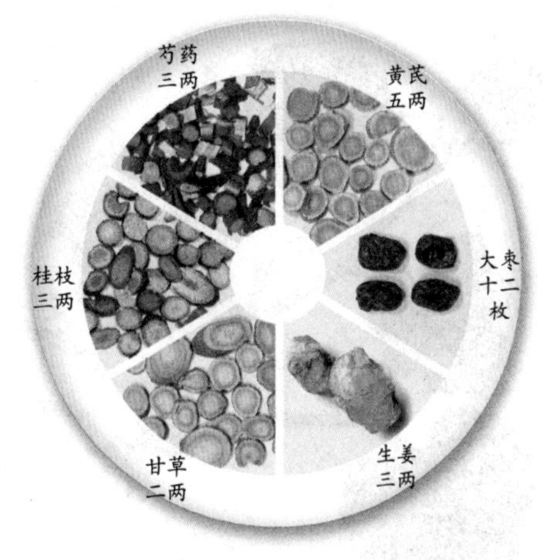

以上六味药分别切碎，用八升水煎煮，取汁三升，去掉药渣，每次温服一升，服后盖好被子发微汗。如果服后一会儿不出汗，可喝些稀热粥来帮助发散药力；如果还不出汗，可继续服用本药方。

服桂枝加黄芪汤后疗效

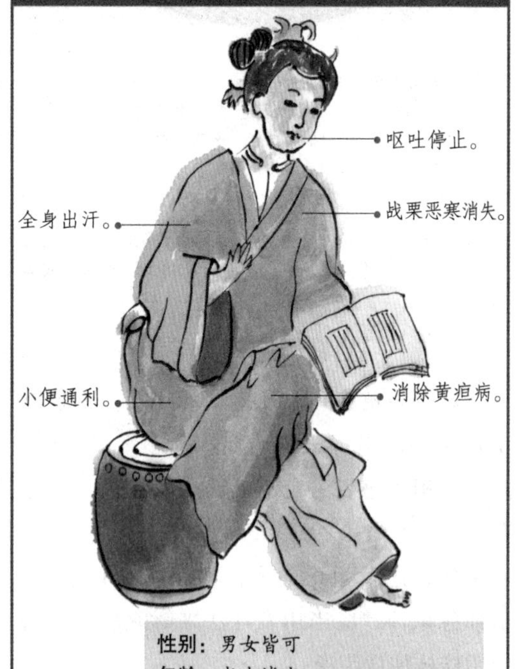
呕吐停止。
全身出汗。
战栗恶寒消失。
小便通利。
消除黄疸病。

性别：男女皆可
年龄：老少皆宜
效果：黄疸病痊愈，身体浮肿、发黄。

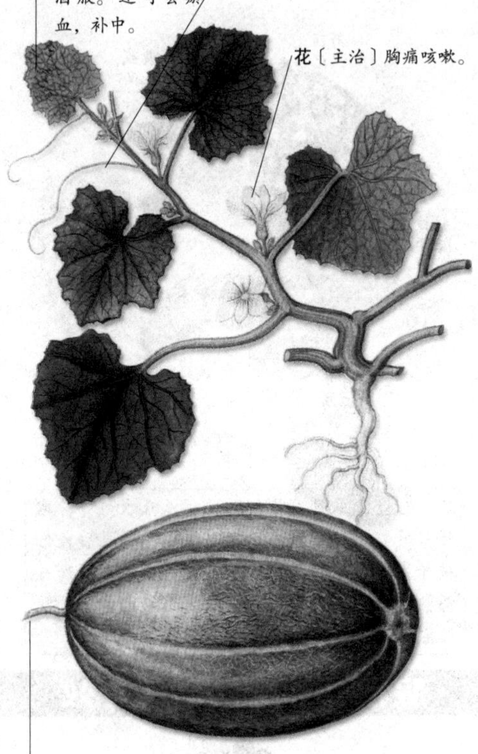
叶〔主治〕人无发，捣汁涂头顶即生发。治小儿疳和治跌打损伤，研末酒服。还可去瘀血，补中。
蔓〔主治〕女性闭经，瓜蔓、使君子各半两，甘草六钱，研末，每次用酒送服二钱。
花〔主治〕胸痛咳嗽。
蒂〔主治〕治大水，全身浮肿，下水，杀虫毒。治胸闷喘气，咳嗽呃逆。去鼻中息肉，治风热眩晕头痛，咽喉肿痛，癫痫，黄疸。加麝香、细辛，可治鼻嗅觉失灵。

甜瓜

瓜蒂主治大水，全身浮肿，下水，杀虫毒。治胸闷喘气，咳嗽呃逆。去鼻中息肉，治风热眩晕头痛，咽喉肿痛，癫痫，黄疸。加麝香、细辛，可治鼻嗅觉失灵。

如果患黄疸病出现口渴的症状，就难以治疗了；没出现口渴的症状，还可以治疗。病发在里，患者必定呕吐；病发在表，患者颤抖恶寒而微热。

各种患黄疸病的人，适宜通利其小便，假如脉象浮，应当用发汗法来解除病邪，适宜用桂枝加黄芪汤：

桂枝、芍药、生姜各三两，甘草二两，大枣十二枚，黄芪五两。

以上六味药分别切碎，用八升水煎煮，取汁三升，去掉药渣，每次温服一升，服后盖好被子发微汗。如果服后一会儿不出汗，可喝些稀热粥来帮助发散药力；如果还不出汗，可继续服用本药方。

患伤寒后热邪侵出体表而发作黄疸，可用麻黄醇酒汤主治：

取三两麻黄，用五升醇酒熬取一升半汤药，一次服完，服药后盖上温暖的被子发汗，汗出后就能痊愈。冬天寒冷时用清酒，春天宜用水。

治黄疸的处方：

瓜蒂、赤小豆、秫米各十四枚。

以上三味药捣筛后调制成散药。病情严重的人取如同大豆那么大的两枚药，纳入鼻孔中，鼻孔会因疼痛而收缩，一会儿后会出黄汁，或者从口中流出一升多汁，这样就会痊愈；病情较轻的人，用如同豆大小的一枚药即可，如果不愈，间隔一天再次使用。另外，此药不能进入体内，用竹筒装药来让人极力吸入鼻中的，没有一个不死，千万注意！《删繁方》用此方治疗季节流行性热毒完全侵入脏腑里，深藏在骨髓之间，发作为黄疸、黑疸、赤疸、谷疸、马黄等，而喘息不断，没有一会儿停歇的病症。

大黄丸【除湿退黄方】

主治黄疸。

大黄、葶苈子各二两。

将以上两味药研为细末，用蜜调和，制成梧桐子大小的丸，每次饭前服下十丸，每天三次，直到病愈为止。

小半夏汤【和中止呕方】

主治黄疸后尿色正常、但欲自痢、腹满

而喘，误用除热药而导致呕哕。

半夏、生姜各半斤。

以上两味药分别切碎，用七升水煎煮，取汁一升五合，分两次服用。

治黄疸变成黑疸，医生很难治疗的处方：

取土瓜根捣近一升汁，一次服完，每天服一次，在天刚亮时服用，到吃早饭时，病就从小便出来，服药时须根据病人的力气，不能多服，如果病人力气衰弱就不要起床。

治黄疸的处方：取生小麦苗，捣绞取汁，每次服用六七合，一天一夜服用三四次。三四天后就能痊愈。如果没有小麦，就用无皮的大麦代替。

如果全身发黄，身、面、眼都黄得如金色，小便如浓熬的柏汁，众多医生都不能治疗，可用这个处方：

茵陈、栀子、龙胆各二两，黄芩、柴胡、升麻、大黄各三两。

以上七味药分别切细，用八升水来熬取二升七合汤药，分成三次服用。如果患者身体羸弱，就除去大黄，加栀子仁五六两、生地黄一升。大凡身体发黄已久，并变成桃皮的颜色，心下有坚硬块，呕逆，吃不下饭，小便极赤极少，四肢逆冷，脉象深、沉、极微细迟的病人，不宜服用这个处方，否则，必会干呕。而适宜服用大茵陈汤除去大黄，加入生地黄五两。服完汤药后，停一会儿看脉象是否稍稍浮出，如果脉象稍微显露，不是很沉微，就可以治疗。脉象浮现的，黄色就会明显，不再是桃皮色，病人心下自然会觉得宽适了。

治病人因缺少抵抗力而忽然颤抖发寒，皮肤的颜色如出尘的黄曲，小便赤而少，大便时时秘结，气力没有异常，饮食也没有妨害，已经服用过各种汤药散药，余热仍没有除尽，体黄也长期没有消退，可服用苦参散

清热退黄方

茵陈汤 主治黄疸、酒疸、酒癖，症状为身体面目完全发黄等。

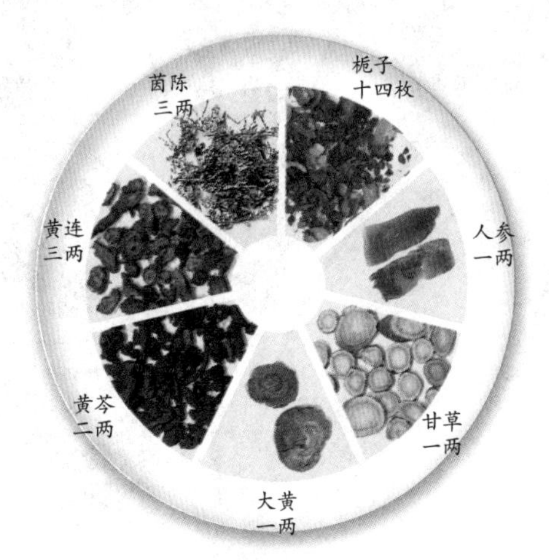

以上七味药分别切碎，用一斗水煎煮，取汁三升，分三次服，每天三次。

服茵陈汤后疗效

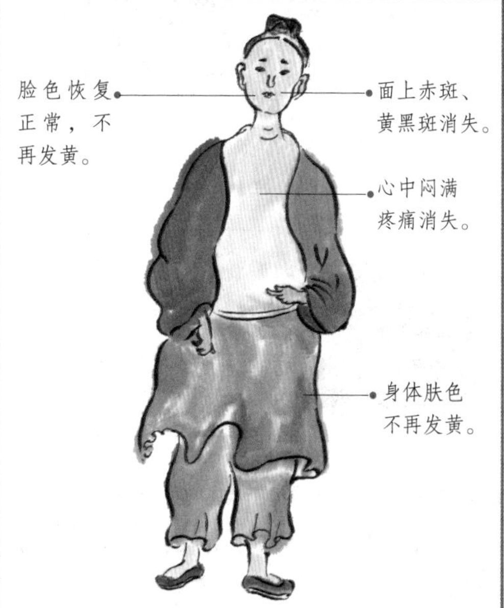

脸色恢复正常，不再发黄。
面上赤斑、黄黑斑消失。
心中闷满疼痛消失。
身体肤色不再发黄。

性别：男女皆可
年龄：老少皆宜
效果：身体面目黄色消退。

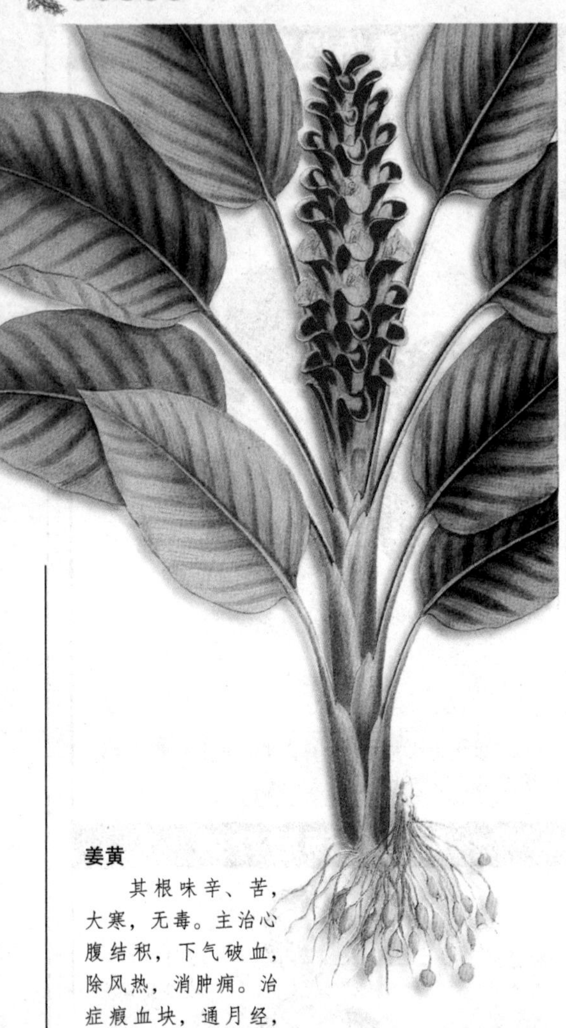

姜黄

其根味辛、苦，大寒，无毒。主治心腹结积，下气破血，除风热，消肿痈。治症瘕血块，通月经，下食。

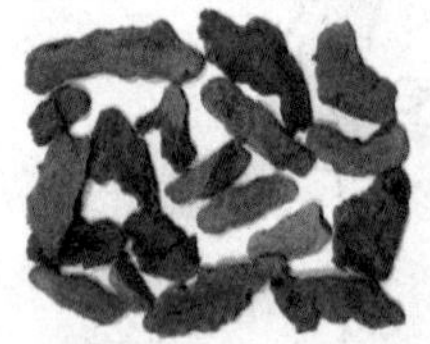

根〔主治〕心腹结积，下气破血，除风热，消肿痈。

来使病人涌吐和下泻：

苦参、黄连、瓜蒂、黄檗、大黄各一两，葶苈二两。

以上六味药切捣并过筛后制成散药，每次用汤水送服方寸匕，如果服后大吐，每天一次，如果服后不吐，每天两次。如果服后黄色不退，可继续服用，如果黄色稍退，即可斟酌服用。

麻黄连翘赤小豆汤

【清热退黄方】

主治伤寒瘀热在里而导致的身体发黄。

麻黄、连翘、甘草各二两，生姜三两，大枣十二枚，杏仁三十枚，赤小豆一升，生梓白皮二升。

以上药物分别切碎，先取麻黄用一斗水煎煮，煎至两沸，掠去上面的浮沫，加入其他药再煎，取汁三升，去渣，分三次温服。

茵陈丸【除瘴退黄方】

主治患时行病而骤然身体发黄，以及瘴疠疫气及疟疾等。

茵陈、栀子、芒硝、杏仁各三两，巴豆一两，恒山、鳖甲各二两，大黄五两，豉五合。

以上九味药研为细末，用糖调和，制成梧桐子大小的丸，每次用水送服三丸，服后以吐痢为好的效果。如果服后不愈，可加服一丸。

治身体骤然发黄，热气骨蒸，两目中有赤脉的处方：

大黄一两半（研为末），生地黄汁八合，芒硝一两。

以上三味药一起合制，一次服五合，每天两次。以通利为准，不一定必须要服两次。

大黄黄柏栀子芒硝汤

【通下退黄方】

主治黄疸证属表和里实者，症状为腹满，小便不利而赤，自汗出等。

大黄三两，黄檗四两，栀子十五枚，芒硝四两。

以上药物分别切碎，用六升水煎煮，取汁二升，去渣，加入芒硝再煎，取汁一升，每次饭前服用。能泻下。

湿疸病指黄疸病中湿重于热的一种。临床表现为病人色黄而晦暗，全身疼痛，四肢沉重，不想喝水，小便不通畅，发热等。

刚患病时全身疼痛，发热，面色黑黄，七八天后开始发作壮热，热在里，有瘀血，泻下的血如猪肝一样。患者小腹胀满的，应当尽快使其下泻，同时也治全身发黄，目黄腹满小便不通利的处方：

矾石、滑石各五两。

以上两味治择捣筛后调制成散药，每次用大麦粥汁送服方寸匕，每天三次。应当在饭前服下，大便通畅如血色的就停止服药，当汗出后就会痊愈。

患者寸口脉浮而缓，脉象浮就是有风邪，缓就是有湿痹。虽脉见浮缓，似伤寒太阳中风症，但发黄乃是因湿热郁滞于脾胃所致，所以不是太阳中风症。病人四肢烦重，脾色必定发黄，脾运输瘀积的湿热运行到体表而发作黄疸，趺阳脉紧而数，脉数就是有热邪，热就容易消食；脉紧就是有寒邪，寒就会使腹中积食胀满。尺部脉浮就是伤了肾，趺阳脉紧就是伤了脾，风邪与寒邪相搏，饮食后就会头昏眩，谷气不消化，胃中苦浊；浊气向下流，就会小便不通。脾寒生湿，湿郁化热，湿热下注到膀胱熏蒸而成黄疸，叫作谷疸。

治劳疸、谷疸的丸药处方：

苦参三两，龙胆一两。

以上两味药，将苦参研为末，用牛胆调和成如梧桐子大小的丸，每次在饭前以麦粥饮服五丸，每天三次。若不见效，就渐渐加大用药量。

清热宁神方

枳实大黄栀子豉汤

主治伤寒饮酒而致的吃得少喝得多，瘀郁结而发黄等。

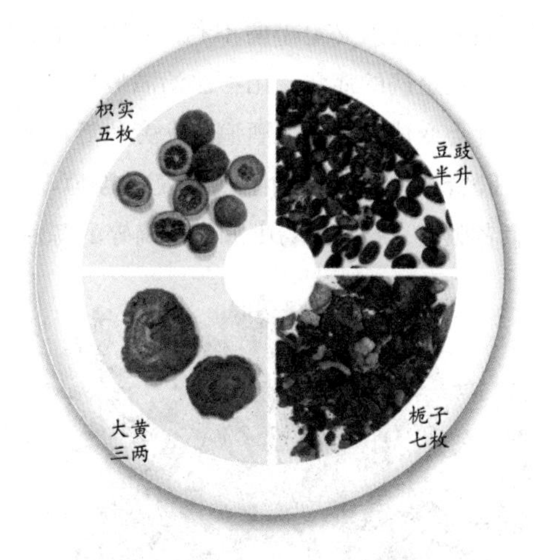

以上四味药分别切碎，用六升水煎煮，取汁二升，分三次服用。

服枳实大黄栀子豉汤后疗效

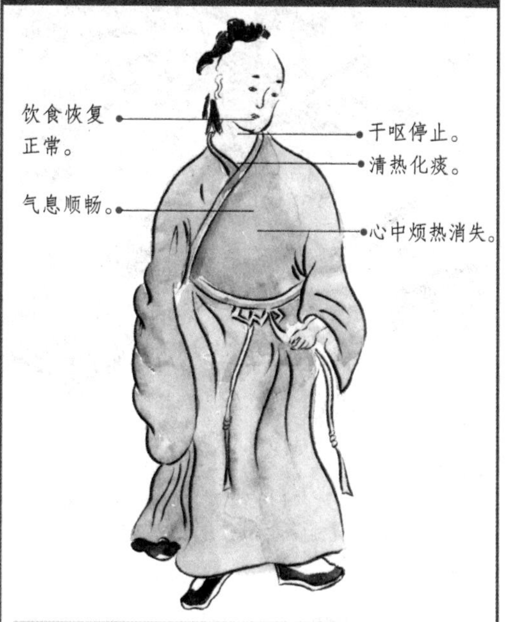
饮食恢复正常。
干呕停止。
清热化痰。
气息顺畅。
心中烦热消失。

性别：男女皆可
年龄：老少皆宜
效果：热毒清解，身体黄色消退。

治酒疸，对脉象浮的病人，先用吐法；对脉象沉弦的病人，先用下法。患酒疸病的人，有的不发热，神情安静语言不乱，但腹胀欲呕吐，适宜用涌吐的处方，苦参散七味就是。如果是酒疸，病人必定小便不利，心中、足下发热，这就是病的症状。用下法治酒疸后，时间久了就会变成黑疸（因酒疸、女劳疸等日久不愈，肝肾虚衰，瘀浊内阻，而变成黑疸）。这时患者眼青、脸黑，胃中如吃了捣碎的蒜后一样灼热不舒服，大便黑，肌肤麻痹，搔抓起来无痛痒感，脉象浮而弱，黑色中带微黄，由此可知病症已变成了黑疸。

叶〔主治〕小儿风寒惊热。

黄花蒿

其叶味辛、苦、凉，无毒。主治小儿风寒惊热。其子味辛、凉，无毒。主治劳，可下气开胃，止盗汗及邪气鬼毒。

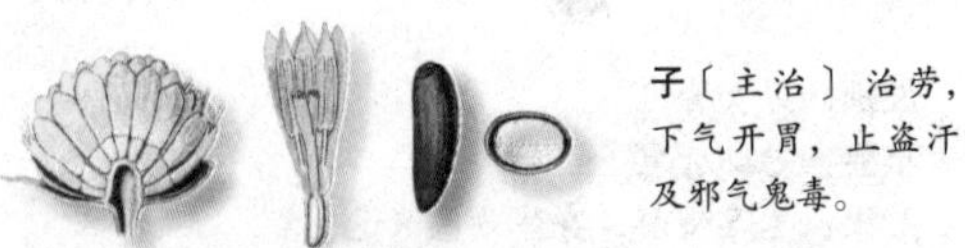

子〔主治〕治劳，下气开胃，止盗汗及邪气鬼毒。

凝水石散【除湿退黄方】

主治饮酒而致的肉疸，症状为饮食少，小便多且小便白如淘米水的颜色。

凝水石、白石脂、栝楼根、桂心各三十铢，菟丝子、知母各十八铢。

以上六味药切捣并过筛后调制成散药，用麦粥服下五分匕，每天三次，五日见效，十日病愈。

茯苓丸【除湿退黄方】

主治酒疸，症状为心下纵横结坚、小便色赤等。

茯苓、茵陈、干姜各一两，白术、枳实各三十铢，半夏、杏仁各十八铢，甘遂六铢，蜀椒、当归各十二铢。

将以上十味药物研为细末，用蜜调和，制成梧桐子大小的丸，每次空腹用枣汤服下三丸，每天三次。可逐渐加量，以小便通利为准。

半夏汤【健脾和胃方】

主治虚劳风冷，饮食冲心，脾胃有痰而导致的酒澼，症状为胸心胀满、骨肉沉重、饮食上逆、小便赤黄等。

半夏一升，生姜、黄芩、茵陈、当归各一两，前胡、枳实、甘草、大戟各二两，茯苓、白术各三两。

以上十一味药分别切碎，用一斗水煎煮，取汁三升，分三次服用。

大茵陈汤【清热退黄方】

主治酒客劳热或温毒内热而导致的内实热盛的黄疸，症状为身体发黄，黄得如金色，

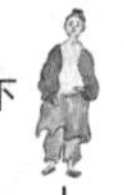

饮食少，胃中热，脉象浮、大、滑、实、紧、数等。服药后就畅快地下泻的，立即停药三四天，然后再治疗。

茵陈、黄檗各一两半，大黄、白术各三两，黄芩、栝楼根、甘草、茯苓、前胡、枳实各一两，栀子二十枚。

以上十一味药分别切碎，用九升水煎煮，取汁三升，分三次服用，每次服一升。

茵陈丸【利尿通淋方】

主治气淋、胪胀腹大、身体面目发黄以及酒疸、气短难以呼吸等。

茵陈、栀子、天门冬各四两，大黄、桂心各三两，通草、石膏各二两，半夏半升。

以上八味药中先取大黄、通草、天门冬、半夏、栀子蒸过晒干，与其他药合捣并过筛后制成散药，用蜜调和，制成大豆大小的丸，每次用豆羹服下三丸，每天三次。如果服后不愈，可逐渐加量至十丸。不能用酒送服，忌食生鱼。

患黄病，在下午申时应发热，却反而恶寒，这是由于女劳疸而引起的；会有膀胱急，小腹胀满，全身发黄，额上发黑，足下发热等病变，因此叫作黑疸。患者腹胀而满，像要发作水肿病的形状，大便必定为黑色，时常溏泄，这是女劳疸，不是水肿。腹中胀满的人很难治。

针灸黄疸法

正面穴位第一：

寅门穴 用绳测量从鼻头向上直入发际处，将测得的绳长分为等长的三段，取其中一段，从发际处测量，针刺另一端绳头处。这个穴位主治马黄、黄疸等病。

上龈里穴 在正当人中及唇处，针刺三锃。主治马黄、黄疸等病。

中医词语锦囊

表邪：指在表的邪气。六淫（风、寒、暑、湿、燥、火）外感，病邪从口鼻或皮毛侵入，出现发热、怕冷、头痛，或鼻塞、流涕、咳嗽等症状。

里热：多指胃肠、肺胃实热或肝胆郁热。由于外邪侵入，或内郁生热所致；症状为发热、不怕冷反怕热、口渴引饮、烦躁或心烦口苦、小便短赤，舌苔发黄等。

表证：指外邪侵入肌肤体表所出现的症候。

里证：指病邪侵入脏腑、血脉、骨髓等出现的症候。

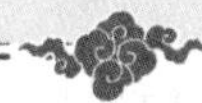

上腭穴 入口里边，在上缝赤白脉之处，针刺三锃。治马黄、黄疸、四时等病。

舌下穴 对舌两边针刺，主治黄疸等病。

唇里穴 在正当承浆穴里边逼近齿龈处，针刺三锃。主治马黄、黄疸、寒暑温病等。

颞颥穴 在眉眼尾中间，上下有来去络脉之处。可刺可灸，主治四时寒暑所苦、疸气、温病等。

夹人中穴 用火针来刺，主治患马黄、黄疸疫，全身发黄，语音不流利的病人。

夹承浆穴 距承浆穴两边各一寸，主治马黄、急疫等病。

巨阙穴 在心下一寸，灸七壮，主治马黄、黄疸、急疫等病。

上脘穴 在心下二寸，灸七壮，主治马黄、黄疸等病。

男阴缝穴 拨阴茎反向上，灸，主治马黄、黄疸等病。

背面穴位第二：

风府穴 在颈项后入发际一寸处，距上骨一寸。针刺此穴可治头中百病、马黄、黄疸等病。

热府穴 在第一节椎棘突下两旁，相距各一寸五分处，随便针灸。主治马黄、黄疸等病。

肺腧穴 从大椎数第三椎棘突两旁，相距各一寸五分处。主治黄疸，通治百毒病。

心腧穴 从肺俞数第二椎棘突两旁，相距各一寸五分处。

肝腧穴 从心俞数第四椎棘突两旁，相距各一寸五分处。

脾腧穴 从肝俞数第二椎棘突两旁，相距各一寸五分处。

肾腧穴 从脾俞数第三椎棘突两旁，相距各一寸五分处。

脚后跟穴 在白肉后边缘，随便针灸。主治马黄、黄疸、寒暑诸毒等病。

中医小锦囊

黄疸的疗法

外治法：

1. 取甜瓜蒂 10 克，研末放在鼻前吸，每日数次，黄水流尽则愈。

2. 茵陈蒿 1 把，生姜 1 块，捣烂，擦于胸前及四肢。

针灸疗法：

针刺章门、太冲、脾腧、肝腧、劳宫、脊中等穴。如果病人嗜卧、四肢倦怠，可灸其手三里。

饮食疗法：

1. 鸡骨草煲红枣。鸡骨草 60 克，红枣 8 枚，水煎代茶饮。

2. 溪黄草煲猪肝。溪黄草 60 克，猪肝 50 克，水煎服。

3. 丹参灵芝煲田鸡。丹参 30 克，灵芝 15 克，田鸡 250 克。将田鸡去皮洗净同煲汤，盐调味饮汤食肉。

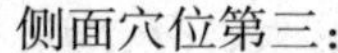

侧面穴位第三：

耳中穴 在耳门孔上横梁之处，可刺可灸。主治马黄、黄疸、寒暑疫毒等病。

颊里穴 从口唇边往对颊里距口一寸处，可刺可灸。主治马黄、黄疸、寒暑温病。颊两边方法相同。

手太阳穴 在小手指末端，灸，病人有多少岁就灸多少壮，主治黄疸。

臂石子头穴 让病人自己双手捉臂，从手腕中太渊穴横纹处向上三寸，接白肉边缘处。灸七壮。主治马黄、黄疸等病。

钱孔穴 测量乳头至脐中，将所测长度折叠，当肋头骨之处即是钱孔穴。灸一百壮，主治黄疸。

太冲穴 针灸随便。主治马黄、温病。

温疟第六

大凡疟疾都是由于风邪引起的。夏天被暑气所伤，秋天就会发作疟疾。有人问道：患疟疾的人先发寒而后发热，为什么会有这种情况呢？回答说：寒是阴气，风是阳气。先被寒气所伤，而后又被风邪所伤，所以先发寒后发热。病在秋季发作的，叫作寒疟。问道：先热而后寒的，是怎样形成的呢？回答说：这是先被风邪伤害，而后又被寒邪伤害，所以先热而后寒。也是特定季节发病，叫作温疟。患者如果只发热而不发寒，那是阴气已先断绝，阳气单独发作，会感到气短烦闷，手足发热想呕吐，叫作瘅疟。问道：温疟和寒疟，它们都藏伏在哪里？发作在哪个脏呢？回答说：患温疟的人，是在冬天被风邪所伤，寒气藏在骨髓之中，到春天遇到阳气就大发作，邪气不能自己出来，因而在大热天过后，脑髓消损，肌肉消瘦，腠理发泄，或者只要稍稍用力，邪气与汗水就都流出。这种病是邪气先藏在肾中，其气先从内泄出到外而导致的。这样的话就会阴虚而阳盛，阳盛就会发热。因为阴虚而邪气又回返侵入，邪气侵入后就导致阳虚，阳虚就发寒。所以先发热而后发寒，叫作温疟。问道：瘅疟是怎样形成的呢？回答说：患瘅疟的人，肺中平时有热，气在身体中积堵，气逆上冲，中气实而不外泄，肌体用力时，腠理打开，而使风寒侵入皮肤之内、分肉之间，如果用发汗法驱逐风寒就会使阳气盛，阳气盛而不衰退，就会形成病。炽盛的阳气不循环回返到阴部，所以只发热而不发寒。邪气内藏在心中，而向外侵入分肉之间，使人肌肉消损，身体枯瘦，所以名叫瘅疟。大凡疟将要发作的时候，阴阳气将要移动之时，肯定是从四肢的末端开始。阳气如果已经受到伤害，阴气跟随在后，气就不能并在一起。在疾病发作前一顿饭的时间，用细绳索紧束患者手足十指，使邪气不能够进入，阴气也不泄出去，过了这段时间，病就自然消解了。

患疟疾的人脉象弦，脉象弦数者多热，弦迟者多寒。脉象弦、小、紧的病人，可以用下泻法来治；弦迟的病人，可以用温法来治。如果病人脉象紧而数，可以发汗，或针灸。如果病人脉象浮而大，呕吐后就能瘥愈。脉象弦而数的病人，是感受风邪而发热，用饮食调理的方法来治疗。

疟疾，连续三年每年都复发，或者连续几个月发作不停的，是因为胁下有痞块的原因。治疗的时候不能攻这个痞块，只能虚耗其津液，并使用在病发前发汗的方法。服汤药后，先微微发寒的人，自己盖上衣服发汗，汗出、小便通畅后就瘥愈了。患疟疾的病人形体消瘦，皮肤上必定会起粟米状的颗粒。

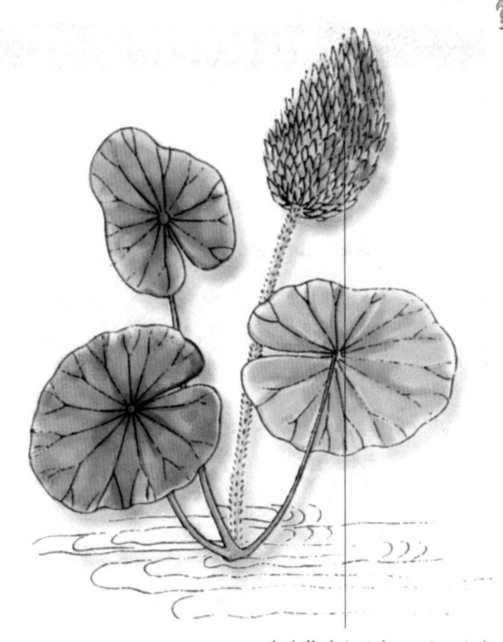

鸡头菜〔主治〕烦渴，除虚热，生熟都适宜。

芡实

味甘、涩，平，无毒。主治风湿性关节炎、腰背膝痛。可补中益气，提神强志，令人耳聪目明。久服使人轻身不饥。

乌梅丸【祛痰截疟方】

主治寒热劳疟长期不愈而见形体羸瘦、痰结胸膛、饮食减少，或因远行长期劳累，患疟疾多年不愈。

乌梅肉、豆豉各一合，升麻、地骨皮、柴胡、鳖甲、恒山、前胡各一两，肉苁蓉、玄参、百合、蜀漆、桂心、人参、知母各半两，桃仁八十一枚。

将以上十六味药研为细末，用蜜调和，制成丸药，每次空腹用细茶水送服下两丸，每天两次。

患劳疟长时期不愈，如果用过各种治法都无效，可用此方：取生长大牛膝一握（切），以六升水熬取二升汤药，分成两次服用。第一次服药在未发前一顿饭时，第二次在临发时服。

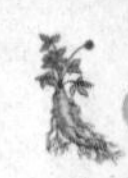

清热截疟方

恒山丸 主治疟疾。

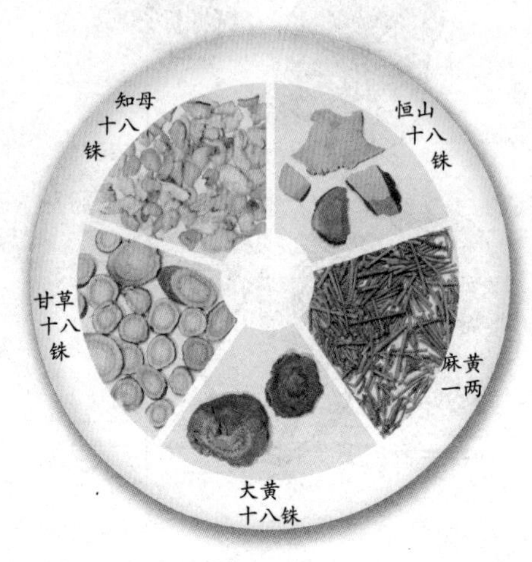

以上五味药研为细末，用蜜调和，制成梧桐子大小的丸，每次饭前服下五丸，每天两次。如果服后不愈，可逐渐加量，直到痊愈为止。

服恒山丸后疗效

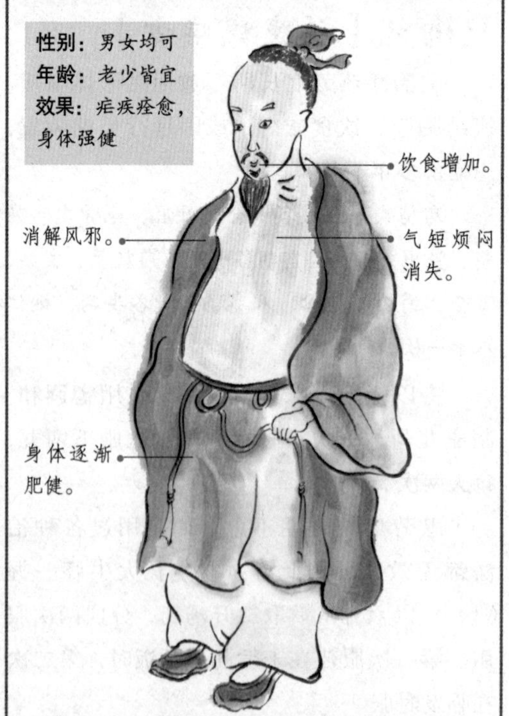
性别：男女均可
年龄：老少皆宜
效果：疟疾痊愈，
身体强健
饮食增加。
消解风邪。
气短烦闷
消失。
身体逐渐
肥健。

乌梅丸【清热截疟方】

主治肝脏邪热而致的疟疾，症状为面色苍白、气息喘闷、颤抖、其形状如死人，或因长期伏热，微微劳作就如发疟，常年不愈。

乌梅肉、蜀漆、鳖甲、萎蕤、知母、苦参各一两，恒山一两半，石膏二两，甘草、细辛各十八铢，香豉一合。

将以上十一味药研为细末，用蜜调和，制成梧桐子大小的丸，每次用酒或汤液之类送服下十丸，每天两次。

恒山丸【清热截疟方】

主治脾热而导致的疟疾，或渴或不渴，也可用于治疗热气内伤不泄而致的身寒、腹中痛、肠中鸣、汗出等。

恒山三两，甘草半两，知母、鳖甲各一两。

将以上四味药研为细末，用蜜调和，制成梧桐子大小的丸，在发病前用酒送服十丸，临发时服一次，正发时再服一次。

治疗肺热痰聚胸中，来去不定，转为肺疟，其症状是使人心寒，寒后又发热，发热时容易受惊，犹如突然看见什么东西一样，可用恒山汤：

恒山三两，秫米二百二十粒，甘草半两。

以上三味药分别切细，用七升水熬取三升汤药，分成三次服用，到病发时服完。

治疗肾热发为肾疟，使人腰脊疼痛，不能屈曲转动，大便艰难，目光昏浊看不清物，身体颤抖不定，手足寒冷，可用恒山汤：

恒山三两，乌梅二十一枚，香豉八合，竹叶（切）一升，葱白一握。

以上五味药分别切细，用九升水熬取三升汤药，分成三次服用，到病发时服完。

胃腑患疟的，使人发内热病，症状为常

感饥饿却不能吃，吃下就会支撑胀满而腹大，可用藜芦丸的处方治疗：

藜芦、皂荚、恒山、牛膝各一两，巴豆二十枚。

以上五味药中先取藜芦、皂荚炒至颜色发黄，和其他药合在一起捣成末，用蜜调和，制成小豆大小的丸，清晨服一丸，发病时服一丸。服药的一天内不要吃得过饱。

治疗肝疟，可刺足厥阴经上的穴位，见血。

治疗心疟，可刺手少阴经上的穴位。

治疗脾疟，可刺足太阴经上的穴位。

治疗肺疟，可刺手太阴经和手阳明经上的穴位。

治疗肾疟，可刺足少阴经和足太阳经上的穴位。

治疗胃疟，可刺足太阴经和足阳明经的支脉出血。

大凡灸疟疾，一定要先问其病先发在哪里，那么就先灸哪里。从头部、颈项发的，在未发前预灸大椎尖头，慢慢地灸到发病的时间之后才停止。从腰脊发的，灸肾俞一百壮。从手臂发的，灸三间穴。

治疟：可灸上星及大椎，到病发时使灸满百壮，灸的艾炷如黍米粒那么大。俗人不懂得取穴，而常常用大炷，这是错误的。

稍微感觉身体有异样时，就灸百会穴七壮。若灸后又发，就又灸七壮。极难愈的，也不过灸三次。用足踩地，用线围足一周，从线的中点折叠，测量从大椎向百会，灸线头处二十一壮，炷如小豆。

治一切疟病，不问新旧，正面仰卧，以线测量两乳间，从线的中点折叠，从乳向下测量，可灸测得的另一端，病人有多少岁就灸多少壮，男左女右。

治五脏一切诸疟：可灸尺泽穴七壮，此穴在肘中横纹上动脉之处。

中医词语锦囊

表：即外表、表浅或轻微之意，与里相对。如人体的皮毛、肌腠、经络为外，属表。

里：与表相对，在内，如人体的脏腑、血脉、骨髓等。

寒：人体生理机能因某种因素刺激所产生的体温降低，生活机能减退的反应。

热：人体生理机能因某种因素刺激所产生的体温升高，生活机能亢进的反应。

虚：人体机能衰弱，抵抗力不足，或病势衰微的现象。

实：人体机能亢奋，抵抗力强，或病势剧增的现象。

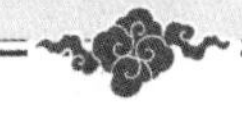

治诸疟而脉不现者：可刺十指间出血，血除去后病必定停止；身体发红如小豆颜色的，十指尽刺。

治疟：可刺足少阴经上的穴位，血出后就能痊愈。

痎疟：上星穴主治。穴在从鼻中央直入发际一寸，有能容豆的凹陷处。可灸七壮。先取谚諠，后取天牖、风池。

治太阳西落后发作的一类疟疾：临泣穴主治。穴在眼角上入发际五分处的凹陷中，灸七壮。

治疟病，如果是实证就会腰背疼痛，如果是虚证就会流鼻血：飞扬穴主治。穴在外踝上七寸，灸七壮。

治疟病，多汗，腰痛不能俯仰，眼睛突出，颈项僵直：昆仑穴主治，穴在足外踝后跟骨上的凹陷中，灸三壮。

图解千金方

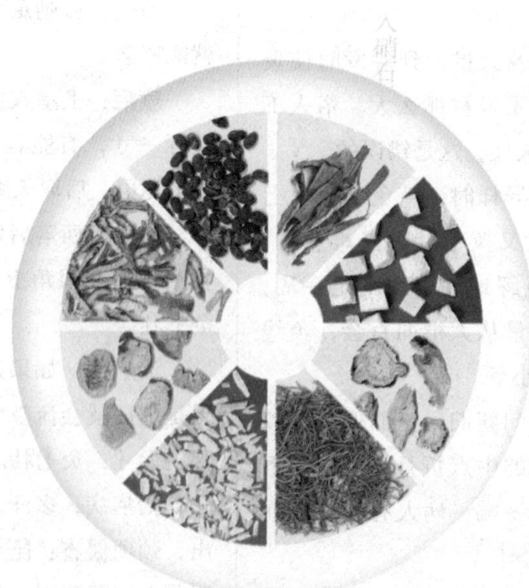

行气止痛方

卷十一 肝脏

肝脏脉论第一

人是禀承天地的灵气而生成的，所以人体内有五脏六腑、精气骨髓以及筋脉，外有四肢九窍、皮毛爪齿、咽喉唇舌以及肛门胞囊，它们聚集一起共同组成了人体。因此人遵循生命机理来调息身体，百脉才得以安宁；如果各种器官使用得不合理，就会造成五劳七伤六极这些祸患。如果有药方可救，即使有病也没有什么可怕的，如果没有什么方法可凭借，生命就会瞬间丧失。所以本书的中间部分，卷卷都详尽地论述了五脏六腑等的血脉根源、血液循环流注、与九窍相会相应的地方，以及五脏六腑等的轻重大小，长短阔狭，受盛多少。依旧列出对治的药方和方法，有丸药、散药、酒药、煎药、汤药、膏药，有按摩法、熨法，以及针灸穴位法，全都在这里详尽地罗列出来。那些能留心医术的人，可参考效行。对于冷、热、虚、实、风、气等各种不同的症候，正确地依照药性来用药，就可以使内外百病无一漏网。凡是五藏，在天上有五星相对，在地上则有五岳相对，与自然对应的就是五行，在人体内就是五脏。五藏，指的是精、神、魂、魄、意。通过辨别阴阳，考察虚实，弄清了病的根源，就可采用补或泻的方法，应禀三百六十五个骨节，最终使十二经脉会通。

肝主魂，是郎官。跟随神往来的称为魂，魂是五藏之中肝脏所藏的地方。眼睛，是肝脏在外开窍的器官。肝气与眼睛相通，眼睛调和就能分辨五色。左眼为甲属阳木，右眼为乙属阴木，肝气流通循环到紫宫穴，它的荣泽就表现在指甲上，在外主管筋，在内主管血液。肝脏重四斤四两，左边三叶，右边四叶，总共七叶，有六个童子三个玉女把守。肝神名叫蓝蓝，主藏魂，称为魂藏，与四季节气相应会，所以说肝藏血，血藏魂。肝在气方面表现为话语，在液方面则表现为眼泪。肝气虚就会恐惧，肝气实就易发怒。肝气虚会梦见苑中生草，在肝气最旺盛的时节还会梦见伏在树下不敢起来；肝气盛就会梦中发怒；逆乱之气侵入肝脏，就会梦见山林树木。

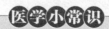

人在睡着的时候，血就归藏在肝中。肝脏接受了血液，眼睛才能看清东西，脚接受了血液才能行走，手掌接受了血液才能握东西，手指接受了血液才能抓东西。

肝脏属木，与胆合成腑。肝脏的经脉是足厥阴经，与足少阳胆经结为表里。肝脉为弦脉，肝气在冬季开始上升，在春季最旺盛。春天万物开始生长的时候，肝气来势软而弱，宽而虚，所以肝脉为弦。肝气软就不能发汗，弱就不能泻下。肝气宽则开，开则通，通则畅，所以称肝脉为宽而虚。

春脉如弦，春脉是肝脉，方位是东方，属木，万物在春季开始生长，因此肝气来势软而弱，轻虚而滑，端直而长，所以称肝脉为弦，与这种脉象相反的即是有病。如何才能称之为相反呢？肝气来势实而弦，这叫作

> **医学小常识**
>
> **何谓肝脏**
>
> 肝脏是人体消化系统中最大的消化腺，也是新陈代谢的重要器官。人体内的物质，包括摄入的食物，都要在肝脏内进行重要的化学变化：有的经受化学结构的改造，有的在肝脏内被加工，有的经转变而排泄体外，有的如蛋白质、胆固醇等在肝脏内合成。所以，肝脏可以说是人体内的一座化工厂。
>
> 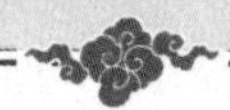

太过，显示病在体表；肝气来势不实而微，这叫不及，显示病在内脏。肝气太过就会使人容易发怒，忽然目眩头晕而发为癫病；肝气不及就会使人胸部疼痛并牵引至背，引起两胁胀满。

肝脉来势柔弱，像竹竿末梢那样招动称为平脉。春天肝脉以胃气为奉，肝脉来势盈实而滑，如同顺摸长竿的，称为有肝病。肝脉来势急而且非常有劲，好像按新张开的弓弦，这称为肝死脉。

真肝脉来到时，内外皆急，好像摸刀刃一样，如同按在琴弦上一样，且患者面色青白没有光泽，毛发摧折的，很快就会死去。

春天肝脉有胃气而微弦的称为平脉，弦多胃气少就称为有肝病。脉象只有弦而没有胃气，称之为死脉。有胃气而脉毛是秋天生的病，脉毛现象非常厉害的是今春生的病。

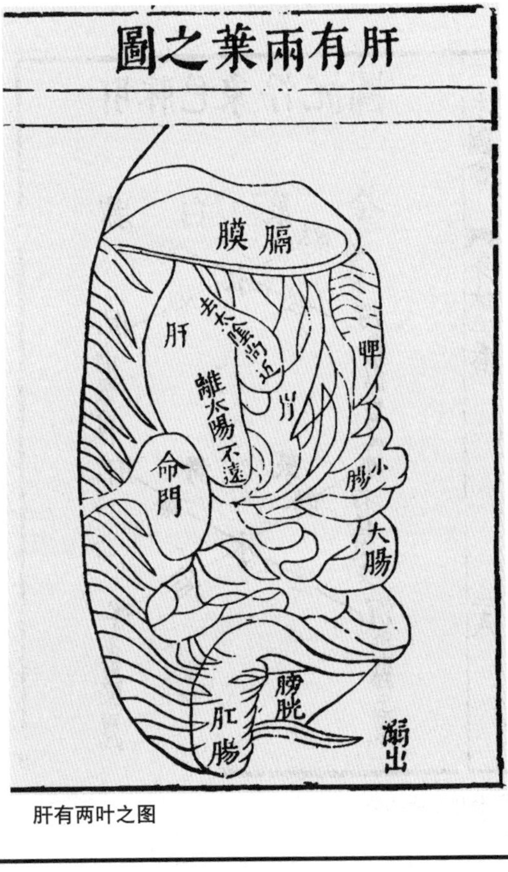

肝有两叶之图

肝归藏血，血是魂归附的地方，如果心中悲哀动荡就会伤魂，魂受伤就会狂妄，而精不能固守，导致人阴缩而挛筋，两侧肋骨不能上举，毛发枯萎面色憔悴，患者将会在秋天死去。

足厥阴肝经的经气衰竭就会缩筋，牵引睾丸和舌头。足厥阴经，即是肝脉。肝，是筋总汇的地方，筋汇聚在生殖器上同时在舌根结成脉络，所以脉气不营运就会筋缩挛急，筋缩挛急就会牵引睾丸与舌头，因此说唇青舌卷卵缩就表明筋已经先死了。如果在庚日病情严重，就会在辛日死去，因为庚辛属金，而肝属木，金克木的原因。

肝失去所藏的魂，真肝脉显现，用浮的手法诊得脉象为弱，按的手法诊得脉象像绳索不相连续，或者如蛇曲行的必定会死。

春天肝木旺，肝脉弦细而长的称为平脉。如果肝脉沉弱而滑的，这是肾邪欺肝，母归子位肾为水，肝为木，水生木，所以肾为母，肝为子。今肾水欺凌肝木，于是就称为母归子，这是虚邪，即使有病也容易治疗。如果诊得浮大而洪的脉象，是心邪欺凌肝，心火为肝木三子，子欺母，这是实邪，更不用担心，即使有病也会自己痊愈。相反，如果诊得微涩而短的脉象，是肺邪欺肝，金克木而为贼邪，大逆，将会不治而死。而如果诊得大而缓的脉象，是脾邪欺肝，土反欺木而为微邪，即使生病也会立即痊愈。心邪欺肝必发生上吐下痢，肺邪欺肝就会成为痈肿。

左手关上脉象阴绝尺脉上不至关的，是无肝脉。这种病苦于癃闭，遗溺难言，胁下有邪气，容易呕吐，治疗时应该针刺足少阳经上的穴位。

左手关上脉象阴实的，是肝实证。这种病苦于肉中疼痛，活动时容易转筋，呕吐，治疗方法为针刺足厥阴经上的穴位。

肝脉到来，滑如倚竿，如琴瑟弦。在呼气一次的时间里肝脉搏动两次称为平脉，搏动三次称为离经病，搏动四次为脱精，搏动五次就会昏迷过去，搏动六次就会命绝，以上是从足厥阴脉表现出来的病症。

肝脉非常急就会胡言乱语，微急时表示腋下有肝积，像倒扣的杯子一样；脉象特别缓就会呕吐，微缓就会患胸下积水，结聚成小便不畅的病；脉象特别大就会内生痈肿，易呕血；脉微大就会生肝痹，缩咳牵引小腹。脉非常小就会患多饮症；微小即是患消瘅，症候是多饮而渴，多食善饮，烦热，因热盛于内，津液被损所致。脉特别滑即是患㿗疝，阴囊肿痛；微滑即是患遗溺。脉极涩就会患淡饮症，微涩即是患痉挛。

肝脉搏坚而长，面色不青，会患下坠的病。如果脉象搏，因血积在胁下，使人喘逆。脉象软而散，面色光泽的，会患溢饮病。患溢饮的人，异常口渴，饮水很多，而水容易溢入肌皮肠胃之外。

肝脉到来时，脉象长而且左右弹击的，是有积气在心下四肢以及腋下，这叫作肝痹。患这种病是因为得了寒湿，与疝病相似，会腰部疼痛足发冷且头痛。

扁鹊说：肝有病就会眼神散乱，肝虚就会生寒，生寒就会阴气壮盛，而阴气壮盛就会梦见山树等。肝实就会生热，生热就会阳气壮，阳气壮则容易梦中发怒。

肝表现在声音上为呼，在动作上为握，在志意上为怒。因此，愤怒伤肝，精与气归并于肝就会生忧。肝虚就会恐惧，肝实就会发怒，经常发怒也会生忧。

肝在颜色上主春病，颜色变化的人，可取治荥穴。

病先在肝脏发生的，头目晕眩，胁痛，且支撑胀满。一天后病邪到了脾，就会闭塞不通，身体疼痛而沉重；两天后到胃就会发生腹胀；三天后到肾，于是小腹腰脊疼痛，胫酸；经十天不愈的，必死无疑，而死的时辰，冬天是在太阳落山之时（酉时），夏天在早饭时（辰时）。

肝脏生病的，早上病情会稍退，觉得神气清爽，而晚饭时（申时）病情最重，半夜很安静。

如果肝脏生了病，是在西行途中或吃了鸡肉发病的，时间应该是秋天的庚辛日。大凡肝病的症状，必定是两胁下疼痛，疼牵引到小腹，使人容易发怒。肝虚就会眼睛看不清东西，耳朵也听不清声音，因此特别容易害怕，像有人将来追捕自己一样。如果医治，应当取足厥阴肝经和足少阳胆经。

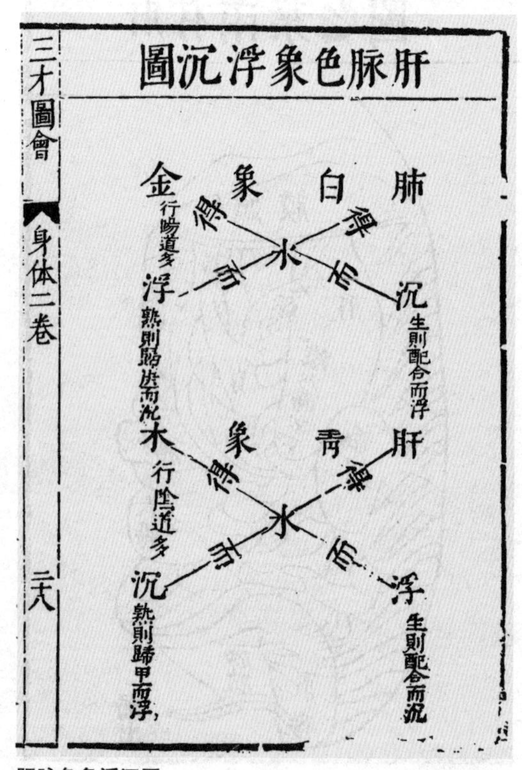

肝脉色象浮沉图

气上逆就会头目发痛，耳聋不聪，面颊发肿充血。

肝脉用沉的手法诊得脉象急，用浮的手法诊得结果一样时，病人苦于胁痛有气，支撑胀满而引起小腹疼痛，经常小便困难，目眩头痛得受不了，腰背疼痛，腿脚发冷，妇女月经不来，或时有时无，患这种病是因为小时候曾经从高处坠下而受伤导致的。

肝生了病，面色发青，手足拘急，胁下苦满，或者时常眩晕，脉象弦长的，这种病人可以医治。适宜服用防风竹沥汤、秦艽散。春季应当针刺大敦穴，夏季针刺行间，冬天针刺曲泉，都用补法。夏季针刺太冲穴，秋季针刺中都穴，都用泻法。又应当艾灸期门穴一百壮，脊柱第九椎五十壮。

肝有病，就会两胁疼痛，内体寒冷，有恶血在内，小腿易抽搐，骨节时常发肿。应当取行间穴以导引邪气下行减轻胁痛，补足三里以温和胃中，取治血脉以消散恶血，取治耳间青脉以祛除抽搐症。

凡是曾经从高处坠落而受伤，恶血滞留在体内的；或者有所大怒，气上逆而不能下行的，就会积聚在左胁下而伤肝。

肝中了风邪的，就会头眼掣动，两胁疼痛，行走时身体伛偻，好像患有恶阻病或妊娠呕吐一样嗜爱甜食。

肝中了寒邪，病人瑟瑟怕寒，浑身发热，脸发红，有浆汗，胸中烦热。

肝中了寒邪的人，两臂不能高举，舌根干燥，爱叹息，胸中疼痛不能转侧，时时盗汗，咳嗽，饭后就会吐汁水。

肝主管胸中气喘，如果怒骂，它的脉象为沉，且胸中窒闷，让人推按它，感觉有热，且鼻子窒塞。

如果肝脏被中伤，病人脱肉，卧床时口张开着，时时手足发青，眼睛闭合，瞳仁发痛，这都是肝脏受中伤所造成的。

有肝腹水的病人，腹大不能自由转侧，而胁下腹中疼痛，时时微生津液，小便续通。

肝胀的病人，胁下满胀，继而引发小腹疼痛。

患肝脏气血郁滞的病人，时常按捺捶打胸上以缓解烦闷之苦，在病发初期不很严重时，只想喝热饮。

诊断患有肝积的症状为：病人的脉象弦细，两胁下疼痛，邪气在心下游走，足胫寒，胁痛牵引小腹，男子患积疝，女子患瘕淋，皮肉消瘦无光泽，容易转筋，指甲枯黑，春天缓和而秋天严重，脸色发青。

肝的积气名叫肥气，在左胁下如倒扣的杯子，有头有脚就像龟鳖一样。此病久久不能痊愈时，继而引发咳嗽气逆或疟疾，连续几年都不能好转，这种病一般是在夏季戊己日患上的。这是为什么呢？因为肺将病邪传给肝，肝应当传给脾，脾恰好是在夏季最旺，

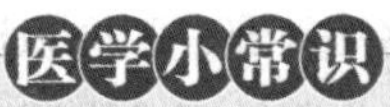

肝脏可解毒

肝脏能促使一些有毒物质的变性，再排出体外，从而起到解毒的作用。寄生在肠道内的细菌分解时，会释放出氨气。肝脏将氨气转变为尿素排出，便避免了中毒。人饮酒后，酒精会产生乙醛，与体内的物质结合，产生毒性反应，形成醉酒的症状；而肝脏又可以将乙醛氧化为醋酸而排除。如果酗酒过度，超出了肝脏的解毒能力，便会酒精中毒，严重时危及生命。人们平时服用的药品，往往也有一定毒性，肝脏又将药物改造，变为水溶性物质，从尿或粪中排出。

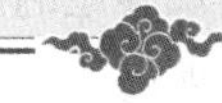

脾旺就不会感受病邪，肝再想还给肺，肺又不肯接受，因此留结而成为肝积。所以得知肥气是在夏季得的。

肝生病，胸满胁胀，容易愤怒呼叫，身体有热又怕寒，四肢无力举动，脸发白身体滑。此时肝的脉象应当弦长而急，如今反而短涩；脸色应当是青色，此时反而发白的，这是金克木，大逆常情，不能治愈，必死无疑。

襄公问扁鹊道：我想不诊脉，只通过观察病人的声音、面色，就能知晓病人的生死，这样的方法可以讲给我听吗？扁鹊回答说：这是圣道最重要的大义，是老师不相传授的。黄帝非常看重它，认为比金玉还珍贵。医生入门看病人，通过观察他的颜色，审听他的呼吸，就能知道往来出入吉凶之相。发角音的人，主肝之声，肝在声音上表现为呼，在音上表现为琴音，在志意上表现为怒，它的

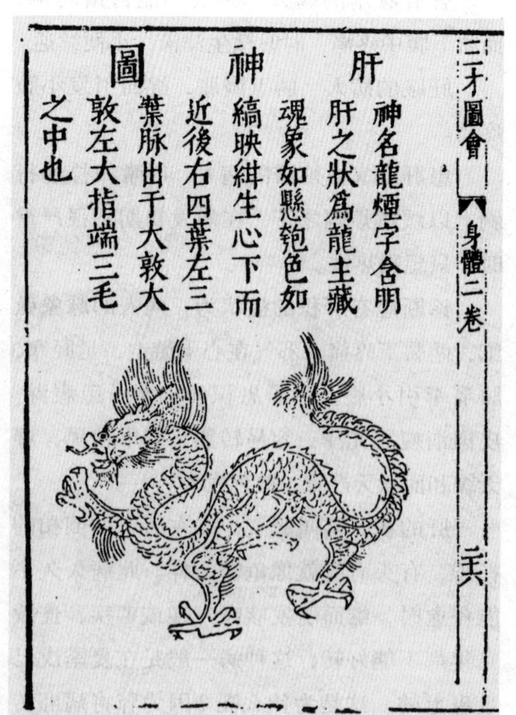

肝神图

经脉是足厥阴经。厥气逆少阳经，就会荣卫不畅通，阴阳交杂，阴气外伤，阳气内击就会生寒，生寒就会导致肝虚，肝虚就会突然喑哑发不出声。这是后风入肝，用续命汤主治，药方在第八卷中。

如果病人蹲坐时两脚底和臀部着地，两膝上耸不能低头，且面目青黑，四肢缓弱，遗矢便利的，严重时就不可医治，最迟在十天到一月以内，用桂枝酒治疗，药方在第八卷中。如果病人又呼又哭，哭又转为呻吟，这是金克木，阴击阳。阴气上浮而阳气下伏，阳气下伏就会导致肝实，肝实就会生热，生热就会气喘，气喘就会导致气上逆，气上逆就会生闷，烦闷就会导致恐惧畏怕，眼睛看不清，说话声音急切，乱说有人。这是邪热伤肝，严重的就不可医治了。如果唇色虽青，向眼不应，尚可治疗，用地黄煎主治，药方在后面肝虚实篇中。

患上属肝经的疟疾，使人颜色青，叹息，样子如死人一般，用乌梅丸（乌梅丸由乌梅肉、蜀漆、鳖甲、萎蕤、知母、苦参各一两，恒山一两半，石膏二两，甘草、细辛各十八铢，香豉一合组成，制成末，做成蜜丸，用酒送服十丸，一日两次）主治。如果此人本来很少悲愤，此时忽然嗔怒，说话反常，忽缓忽急，话未说完，用手指眼，像有所思考一样，这样的人，如果病不立即到来，灾祸迟早也会到。这是肝病在声音方面的症候。如果病人肝虚，则是被寒风中伤；如果肝实，则是被热气损伤。因阳气所伤就泻阳实，阴气所伤就补阴虚。

青为肝，肝合筋，颜色青得如翠鸟羽毛的就吉。肝脏主管眼睛，眼睛是肝脏外延的器官。如果病人体质为木形，与上角体形体质相比，面色青，头小面长，肩宽，背平，身直，手足小，有才华，好思考，气力小，

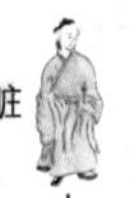

多忧劳世事，耐春夏不耐秋冬，就会秋冬感受邪气而生病，足厥阴经交横错杂。胁有广、合、坚、脆、倾、正等情况，如有任何一种，肝必与之对应。肝正常的颜色是青色。肌肤纹理细的人，肝就小，肝小就会脏气安定，也就没有胁下的各种疾病；纹理粗的人，肝就大，肝大则是肝虚，肝虚就会生寒，寒气逼迫胃与咽，容易导致胸中阻隔不通，早上会胁下疼痛。胁宽骹反的人肝位偏高，位高则会肝实，肝实就会肝生热，热气上逆到贲门加诸胁下很快会生为息贲。两胁高耸的人肝脏位置低下，肝低下就会逼迫胃，而使胁下空虚，胁空虚就易受邪气侵袭。肋骨坚硬的人肝脏坚实，肝脏坚实就会肝气安定难以受伤。肋骨弱的人肝脆弱，肝脆弱就容易生消瘅病，容易受中伤；肋腹好相的人肝位置端正，肝位端正则肝和利难伤。肋骨偏举的人肝倾斜，肝倾斜就会胁下偏痛。

凡是十二经脉在人体皮肤的分属部位有凹陷或凸起的人，必定生病患，足少阳胆经是肝的分属部位，而肝气在其中运行，外部也随之有所反映。脉象沉浊就表明病在内，脉象浮清则病在外。如果病色从外向内蔓延，病则是从外部生的，经脉分属部位会凸起；如果病色从内向外蔓延，病则是从内部生的，经脉的分属部位会凹陷。内病先治阴，后治阳；外病则先治阳，后治阴。阳主治外病，阴主治内病。

凡是人有生死休否时，脏神必定先使体形外观有所变化。人的肝生病以前，眼睛会因此而呈现五色。如果肝先死，眼睛会因此而失去精神。如果天中发际等分，而墓色与之相应，必定不治而死。所以应当仔细察看病色，以便增减斟酌时日的缓急，缓的不出四百天，快的不会延上十天一月。也有肝病稍好却突然死去的情况，怎样才能知道这种情况呢？回答是：病人脸颊上有如同拇指大的青白色黡点的，必定猝死。病人在肝脉绝后八天就会死去，怎样才能知道这种情况呢？病人面青目发赤，只想伏睡，看不见人，且汗如水流不止的，一日或二日就会死。病人面黑目青的不死，但青得像草席一样枯白颜色的就会死。吉凶的颜色在经脉的分属部位，会相继出现。青白色进入眼睛时必定会生病，往往不出一年。如果一年内没有生病，三年之内，病祸必定出现。

春天为木，春脉为肝脉，颜色为青，主足少阳脉。春天取治络脉时，分肉皮肉和与骨相近的肉，春天树木开始生长，肝气开始生成，肝气急，风邪侵入肝后，肝经脉象深藏，因为肝气少而不能深入经脉，所以取治络脉分肉之间。肝脉的根本都在窍阴之间，相应的部位在天窗穴之前。天窗穴，是耳前的上下脉，用手按时搏动的就是。

肝的筋起于小趾及次趾之上，在外踝处结聚，再向上循着胫骨向外侧延伸，结聚在膝的外侧。它的一支另外从辅骨外侧开始，向上从大腿前经过，在伏兔穴之上结聚，从

医学小常识

脆弱的肝脏

肝脏虽然控制和调解体内各种物质，是人体解毒的总机关，但它同时又是一个非常脆弱的器官，一旦保护不好便可能致病。病毒侵入肝脏后，肝脏的毛细血管通透性增高，于是肝脏细胞变性肿胀，肝脏内出血，使得炎性细胞浸润，导致肝脏肿大，进而肝脏的正常功能衰退。大部分的肝病都可治愈，但也有少数拖延不愈，最后变成慢性肝炎。

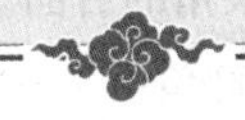

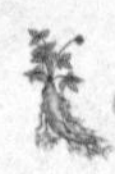

大腿后经过的在尾尻处结聚。主筋向上经过季肋下方夹脊两旁空软部分到达季肋，再向上经过腋前侧，挟应乳即胸大肌两旁，在缺盆处结聚。其他筋上行从腋部出来，穿过缺盆，从太阳穴之前出来，再循着耳后直上额角，交会在巅顶之上，再下行经过颔，在顴骨上结聚。它的分支在外眼角相结而成为外维。肝脉从外眼角处出发，向上抵达额角，再下行到耳后，沿着颈部来到手少阳经之前，再来到肩上并从手少阳经的后面退出来，进入缺盆。其他支脉从耳后进入耳中，从耳前出来，再来到外眼角的后面。

支脉离开外眼角，下行到大迎，与手少阳经在顴骨下交会，夹颊车，下行经过颈部与缺盆交会，再下行到胸中，穿过膈与肝联络，属胆经，沿着肋骨里面，从气街穿出，

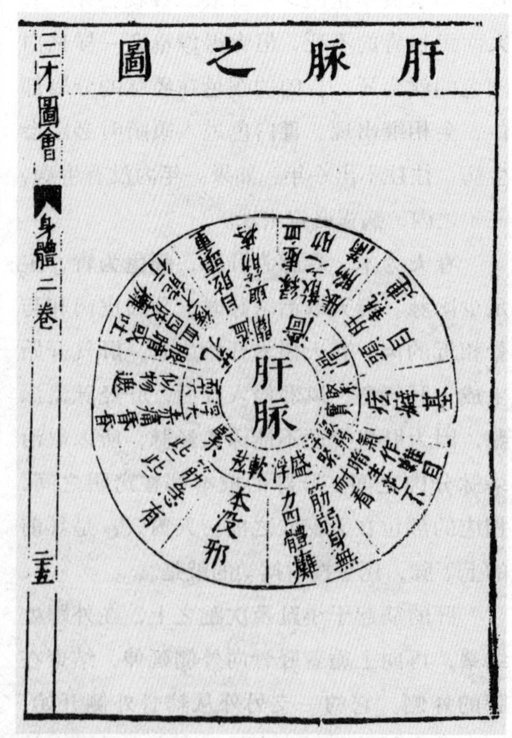

肝脉之图

绕过毛际，横向进入环跳中。它的主脉从缺盆直下腋部再沿着胸部下行，经过季肋下行并在环跳中交会，沿着大腿外侧向下行进并从膝外侧出来，再下行到外辅骨的前面，并直抵绝骨末端，再从外踝之前下出，沿着足背前行，从小趾次趾端出来。它的支脉离开脚背，上行进入大趾之间，沿着大趾歧内并从趾端出来，再返回穿过爪甲，从三毛出来，与足厥阴经交会而结为表里。厥阴经的本，在行间以上五寸，与背俞相应，共同交会在手太阴经上。

足少阳络脉名叫光明，在离足踝半寸的地方就是。从这里分出，别走厥阴肝经，向下联络足背，主辖肝生病。肝因实而病则生胆热，胆热则会厥冷，厥冷则是阳脉生病。阳脉反逆，比寸口脉大一倍，生病就会胸中有热，心胁头颔疼痛，缺盆腋下发肿。肝虚就会胆寒，胆寒就会痿躄（足软不能行走），痿躄就是阴脉有病。阴脉反而小于寸口脉，生病就会胸中有寒，少气口苦，身体不滋润没有光泽，向外直到绝骨外以及每一骨节都疼痛。如果阴阳俱动以及俱静，像牵引绳索而停顿一样，是有病，这些都是足少阳胆经筋脉有病，今取足厥阴肝经附后。

足厥阴经的脉起于大趾关节体毛聚汇的边缘，在离内踝一寸的地方，沿着足背上侧向上，在内踝上方八寸的地方从足太阴脾经的后面交会；出来后，再沿着膝弯内侧，以及大腿内侧进入阴毛中，绕过阴器，抵达小腹、挟胃的两旁，属于肝经，联络胆，向上穿过膈，分布在胁，沿着喉咙之后，向上进入鼻咽，与目系相连，再向上从额部穿出，与督脉在巅顶交会。它的支脉从目系出来，下行到面颊里面并环绕于口唇之内。它的另一支脉又从肝分出，另行穿过膈向上行，注

入肺中。这条经脉受外邪所动会导致腰痛不可俯仰，男人患㿉疝，妇女小腹肿，严重的出现呕吐得胃腹俱空，口舌干涸，面尘脱色。表明是这条经脉所属的腑脏引发的症候，有胸满呕逆，洞泄狐疝，遗溺闭癃。肝盛的人，寸口脉比常人迎脉大一倍；肝虚弱的人寸口脉比常人迎脉象小。

足厥阴络脉名叫蠡沟，脉在离内踝向上五寸的地方，另行进入足少阳胆经的络脉；它的支脉循着胫骨上行到睾丸，在阴茎处结聚。如果它的脉气逆乱，睾丸就会发肿，最后导致疝气。脉气实就会阴茎坚挺长热，脉气虚就会阴茎暴痒。要治疗就要取治它的支脉。足厥阴经的筋从大趾上出发，向上行进并于内踝之前结聚，再沿着脚胫向上，在腓骨内侧之上结聚，再向下沿着阴股，与阴器交结，与各种筋结成脉络。

春季三月，肝胆青筋牵病比较多，它的病源来自于足少阴肾经涉及少阳胆经，少阳之气开始生发，少阴之气开始衰弱，阴阳之气在腠理滞结相搏，皮毛的病都发生了，表里的病也因此而起。少阳的阳气发动反逆少阴的阴气，会导致脏腑生痨病，它的病与前者正好相反。如果腑虚就会被阴邪伤害，症状有腰背强急，脚缩不能伸展，脚胫非常疼痛，眼睛眩花。如果脏实就会被阳毒损伤，症状是先冷后热，颈外两筋牵引使颈项不能伸屈，颈背僵直，眼睛赤黄。如想转动，必须全身回侧，所以称为青筋牵病。

扁鹊说：灸肝俞和肺俞，主治丹毒牵病，应当依据病源进行施治。调理其阴阳，那么脏腑之病就不会发生了。

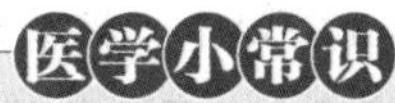

脂肪肝

正常肝脏的脂肪含量很低，因为肝脏能将脂肪与磷酸及胆碱结合，再转变成磷脂，转运到体内的其他部位。如果肝功能减弱，肝脏转变脂肪为磷脂的能力也会随之而减弱，脂肪不能转移，便会在肝脏内积聚，形成“脂肪肝”。脂肪越积越多时，还有可能发展为肝硬化，并产生一系列症状。所以，为了保护肝脏，预防肝发病，注意起居卫生，加强体育锻炼是必不可少的。

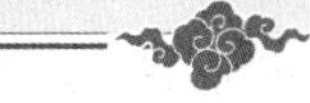

肝虚实第二

肝实热

左手关上脉象阴实的，即足厥阴经阴实之症。其症状为心下坚满不堪，时常两胁疼痛，呼吸急促像在发怒，这种病名为肝实热。

竹沥泄热汤 【清肝泄热方】

主治肝脏实热而导致的喘逆闷恐、视物不清、狂悸妄言等。

竹沥一升，麻黄三分，石膏八分，生姜、芍药各四分，大青、栀子仁、升麻、茯苓、玄参、知母各三分，生葛八分。

以上十二味药中后十一味分别切碎，用九升水煎煮，取汁二升半，去渣，加入竹沥再煎两三沸，分三次服。

泻肝前胡汤 【清肝泄热方】

主治肝脏实热而导致的目痛、胸满、气急阻塞等。

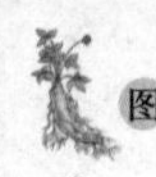

前胡、秦皮、细辛、栀子仁、黄芩、升麻、蕤仁、决明子各三两，苦竹叶一升，车前叶一升，芒硝三两。

以上共十一味药中前十味分别切碎，用九升水煎煮，取汁三升，去渣，加入芒硝，分三次服。

防风煮散 【清肝泄热方】

主治肝实热而致的梦怒虚惊。

防风、茯苓、萎蕤、白术、橘皮、丹参各一两三分，细辛二两，甘草一两，升麻、黄芩各一两半，大枣二十一枚，射干一两，酸枣仁三分。

将以上十三味药研为粗末，每次取二方寸匕用布帛包裹，用二升井花水煎煮，不时翻动药裹，取汁一升，分两次服下。

远志煮散 【清肝泄热方】

主治肝中邪热而导致的出言反常，有时舒缓，有时急迫。

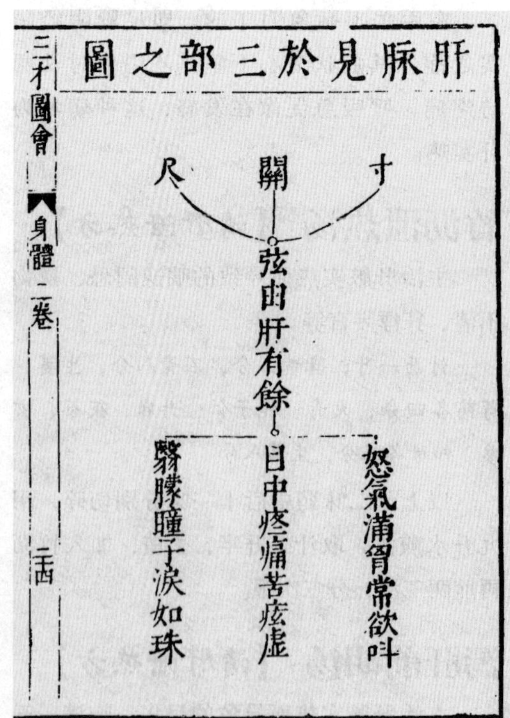

肝脉见于三部之图

远志、射干、杏仁、大青各一两半，茯神、葛根、甘草、麦门冬各一两，芍药二两三分，桂心三分，石膏二两，知母、升麻各五分。

将以上十三味药研为粗末，取竹叶一升用二升五合水煎煮，去渣取汁，将药裹入汁中再煎，取汁八合，一次服完，每天两次。

地黄煎 【清肝泄热方】

主治邪热伤肝而致的好生悲怒、意志不定、常自惊恐等。

生地黄、淡竹叶、生姜、车前草、甘蓝各一升，丹参、玄参各四两，茯苓二两，石膏五两，赤蜜一升。

以上十味药中前九味分别切碎，用九升水煎煮，取汁三升，去渣，停冷后加入蜜，再煎两三沸，分三次服下。

肝胆俱实

左手关上脉象阴阳俱实的，是足厥阴与少阳经俱实的征象。其病症有胃胀呕逆，食物不消化之苦，名叫肝胆俱实。

肝虚寒

左手关上脉象阴虚的，是足厥阴经阴虚的征象，其病苦于胁下坚满，时寒时热，腹满，饮食不欲，腹胀，郁郁不乐，妇女月经不畅，腰腹疼痛，名叫肝虚寒。

补肝汤 【暖肝益气方】

主治肝气不足而致的两胁下满、筋脉拘急、不能大口呼吸、四肢厥冷、心腹抢痛、目视不明，以及女子心痛、乳上生痈、膝热消渴、指甲干枯、口面色青等。

甘草、桂心、山茱萸各一两，细辛、桃仁、柏子仁、茯苓、防风各二两，大枣二十四枚。

以上九味药分别切碎，用九升水煎煮，取汁五升，去渣，分三次服下。

补肝散 【暖肝益气方】

主治长时期左胁偏痛、宿食不消，以及目视不明、迎风流泪、逆风寒病情加重等。

山茱萸、桂心、薯蓣、天雄、茯苓、人参各五分，川芎、白术、独活、五加皮、大黄各七分，防风、干姜、丹参、厚朴、细辛、桔梗各一两半，甘菊花、甘草各一两，贯众半两，橘皮三分，陈麦曲、大麦蘖各一升。

以上二十三味药切捣并过筛制成散药，每次用酒送服下方寸匕，每天两次。能消食，破气，止泪。

补肝酒

治疗肝虚寒，或高风眼泪等杂病，可饮酿松膏酒。

取松脂十斤，锉细，用水淹浸一周后煮，细细接取上面的脂膏，水干后再添，脂膏取尽换水，煮法与前面一样，等烟尽去火停冷后，松脂当沉入水中。取脂膏一斤，酿米一石，水七斗，好曲末二斗，如家常酿酒法一样酿制，仍然是冷后下饭封存一百天，待松脂米曲全部消尽后，酒香满堂，便可细细品饮。此酒需多加一倍曲子。

防风补煎 【养肝明目方】

主治肝虚寒而致的两眼昏花、视物不明等。

防风、细辛、川芎、白鲜皮、独活、甘草各三两，橘皮二两，大枣二十一枚，甘竹叶一斗，蜜五合。

以上十味药中先取前九味用一斗二升水煎煮，取汁四升，去渣，加入蜜再煎两沸，分四次服下，白天三次，夜晚一次。如果是

暖肝益气方

补肝汤 主治肝气不足而致的两胁下满等。

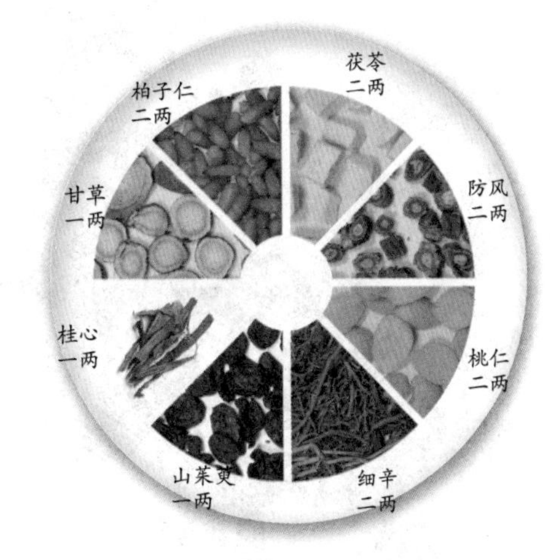

注：另有大枣二十四枚。

以上九味药分别切碎，用九升水煎煮，取汁五升，去渣，分三次服下。

服补肝汤后疗效

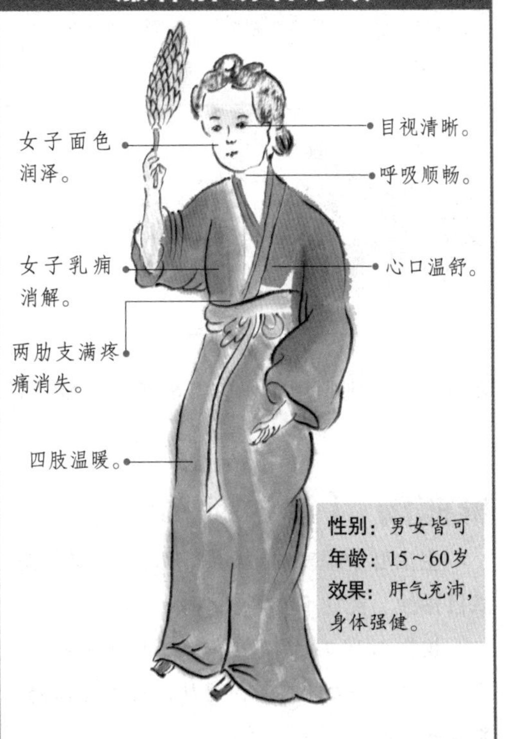

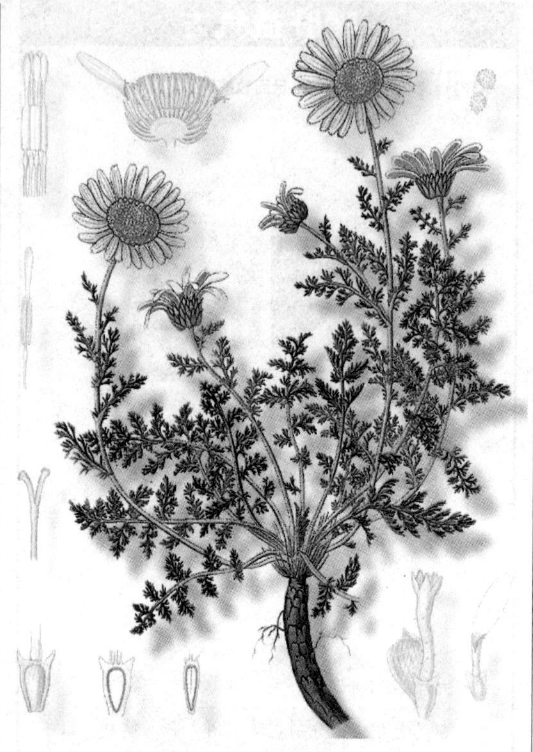

菊

味苦，平，无毒。主治各种风症及头眩肿痛，流泪，死肌，恶风及风湿性关节炎。久服可利血气，轻身延年益寿。

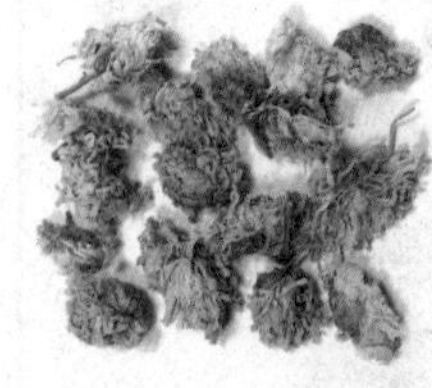

白菊〔主治〕风眩，能使头发不白。可用来染胡须和头发。同巨胜、茯苓制成蜜丸服用，去风眩，延年，益面色。

在五六月，则须用干燥容器贮藏好，藏入冷水中。

槟榔汤 【温阳行气方】

主治肝中虚寒而致的胁下痛、胀满气急、双目昏浊、视物不明等。

槟榔二十四枚，母姜七两，附子七枚，茯苓、橘皮、桂心各三两，桔梗、白术各四两，吴茱萸五两。

以上九味药分别切碎，用九升水煎煮，取汁三升，去渣，分三次温服。如果病人气喘，可加川芎三两，半夏四两，甘草二两。

肝胆俱虚

左手关上脉象阴阳俱虚的，是足厥阴与少阳经俱虚的证象，其病神情恍惚，昏厥不省人事，妄见，气短，不能说话，时时自惊，名叫肝胆俱虚。

肝劳第三

患肝劳病的，应补益心气，心气旺才能感于肝。人违逆春气就会足少阳脉气不生，而肝气在体内发生逆乱。顺应这个规律的就能生，违逆的就会死；顺应的安定，违背的逆乱；反顺为逆，就是所说的关格，病于是就生成了。

猪膏酒 【暖肝益气方】

主治肝劳虚寒，关格劳涩，闭塞不通而致的毛发憔悴、面色无泽等。

猪膏、姜汁各四升。

将以上两味药放微火上煎熬，取汁三升，加入五合酒再煎，分三次服。

虎骨酒 【温阳除湿方】

主治肝脏虚寒劳损而致的口苦、骨节疼痛、筋脉挛缩、烦闷等。

虎骨一升，丹参八两，干地黄七两，地骨皮、干姜、川芎各四两，猪椒根、白术、五加皮、枳实各五两。

以上十味药分别切碎，用绢袋盛装，用四斗酒浸泡四天，每次服六七合，可逐渐加量至一升，每天两次。

筋极第四

六极指的是什么呢？由于天气与肺相通，地气与咽相通，风气与肝相应，雷气动心，谷气感脾，雨气润肾，各种气发生逆乱而导致相应的脏器生病。六经为川，肠胃为海，九窍是水注之气，所以九窍与五脏相应。五脏受到邪气伤害，于是六腑生极，所以称为五脏六极。

凡是筋极病（即转筋，十指甲痛，疲倦不能久立），都主肝，肝与筋相应，筋与肝相合，肝有病从筋生。又有说法把春天遇病称为筋痹，筋痹没有痊愈，又感受邪气，在内侵害肝脏，于是阳气进入体内，阴气外泄，外泄就会导致内虚，内虚就会导致筋虚，筋虚就会导致易悲，就会看到眼睛底下颜色发青或苍白。如果伤了寒邪就会筋不能转动，十个指甲都痛，且经常转筋。它的根源是春天在甲乙日里感受了邪气伤了风，风侵袭筋就成为肝虚风。如果阳气在内发动，一发就会肝气盛实，肝气盛实就会筋实，筋实就会易怒，且喉咙干燥。伤热就会咳嗽，咳嗽则会胁下疼痛不能转侧，再加上脚下满痛，所以称为肝实风。如果阳气轻就放任它，重就消减它，衰竭就旺盛它。审察阴、阳然后分辨刚柔，如果阳病就治阴，阴病则治阳。善于治病的人，病还在皮毛肌肤筋脉时就医治它；稍次的人，病在六腑时才施治；如果病到了五脏，人就已经半死了。

扁鹊说：患筋脉败绝而唇青，舌卷卵缩等不治之病，九天就会死去，怎样才能知道呢？其症状是手足指甲青黑，呼骂声从来不停息。筋与足厥阴经相应，足厥阴经脉气绝就会导致筋缩而牵引睾丸与舌，此时筋已经先死了。

行气止痛方

橘皮通气汤 主治筋实极而导致的咳嗽，牵引两胁下缩痛，痛得不能转侧。

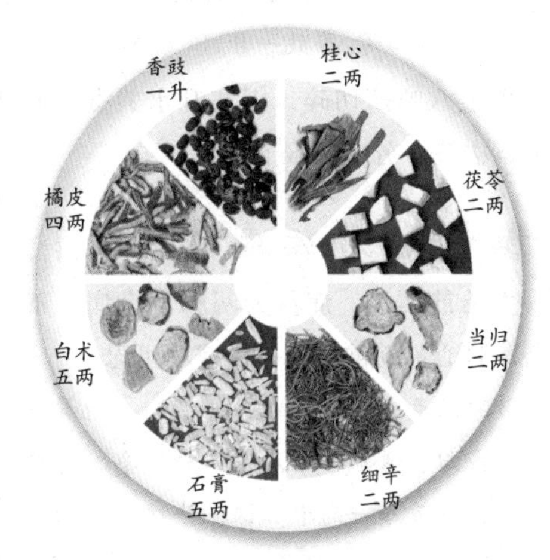

以上八味药分别切碎，用九升水煎煮，取汁三升，去渣，分三次服下。

服橘皮通气汤后疗效

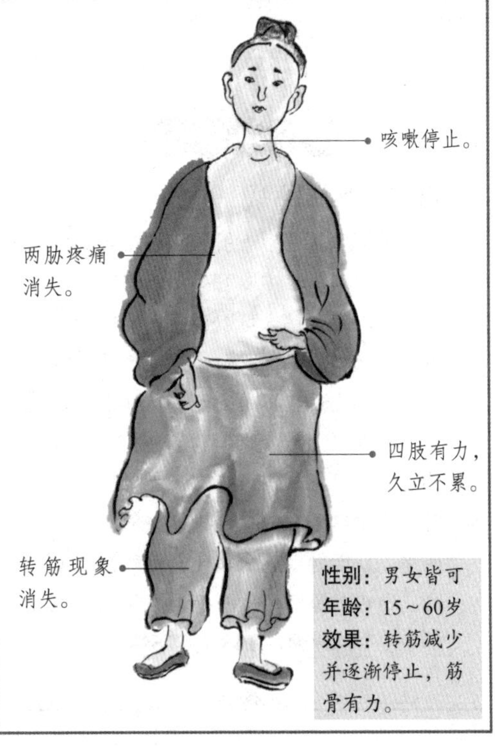

性别： 男女皆可
年龄： 15~60岁
效果： 转筋减少并逐渐停止，筋骨有力。

橘皮通气汤 【行气止痛方】

主治筋实极而导致的咳嗽，牵引两胁下缩痛，痛得不能转侧。

橘皮四两，白术、石膏各五两，细辛、当归、桂心、茯苓各二两，香豉一升。

以上八味药切碎，用九升水煎煮，取汁三升，去渣，分三次服下。

丹参煮散 【活血舒筋方】

主治筋实极，症状为两脚下满痛，不能远行，脚心如筋被割断一样痛不可忍。

丹参三两，川芎、杜仲、续断、地骨皮各二两，当归、通草、干地黄、麦门冬、升麻、禹余粮、麻黄各一两十八铢，牛膝二两六铢，生姜、牡蛎各二两，甘草、桂心各一两六铢。

以上十七味药切捣并过筛后制成粗散，每次取二方寸匕用布袋盛贮，用二升井花水煎煮，取汁一升，一次服完，每天两次。

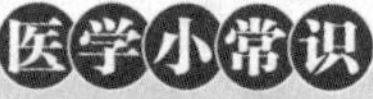

医学小常识

肝病无显著症状

肝脏很容易患上肝炎、肝癌或是肝硬化等疾病。其中以肝癌最为严重。一旦患上肝癌，病人可以说是九死一生，而且病情发作快，死亡也很快。然而肝病的可怕之处，正是在于病人并没有非常显著的症状。患者可能会腹胀、胸闷、食欲降低、伤风感冒、发烧、呕吐等，但平常人一般不会把这些现象当一回事，从而导致病情恶化，最后甚至丧命。这也就是医生称肝病为“最大的隐形杀手”的原因，所以不可不慎。

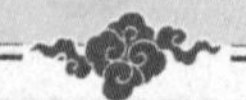

地黄煎 【清热止痉方】

主治筋实极，症状为手脚指甲或青或黄或黑、四肢筋急、烦闷等。

生地黄汁三升，生葛汁、生玄参汁各一升，大黄、升麻各二两，栀子仁、麻黄、犀角各三两，石膏五两，芍药四两。

以上十味药中后七味分别切碎，用七升水煎煮，取汁二升，去渣，加入地黄汁煎一两沸，放入生葛汁、生玄参汁等再煎，取汁三升，分三次服，每天两次。

五加酒 【祛风通痹方】

主治筋虚极及筋痹，症状为好悲思、面色苍白、四肢嘘吸、脚手拘挛、伸动缩急、腹中转痛等。

五加皮一斤，枳刺二升，大麻仁三升，猪椒根皮、丹参各八两，桂心、当归、甘草各三两，天雄、秦椒、白鲜、通草各四两，干姜五两，薏苡仁半升，川芎五两。

以上十五味药分别切碎，放入绢袋中，用四斗清酒浸泡，春夏两季四天，秋冬两季六至七天，初服六七合，可逐渐加量，以痊愈为度。

人参酒 【活血舒筋方】

主治筋虚极而导致的筋不能转，十指皆痛，屡屡转筋，或交接过度，或病未恢复而交接，伤气筋绝而致的舌卷唇青，牵引卵缩，小腿筋脉疼急，腹中绞痛，或大便欲绝，不能饮食。

人参、防风、茯苓、细辛、秦椒、黄芪、当归、牛膝、桔梗各一两半，干地黄、丹参、薯蓣、钟乳、矾石各三两，山茱萸、川芎各二两，白术、麻黄各二两半，大枣三十枚，五加皮一升，生姜、乌麻各二升。

以上二十二味药除钟乳外分别切碎，另

外用小袋子盛好钟乳，放入二斗半清酒中浸泡五宿，去渣取清，每次温服三合，每天两次。如果服后不愈，依患者病情适量增减。

治疗筋断绝的方子：将熬制的蟹脑及足髓放入疮中，筋就能续接。

治疗劳冷气逆，腰髋冷痹，脚屈伸难：灸阳跷一百壮。在外踝下容爪。

治疗腰背不灵便，转筋急痹，筋挛：灸第二十一椎，有多少岁灸多少壮。

治疗转筋，十趾筋挛急不能屈伸：灸脚外踝骨上七壮。

治疗遗精筋挛，阴缩入腹，相引痛：灸中封五十壮。穴在内踝前筋下凹陷处。

治疗遗精筋挛，阴缩入腹，相引痛：灸下满各五十壮。老人加灸，小儿壮数与年龄相同。

这两个穴位，喉肿厥逆，五脏所苦，鼓胀，都能主治。

治疗转筋，胫骨痛不可忍：灸屈膝下侧横筋上三壮。

治疗腹胀转筋：灸脐上一寸处二十壮。

坚症积聚第五

病有积有聚，怎样来区别它们呢？回答说：积，是阴气积；聚，是阳气聚，所以阴气下沉而隐伏，阳气上浮而发动。阴气所积称为积，阳气所聚称为聚，因此，积是由五脏生成的，聚是由六腑生成的。积的是阴气，它在开始时有固定的地方，它作痛从不会离开经脉的分属部位，上下有始有终，左右有穷有尽。聚的是阳气，它在开始时就没有根本，上下没有留止，作痛没有固定的地方，因此，就是通过这些来分辨病的

中医词语锦囊

平肝熄风：平息肝风内扰的过度活性情形；病程表现有全身痉挛、震颤等。

肝脾不和：即肝、脾两脏功能失调。

肝气郁结：肝有舒泄的功能，喜升发舒畅，如果因为情绪不佳、恼怒伤肝，就会引起肝郁结的病症。其主要表现为两胁胀满疼痛、胸闷不适，或恶心呕吐、食欲不振、腹痛腹泻、胁痛常随情绪变化而增减等。而月经不调、神经官能症、消化不良等病症也常和肝气郁结有关。

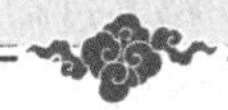

积与聚。

经络感受病邪后，病邪进入了肠胃，于是五脏生积聚之气，发作腹满肿块一类病，伏梁、息贲、肥气、痞气、奔豚就属于这类疾病。积聚从开始生成，到病最终形成，是怎么回事呢？答：积的开始生成，是从感受寒邪开始的，厥气上逆而生成积。肠中容易患积病的人，怎样来诊断呢？回答：皮肤薄而没有光泽，皮肉不坚实而柔弱，像这样的人肠胃就会被恶邪中伤即伤恶，伤恶则会邪气滞留积聚，于是形成肠胃之积。如果寒温不紧接侵袭，邪气会稍有缓和，但等到邪气蓄积留止，大聚于是就生成了。发病时身体、腰、髀、股、胻都发肿，绕脐四周疼痛，这是什么病呢？回答：是伏梁病。这种病的风根，不能随便乱动，一动就会成为水溺涩病。小腹盛满，左右上下都有风根的，就是患有伏梁病。在肠胃外面裹有脓血的，不可医治了，如果硬要医治，每次治疗都有可能致死。此病下行会因其为阴而必下脓

血，上行逼迫胃管穿出膈，在胃管内两侧生为痈肿，这是慢性病，难以治疗。在脐上的为逆，不要妄动企图祛除，病气渗出大肠而依附在肓上，肓的原穴在脐下，所以绕脐四周会疼痛。

三台丸 【理气消积方】

主治五脏寒热积聚而致的腹中胀满，肠鸣而嗳气，饮食不能充养肌肤，严重的呕逆。

大黄、前胡各二两，硝石、葶苈、杏仁各一升，厚朴、附子、细辛、半夏各一两，茯苓半两。

以上十味药切捣并过筛取末，用蜜调和，反复捣研，制成梧桐子大小的丸，每次饭后服下五丸。如果因伤寒而生的寒疟已经痊愈，想让它不再复发，可饭后进服五丸，痰多的人服十丸。经常服用可使人大小便调和，肌肉丰满。如果服后不愈，可逐渐加量至十丸，以痊愈为度。

中医词语锦囊

疏肝理气：是疏散肝气郁结的方法。

肝血虚：也称肝血不足，指肝脏血不足的症候。血虚或肝阴（指肝脏的阴血和肝脏的阴液）虚时都可能造成这种症状。表现为虚烦失眠、多梦易惊恐、月经不调等。

肝阳上亢：由于肾阴（肾脏的阴液）不能滋养肝脏，或肝阴（肝脏的阴血和肝脏的阴液）不足而使肝阳（肝的阳气）升动太过，则肝脏偏旺而上亢。症状有头晕、头痛、面赤、眼花、耳鸣、口苦、舌红、便秘等。多见于高血压、动脉硬化等疾病。

乌头丸 【散寒消瘕方】

主治男女感受寒冷之邪而致的腹内积聚、邪气往来、厥逆冲心、心痛痹闷、吐下不止以及女子产后瘦弱等。

乌头十五枚，吴茱萸、蜀椒、干姜、桂心各二两半，前胡、细辛、人参、川芎、白术各一两六铢，皂荚、紫菀、白薇、芍药各十八铢，干地黄一两半。

以上十五味药研制成细末，用蜜调和，制成梧桐子大小的丸，每次用酒送服下十丸，每天三次。如果服后不愈，可逐渐加量，以痊愈为度。

治疗心腹疝瘕，胁下及小腹满，坚痛有积，寒气入腹导致的腹中发冷，发病严重的上逆抢心、气满、吃饭易呕，可用下面的药方：

大黄、茯苓各一两半，吴茱萸、桂心、黄芩、细辛、人参、蜀椒、干姜各一两六铢，牡丹、甘草、川芎、苁蓉、䗪虫各十八铢，芍药、防葵、蚯虫、厚朴、半夏各一两，男发灰半两。

以上二十味药研制成末，做成蜜丸。每次进服如梧桐子大小的五丸，一日两次，以后药量逐渐增加。

恒山丸

主治胁下邪气积聚而致的时冷时热，如同温疟的症状。

恒山、蜀漆、白薇、桂心、鮀甲、白术、附子、鳖甲、䗪虫、贝齿各一两半，蜚虻六铢。

将以上十一味药研制成细末，用蜜调和，制成梧桐子大小的丸，每次用米汁服下五丸，每天三次。

神明度命丸 【泄热通便方】

主治长期腹内积聚而致的大小便不通、气上冲心、腹中胀满、妨害饮食等。

大黄、芍药各二两。

将以上两味药研制成细末，用蜜调和，制成梧桐子大小的丸，每次服四丸，每天三次。如果服后不愈，可逐渐加量至六七丸，以痊愈为度。

治疗万病积聚的药方：在七八月份收集蒺藜子，不限多少，用水煮到熟，取渣晒干，捣筛后制成蜜丸。每次用酒送服如梧桐子大小的七丸，以痊愈为准。并将药汁煎成饴糖状服下。

陷胸汤 【通下消积方】

主治胸中心下癖结坚积、饮食不消化等。

大黄、栝楼实、黄连各二两，甘遂一两。

以上四味药分别切碎，用五升水煎煮，取汁二升五合，分三次服下。

太一神明陷冰丸 【辟移解毒方】

主治客忤中恶，邪气鬼注，症状为胸中结气，咽喉闭塞，如有东西上下移动，绕脐上下酸痛，按之挑手，心中愠怒如有虫，毒注传染全家等。

雄黄、丹砂、礜石、当归、大黄各二两，巴豆一两，芫青五枚，桂心三两，真珠、附子各一两半，蜈蚣一枚，乌头八枚，犀角、鬼臼、射罔、藜芦各一两，麝香、牛黄、人参各半两，杏仁四十枚，蜥蜴一枚，斑蝥七枚，樗鸡、地胆各二十一枚。

将以上二十四味药研制成细末，用蜜调和，反复捣研，制成小豆大小的丸，每次饭前服下两丸，每天两次。能破积聚，辟除邪恶毒气。如果服后不愈，可逐渐加量，以痊愈为度。将药丸随身佩戴或置门户之上，可辟除恶毒邪气。

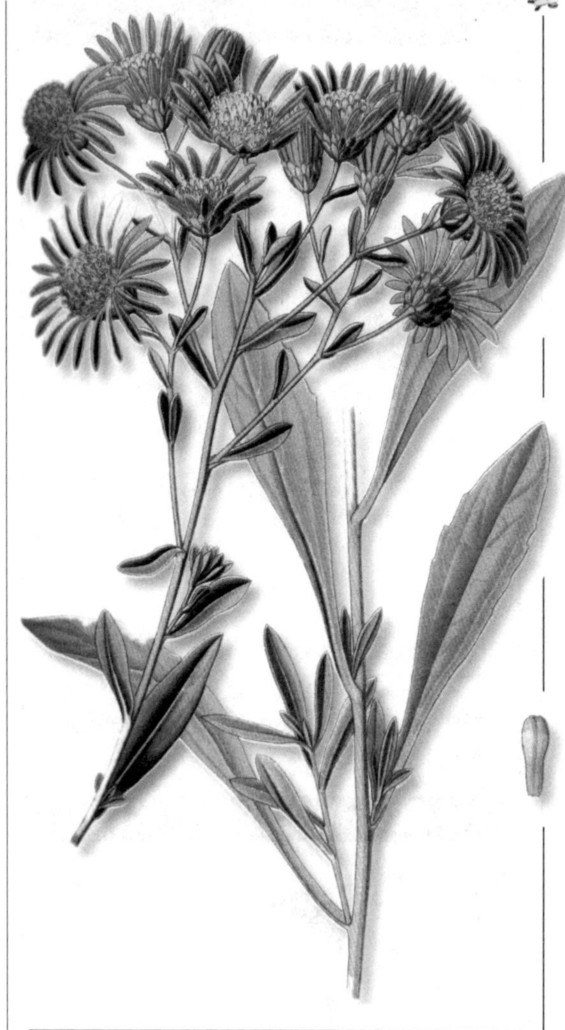

紫菀

其根味苦，温，无毒。主治咳嗽气喘，胸中寒热结气。能去腹中寄生虫，双足萎弱无力，可安五脏，止哮喘、五劳体虚。

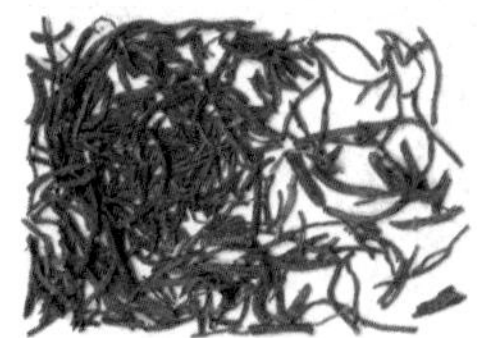

紫菀花〔主治〕咳嗽气喘，胸中寒热结气。能去腹内寄生虫及双足萎弱无力，安五脏。疗咳嗽吐脓血，止哮喘、惊悸、五劳体虚，补中气不足。

祛痰消积方

小狼毒丸 主治胸胁或心腹坚癖。

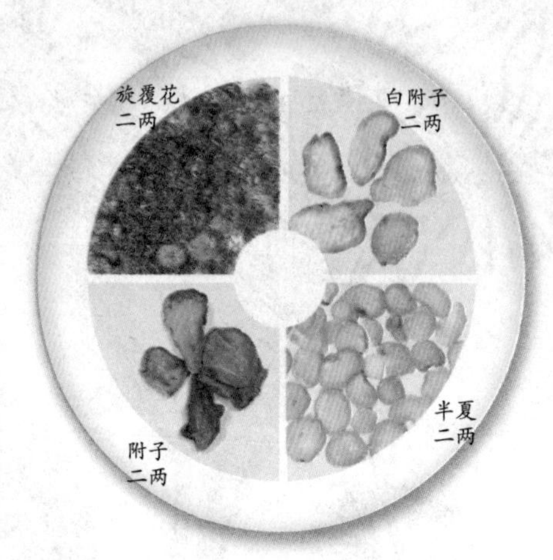

注：另有狼毒三两，蔄茹二两。

以上六味药研制成细末，用蜜调和，反复捣研，制成梧桐子大小的丸，每次用汤液之类送服三丸，可逐渐加量至十丸，每天三次。

服小狼毒丸后疗效

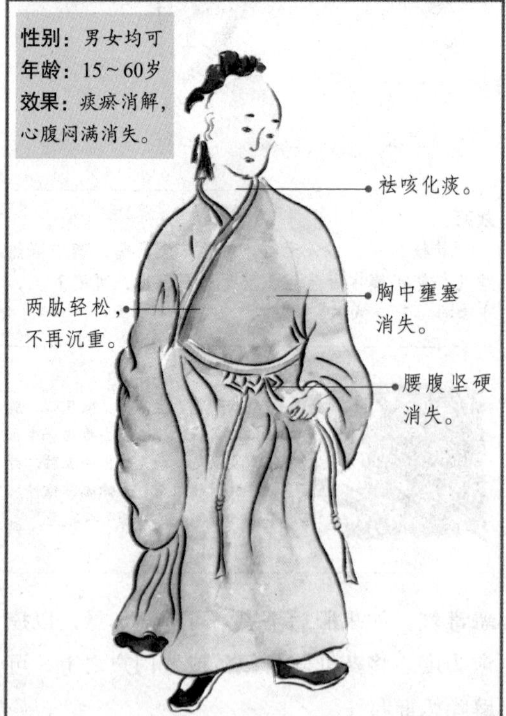

性别：男女均可
年龄：15～60岁
效果：痰瘀消解，心腹闷满消失。
祛咳化痰。
两胁轻松，不再沉重。
胸中壅塞消失。
腰腹坚硬消失。

蜥蜴丸

主治症瘕结实、水肿及飞尸、遁尸、寒尸、丧尸、尸注、骨肉相注，或邪气恶毒、鬼忤蛊毒而导致的噩梦不断，或流饮结积，或虎狼、疯犬咬伤，或鸩毒伤入五脏以及女子邪气鬼忤等。

蜥蜴二枚，蜈蚣二枚，地胆五十枚，䗪虫三十枚，杏仁三十枚，蜣螂十四枚，虻虫三十枚，朴硝一两十八铢，泽漆、桃奴、犀角、鬼督邮、桑赤鸡各十八铢，芍药、虎骨各一两半，甘草一两，巴豆一两十八铢，款冬花十八铢，甘遂一两六铢，干姜一两。

将以上二十味药研制成细末，巴豆、杏仁另研如膏，用蜜调和，反复捣研，制成麻子大小的丸，饭前服三丸，每天一次。

大五明狼毒丸【祛痰消积方】

主治胸胁或心腹坚癖。

狼毒、干地黄各四两，附子、大黄、苁蓉、人参、当归各一两，半夏二两，干姜、桂心各一两半，细辛、五味子、蜀椒、蔄茹各一两，芫花、莽草、厚朴、防己、旋覆花各半两，巴豆二十四枚，杏仁三十枚。

以上二十一味药研制成细末，用蜜调和，制成梧桐子大小的丸，每次用汤液之类送服两丸，白天两次，夜间一次。

小狼毒丸 【祛痰消积方】

主治胸胁或心腹坚癖。

狼毒三两，旋覆花二两，附子、半夏、白附子、蔄茹各二两。

以上六味药研制成细末，用蜜调和，反复捣研，制成梧桐子大小的丸，每次用汤液之类送服三丸，可逐渐加量至十丸，每天三次。

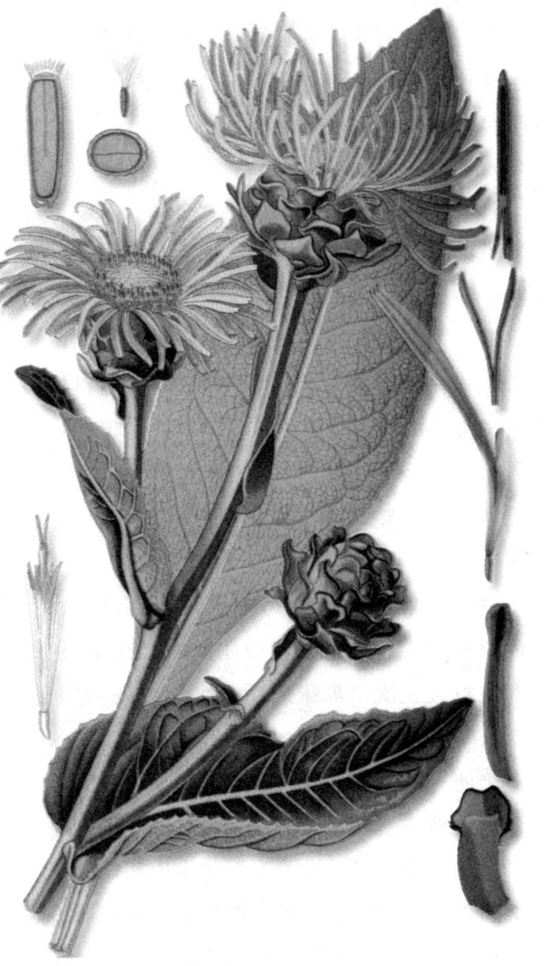

旋覆花

味咸，温，小毒。主治结气胁下满，惊悸，除水，去五脏间寒热，补中下气。消胸上痰结，唾如胶漆；膀胱留饮，风气湿痹。

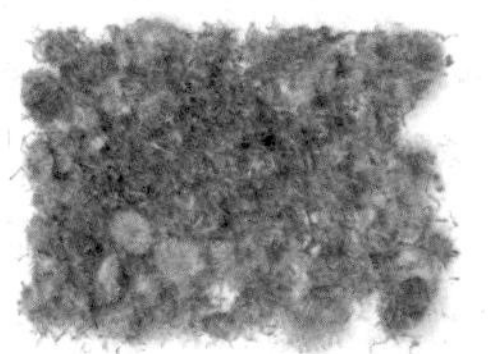

花〔主治〕结气胁下满，惊悸，除水，去五脏间寒热，补中下气。

狼毒丸 【逐水消积方】

主治坚癖。

狼毒五两，半夏、杏仁各三两，桂心四两，附子、蜀椒、细辛各二两。

以上七味药研制成细末，另将杏仁捣熟，用蜜调和，制成大豆大小的丸，每次用汤液之类送服两丸。

甘遂汤 【逐水消积方】

主治暴坚久痞，腹部坚满。

甘遂、黄芩、芒硝、桂心、细辛各一两，大黄三两。

以上六味药分别切碎，用八升水煎煮，取汁二升半，分三次服。

野葛膏 【外用消症方】

主治暴症。

野葛一尺，当归、附子、雄黄、细辛各一两，乌头二两，巴豆一百枚，蜀椒半两。

以上八味药分别切碎，用大醋适量浸泡一宿，次日早晨用二升猪膏煎熬，煎至附子颜色发黄，去渣，加入雄黄粉搅至凝结成膏，涂在布上，外贴患处，再把油敷布上，然后铺十层纸，将熨斗盛火放在上面，让药物保持常温，白天三次，夜间两次，每次熨到膏干效果最好。

硝石大丸 【活血消症方】

主治各种症瘕、女子带下以及绝产无子。

硝石六两，大黄八两，人参、甘草各二两。

将以上四味药研制为细末，先取大黄放入铜器中，倒入三升三年苦酒，并立上一根竹筷，每一升作一刻度，三升共作三刻度，把铜器搁在火上，先放入大黄，不停搅拌，使酒微沸耗尽一刻度，然后放入其他药，再耗尽一刻度苦酒，还剩下一刻度的药及酒，用极微小的火熬后制成鸡蛋黄大小的药丸。每次服二至四丸，每天一次。如果病人瘦弱可少吃，体强的人不用每天吃，二十天服五次，服药半天后会泻下。如果是妇女，所泻下的或如鸡肝，或如正赤黑、米汁，或有一

活血消瘕方

土瓜丸 主治各种内脏寒气积聚。

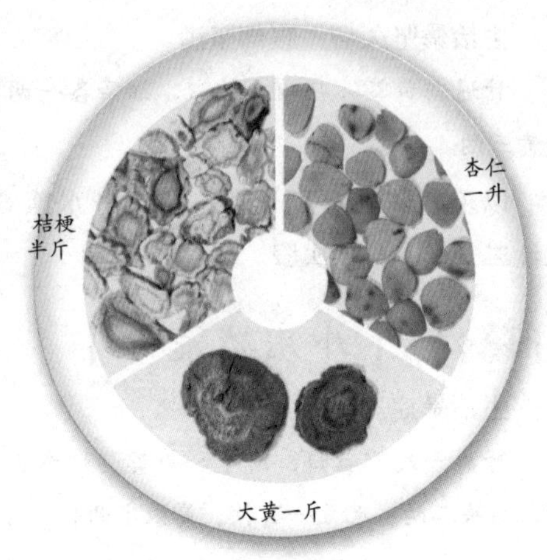

注：另有土瓜根半斤。

将以上四味药研制为细末，用蜜调和，制成梧桐子大小的丸，空腹用汤液之类服下三丸，每天三次。如果服后不愈，可逐渐加量，以痊愈为度。

服土瓜丸后疗效

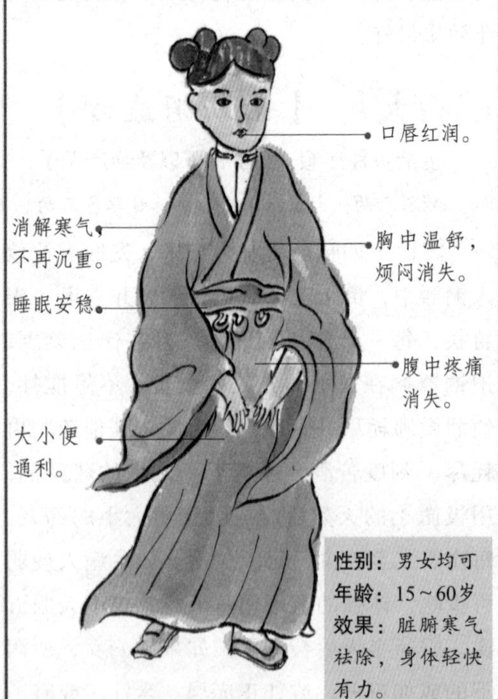
口唇红润。
消解寒气
不再沉重。
胸中温舒，
烦闷消失。
睡眠安稳
腹中疼痛
消失。
大小便
通利。
性别：男女均可
年龄：15～60岁
效果：脏腑寒气祛除，身体轻快有力。

升或有三升。泻下后应避风冷，吃一杯热粥，然后像产妇那样调养自己，六个月以后就能怀孕，忌吃生鱼、猪肉、辛菜。

土瓜丸 【活血消瘕方】

主治各种内脏寒气积聚，烦满，喜热饮，或吃了生东西，及水中虫卵进入腹中生成虫蛇鱼鳖，留饮宿食；或女子产瘕，带下百病，产乳胞中余疾，绝伤堕落，寒热交结，唇口焦黑，身体消瘦，嗜睡少食，多梦，腿里热，心腹中急结，痛引阴中，大小便失调等。

土瓜根、桔梗各半升，大黄一斤，杏仁一升。

将以上四味药研制为细末，用蜜调和，制成梧桐子大小的丸，空腹用汤液之类服下三丸，每天三次。如果服后不愈，可逐渐加量，以痊愈为度。

治所有的饮食不消化的药方：取吃剩下的食物烧成末，用酒送服方寸匕，大便后或吐后宿食即消。有吃桃子不消化生成疾病的，如果因当时没有桃子，就在树间找槁桃烧服，当时呕吐，病就能消除，效果极佳。

治突然饮食不消化，将形成症积的药方：把艾汁煎成饴糖状，取半升，服后便刺喉催吐，去宿食很神验。

治疗各种饮食瘀实不消化，心腹坚痛的药方：用三升，煮白盐一升，分三次服下。后便刺喉催吐，还可治暴症。

治疗坚症，心下有大如杯子的硬物，不能吃饭，吃了就会腹满，心腹绞痛的药方：

葶苈子、大黄各二两，泽漆四两。

以上三味药研制成末，另将葶苈研成药膏，放入其余两味捣五百杵。加入蜜糖再捣千杵，每次进服如梧桐子大小五丸，没有感觉则稍加，一日三次。

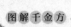

患有症结病以及爪病的，在脐部的上下左右如有爪形或日月形状的东西，或在左右胁下、心口下有盒子大小的像鳖一样的东西，而且还有手有脚。治疗的方法是：先针刺它的脚，再用花椒熨。取一个一斗的新盆，在盆底钻一百二十个孔，孔上铺三合花椒，上面铺一层纸，纸上铺冷灰一升，灰上铺热灰半升，上面放一斤刚炭火。经过一顿饭工夫，盆底热透后，即放在患处。在安放以前放置一层毡，火盆太热可再加一层。如果火过热，加至三层可暂歇，含一口冷水，喷在火上减弱二分左右即可停止。以后三天不熨，等到七天一定痊愈，然后吃美食来滋补。如果稍有不愈，做露宿丸吃下，药方在第十六卷中。

治腹中积症的药方：取葶苈子一升炒制，用五升酒浸泡七天，每次饮酒三合，一日三次。

治食蛇不消所致蛇症，用大黄汤：

大黄、茯苓各半两，乌贼骨二枚，皂荚（如猪牙者）六枚，甘草（如指大的）一尺，芒硝（如鸡蛋大）一枚。

以上六味药分别切细，加六升水煮三沸，去渣后放入芒硝，调节药的冷热，一次服完。十天一剂，制法与前面一样。若要服药晚上不能吃饭，来日早上服下，病根即可祛除。

治鳖症，腹部有如盘大的坚硬肿起，不能睡卧的药方：取蓼蓝一斤捣碎，加水三升，绞取汁水，服一升，一日两次。

治蛟龙病，隋文帝开皇六年三月八日，有人吃芹菜得了此病，发作时似癫痫，面色青黄。后来因为吃寒食汤过多，大便及呕吐物中有像蛟龙的寄生虫，有头和尾。从那以后有患此病的，就让其进服寒食汤三斗，非常灵验。

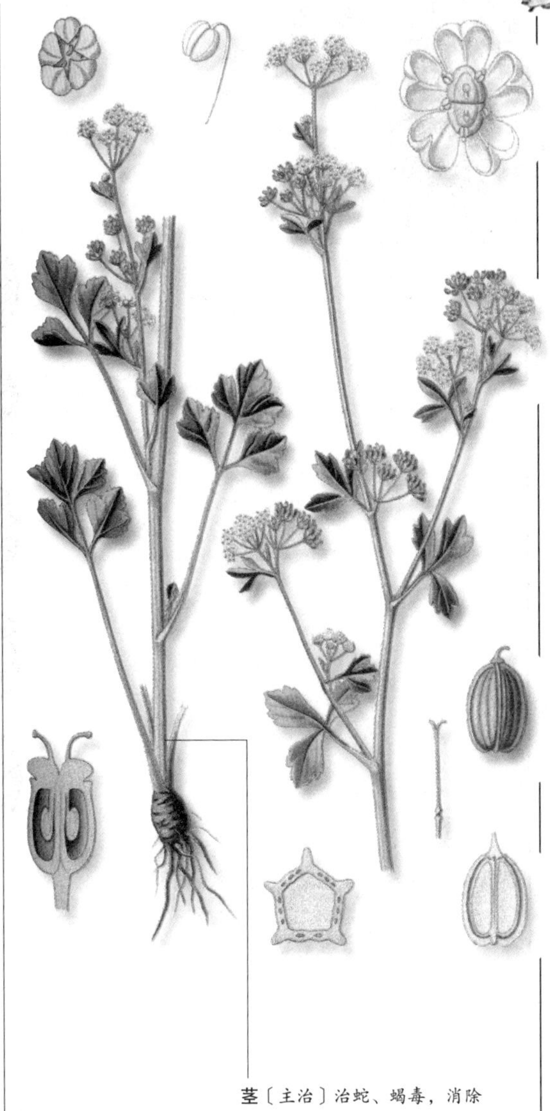

茎〔主治〕治蛇、蝎毒，消除胸腹间的烦闷发热及寒热，及颈淋巴结核病。聚积精气，除下瘀血，止霍乱腹泻。

芹菜

其茎味甘，寒，无毒。捣成汁后，可用来洗马身上的毒疮，同时也可服用。可消除胸腹间的烦闷发热及寒热，及颈淋巴结核病。

图解千金方

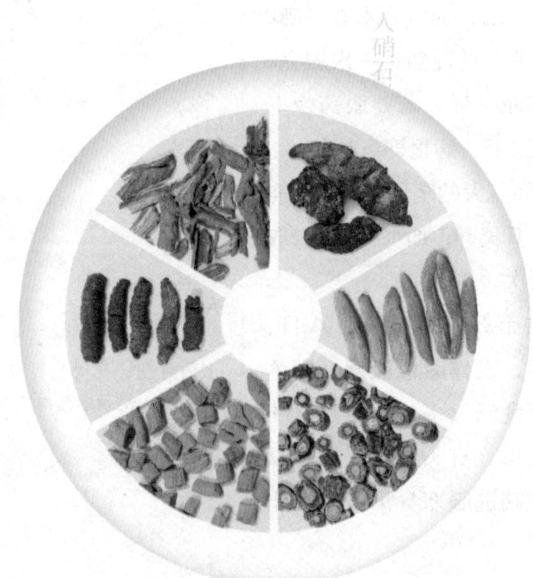

温补肾阳方

卷十二　胆腑

胆腑脉论第一

胆腑，受肝主管，肝合气于胆。胆为中清之腑(《难经》说胆为清净之腑;《甲乙经》说胆为中精之腑)，胆与肝同是主持疏泄的，也称为将军之官，对各脏腑有调节制约的作用。其重三两三铢，长三寸三分，在肝短叶间下，贮藏水精汁二合，能怒能喜，能刚能柔。目下胞肿胀时，其胆就横起来，胆、脑、髓、骨、脉和女子子宫，这六者，是感受地气而生的，都能藏精血，其性属阴，取法于地，所以是藏而不泻，这叫作“奇恒之腑”。胃、大肠、小肠、三焦、膀胱，这五者，是感受天之气而生的，取法于天，所以是泻而不藏，它们受纳五脏浊气，叫作“传化之腑”，是不能把它们的受纳物长时间贮藏，而需输送泻出的。我们所说的五脏，是藏精气(《甲乙经》写作精神)而不泻的，因其精气充满，而不收受水谷，所以不能被充实。至于六腑呢，它的作用，是要把食物消化、吸收，输泻出去，所以虽然常常是充实的，却不能像五脏那样被充满。之所以会这样，是因为食物入口以后，胃里虽充实，肠里却是空空的，到食物下去时，肠中就会充实，而胃里又空了，所以说“实而不满”，“满而不实”。

左手关部脉象阳绝的，是没有胆脉的证象，会发生膝疼的病苦，及口中苦，眯目，多恐惧，常像见到鬼似的害怕，多惊少力。其治疗方法应在足厥阴肝经上取穴，刺足大趾间，或刺三毛足大趾第一节背面皮肤处中。

左手关部脉象阳实的，这是胆实的征象，会发生腹中不安的病苦，及身体飘举不稳；其治疗方法应在足少阳胆经上取穴，刺足上第二趾节后一寸处。

胆腑发生病变的，常常叹息，口中苦涩，呕吐宿汁，心中不安定，多恐惧，像有人要来逮捕他一样。咽喉中像有梗阻，常吐唾液；这种症候的治疗方法可诊察足少阳的起止端，看其脉的陷下处并灸灼，病人患寒热证时应刺阳陵泉。如果病人常呕，有苦汁，长长地叹息，心中不安，多悲伤，多恐惧，像有人将要抓捕他一样，这是邪气在胆，而上逆于胃。因为胆液泻出而口苦，因为胃气上逆而呕苦汁，所以说呕胆，其治疗方法是刺足三里以下穴位。对胃气上逆的病人，可刺足少阳血络，以使其胆闭藏，再调节其虚实邪正之气，以消除其邪气。

患胆胀因寒气内迫，正邪相争，营卫郁滞而导致的病症，病人会胁下痛胀，口苦，

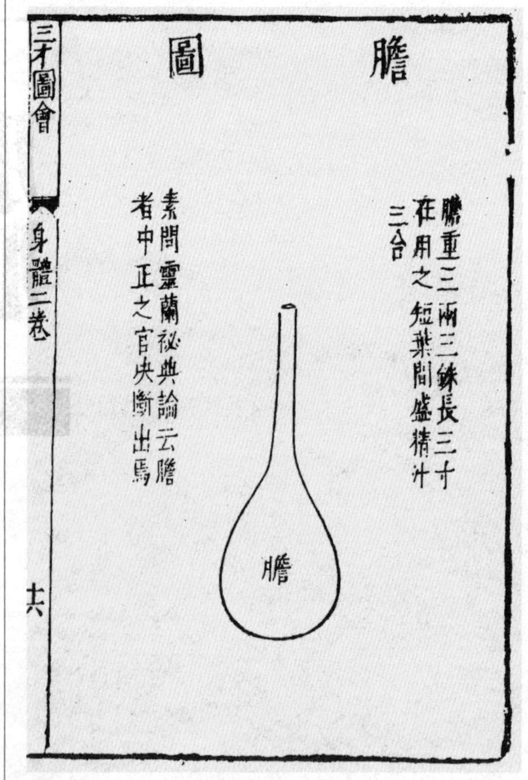

胆图

胆重三两三铢，长三寸，在肝之短叶间，盛精汁。《素问·灵兰秘典论》喻之为中正之官，决断出于此。

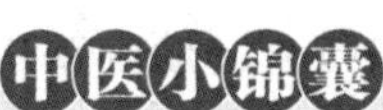

何谓胆

胆为六腑之一，呈囊形。胆囊处于右上腹，肝脏的下缘，附着在肝脏的胆囊窝里，借助胆囊管与胆总管相通。胆的外型呈梨形，长7～9厘米，宽2.2～3.5厘米，容积为30～50毫升，分为底、体、颈三部。胆的底部游离，体部位于肝脏脏面的胆囊床内，颈部呈囊状，结石常嵌于此。胆囊管长2～4厘米，直径约0.3厘米，内部附有螺旋式黏膜，有调节胆汁出入的作用。

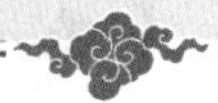

常叹息。

肝脏先受病，则移传邪气到胆腑，不停地咳嗽，就会呕胆汁。

病人气逆行而浸入胆，就会梦见争斗打官司。《甲乙经》说梦见争斗相讼而自剖。

肝与筋相应，指甲厚而颜色黄的人其胆也厚，指甲薄而颜色红的人其胆也薄，指甲坚而颜色青的人其胆急，指甲软薄而颜色红的人其胆缓，指甲直没有卷曲而颜色白的人其胆直，指甲恶乱多损而颜色黑的人其胆纠结。

扁鹊说：足厥阴肝经与足少阳胆经为表里，表清里浊。其发生病变，如果实极，就会被热气所伤，热就惊动精与神，而不能固守，于是卧起不定；如果虚就会被寒气所伤，寒就恐惧，头昏眩，不能独卧。其病发于玄水，病根在胆，病症是先从头面部开始一直肿到足部。其治疗的处方在治水篇中。

胆腑有病时，眉毛就会因胆病而倾折，如果见到病人眉系倾折的症状，病人就会在七天之内死去。

足少阳脉发生病变会引起口苦的病，常常叹息，心胁痛，不能反侧身体，严重者脸上微微发黑，全身不舒服，足背反而发热，这就是阳气上逆。这是主骨所生的疾病，症状有头痛，下颔角痛，外眼角痛，缺盆中肿痛，腋下肿，颈项两侧的瘰疬累累而生成马刀挟瘿的病症，汗出恶寒而颤抖，发疟疾，胸中肋骨及大腿膝外至胫骨上端外踝前及各关节都痛，无名指渐渐麻木，实证者可见人迎部位比寸口的脉大一倍，虚证者人迎部位反而比寸口的脉小。胆腑的经脉、经筋、支脉已全在第十一卷肝脏部中论述。

胆虚实第二

胆实热

左手关部脉象阳实者，这是足少阳胆经阳实的征象，其病症状为腹中气满，吃不下饭，咽喉干，头痛，恶寒，胁痛，名为胆实热证。

半夏千里流水汤

【和冲助清胆安神方】

主治胆腑实热所致的精神不宁。

半夏、宿姜各三两，生地黄五两，酸枣仁五合，黄芩一两，远志、茯苓各二两，秫米一升。

以上八味药分别切碎，先取秫米用五斗长流水煎煮，煎至沸腾如蟹目状，反复搅和并扬汤，澄清，取汁九升煎煮上药，取汁三升半，分三次服下。能清泻实热。

治疗胸中胆病，可灸浊浴穴，病人有多少岁就灸多少壮，穴在夹对胆腧旁行相距五寸处。

胆虚寒

左手关部脉象阳虚者，是足少阳胆经阳虚的征象，其症状是晕眩痿厥，足趾不能摇

养心安神方

酸枣汤 主治虚劳，症状为烦扰不安、胸中气逆、夜不能眠等。

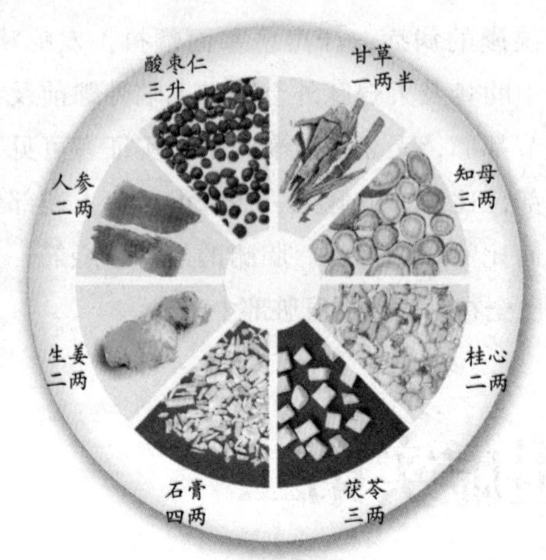

以上八味药分别切碎，先取酸枣仁用一斗水煎煮，取汁七升，去枣仁，放入其他药再煎，取汁三升，分三次服用，每天三次。

服酸枣汤后疗效

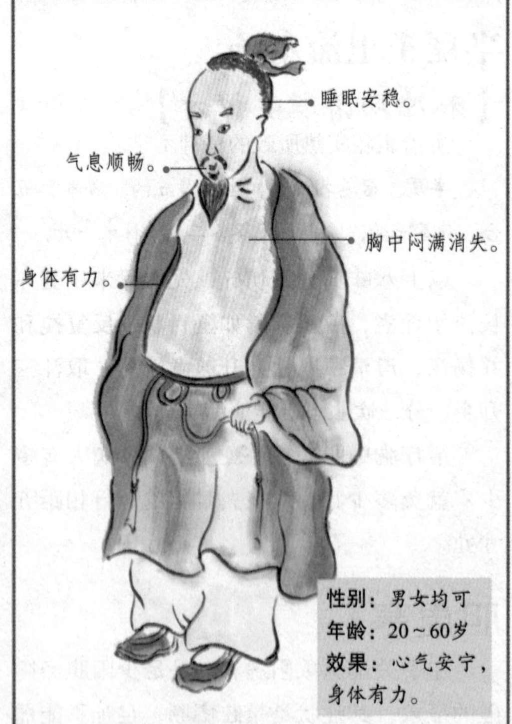

性别：男女均可
年龄：20～60岁
效果：心气安宁，身体有力。

动，足病不能行走，动则跌倒，眼睛发黄，失精，看不清事物，名叫胆虚寒证。

温胆汤【温胆安神方】

主治大病后胆寒而致的虚烦不得入眠等。

半夏、竹茹、枳实各二两，橘皮三两，生姜四两，甘草一两。

将以上六味药分别切碎，用八升水煎煮，取汁二升，分三次服用。

治疗胆虚，可灸三阴交穴各二十壮，穴在内踝上一寸处。

千里流水汤【养心安神方】

主治虚烦不得入眠。

半夏、麦门冬各三两，茯苓四两，酸枣仁二升，甘草、桂心、黄芩、远志、萆薢、人参、生姜各二两，秫米一升。

以上十二味药分别切碎，先取秫米用一斛升长流水煎煮，煎至沸腾如蟹目状，扬汤万遍，澄取清汁一斗，放入其他药再煎，取汁二升半，分三次服用。

治虚劳烦闷，不得入眠的处方：

大枣十四枚，葱白七茎克。

以上两味药以三升水来熬取一升汤药，去掉药渣，一次服完。

治严重下痢后虚劳不得入眠，严重烦乱得快要死掉，用栀子汤方（张仲景说，发汗吐下后虚烦不得入眠，如果严重了必定会翻覆颠倒，心中烦乱，可用栀子汤）主治：

大栀子十四枚，豉七合。

以上两味药中，以四升水先熬栀子，取二升半，加入豉，再熬三沸，去掉药渣，一次服一升，安定下来后就不再服药。若上气呕逆，加橘皮二两，也可加生姜二两。

治烦闷不得入眠的处方：

生地黄、枸杞白皮、麦门冬、甘草、前胡

各五两，茯苓、知母各四两，人参二两，豉、粟米各五合。

以上十味药分别切细，以八升水来熬取三升七合汤药，分三次服用。

治虚劳不得入眠的处方：

酸枣、榆叶各等份。

以上两味药研成粉末，调制成蜜丸，每次服如梧桐子大的十五丸，每天两次。

咽门论第三

咽门，与五脏六腑相应，是神和气的往与来及阴和阳的通与塞的道路。喉咙、胞囊、舌头、津液是调五味的气本，不能不细加研究。咽门是肝胆的外候，其重十两，宽二寸五分，至胃管处总长一尺六寸，其功能是疏通五脏六腑的津液与神气，与十二时辰相应。如果五脏热，咽门就会关闭，气也就堵塞了；如果六腑寒，那么咽门就会裂开，而导致声音嘶哑。用母姜酒来主治。其处方见第六卷。如果是五脏热证，就用使咽门畅通的治法；如果是六腑寒证，就用滋补的治法；寒热调和，自然不会生病了。

髓虚实第四

髓虚的人脑痛不安，髓实的人勇敢强悍。髓的虚与实都受肝胆掌管。如果脏腑有病从髓发生，热则表现于五脏，寒则表现于六腑。

羌活补髓丸【暖肝益气方】

主治髓虚，胆腑中寒而致的头痛不安等。

羌活、川芎、当归各三两，桂心二两，人参四两，枣肉、羊髓、酥各一升，牛髓、大麻仁各二升。

以上十味药中先取前五味捣研成末，加入枣肉、麻仁再捣，使其相互混合，浸渍成为一体，再放入羊髓、牛髓及酥，装入铜钵中，用沸腾两次的开水来熬，熬好后制成梧

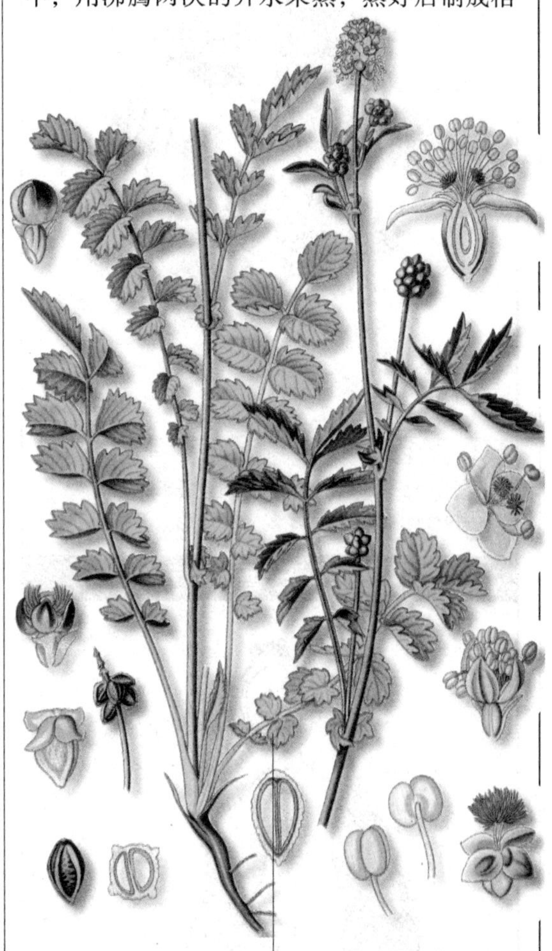

地榆

其根味苦，微寒，无毒。主治妇人乳产，带下五漏，止痛，止汗，除恶肉，疗金疮，止脓血。其叶可做饮代茶，解热效果非常好。

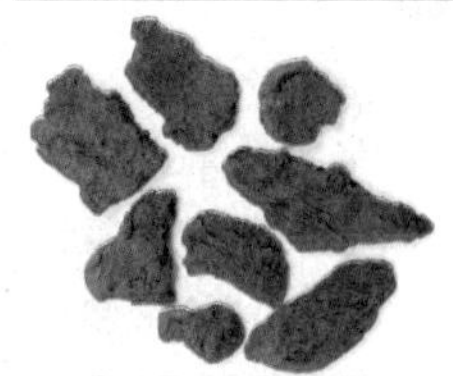

地榆炭〔主治〕妇人乳产，带下五漏，止痛，止汗，止冷热痢、疳积有良效。

温补肾阳方

巴戟天酒 主治虚弱不足而导致的阳痿不举及五劳七伤。

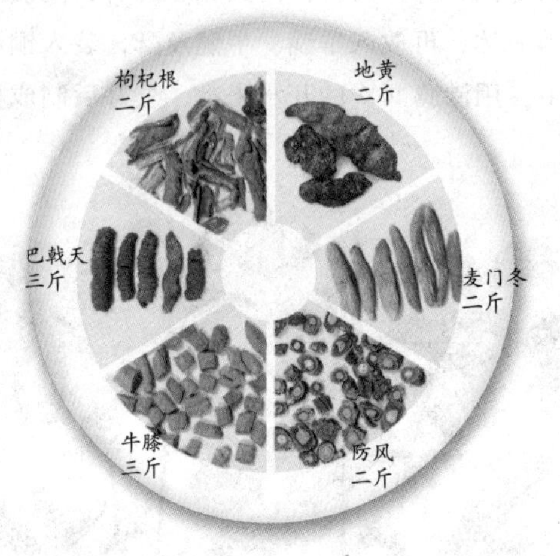

以上六味药全部生用，没有任何一味可以用干的，也要分别切碎，用一石四斗酒浸泡七天，去掉药渣，加温服用。使人饮食消化，又可下气。

服巴戟天酒后疗效

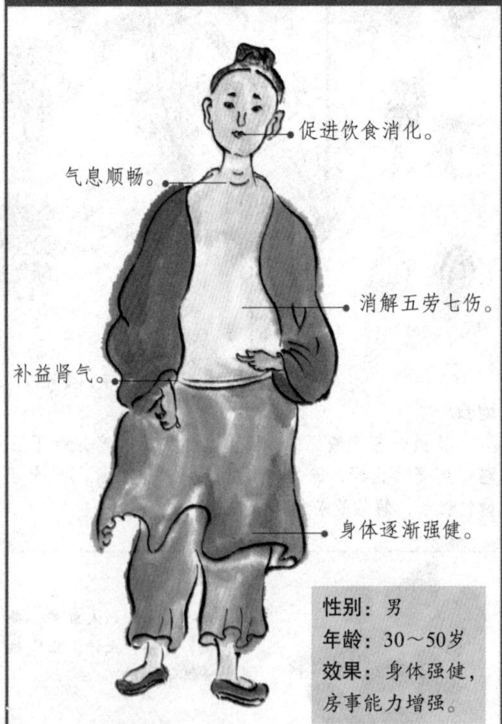

促进饮食消化。
气息顺畅。
消解五劳七伤。
补益肾气。
身体逐渐强健。
性别：男
年龄：30～50岁
效果：身体强健，房事能力增强。

桐子大小的丸，每次用酒送服三十丸，可逐渐加量至四十丸，每天两次。

柴胡发泄汤【清肝泄热方】

主治髓实肝热而致的勇悍惊悸、发热等。

柴胡、升麻、黄芩、细辛、枳实、栀子仁、芒硝各三两，淡竹叶、生地黄各一升，泽泻四两。

以上十味药，用九升水煎煮，取汁三升，去掉药渣，分三次服用。

风虚杂补酒煎第五

五加酒【补肾益精方】

主治虚劳不足等。

五加皮、枸杞根皮各一斗。

以上两味药分别切碎，用一石五斗升水煎煮，取汁七斗，先取四斗浸一斗曲药，其余三斗用以拌饭，按照常法酿酒，酒成后随意饮服。其禁忌与药物禁忌相同，并应注意将息调养。

天门冬大煎【补肾益精方】

主治男子五劳七伤，八风十二痹，伤中六极：一、气极就会发寒痹，腹痛，喘息，惊恐，头痛；二、肺极就会发寒痹，腰痛，心下坚结，有积聚，小便不通畅，手足麻木；三、脉极就会面色苦、青、逆，意识恍惚，气短，如同刚恸哭过的样子，苦于舌僵直，咽喉干，寒热恶风，不能动，不嗜饮食，昏眩，喜怒妄言；四、筋极就会拘挛，小腹坚胀，心痛，膝寒冷，四肢骨节都疼痛；五、骨极就会四肢骨节厥逆，患黄疸、消渴、痈疽，妄发重病，浮肿得如同得了水肿病；六、肉极就会患慢性传染疾病，如被击打后说不了话，严重者死去活来，众多医生都治不了。这都是六极七伤所导致的，不只是房室之害。常出现忧虑积思，喜怒悲欢，又随风湿而结气，咳时呕吐，饮食失调，大小便不通畅，时常泄利重下，溺血，上气，吐下，时冷时热，睡不安稳，小便赤黄，经常做噩梦，梦见与死人一起吃饭及进入坟墓，而魂飞魄散。筋极就会伤肝，肝伤就会导致腰背相牵引，难以俯仰；气极就会伤肺，肺伤就会小便有血，眼睛不明；髓极就会阳痿不举；骨极就会伤肾，肾伤就会短气，不能长久站立，阴疼恶寒，严重者卵缩，阴下生疮湿痒，搔抓后会出汁，这些都是肾病，严重的人多是因为遭受风毒。还有四肢顽痹，手足浮肿，名叫脚弱症，又名脚气病，很多医生都治不了。主治以上病症可全用天门冬大煎。

天门冬（切，捣压取尽其汁）、生地黄（切，捣压取尽其汁）各三斗半，枸杞根三斗（切，洗净，以二石五斗水来熬取一斗三升，澄清），獐骨一具（碎，以一石水来熬取五斗，澄清），酥（炼）、白蜜（炼）各三升。

以上六味药以及几斗汁，在铜器中以微火先熬地黄、天门冬，至汁减半，再合熬取二斗，加入后面的散药，熬取一斗，放入铜器重釜中熬，熬到可以淹掌而能制成丸药的程度。每次在凌晨空腹以酒送服如梧桐子大的二十丸，每日两次，加至五十丸，注意禁生食、冷食、醋、滑食、猪肉、鸡肉、鱼肉、蒜、油、面食等。择一年四季中的王、相日来制药，其制药法与第一卷合和篇所说完全一样。散药如下。

茯苓、柏子仁、桂心、白术、萎蕤、菖蒲、远志、泽泻、薯蓣、人参、石斛、牛膝、杜仲、细辛、独活、枳实、川芎、黄芪、苁蓉、续断、狗脊、萆薢、白芷、巴戟天、五加皮、覆盆子、橘皮、胡麻仁、大豆黄卷、茯神、石南各二两，甘草六两，蜀椒、薏苡仁各一升，阿胶十两，大枣一百枚（熬成膏），鹿角胶五两，蔓荆子三两。

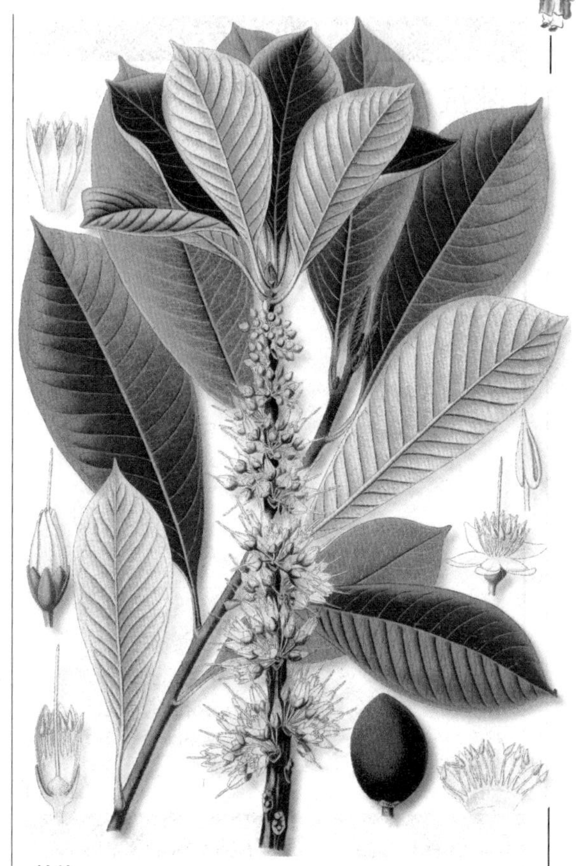

杜仲

其皮味辛，平，无毒。主治腰膝痛，益精气，壮筋骨，强意志。除阴部湿痒，小便淋漓不尽。久服可轻身延年。

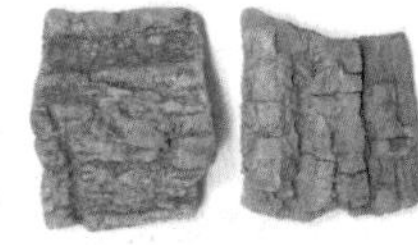

生杜仲 将原药洗净，除掉粗皮，切成宽片晾干。质脆易断，断面连有银白色丝状物。稍有伸缩性，味淡，降血压效果佳。

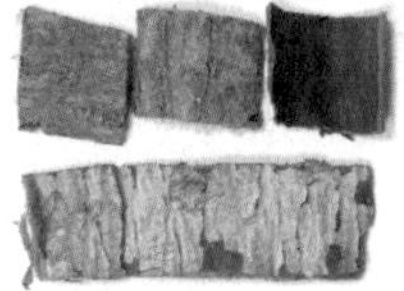

炒杜仲 将生杜仲用盐水淋喷拌匀，待充分吸收，再用文火炒至黄褐色。几无伸缩性，补肾效果佳。

温补肾阳方

陆抗膏 主治虚寒不足、身体枯瘦没有光彩，及各种虚损不足。

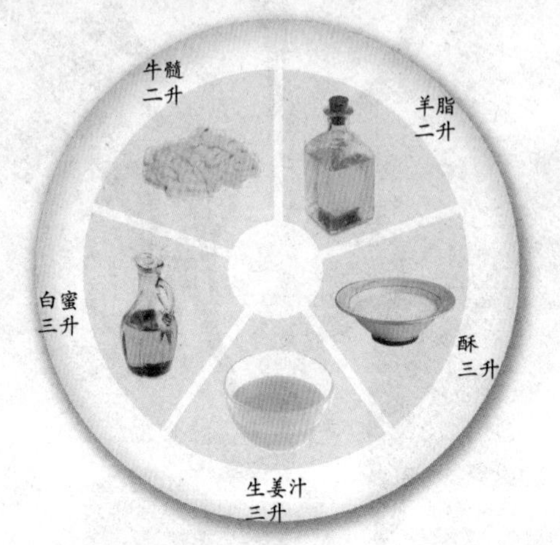

以上五味药中先将酥煎熟，再依次加入姜汁、白蜜、羊脂、牛髓，放在微火上煎熬，煎热后取下，放冷后再煎，反复三次，煎到姜汁水气散尽，搅拌到凝结为膏，每次取适量用温酒服下，随意增减，不限多少。长期服用能使人肥满健壮而发热。

服陆抗膏后疗效

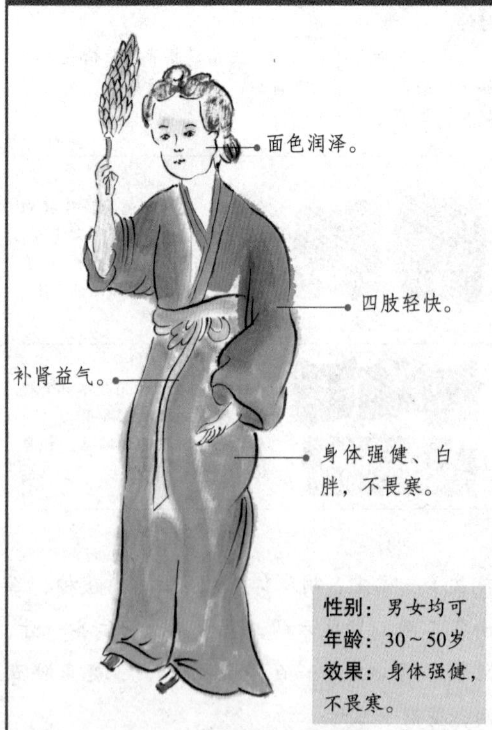

以上药治择捣筛后制成散药，加入前面熬的药中，有牛髓、鹿髓的各加三升，效果更好。小便涩的人，去掉柏子仁，加秦艽二两，干地黄六两；阴痿失精的人，去掉萎蕤，加五味二两；患头风的人，去掉柏子仁，加菊花、防风各二两；小便畅，阴气弱的人，去掉细辛、防风，加山茱萸二两；腹中冷的人，去掉防风，加干姜二两；没有别的疾病，就只依方制药。这一处方里的各药，须在九月下旬采收，立冬日制作来服用，至五月上旬止。若在十二月腊日制的药，经过夏季至七月下旬就停止服用。若要使药经整个夏季而不变质，应当在房屋北面阴处掘洞，地深六尺，填上一层沙，放药在其中，上面加沙覆盖，那么就能经历夏季而不变质了。患过热病的女人可服此药，患过冷病的不能服。

填骨万金煎【补肾益精方】

主治内伤劳损而导致的少气以及寒疝里急、腹中喘逆、腰脊疼痛等。

生地黄三十斤，甘草、阿胶、肉苁蓉各一斤，桑根白皮八两，麦门冬、干地黄各二斤，石斛一斤五两，牛髓三斤，白蜜十斤，清酒四斗，麻子仁三升，大枣一百五十枚，当归十四两，干漆二十两，蜀椒四两，桔梗、五味子、附子各五两，干姜、茯苓、桂心各八两，人参五两。

以上二十三味药中先取桑根白皮、麻子仁、大枣、阿胶放入二斗六升清酒中浸泡，并标记水平，再加一斗四升酒，煎至标记处，绞去药渣，加入蜜、髓、地黄汁，用铜器煎煮，放入其他药末，再煎半天左右，制成弹丸大小的丸，每次用汤液之类送服下一丸，每天三次。如果在夏季因为暑热，怕熬煎后变味的，可用白蜜、地黄汁调和其他药，制成梧桐子大小的丸，每次服十五丸，如果服后不愈，可逐渐加量至三十丸。

治男子风虚劳损以及时气病的处方：

甘草一斤，石斛、防风、苁蓉、山茱萸、茯苓、人参、薯蓣各四两，桂心、牛膝、五味子、菟丝子、巴戟天、川芎各三两（都研为末），生地骨皮（切）一斤，丹参二两，胡麻二升（以二斗水来熬取四升汤药，去掉渣），牛髓三升，生地黄汁、生姜汁各一升，白蜜、生麦门冬汁各三升。

以上二十二味药，先熬地黄、地骨皮、胡麻汁，熬到减半，加入牛髓、蜜、姜、麦门冬等汁，以微火熬剩下的八升，加入各种药散，调和均匀，盛入铜钵中，在开水上熬到可以制作成丸药的程度。每次以酒送服如梧桐子大的三十丸，每日两次，渐加至五十丸。

小鹿骨煎【补肾益精方】

主治体虚瘦弱。

鹿骨一具，枸杞根二升。

以上两味药分别用一斗水煎煮，各取汁五升，去渣澄清，然后在一个容器中混合再煎，取汁五升，分两次服用，每天两次。服后将息调养。

地黄小煎【滋补肾阴方】

主治五劳七伤，症状为羸瘦干枯等。

干地黄末一升，蜜二升，猪脂一斤，胡麻油半斤。

将以上四味药放入铜器中煎熬到可以制作成丸药的程度，然后制成梧桐子大小的丸，每次用汤液之类服下三丸，可逐渐加量至十丸，每天三次。长期服用有显著效果，能使瘦黑的人变得丰满。

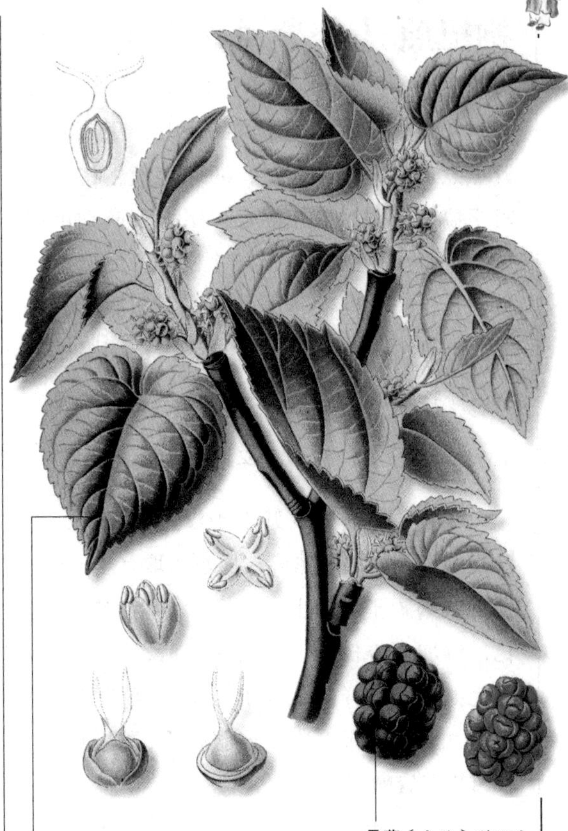

桑葚〔主治〕利五脏关节，通血气。解酒毒。利水气消肿。

叶〔主治〕风热感冒，发热头痛，汗出恶风，咳嗽胸痛或肺燥干咳，咽干口渴，风热及肝阳上扰，目赤肿痛。

桑

桑根白皮味甘，寒，无毒。主治伤中五劳六极，消瘦，脉细弱，补虚益气，去肺中水气，唾血热渴，水肿腹胀，利水道。

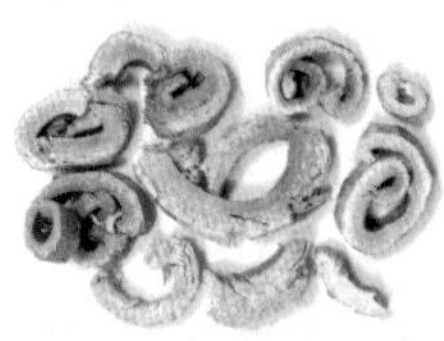

桑白皮〔主治〕治伤中五劳六极，消瘦，脉细弱，可补虚益气，去肺中水气，唾血热渴等。

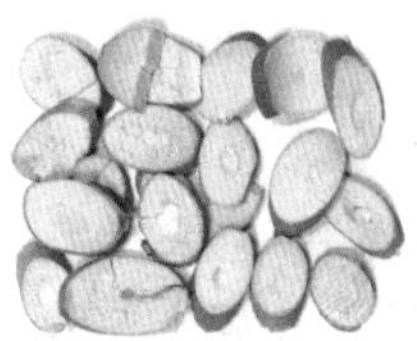

根〔主治〕主除寒热出汗。汁能解蜈蚣毒。除脚气水肿，利大小肠，止霍乱腹痛吐下。治金疮以及小儿口腔溃疡。

枸杞煎【补肾益精方】

主治各种虚损。

九月十日取枸杞子鲜品一升，用清酒六升煎煮五沸，取出研烂，滤取汁液，将药渣晒干捣末，跟汁液相混合，用微火煎到可以成丸，每次用酒送服二方寸匕，可加量至三方寸匕，每天两次，也可制成丸药服用，每次服五十丸。能调理虚弱羸瘦，长期服用可以身体轻健长生不老。

夏姬杏仁方【滋润养颜方】

取杏仁三升放入开水中浸过，去皮、尖及双仁，倒入盆中熟捣，加水研取汁七八升，另将铁锅置于煻火上，取四斤羊脂到锅中磨化，再加入杏仁汁，用温火缓煎，四五天后颜色如黄金一样药就成了，每次服如弹子般大的丸药，每天三次，连服百天，能使人丰腴白皙，容颜渐改。

治枯瘦的处方：将杏仁炒黄，去掉皮、尖，捣碎，每次服如梧桐子那么多，每日三次，能使人皮肤有光泽。没什么禁忌。咳逆上气，喉中百病，心下烦，咽不下食物的人可加茯苓、款冬花、紫菀，效果特别好。生药热用，熟药冷用。喉中有息肉的病人也可以服用。

桃仁煎

桃仁一斤（研为末），胡麻一升（研为末），酥半斤，牛乳五升，地黄十斤（取汁），蜜一斤。

以上六味药合熬如饴，随即服用。

治五劳七伤的处方：

白羊头蹄一具（净治，再以草火烧，使其变成红色，以净药棉急塞其鼻），胡椒、荜拨、干姜各一两，葱白一升，豉二升。

以上七味药，先用水煮白羊头蹄至半熟，随即加入其他药物，熬到极烂，去掉药，冷暖任意而食用。如此每日一具，七日用七具，禁忌生、冷、醋、滑、五辛、陈臭等食物。

治虚劳，滋补的药方：

羊肚一具（切），白术一升。

以上两味药以二斗水来熬取六升汤药，一次服二升，一日服三次。

治羸瘦的膏煎处方：将不沾水的猪肪熬取一升，加入一握葱白，熬成黄色，取出倒入盆中，看上去如同人的肌肤一样，在凌晨空腹服用，服后，盖上温暖的被子睡觉，下午申时吃些白粥，粥不能稀，三日后服补药，补药处方如下：

羊肝一具，羊脊膂肉一条，曲末半斤，枸杞根十斤。

以上四味药，以三斗水来熬枸杞根，取一斗，去掉渣，分别切细羊肝等物，加入汁中熬，加葱、豉、盐如平常做羹法，合熬到看上去如稠糖就可以了，食用七日。

猪肚补虚的药方：

猪肚一具，人参五两，蜀椒一两，干姜二两半，葱白七两，白粱米半升。

以上六味药分别切细，将各种药调和均匀一起放入猪肚中，缝合上，不让它泄气，加四斗水以缓火熬烂，空腹食用，效果特别好。同时加入少量饭。

吐血第六

廪丘说，吐血有三种情况，有的是因为内衄，有的是因为肺疽，有的是因为伤胃。内衄的病人，出血时类似鼻出血，但血不从鼻孔出，而是从心肺间津液出，又回流入胃中，有的像豆羹汁，有的像切割开的凝血块，血凝停在胃里，因此满闷而吐出来，有的吐

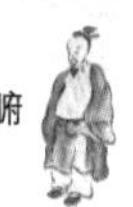

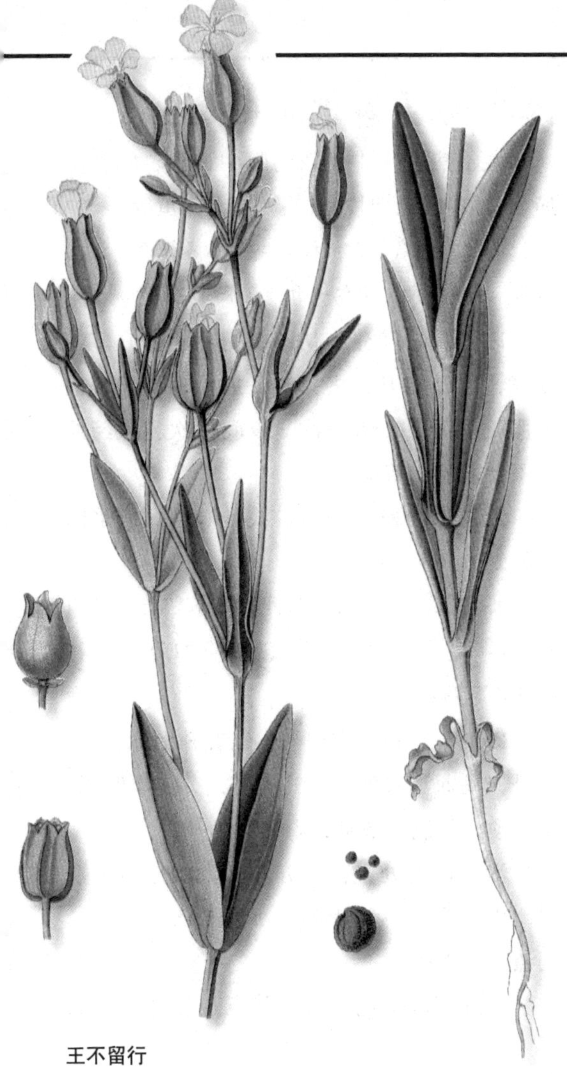

王不留行

味苦，平，无毒。主治金疮止血，逐痛出刺，除风痹内寒。还可治妇人难产，血经不均。久服可轻身、耐老、增寿。

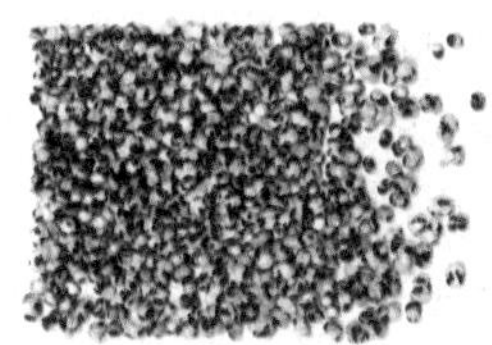

炒王不留行〔主治〕金疮止血，逐痛出刺，除风痹内寒。久服轻身耐老增寿。止心烦鼻衄，痈疽恶疮瘘乳，妇人难产。治风毒，通血脉。游风风疹，妇人血经不匀，发背。下乳汁。

血数斗甚至一石，出现以上症状的就是内衄症，这种病是因为劳倦或饮食超过平常而导致的。患肺疽的病人，有的是饮酒之后满闷呕吐的时候，血随着呕吐而出，有的吐一合半，有的吐一升。伤胃病，则是由于饮食过饱之后，胃中冷而不能消化，不消化就烦闷，而强制性地呕吐出来，食物与气一起向上冲击逼迫，于是胃伤形成裂口，吐出的血颜色鲜红，腹中绞痛，白汗渗出，其脉象紧而数，这是很难治的病。

问道：“患胸胁支满的病，妨碍饮食，病发作时首先闻到腥臊臭，呕出清液，唾血，四肢清冷，眼睛晕眩，经常连续吐血，这种病的名称是什么？其病因又是怎样的呢？”答说：“这种病名叫血枯，是因为年轻时有过大出血，后来又醉后性交，气竭而肝伤，所以使月经衰少甚至不来。治疗时用乌贼骨和蔄茹两种药物，一起制成家雀蛋般大的丸药，在饭后服五丸，用鲍鱼汤送下，可以通利肠中并治伤肝。”

凡是吐血之后，身体觉得绵绵软软，且心中不闷的人就会自己痊愈；如果烦躁，心中闷乱不安，呕吐，坐卧不宁，医生又给他服黄土汤和阿胶散，反而更加闷乱，终于支持不住。像这样发闷的情况，应当用急吐的处方：

瓜蒂三分，杜衡、人参各一分。

以上三味药治择捣筛后制成散药，每次服一钱，无论以水或浆送服都可以，能够送下就行了，瘦弱的人稍微减少用量，服药后会吐出青黄，或吐血一二升，都无害。

黄土汤【温中止血方】

主治吐血、衄血以及嗳气等。

伏龙肝二枚，桂心、干姜、当归、芍药、白芷、甘草、阿胶、川芎各一两，细辛半两，生地黄二两，吴茱萸二升。

以上十二味药分别切碎，用七升酒、三升水煎煮，取汁三升半，去掉药渣，加入阿胶烊化，再煎至三升，分三次服用。

生地黄汤【养心安神方】

主治忧虑易怒、烦闷、呕血、少气、胸中疼痛等。

生地黄一斤，大枣五十枚，阿胶、甘草各三两。

将药切碎，用一斗升水煎煮，取汁四升，分四次服用，白天三次，夜间一次。

坚中汤【温中止血方】

主治虚劳内伤而致的恶寒发热、呕吐气逆、吐血等。

糖三斤，芍药、半夏、生姜、甘草各三两，桂心二两，大枣五十枚。

以上七味药分别切碎，用二斗水煎煮，取汁七升，分七次服用，白天五次，夜间两次。

治噫，止唾血的处方：

石膏四两，厚朴三两，麻黄、生姜、半夏、五味子、杏仁各二两，小麦一升。

以上八味药分别切细，以一斗水来熬麻黄，去掉药渣，澄清取七升，加入其他药一起熬取二升半汤药，分两次服用。

治吐血内崩、气逆、面如土色的处方：

干姜、阿胶、柏叶各二两，艾一把。

以上四味药分别切细，以五升水来熬取一升，加入一升马通汁，熬取一升汤药，一次服完。

治吐血，酒客温疫，被热毒所侵，呕吐，心烦的处方：

蒲黄、栝楼根、犀角、甘草各二两，桑寄生、葛根各三两。

以上六味药分别切细，以七升水来熬取三升汤药，分三次服用。

泽兰汤【温中止痛方】

主治房劳伤中而致的腹中拘急、胸胁挛痛、常欲吐血、时寒时热、小便赤黄等。

泽兰、糖各一斤，桂心、人参各三两，远志二两，生姜五两，麻仁一升，桑根白皮三两。

以上八味药分别切碎，用一斗五升醇酒煎煮，取汁七升，去掉渣，加入糖烊化，饭前服下一升，白天三次，夜间一次。服药期间不要去参加劳动。

治忽然吐血一两口，或是心衄，或是内崩的处方：

蛴螬五枚，牛膝、牡丹、王不留行、麦门冬各二两，干地黄、萆薢、芍药各四两，续断、阿胶各三两。

以上十味药分别切细，以五升生地黄汁、三升赤马通汁来熬取三升汤药，分三次服用。若不愈，再制药数剂，以痊愈为准。

治吐血的处方：将五斤肥大的生地黄捣碎，以一升酒熬到沸腾，沸腾三次后，去掉药渣，一次服完。

治虚劳吐血的处方：将五斤生地黄绞取

中医小锦囊

吐血的疗法

吐血，即血从口中吐出。多因嗜食酒热辛肥、郁怒忧思、劳欲体虚等，致使胃热壅盛，肝郁化火，或心脾气虚，血失统御而成。临证时需要分辨虚实证。实证大多由于热（胃热及肝火）引起，虚证多属于脾气虚弱。患此病者一般以属热居多。治疗时应以清热、泄火、降逆、凉血、止血，或益气摄血为主要方法。忌用升散燥热法，以免血随气火上逆而加重出血。

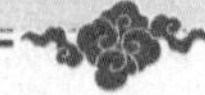

汁，以微火熬三沸，投入一斤白蜜又熬，取三升汤药，每次服半升，每日三次。此方主治各种与胸痛有关的病，长期服用效果较好。

犀角地黄汤【清热凉血方】

主治伤寒或患温病后应发汗而不出汗，体内积血，鼻衄吐血不止，里面大量淤血，面色发黄，大便黑。

犀角一两，生地黄八两，芍药三两，牡丹皮二两。

以上四味药分别切碎，用九升水煎煮，取汁三升，分三次服用。能消散瘀血。如果病人喜怒无常像个疯子，可加大黄二两，黄芩三两；如果病人脉大而迟，腹不满而自己说胀满的，为无热，这是无热的症候，依方即可，无须加减。

治五脏之热结聚，吐血、衄血的处方：

伏龙肝一枚，生竹茹一升，芍药、当归、黄芩、川芎、甘草各二两，生地黄一斤。

以上八味药分别切细，以一斗三升水来熬竹茹，熬到减少三升时，加入其他药，熬取三升汤药，分三次服用。

当归汤【温中止血方】

主治衄血、吐血等。

当归、干姜、芍药、阿胶各二两，黄芩三两。

以上五味药分别切碎，用六升水煎煮，取汁二升，分三次服用。

黄土汤【温中止血方】

主治突然吐血、衄血等。

伏龙肝半升，甘草、白术、阿胶、干姜、黄芩各三两。

以上六味药分别切碎，用一斗水煎煮，取汁三升，去掉药渣，加入阿胶烊化，分三

清热止血方

竹茹汤 主治吐血、汗血及大小便出血等。

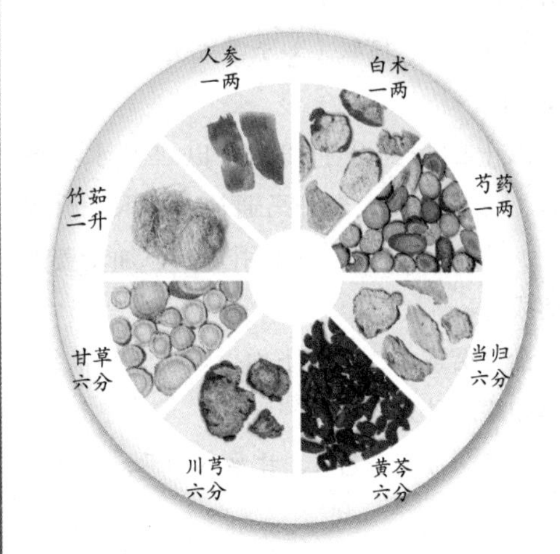

注：另有桂心一两。

以上九味药分别切碎，用一斗水煎煮，取汁三升，分四次服用，白天三次，夜间一次。

服竹茹汤后疗效

性别：男女均可。
年龄：30～70岁。
效果：热毒清解，出血停止。

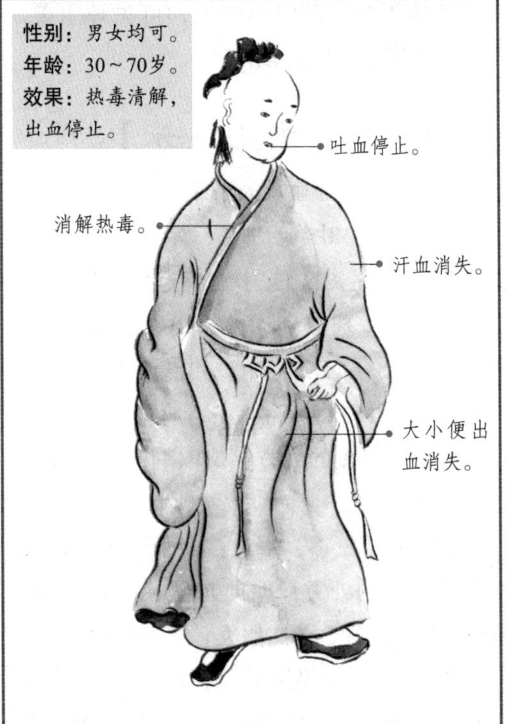

次服用。

治疗上焦热、膈伤、吐血、衄血，或下血数日不止难受得快要死去，都可用下面的处方治疗。

艾叶一升，阿胶（如手掌大），竹茹一升，干姜二两。

以上四味药分别切细，以三升水熬取一升，去渣，加入半升马通汁，熬取一升汤药，一次服完。另一方不用竹茹，加干姜七两而成。

治虚劳崩中，吐血下血，气逆气短欲绝，面黑如漆的处方：

黄芪、芍药、川芎、甘草各四两，生姜一斤。

以上五味药分别切细，以五升酒来浸泡一晚上，第二天早上再以五升水来熬取四升汤药，分四次服用。白天三次夜间一次。以此方治下阴中毒，如以开水浇白雪一样迅疾见效。凡是在夏天不能晚上浸药。酒客劳热，发作痔病下血，肛门热的人，可去掉生姜，用生地黄代替，共服三两剂。

竹茹汤【清热止血方】

主治吐血、汗血及大小便出血等。

竹茹二升，甘草、川芎、黄芩、当归各六分，芍药、白术、人参、桂心各一两。

以上九味药分别切碎，用一斗水煎煮，取汁三升，分四次服用，白天三次，夜间一次。

治九窍出血的处方：捣取荆叶汁，以酒送服二合。

治吐血、蛊毒、痔血，女子腰腹痛，大便后出鲜血的处方：取向东生长的蘘荷根，捣碎绞取二升汁，一次服完，立即痊愈。

各种下血症，先见血后见便，这是远血，宜服黄土汤；先见便后见血，这是近血，宜服赤小豆散。黄土汤见前，张仲景的七味处方即是。

赤小豆散【清热止血方】

赤小豆（炒至裂开）三升，当归三两。

以上两味药切捣并过筛后调制成散药，每次用浆水服下方寸匕，每天三次。主治便血，症状为先见便后见血者。

麦门冬汤【养阴止血方】

主治极度虚弱而下血。

麦门冬、白术各四两，甘草一两，牡蛎、芍药、阿胶各三两，大枣二十枚。

以上七味药分别切碎，用八升水煎煮，取汁二升，分两次服用。

万病丸散第七

圣人的大道，是以慈惠之心来救助万民，他们广泛地求取各种各样的药物，以备意外之需，使得即使在仓促急迫之间也应手而得，所以这里才有万病方。因为这些处方散存在各种经书之中，使想学的人难以寻找利用，所以我收聚摘取其中的重要玄妙方法，来编成这万病丸散一章，希望使用者一翻就可得到所要用的处方。行事万全的君子，居安不忘思危，无事的时候也预先制好药，以备生病时用。

芫花散

治一切风冷痰饮、疟疾，所有医生都不能救治的情况，此方能治。又名登仙酒、三建散，其处方是：

芫花、桔梗、紫菀、大戟、乌头、附子、天雄、白术、荛花、狼毒、五加皮、莽草、王不留

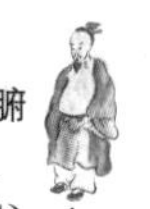

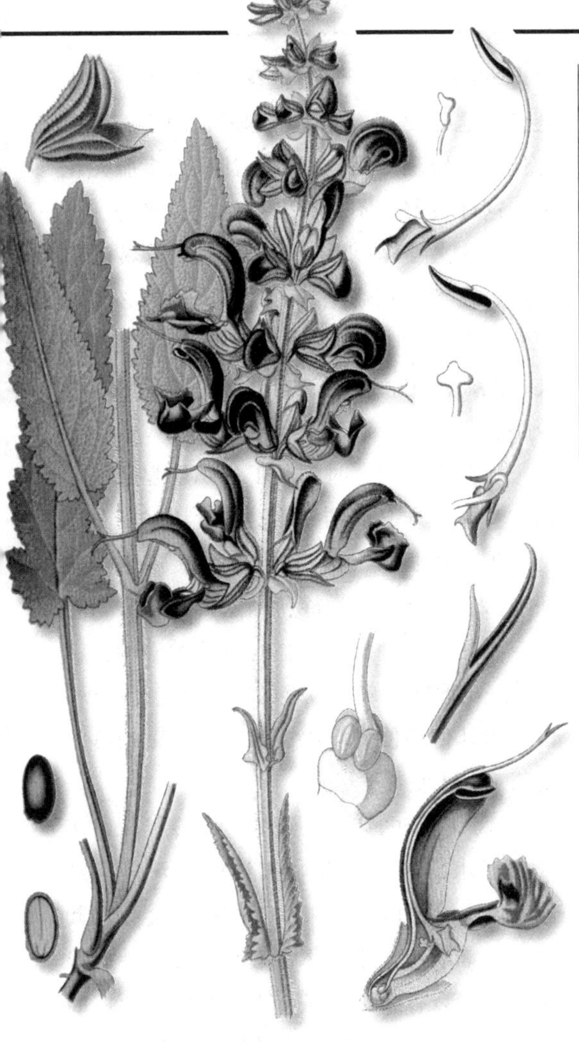

丹参

其根味苦，微寒，无毒。主治心腹邪，肠鸣幽幽如走水，寒热积聚，破症除瘕，止烦满，益气。养血，去心腹痼疾结气，除风邪留热。安生胎，落死胎，调经脉。

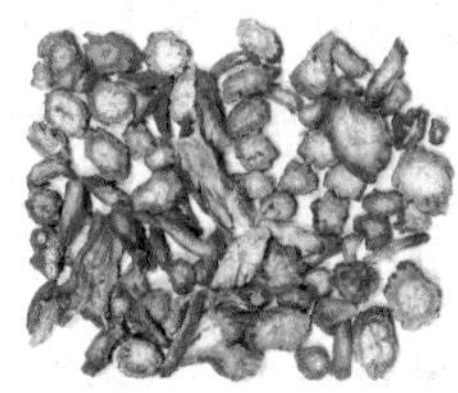

根〔主治〕心腹邪，寒热积聚，破症除瘕，止烦满，益气。养血，去心腹痼疾结气，腰脊强，脚痹，除风邪留热。安生胎，落死胎，止崩中带下，调经脉。

行、栝楼根、栾荆、踯躅、麻黄、白芷、荆芥、茵芋各十分，石斛、车前子、人参、石长生、石南各七分，萆薢、牛膝、蛇床子、菟丝子、狗脊、苁蓉、秦艽各四分，藜芦五分，薯蓣、细辛、当归、薏苡仁、干地黄、川芎、杜仲、厚朴、黄芪、干姜、芍药、山茱萸、桂心、吴茱萸、黄芩、防己、五味子、柏子仁、远志、蜀椒、独活、牡丹、橘皮、通草、柴胡、藁本、菖蒲、茯苓、续断、巴戟天、食茱萸各二分。

以上各味药物全都不研不择不炙不炒，只抖去泥土，捣碎，用粗箩筛过，就取其药末来给人服用。没什么禁忌，猪肉、鸡肉、五辛及生、冷、醋、滑食物可以任意吃，只是不能吃各种豆，因为豆类都会抵除这些药的功效。准备药散三两，糯米三升，细曲末二升，真酒五升。先用三大斗水将米煮成极熟的粥，冬天扬去火气，春天稍凉，夏天完全扬去火气使其特别冷，秋天稍温。接着放入曲末，搅拌，使其均匀渗透；再加入药末，搅拌，使混合均匀；然后倒入真酒，再搅拌，使其散开。盛入没有水的容器中，用一枝干净的竹杖来搅拌，经过一晚上就可以饮用。直接用布盖住，用不着密封。

凡是服药，最好在早晨空腹时，以见效为准。到微微觉得药效发作，流入四肢，头面感觉爽快就可停止用药。按照此方法服用，药物就能被很好吸收；不然必定会大吐泻。

服散药的人先细细地下筛，服方寸匕，和着水、酒、浆而饮，如果没有疗效，可稍稍增加，以见效为准。

服丸药的人细细地下筛，制成如梧桐子大的丸，一次服七丸。只要是服这种药的，制成丸和散都可以，只是不能制成汤药。如果要想以此来滋补身体，就不能吐泻，只能吸收，会很有补益，并能同时驱逐各种病邪，其功效是一流的。但是制成药酒服用比制成丸散更好，既易服，其进入体内后也流通迅速。

如果有病人患病很久，成为积阴宿食、大块久气、癥症积聚等很多痼结，就需要增加用药一两次，使病人吐下，完全泻除恶物

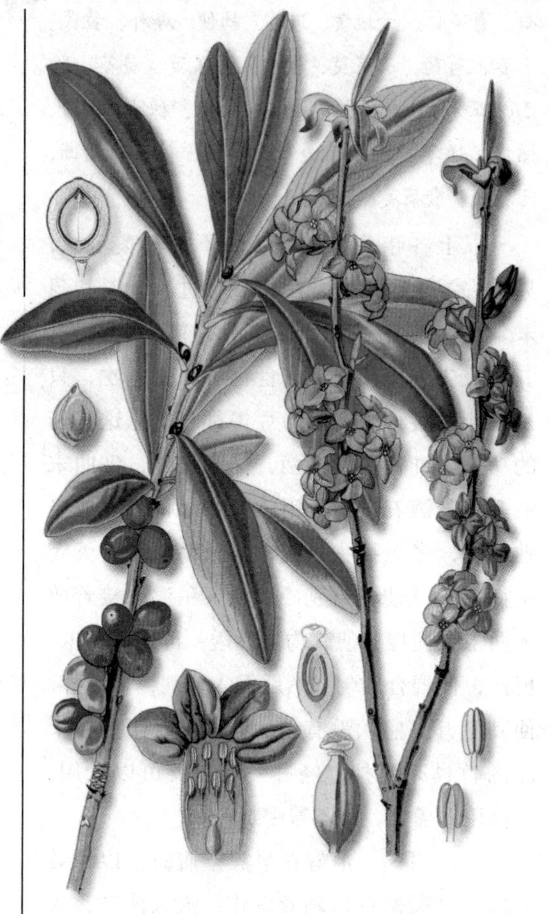

芫花

味辛，温，有小毒。主治咳逆上气，喉鸣喘，咽肿短气，蛊毒鬼疟。可杀虫鱼，消胸中痰水，下寒毒肉毒，去一切毒风。

之后，才稍稍给他服药，让其消化吸收，就是对其病体的补益了。

服芫花散期间，千万不要吃早饭，如果吃了早饭而触动药物，必定会大吐，虽然吐也对身体无害，隔一会儿就安定下来了，但是会使人咽喉疼痛，两三天后才能好转，服药的人应当知道这个事项。在凌晨服药，要等到中午药势定下来后，才宜先吃冷饭菜，喝冷浆水，午时后药势已经很好地稳定下来，就可以任意吃熟食而不必顾忌了。在药势没有定下来时，不能勉强地起床走路，否则会立即发闷而晕倒，眼睛昏花一片黯然，心中迷乱，这是驱逐风邪而引起的，用不着疑虑惊怪，风邪逐尽后，就放心让病人多服芫花散，这样更好。不然，发闷时就只坐卧，一会儿后就醒，与平常没有区别。药热已定之后，任意走到哪里都没关系。如果必须解便，就当随即扶杖入厕，只要稍微觉得闷乱，就需坐定，坐定就会清醒，清醒后才可走路。

病在膈上的，时间久了病积聚起来就像印在身体一样、症结疝瘕、宿食块坚、咳逆上气等一切痼结重病，整天吐唾，逆气上冲咽喉，这都是胃口积冷所引起的，三焦肠间宿冷而导致各种疾病发作。像这种病例，就应当吐出恶物，病情较轻的一次用药就可下，再转用其他药使其吐出；如病情较重的可以用药三五次使其下尽。

病人呕吐的症状，开始时吐冷气沫，接着吐醋水，隔一会儿吐很浓的黄汁，特别苦，像牛涎似的；如果病更多的，会吐出紫痰，像紫草汁，牙齿非常酸软，有这种症状的从来都只有死路一条，不久必定会死。如果有患疰病——一种慢性传染性疾病的人吐血，其黑血是陈久的，鲜血是新发的，吐完后就完全病愈了，永远不再复发。用这种吐药，吐时特别发闷，一会儿自然安定，就不会虚弱困乏，吃了冷的饮食后，耳朵不再虚聋，手足不再麻痹。如果胃口有前述各种病以及已经生病很久的病人，正在吐时，突然有一块状物塞在胸喉，吐又吐不出，咽又咽不下，并异常地发闷，可再加一二合药酒，然后用药，隔一会儿就会吐出那块硬物，有拳头一般大，像孵不成雏鸡的鸡蛋中的蛋黄一样。把它放在地上，用刀砍碎，重的砍成十块，轻的砍成三五块。

人如果有上述各种病，服药时没有吐出，

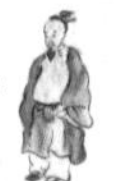

当时虽然病情渐渐减轻，一两年后还会复发，因此需下吐药。要想通过服药来达到吐的功效，应当在春天的三个月服用，因为春宜吐。凡是膈上冷、小腹胀满、肠鸣，膀胱有气冷、下利多的病人，需将痢药加入酒中来给他服用，就能消除恶物。

通利法：将淘米水沉淀得如清水，或如黄汁如青泥，病情较轻的下通利药一两次，使病源得以完全除尽；病情较重的下通利药五次，使其频繁地大泻，以除尽病根。另有通利法：凌晨起床时服药，到下午申时，如果上厕所两三次，就停止服药。凡是长期卧病的人，瘦弱虚损的人，老人、娇贵的人，只能让其少量地服用，再一天天渐渐增加用药量，使其多吸收才能病愈。

如果伤于药多，而吐利、困极不止的人，可服用方寸匕生大豆末，用水吞服，很快就能安定下来；或用蓝叶、乌豆叶嚼来咽下，也立即就能安定。这是在特别疲困时才用，稍微有点疲困时就不必用。

虚损阳衰、消瘦骨立的人，服用它非常有补益作用，半月之间就会肌肤充润悦怿，面色富有光泽，骨髓充盈真精满溢，与年轻健壮的人差不多，于是百病都可以消除。

治一切风病，历节风（指关节红肿、剧烈疼痛、不能屈伸的病症，多因肝肾不足而感受风寒湿邪，侵入经脉，流注关节，积久化热，气血郁滞所引起），以二十两药来调和五斗酒；对贼风、热风、大风等病的治疗，方法相同；对偏风、瘫缓风，以二十两药物来调和三斗酒。这七种病都带有热，需加冷药来压热，使其照常规一样通利。对贼风引起的抽搐，以八两药物来调和二斗酒；对湿风周痹，以八两药物来调和二斗酒；对腰脚挛痛，以十二两药物来调和三斗酒；对筋节拘急，以八两药物来调和二斗酒；对重病后汗不流的病人，重病不久的服三次，一次服一盏，重病多年的一次服一升；对吃热食像锥刀刺心一样难受的病人，以八两药物来调和二斗酒；对口歪面戾，一只眼不能闭合的病人，初患病的以四两药物来调和一斗酒，久患病的以十二两药物来调和三斗酒；对头面风似虫行，又似毛发在面上的，以八两药物来调和二斗酒；对起身就晕眩，很久才能定下神来的，以四两药物来调和一斗酒；对心闷、呕逆、颈项强直的病人，其风邪在心脏，风雨快来临时即先发病的，以八两药物来调和二斗酒；对因疮而得风病、口强、脊脉急的，服五次药就能安定下来，一次服一盏。

治一切冷病，积冷饮瘦的病症，以四两药物来调和一斗酒；强壮的病人以六两药物来调和一斗半酒；患痰饮、疝瘕的病人，以六两药物来调和一斗半酒；宿食呕吐的病人，以四两药物来调和一斗酒；症瘕、肠鸣、噫病的病人，以八两药物来调和二斗酒；癞痔

中医小锦囊

芫花的妙用

1. 治疗突发咳嗽：用芫花 10 克，加水 600 毫升煮取汁 200 毫升，再放入大枣 14 枚煮干，一天吃 5 枚。

2. 治疗干呕胁痛，伤寒头痛，心下痞满，痛引两胁，汗出而不恶寒：取芫花、甘遂、大戟等份研末，以大枣 10 枚、水 300 毫升煮成 160 毫升后，驱渣纳药。体壮者服 3 克，体弱者服 1.5 克，清晨服下。

3. 治疗牙痛难忍，诸药不效：用芫花末擦牙令热，疼痛停止后，用温水漱口。

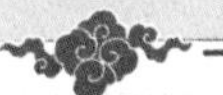

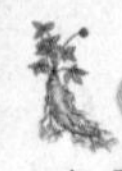

辟秽解毒方

三物备急丸 主治客忤，暴病胀满而致的心腹胀满刺痛、口噤不开、气息迫急，或突然休克、不省人事等。

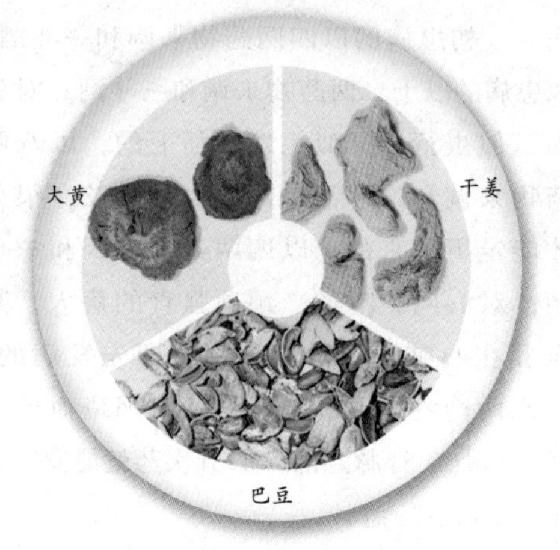

以上三味药各等份，都需取新品，先将大黄、干姜切捣并过筛制成散药，另将巴豆研成脂状，放入散药中反复捣研，用蜜调和，制成大豆大小的丸，每次用温水或酒服下三丸，老人小儿酌减。

服三物备急丸后疗效

性别：男女均可
年龄：老少皆宜
效果：解毒，休克的病人很快苏醒。

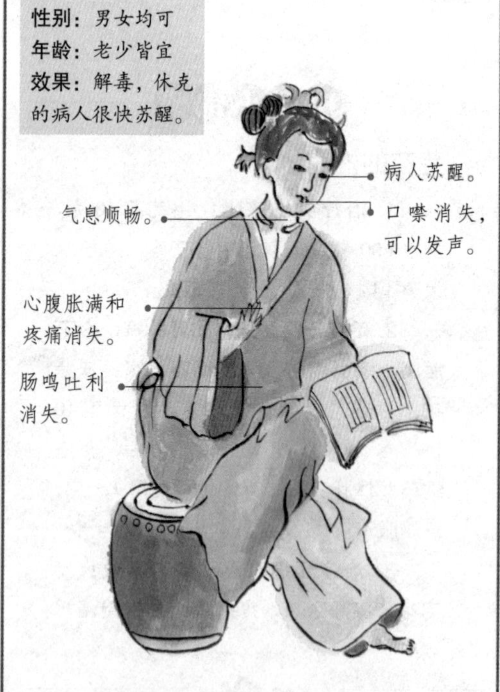

病人苏醒。
气息顺畅。
口噤消失，可以发声。
心腹胀满和疼痛消失。
肠鸣吐利消失。

块坚、冷嗽上气的病人，以二十两药物来调和五斗酒；奔豚冷气的病人，以六两药物来调和一斗半酒；噎病患者，以六两药物来调和一斗半酒；久病的人，以八两药物来调和二斗酒；冷痢病人，以六两药物来调和一斗半酒；久劳的人，以八两药物来调和二斗酒；忽然被恶性传染病染上而心腹胀、气急欲死的人，服三次药才能安定下来，一次服一盏；吐出大量鲜血以及瘴气病人，需服三次药才能安定下来，一次服一盏；蛊毒病人，需服五次药才能安定下来，一次服一盏；温疟病人，需服五次药才能安定下来，一次服一盏；疟疾病人，服五次药后就永远痊愈，一次服一盏。

治妇女各种风病都依照前述方法。带下的病人，以十二两药物来调和三斗酒；崩中的病人，以六两药物来调和一斗半酒；月经不通的病人，以六两药物来调和一斗半酒；冷症不产的病人，以六两药物来调和一斗半酒；断绪不产的病人，以八两药物来调和二斗酒；月经前后不定，忽多忽少，而使人绝产的病人，以四两药物来调和一斗酒；产后受风冷而不再产的病人，以六两药物来调和二斗酒；如果病情严重，以八两药物来调和二斗酒；对病情更严重的病人，就以十六两药物来调和三斗酒；对病情最严重的子宫下垂的病人，就以十六两药物来调和四斗酒。

我广览古代医书，没有看到这个处方，有一个高明的人李孝隆自称：在隋朝初年，定州山僧惠通道人传授此方给他。从那以后，他使用这个处方，非常灵验，秘密珍藏而不外传，人们只得到他的药，而对他的处方却从来没有听说过。我第一个从静智道人那里得到这个处方，将近三十六年了，当时的名医并不赞同，然而实行起来极有神奇的效验。这个处方的用药完全不依照次序，将服节度

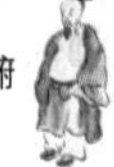

很不近人情，而至救急时，其效验特别神异。于是才知道这种神物的灵效，不受常规的约束；其中最高的道理与灵感，不是人们的理智所能理解的。这就像气功锻炼中的“龙吟云起，虎啸风生”的精与气的运动变化一样，不知它为什么能够这样而又自然而然地达到了这样，即使是圣人，也说不清楚其中的关系。所以在本卷末尾来论述它，以此遗赠后人，好学的君子可以仔细地研讨它，不只在救物的深刻之处上，或者也差不多接近博见了。

三物备急丸【辟秽解毒方】

主治中客忤，暴病胀满而致的心腹胀满刺痛、口噤不开、气息迫急，或突然休克、不省人事等。

大黄、干姜、巴豆各等分。

以上三味药都须取新品，先将大黄、干姜切捣并过筛制成散药，另将巴豆研成脂状，放入散药中反复捣研，用蜜调和，制成大豆大小的丸，每次用温水或酒服下三丸，老人小儿酌减。服后以肠鸣吐利为度。如果服后一会儿病人还没苏醒，可再服三丸；如果病人口噤不能下咽，可将丸化汁灌服。

小金牙散【除瘴解毒方】

主治南方瘴疠疫气，脚弱及风邪鬼疰等。

金牙五分，雄黄、萆薢、黄芩、蜀椒、由跋、桂心、莽草、天雄、朱砂、麝香、乌头各二分，牛黄一分，蜈蚣一枚，细辛、萎蕤、犀角、干姜各三分，黄连四分。

以上十九味药切捣并过筛后制成散药，与牛黄、麝香一起反复捣研，每次用温酒服下五方寸匕，白天三次夜间两次。用绛袋盛装一方寸匕药来佩戴，男左女右，可辟秽驱毒。夜行时将药涂在人中上，早晨傍晚有雾露时也涂上。

大金牙散【辟秽解毒方】

主治一切蛊毒，百疰及邪恶毒气等。

金牙、鹳骨、石膏各八分，大黄、鳖甲、栀子仁、鬼督邮、龟甲、桃白皮、铜镜鼻、干漆各四分，桂心、芍药、射干、升麻、徐长卿、鸢尾、蜂房、细辛、干姜、芒硝、由跋、马目毒公、羚羊角、犀角、甘草、狼毒、蜣螂、龙胆、狼牙、雄黄、真珠各三分，地胆、樗鸡、芫青各七枚，桃奴、巴豆各十四枚，雷丸、龙牙、白术、胡燕屎、活草子各六分，铁精、赤小豆各二合，芫花、莽草、射罔、乌梅各一分，蛇蜕皮一尺，斑蝥七分。

以上五十味药切捣并过筛后制成散药，每次服一刀圭，可逐渐加量至二刀圭。将它装在袋中佩戴在身上，可以辟秽驱毒。

中医小锦囊

芳香辟秽

中医有一种“芳香辟秽”的疗法，即用一些具有芬芳气质的香花、香蔬、香果、香草药，通过吃、用或闻进行治疗。

中医认为，气味无孔不入，香气可以通过我们的口、鼻、皮毛等进入体内，从而影响五脏的功能，平衡气血，调和脏腑，祛病强身。这一理论是有科学依据的：气味分子具有促进人体产生免疫球蛋白，提高自身免疫力，并调节全身新陈代谢，平衡神经的功能。

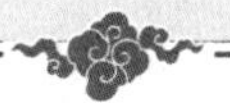

图解千金方

以上十二味药分别切碎，用一斗水煎煮，取汁三升，分成三服，能降逆气。

大黄干漆汤 【温阳活血方】

主治产后余血未尽而致的腹中切痛。如果服后瘀血未下，次日早晨再服一升。

大黄、干漆、干地黄、桂心、干姜各二两。

以上五味药切碎，用三升水，五升清酒煎煮，取汁三升，去渣，每次温服一升。

钟乳汤 【温阳通乳方】

主治女子产后无乳汁。

石钟乳、白石脂各六铢，通草十二铢，桔梗半两，硝石六铢。

以上五味药分别切碎，用水五升煎煮，煎沸后取下，放冷后再煎，凡三次，去渣，入硝石。

当归散 【和 方】

主治女子子宫

当归、黄芩各二

桂

将以上五味药切捣并过筛取末，每次用酒服下方寸匕，每天三次。

吴茱萸汤 【温中和胃方】

主治体内久寒而导致的胸胁逆满，不能进食等。

吴茱萸、半夏、桂心、人参各五分，细辛、白术、茯苓、附子各四分，橘皮六分，甘草、人参、桂心各一两，大枣二十枚，生姜八两。

以上八味药分别切碎，用五升酒，三升水煎煮，取汁三升，分成三服。

丑噎丸 【温阳散寒方】

主 久寒而导致的呃逆气逆，饮食不下，结气不清等。

椒、食茱萸、桂心、人参各五分，细辛、白术、茯苓、附子各四分，橘皮六分，

饼为细末，用蜜调和，制成梧桐子大小的丸，每次用酒送服三丸，每天三次，如果服后不愈，可逐渐加量到十丸。

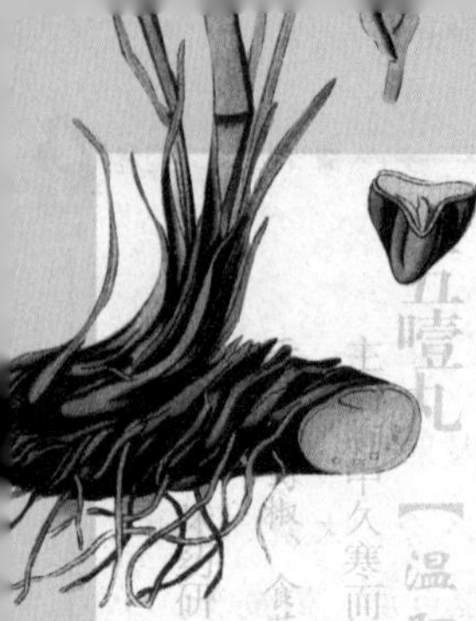

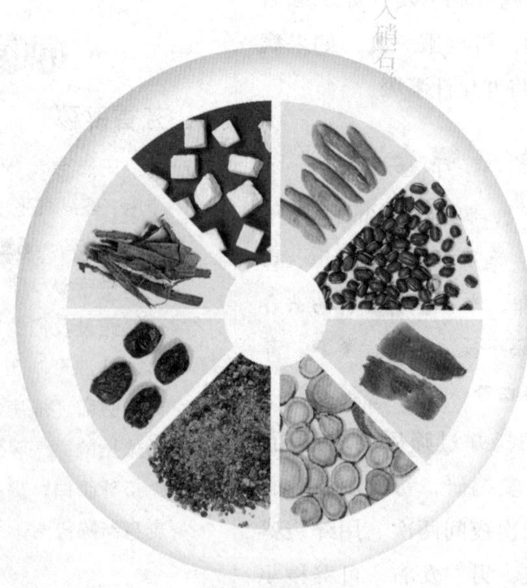

养心安神方

卷十三　心脏

心脏脉论第一

心主神，神由五脏的精气结聚而生，它的本是五脏之精。神好比帝王，统领四方，在夏季旺七十二天，方位在南方离宫，属火。精是与生俱来的，阴阳两精交合称为神，用来承受外物的称为心。神藏在心中，舌是心外延的器官，所以心气与舌相通，舌头调和就能审辨五味。心在九窍中表现为耳，心属火，肾属水，肾中真阳上升养心火，心火抑制肾水泛滥而养真阳，肾水又抑制心火，两者的相互作用与制约，即是水火相济。心气与舌相通，因舌不是窍，所以心气附通于耳窍。左耳为丙属阳火，右耳为丁属阴火，循环炎宫，再向上从口唇穿出，故能辨知五味。耳是心脏色诊的地方，心脏外主血脉运行，内主五音。心重十二两，其中有三毛七孔，可盛精汁三合。心神名叫呴呴，心主藏神，称为五神居，并与时节相呼应。因此说，心藏脉，脉是神的居舍，在气表现为吞，在液表现为汗水。心气虚就悲伤不已，心气实就会笑个不停。心气虚就会梦见救火和阳物，在心气相应的时辰季节还会梦见烧灼；心气盛则会梦中嬉笑以及恐怖畏惧。逆乱之气侵入心中，就会梦见山丘和烟火。

心脏在五行上属火，与小肠合为腑，心的经脉是手少阴经，与手太阳经结为表里。心脉是洪脉，在春天开始上升，在夏天达到最旺。夏季万物鼎盛，枝繁叶茂，都下垂弯曲，所以夏天称心脉为钩脉。心脉洪大而长，洪就会卫气充实，卫气充实的话心气无处泄出，心脉大就会荣气萌动，萌动的荣气与洪大的卫气相迫，可以使汗发出，因此称心脉为长，长与洪相得益彰，即引导体液灌溉经络，用津液滋润皮肤。手太阳经脉象洪大，都是因母体有幸获得戊己土，使得根基牢固的缘故。阳气向上发出，头部出汗，而五脏干枯，体内空虚，如果医生反而用泻下法治疗，就会导致虚上加虚。手太阳脉浮，表明有表无里，阳气无所使，不但会危害其自身，还会中伤它的母体。

夏脉像钩一样，夏脉就是心脉，属南方火，万物因此而能够旺盛成长，所以心气来时旺盛而去时衰弱，也因此称夏脉为钩，夏脉与此相逆反的就会生病。如何才是逆反的脉象呢？心气来时旺盛，去时也旺盛，这称为太过，显示病在外；心气来时不盛，去时反而旺盛，这称为不及，显示病在内。太过就会使人的身体发热，皮肤发痛，即生为浸淫病；不及就会使人烦心，在上表现为咳嗽吐涎，在下表现为放屁。

心脉来时累累如连珠，如抚摸珠玉一样滑润流畅，称为平脉。夏天心脉以胃气为本。心

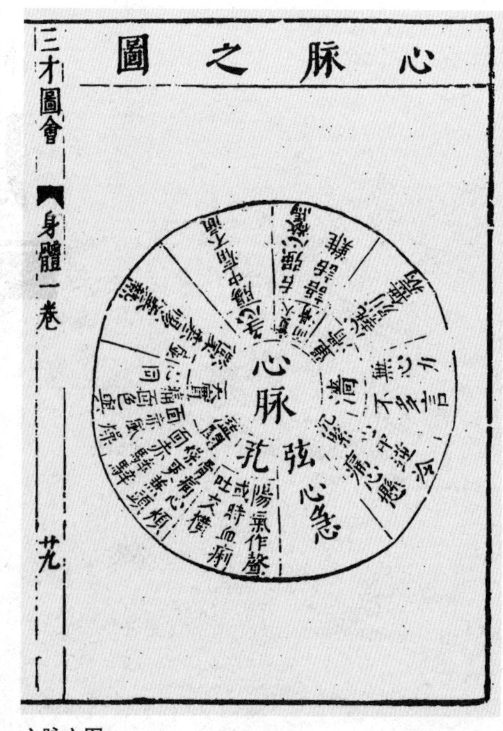

心脉之图

脉来时喘喘相连，脉中微曲，称为心病。心脉来时前曲后直，称为心死。

真心脉到来，脉象坚而搏，如抚摸薏苡子一样颗颗相连，人的面色赤黑，没有光泽，等到毛发枯折时就会死去。夏天有胃气而微钩称为平脉，钩多胃气少称为心病，只有钩没有胃气称为死脉，有胃气但有石脉的称为冬病，石脉严重的称为今病。

心藏脉，脉是神所藏的地方，人有担忧思虑就会伤神，神受中伤就会恐惧自失、肉的突起处破损肉脱，面色暗淡，毛发脱落，病人将在冬天死去。

手少阴心经脉气衰绝就会血脉不畅通，手少阴经就是心脉，心是脉总汇的地方，心脉不通就会血不周流，而血不周流就会面色毛发没有光泽。病人面色发黑如漆柴的，是血已先死，若在壬日病危就会在癸日死去，这是因为壬癸在五行上属水，而心属火，水克火的缘故。

心所藏的神如果死了，心真脉显现，浮取脉象为实，犹如豆麻击手，按着脉象更加躁疾的人必死无疑。

夏天心火旺，脉象浮大而散的称为平脉。如果诊得弦细而长的脉象，是肝邪欺心，肝木为心火之母，母归子位是虚邪，即使有病也容易医治；如果诊得大而缓的脉象，是脾邪欺心，脾土为心火之子，子欺母，是实邪，即使有病也会自愈；如果诊得沉软而滑的脉象，是肾邪欺心，肾水克心火，是贼邪，这是大逆常情的事，会不治而死；如果诊得微涩而短的脉象，是肺邪欺心，金欺火，是微邪，即使有病也会很快痊愈。肾水欺心火必会导致小便不畅。

左手关前寸口部位脉象阴绝的，是没有心脉，其苦于心下热痛，掌心发热，经常呕吐，口中伤烂，治疗方法是针刺手少阳三焦经上的穴位；左手关前寸口部位脉象阴实的，是心气实，这表明心下有水气，这种病由于忧愤而生成，治疗方法是针刺手厥阴心包经上的穴位。

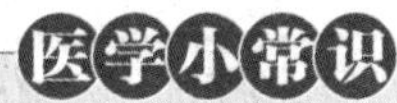

心脏功能

心脏位于胸腔内，膈肌的上方，二肺之间，约三分之二在中线左侧。心脏如同一个倒置的前后略扁的圆锥体，心尖钝圆，朝向左前下方。心脏主要由心肌构成，分为左心房、左心室、右心房、右心室四个腔。心脏的作用是推动血液流动，向器官、组织提供充足的血流量，以供应氧和各种营养物质，并带走代谢的最终产物（如二氧化碳、尿素和尿酸等），使细胞维持正常的功能。

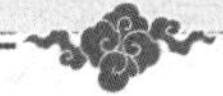

心脉来势如连贯不断的珠子般滑畅，在呼气一次的时间里搏动两次称为平脉，搏动三次称为有离经病，搏动四次称为脱精，搏动五次就会不省人事，搏动六次就会丧命，这是就手少阴脉而言的。

心脉非常急的会抽风，微急会心痛并牵引背部，饮食不下；心脉非常缓的会狂笑，微缓的会心下生伏梁病痞块，上行下蹿，有时吐血；心脉非常大的会生喉介，微大的会生心痹并牵引背部，易流眼泪；心脉非常小的经常干呕，微小的会患消渴病；心脉非常滑的是易渴，微滑是生心疝引脐，小腹鸣叫；心脉非常涩的会嗓子发哑，微涩的是患生血溢、四肢厥冷、耳鸣和癫病。

心脉搏坚而长，会患舌卷不能说话；脉软而散的，会酸痛发渴。

心脉来时，脉象喘而坚，诊断是内有积气，时常害饮食病，名为心痹，这是由于得了外疾以及思虑而导致心虚，所以是邪气侵

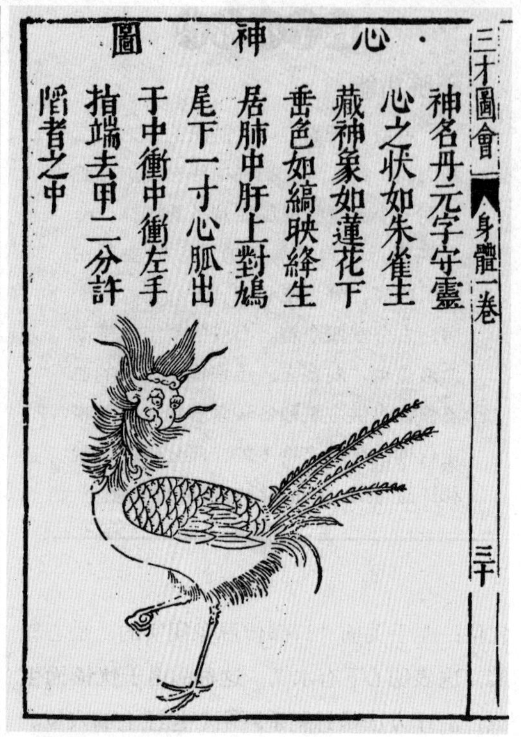
三才圖會 身體一卷 三十

心神圖

神名丹元字守靈心之狀如朱雀主藏神象如蓮花下垂色如縞映絳生居肺中肝上對鳩尾下一寸心脈出于中衡中衡左手指端去甲二分許陷者之中

心神图

发的病，得病时间应是壬癸日。

心病的症状有：胸内疼痛，胁下支撑胀满，两胁下疼痛，膺胸前两旁高处背肩胛间疼痛，两手臂内部疼痛。心虚就会胸腹肿大，胁下与腰背相牵引而生发疼痛，治疗时应取手少阴心经及手太阳小肠经舌下的部位针刺出血，要治它的变病就刺取郄穴中出血。

心脉沉取时脉象小而紧，浮取时脉象不疾数，其病苦于心下聚气生痛，饮食不下，爱咽唾液，手足时常发热，烦闷，健忘，心情忧郁，不停叹息。这种病是因为忧思而导致的。

心脏患病，人的脸色会发赤，心痛气短，手掌烦热，或啼笑谩骂，悲思愁虑，面赤身热，脉象实大而数的，这种还可以治好。春天应当针刺中冲穴，夏天针刺劳宫穴，季夏针刺大陵穴，都用补法；秋天针刺间使穴，冬天针刺曲泽穴，都用泻法，这是手厥阴心包经上的穴位。还应当灸巨阙穴五十壮，背上第五椎棘突下的心腧穴一百壮。

邪气在心中，就会生心痛易忧伤的病，经常眩昏倒地，应当根据不足和有余的具体情况来调治心病。

愁忧思虑会伤心，心伤就会惊恐不堪，易健忘爱发怒。心感受了风邪的，会发热炽盛，不能起床，腹中饥饿而想吃饭，吃后便呕吐不止。

心感受了寒邪，病人心中好像吃了蒜末一样，严重的心痛彻背，背痛彻心，好像患有蛊注。脉象浮的病人，自己催吐就可以痊愈。

如果心受中伤，病人会感到劳倦，头面发赤且下肢沉重，心中痛可彻背，烦闷发热，按脐部时有跳动感，脉象弦，这是心脏受伤造成的。

因邪哭而使魂魄不安的，表明病人血气少。血气少属于心病，心气虚人就会畏惧害怕，闭目欲睡，即梦见远行而精神涣散，魂

袭而导致的病。

扁鹊说：心有病，口就会生疮并腐烂。

心表现在声音上为笑，表现在动作上为忧，表现在情志上为喜。喜伤心，精与气在心中交汇就会生喜。心虚就会生悲，悲伤就会生忧，心实就会生笑，笑即为喜。

在心旺的夏天生病，病一时缓解又一时严重，此时要知道病的根源，治取心俞，观察脉络分属部位的反应，而认识到病的危害。

病先在心发作的，会心痛，一天后移到肺部，会喘嗽；三天后移到肝部，就会胁痛，支撑胀满；五天后移到脾部，就会闭塞不通，身痛体沉。此后三天还没有好转的肯定会死，冬天在半夜死去，夏天则在中午丧生。

心脏有病，中午时病情稍微缓解，感到神清气爽，半夜时病情最重，早上平静。

如果心脏生了病，可能是在向北方走的途中或吃了豚鱼而感病的，不然就是在冬季

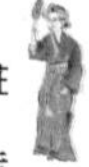

魄妄行。阴气衰的人即生癫病，阳气衰的即生狂病。五脏是魂魄归藏的宅舍，是精神依托的地方。魂魄飞扬离散的，五脏必然空虚，就会被邪神占据，神灵指使的鬼邪侵驻五脏，脉象就会短而微。五脏所藏的神不足，于是魂魄不安，魂属于肝，魄属于肺，肺主掌津液，于是有泪泣出，肺气衰的人即眼泪流出。肝气衰的人魂不安定，肝主善怒，在声音上表现为呼。

患心水病的，病人身体发肿，气短，卧不安枕，心烦意乱，阴部异常肿大。

真心痛，发病时手足冰冷直至骨节，心痛异常，早上发作晚上就会死去，晚上发作来日早上便死去。

心腹疼痛，懊侬发作，有肿物汇聚上下往来移动，疼痛时而停止时而发作，心腹内热，易渴流涎的，是蛔咬病。用手将蛔虫聚拢并牢牢地把持住，不要让它上下移动，用大针刺，并将针长时稳住，虫不动时才能将针取出。凡是肠中有蛔虫咬，都不能取用小针。心胀的病人，心烦气短，睡卧不安。

凡心脉急的，称为心疝，小腹上应该有症状显现。因为小腹以心为阳性脏器，小肠被它支使，所以心生病时小腹应当有症状出现。

如果诊断患的是心积，病人脉象就会沉而芤，脉时不时上下移动且没有定处，胸中悸满，腹中发热，面发赤咽发干，心烦，掌中发热，严重的还吐血，身体抽搐，主血厥，夏季好转冬天加重，且颜色发赤。心积又叫伏梁，从脐上开始，向上直达心脏，痞块如同手臂般大小，且久久不能痊愈，生这种病会心烦心痛，是在秋季庚辛日得的病。为什么这么认为呢？肾病传给心，心应当传给肺，肺气恰好在秋天旺盛，肺气旺就不受邪气中伤，于是心又想将病邪还给肾，肾又不肯接收，于是留结而生成心积，由此得知伏梁病是在秋天得的。

心生病时烦闷气短，身体大热，热上冲心，干呕，咳嗽吐逆，胡言乱语，汗出如珠，身体厥冷。此时脉象本当是浮，却沉软而滑；颜色本当是赤，却呈现黑色，这是水克火，这种情况大逆常情，会不治而死。

火音的人，主掌心声。心声为笑，心脏在五音中为徵音，在情志中是喜，在经络中为手少阴经。厥气违逆手太阳经就会导致荣卫不通，阴阳反错，阳气外击，阴气内伤，伤就会生寒，寒就会生虚，虚就会导致惊掣心悸，用定心汤（大定心汤由人参、茯苓、茯神、远志、龙骨、干姜、当归、甘草、白术、芍药、桂心、紫菀、防风、赤石各二两，以及二十枚大枣组成，加水一斗二升熬取二升半药汁，白天三次晚上两次服完；小定心汤

医学小常识

保护心脏注意事项

1. 控制体重。据研究，体重增加10％，胆固醇平均增加18.5％，冠心病危险增加38％；体重增加20％，冠心病危险增加86％。

2. 戒烟。烟草中的烟碱会使心跳加快、血压升高、心脏耗氧量增加、血管痉挛、血液流动异常以及血小板的黏附性提高。

3. 戒酒。摄入过量的乙醇会降低心肌的收缩能力。对心脏病患者来说，酗酒不仅会加重心脏的负担，还会导致心律失常，影响脂肪代谢，形成动脉硬化。

4. 改善生活环境。污染严重及噪音强度较大的地方，可能诱发心脏病。

5. 避免拥挤。

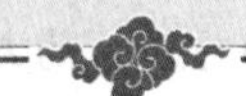

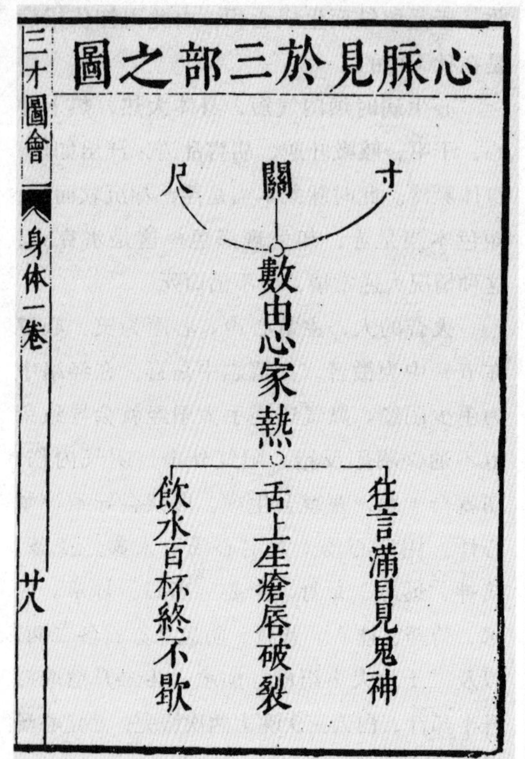

心脉见于三部之图

由茯苓四两，桂心三两，甘草、芍药、干姜、远志、人参各二两，以及十五枚大枣组成，加八升水煮取二升药汁，白天三次晚上一次，服完）主治，药方在第十四卷中。说话声音前缓后急，后面声音不继续，前混后浊，口歪冒昧，喜欢自笑，这些是厉风侵入心的症状，用荆沥汤（荆汤三升，麻黄、白术、川芎各四两，防风、桂心、升麻、茯苓、远志、人参、羌活、当归各二两，母姜一升，防已、甘草各二两。先用一斗五升水煎麻黄两沸，下诸药，取三升药汁，再下荆沥及姜汁，取四升，白天三次，晚上一次服尽）主治，药方在第八卷中。心虚风寒，半身不遂，骨节离解，缓弱不收，便痢无度，口面歪斜，用姜附汤（干姜、附子各八两，桂心、麻黄各四两，川芎三两。切细，加水九升，得药汁三升，分三次服尽，三天后再追服一剂）主治，药方在第八卷中，这种病病期不过十天，应当赶紧治疗。再则病人由笑转成呻吟，呻吟反转成忧，这是水克火，阴击阳，阴气上浮而阳气沉伏，阳气沉伏就会心气实，心气实就会伤热，伤热就会发狂，闷乱冒昧，话多谬误，不可采听，这是心已受伤，如果病人口唇正红还可救治，如果颜色已变为青、黄、白、黑就不可挽救了。

患上属心经的疟疾，病人非常心烦，想喝冷水，反而寒多而不十分热，药方在第十卷中。如果病人本来心性和雅，此时忽然大反常态的，用白术酒主治。或者话未说完便打住，用手剔脚指甲，即使是目前大祸还未到来，这人也必死无疑，这种病称为行尸。这些是心病在声音上的症状，对虚证者采用补法治疗，对实证者采用泻法治疗，不可医治的可明了察辨。

赤色为心，心合脉，颜色赤如鸡冠的为吉祥。心主管舌，舌是心外延的器官。火形之人中禀气最盛的，脸色发红，背脊肌肉宽广丰厚，颜色发赤，颜面瘦尖头颅尖小，肩背髀腹长得好，手脚小，行走安稳，疾行时肩背摇动，肌肉丰满，义气轻财，少信任多疑虑，见事明了，好急躁，这种人不会长寿而最终暴死，他们耐春夏不耐秋冬。秋冬感受病邪而生病，取手少阴。髑骭的长、短、正、斜总与心相对应，正常的颜色为赤色。肌肉纹理细密的人心小，心小则病邪不能中伤心脏，只是容易被忧伤扰乱心；肌肉纹理粗的人心大，心大则心虚，心虚则生寒，寒生则忧伤就不能扰乱心了，易伤害心的是病邪。没有髑骭的人心高，心高则心实，心实则生热，热生则肺中满，导致生闷而且易忘，难以开口说话；髑骭小短上举的人心低，心低则心脏在外易被寒邪中伤，易被言语恐吓；髑骭长的人心坚，心坚则心神安守而稳固；髑骭薄而弱的人心脆，心脆则容易生消瘅病及被热邪中伤；髑骬直下不举的人心端正，心端正则会和利因，而难以受到中伤；髑骬偏向一方的人心偏歪，心偏歪则操守不一，没有守司。

凡是人的十二经脉在皮肤的分属部分有突出或低陷的地方，必定有病生成。小肠太阳经是心的分属部分，小肠太阳经所过之处有凹陷或凸起即表明心脏有病生成。藏舍有内外之别，经脉部属也有内外之分，沉浊属内，浮清居外。如果外病侵入人体内，小腹就会胀满凸起；内病从里蔓延到外，所属的部位必定陷没。外病进入人体内，要先治阳实后补阴虚；内病外出，应先补阴虚后泻阳实。阳气生实热，阴气生虚寒，病在阳经主掌外病，病在阴经主掌内病。

人在生死凶吉时，脏神必先使外部形态有所变化。人的心脏生病以前，口会因此而开张；人心死去以前，就会面色枯黑，语声不发。如果天中发际等份，墓色与之相应，就会不治而死。诊病时应根据病症相应的表现以及病情的严重与否，可斟酌审察出病的快慢，慢的不会出四百天内，快的不超过十天一个月之间。有心病稍稍好转却突然死去的情况，应当如何知晓呢？回答说：有如棋子大小的赤黑色暗点生在脸上的人，必会猝死。心气绝一日后必死，怎样才能知道这种情况呢？病人双眼神乱直视，发喘耸肩，就会立即死去。凡是面赤目白，忧愤思虑，心气在内消散，面色反而好转过来的病人，应当赶紧准备棺材，不出十天就会死去。还有面黄目赤的病人，不会死，面赤如瘀血的，则会死去。吉凶的颜色，如果在心经分属部隐约显露，口唇赤黑，这样的人活不过当年就会死，这种病称为行尸病，如果在年上没有应验，三年之内也必生病死去。

夏天属火，主心脉，颜色为赤，主掌手太阳经，夏天取治盛经腠理有纹理的地方。夏天火开始升腾，心气开始旺盛，脉瘦气弱，阳气滞留充溢，热邪熏蒸腠理有纹理的地方，而进入经脉，所以治病时应取盛经腠理有纹之处，透过皮肤而将病祛除，这是因为病邪侵入较浅。所谓盛经，就是阳脉。阳脉本在外踝的后面，在人体相应的部位位于命门上面三寸处，命门在心上一寸的地方；阳脉的根在少泽，少泽位于小指尖。阳脉的筋从小指上开始，在腕上结聚，沿着手臂内侧上行，并在肘内锐骨后结聚，弹击它时在小指上会有反应，而后进入腋下结聚，它的分支向后经过腋部后侧，向上绕过肩胛，沿着颈部从足太阳经的筋的前方出来，并在耳后完骨处结聚，它的分支进入耳中，从耳上直出，下行结聚在颔上，属目系的外眼角。盛经的脉从小指尖开始，沿着手外侧到腕部，从踝中出来直上，沿着臂骨下侧，从肘内侧两骨之间出来，再向上循着编外后侧，从肩缝隙中穿出，绕过肩胛，并在肩上结聚，进入缺盆，到达腋连接心经，再沿着咽喉下行至膈，直

医学小常识

合理饮食

预防心脏病应有合理的饮食安排，原则上应做到“三低”，即低热量、低脂肪、低胆固醇。

1. 多吃富含维生素 C 的食物，如水果、新鲜蔬菜、植物油。

2. 多吃豆制品，多饮茶。

3. 适当摄入谷类淀粉类，以保持大便通畅。

4. 少吃或不吃含蔗糖、葡萄糖等精糖类食品。

5. 少吃肥肉、蛋黄、动物油、动物内脏等。

6. 饮食有规律，不可过饥或过饱。

达胃，属小肠经。它的支脉从缺盆出发，沿着颈直上脸颊，再到外眼角，进入耳中，它的支脉再从脸颊出发，上行过颇抵达鼻子，再到眼睛内角，在颧处斜交连接，与手少阴交会，结为表里。少阴经的本位于锐骨骨端，在人体相应的部位在后背，与手太阴交会。手太阳小肠经的别络称为支正，在腕上五寸，向内注入少阴心经，它的支脉上行至肘，在肩髃处结而为络。主辖心生病，如果是实证就会小肠生热，小肠生热就会骨节松弛，骨节松弛于是生阳脉病。此时阳脉大，反比寸口脉大两倍，生病就会咽喉痛下颌肿，耳聋目黄，卧床而不能说话，闷就会猛然坐起。如果是虚证就会小肠生寒，小肠寒就会生疣，生疣就会生阴脉病，阴脉反比寸口脉小一倍，生病就会短气，周身骨节疼痛，筋急颈痛，不能转顾。

手厥阴心包络经的别络称为内关，离腕五寸，从两筋间出来，沿着本经向上抵达心，连接心系。气实就会心痛，气虚就会心烦，应该治两筋之间的地方。手厥阴心包络的脉从胸中出发，属于厥阴心包经，下行至膈，连属三焦，它的支脉沿着胸内从胁出来，在腋下三寸处，向上抵腋，再向下沿着臑内，从太阴经和少阴经间经过，进入肘中，再下臂，从两筋之间经过，进入掌中，沿着中指并从指尖出来，它的支脉离开掌中，沿着小指次指指尖出来。此脉动就会生手心热病，肘臂挛急，腋肿，严重的胸胁支撑胀满，心中极度波动，面赤目黄，笑个不休，这是主脉所生的病，烦心心痛，掌中发热。得了这些病，气盛的就用泻法，气虚的就用补法，如果是热就疾速出针，如果是寒就留针，经脉分属部陷下就用艾灸，若不盛不虚，可通过本经脉象诊断。气盛的寸口脉象比人迎脉象强一倍，气虚的寸口脉象反弱于人迎脉象。

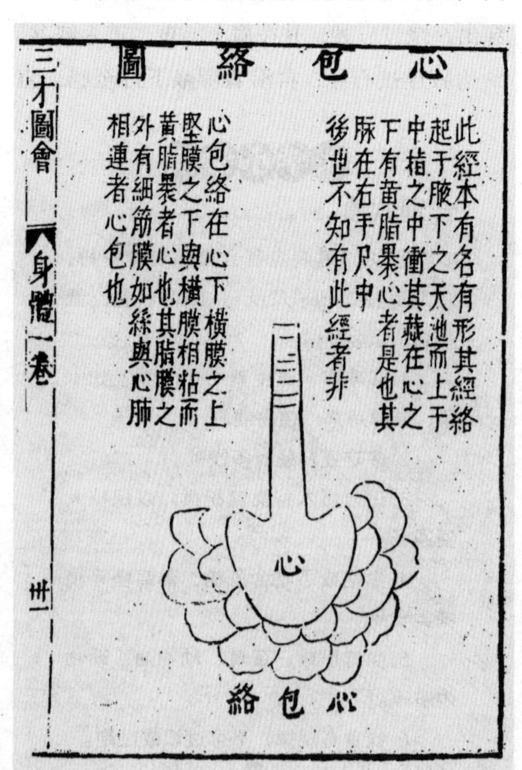

心包络图

手少阴心经的别称为通理，在腕后一寸分出并上行，沿着本经进入咽中，上连舌根，属于目系，脉气实就会胸膈间如有物支撑，气虚就会不能说话，应当治其经络的掌后一寸的地方，其分支走手太阳经。

手少阴经之脉从心中开始，属于心系，往上行经膈膜，并连接小肠。它的支脉从心系夹食道而上行，与目系相连。它直行的主干脉，从心系退行到肺，从腋下出来，向下沿着上臂内后侧，行于手太阴和手厥阴两经的后面，抵达肘的内侧，再沿着手臂内后侧，抵达手掌后面锐骨骨端，进入掌内后侧，沿着小指内侧从指端出来。手少阴经受到扰动就会导致咽喉发干且心痛的病，干渴思饮，这是臂厥症。主要表现为心生病，症状有：目黄，胁满痛，臂内后侧痛，发冷，掌中热痛。生有这些病的人，气盛的就用泻法治疗，气虚的就用补法治疗。气盛的人寸口脉象比人迎脉象强两倍，气虚的

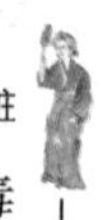

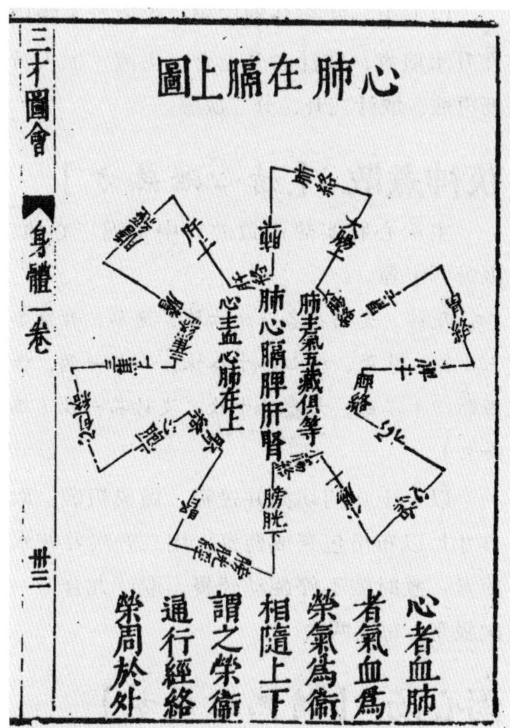

心肺在膈上图

人寸口脉反比人迎脉弱。

独独手少阴经脉没有腧穴，这是为什么呢？回答是：手少阴属心脉，心是五脏六腑之首，是帝王，是精神归藏的地方，心脏坚固，不能容纳邪毒，一旦容纳就会伤心，心伤则神会散去，神散去生命就会消失。所以各种病邪侵入心上的，都是在心的包络经中，包络即是心主的脉，因此少阴心经没有腧穴。少阴没有腧穴，心就不会病吗？答：心脏外的经腑会生病，而心脏不生病，所以在掌后锐骨端独取心经。

夏季三个月，心主小肠赤脉攒病，它的根源是手少阴、太阳经的脉气相互迫击而停滞，于是营卫不畅通，引起的皮肉疼痛。而太阳经脉气发动少阴经，淫邪之气就会因势而发作，于是脏腑就会顺应时季感受夏季的病疫，它的病与前面所述相反。如果腑虚就是被阴邪之气中伤，则会身体颤抖，脉势摇动，捕捉不到脉象；如果脏实就是被阳毒侵害，其症见肉热，口开舌破，咽喉塞涩，声音发嘶，所以称为赤脉攒病，药方在伤寒卷中。

扁鹊说，灸肝腧、肾腧、心腧，主治丹毒病，应当根据病源施治，表治阴阳，调和腑脏，疾病自然不生。

心虚实第二

心实热

左手寸口、人迎以前部位脉象阴实的，即手少阴经阴实的证象。其病苦于闭塞，大便不利，腹满，四肢沉重，身体发热，名叫心实热。

石膏汤 【清心泄热方】

主治心脏实热而致的想吐但又吐不出来、烦闷不安、气息喘急、头痛等症。

石膏一斤，地骨皮五两，栀子仁二十一枚，淡竹叶一升，茯苓三两，小麦三升，香豉一升。

以上七味药分别切碎，先取小麦、竹叶用一斗五升水煎煮，取汁八升，加入其他药再煎，取汁二升，去渣，分三次服。

泻心汤 【和中止利方】

主治老人、小儿下痢、水谷不化、肠中雷鸣、心下痞满、干呕不安等，也可用于治疗霍乱。

人参一两，半夏三两，黄连二两，黄芩、甘草各一两，干姜一两半，大枣十二枚。

以上七味药分别切碎，用八升水煎煮，取汁二升半，分三次服。如果病人感到冷，可加附子一枚；如果病人干渴，可加栝楼根二两；如果病人呕吐，可加橘皮一两；如果病人疼痛，可加当归一两；如果病人有客热，应以生姜代替干姜。

心小肠俱实

竹沥汤 【清心安神方】

主治心脏实热而导致的惊梦不宁、恐惧不安、嬉笑无常等。

淡竹沥一升，石膏八两，芍药、白术、栀子仁、人参各三两，知母、茯神、赤石脂、紫菀各二两，生地黄汁一升。

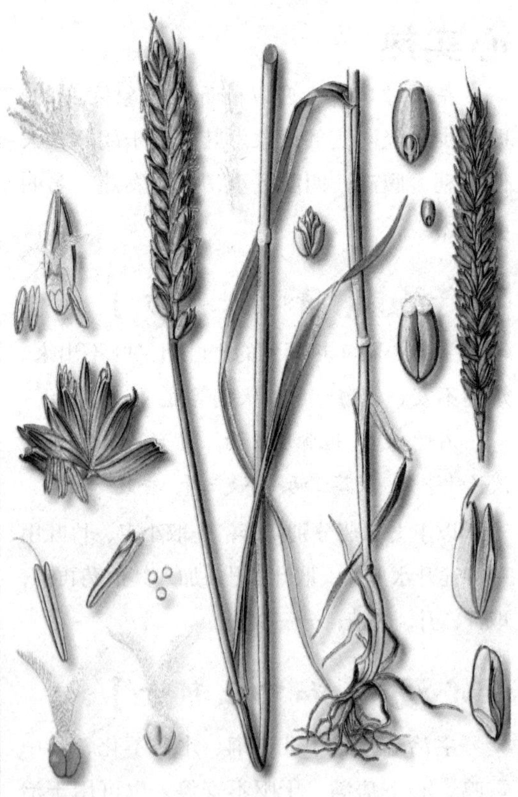

小麦

味甘，微寒，无毒。可除热，止烦渴，咽喉干燥，利小便，补养肝气，止漏血唾血，可以使女人易于怀孕。补养心气，有心病的人适宜食用。

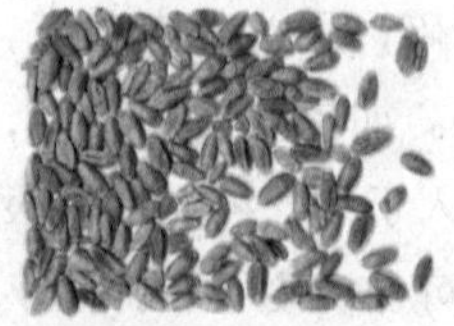

浮麦〔主治〕益气除热，止自汗盗汗。治大人、小孩结核病虚热，妇人劳热。

以上十一味药分别切碎，先取后十味用九升水煎煮，取汁二升七合，去渣，加入竹沥再煎，取汁三升，分三次服。

茯神煮散 【清心泄热方】

主治心脏实热而致的口中干渴、心烦、眠卧不宁等。

茯神、麦门冬各三十六铢，通草、升麻各三十铢，紫菀、桂心各十八铢，知母一两，赤石脂四十二铢，大枣二十枚，淡竹茹一枚（鸡蛋大）。

以上十味药切捣并过筛，做成粗散，取方寸匕以布帛包裹成药裹，用二升半井花水煎煮，煮时需不停翻动药裹，取汁九合，一次服完，每天两次。

泻心汤【清热止血方】

主治心气不定而致的吐血、衄血等，也可用于治疗霍乱。

大黄二两，黄连、黄芩各一两。

以上三味药分别切碎，用三升水煎煮，取汁一升，一次服完。

安心煮散 【清心安神方】

主治心热实满而致的烦闷、惊恐不安等。

远志、白芍药、宿姜各二两，茯苓、知母、紫菀、赤石脂、石膏、麦门冬各四十二铢，桂心、麻黄、黄芩各三十铢，萎蕤三十六铢，人参二十四铢，甘草十铢。

以上十五味药切捣并过筛，做成粗散，先取淡竹叶一升用五升水煎煮，取汁三升，去渣，取药散方寸匕用绢包成药裹，放入汤中煎煮，并不时搅动，取汁八合，为一服，每天两次。

治疗不能吃饭，胸中胀满，膈上逆气闷热：可灸心俞十四壮，小儿酌减。

心虚寒

左手寸口、人迎以前部位脉象阴虚的，即手少阴经阴虚，其病苦于惊恐不乐，心腹疼痛，说话困难，心神恍惚，这种病名叫心虚寒。

半夏补心汤【温补心阳方】

主治心脏虚寒而致的心中胀满、悲忧不乐、梦见山丘平泽等。

半夏六两，宿姜五两，茯苓、桂心、枳实、橘皮各三两，白术四两，防风、远志各二两。

以上九味药分别切碎，用一斗水煎煮，取汁三升，分三次服。

牛髓丸【补肾益精方】

主治百病而致的虚乏虚弱等。

牛髓、羊髓、白蜜、酥、枣膏各一升，茯苓、麦门冬、川芎、桂心、当归、甘草、羌活各二十铢，干姜、干地黄各二十六铢，人参、五味子、防风各一两，细辛十八铢，白术四十二铢。

以上十九味药除牛髓、羊髓、白蜜、酥、枣膏外，全部切捣并过筛制成散药，将枣膏研磨，与散药搅拌，再加入牛髓等，与药散搅拌均匀，再用铜钵装好，放在釜汤中蒸煮，蒸至黏稠可以成丸，制成梧桐子大小的丸，每次用酒送服下三十丸，可逐渐加量至四十丸，每天两次。

心小肠俱虚

左手寸口、人迎以前部位脉象阴阳俱虚的，是手少阴与手太阳经俱虚之象，其病苦于洞泄，如中寒少气，四肢厥冷，下痢，这种病名为心小肠俱虚。

大补心汤【养心安神方】

主治虚损不足、心气亏弱而致的心悸，

养心安神方

茯苓补心汤 主治心气不足而致的容易悲愁愤怒、出血、面黄、五心烦热等。

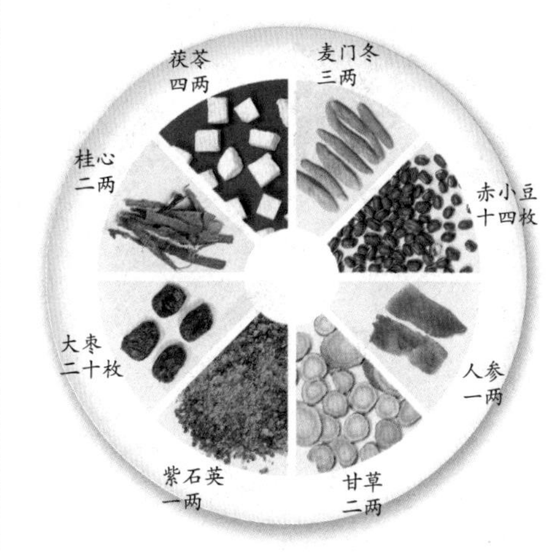

以上八味药分别切碎，用七升水煎煮，取汁二升半，分三次服。

服茯苓补心汤后疗效

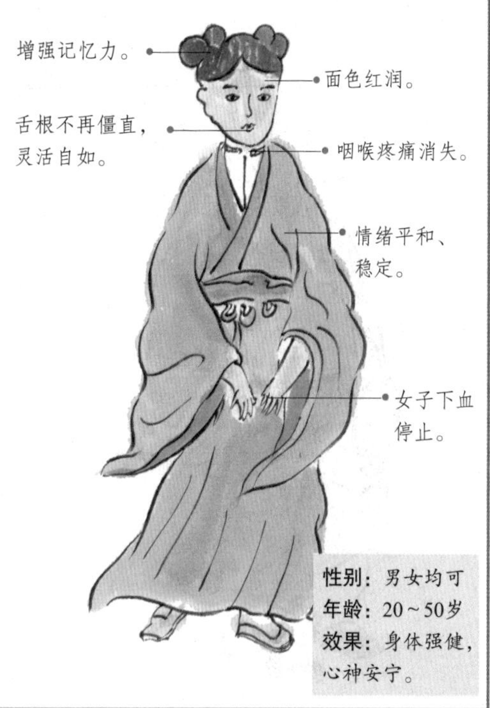

增强记忆力。
面色红润。
舌根不再僵直，
灵活自如。
咽喉疼痛消失。
情绪平和、
稳定。
女子下血
停止。

性别：男女均可
年龄：20～50岁
效果：身体强健，心神安宁。

清心泄热方

大黄泄热汤 主治心脏劳热，小肠热实而致的口疮，大便艰难或闭涩不通，心中痛满等。

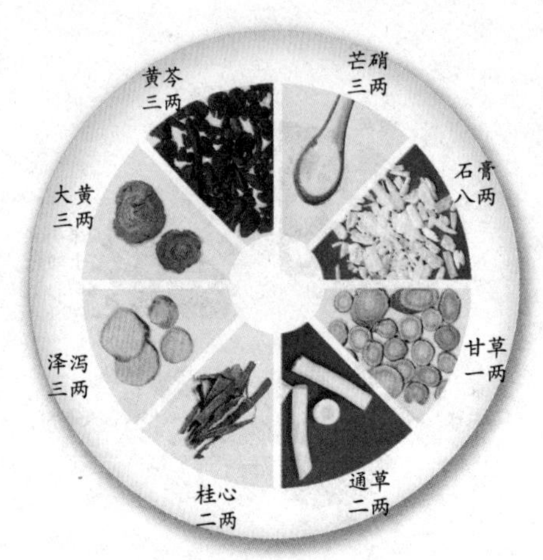

注：栀子仁三两、大枣二十枚。

以上十味药分别切碎，先取大黄用一升水浸泡一宿，其余的药用八升水煎煮，取汁二升五合，去渣后加入大黄再煎两沸，去渣，放入芒硝烊化，分三次服。

服大黄泄热汤后疗效

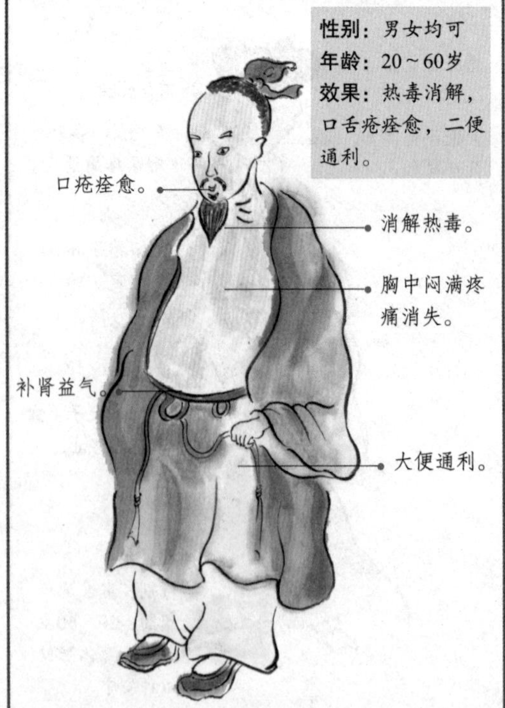

经常胡言乱语，四肢损伤，气力不足，面色憔悴等。

黄芩、附子各一两，甘草、茯苓、桂心各三两，石膏、半夏、远志各四两，生姜六两，大枣二十枚，饴糖一斤，干地黄、阿胶、麦门冬各三两。

以上十四味药分别切碎，用一斗五升水煎煮，取汁五升，加入饴糖，分为四服。

补心丸【养心安神方】

主治脏气虚乏而致的易恐惧如梦魇一般，以及女子产后杂病、月经不调等。

当归、防风、川芎、附子、芍药、甘草、蜀椒、干姜、细辛、桂心、半夏、厚朴、大黄、猪苓各一两，茯苓、远志各二两。

以上十六味药研为细末，用蜜调和成梧桐子大小的丸，每次用酒送服五丸，每天三次。如果服后不愈，可逐渐加量至十丸。如果病人非常冷，可加热药。

心劳第三

患心劳病的人，应当补益脾气，脾气旺盛才能感于心脏。人违逆夏气手太阳经就不会旺盛，心气就会虚衰于内。顺应这个规律人才得以生，违逆的人就会死；顺应它的安定，违逆它的变乱。反顺为逆，就是所谓的关格，病于是就生成了。

脉极第四

凡是脉极的，主心病。心与脉相应，脉与心相合，心若有病将从脉上起。如果夏天脉遇病，则称为脉痹，脉痹没能痊愈时又被病邪侵袭，病邪侵驻心中，就会导致饮食不能使肌肤接收营养，咳嗽得脱血，面色苍白无光泽，脉象空虚，口唇呈现赤色。

凡是脉气衰，血焦，毛发脱落，都是因为在夏天丙丁之日受风邪中伤而损伤了血脉，形成心风。心风的症状有：多汗怕风，如果脉气实就会生热，生热就会伤心，使人好怒，口为赤色，严重的言语不清，血脱颜色，干燥无光，饮食不能使肌肤接收营养；如果脉气虚就会生寒，生寒就会咳嗽，咳嗽就会心痛，喉中阻塞，严重的咽肿喉痹。因此说心风有脉实和脉虚两种症候。如果阳经脉生病就治阴络，阴络脉生病就治阳经，安定血气，各自司守本经气位，脉气实的适宜取泻，脉气虚的适宜补益。善于治病的医生先判定病的虚实，然后一治可痊愈。如果病在皮毛、肌肤或筋脉，全都可以治愈，如果病迁延到六腑五脏的话，人就已经半死了。

扁鹊说“脉绝不治三天必死”，如何知晓这种情况呢？脉气空虚的，就会面色憔悴，头发脱落，脉在手少阴经上相应，手少阴经气绝就是脉不畅通，血已先死了。

生地黄消热止极强胃气煎

【清热养阴方】

主治脉热盛极，血气外脱而致的面色苍白、干燥不润、饮食不能滋养肌肤等。

生地黄汁、赤蜜各一升，人参、茯苓、芍药、白术各三两，甘草二两，生麦门冬一升，石膏六两，生萎蕤四两，干地黄三两，莼心一升，远志二升。

以上十三味药分别切碎，用一斗二水煎煮，取汁二升七合，去渣，加入地黄汁、赤蜜再煎，取汁三升五合，分四次服。能散热邪，强胃气。

治疗胸中疼痛牵引腰背心下，呕逆，面色不滋润：灸上门，有多少岁就灸多少壮，穴位在夹巨阙两边各相隔半寸处。

治疗面容憔悴，劳气失精，肩臂疼痛不能举过头：灸肩髃穴一百壮，穴位在肩峰前下方凹陷处，用手按有关节的地方，灸下陷处。

脉虚实第五

脉虚的脉象易惊跳不定，脉实的脉象洪

中医词语锦囊

心悸：指不因惊吓而心跳不定的疾患。是由气血虚弱、气郁血淤、痰饮内停等原因所致。

怔忡：即自己感觉心跳剧烈、内心不宁，而持续时间较长。多为心悸的重症。

内热：与外感发热相对而言，泛指体内脏腑阴阳偏盛之热，宜辨虚实。症状有胸中烦热、五心（心中及两手足心）发热、午后潮热（午后突然全身发热）、口苦等。

白喉：一种急性传染病。流行于秋末冬初，以学龄前儿童发病率最高。发病多因时行疫疠之气（由于气候久旱、酷热等反常变化，产生有强烈传染性的致病物质），从口鼻而入；或肺、胃向来虚弱，复感风热，热毒结于咽喉所致。

气短：即气少。1. 指气血虚弱不足。2. 也称少气或短气，指呼吸无力而急促的症状，病人感觉气交换不足；这种症状是由气虚所造成的。

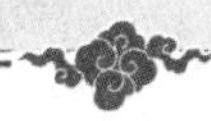

散寒止痛方

九痛丸 主治虫心痛、注心痛、风心痛、悸心痛、食心痛、饮心痛、冷心痛、热心痛、去来心痛。

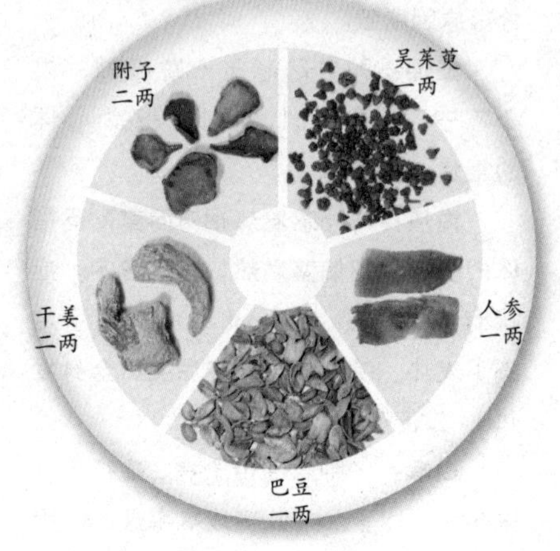

注：另有生狼毒四两。

以上六味药研为细末，用蜜调和成梧桐子大小的丸，每次空腹服下一丸，每天一次。如果突然中恶邪，导致腹中胀痛、口不能言，可每次服两丸，每天一次；如果积冷流注心胸常年不愈的，也可服用，好好调养，效果神奇。

服九痛丸后疗效

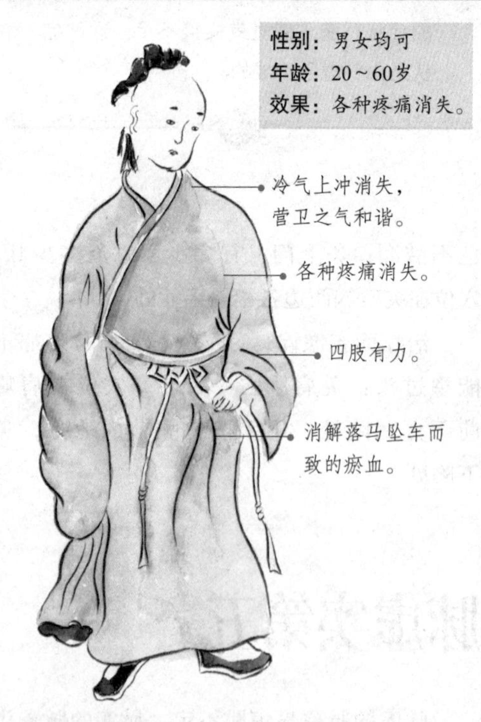

性别：男女均可
年龄：20～60岁
效果：各种疼痛消失。
冷气上冲消失，营卫之气和谐。
各种疼痛消失。
四肢有力。
消解落马坠车而致的瘀血。

满。大凡与脉虚实相应的，主要在于小肠和心脏，如果腑脏有病，因热而生的病就在心脏上显现，因寒而生的病就在小肠腑上显现。

防风丸【温补心阳方】

主治小肠腑寒而导致的脉虚惊跳不定，忽来忽去。

防风、桂心、通草、茯神、远志、甘草、人参、麦门冬、白石英各三两。

以上九味药研为细末，用白蜜调和成梧桐子大小的丸，每次用酒送服下三十丸，可逐渐加量至四十丸，每天两次。能补虚调中。

升麻汤【清心泄热方】

主治心脏热实而致的脉实洪满等。

升麻、栀子仁、子芩、泽泻、淡竹叶、芒硝各三两，生地黄一升。

以上七味药分别切碎，用九升水煎煮，取汁三升，去渣，加入芒硝烊化，分两次服。

麻黄调心泄热汤【清心泄热方】

主治心脉盛大，小肠有热而致的齲齿、喉痛等。

麻黄、生姜各四两，细辛、子芩、茯苓、芍药各五两，白术二两，桂心一两，生地黄一升。

以上九味药分别切碎，用九升水煎煮，取汁三升，去渣，分三次服。如需下利，可加芒硝三两。

治疗心脉不出：可针刺不容穴，穴位在幽门两旁各一寸五分处。

治疗心闷痛，上气牵引小肠：可灸巨阙穴十四壮。

心腹痛第六

寒气突然侵袭五脏六腑，就会突然使心痛胸痹发作。如果感受了寒邪，轻微的会咳嗽，严重的则发痛下泻。厥心痛（五脏气机逆乱搅心而导致的心痛）牵引后背，易发狂，好像有东西从后面刺激心脏，身体伛偻的，是肾心痛；厥心痛，腹胀满，心痛得厉害的，是胃心痛；厥心痛，好像用针锥刺心脏，心痛得更厉害的，是脾心痛；厥心痛，脸色苍白如死灰，终日不能叹息一声的，是肝心痛；厥心痛，如果睡卧时从心间发痛，且有所动作就痛得更厉害，而且脸色不变的，是肺心痛。患真心痛的，手脚冷彻骨节，心痛厉害，如果早上发作晚上就会死亡，而晚上发作来日早上就会丧生。患蛔心痛的，心腹中疼痛发作，有肿物聚集一团并上下移动，时而疼痛时而停止，腹中发热，爱流口水，这是蛔咬所致，用手将肿物按住并把持不动，不要让它有所移动，用大针刺肿物，要长时坚持，虫不动时才能将针取出。心不能用针刺，其中有成聚，不能在腧中治取。如果肠中有蛔虫咬，不能用小针刺。

治疗寒气突然侵入五脏六腑中而发痛的处方：

大黄、芍药、柴胡各四两，升麻、黄芩、桔梗、朱砂各三两，鬼箭羽、鬼臼、桂心、朴硝各二两。

以上十一味药分别切细，加水九升煮取汁水二升七合，分三次服。先将朱砂分作三份，每服放入朱砂一份，搅和均匀服下。

得了快利，疼痛不止，宜服下面这一药方：

赤芍药六两，桔梗、杏仁各五两。

以上三味药分别切细，加水六升煮取药汁三升，分三次服。

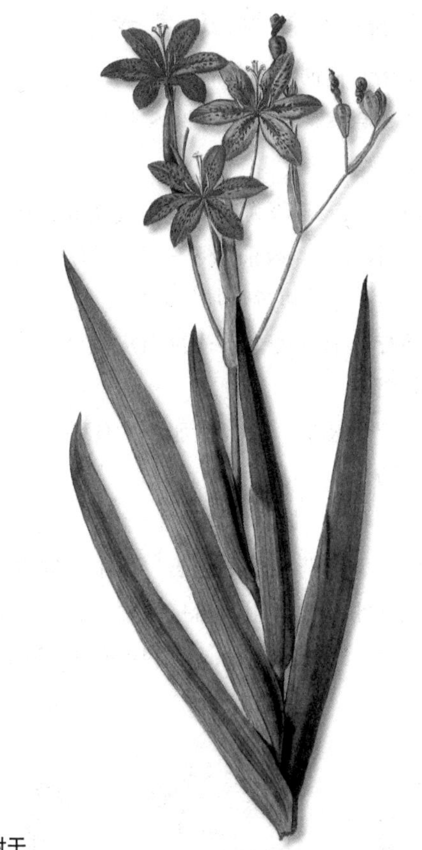

射干

其根味苦，平，有毒。主治咳逆上气，喉痹咽痛，不得消息，可散结气，腹中邪逆，食饮大热。还可治老血在心脾间，言语气臭。

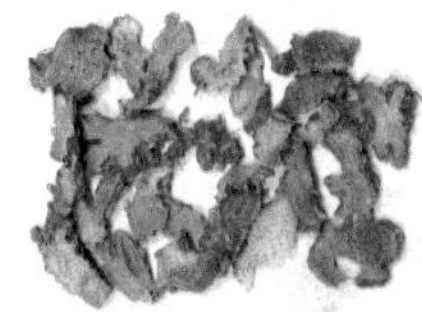

根〔主治〕咳逆上气，喉痹咽痛，不得消息，散结气，腹中邪逆，食饮大热。通女人月闭。消痰，破肿结，胸膈满腹胀，气喘痃癖，开胃下食，镇肝明目。

桂心三物汤【温阳行气方】

主治心中痞塞以及诸气上逆而致的心下悬痛。

桂心二两，胶饴半斤，生姜二两。

以上三味药分别切碎，用六升水煎煮，取汁三升，去渣，放入胶饴烊化，分三次服。

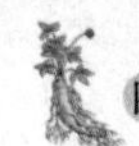

乌头丸【散寒止痛方】

主治心痛彻背、背痛彻心。

乌头六铢，附子、蜀椒各半两，赤石脂、干姜各一两。

以上五味药研为细末，用蜜调和，制成麻子大小的丸，饭前服下三丸，每天三次。如果服后不愈，可逐渐加量。

治疗心痛的处方：取桃白皮煮汁，空腹随意服用。

治疗中恶邪，心痛腹胀，大便不通，服用走马汤：

巴豆二粒，杏仁二枚。

以上两味药用丝绵包裹，捶细，取热水二合倒入小杯中，用两指挤取白汁顿服，服后一顿饭工夫便通即愈，老少应斟酌用药量。

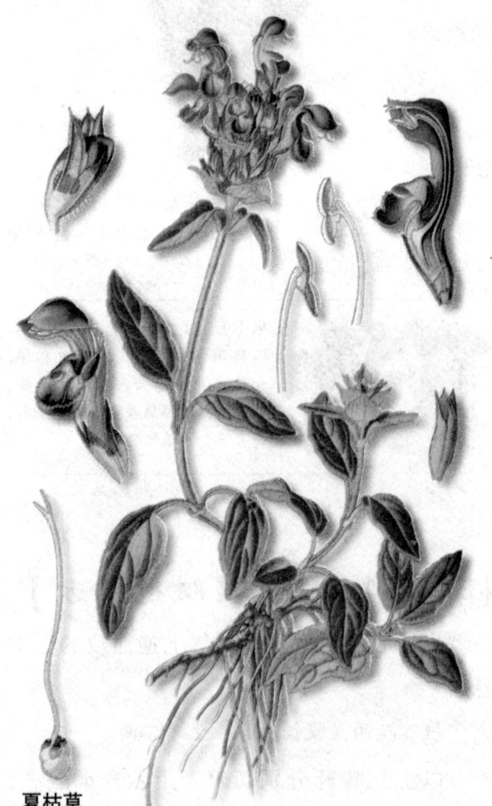

夏枯草

其茎、叶味辛、苦，寒，无毒。主治寒热淋巴结核、瘘管及头疮，破腹部结块，散瘘管结气、脚肿湿痹。久服可轻身。

也治疗卒疝、飞尸、鬼击等。

温中当归汤【温中止痛方】

主治虫心痛，症状为心腹疼痛，疼痛时有时停，肿聚上下游移，发热，爱流口水。

当归、人参、干姜、茯苓、厚朴、木香、桂心、桔梗、芍药、甘草各二两。

以上十味药分别切碎，用八升水煎煮，取汁三升，分五次温服，每天三次。如果病人不耐木香，可用一两犀角代替。服两三剂后，如果无效并有异常反应，应改服增损当归汤，服后可愈。

生姜汤【散寒止痛方】

主治胸腹中突然疼痛。

生姜一斤，食蜜八两，醍醐四两。

将以上三味药放微火上微微煎熬，使其混合均匀，调适药液至适当温度，每次服三合，每天三次。

治疗心腹冷痛，可炒盐一斗熨烫，或炒蚕沙、烧砖石蒸熨，使心腹中温暖，疼痛即可停止，用蒸土效果也非常好。

病邪在心中就会心痛，易生悲思，经常眩晕摔倒，要根据其有余和不足而调治。

肾心痛，可先治取京骨、昆仑穴，发针后疼痛还未停止，取然谷穴。

胃心痛，可治取大都穴、太白穴。

脾心痛，可治取然谷穴、太溪穴。

肝心痛，可治取行间穴、太冲穴。

肺心痛，可治取鱼际穴、太渊穴。

心痛引腰脊，欲呕吐，可针刺足少阴。

心痛引背，不能呼吸，可针刺足少阴。如不愈，治取手少阴穴。

心痛腹胀，大便不利，可治取足太阴穴。

心痛，小腹上下疼痛无定处，大小便困难，可针刺足厥阴穴。

心痛，短气，呼吸困难，可针刺手太阴穴。

心痛不能按，烦心，可治取巨阙穴。

心痛有三虫，多涎，不得反侧，可取上脘穴。

心痛身寒，难以俯仰，心疝冲冒阴寒邪气积聚上冲心脏，不省人事，可治取中脘穴。

心痛如有针锥刺，可治取然谷穴及太溪穴。

心腹中猝痛，可治取石门穴。

心疝暴痛，可取足太阴穴。

心懊恼微痛，烦逆，可灸心俞穴一百壮。

心痛如有锥刀刺，气结，可灸膈俞穴七壮。

心痛，冷气上逆，可灸龙颔穴一百壮，穴位在鸠尾头上行一寸半处，不能针刺。

心痛，恶气上逆，胁急痛，可灸通谷穴五十壮，穴位在乳下二寸处。

心痛，暴绞急绝欲死，可灸神府穴一百壮，穴位在鸠尾正心，有忌。

心痛，坚烦气结，可灸太仓穴一百壮。

心痛，可灸臂腕横纹处二十一壮，再灸两虎口白肉际各七壮。

胸痹第七

患上胸痹病的人会心中坚满、痞急、疼痛，肌肉疼痛，绞痛如有针刺，不能仰俯，胸前皮肉都痛，手不能触摸，胸中满，气短，咳嗽吐口水都会牵引生痛，咽喉滞塞不通，发痒，喉中干燥，时时想呕吐，烦闷，自汗，或者彻引背痛，不治的话几天就会丧失性命。

脉象应当取太过与不及，阳脉微阴弦，就是生胸痹病而发痛。之所以是这样，是因为极虚，而今阳虚，就知道了病在上焦。之所以知是胸痹心痛，是因为阴脉弦的缘故。平脉的人没有感受寒热，却短气而呼吸困难的，是脉气实的缘故。

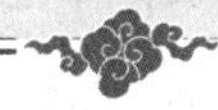

胸痹的症状

轻者偶发短暂轻微的胸部沉闷或隐痛，或为发作性膻中或左胸含糊不清的不适感；重者疼痛剧烈，或呈压榨样绞痛。常伴有心悸，气短，呼吸不畅，甚至喘促，惊恐不安，面色苍白，冷汗自出等。多由劳累、饱餐、寒冷及情绪激动而诱发，亦可无明显诱因或安静时发病。

枳实薤白桂枝汤

【通阳行气方】

主治胸痹，症状为心胸痞结不舒、胸满、胁下气逆抢心等。

枳实四枚，厚朴三两，薤白一斤，栝楼实一枚（鸡蛋大），桂枝一两。

以上五味药分别切碎，用七升水煎煮，取汁二升半，分两次服用。

栝楼汤【通阳行气方】

主治胸痹，症状为喘息、咳嗽、唾痰、胸背疼痛、短气、寸脉沉迟、关脉稍紧而数等。

栝楼实一枚（鸡蛋大），薤白一斤，半夏半斤，生姜四两，枳实二两。

以上五味药分别切碎，用一斗白截浆煎煮，取汁四升，每次服一升，每天三次。

患胸痹有如下症候：胸中堵塞如满，噎塞，发痒，喉中涩燥，吐沫，可用以下药方：

通气汤【肃肺降逆方】

主治胸满、短气、噎塞等。

半夏八两，生姜六两，橘皮三两，吴茱萸四十枚。

以上四味药分别切碎，用八升水煎煮，取汁三升，分三次服。

细辛散【散寒止痛方】

主治胸痹，症状为胸背彻痛、短气等。

细辛、甘草各二两，枳实、生姜、白术、栝楼实、干地黄各三两，桂心、茯苓各二两。

将以上九味药切捣并过筛后制成散药，每次用酒送服方寸匕，每天三次。

下气汤【肃肺降逆方】

主治胸腹及背部气闭胀满、上气喘息等。

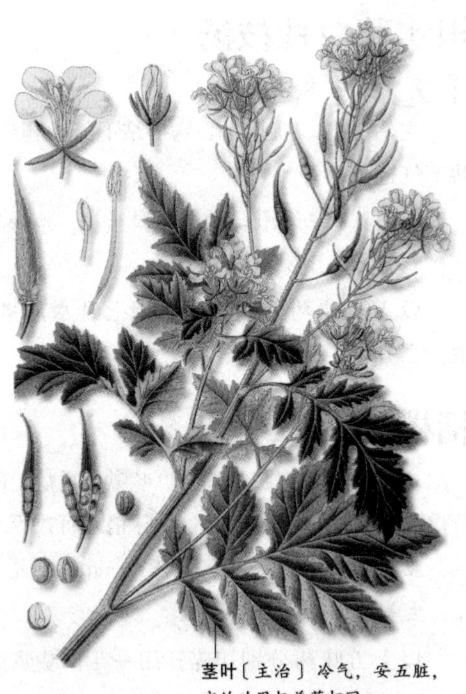

茎叶〔主治〕冷气，安五脏，它的功用与芥菜相同。

白芥

其子味辛，温，无毒。主治胸膈痰饮，气息急促，面目赤黄。还能利气化痰，除寒暖中，消肿止痛，治咳嗽反胃，下肢麻木，筋、骨、腰的各种痛。

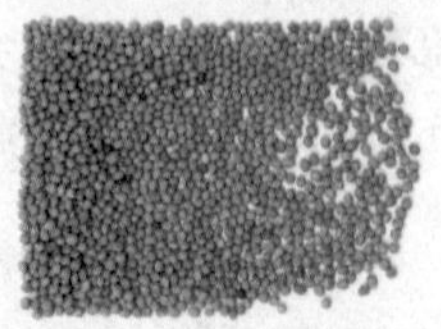

白芥子〔主治〕 发汗，治胸膈痰冷，气息急促，面目黄赤。用熨的方法可除恶气风毒肿胀，四肢疼痛。

大腹槟榔十四枚，杏仁二十八枚。

以上两味药分别切碎，用三升童子尿煎煮，取汁一升半，分两次服。

胸痹引背，时时发寒，可取间使穴主治。

胸痹心痛，可取天井穴主治。

胸痹心痛不能呼吸，痛无定处，可取临泣穴主治。

胸痹心痛，可灸膻中穴一百壮，穴位在鸠尾上面一寸处，忌针刺。

胸胁满，心痛，可灸期门穴，有多少岁就灸多少壮。穴位在第二肋端，乳头直下一寸半处。

头面风第八

川芎酒【疏风清上方】

主治脑风，症状为头重、颈项僵直、目视不明、流泪、打哈欠、昏昏欲睡、恶风，严重的出现耳鸣、眉眼疼痛、烦闷不舒、呕吐、晕眩欲倒不能自控等症状，也可用于治疗风邪乘虚侵入五脏六腑而导致的癫狂邪妄等。

川芎、辛夷、天雄、人参、磁石、石膏、茵芋、桂心、秦艽、天门冬、柏子仁、山茱萸、白头翁各三两，松萝、细辛、薯蓣、羚羊角、菖蒲、甘草各二两，云母（烧赤，为末）一两，防风四两。

以上二十一味药分别切碎，用二斗酒浸泡七天，初次服二合，可逐渐加量至五合，每天三次。

使白发返黑的处方：取乌麻蒸九次晒九次，研成末，加入枣膏制成丸，长期服用，效果非常好。

治疗脉极虚寒，头发脱落，使头发润泽的处方：取桑根白皮三升切取，加水五升淹浸，煮五六沸，去渣，洗头发，经常用，就不会再脱落。

头发脱落，使其再生长的处方：

生柏叶（切）一升，附子四枚，猪油三升。

以上三味药中研碎前两味，用猪油调和制成三十丸，用布裹一丸，放入洗头的泔汁中煎，用它洗发可使头发长期不脱落。剩下的药应密封贮藏，不要让药气外泄。

治头中的二十种病，包括头眩、头秃发落、面中风邪等，可用下面的药膏抹患处：

蜀椒、莽草各二两，桂心、茼茹、附子、细辛各一两半，半夏、干姜各一两。

以上八味药分别切碎，与生猪脂肪二十两合捣，让脂肪消尽药即制成。把头洗净，将药抹在头顶上，一天一次，很快就能痊愈。

治秃顶的处方：将芜菁子末与醋调和，敷头，一天三次。

治头发黄的处方：取大豆五升，用醋浆水二斗煮取五升，洗头。

治头发黄红的处方：烧梧桐制成灰，用乳汁调和，涂敷在头发上，毛发很快就会变黑。

松脂膏【外敷消疮方】

主治白秃及痈疽百疮。

松脂六两，矾石、杜衡、雄黄、附子、大黄、石南、秦艽、真珠、苦参、水银、木兰各一两。

以上十二味药分别切碎，用醋浸泡一宿，次日早晨用一斤半猪膏煎熬，煎到附子呈现黄色，去渣，加入矾石、雄黄、水银，再生火煎三沸后，取下放在湿地上让其凝固成膏，外敷患处，每天三次。

治白秃的处方：煮桃皮汁，既喝又洗。

治赤秃的处方：

将牛角烧成灰，用腊月猪脂调和，敷之。

疏风和胃方

防风汤 主治风眩，症状为呕吐气逆、饮食不下、食则呕吐、起即眩倒，病发有规律，手足厥冷。

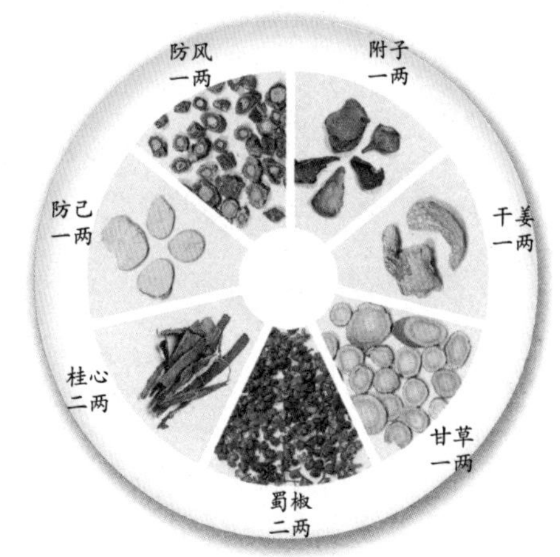

以上七味药分别切碎，用四升水煎煮，取汁二升，分三次服，每天三次。

服防风汤后疗效

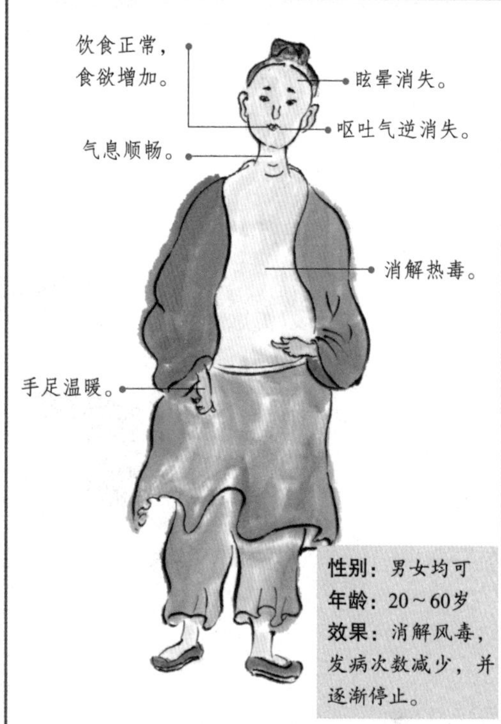

图解千金方

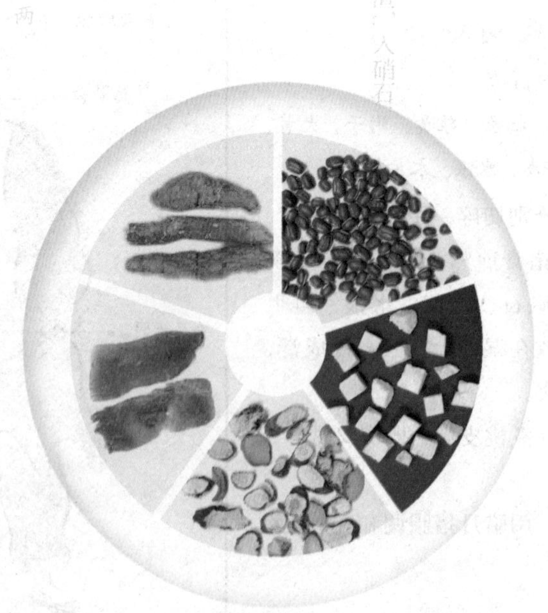

宁心安神方

卷十四 小肠腑

小肠腑脉论第一

小肠腑，受心主管，舌是它的外在征象。心与小肠相合，小肠是受盛之腑，称为监仓吏，重二斤十四两，长二丈四尺，宽二寸四分。(《难经》《甲乙经》说：“长二丈二尺，大二寸半，径八分分之少半。”）小肠的后部附于脊骨，从左向右环绕，层层折叠连接回肠，与回肠相接部分的外侧附着于脐的上方，再回运环绕十六曲，正常情况下能盛水谷二斗四升，其中一斗二升是水，一斗二升是食物，而与二十四节气相应。如果人的唇厚，且人中长，就可以推断他的小肠功能较强。

如果小肠发生病变，就会小腹痛，腰脊疼痛而牵引睾丸，严重时往后动，且耳前发热，或非常寒冷，只有肩上部热，以及小手指和次指之间热，或脉滑，这是小肠病变的临床表现。

小腹牵引睾丸和腰脊疼痛，上冲心脏，病邪在小肠的，连睾系，属于脊，贯肝肺，络于心系。如果气盛，就引起厥逆，上冲肠胃，牵动肝肺，到肓散开，又在脐纠结。所以必须通过灸刺肓原穴以散小肠的病邪，通过刺太阴经上的穴位来帮助小肠康复，通过灸刺厥阴经上的穴位来使小肠中的病邪下泻出去，通过取下巨虚来消除其病邪，再通过按压小肠经脉所经过的部位来调节它。

左手关前寸口部脉象阳绝的，表明没有小肠脉的症候，会发生脐痹的病苦，小腹中有疝瘕，五月时就会冷上攻心，其治疗应在手厥阴心包经上取穴，在刺掌后横纹中向里行一分处。

左手关前寸口脉象阳实的，是小肠脉的症候，会发生心下急的病苦，以及热痹，小肠内热，小便赤黄，治疗这种病时应在手太阳小肠经上取穴，刺手小指外侧本节凹陷中。

小肠有寒，病人下体沉重，便带脓血，有热，必定会生痔疮。

小肠有宿食，会常在傍晚发热，第二天又停止。

小肠胀的，小腹隆起胀满，会牵引腹部疼痛。

心脏先受病，随即传给小肠，且心咳不停的，则其气与咳一同吐出。

逆气侵入小肠，就会梦见聚集的城市街道。

心与脉相应，皮肤厚的人脉也厚，脉厚的人小肠也厚；皮肤薄的人脉也薄，脉薄的人小肠也薄；皮肤松弛的人脉也弛缓，脉弛缓的人小肠大而长；皮肤薄而脉形细小的人，小肠小而短；诸阳经脉皆多弯曲的人，其小肠多纠结。

扁鹊说“手少阴心经与手太阳小肠经为表里，所以表清里浊，清者实，浊者虚”，所以食物下去后，肠实而胃虚，所以腑实而不满。实则被热所伤，发热就张口，口因此会生疮；虚则被寒所伤，发寒就会便泻脓血，

医学小常识

何谓小肠

小肠位于腹中，上端接幽门，与胃相通，下端通过阑门与大肠相连。小肠与心互为表里。它是食物消化吸收的主要场所，盘曲于腹腔内，上连胃幽门，下接盲肠；它也是消化管中最长的部分，全长3～5米，分为十二指肠、空肠和回肠三部分。小肠是人体吸收营养的主要部位，食物经过在小肠内的消化作用，已被分解为可被吸收的小分子物质。食物在小肠内停留的时间较长，一般是3～8小时，为充分吸收提供了时间保证。

或发里水，其病根在小肠，会先从腹起病。

小肠患了不治的绝症，六日后就会死。怎样得知呢？看病人的头发直竖如干麻，不能屈伸，且自汗不止的即是患了这种绝症。

手太阳经脉发生病变时，就会咽喉痛、下颌肿，不能回头看，肩膀像脱落了似的，前肢像折断了一样。手太阳经脉主管液所生的疾病，会引起耳聋目黄，颊颔肿，颈、肩、前肢、肘、臂外后侧疼痛等。

小肠热满，可灸阴都穴，病人有多少岁就灸多少壮，穴在夹对中脘两边相距一寸处。

小肠泻痢脓血，可灸魂舍一百壮，对小孩减其壮数。穴在夹对脐两边相距各一寸处。再灸小肠俞七壮。

小肠虚实第二

小肠实热

左手寸口人迎以前部位的脉象为阳实的，这是手太阳经的病变，会有身体阵阵发热的病苦，汗不出，心中烦满，身体沉重，口中生疮，名叫小肠实热。

柴胡泽泻汤 【清肠泄热方】

主治小肠实热胀满而致的口中生疮等。

柴胡、泽泻、橘皮、黄芩、枳实、旋覆花、升麻、芒硝各二两，生地黄（切）一升。

以上九味药分别切碎，用一斗水煎煮，取汁三升，去掉药渣，再加入芒硝，分三次服用。

大黄丸 【清肠泄热方】

主治小肠实热，胀满不通。

大黄、芍药、葶苈各二两，大戟、朴硝各三两，杏仁五十枚，巴豆七枚。

将以上七味药研成细末，用蜜调和，制成梧桐子大小的丸，每次用汤液之类送服下七丸，小儿每次服二三丸，每天两次。小肠热已除去后，每天可只服一次。

小肠虚寒

左手寸口人迎以前部位的脉象为阳虚的，是手太阳经发生病变，会患偏头痛的病苦，耳颊痛，名叫小肠虚寒证。

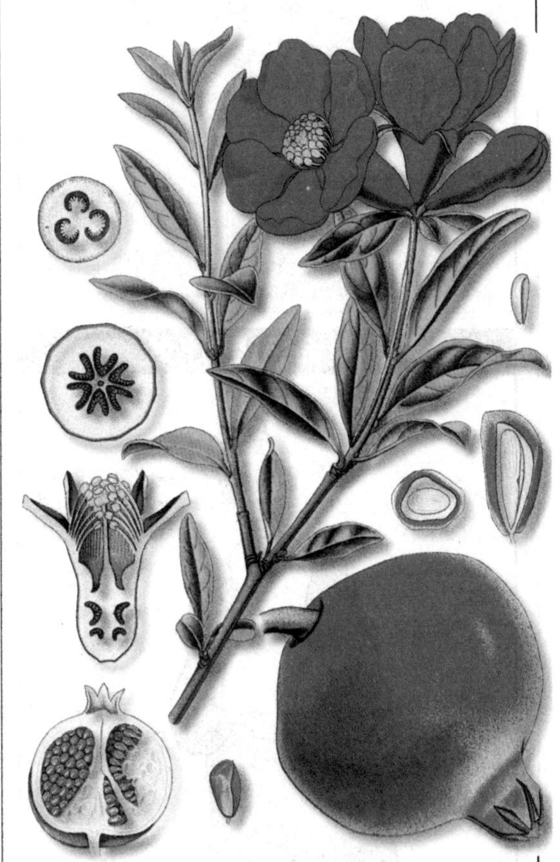

安石榴

味甜、酸、涩，温，无毒。主治咽喉燥渴，理乳石毒，可制三尸虫。

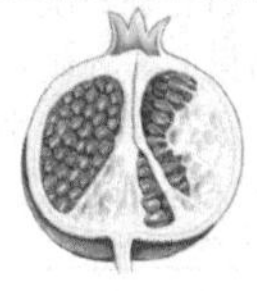

实〔主治〕治咽喉燥渴，理乳石毒，制三尸虫。

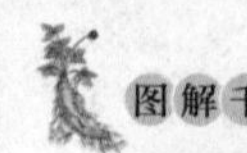

祛风定痫方

续命汤 主治风眩发作而致的昏闷没有知觉、口中出沫、四肢角弓反张、双目上视等。

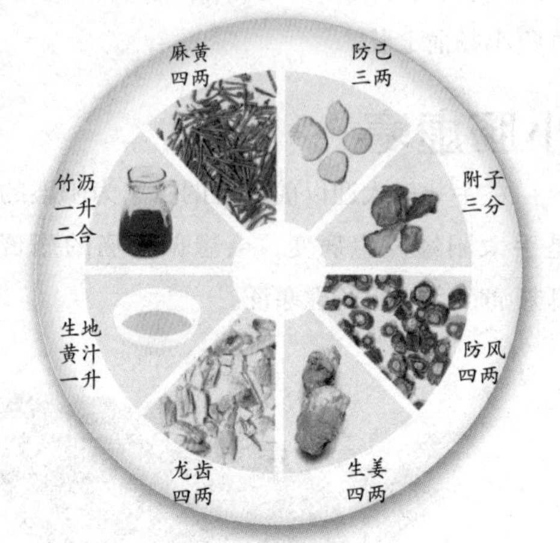

注：另有石膏七两，桂心二两。

以上十味药分别切碎，用一斗水煎煮，取汁三升，分三次服用。如果病人有气症，附子可加至一两，另加紫苏子五合，橘皮半两。

服续命汤后疗效

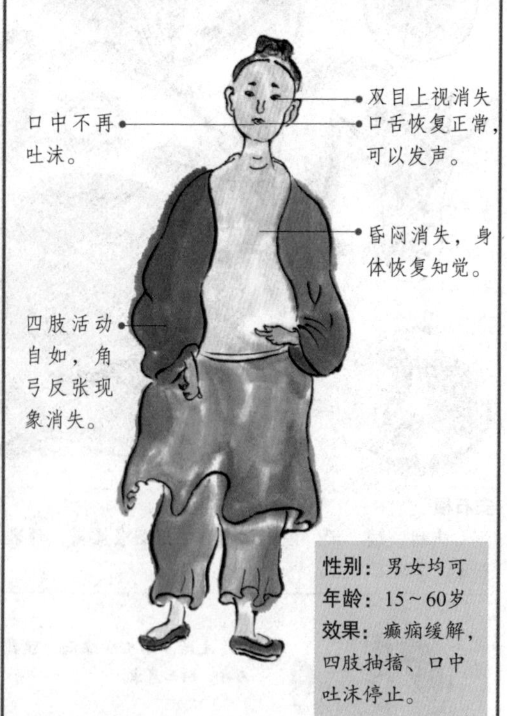

双目上视消失
口舌恢复正常，可以发声。
口中不再吐沫。
昏闷消失，身体恢复知觉。
四肢活动自如，角弓反张现象消失。
性别：男女均可
年龄：15～60岁
效果：癫痫缓解，四肢抽搐、口中吐沫停止。

小肠虚寒，痛下赤白，肠滑，其滋补的处方是：

干姜三两，当归、黄檗、地榆各四两，黄连、阿胶各二两，石榴皮三枚。

以上七味药分别切碎，用七升水来熬取二升五合汤药，去掉药渣，加入阿胶，熬至阿胶化尽，分作三次服用。

舌论第三

舌，是心与小肠的外在症候。舌重十两，长七寸，宽二寸半，舌在人身上有如政权的枢纽机关那么重要，它能调五味。如果多吃咸味，就会使舌脉凝而变色；多吃苦味，就会使舌皮枯槁而体毛焦枯；多食辛味，就会使舌筋急而指甲枯干；多食酸味，就会使舌肉肥而唇之皮膜开裂并外翻；多食甘味，就会使舌根痛而头发脱落。心喜苦味，肺喜辛味，肝喜酸味，脾喜甘味，肾喜咸味，这五味与五脏之气相合。如果心脏发热，舌头就会生疮，就会牵动唇外翻并显红色；如果小肠腑发寒，舌根就会收缩，牙关紧闭口不能言，唇显青色。是寒证则适宜用补法来治，是热证则适宜用泻法来治，不寒不热就依脏腑关系来调理。对舌根收缩、口不能言、唇青的症状，用升麻煎主治。其处方见第六卷中。

风眩第四

徐嗣伯说：我自幼继承家业，潜心钻研了一些经书处方，名医的治病关键，尽得听说。我自以为风眩（即头晕目眩、反目痉挛、惊悸郁闷等症状，又名风头眩。是因血气亏虚，风邪入脑牵引目系而引起的）的治疗方法很多，而各个医家都没能做到必定有效的治疗。而这方面的医术，是我最擅长的，我从年轻时开始使用，从来没有出现过差错。现在我年近衰朽，恐怕哪一天忽然死去，所以将它总结论证出来，以留传给后人。

风眩病起于心气不定，胸上蓄实，所以有高风面热的症状。痰与热相感而引动风，风与心相感乱就会烦闷目眩，所以叫作风眩。成年人发病名为癫，小孩发病则名痫，其实都是一种病。用我这里的处方来治疗，没有不能痊愈的，但只怕没有审准症候，而导致出现差错。患这种病的人大都忌食自己所属的十二属相中那种动物的肉。而其中奔豚病最令人担心，连续发病太多就会气急，气急就会导致死亡，而无法救治。这里的汤药是对于病情轻重的人都适合，不过不要因此就说这不是对症之药。这里治风眩的汤、散、丸、煎药总共有十种处方，在病人刚开始发病时，就要赶紧给他服用续命汤，危急时只能根据病情来灸穴位，用火针来刺，这样的话没有不能治愈的。刚发病时，针刺后接着灸，效果最好。

奔豚汤 【散寒降逆方】

主治奔豚气上，症状为气急奔出，马上就要断气等。

吴茱萸一升，桂心、芍药、生姜各四分，石膏、人参、半夏、川芎各三分，生葛根、茯苓各六分，当归四两，李根皮一斤。

以上十二味药分别切碎，用七升水、八升清酒煎煮，取汁三升，分三次服用。

防己地黄汤 【开窍醒神方】

主治语言狂乱、目光闪动，或自称见鬼、神思昏乱等。

中医小锦囊

风眩

风眩是指因风邪、风痰所致的眩晕。多因血气亏损，风邪上乘所致。分为风寒眩晕、风热眩晕、风痰眩晕等。

风寒眩晕：受风寒外邪所致头晕目眩，分为风邪眩晕与寒邪眩晕两种。

风热眩晕：风致上壅所致眩晕。

风痰眩晕：风痰上壅所致闭塞清阳。

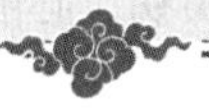

防己、甘草各二两，生地黄（另切，病轻者减至二斤）五斤，桂心、防风各三两。

以上五味药分别切碎，用一升水浸泡一宿，次日早晨用布绞去汁，将药渣放在竹床上，再将生地黄放在药渣上，置于三斗米下蒸，蒸时用铜器承接汁液，蒸到米熟取下，与以前的药汁加在一起混合绞取，分两次服用。

薯蓣汤

主治心中惊悸而致的四肢疲困，头面发热，心胸痰满，头目眩晕像在摇晃等。

薯蓣、人参、麦门冬各四两，前胡、芍药、生地黄各八分，枳实、远志、生姜各三分，茯苓、茯神各六分，半夏五分，甘草、黄芩、竹叶各一分，秫米三合。

以上十六味药分别切碎，取来江水，高举手扬三百九十下，量取三斗来煮米，煮到减少一斗，加入半夏，又熬到减少九升，去渣，加入其他药熬取四升汤药，分四次服用。没有江水的地方，可以用千里东流水代替，使水高扬过头。秦中无江，泾渭之水可用，诸葛亮铸剑尚且取用泾渭之水。

服前面汤药后，四肢尚不凉冷，而头目

眩动者，用防风汤主治。此汤大都适宜长期服用，只在药中稍做增减，以适应气候的冷暖。处方是：

防风、赤石脂、石膏、人参、生姜、白石脂、寒水石、龙骨、茯苓各三分，桂心二分，紫石英一分。

以上十一味药分别切细，用八升水来熬取三升汤药，分三次服用。用井花水的原因，在于它清新洁净。现在用江水，是因其无泥又无砂秽，源泉远远而来，顺势归海，不逆向上流，用来治头病，必能使病邪归于下。

薯蓣煎

薯蓣二十分，甘草十四分，泽泻、人参、黄芩各四分，当归、白蔹、桂心、防风、麦门冬各三分，大豆黄卷、桔梗、芍药、山茱萸、紫菀、白术、川芎、干姜、蜀椒、干地黄各二分（以上二十味药捣筛），生地黄十八斤（捣细绞取汁，熬到剩一半），麻子仁（研）三升，大枣八十枚，蜜三升，獐鹿杂髓八两，鹿角胶八两，桑根白皮五升（忌用山冈上自然出土的，有剧毒，特需忌接近篱笆、屋角、墙下水沟边浸污水者，都不中用）。

以上二十七味药，用二斗四升清酒来熬桑白皮、麻子、枣，得一斗，去渣，再加入地黄汁、胶、髓、蜜，熬到减半，加入前面的各种药末合熬到可制成如鸡蛋黄大小的丸药，每次以汤水送服一枚，每日三次，渐加至三丸。

治头目眩晕，心中烦郁，惊悸，用薯蓣丸方：

薯蓣二十八分，桂心、大豆黄卷、鹿角胶各七分，当归、神曲、人参、干地黄各十分，防风、黄芩、麦门冬、芍药、白术各六分，甘草二十分，柴胡、桔梗、茯苓、杏仁、川芎各五分，白蔹、干姜各三分，大枣一百枚（取膏）。

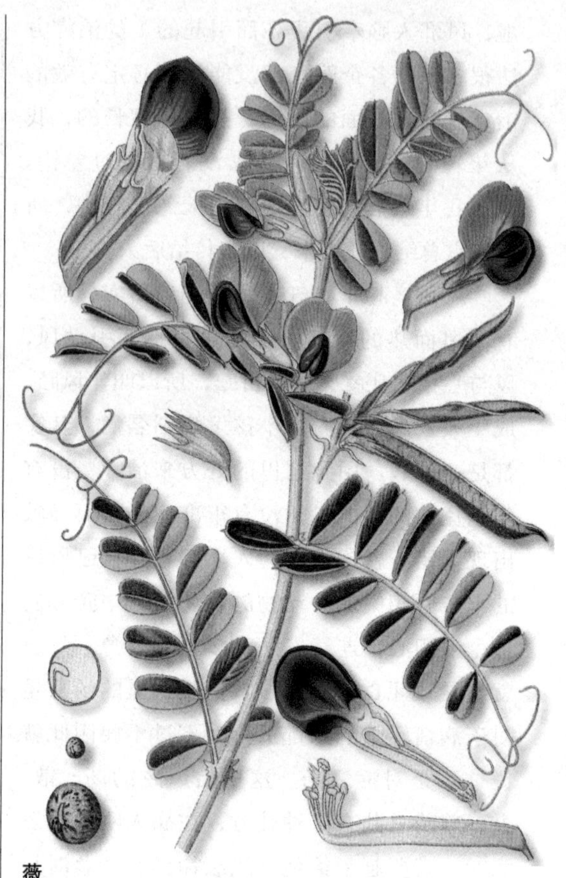

薇

味甘，寒，无毒。主治久食不饥，调中，利大小肠，利尿，去水肿，润大肠。

以上二十二味药研成末，混合白蜜、枣膏制成如弹丸大的药丸，每次在饭前服一丸，每天服三次。

天雄散 【疏风清上方】

主治头目眩晕、视物旋转欲倒等。

天雄、防风、川芎、人参、独活、桂心、葛根各三分，白术、远志、薯蓣、茯神、山茱萸各六分，莽草四分。

以上十三味药切捣并过筛后制成散药，每次在饭前用菊花酒送服下方寸匕，可逐渐加量至三方寸匕，每天两次。

制作菊花酒的方法为：在九月九日取邓

州出产的甘菊花，暴晒干后研成末，在米汤中蒸成酒。

人参丸 【宁心安神方】

主治心中时常恍惚、心神不宁等。

上党人参、铁精、牛黄、丹砂、雄黄、菖蒲、防风、大黄各一两，赤足蜈蚣、蜥蜴各一枚，鬼臼一两。

将以上十一味药研成细末，用蜜调和，制成梧桐子大小的丸，每次服七丸，可逐渐加量，白天三次，夜间一次。

灸法：

用绳横向测度两边口角；已经测得口的长度后，就用其绳的一端再测量鼻，尽其两边两鼻孔之间；测得鼻的宽度后，将它在中点折叠而取其一半，得与口的高度相合，以这个刻度在中点折转；先寻找头上的旋发，在旋发处灸灼，以前面所得的长度为半径，以旋为圆心测度其左右前后四方，当绳端处而灸灼，前面以脸部为正方向，并依年龄而定灸灼壮数的多少。这样一年共灸三次，都必须在疮愈后再灸，其壮数如从前。如果因为连灸，使火气引上其数处旋发的，就转而灸其近鼻的部位。如果旋发近于额部的，也适宜灸。如果爱惜颜面怕留下斑痕，就留缺面部的不灸。不过若对于病重的人，也顾不得这个了。

食禁：

虎、兔、龙、蛇、马、羊、猴、鸡、犬、猪、鼠、牛之肉。

以上十二种属相的动物的肉都不能吃，也不能用来做药。而牛黄、龙骨、龙齿要用，不能去除。

徐嗣伯说："我对药方与医术哪里有什么贡献，只是风眩病属于发病后很少痊愈的一种，我常将处方珍视秘藏，发誓不外传；而制药治病时，也兢兢业业地依法制作，丝毫不敢苟且草率。凡是有这种病的人，只要经过我徐嗣伯的治疗，没有不愈的；如果有人因为这种病而死，是因为他没有遇到徐嗣伯。希望您去问一问天下人，立即就知道这不是我徐嗣伯在自夸。现在皇太后既需要这种病的处方，我就谨封呈上。我徐嗣伯虽然年老但鄙志尚存，于是自己恭谨地亲手书写，但由于年老眼睛昏花，很多字写得不好，希望您宽恕原谅。谨启。"

风癫第五

黄帝问道：人有生来就患有癫疾病的，疾病是从哪里来的呢？岐伯回答说：这是因为孩子在母腹中时，母亲屡次受到过度惊吓，刺激使气只上而不下，精与气共居一处，所以使孩子发生癫疾。病在诸阳脉的，

中医小锦囊

山药的妙用

1. 治疗体虚羸弱：将山药和蜜一起煮熟，或煎汤，或做成粉吃，可滋阴壮阳。

2. 治疗心腹虚胀，手足厥冷，不思饮食：将山药炒半熟后研末，每次用米汤送服 6 克，每天两次。

3. 治疗小便频数：将山药放在矾水中煮过，与白茯苓等分，取末，每次服 6 克。

4. 治疗痰气喘急：将半碗生山药捣烂，加甘蔗汁半碗，和匀，一次饮服。

5. 治疗手足冻疮：用山药一截，磨泥敷上。

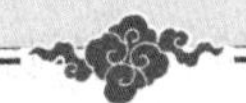

时寒时热，各阴脉在皮肤的分属部位也表现为时寒时热，名叫狂，应该刺其虚脉，察看其分属部位全部发热且病痊愈了才停止。刚开始发癫疾的，一年发作一次；如果不治疗，就会一月发作一次；仍然不治疗的，就会四五天发一次，这就是癫疾，治疗时应当刺其诸分肉，其脉尤其寒的，要以针补其气，直到病愈才停止。

癫疾患者初染病时，主要症状为：闷闷不乐，头重而痛，两目上视，发红；患病较重时，就会心烦意乱，情绪不宁。可根据病人的情绪变化来推测疾病发展的程度，针刺手太阳经、阳明经、太阴经诸穴，等到其面部血色正常后再停针。癫疾刚发作时表现为身体像角弓一样反张，并因此而觉得脊背疼痛的，诊治时应当取手太阳、阳明、太阴等各穴，等到面部血色恢复正常后才止针。而癫疾开始发作时，牵引口角歪斜，啼哭呼叫、气喘心悸的，应当从手阳明、手太阳两经取穴，采用缪刺法，如果左侧坚硬，就针刺其右侧；而右侧坚硬则针刺其左侧，等到面部的血色转为正常后才止针。想治癫痫病人，应当常常与其相处，以观察其应该针刺的部位。病发作得太厉害就让其泻，再将渗出的血盛于瓦壶中，到再次发病时，瓦壶里的血就会产生波动，如果不动，可灸穷骨二十壮，穷骨，即尾骶（长强穴）。

如果癫病深入到骨，病人的颌、齿各腧穴的分肉都会感到胀满，且骨骼僵直，出汗，心中烦闷。如果呕吐多涎，肾气下泄，就是不治之症。

筋发生癫病的人，身体蜷曲不能伸，痉挛抽搐，脉大，应该针刺其颈项后的大杼穴，如果呕吐多涎，气陷于下，就是不治之症。

癫病入脉的病人，发病时会突然晕倒，四肢各脉胀而纵缓。如果脉现胀满，应针刺使其出血；如不胀满，可灸太阳经上的夹对颈项的天柱、大杼等穴，并灸带脉穴，与腰间相距三寸许的地方，和各经分肉之间及四肢的腧穴。如果呕吐很多涎沫，气陷于下，就是不治的死症。

癫病中那些发病后就疯狂，脸上的皮肤绷得很紧又很厚的，是不能治疗的死症；而癫病发作就仆倒在地，口吐涎沫，没有知觉，如果此时病人忽然强亢地奋起如疯狂一样以及遗粪的，就难以治疗了；癫疾发作后脉搏大而滑的，过一段时间后病人就会自动好转；而癫疾发作后脉象沉、小、急、实的，是不能治疗的死症；如果小便急，也不能治疗。脉虚者可以治疗，脉实者会死。

如果厥病发展成为癫疾，是五脏不平、六腑闭塞的缘故。因为厥病能发展为癫，所以这一章里也提到了厥症这种病症。如果阴衰，就会发作热厥，指腹满或突然不省人事、手足发热的症状，大多是由于醉酒或饱食后性交，阴衰阳盛而致。阳衰就会致寒厥发作，指腹满或突然不省人事、手足发寒的症状，这是由于秋冬伤及阳气，阴气上逆，阳衰阴盛而致。

黄帝问：厥病有寒有热，是怎么回事？岐伯回答说：阳气从足部渐衰，就是寒厥；阴气从足部渐衰，就是热厥。黄帝问：热厥一定会先从足下发生，这是什么道理？岐伯说：阳气行于足小趾的外侧，集中在足下，而聚集在足心，所以阳气偏盛时足下就会发热。黄帝问道：寒厥一定会先从足的小趾发生，然后上行到膝下，这又是什么道理？岐伯说：阴气起于足小趾的里侧，集中在膝下，而聚集在膝上。所以阴气偏盛，逆冷就先起于足趾，上行到膝上；这种逆冷，不是从外侵入人体的寒气，而是由于内部阳虚所引起的寒冷。问：厥病有的使人腹满，有的使人忽然不省人事，或者半天乃至一天才醒转过来认识人，这是什么道理呢？答：阴气偏盛于上，那么下部就虚；下部虚，腹部就容易胀满；阳气偏盛于上，阴气也会并行于上，而邪气是逆行的，邪气上逆则阳气就会紊乱，阳气一旦紊乱，就会使人忽然不省人事了。岐伯说：太阳经患厥病，令人感觉头脚都沉重，足不能行，眼花昏倒。阳明经患厥病，就会发为癫疾，令人狂走叫呼，腹满，不能卧下，卧下就会面红发热，看到稀奇古怪的东西，胡言乱语。少阳经患厥病，令人突然耳聋，颊部肿，胸部发热，两胁疼痛，大腿不能行动。太阴经患厥病，令人肚腹胀满，大便不爽，不思饮食，吃了就呕吐，不能安卧。少阴经患厥病，令人舌干，小便赤，腹满，心痛。厥阴经患厥病，令人小腹肿痛，腹胀，大小便不畅，睡眠时喜欢蜷腿，前阴萎缩，足胫内侧发热。治疗以上各种厥病，身体强壮的病人就用泻法，虚弱的病人就用补法，如既不强壮又不虚弱的，就刺所病的本经主穴。对上寒下热的病人，先刺其颈项太阳经上的穴位，留针时间可以稍长，然后用火熨颈项与肩胛，使其上热下冷才停止，这就是所谓“推而上之”的治法；对上热下寒的病人，取刺其虚脉而陷下于经络的部位，直到气下行才停止，这就是所谓“引而下之”的治法。刺热厥症病人，留针，使其返为寒；刺寒厥症病人，留针，使其返为热。刺热厥症取二阴一阳，刺寒厥症取二阳一阴。所谓二阴，指两次刺阴经穴；所谓二阳，指两次刺阳经穴。

温病的热邪进入肾中也会使痉病发作，小孩痫病的热邪太盛也会形成痉病。凡是风痱暴尸厥及鬼魇不寤的病症，症状都相似，应该仔细观察它们的发展积累过程。所以经书上说患厥病时间久了就会转成癫病，从这里可以知道它们的相似。

癫病有五种，一是阳癫，发病时如同死人，遗小便，一会儿就能解除；二是阴癫，是因为出生时脐疮还未痊愈，且经常洗浴而患的癫疾；三是风癫，发作时眼睛互相引牵，反张痉挛僵直，发出羊鸣似的叫声，一顿饭时间才得解除，这种癫病是由于过度劳作而汗出又受风邪，再加上醉酒与饱食后房事过度，使人心气逼急、短气脉悸而导致的；四名湿癫，眉头痛，身体沉重，这是因为在发热时洗头，湿邪结于脑，汗未止而导致的；五名马癫，发作时目反，牙关紧闭，手足抽搐，全身发热，这是因为小时候被膏气所伤，脑热不和而患的病。

治五种癫疾的处方：

铜青、雄黄、空青、水银各一两，石长生、茯苓、猪苓、白芷、白蔹、白薇、人参各二两，卷柏、乌扇各半两，硫黄二两半，东门上鸡头一两。

以上十五味药研成粉末，以青牛胆来调和，置于铜器中，放在五斗大豆上蒸。药成之后，每次服如同麻子大小的三十丸，白天服两次，夜间服一次。在饭前服。

中医小锦囊

何谓癫病

癫病以精神抑郁、表情淡漠、沉默痴呆、语无伦次、静而少动为主要特征。属于中医学“郁证”的范围，类似于西医学的忧郁症、强迫症、精神分裂症等。中医学认为，癫疾的发生属于阴气过旺所为，多因情志所伤、思虑太过、所愿不遂，而致肝气郁结，心脾受损，脾失健运，痰浊内生，痰气上逆，蒙蔽心神，神明失常，最终发为癫病。

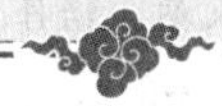

续命风引汤 【疏风开窍方】

主治风邪狂癫，症状为昏眩不省人事、舌头肿大伸出、胡言乱语等。

麻黄、川芎、石膏、人参、防风各三两，甘草、桂心、独活各二两，防己、附子、当归各一两，杏仁三十枚，陈姜五两。

以上十三味药分别切碎，用三升酒、一斗水煎煮，取汁四升，分四次服用，白天三次，夜间一次。

治癫痫与厥病时常发作的处方：

防葵、代赭、人参、铅丹、钩藤、茯神、雷丸、虎骨、远志、桂心、防风、白僵蚕、生猪齿各六分，卷柏、莨菪子、光明砂、升麻、附子、牡丹、龙齿各一分，牛黄二分，蚱蝉十四枚，蛇蜕皮、白马眼睛各一具，白蔹四分。

将以上二十五味药研捣过筛后制成散药，每次用酒送服方寸匕，每天两次，也可制成丸药来服用，都有良好的效果。

川芎汤 【疏风清上方】

主治风癫，症状为两胁牵痛、发病时呕吐、耳中如蝉鸣等。

川芎、藁本、蔄茹各五两。

以上三味药分别切碎，用一斗酒煎煮，取汁三升，一次服完，体质虚弱的病人可分两次服用，以大汗发出为度。

治风癫的处方：将三升莨菪子捣筛，加一斗酒浸泡半日，绞去药渣，在开水中熬到可以制成丸药的程度。每次在饭前服如小豆般大的两丸，渐渐加到如梧桐子般大的两丸，直到见效为准。见到额上手中从纹理中起红色时，就是药效显现了。如果没有这种症候就需继续服用。天天发病的人服药后三天可痊愈，隔一天发病的人服药后十天可痊愈，过五天发一次病的人服药后二十天可痊愈，过半年发一次病的人服药后一月可痊愈。

天门冬酒：五脏六腑大风症，洞泄虚弱、五劳七伤、症结滞气，各种冷热风证、癫痫、恶疾、耳聋、头风、四肢拘挛、历节因中风而疼痛，以上各种症状都可治，长期服用可延年益寿，使身体轻健，牙齿落后再生，头发白后转黑。

天门冬与百部相似，天门冬味甘，两头方；百部细长而味苦，使人下痢。捣碎绞取一斗汁，用来浸泡二升曲药，曲药发作后，以二斗糯米依照家庭常用酿酒法来造酒。在春夏季节等其完全冷后加入饭中，在秋冬季节温热它与人体肌肤温度相等再酿一次。酒熟后，取清酒来服一盏，使酒气相连接，但不要喝到醉吐。要禁忌生食、冷食、醋、滑

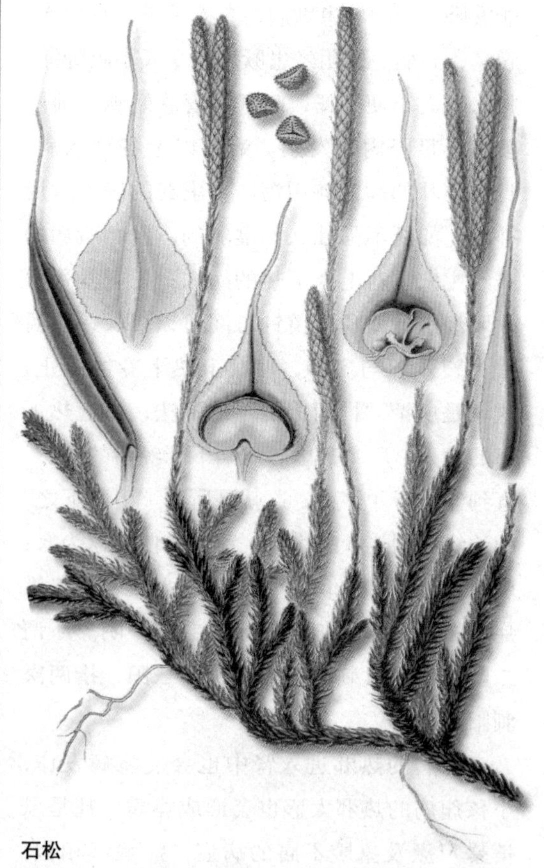

石松

味苦、辛，温，无毒。主治久患风痹，脚膝疼冷，皮肤不仁，气力衰弱。久服可去风血，使容颜姣好，嫩白耐老。

食、鸡肉、猪肉、鱼肉、蒜，特别忌鲤鱼，也忌油腻。这是一斗汁的酿法，一石、二石，也依照这个方法作为准则。服药十天后，觉得身体隐疹特别发痒，二十天后又特别发痒，三十天才渐渐停止，这都是风气邪毒渗出的缘故，四十天后就会觉得身心明朗特别舒畅，五十天后觉得特别畅快，迎风坐卧也不会觉得风侵着身体，体内的各种风邪都消除了。

用米法：先淘净米，暴炕使其干，等到将要用时，再另外取天门冬汁来浸米，干漉出来喝下。余下的汁用来拌饭，须密封。

取天门冬汁法：洗净天门冬，去掉心与皮，干漉去水，切捣，压取汁三四遍，使其渣滓干如草才可停止。这种酒初熟时味酸，发出臭泔水的腥气，只要依照方法服用，时间一长就会变得香美，别的酒都比不上它。封二十八日为好。在八月九月可少制一些，到十月则多制一些，打算到来年五月三十日以前连续服用。春季的三个月也得制药，到了四月就不能制了。服酒时如果有天门冬散药一起服，可使药力加倍。

天门冬散药的处方：取来天门冬，去掉心与皮，晒干，捣碎筛成末，每次以上面说到的天门冬酒送服方寸匕，每天三次，可渐渐加到三方寸匕，长期服用可以长生不老。同时各种酒也都可服。

治成年人癫病、小儿惊痫，可灸背部第二椎棘突及下穷骨两处，再以绳来测量，从中点折叠，绳端的一处是脊骨上，共三处，灸完后，再将绳斩断成三截，使各节长度相等而组合成如“厶”的形式，以一角注中央，灸下二角，夹脊两边灸，如此共五处，所以用画图法指示，灸红箭头所指的五处各一百壮。

癫疾突然发作，可灸阴茎上宛曲中三壮，得小便通畅后就会痊愈。《千金翼方》说：此穴正当尿孔上。

中医词语锦囊

脾失健运：指脾运化功能失常的病机。脾主运化，脾阳虚则运化失职，不能升清。病情轻的出现腹胀纳呆、肠鸣泄泻等消化不良症状。时间长了则面黄肌瘦、四肢无力。

寒凝气滞：因寒邪凝涩而使气化阻滞的病机。寒为阴邪，其性凝滞、收引、易伤阳气。寒邪致病多出现疼痛、腹胀、胫踵麻痹厥冷等症。

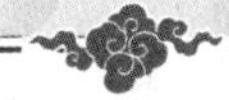

再灸阴茎头三壮。

再灸足大趾上聚毛中七壮。

再灸囊下缝十四壮。

再灸两乳头三壮。

再灸督脉三十壮，重复三次，穴在正对鼻中向上进入发际处。

再灸天窗、百会，各慢慢地灸三百壮，艾炷需小。

再灸耳上发际各五十壮。

黄帝问道：有些病人大怒发狂，这种病是从哪里发生来的呢？岐伯回答说：生于阳气不和。问：阳气不和为什么能使人发狂呢？答：阳气因被阻遏而难以畅通，所以多怒，这病名叫阳厥。问道：这怎么知道？答说：阳明经常动，而太阳经少阳经不动，此不动而彼动则具有严重疾病，这是它的症候。问：怎样治疗呢？答：减少病人的饮食就会有好转。因为食物进入阴脏，而滋长阳气，所以减少其食量就可以了，让病人服用生铁落，因为生铁落能下气疾。

凡是发狂就想跑，或自认为高大贤良，自称神圣的病人，对其治疗都需储备各种火灸，才可能痊愈。如果病人悲泣呻吟，这是邪气致病，不是狂病，自然依照邪气致病的处方去治。病邪入于阳经就发作狂病，病邪

宁心安神方

茯神汤 主治五邪侵入身体而致的妄言幻视，心悸跳动，恍惚不宁等。

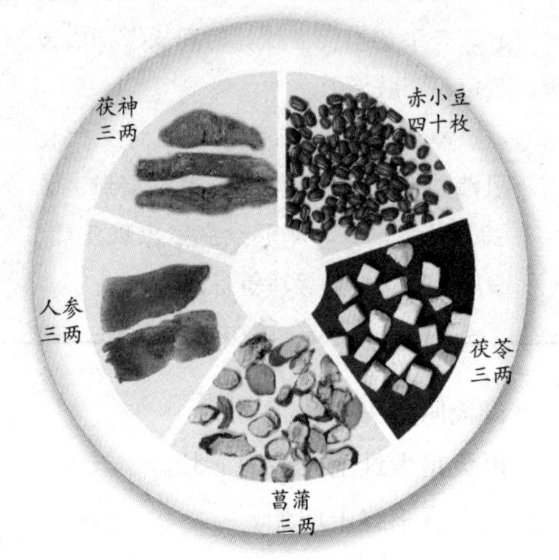

以上五味药分别切碎，用一斗水煎煮，取汁二升半，分三次服用。

服茯神汤后疗效

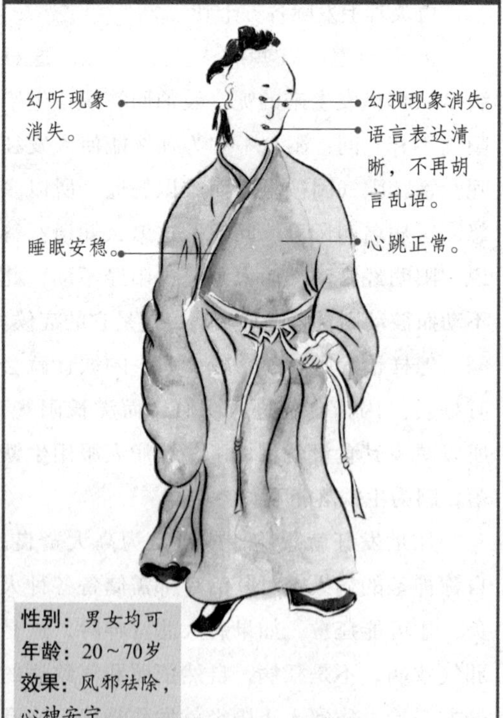
幻听现象
消失。
幻视现象消失。
语言表达清
晰，不再胡
言乱语。
睡眠安稳。
心跳正常。
性别：男女均可
年龄：20～70岁
效果：风邪祛除，
心神安宁。

入于阴经则血痹（指形体好像被微风吹或身体不舒畅，脉微涩的症候。是因体虚风寒湿邪侵入阴经，入于血分而致）发作。邪入于阳，其传变就成为癫痉；邪入于阴，传变而为痛喑（指失语症）。阳入于阴则发作呆静的病，阴入于阳则怒狂的病。

鳖甲汤 【宁心安神方】

主治邪气扰心而致的梦中惊醒时哭泣、不想听见人声、体中酸楚、忽寒忽热、腰脊僵痛、腹中拘急、不思饮食等，或因患病之后过劳，或触犯禁忌、调养失节，或女子生产之后月经不利、漏下青赤白、身体瘦削、虚弱疲困、小便不利，或头身发热不一会儿又消散，或一次性交后一天天趋向极度疲困。

鳖甲七枚，甘草、白薇、贝母、黄芩各二两，防风三两，麻黄、芍药、白术各二两半，凝水石、桂心、茯苓、知母各四两，石膏六两。

以上十四味药分别切碎，用二斗水煎煮，取汁四升，每次温服一升。白天三次，夜间一次。

九物牛黄丸 【宁心安神方】

主治男子因邪鬼精魅而致的神志失常，症状为幻视惊恐、痛不欲生等。

牛黄（土精，或说火精）、荆实（人精）、曾青（苍龙精）、玉屑（白虎精）、雄黄（地精）、空青（天精）、赤石脂（朱雀精）、玄参（玄武精）、龙骨（水精）各一两。

以上九味药名叫九精，上通九天，下通九地。先将它们切捣并过筛后制成散药，用蜜调和，制成小豆大小的丸，饭前吞服一丸，每天三次。如果服后不愈，可逐渐加量，以痊愈为度。

十黄散 【养心安神方】

主治五脏六腑血气衰少，失魂落魄似的，神魂颠倒，恍惚不安，悲喜无常，心中惆怅，若有所失，经常恐惧如见鬼神，这些都是大惊以及迎着风从高处坠落入水中所致，这个药方都可以治。

雄黄、人参各五分，黄芩、大黄、桂心、黄芪、黄檗、细辛各三分，黄连、黄昏、蒲黄、麻黄各一分，黄环、泽泻、山茱萸各二分。

以上十五味药切捣并过筛后制成散药，饭前用温酒服下方寸匕，每天三次。如果服后不愈，可逐渐加量至二方寸匕。体质虚弱的病人可加人参五分。

人参汤 【辟秽解毒方】

主治风邪鬼气反复发作，有时有规律有时无规律。

人参、防风、乌头、干姜、泽泻、狗脊、远志、附子、栝楼根、黄芩、独活各五分，秦艽、牡蛎、五味子、前胡、细辛、石膏、川芎、蜀椒、牛膝、甘草、石南、桂心、麻黄、竹皮、白术、山茱萸、橘皮、桑根白皮各十八铢，茯苓、鬼箭各十二铢，大枣十六枚。

以上三十二味药分别切碎，用水、酒各六升煎煮，取汁四升，分五次服用，白天三次，夜间两次。

治诸横邪癫狂针灸图诀

各种各样的病邪导致的疾病，其起因有很多不同，表现也各异，从以下这些表现可以看出癫邪的起始而推见其病的形成发展：有的人默不作声；有的人话语很多；有的人歌唱；有的人哭泣；有的人吟诵；有的人喜笑；有的人在沟渠边睡觉与呆坐，并吃粪秽之物；有的人裸露形体；有的人昼夜游走；有的人怒骂无度；有的人好像见到鬼神，手脚慌乱，眼睛惶急。对这种种癫狂的人，要用针灸和方药一起来治疗他们。凡是根据风邪侵害人体的时间用占卜法来推论其病因病势的，也把风邪断论为鬼。

扁鹊说，治各种病邪引起的疾病，有十三处穴位可以用针。凡是用针的体例，先从鬼宫起，接着刺鬼信，而至鬼垒，又至鬼心，不一定要全部刺到，只刺五六处穴位就有效验了……男从左起用针，女从右起用针，如果刺了几处还没有逼出风邪，就十三处穴位全部都刺到，依照此法诀行事，针刺与灸灼都用上。仍然需要依照掌诀，按程序进行治疗，确保万无一失。黄帝掌诀乃是方术家秘而不宣的要领，对于各处地理条件下所感受的风邪都有治疗效果，只需在两掌十指节间按图索骥即可。用针第一处刺人中，这里名鬼宫，从左边下针，从右边出；第二处刺手大拇指的指甲下，这里名鬼信，让针入肉三分；第三处刺足大指甲下，这里名鬼垒，针入肉二分；第四处刺掌后横纹，这里名鬼心，针入半寸，此即太渊穴；第五处刺外踝下白肉边缘的足太阳经，这里名鬼路，火针

中医词语锦囊

中气不足：指脾胃中焦之气虚弱、运化失职所致的病症。表现为面黄无泽、唇淡或暗、食欲不振、食后腹胀、眩晕、声低、气短、疲倦无力、大便稀薄等。

安神：治疗神志不安、心悸失眠的方法。适用于阳气躁动、失眠、惊痫、心悸、狂妄、烦躁易怒等症。

养血：即补血，是治疗血虚证的方法。表现为面色萎黄、唇及四肢指甲苍白、头晕目眩、心悸气短及妇女月经延误、色胆量少、闭经，唇舌色淡、脉细。

七锃，锃三下此即申脉穴；第六处刺大椎向上入发际一寸处，这里名鬼枕，火针七锃，锃三下；第七处刺耳前发际宛曲中，耳垂下五分处，这里名鬼床，火针七锃，锃三下；第八处刺承浆，这里名鬼市，针从左入从右出；第九处刺手横纹上三寸两筋间，这里名鬼路，即劳宫穴；第十处刺从鼻梁直往上入发际一寸处，这里名鬼堂，火针七锃，锃三下，即上星穴；第十一处刺阴下缝，灸三壮，女人即玉门头，这里名鬼藏；第十二处刺尺泽横纹外头接白肉边缘，这里名鬼臣，火针七锃，锃三下，即曲池；第十三处刺舌头一寸当舌中下缝，针贯出舌上，这里名鬼封，需用一方木板来搁好嘴巴，安好针头，使舌头不能转动，然后再刺。以上所指各穴，若是手足上的，都刺其相对的两穴；如果只有一穴，就单刺。

患邪鬼妄语症，可灸悬命穴十四壮，穴在口唇往里的中央弦线交错处，这里又名鬼禄。另外，用强力决断弦线为好。

中邪患病昏睡，无知觉，风府穴主治，又名鬼穴。

患邪病，大叫乱骂狂跑，可灸十指末端离爪甲一分处，这里又名鬼城。

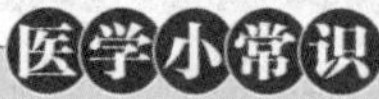

医学小常识

薄荷的妙用

薄荷具有疏散风热、清利头目、利咽、透疹、疏肝解郁的功效。现代医学常将其用于治疗风热感冒、头痛、咽喉痛、口舌生疮、风疹、麻疹、胸腹胀闷和抗旱孕等。

另外，薄荷还具有消炎止痛的作用。用薄荷泡澡还可以平缓紧张愤怒的情绪，提振人的精神，使人身心愉悦。

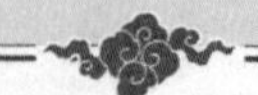

患邪病，鬼癫，四肢沉重，囟上穴主治，这里又名鬼门。

患邪病，大叫乱骂远跑，三里穴主治，这里又名鬼邪。

患邪病，四肢沉重疼痛，以及各种杂候，尺泽穴主治，在尺部动脉，这里又名鬼受。

患邪病，说话不止及各种杂候，人中主治，这里又名鬼客厅，凡是人中恶时，先压鼻下。

仓公法：患狂痫不认识人，癫病眩乱的症状，可灸百会穴九壮。

患狂跑抽搐症，可灸玉枕上三寸，又一法在顶后一寸灸百壮。

患狂跑癫疾症，可灸顶后二寸处十二壮。

患狂邪鬼语症，可灸天窗九壮。

患狂癫哭泣症，可灸手逆注三十壮，穴在左右手腕后六寸处。

患狂跑惊痫症，可灸河口穴五十壮，穴在腕后凹陷中动脉处，这与阳明相同。

患狂癫风痫吐舌症，可灸胃脘一百壮，不能用针。

患狂跑癫疾症，可灸大幽一百壮。

患狂跑癫痫症，可灸季肋端三十壮。

患狂言恍惚症，可灸天枢穴一百壮。

患狂邪发作无常，披发大叫，想杀人，不避开水火以及胡言乱语，可灸间使三十壮，穴在腕后五寸臂上两骨间；也用于灸治惊恐歌哭症状。

患狂跑喜怒悲泣症，可灸巨觉穴，病人有多少岁就灸多少壮，穴在背上肩胛内侧，反手达不到的部位，骨芒穴上，捻它时痛的地方就是。

患狂邪鬼语症，可灸伏兔穴一百壮。

患悲泣鬼语症，可灸天府穴五十壮。

患悲泣邪语，鬼忙歌哭症，可灸慈门穴五十壮。

患狂邪惊痫病症，可灸承命穴三十壮，穴在内踝后向上行三寸动脉上；也用于灸治惊狂乱跑的症状。

患狂癫风惊症、厥逆心烦症，可灸巨阳穴五十壮。

患狂癫鬼语症，可灸足太阳经上的穴位四十壮。

患狂跑、惊恐、恍惚症，可灸足阳明经上的穴位三十壮。

患狂癫痫、易发病的症状，可灸足少阳经上的穴位，病人有多少岁就灸多少壮。

患狂跑，癫厥发作时如死人的症状，可灸足大趾三毛中九壮。《千金翼方》说："灸大敦。"

患狂跑、喜骂人的症状，可灸八会穴，病人有多少岁就灸多少壮，穴在阳明下五分。

患狂癫惊恐、乱跑、中风恍惚、发怒、喜笑、骂人、唱歌、哭泣、胡言乱语的症状，可灸脑户、风池、手阳明经、太阳经、太阴经、足阳明经、阳跷经、少阳经、太阴经、阴跷经、足跟各处的穴位，都是病人有多少岁就灸多少壮。

患心跳、惊惧、无力的症状，可灸大横穴五十壮。

患狂邪，谩骂、击打、用刀斧砍击他人，这种病名叫热阳风症，可灸口；两唇边燕口处赤白际各一壮，又灸阴囊缝三十壮，让病人站立，以笔正面点注，当灸下处时，卧倒，找准卵上灸，不要靠近前边而灸中卵核，恐伤害阳气。

病人狂跑杀人，或欲自杀，叫骂不休，说鬼话，可灸口角赤白际穴一壮，再灸两肘内宛屈中五壮，再灸背胛中间三壮，重复灸。

仓公法，疗效神奇。

突然中邪魅，神志不清，口噤不开，身体颤抖，可灸鼻下人中及两手足大指甲根部，使艾丸一半在指甲上，一半在肉上，各灸七壮，如果病仍没有消除，就再灸十四壮，艾炷如雀屎般大。

治突然狂言鬼语，用针刺其足大拇指甲下，刺入少许即止。

治风邪，可灸间使穴，病人有多少岁就

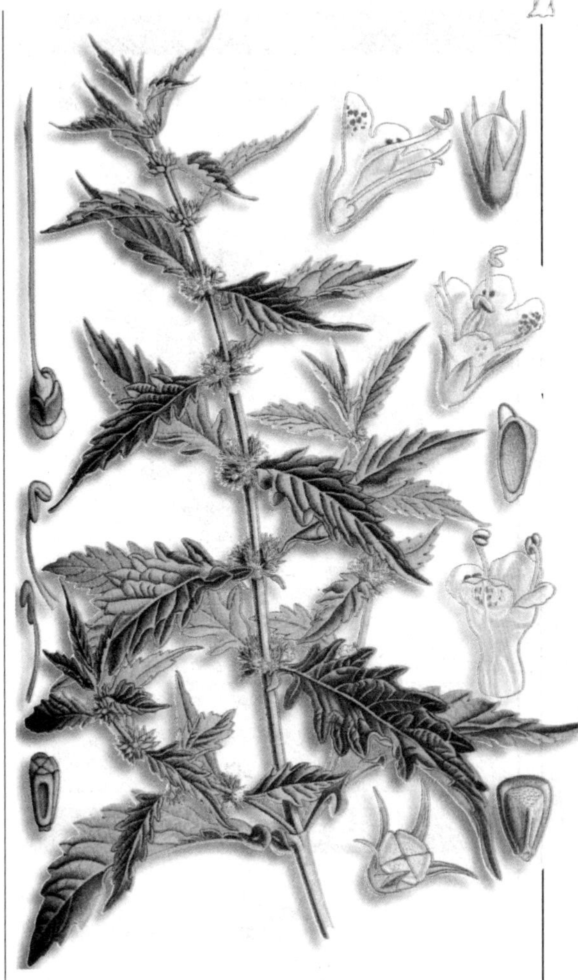

薄荷

其茎、叶味辛，温，无毒。主治贼风伤寒发汗，恶气心腹胀满，霍乱，宿食不消。长期被人们当作菜生或熟着食用，可祛邪毒，除劳气，解劳乏，使人口气清新。

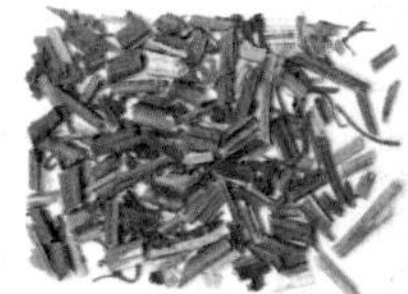

茎、叶〔主治〕治恶气心腹胀满，霍乱，宿食不消，下气，煮成汁服用，能发汗。除劳气，解劳乏，使人口气香洁。

疏风益气方

远志汤 主治风邪外中、心气不足而致的惊悸不宁、言语错乱、神思恍惚、心中烦闷、耳鸣等。

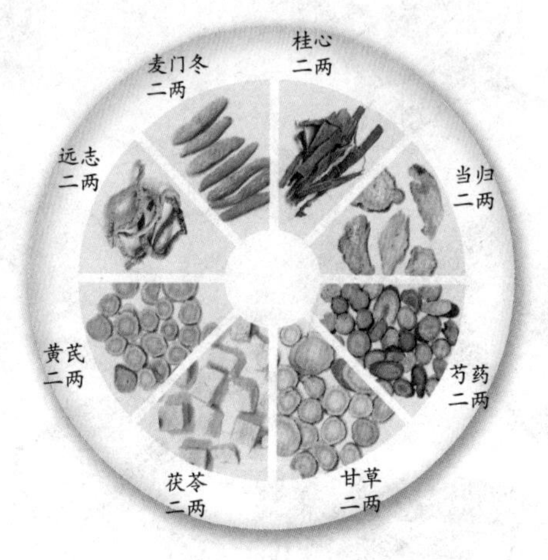

注：另有人参二两，独活四两，生姜五两，附子一两。

以上十二味药分别切碎，用一斗二升水煎煮，取汁四升，每次服八合，瘦弱的人可服五合，白天三次，夜间一次。

服远志汤后疗效

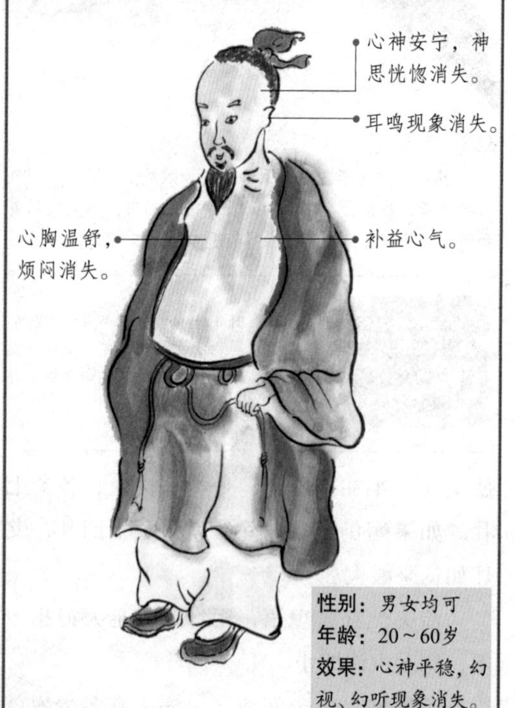

灸多少壮，再灸承浆穴七壮和心腧穴七壮，灸三里穴七壮。

治鬼魅，可灸入发际一寸处一百壮，再灸间使穴及手心各五十壮。

治狐魅，两手大拇指合紧，灸合间二十一壮。

风虚惊悸第六

茯神汤【宁心安神方】

主治风邪入侵五脏，脏气大虚而致的惊悸不宁等。

茯神、防风各三两，人参、远志、甘草、龙骨、桂心、独活各二两，细辛、干姜各六两，白术一两，酸枣一升。

以上十二味药分别切碎，用九升水煎煮，取汁三升，分三次服用。

茯神汤【疏风益气方】

主治风气虚满而致的颈项僵硬、心气不足、饮食不下等。

茯神、麦门冬各四两，人参、羌活、远志、当归、甘草、紫石、五味子各一两，半夏、防风、黄芪各三两，生姜五两，酸枣三升。

以上十四味药分别切碎，先取酸枣用一斗三升水煎煮，取汁一斗，去掉酸枣，加入其他药再煎，取汁三升半，每次服七合，白天三次，夜间两次。

小定心汤【养心安神方】

主治心气虚弱而致的惊悸不宁，多在梦中惊叫或觉得被什么重物压在胸口一样。

茯苓四两，桂心三两，甘草、芍药、干姜、远志、人参各二两，大枣十五枚。

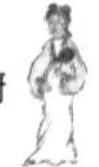

以上八味药分别切碎，用八升水煎煮，取汁二升，分四次服，白天三次，夜间一次。

大定心汤 【养心安神方】

主治心气虚弱而致的惊悸不宁、神思恍惚、健忘、梦中惊魇、志少不足等。

人参、茯苓、茯神、远志、龙骨、干姜、当归、甘草、白术、芍药、桂心、紫菀、防风、赤石脂各二两，大枣二十枚。

以上十五味药分别切碎，用一斗二升水煎煮，取汁二升半，分五次服用，白天三次，夜间两次。

镇心汤 【养心安神方】

主治风虚劳冷、心气不足而致的健忘善恐、心神不定等。

防风、当归、大黄各五分，泽泻、白蔹各四分，菖蒲、人参、桔梗各三分，白术、甘草各十分，紫菀、茯苓各二分，秦艽六分，桂心、远志、薯蓣、石膏各三分，大豆卷四分，麦门冬五分，粳米五合，大枣十五枚，干姜二分，附子、茯神各二两。

以上二十四味药分别切碎，先取粳米用一斗二升水煎煮，米熟去渣，加入其他药再煎，取汁四升，每次服六合，白天三次，夜间一次。

大镇心散 【养心安神方】

主治心脏虚损而致的惊悸不宁、多梦易惊等。

紫石英、茯苓、防风、人参、甘草、泽泻各八分，秦艽、白术、薯蓣、白蔹各六分，麦门冬、当归各五分，桂心、远志、大黄、石膏、桔梗、柏子仁各四分，蜀椒、芍药、干姜、细辛各三分，黄芪六分，大豆卷四分。

以上二十四味药切捣过筛后制成散药，每次用酒送服二方寸匕，每天三次。

> **中医小锦囊**
>
> **惊悸的类型**
>
> **心阴血虚型** 脾胃虚弱致血气不足，阴血亏损，神气不宁。灸时取背俞、手少阴经穴。
>
> **心阳气虚型** 因身体阳虚，或久病损伤心阳，导致心悸不安，眩晕气短。灸时取背俞、任脉、手厥阴经穴。
>
> **心脾虚弱型** 因七情内伤，如思虑过度，所欲不遂，心血耗散，心无所依，神无所归，导致惊悸不宁、体倦神疲。灸时取背腧、手少阳经穴。
>
> **肾阴虚型** 因少年时误犯手淫，或成年后房欲过度，致伤精太过，肾气大伤。灸时取手厥阴、足少阴经穴。
>
> **痰饮型** 因阳虚不能化饮，痰饮内停，上凌于心，致使心悸头晕、恶心欲吐。灸时取背腧穴、足阳明经穴。

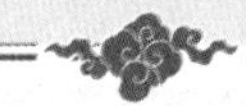

小镇心散 【养心安神方】

主治心气不足而致的惊悸不宁、恐惧多悲、神思恍惚等。

人参、远志、白术、附子、桂心、黄芪、细辛、干姜、龙齿、防风、菖蒲、干地黄、赤小豆各二两，茯苓四两。

以上十四味药切捣过筛后制成散药，每次用酒送服二方寸匕，每天三次。

镇心丸 【养心安神方】

主治男女虚损不足而致的眠卧不安、多梦惊悸、精神萎靡、男子遗精滑泄、女子赤白漏注、月经不利等，也可用于治疗风邪鬼疰、时寒时热、腹中积聚、忧虑气郁等。

紫石英、茯苓、菖蒲、苁蓉、远志、大黄、

养心益智方

菖蒲益智丸 主治好忘、神思恍惚等，也可用于破积聚，止疼痛。

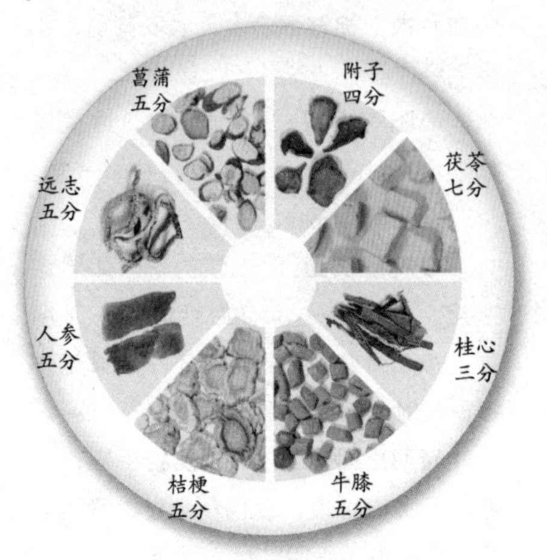

将以上八味药研成粉末，用蜜调和，制成梧桐子大小的丸，每次服七丸，可逐渐加量到二十丸，白天两次，夜间一次。能安神定志，使耳聪目明。

服菖蒲益智丸后疗效

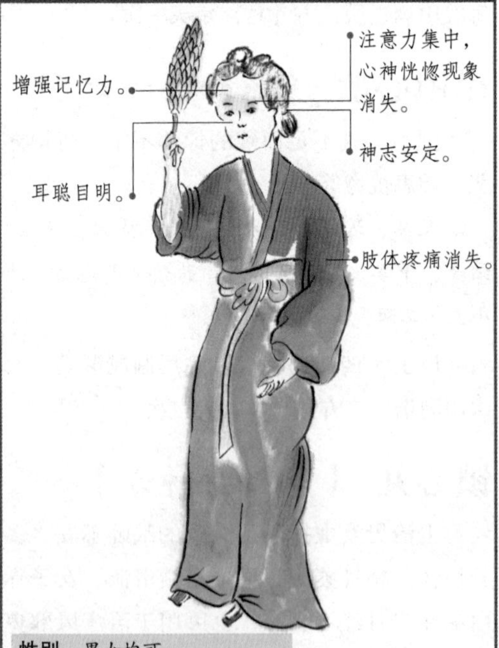
注意力集中，心神恍惚现象消失。
增强记忆力。
神志安定。
耳聪目明。
肢体疼痛消失。

性别：男女均可
年龄：30～60岁
效果：心神安宁，健忘减轻。

大豆卷、麦门冬、当归、细辛、卷柏、干姜各三分，防风、人参、泽泻、秦艽、丹参各六分，石膏、芍药、柏子仁各三分，乌头、桂心、桔梗、甘草、薯蓣各七分，白蔹、铁精、银屑、前胡、牛黄各二分，白术、半夏各八分，干地黄十二分，䗪虫十二枚，大枣五十枚。

将以上各味药研为细末，用蜜、枣膏调和，反复捣研，制成梧桐子大小的丸，每次用酒送服五丸，可逐渐加量到二十丸，每天三次，以痊愈为度。

定志小丸 【养心安神方】

主治心气不定、五脏不足而致的忧虑悲伤、恍惚健忘，早晨好转傍晚更加严重，傍晚好转了早晨复发，也可用于治疗狂乱昏眩等。

菖蒲、远志各二两，茯苓、人参各三两。

将以上四味药研成细末，用蜜调和，制成梧桐子大小的丸，每次用汤液之类送服七丸，每天三次。本方如果加茯神，则名茯神丸，捣筛后制成散药来服也有良好效果。

好忘第七

孔子大圣智枕中方：

龟甲、龙骨、远志、菖蒲各等分。

以上四味药，研捣过筛后调制成散药，每次以酒送服方寸匕，每天三次，长期服用使人听力特别好。《千金翼方》说，每次在饭后以水送服。

使人不健忘的处方：

菖蒲二分，茯苓、茯神、人参各五分，远志七分。

以上五味药研捣过筛后调制成散药，每

次以酒送服方寸匕，白天三次，夜间一次，五天后见效，疗效非常好。

开心散 【养心益智方】

主治健忘。

远志、人参各四分，茯苓二两，菖蒲一两。

以上四味药切捣并过筛制成散药，每次用汤液之类送服方寸匕，每天三次。

养命开心益智的处方：

干地黄、人参、茯苓各二两，苁蓉、远志、菟丝子各三两，蛇床子二分。

以上七味药研捣过筛后制成散药，每次服方寸匕，每天两次。忌食兔肉，其他不忌。

北平太守八味散 【养心益智方】

主治好忘。

天门冬六分，干地黄四分，桂心、茯苓各一两，菖蒲、五味子、远志、石韦各三分。

以上药物切捣并过筛后制成散药，每次饭后用酒或水送服方寸匕。三十天后气力倍增，六十天后强壮有力，神志安定。

治健忘的处方：

天门冬、远志、茯苓、干地黄各等分。

将以上四味药研成粉末，制成蜜丸。每次用酒送服如梧桐子大的二十丸，每天服三次，可渐渐加到三十丸，要经常服用，不要中断。

治多忘，长期服用使人聪明、增强智力的处方：

龙骨、虎骨、远志各等分。

以上三味药研捣过筛后制成散药，每次在饭后服方寸匕，每天两次。

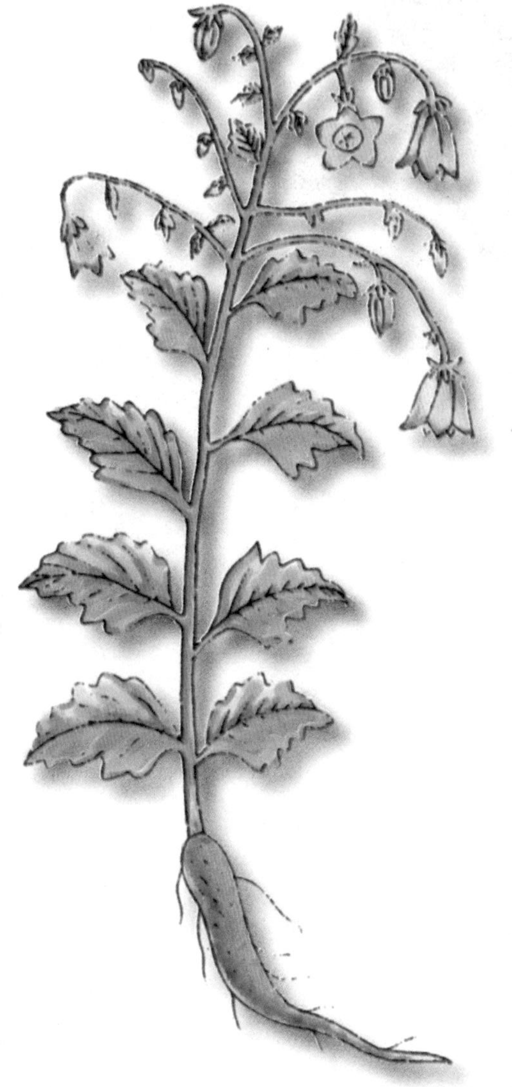

沙参

其根味苦，微寒，无毒。主治血积惊气，胃痹心腹痛，结热邪气头痛，皮间邪热，可除寒热，补中，益肺气，安五脏。久服利人。

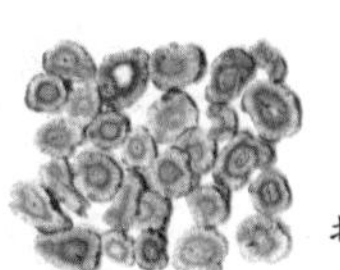
北沙参

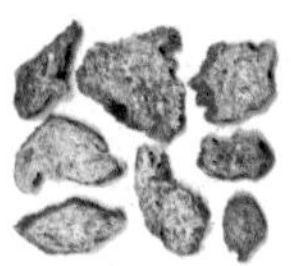
南沙参

根〔主治〕血积惊气，除寒热，补中，益肺气。

以上十二味药分别切碎，用一斗水煎煮，取汁三升，分成三服，能降逆气

大黄干漆汤【温阳活血方】

主治产后余血未尽而致的腹中切痛，如果服后稀血未下，次日早晨再服一升

大黄、干漆、干地黄、桂心、干姜各二两

以上五味药切碎，用三升水、五升清酒煎煮，取汁三升，去渣，放冷后再煎，且三次，去渣，入硝石

钟乳汤【温阳通乳方】

主治女子产后无乳汁

石钟乳、白石脂各六铢，通草十二铢，栝楼干两，硝石六铢

以上五味药分别切碎，用水五升煎煮，熟沸后取下，每次温服一升

图解千金方

当归散【和⋯方】

主治女子⋯宣⋯

当归、黄芩各二两⋯

将以上五味药切锉年过筛取末，每次用酒调下方寸匕，每天二次

吴茱萸汤【温中和胃方】

主治体内久寒而导致的胸胁逆满，饮食不下，结气不消等，不能进食等

吴茱萸、半夏、小麦各一升，甘草、人参、桂心各一两，大枣二十枚，生姜八两

以上八味药分别切碎，用五升酒、三升水煎煮，取汁三升，分成三服

⋯噎⋯【⋯寒方】

⋯

⋯细辛末，用蜜调和，制成梧桐子大小的丸，每次用酒送服三丸，每天二次，如果服后不愈，可逐渐加量到十丸

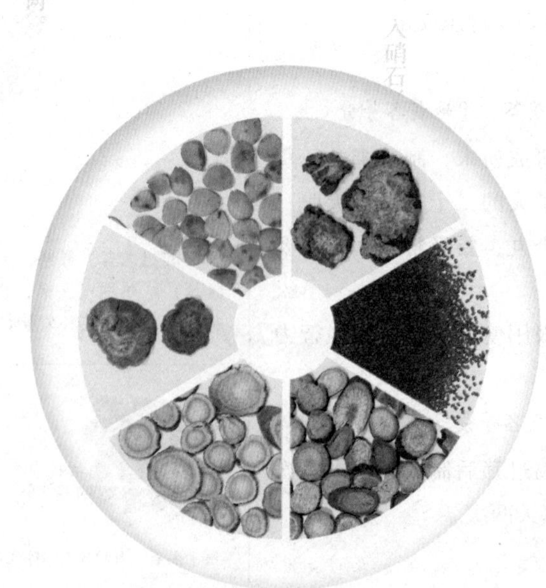

清热和胃方

卷十五 脾脏

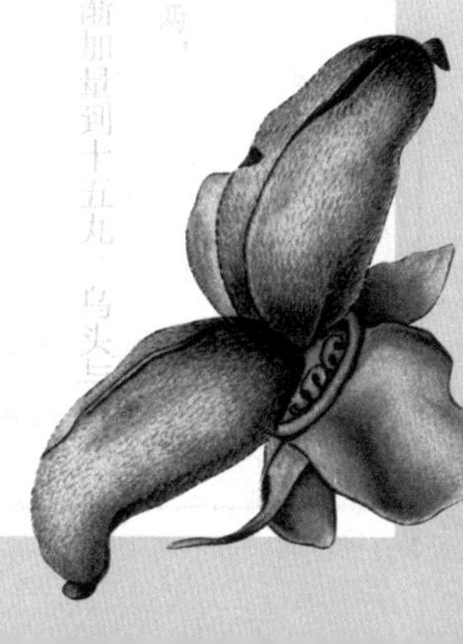

脾脏脉论第一

脾主意，脾脏是意归藏的处所。意，即是保存记忆的意思。脾脏为谏议大夫，统摄其余四脏之所藏。心中有所忆称为意，意的存在称为志，因志而存在和变动的称为思，因思而远慕的称为虑，因虑而处理事情的称为智。脾藏意，口唇是意在外的器官。脾之气与口相通，口于是就能辨别五谷的滋味。所以称口为戊属阳土，舌唇为己属阴土，循环中宫，向上从颐颊出来，接着表现在唇上；向下回到脾中。通过舌表现旺盛的气血，脾外主肌肉的营养，内主滋味的运化。脾重二斤三两，宽三寸，长五寸，有散膏脾四周脂状膜半斤，主管血液，温暖五脏，脾神名叫俾俾，主藏营气，名为意藏，与时节相应会，所以说脾藏营气，营藏意。脾在气表现为噫，在液表现为涎。脾气虚就会四肢不能随意举动，五脏不安稳；脾气实就会腹胀，大小便不畅。脾气虚就会梦见饮食不足，在属土的时节就会梦见修房造屋；脾气盛就会梦见唱歌作乐，身体沉重手足不能举动。如果逆乱之气侵入脾脏，人就会梦见丘陵大泽和毁坏房屋的风雨。

脾脏属土，与胃合为腑脏，它的经是足太阴经，与足阳明胃经结为表里，脾脉的脉象缓，脾气在夏天开始上升，在夏季达到最旺。脾脏为土，象征敦厚而有福。脾土敦厚，万物颜色各不相同，所以称为得福者广。万物根茎牢固，叶子从树尖生出，以及小虫的蠕动、喘息，全靠脾土的恩惠。有德就缓，有恩就迟，所以使太阴脉脉象既缓又迟，尺脉寸脉各不相同。酸甜苦辣各种滋味，是土里出产的精华，各自运行在自己的寸节里，而不会同行在一起互相克制，所以尽可常吃。趁土寒时应该吃温性食物，土热时则吃凉性食物。土有一子，名叫金，土怀抱金，从不离身。金怕火，恐热气来熏，于是就离开其母——土，逃到水中。水是金之子，而藏火神，闭门塞户，内外不通，这是指在冬季，土失其子即金，就会脾气衰微，水气固之而洋溢，浸渍脾土，水气撞击皮肤，会导致面目浮肿，之后又回到四肢。愚医一见水肿，只管用泻下法泻水，使脾虚胃空，水就侵入脾中，于是肺发生喘浮。本来冬季时水旺生木而肝气上升，金藏于水而肺气敛伏，今肺反喘浮，而肝木畏惧它，所以肝向下沉没，但下面有荆棘，肝恐伤害自身，就躲在一边，让水横流，又当此冬季，水旺而心气衰，心气衰而脉伏，肝气微而脉沉，因此导致脉象沉而伏。如果良医来治，就会取不同的穴位，让溲便利通，于是水道畅通，甘液下流；调停阴阳后，

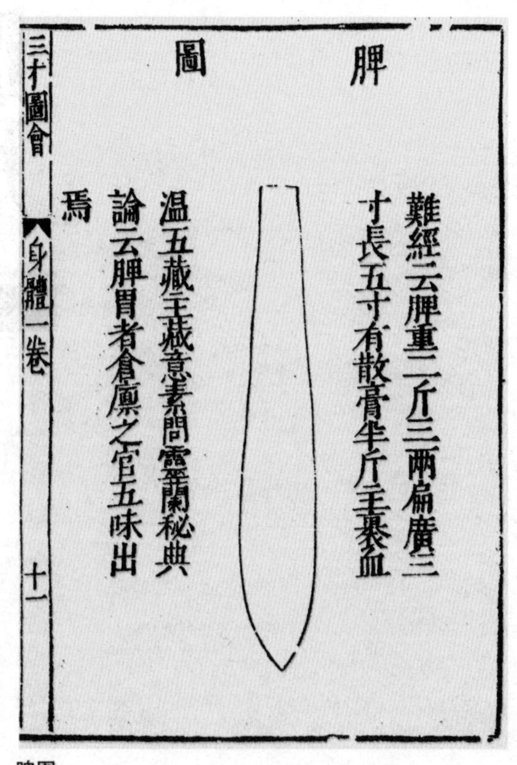
脾圖

難經云脾重二斤三兩扁廣三寸長五寸有散膏半斤主裹血溫五藏主藏意素問靈蘭秘典論云脾胃者倉廩之官五味出焉

三才圖會 身體一卷 十二

脾图

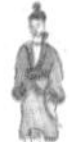

喘息得以轻微，汗出正流。脾土得以恢复正常，肝木才能扎根于土，肝木气升而生心火，心气因势而起，阳气在四肢运行，肺气飘忽高远，于是喘息安定下来。肾水不再泛滥侵害肺而使声音得以安定，肾水为咸味，因为金母衰败，所以汗出必污臭如腥。土得子金，即成为山，金得母土，名叫丘。

四季的顺序，是五行逆顺的变异更迭。然而，脾脉应该主哪些呢？脾脉属土，脾脏与其余四脏不同，它以水之精气，灌养其余四脏。健运的脾脉不会单独得见，只有当脾脏发生病变时恶脉才可以被发现。脉恶是怎样的呢？脉势来如水流的，这叫作太过，显示病在外；脉势如鸟在啄的，这叫作不及，显示病在内。太过就会使人四肢沉重而不能举动，不及就会使人九窍堵塞不通，名为重强。

脾脉来势柔和，如同小鸡踩地那样相间隔的称为平脉。脾脉在长夏以胃气为本，脾脉来时实而盈数，如鸡举起脚爪的，称为脾病。脾脉来时坚锐如鸡喙，也好像鸟爪、屋漏、水流，这样的称为脾死脉。

真脾脉来时，脉象弱而乍疏乍散，病人肤色黄青没有光泽，等到毛发枯折时就会死去。

长夏里胃气微而软弱的脉称为平脉，脉象弱而胃气少的称为脾病脉，只有代脉而没有胃气的称为死脉，软弱而有石脉的病是冬天生的病，石脉现象严重的病是这个长夏时节内生的病。

脾藏营气，而营气藏意。如果愁忧不解就会伤意，意伤了就会闷乱，四肢不举，毛发枯焦面色憔悴，这样就会在春天死去。

如果足太阴脾经脉气绝，脉气就不能口和唇接收营养，口唇是肌肉之本，脉不营运，肌肉就会软弱，肌肉软弱就会人中胀满，人中胀满会使口唇外翻，唇外翻的病人，肌肉

医学小常识

脾脏的位置和大小

脾脏是人体中最大的淋巴器官，位于左下腹部，在左季肋区后外方肋弓深处，与9～11肋相对，长轴与第10肋一致。膈面、膈肌和左肋膈窦相邻，前方有胃，后方与左肾、左肾上腺毗邻，下端与结肠脾沟相邻，脾门与胰尾相邻。脾脏是一个富于血供的实质性脏器，质软而脆。一般认为生理脾长10～12厘米，宽6～8厘米，厚3～4厘米，重110～200克。

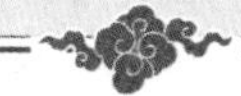

已先行死去，如果在甲日病危，就会在乙日死去，这是因为甲乙在五行上属木，而脾属土，木克土的缘故。

脾失去所藏的意，真脾脉显现，浮诊得脉象非常缓，按诊脉体如同倒扣的杯子，如果像是在摇动的，必死无疑。

六月的夏季，月建为未，坤与未之间，是土的方位。脾旺的时节，它的脉象表现为大而缓的，称为平脉，如果反而诊得浮大而洪的脉象，是心邪欺脾，心火为脾土之母，母归子位，为虚邪，即使生病也很容易治疗；如果诊得微涩而短的脉象，是肺邪欺脾，肺金为脾土之子，是子欺母，为实邪，即使生病也会自己痊愈；如果诊得弦而长的脉象，是肝邪欺脾，木克土，为贼邪，是大逆的现象，病人会不治而死；如果诊得沉软而滑的脉象，是肾邪欺脾，水凌土，为微邪，即使生病也能很快治愈。

右手关上脉象阴绝的，是无脾脉。生病时苦于气短下痢，腹满，身体滞重，四肢不想动，经常呕吐，治疗这种病症时应针刺足阳明胃经上的穴位。

右手关上脉象阴实的，是脾气实。得这

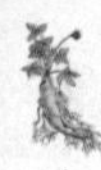

种病苦于肠中坚燥，大便困难，治疗时应针刺足太阴脾经上的穴位。

脾脉很长而弱，来时疏去时密，在呼气一次的时间里脾脉搏动两次的称为平脉，搏动三次的称为离经病，搏动四次的为脱精症，搏动五次就会失去知觉，搏动六次就会丧命，这是从足太阴经脉象所反映出来的病况。

脾脉非常急的是患抽风，脉微急的是患膈中满，饮食咽下就会吐出，然后吐泡沫；脉非常缓的是生痿厥，症状是四肢软弱无力寒冷，不能行走，脉微缓的是患风痿，症状是四肢无力，因脾虚中风所致，四肢不能动，心中明亮仿佛没有生病一样；而脉象非常大的患者会突然扑倒在地，微大的是患了脾疝，是因为肠胃之外有气裹大脓血；脉象非常小的是生寒热病，微小的是生消瘅病；脉象非常滑的是患癞癃，症状为阴囊肿大，小便癃闭，微滑的是患虫毒、蛔虫，肠中鸣响发热；脉象非常涩的是患脱肛，微涩的是患内溃，症状为多下脓血。

脾脉搏坚而长，脸色泛黄的人，是患有少气的病。那些脉象软而散、面色无光泽的人，会生足胫发肿的病，与水肿相类似。

脾脉来时，大而虚的人，是腹中有积气，即为逆乱之气，这种病名为厥疝，妇女患厥症状也是这样。得上这种病，是由于四肢出汗当风受风邪侵袭。

扁鹊说，脾有病就会面色萎黄，脾气实就会舌根僵直，脾气虚就会患上多种食癖以及食量大的病，应当下泻畅通其实气。如果脾脏的阳气壮，就会梦见饮食一类的事情。

脾在声音上表现为唱歌，在动作上表现为噫气，在情志上表现为思考。思伤脾，精与气汇聚在脾中就会引起饥饿。音主长夏，病变在音上的病人应该治本经。恐惧不解就会伤精，精受伤会导致骨酸痿厥，精不时自下就是精生

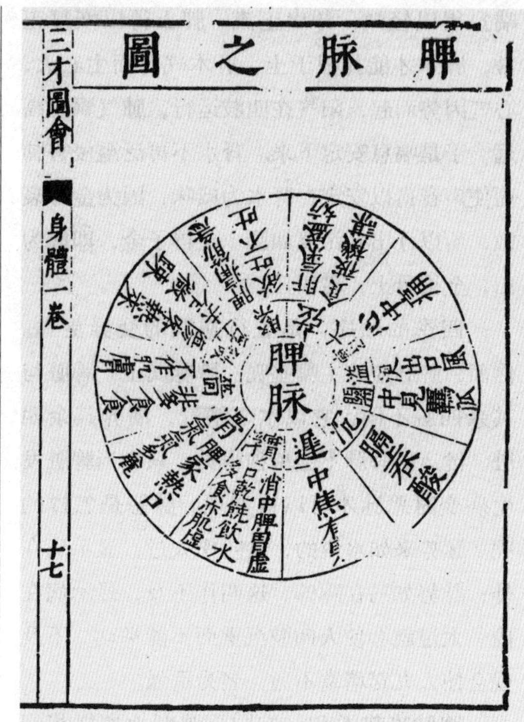

脾脉之图

病。所以五脏是主藏精的，不能中伤，一旦中伤五脏就会失去守固而导致阴虚，阴虚就会无气，无气的人很快就会死去。

病如果先从脾上起，身体会闭塞不通，身痛体沉，病邪一天后迁延到胃部，引起腹胀；两天后迁延到肾脏，引起小腹腰脊痛，胫酸；三天后迁延到膀胱，引起背脊筋痛、便闭塞；十天过后还没有痊愈，病人就会死亡。冬天将死于人定亥时，夏天则死于晚饭时间。

病在脾脏，下午二时左右病情会减轻，感觉神情轻爽，而早上严重，日中时病不愈也不死，可以支持，午后申酉时病情平静。

假如脾脏生了病，很可能是在东行途中或吃野鸡和兔肉以及各种树木的果实而患病的。即使当时未发病，也会在春天发作，得病的时间是在甲乙月。

大凡患了脾病的症状，必定身体沉重，足痿软不收，容易饥饿，且行走时常常筋脉

痉挛，脚底疼痛。

脾虚就会腹部胀满，肠鸣则食物不消化而应泄出。饮食不消化，可以取足太阴脾经、足阳明胃经以及足少阴肾经，针刺使其出血。

脾脉沉取为软，浮取为虚，这种情况下人会腹胀烦满不堪，胃中有热，不嗜食，食不消化，大便困难，四肢时常麻木，非常痛苦。妇女因房事得病，会导致月经不来，如果来了就会频频并下。

脾生病则面色发黄，饮食不消，腹内胀满不堪，骨节生痛，身体滞重，大便不畅。如果脉象微缓而长，还可以治疗，适宜服用平胃丸、泻脾丸、茱萸丸、附子汤。春天应当针刺隐白穴，冬天针刺阴陵泉，都用泻法。夏天针刺大都穴，季夏针刺公孙穴，秋天针刺商丘穴，都用补法。一种说法认为应当艾灸章门穴五十壮，背上第十一椎棘突下的脾腧穴一百壮。

病邪在脾胃中，肌肉会发痛。阳气有余阴气不足，就会患热中病，症状是发热，多饮多尿，谷食易消容易饥饿等；阳气不足阴气有余，就会患寒中病，寒邪侵脾胃导致脘腹痛、脱泻、肠鸣一类病，会引起肠鸣腹痛；阴阳都有余或者都不足的话，就会有热有寒，都应调理三里。

如果曾经突然被打倒在地，或者醉饱后过性生活，或者汗出当风，就会伤脾，脾受伤就会使体内阴阳之气相离别，阳气不随从阴气，此时用三分诊脉法可判断人的生死。

脾受风邪侵袭，会身体发热，形同酒醉之人，皮肉跳动，短气。

患脾水的病人，腹大，四肢沉重不堪，津液不生，苦于气短，小便困难。

患脾胀的病人，易干呕，四肢沉重，身体沉重得不能穿衣。

趺阳经脉象浮而涩的，脉浮表示胃气强，脉涩则小便次数多。浮涩两种脉气互相迫激，就会使大便坚燥，这是患有脾约病。患脾约病的人，大便坚燥，小便通畅而且不渴。

如果脾气弱，会泻出白色黏液或脓状物，即下白肠垢，大便坚燥，不能大小便，且汗出不止，名为脾气弱。或者五液汗涕泪涎唾俱下，颜色为青、黄、赤、白、黑。

寸口脉象弦而滑的，脉弦就会发痛，脉滑就为脾实，痛则脉急，实则脉跳，跳急两种脉气相搏，即成为胸胁抢急。

趺阳经的脉象浮而涩的，脉浮即是胃气微，脉涩即是脾气衰，微弱的胃气与衰微的脾气相搏，就会引起呼吸困难，这就是脾脏失调。

寸口脉双紧即只见气入不见气出，则无表有里，心下痞坚。

趺阳脉脉象微而涩的，脉微即是无胃气，脉涩即是伤脾，有寒邪在胸膈，如果使寒邪向下，就会导致寒积不消，胃气微脾气伤，于是谷气不运行，饭后噎气。寒邪在胸膈，上虚下实，谷气不通，就是生了秘塞的疾病。

寸口脉脉象缓而迟的，脉缓即是阳脉，卫气长；脉迟即是阴脉，荣气促。荣卫都冲和，刚柔相得，三焦相承，正气必强。

趺阳经脉象滑而紧的，脉滑即胃气实，脉紧即脾气伤，如果饮食不能消化的，则是

医学小常识

脾的主要功能

脾的主要功能是过滤和储存血液。脾的组织中有许多叫作“血窦”的结构，通常情况下一部分血液滞留在血窦中，当人体失血时，血窦收缩，将这部分血液释放到外周以补充血容量。血窦的壁上附着大量的巨噬细胞，可以吞噬衰老的红细胞、病原体和异物。

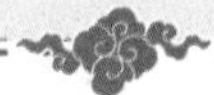

脾脏失调所致。能饮食而腹部不胀满的，表明胃气有余。腹满而不能吃饭，而心中有饥饿感的，这表明胃气不能运行，心气虚。一吃饭就感到腹满的，这是脾脏失调。

病人鼻下平的，胃有病。鼻微赤的是生了痈病，鼻微黑的是有热，鼻青的是有寒，鼻白的就不可治了。病人嘴唇黑的是胃先病，唇微燥而渴的可以治疗，不渴的就不能治了。脐翻出来的，这是脾已经先死了。

凡是人生病后不正常的脉消除了，晚上反而微烦的，这是由于家人看到病人恢复了而强行让其进食谷物，然而脾胃之气此时还很微弱，不能消化谷物，所以病人感到微烦，减少食物就可以痊愈。

患有脾积的病人，脉象浮大而长，饥饿时腹部就会缩小，腹中饱就会出现肿胀，腹部的肿胀与否，与食物增减相一致，且病人心下方有一连串如桃李的圆块鼓起，腹中胀满，肠鸣，呕泄，四肢沉重，足胫发肿，厥冷不能睡卧，此病主要使肌肉减损，面色发黄。

脾的积气名叫痞气，在胃中如一个倒扣的大盘，久久不愈。病人四肢不收，患上黄疸病，饮食不生肌肉，这种痞气是在冬季的壬癸日患上的。肝病传给脾，脾应当传给肾，肾恰好在冬天最旺，肾旺就不会受邪气，因此脾又想将病还给肝，肝不肯接收，于是在脾中留结成积，因此知道一般是在冬天得痞气病。

脾有病的人脸色发黄，身体发青，小便失禁，双眼直视，唇反张，指甲发青，饮食呕吐，身体发沉，骨节疼痛，四肢不举。脾的脉象应当浮大而缓，如今反而弦急；面色本该为黄色，反而发青的，这是木克土，是大逆的现象，病人会不治而死。

发宫音的人，主要是脾声。脾在声表现为歌唱，它在五音上表现为鼓音，在情志上表现为忧愁。它的经脉是足太阴经，如果逆乱之气上逆阳明经，就会荣卫不通，阴阳易位，阳气内击，阴气外伤。阴气外伤就会生寒，寒生后就会脾气虚，脾气虚会使人全身消瘦，语言沉涩，如同破鼓的声音，且舌头僵直不转，而喜欢吞咽唾液，口噤唇黑，四肢不举，身体沉重如山，便痢无度，严重的就不可救治了。这种病可以用依源麻黄汤（依源麻黄汤由麻黄六两，大枣五十枚，杏仁、白术、石膏各四两，桂心、人参、干姜、茯苓各三两，当归、川芎、甘草各一两共十二味组成。先加水一斗二升煮麻黄，去沫放入其余的药，煎取药汁三升，去渣，分三次服）治疗，药方在第八卷中。另外，病人说话声音充满忧惧，且舌根卷缩的，这是木克土，阳击阴，阴气陷伏，阳气升腾，阳气升腾就会气实，气实就会生热，热生就会闷乱，使病人身体沉重不能转侧，说话掩声，气深不转，心急。这是邪热伤脾，严重的就不可救治了。如果唇虽然萎黄，语音还能打转的，尚可治疗。

属脾经的疟疾，会使人寒冷，腹中疼痛，发热就会肠中鸣叫，鸣叫过后就会汗水流出，用恒山丸（恒山丸由恒山、甘草半两，知母、鳖甲各一两，共四味组成，制成末，做成蜜

医学小常识

脾脏——人体最大的免疫器官

脾脏是机体最大的免疫器官，占全身淋巴组织总量的25%，它含有大量的淋巴细胞和巨噬细胞，是机体细胞免疫和体液免疫的中心，它通过多种机制发挥抗肿瘤作用。如果出现脾脏大，而将脾脏切除的话，则可能导致细胞免疫功能和体液免疫功能紊乱，出现脾脏过滤功能消失，调节素和调理素的水平降低，外周血淋巴细胞数量以及淋巴细胞转换率明显下降等不良现象。

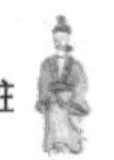

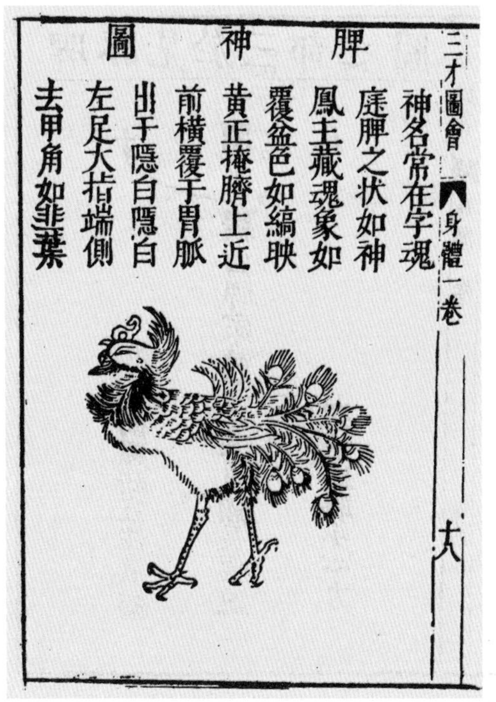

三才圖會 身體一卷 大

脾神圖

神名常在字魂庭脾之狀如神鳳主藏魂象如覆盆色如縞映黃正掩臍上近前横覆于胃脈出于隱白隱白左足大指端側去甲角如韭葉

脾神图

丸，每次服梧桐子大小十丸）治疗，药方在第十卷中。如果病人本来很少嗔怒，而此时忽然反常，嗔怒喜笑无度，和他郑重谈话时他却痴笑不答，这是脾病表现在声音上的症候。不过十天或一月，灾祸必然会到。阴阳疾病，经络是源头，医生应该寻究病因，弄清病理，然后施治，这样才会没有遗漏的。

黄色是脾的颜色，脾与肌肉相应，黄如鳝腹的为吉。脾主口唇，唇是脾外延的器官。禀土气最全的人，肤色黄，头大脸圆，肩背厚大，腹大，股胫健美，手足小，上下相称，肌肉丰满，行走脚踏实地，心平，喜欢帮助人，不被权势烦扰，能耐受秋冬的寒凉，不耐春夏的炎热，如果春夏感受病邪而生病，就取足太阴经主治，此类人厚重。

脾与月相应，与月的盈亏一致，脾的大小与口唇的大小一致。上唇厚下唇薄，没有腭龈，唇缺破，这种人的脾位不正；口唇外翻的人，脾位高，位高则脾气实，脾气实则生热，热生就会季胁满痛；口唇下垂而宽大但不坚实的人，脾位低，位低则脾虚，脾虚则危，危则生寒，寒生就会身体沉重，不能行走；唇坚的人，脾也坚，脾坚就会脾安，脾安就不会生病；唇上下相称的人，脾端正，端正就会脾胃冲和，会使人不生病；而唇翘向一旁的人，则脾偏痛易胀。

凡是人的十二经脉在皮肤的分属部位有陷下或突起的，必定会生病，阳明胃经是脾的分属部位，脾气在内通流，外部皮肤也随之显示它的相应状况。脉象沉浊的是内病，脉象浮清的是外病。如果病邪从外面侵入，脾经所分属的部位就会突起，一旦突起就必须采用“先泻阳，后补阴”的治法。如果病邪从内出，所分属的部位就会下陷，此时应该先治阴，后治阳。阳就是实热，阴就是虚寒。寒主外，热主内。

凡是人的死生吉凶，五脏所藏的神就会先在外表显示出变异。如果脾先病，就会出现唇焦枯不滋润的症状。如果脾先死，就会出现唇干、颜色青白，并且渐渐缩紧，牙关咬紧不能打开的症状。如果天中等分而有墓色相应，必定不治而死。看病人脸色的深浅，就可判定死亡的快慢。慢的不过在四百天以内，快的则在十天半月之间。脾病稍有好转而出现猝死的情况，怎样才可以知道呢？回答：脸颊上有如拇指大小的青黑色斑点的，必定猝死无疑。脾脉绝后十二天人就会死，如何知道这种情况呢？病人口冷脚肿，腹热胪胀，泻痢而没有感觉，面色发青眼睛发黄的，五天就会死去。病人卧床，心痛气短，脾绝内伤，百天后稍有恢复，想站起来走一走，一旦站起来又跌坐地上的话，这种人必卧床而死，能治这种病的，可以说是神医了。另外，面色发黄、眼睛发红的病人，不会死，而面色黄如枳实的人，必死。吉凶的颜色，在脾经的分属部位，表现得非常明显。唇呈黑黄色的人当年必定生病。如果当年不应，三年之内，灾祸必应。

夏季为土，脾脉色为黄色，主管足太阴脉。脾脉的本在中封之前上面四寸之中，与背俞和舌根相应，中封在内踝前一寸大筋的凹陷处，脾脉的本在中封上面四寸处就是。脾脉之根在隐白，脚大趾端内侧即是。

脾的筋从足大趾端内侧出发，向上与内踝结聚。主筋上行在膝内辅骨上相交于脐，再沿着大腿内侧与髀骨相交，结聚在阴器上，再上行到腹部并相交，再沿着腹部里侧上行与肋相交，在胸中散开，靠里的一支依附脊骨。

脾脉从足大趾端出发，沿着趾内侧白肉的边沿，过核骨大趾骨后内侧突起的圆骨后进入踝骨前侧，上行进入腓肠肌小腿肚子并沿着胫骨后面，在足厥阴经之前相交而出，再沿着膝和大腿内前侧上行进入腹部，属脾系，与胃联络，上膈夹咽，与舌根相连，在舌下散开。它的支脉，又从胃另行上膈注入心中，与足阳明经连接为表里。足阳明经的本经，在厉兑脚背上大趾间上面三寸骨节中，与手太阴肺经交会。

足太阴脾经的别络称为公孙，在离本节趾掌交接的骨节后一寸的地方，别走足阳明经。它的支脉进入肠胃中并连接成络，主辖脾生病。脾实就会胃热，胃热就会腹中切痛，痛就是阳脉受病，阳脉反比寸口大三倍，生病就会舌头强直转筋，缩睾丸并牵引大腿引起髀痛，腹胀体沉，食饮不下，烦心，心下急，注脾。如果脾生病，脾虚就会胃寒，胃寒就会腹中鼓胀，鼓胀则是阴经受病，阴脉反比寸口脉小，生病就会泻水，不能睡卧，心烦，强行站立时股膝内痛，如筋被扭折一样，筋折扭的，脉时时颤动，颤动得剧烈的

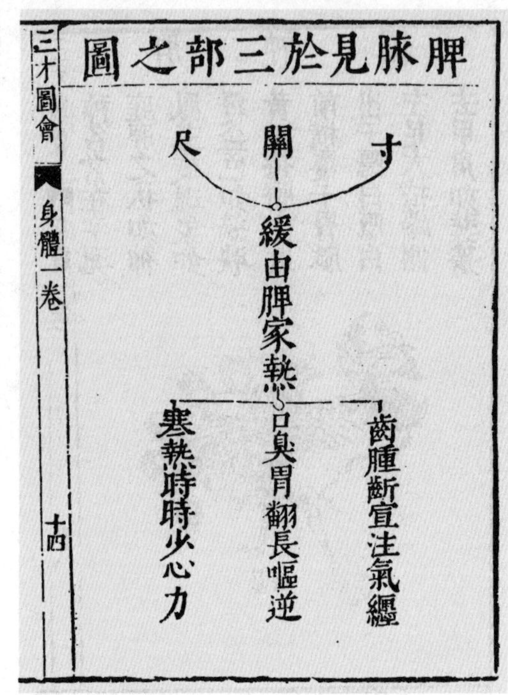

脾脉见于三部之图

人，会不治而死。

春季、夏季、秋季、冬季四脏所主的时节，各剩十八天，这四个十八天，主辖脾胃，这段时节容易发生黄肉随病，它的根源在于太阴经和阳明经脉气相关格，由于节气变换，三焦内寒湿不相调和，四时关格而造成的，于是脏腑受到怪病的侵害，随着时节而感受疠风，导致阳气外泄、阴气内伏，两者的病正好相反。如果腑虚而受到阴邪侵害，就会头重颈直，皮肉强痹。如果脏实而受阳邪所伤，就蕴结成核，在喉颈的两侧生出，并将毒热分布在皮肤分肉之中，向上散入发际，向下直贯颊骨，隐隐发热，从不停息，所以称为黄肉随病。

扁鹊说，灸肝脾两腧穴，主治丹毒，四季随病，应当根据病源采取补泻方法。虚实的怪病，皮肉随之发热，就必须划破患处，敷贴药膏来辅助治疗，这样的话没有不痊愈的。

脾虚实第二

脾实热

右手关上脉象阴实的，即足太阴经阴实。生病苦于足寒胫热，腹胀满，烦扰不能睡卧，名为脾实热。

泄热汤 【清热宁神方】

主治舌根强直，或梦见唱歌作乐而身体沉重不能行走。

前胡、茯苓、龙胆、细辛、芒硝各三两，杏仁四两，玄参、大青各二两，苦竹叶（切）一升。

以上九味药分别切碎，用九升水煎煮，取汁三升，分三次饭后服用。

射干煎 【清热宁神方】

主治同泄热汤。

射干八两，大青三两，石膏十两，赤蜜一升。

以上四味药分别切碎，用五升水煎煮，取汁一升五合，去渣，加入蜜再煎，取汁二升，分三次服。主治舌本强直，或梦歌乐而体重不能行。

治疗脾热引起的面黄目赤、季胁痛满的药方：

半夏八两，枳实、栀子、茯苓、芒硝各三两，细辛五两，白术、杏仁各四两，生地黄（切）一升，淡竹叶（切）一升，母姜八两。

以上共十一味药分别切碎，加水九升煮取药汁三升，去渣，加入芒硝，分三次服。

治疗四肢寒热，腰疼不能俯仰，身体发黄，腹满，食呕，舌根强直，可灸第十一椎上以及左右各一寸五分处，各灸七壮。

脾胃俱实

右手关上脉象阴阳俱实的，是足太阴经与足阳明经俱实，生病时有脾胀腹坚、肋下疼痛之苦，胃气不转，大便困难，且时不时反而泄泻痢，腹中疼痛，上冲肺肝，牵动五脏，站立喘鸣，多惊悸，身体发热不出汗，喉痹，精少，名为脾胃俱实。

治疗脾脉厥逆，大腹中热且极痛，舌僵直，腹部发胀，身体沉重，饮食不下，心注，脾急痛，服大黄泄热汤：

大黄三两（细切，另加水一升半浸一宿），泽泻、茯苓、黄芩、细辛、芒硝、橘皮各二两，甘草三两。

以上八味药分别切碎，加水七升煮取三升三合，去渣后下大黄，再煎两沸，去渣后下芒硝，分三次服。

治疗脾热胁痛、热满不歇、目赤不止、口唇干裂的药方：

石膏一斤（捣碎），生地黄汁、赤蜜各一升，淡竹叶（切）五升。

以上四味药中，先用水一斗二升煮竹叶，取汁水七升，去渣澄清后煮石膏，取一升五合，去渣后再下地黄汁煮两沸，最后下蜜煎取三升，细细服下。

中医小锦囊

脾虚

脾虚为中医名词术语。泛指因脾气虚损引起的一系列脾脏生理功能失常的病理现象及病证。包括脾气虚、脾阳虚、中气下陷、脾不统血等证型。多因饮食失调，劳逸失度，或久病体虚所引起。脾有运化食物中的营养物质和输布水液以及统摄血液等作用。脾虚则运化失常，并可出现营养障碍，水液失于布散而生湿酿痰，或发生失血等症。

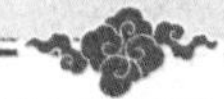

和中消积方

槟榔散 主治脾寒而致的饮食不消、劳倦、气胀噫满、忧愤不乐等。

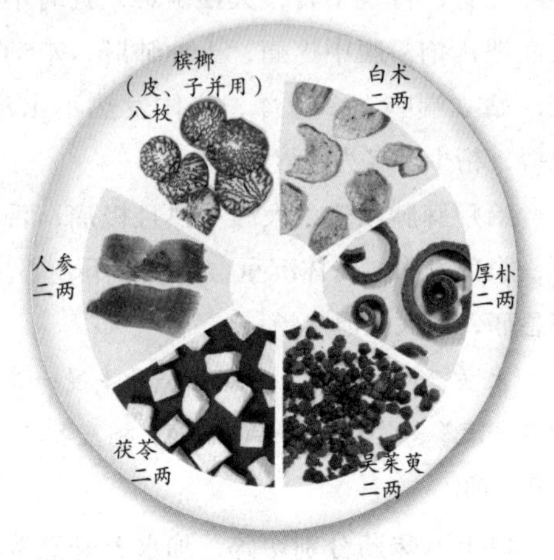

注：另有陈曲、麦蘖各二两。

以上八味药切捣并过筛制成散药，饭后用酒送服二方寸匕，每天两次。

服槟榔散后疗效

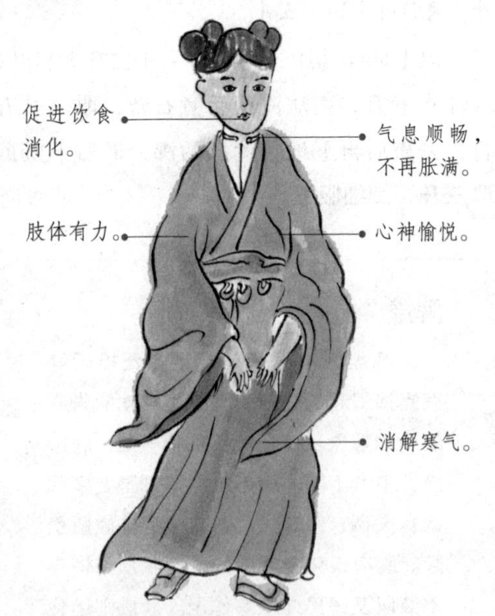

性别：男女均可
年龄：20～60岁
效果：食欲增强，心神愉悦。

治疗脾热一边偏痛，胸满胁偏胀的药方：

茯苓、橘皮、泽泻各三两，芍药、白术各四两，人参、桂心各二两，石膏八两，半夏六两，生姜（切）一升，桑根白皮一升。

以上共十一味药切细，加水一斗二升煮取三升，去渣，分三次服。如果病人需下痢，加芒硝二两最佳。

脾虚冷

右手关上脉象阴虚的，即足太阴经阴虚，其病有泄注之苦，腹满气逆，霍乱呕吐，黄疸，心烦不能睡卧，肠中鸣叫，名为脾虚冷。

治疗虚胀，胁痛，气喘肩耸，发作有规律，补虚的药方：

五加根皮、丹参、橘皮各一斤，猪椒根皮二斤，地骨皮、干姜、白术各八两，干地黄、川芎、附子各五两，桂心、桔梗各四两，大枣五十枚，甘草三两。

以上十四味药分别切碎，加酒四斗浸泡三十五日，每次服七八合，后加至一升，一日两次。

温脾丸 【健脾和胃方】

主治久病虚羸、脾气虚弱而致的食不消化、喜噫气等。

黄檗、大麦蘖、吴茱萸、桂心、干姜、细辛、附子、当归、大黄、法曲、黄连各一两。

将以上十一味药研为细末，用炼蜜调和，制成梧桐子大小的丸，每次空腹用酒送服十五丸，每天三次。

麻豆散 【和中消积方】

主治脾气虚弱而致的饮食不下。

大豆黄二升，大麻子（熬至味香）三升。

以上两味药切捣过筛后制成散药，每次用汤液之类送服一合，每天四至五次。

脾胃俱虚

右手关上脉象阴阳俱虚的，即足太阴经与足阳明经俱虚。生病则胃中空虚，少气，呼吸困难，四肢逆寒，泄注不已，名为脾胃俱虚。

治疗腹胀噫气，食则呕吐，泻下，口干，四肢沉重，易怒，不想听到人说话，健忘，喉痹，可用补虚的药方。

黄连一两，禹余粮二两，白术三两，大麻子五两，干姜三两，桑白皮八两，大枣二十枚。

以上七味药分别切碎，加水一斗二升，煮取药汁二升，分四次服。

白术散 【温中益气方】

主治脾胃俱虚冷。

白术、厚朴、人参、吴茱萸、茯苓、麦蘖、法曲、川芎各三两。

以上八味药切捣过筛后制成散药，饭后用酒送服方寸匕，每天三次。

崔文行平胃丸 【清热和胃方】

主治男子、小儿食积不消，胃气不调，或温壮热结、大小便不利等。

大黄二两，小草、甘草、芍药、川芎、葶苈各一两，杏仁五十枚。

将以上药物研为细末，用炼蜜调和，制成梧桐子大小的丸，每次用汤液之类服下五丸，每天三次，一岁小儿每次服两丸，可逐渐加量。

论曰：如果生宿食病，食在胃上管就应当催吐。脉象数而滑的，是实病，有宿食没有消化，下实就能痊愈。如果大腹有宿食，病人会寒冷发热如同患了疟疾；而小腹有宿食，病人当是晚上发热，早上又消。寸脉紧的人即患有头痛风寒，或腹中宿食不化。寸口脉紧如转索的人，脉势来时左右无常，一

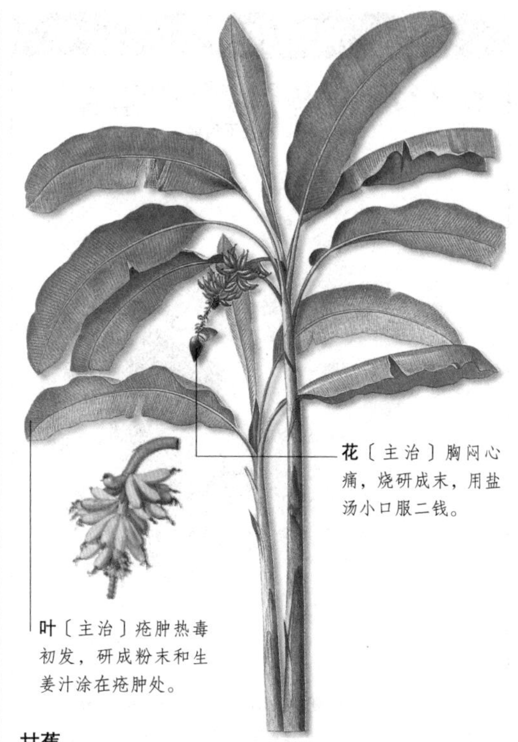

花〔主治〕胸闷心痛，烧研成末，用盐汤小口服二钱。
叶〔主治〕疮肿热毒初发，研成粉末和生姜汁涂在疮肿处。

甘蕉

味甘，大寒，无毒。可生吃，止渴润肺。子蒸熟晒裂，春出果仁吃，可通血脉，长骨髓。晒干的甘蕉，可解闷热口渴，去小儿咳嗽、发热、口渴、舌红、便秘等症。

定是脾胃中有宿食没有消化。寸口脉浮而大，重按反涩，尺中脉微而涩的人，应该知道是患有宿食病。

消食断下丸 【消食止泻方】

主治泄泻寒冷。

法曲、大麦蘖各一升，吴茱萸四两。

将以上三味药研为细末，用蜜调和，制成梧桐子大小的丸，每次服十五丸，每天三次。能消食止泻。

干姜散 【温中和胃方】

主治食欲不振或不能进食、心神恍惚等。

法曲、干姜、豉、蜀椒、大麦蘖各一升。

清热和胃方

崔文行平胃丸 主治男子、小儿食积不消，胃气不调，或温壮热结，大小便不利等。

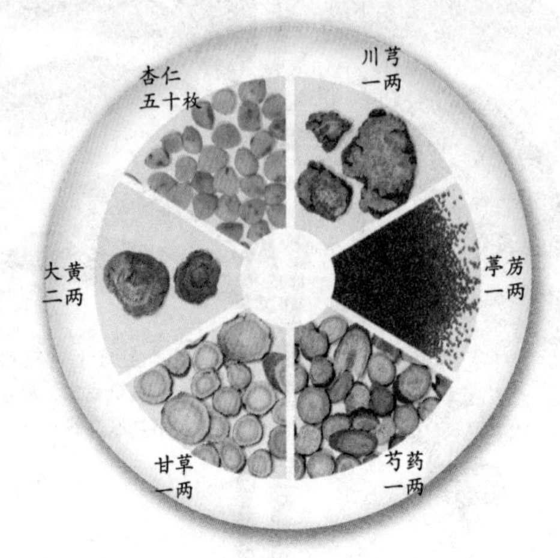

注：另有小草一两。

将以上药物研为细末，用炼蜜调和，制成梧桐子大小的丸，每次用汤液之类服下五丸，每天三次，一岁小儿每次服两丸，可逐渐加量。

服崔文行平胃丸后疗效

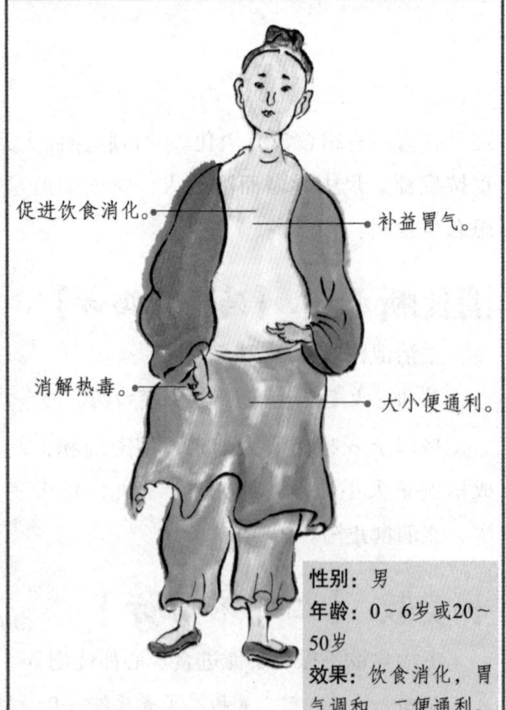

促进饮食消化。
补益胃气。
消解热毒。
大小便通利。
性别：男
年龄：0～6岁或20～50岁
效果：饮食消化，胃气调和，二便通利。

以上五味药切捣过筛后制成散药，饭后服下五方寸匕，每天三次，以能进饮食为度。

曲蘖散 【消食和胃方】

主治肠中水气、腹胀。

法曲、杏仁、麦蘖各五两。

以上三味药捣研过筛后制成散药，饭后用酒服下一合，每天三次。能助消化，增食欲。

脾劳第三

凡是患脾劳病的人，都应补益肺气，肺气旺盛了，脾就会有所感应。所以圣人春夏养阳气，秋冬养阴气，用以顺应根本。肝脏心脏为阳，脾肺肾为阴。忤逆其根就等于砍伐整棵大树。阴阳四季，是万物的终始。

半夏汤 【健脾和胃方】

主治脾脏劳实而致的四肢无力，以及五脏失调而致的腹部胀满、抬肩喘息、气急不安等。

半夏、宿姜各八两，茯苓、白术、杏仁各三两，竹叶（切）一升，橘皮、芍药各四两，大枣二十枚。

将以上九味药切碎，用一斗水煎煮，取汁三升，分四次服，能承气泄实热。

治疗脾虚寒劳损，气胀噫满，饮食不下，可用通噫消食膏酒方：

猪膏三升，宿姜汁五升，吴茱萸一升，白术一斤。

以上四味药中，捣碎茱萸和白术，细细下筛制成散药，放入姜汁和猪膏中煎取六升，用温清酒一升送服方寸匕，一日两次。

肉极论第四

患上肉极病（六极之一，由脾伤引起），主脾生病。脾与肉相应，肉与脾相合，如果脾生病那么肉就会变色。阴经遇病就生为肌痹肌肉麻木，而疼痛肌痹还没痊愈，再次感受到病邪，病邪在体内侵入脾脏之中，于是身体发痒，好像有老鼠在爬一样，津液脱，皮肤腠理开张，汗大泄，鼻端颜色泛黄，这些都是肉极病的症状。大凡风邪毒气藏在皮肤内，肌肉颜色就会变化，在夏季的戊己日被风邪中伤就生为脾风。脾风的症状是多汗，由于阴经被扰动而被寒邪中伤，有寒邪就会导致气虚，气虚就会身体沉重，疲倦，下坠，四肢不想举动，食欲不佳，一吃饭就咳嗽，咳嗽引起右胁下疼痛，隐隐牵引肩背作痛，不能够转侧运动，这叫作疠风，是由于里虚外实所导致的。如果阳经被扰动而伤热，有热邪会导致气实，气实就会身体发痒，如有老鼠爬行一样，症状为口唇溃败，肤色改变，身体津液虚脱，腠理张开，汗大泄，这叫作恶风。这时就应该依照一定的法则，来判断病的始终、脉的阴阳动静和肉的虚实，是实的就泻实，是虚的就补虚。想治疗这种病的话，在风邪刚刚进入肉皮毛、肌肤、筋脉的时候，就应该赶紧治疗。如果风邪进入五脏六腑，人就已经半死了。

扁鹊说，肉绝而不治，五天就会死去，怎样才能知晓这种情况呢？病人皮肤不开通，气不能外泄，凡是肉都与足太阴经相对应，太阴经气绝就会导致血脉不使肌肉接收营养，嘴唇外翻的人，气已尽，肉也已经先死，纵使是良医神药也不能挽救了。

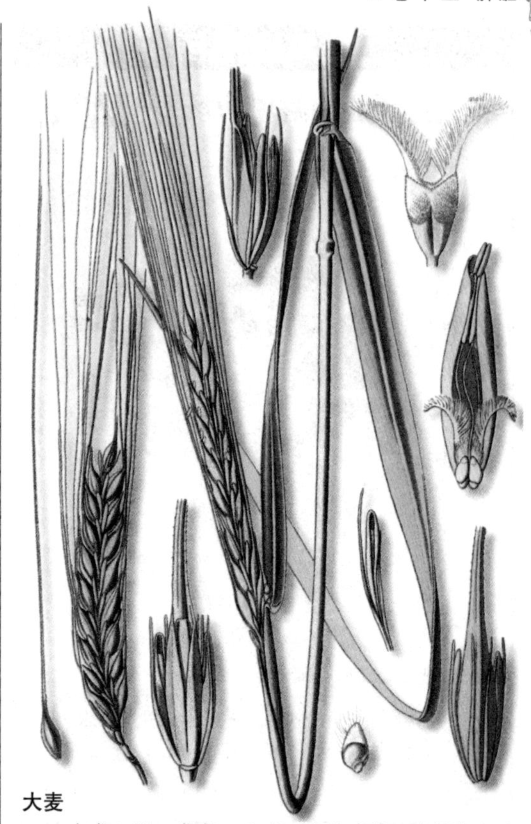

大麦

味咸，温，微寒，无毒。主治消渴，除热毒，益气调中。能滋补虚劳，使血脉强壮，对肤色有益，充实五脏，消化谷食，止泻，不动风气。久服可使人白胖，肌肤滑腻。

麻黄止汗通肉解风痹汤

【祛风通痹方】

主治肉热极，肌痹，身体发痒，如有鼠身上走，腠理开通，汗液大泻，发为脾风，风邪毒气藏在皮肤，肌肉颜色恶化，鼻上出现黄色。

麻黄、枳实、细辛、白术、防己各三两，生姜、附子各四两，甘草、桂心各二两，石膏八两。

将以上十味药切碎，先取麻黄用九升水煎煮，去掉泡沫，加入其他药再煎，取汁三升，分三次服。

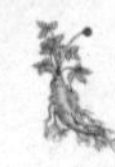

祛风通痹汤

麻黄止汗通肉解风痹汤 主治肉热极、肌痹、身体发痒等。

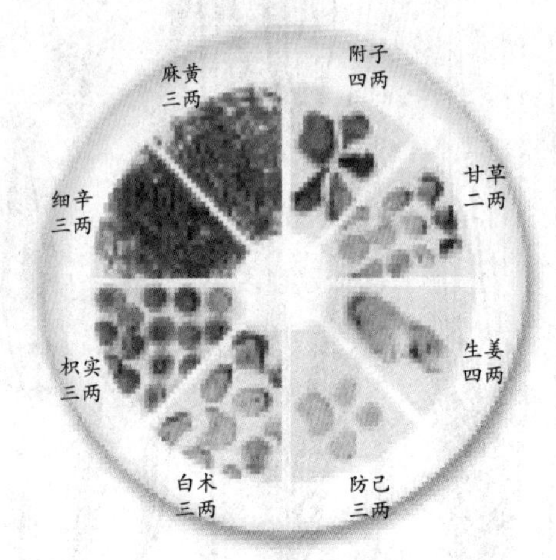

注：另有桂心二两，石膏八两。

将以上十味药切碎，先取麻黄用九升水煎煮，去掉泡沫，加入其他药再煎，取汁三升，分三次服。

服麻黄止汗通肉解风痹汤后疗效

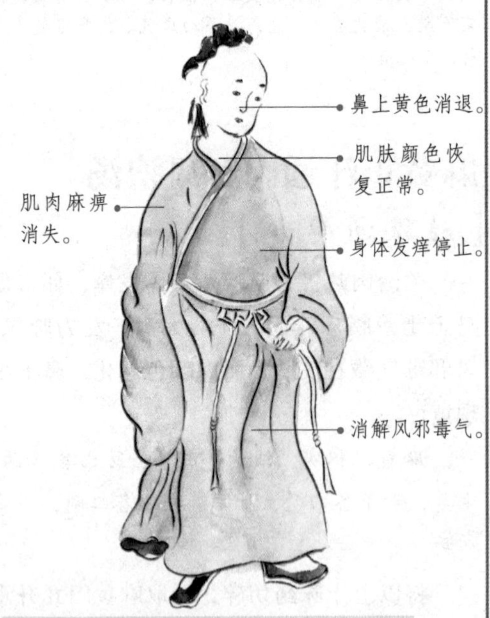

鼻上黄色消退。
肌肤颜色恢复正常。
肌肉麻痹消失。
身体发痒停止。
消解风邪毒气。

性别：男女均可
年龄：老少皆宜
效果：风邪毒气泄出，肌肉麻木、疼痛消失。

西州续命汤 【祛风通痹方】

主治肉极，症状为虚热肌痹，皮肤上如同有虫爬行，津液开泄，或为肌肤麻木、四肢急痛等。

麻黄、生姜各三两，当归、石膏各二两，川芎、桂心、甘草、黄芩、防风、芍药各一两，杏仁四十枚。

将以上十一味药切碎，先取麻黄用九升水煎煮，除去泡沫，加入其他药再煎，取汁三升，分四次服，每天两次。

石南散 【疏风清热方】

主治肉热极而致的身体发痒，如有鼠爬行，或如同风痹的症状，口唇破损，皮肤色变，以及各种风病。

石南三十铢，薯蓣、天雄、桃花、甘菊花、芍药各一两，黄芪十八铢，山茱萸一两十八铢，真珠十八铢，石膏二两，升麻、萎蕤各一两半。

将以上药物切捣并过筛制成散药，饭后用酒送服方寸匕，每天两次。

肉虚实第五

肉虚的人，坐不安席，好动；肉实的人，坐得安静，不爱动，气喘不定。肉虚实会反映在脾上，如果腑脏因肉生病，是热病就会反映在脾脏上，寒病就会反映在胃腑上。

五加酒 【温阳散寒方】

主治寒气伤脾而致的肉虚证，症状为坐不安席、好动等。

五加皮、枸杞皮各二升，干地黄、丹参各八两，杜仲、石膏各一斤，干姜四两，附子三两。

将以上八味药切碎，用二斗清酒浸泡三宿，每次服七合，每天两次。

半夏除喘汤 【清肺泄热方】

主治脾有邪热而致的肉实关格之证，症状为端坐呼吸平稳，动则喘气等。

半夏、宿姜各八两，杏仁五两，细辛、橘皮各四两，麻黄一两，石膏七两，射干二两。

将以上八味药切碎，用九升水煎煮，取汁三升，分三次服，能清热平喘。如果病人需泻下，可加三两芒硝。

秘涩第六

曾有人因流行病痊愈后，患上了大便不通，以至于差点丧命。为了使人们不要轻视它，我在这里详细讲述一下。虽然所得不是非死人不可的疾病，但仍有很多因不明医道而束手待毙的人，真是太可惜了。单方、复方都可用来预防仓猝生病。凡是大便不通，都可用滑腻的东西以及冷水来疏通。人只要出现面黄的症状，便知道是大便困难。

趺阳脉浮而涩，脉浮是胃气强，涩就是小便多，浮涩两种脉气相迫击，大便就变得坚燥，也就生成脾约病。

中医小锦囊

脾虚以脾气虚、脾阳虚更为常见，多有腹胀、痞满、消瘦、肢乏、泄泻（或大便先硬后溏，亦有表现为脾虚便秘者）、食减、水肿等症。脾为湿土，喜燥恶湿。湿盛可以导致脾虚，脾虚也可以生湿，往往互为因果。因脾虚失运，水湿停留，多属本虚标实之证。本虚为主者，治多健脾，佐以化湿；标实为主者，则应以祛湿为主，兼以运脾。

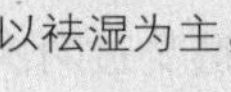

麻子仁丸 【润肠通便方】

主治脾约，症状为大便坚硬、小便痢而不渴、趺阳脉浮而涩等。

麻子仁二升，枳实八两，杏仁一升，芍药八两，大黄一斤，厚朴一尺。

将以上六味药研为细末，用蜜调和，制成梧桐子大小的丸，每次用汤液之类送服五丸，每天三次。

治疗关格大便不通的药方：

芒硝、乌梅、桑白皮各五两，芍药、杏仁各四两，麻仁二两，大黄八两。

将以上七味药研为细末，加水七升煮取三升，分三次服。一书中无乌梅，加枳实、干地黄各二两。

治疗大便秘塞不通的药方：

猪、羊胆任取一种，用筒导灌入肠中三合左右，让胆汁深浸进去大便即可排出。大便如果没有完全排出，过一会儿再灌。一方加冬葵子汁混合，效果也佳。还可取椒豉汤五升，和猪油三合一起灌肠，效果很好。也可蜜煎如手指大，深放入肠道中，效果也很好。另外，也可取无灰浓酒半升，盐三钱匕炼制，用法如上。

三黄汤

主治下焦热结，不能大便。

大黄三两，黄芩二两，甘草一两，栀子十四枚。

以上四味药分别切碎，加水五升煮取一升八合，分三次服。如果大便严重秘结，可加芒硝二两。

治疗大便困难，可灸第七椎两旁一寸处，各七壮。另外，也可灸二穴承筋各三壮，在腓肠肌中央陷内处，治疗大便不通，可灸玉泉两边相隔各二寸的地方，名叫肠遗穴，有多少岁灸多少壮。另外，也可灸大敦穴四壮，在足大趾聚毛处中央。

治疗大便闭塞，气结心坚满，可灸石门穴一百壮。

治疗大便闭塞不通，可灸足大都穴，有多少岁灸多少壮。

治老人小孩大便失禁，可灸两脚大趾离甲一寸处，各三壮。另外，也可灸大趾缝各三壮。

治疗大小便不通的药方：

葵子（研末）一升，青竹叶一把。

以上两味药，加水三升煮五沸，一次服完。

治疗大小便不畅的药方：

葵子一升，硝石二两。

以上两味药，加水五升煮取二升，分两次服。

治疗小孩大小便不通的药方：将白花胡葵子捣制成末，煮汁服下。

治疗大小便不畅，腹痛，可灸营卫四穴一百壮。穴位在背脊四面各一寸处。

腹热闭，不时出现大小便困难，腰痛连胁，可灸团冈穴一百壮。穴位在小肠腧下二寸处，横三寸灸之。

治疗大小便不通，可灸脐下一寸三壮。也可灸横纹一百壮。

治疗大小便不畅，可灸八髎穴一百壮。穴位在腰目下三寸处，对称分布在脊柱两旁。相隔四寸处，两边各四穴，共计八穴，所以称为八髎。

治疗小孩大小便不通，可灸两口角各一壮。

治疗小便不畅，大便数注，可灸屈骨端五十壮。

治疗小便不畅，大便泄注，可灸天枢穴一百壮。穴位在夹脐两旁相隔三寸处，魂魄的居舍不能用针刺，在脐旁一寸，连同脐两穴相隔约三寸。

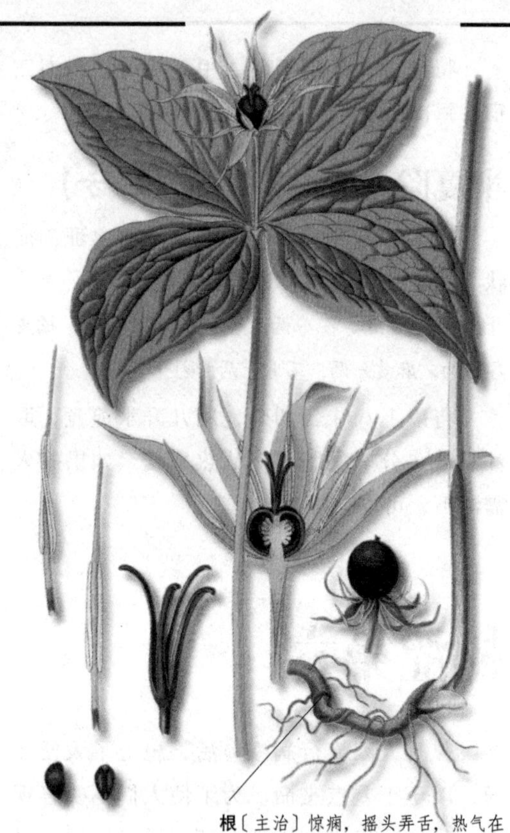

根〔主治〕惊痫，摇头弄舌，热气在腹中，癫疾，痈疮阴蚀，下三虫，去蛇毒。生食一升，利水。治胎风手足搐，能吐泻瘰疬。去疟疾寒热。

蚤休

其根味苦，微寒，有毒。主治惊痫，摇头弄舌，热气在腹中，癫疾，痈疮阴蚀，可下三虫，去蛇毒。还可治胎风手足搐，去疟疾寒热。

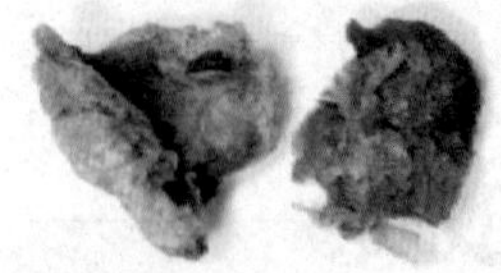

紫河车〔主治〕是足厥阴经药。凡惊痫、疟疾、瘰疬、痈肿者宜用。

热痢第七

我此生已经遭受过两次热痢和一次冷痢，都是一天要上百十遍厕所，甚至于把床都要搬到厕所边，所受的极度痛苦竟达到如此地步；不过只要是经我用心治疗的病人，都是应手而愈，所以知道这种病是天下最易治疗的。但是那些任性的人，放纵情志、心骄气傲，但是凡良药皆苦口，他们不能克制自己，而不能促使自己尽早服药，只希望疾病自然痊愈，如此就错过时机而使病势一天天加重，胃气渐渐衰弱，心力俱微，饮食和药物都不能吃进了，过了很久仍然不能痊愈，于是就说痢病难以治疗，这其实都是自己耽误的。凡是想学习治病救人方法的人，必须深深地懂得这个道理。其实这种病通过服用合适的药物都能使其好转，只需用意志力克服自己来服药，以病愈为目标，就没有不能痊愈的。另外，患者需要特别节制口味，病情严重的在病愈一百天后仍需谨慎小心，病情稍轻的也要忌一个月。所以我常常对那些骄纵放肆的人不能有所节制和禁忌而丧命感到既可怜又可气，因而在这里发此一通议论，来作为我最深的感慨。古今治痢病的处方成千上万，不可能全都记载在这里，在此只择取其中有效的一些而已。虽然我把它们汇集在这里了，而讲述它们的功效，则全在世人了。为什么要这么说呢？像陟厘丸、乌梅丸、松皮散等药，在忽然下痢的时候服用，哪有不能治愈的？像温脾汤、健脾丸等处方（在下冷痢篇中），在长时间下痢的情况下使用它们，病情哪有不能好转的？痢大概有四种，分别是冷痢、热痢、疳痢、蛊痢。冷痢下白；热痢下红；疳痢则红白相杂，控制不住，且嗜睡、眼涩；蛊痢则完全是下瘀血。如果是热痢就多加黄连而去除其中的干姜，如果是冷痢就加用热药，是疳痢就以药吹灌肛门，是蛊毒就用蛊法来治疗。药物既已对症，病人又自觉配合服用，哪有不能痊愈的?

凡是服止痢药，刚开始都会使病情加重，愚昧的人不懂得这个道理，就停止服药，这样做是万万不可的。只要是对症下药，即使病情一时加剧也只管继续服用，不过两三次，渐渐地就会见效；而不对症的药，当然就不能服用。

凡是痢病，通通要忌生食、冷食、醋、滑食、猪肉、鸡肉、鱼肉、油、乳、酪、酥、干肉、酱、粉、咸食，所以各种食物都需煮得十分熟烂才好。患痢的人也不能饮食过饱，这是将息调养的基本原则。如果将息不恰当，就算是圣人也救不了。

下痢，脉象滑而数的，是有宿食，应当用下法治疗。

下痢，脉象迟而滑的，这是实证，如果下痢还未停止，应当赶紧催下。

下痢，脉象反滑的，这是腹中有排浊物，下泻后就会痊愈。

下痢而不想进食的，是有宿食，应当用泻下法治疗。

下痢而腹痛满的，是寒实证，应当用泻下法治疗。

下痢而腹中硬的，应当用泻下法治疗。

下痢而说梦话的，这是腹中有燥屎，应当用泻下法治疗。

下痢，三部脉象皆平（或作浮），按其心下感觉坚实的，应当赶紧用泻下法治疗。

中医小锦囊

脾虚食疗

脾胃是人体纳运食物及化生气血最重要的脏腑，食疗必须根据病人平素的体质和病情的不同来进行，即所谓“辨证施食”。若平素脾胃虚寒的人，或寒证的胃痛、腹痛、泄泻等，应多食性味辛热的葱、姜、韭、蒜、胡椒等；若脾胃虚弱的人，宜食用红枣、山药、扁豆、芡实、莲子肉等；若气机阻滞者，宜多食萝卜、佛手、金橘，或用橘皮做成的调料等。

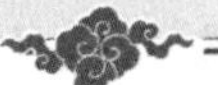

下痢已愈，一周年时复发的，这是没有下泻尽，应当再用泻下法治疗，就会痊愈。

因患风寒而下痢的，不能再用泻下法治疗，下泻之后，心下坚痛，脉象迟或浮，这是寒证，只能用温法来治。脉象沉紧的，下泻后也如此。脉象大、浮、弦的，下泻之后，就会痊愈。下痢，脉象浮大的，这是虚证，是因为强制性地下泻而造成的，如果脉象浮革，并因此而肠鸣，应当用温法来治。

下痢，脉象迟紧，并因此而痛，且这种情况将有延续下去的势头，应当用温法来治，若反而遇冷，就会使肠满而有肠垢。

下痢，身躯疼痛的，应当赶紧救治其里，使用各种温类药物，可以给病人理中，四逆、附子汤之类的热药。

下痢引起肛门扩张、疼痛的，应当温暖它。

下痢引起腹胀满、身体疼痛的，治疗时应当先温其里，再攻其表。

下痢清谷（指泄泻时所泻之物清冷，杂有不消化食物的病症。多因虚寒所致，宜用通脉四逆汤来温中散寒）的，不可攻其表，否则，汗出后必然会胀满。

下痢而气胀的，应当使其小便通畅。

下痢，脉象反而浮数，尺部中自涩，病人必定会泻痢脓血。

下痢，脉象数而渴的，应当使其自已痊愈，若不愈必定会泻痢脓血，因为有热的缘故。

下痢，脉象沉而弦的，下体沉重；脉象大的，是下痢还没有停止；脉象微、弱、数的，表明下痢将自然停止，即使发热，也不会死亡。

下痢，脉象沉而迟的，病人脸上缺少红色，身上有微热。下痢清谷，必郁闷昏冒，汗出后病才能解除，病人必定会微厥发作。之所以会这样，是因为发生下部真寒而上部假热的面戴阳症候，病人下部虚的缘故。

中医小锦囊

热痢： 病名。是由肠胃酝热所致的痢疾。症状为里急后重，身热腹痛，烦渴引饮，喜冷畏热，小便热赤，痢下赤色，或如鱼脑，稠黏而秽，脉滑数而有力，舌苔黄腻等。治疗时宜清热解毒，消荡积滞，可以楂肉、槟榔、川军等为药。

下痢，有微热而发渴，脉象弱的，当使其自已痊愈。

下痢，脉象数而有微热，出汗者，当使其自已痊愈。

若脉象紧，表明病邪没有解除。

下痢，脉象反弦、发热，身体出汗的，自会痊愈。

下痢，脉象大、浮、弦的，其下痢将会停止。

下痢，舌黄燥而不渴、胸中实、下痢不停的，会死亡。

下痢后脉象绝，手足厥冷，如果一周后脉象回还，手足温暖的能够回生；而脉不回、手足不温暖的将会死去。

下痢，手足厥冷、脉象无的，用灸法而不用温法来治；如果脉象不恢复，反而微有气喘者将会死去；少阴经脉象弱于趺阳脉的为正常。

凡是六腑之气绝于外的，会出现手足寒，气逆脚缩；五脏之气绝于内的，自已无法控制下痢。下痢严重的，会手足麻痹。医生应细细地搜寻脉象与症状的情况来判断病症，使其治疗万不失一。对待下痢的病，总的原则就是这样。

《素问》说，春天若被风邪所伤，到夏天就会有脓血。凡是下痢，多数情况是有瘀滞才下的。在夏天被风邪所伤，到了秋天就必定发生洞泄，秋天常常下的是水，且怕冷。

对于积冷积热及水谷实而患下痢的病人，用大黄汤来使其下泻。即使强壮的人用药也不超过两剂，要斟酌观察五六天后再进一剂。如果补涩汤不见效的，三两天后可再进服一剂。

陟厘丸 【和中消积方】

主治下痢及伤寒，症状为身热头痛、两目红赤、四肢烦痛不解、协热下痢，或吐下之后腹内虚烦，想吃冷食，饮食又不消化，腹中急痛，吃了温热的食物后就吐，时冷时热，像患温疟的症状；或小便不利、气满呕逆，下痢不止等。

水中陟厘五两，汉中木防己六两，紫石英三两，厚朴一两，陇西当归四两，黄连二两，三年醇苦酒五升，上好豉三升。

以上八味药皆用质量上乘且新鲜的，先取防己用二升苦酒浸渍，浸到透润取出，切成均匀的薄片，放在板瓦上用炭火焙干，反复浸渍、焙干，不要让火太猛烈，要慢慢地煎，使药片尽量干燥，这样直到苦酒用完为止。其他的药分别捣研并过筛制成散药，然后在一起合捣一千杵，直到成为细末，再取豉用二升苦酒浸渍一宿，第二天早晨用瓦盆盛装，用另一只盆覆盖好，在五升土的下面蒸，到土气流通时即可。取出后，在盆中研豉并用新布绞取其浓汁，像制作枣膏的方法一样。然后将它和其他药物一起捣研均匀，制成芡实大小的丸，分装在几个布袋中，悬挂于通风的地方，等到阴干后用蜡密封备用，取三丸为一剂，每天早、中、晚各用井花水服下一剂。初服时应当减少食量，晚饭适宜吃稀粥。如果患者想要消化饮食那样在腹中调和，每天一剂就行了；如果病情已经好转，二到三天一剂；如果病人病情较重，或经常泻下，每天可服四到五剂，以饮食消化为准。

刚开始服药时没有安心定意调理好以致不见药效的，可以吃些稀粥来辅助药力；等到病人腹中舒坦了，才可作羹月霍，只是应当冷食才好；如果有时不喜欢吃冷食，正是药力已尽的缘故，应当加大药量，或稍稍温食也可。服药时不必勉强多饮水，随自己的身体调节。长期下痢而虚弱的，也照此方法服用，禁热食、生食、鱼肉、猪肉、蒜、生菜、酒。如果病人患有风病，可加防风一两；如果病人羸弱体虚，可加石斛一两；如果病人素患下痢，肠胃虚弱，可加太一余粮二两半，取石中黄软香者；如果是妇女产后生病，可加石硫黄二两；如果病人小便黄赤不利，可加蒲黄一两。

治疗下痢而热，试了多种方法都不能治愈，可用如下处方：

乌梅一升，黄连（金色的）一斤。

将以上两味药研成粉末，用蜜来调和，每次服如梧桐子大的二十丸，白天三次，夜间两次。效果非常好。

治疗长达三十年不时下痢的神妙处方：

将赤松皮去掉黑色表皮，切一斗来做成散药。每次以一升混合的面粥来送服下，每天三次，直到痊愈为止，不能过度，服一斗后永不复发。得痢病三十年的人，服此药后，百天就可痊愈。

中医小锦囊

脾虚的病因

脾在五行中属土，在五脏阴阳中属阴中之至阴。脾主运化，统血、升清，输布水谷精微，为“气血生化之源”。人体各脏腑皆依赖脾所化生的水谷精微，故称脾为“后天之本”。其与胃、肉、唇、口等构成脾系统。脾对食物的消化和吸收起着十分重要的作用，因此几乎所有的胃肠道疾病都可出现或伴有脾虚。

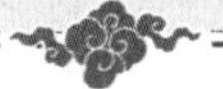

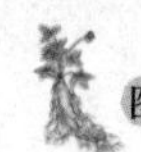

苦参橘皮丸【清热止痢方】

主治热毒痢及突然下痢。

苦参、橘皮、独活、阿胶、蓝青、黄连、鬼臼、黄檗、甘草各等分。

以上九味药，研成细末，用蜜调和制成梧桐子大小的丸，每次用汤液之类送服十丸，每天三次。

龙骨丸【清热止痢方】

主治泻下血痢、腹痛等。

龙骨、当归、龙胆、附子、干姜、黄连、羚羊角各三十铢，赤石脂、矾石各一两半，犀角、甘草、熟艾各十八铢。

将以上药物研为细末，用蜜调和，制成小豆大小的丸，饭前服下十五丸，可逐渐加量到二十丸，每天三次。

白头翁汤【清热止痢方】

主治赤痢滞下便血，几个月也不痊愈。

白头翁、厚朴、阿胶、黄连、秦皮、附子、黄檗、茯苓、芍药各二两，干姜、当归、赤石脂、甘草、龙骨各三两，大枣三十枚，粳米一升。

以上十六味药分别切碎，先取粳米用一斗二升水煎煮，熟后漉出米加入其他药再煎，取汁三升，分四次服用。

温脾汤【温中止泻方】

主治下赤白痢多年不愈，或霍乱，或脾胃冷实不消，或脾气不足导致的虚弱下痢、上入下出等。

大黄四两，人参、甘草、干姜各二两，附子（大者）一枚。

将以上五味药分别切碎，用八升水煎煮，取汁二升半，分三次服用。

黄连汤【清热止痢方】

主治赤白下痢。

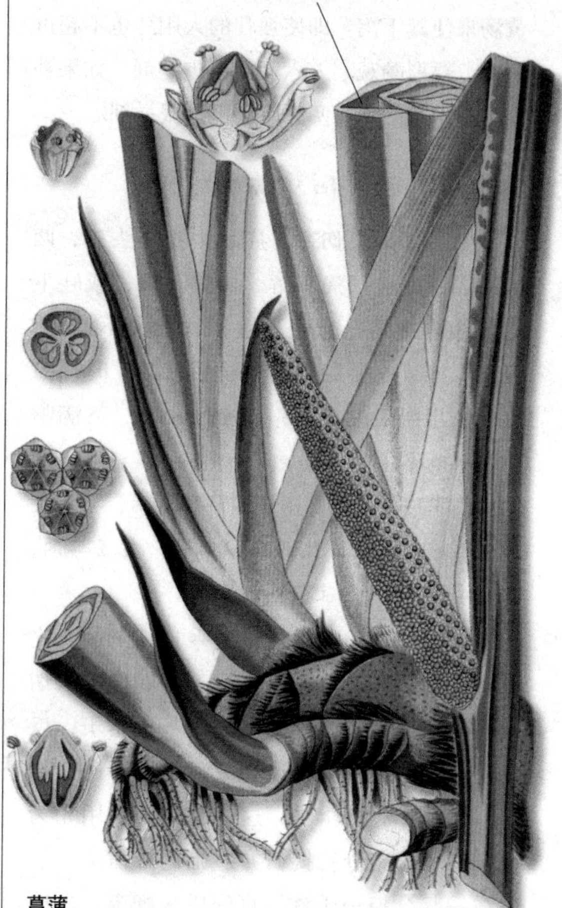

菖蒲

其根味辛，温，无毒。主治风寒湿痹，咳逆上气，开心孔，补五脏，通九窍，明耳目，治耳聋。久服使人年轻，不健忘，不迷惑，延年益心智。

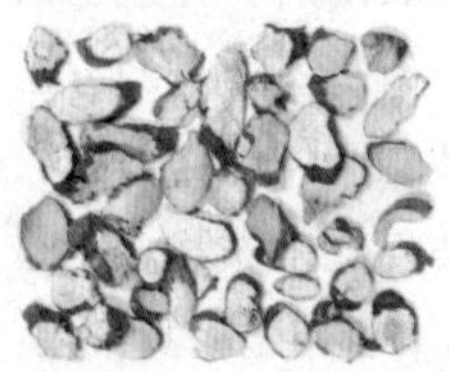

根〔主治〕风寒湿痹，咳逆上气，开心孔，补五脏，通九窍，明耳目，出声音，治耳聋。

黄连、黄檗、干姜、石榴皮、阿胶各三两，当归二两，甘草一两。

将以上七味药分别切碎，用七升水煎煮，取汁三升，分三次服用。

茯苓汤【温中止痢方】

茯苓、黄檗、黄连、龙骨、人参、干姜、

黄芩、桂心、芍药、当归、栀子仁、甘草各半两，赤石脂一两，大枣十二枚。

将以上药物分别切碎，用五升水煎煮，取汁二升，分两次服用。主治风虚导致的冷痢滞下，症状为泻下脓血，每天数十次，腹中空竭，神性羸弱，病情非常严重。如果服后不愈，可连服三剂。

治下痢、腹中绞痛、肠滑不得瘥愈的处方：

黄连六两，阿胶、鼠尾草、当归、干姜各三两。

以上五味药分别切细，如果大便冷、白、多，就用一斗清酒来熬取三升汤药，分作三次服用。如果病人发热腹中不痛，可去掉干姜、当归，以水来熬。

女萎丸（云实丸）

【清热止痢方】

主治热病时气，下痢赤白，或昼夜下脓血无度，身体虚弱。

女萎三分，乌头、桂心各四分，黄连、云实各二分，藜芦三分，代赭一分。

将以上药物研成细末，用蜜调和，制成梧桐子大小的丸，每次服两丸。下痢较重的病人，当天晚上不要吃饭，第二天早晨用冷水服药，等到中午以后再吃饭。如果没有疗效，照此方法再次服用，也可长久服用。

治赤白滞下的处方：

成煎猪膏三合，清酒五合。

将以上两味药用缓火熬十沸，温度适当时一次服完。按照此方法一直服到病愈为止。

治冷热不调，大便是脓、水，或五色血的处方：

取酸石榴五枚，不去壳捣碎，绞取二升汁，每次服五合。照此方法一直服到瘥愈为止。

治疗泻痢，积食不化，不生肌肤，可灸脾俞，病人有多少岁就灸多少壮。

治疗泄注五痢，拉脓血，重下而腹痛，可灸小肠俞一百壮。

治疗泻痢久下，失气劳冷，可灸下腰穴一百壮，重复三次。穴在八魁正中央脊骨上，多灸更好。下腰穴即是三宗骨穴，忌针。

治疗泻痢不止，小腹绞痛，可灸丹田穴一百壮，重复三次。穴在脐下二寸，用针时刺入五分。

治疗泻痢而不嗜食，饮食不消化，可灸长谷穴五十壮，重复三次。穴对称分布在肚脐两边五寸处，又名循际。

治疗泻痢赤白漏，可灸足太阴五十壮，重复三次。

长期泻痢，各种方法都不能治愈，可灸足阳明下一寸，高骨之上的凹陷中，离大趾三寸处。病人有多少岁就灸多少壮。还可灸脐中，慢慢地灸两三百壮。另有方法是灸关元穴三百壮，十天后再灸。这种灸法同时还可治疗冷痢腹痛。穴在脐下三寸处。

治疗赤白下痢，可灸穷骨，壮数越多越好。

中医小锦囊

治疗下痢的穴位指压法

治疗下痢的穴位，一处位于脚拇趾和第二趾中间向里2厘米处的下痢穴。指压时一面缓缓吐气，一面用拇指用力压6秒钟，左右脚各1次，如此重复15次。第二处是“天枢”，位于肚脐向左右三指宽处。指压时先放松筋肉，深吸一口气，一面缓缓吐出，一面同时轻压6秒钟，气吐尽时才松手，如此重复10次。

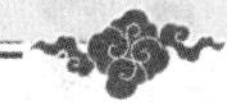

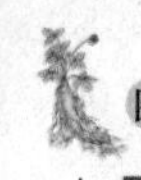

温中止泻方

温脾汤 主治下赤白痢多年不愈，或霍乱，或脾胃冷实不消，或脾气不足导致虚弱下痢、上入下出等。

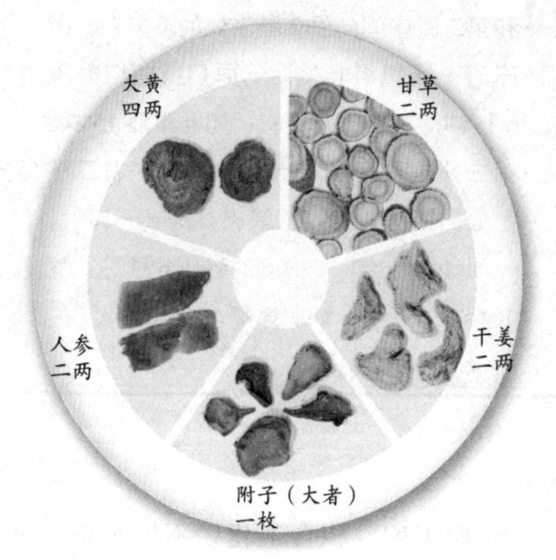

将以上五味药分别切碎，用八升水煎煮，取汁二升半，分三次服用。

服温脾汤后疗效

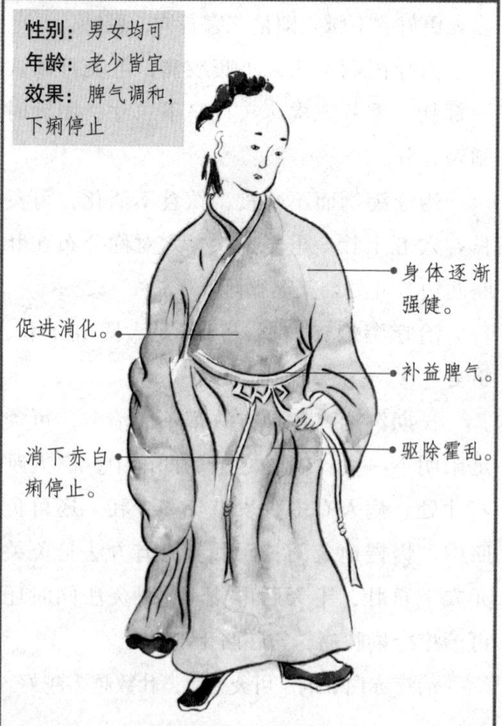

冷痢第八

以前那些地位尊贵家境富裕的下痢病人，用健脾丸非常有效。现在治积久的冷痢，也应先用温脾汤让病人下泻，然后用健脾丸来滋补，没有不奏效的，只是贫穷人家买不起这种贵重的药，患病及病后也无法好好调息。

健脾丸 【温中止痢方】

主治虚劳羸瘦、身体沉重、脾胃虚冷而导致的饮食不消化、腹中雷鸣胀满、泻痢不止等。

钟乳粉三两，赤石脂、好曲、大麦蘖、当归、黄连、人参、细辛、龙骨、干姜、茯苓、石斛、桂心各二两，附子一两，蜀椒六两。

将以上十五味药研成细末，用白蜜调和，制成梧桐子大小的丸，每次用酒送服十丸，可逐渐加量到三十丸，每天三次，体弱的病人可用汤水送服。

桃花丸 【温中止痢方】

主治冷痢导致的脐下绞痛。

赤石脂、干姜各十两。

以上两味药用蜜调和，制成豌豆大小的丸，每次服十丸，可逐渐加量至二十丸，每天三次。

仓米汤 【温中止痢方】

主治小腹冷气积聚，结成冷痢，日夜泻痢三四十次。

仓粳米（洗净漉干）半升，薤白（去青，切细）一握，羊脂（熬）一升，香豉三升。

以上药物中先取薤白用羊脂煎到颜色变黄，与粳米一起放入豉汁中煎煮，取汁四升，早晨起床时空腹温服一升，约人行十里的时间后再服一升。如果服后不愈，可依照前法再服，痢止后服粳米豉粥调养。如果止后复发，可再服一剂。

附子汤 【涩肠止痢方】

主治暴痢不止及久痢。

龙骨、甘草、芍药、干姜、黄连各一两，石榴皮（大者）一具，阿胶二两，附子一枚，黄芩半两，粳米三合。

以上药物分别切碎，用八升水煎煮，取汁三升，分三次服用。

马蔺子丸 【温中止痢方】

主治积冷而导致的下痢白脓。

马蔺子（熟熬）一升，附子二两，干姜、甘草各二两半，神曲、麦蘖、阿胶各五两，黄连三两，蜀椒五合。

将以上九味药研为细末，用蜜调和，制成梧桐子大小的丸，每次服二十丸，每天两次，或用酒调散，每次服方寸匕。

厚朴汤 【温中止痢方】

主治久痢不止。

厚朴、干姜、阿胶各二两，黄连五两，石榴皮、艾叶各三两。

以上六味药分别切碎，用七升水煎煮，取汁二升，分两次服用。

四续丸（又名蜡煎丸）【温中止泻方】

主治多年注痢导致的形瘦骨立、面色萎黄、肠滑不愈等。

云实（熬至味香）五合，龙骨三两，附子、萎蕤各二两，白术二两半。

以上五味药研成粉末，用蜡煎熬熔化，制

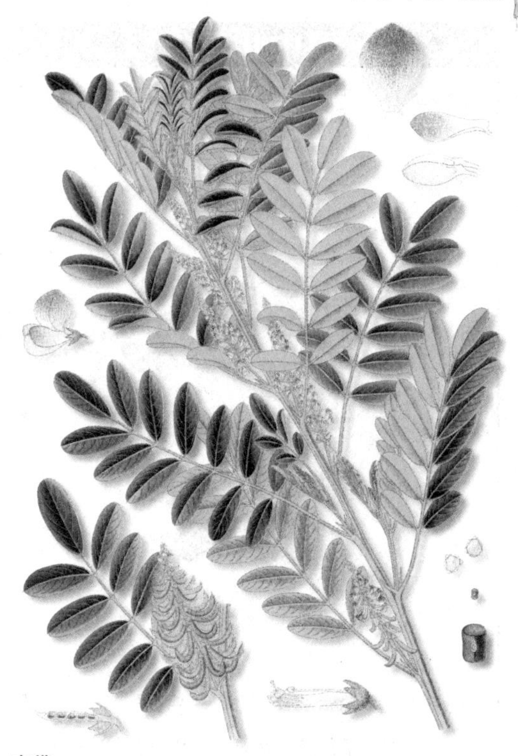

青黛

味咸，寒，无毒。主治解诸药毒，小儿诸热，惊痫发热。也可敷热疮恶肿，金疮下血，蛇犬等毒。另外，可散五脏郁火，解热，消食积，去热烦，吐血咯血，斑疮阴疮。

青黛〔主治〕解诸药毒，小儿诸热，惊痫发热，天行头痛寒热，井水研服之。亦磨敷热疮恶肿，金疮下血，蛇犬等毒。

成梧桐子大小的丸，每次服五丸，每天三次。

椒艾丸 【温中止泻方】

主治久痢，症状为泻下青黄痢、饮食不消化、四肢沉重、骨肉消瘦、两足逆冷、腹中苦热、筋脉拘急，起则头眩欲倒，起居都要人扶持以及阴冷而无生育能力等。

蜀椒三百粒，熟艾一升，干姜三两，赤石脂二两，乌梅一百枚。

以上五味药中先取椒、姜、艾切捣并过筛取散，将乌梅置于一斗米下蒸至米熟，去

温中止泻方

四续丸 主治多年注痢导致的形瘦骨立、面色萎黄、肠滑不愈等。

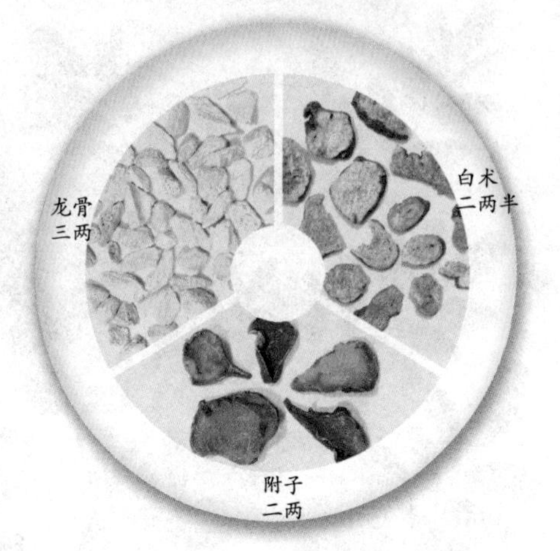

注：另有云实（熬至味香）五合，女萎二两。

以上五味药研成粉末，用蜡煎熬熔化，制成梧桐子大小的丸，每次服五丸，每天三次。

服四续丸后疗效

性别：男女均可
年龄：20～60岁
效果：下痢停止，身体肥健。

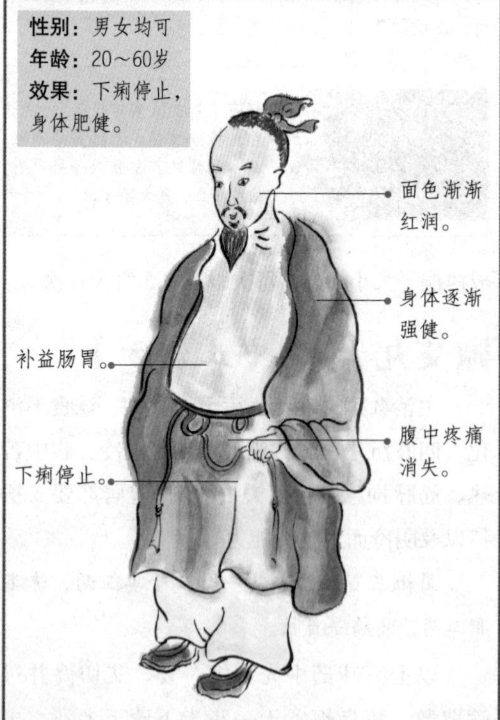

面色渐渐红润。
身体逐渐强健。
补益肠胃。
腹中疼痛消失。
下痢停止。

掉核，与其他药相合，反复捣研，然后用蜜调和，制成梧桐子大小的丸，每次服十丸，每天三次。如果服后不愈，可加黄连一升，也可加量至二十丸。

乌梅丸【和中止痢方】

主治长期下痢，各种药都不能治愈的顽症。

乌梅肉四两，当归三两，桂心二两，黄连、吴茱萸、干姜各四两，蜀椒一两半。

将以上药物研成粉末，用蜜调和，制成梧桐子大小的丸，于饭后服下十丸，每天两次。能消谷、下气、补虚。

猪肝丸【涩肠止痢方】

主治下痢肠滑、饮食及服药都完全泻出。

猪肝（焙干）一斤，黄连、乌梅肉、阿胶各二两，胡粉七棋子。

将以上五味药研成细末，用蜜调和，制成梧桐子大小的丸，每次用酒送服二十丸，每天三次，也可制成散药，每次服方寸匕。

乌梅丸【利中止痢方】

主治长期下冷痢。

乌梅三百枚，干姜、黄连各十两，当归、蜀椒各四两，细辛、附子、桂心、黄檗、人参各六两。

将以上十味药研成细末，用苦酒浸泡乌梅一宿，去掉核，放在五升米下蒸，熟后捣为泥状，放入其他药搅和均匀，加蜜再捣，制成梧桐子大小的丸，于饭前服下十丸，可逐渐加量到二十丸，每天三次。

七味散【涩肠止痢方】

主治下痢长期不愈。

黄连八分，龙骨、赤石脂、厚朴各二分，

乌梅肉二分，甘草一分，阿胶三分。

将以上药物切捣并过筛制成散药，每次用浆水送服二方寸匕，小儿每次服一钱匕，每天两次。

泻心汤 【清热止痢方】

主治突发性下痢、发热、唇干口燥、呕逆等。

人参、甘草、黄芩、橘皮、栝楼根各一两，黄连二两，半夏三两，干姜一两半。

将以上各药分别切碎，用六升水煎煮，取汁二升，分三次服用。

女曲散 【温阳利水方】

主治下痢后虚肿、水肿以及产后虚满。

女曲一升，干姜、细辛、椒目、附子、桂心各一两。

将以上药物切捣并过筛制成散药，每次用酒送服方寸匕，每天三次，能利水消肿。如果服后不愈，可逐渐加量到二三匕。

疳湿痢第九

疳湿痢这种病的成因，大多是在炎暑时节过多地食用肥、浓、油、腻的食物，又在冷处睡眠而引起的。《礼记》中说，君子在炎热的时节里，要减损滋味，不吃肥、浓、煎之类的食物。因为这些东西在夏季不利于人，养生的人应该谨戒它们，不然，容易患疳湿痢。

患疳湿痢的部位，有的在口中齿龈，有的在咽喉下部，由于都不觉得痛，患者不容易察觉。这种病治疗时可用五月五日的蛤蟆、角蒿、月食时救月击物的木杖或寒食日的淘米水，只要得到其中一种来，烧作灰与腊月猪脂一起调和，敷在患处，很快就能痊愈。

谷芒〔主治〕黄疸病。制成粉末，和酒服用。煎成汁饮用，又可解虫毒。

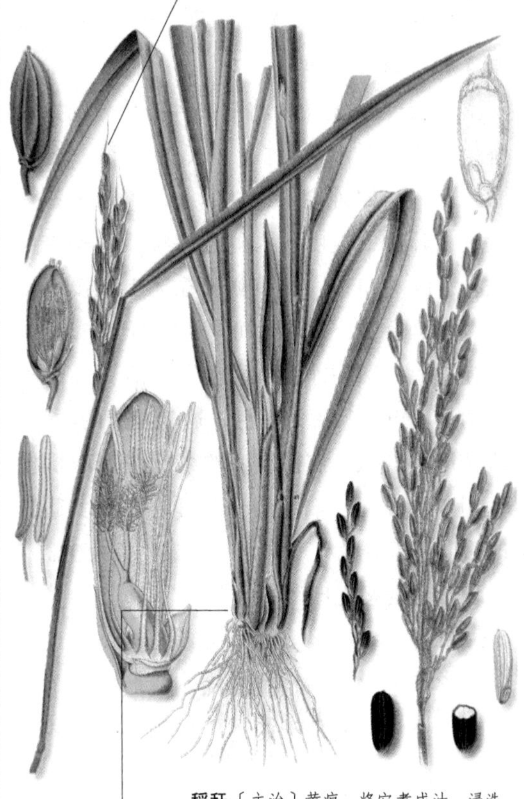

稻秆〔主治〕黄疸，将它煮成汁，浸洗，接着将谷芒炒黄研末，和酒服用。将它烧成灰，可以医治跌打损伤。烧成灰浸水喝，可以止消渴。将稻秆垫在鞋内，可以暖脚，去寒湿气。

稻

味甘，温，无毒。主治温中，大便干结。可使人气血充足，通畅，有益气止泻的功能，把一碗糯米碾碎后和水服用，可以止霍乱后呕吐不止。

稻米〔主治〕温中，使人发热，大便干结。使人气血充足，通畅，可解芫青、斑蝥的毒。有益气止泄的功能。

药虽好用，但极应注意禁忌口味。

疳湿痢没有消除时，要注意禁忌盐、酱、醋、酥、油、枣等物，只有白饭、豉、苜蓿、苦苣、芜菁不在禁忌之列。

凡是将药吹入肛门治疗时，没入中指左

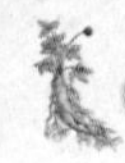

右那么深就可以了。

治疳痢不止的处方：

苦参、甘草、熏黄各二两，豉一升半，葱白五茎，蜀椒三十粒。

以上六味药中，将前三种药物分别捣后筛过，用五升水熬葱白、豉、椒，取三升汁水，用三指取苦参末、甘草末、熏黄末各一撮加入汁中，温度与人体温一样。先喝少量豉汁，吃一口饭，然后侧卧在床上慢慢地灌完药。尽量多卧一些时间，药液不流出最好。大便急时，屙在净地上，会看到有白马尾模样的疳湿虫，其头为黑色，这就是药的功效。病情严重的人，肛门变大难愈，应当取桃枝并用药棉裹住一端，沾上药汁，在温度适当时烙肛门近脊处，一次烙三十遍就能痊愈。

治月食恶疮息肉的处方：

硫黄、蔄茹、斑螯各等分。

将以上三味药拣择捣筛制成散药，用来敷疮。由于药末是干的，应当用猪脂来调和湿润，白天三次，夜间一次。

小儿痢第十

温中汤 【温中和胃方】

主治小儿在夏季受冷次数过多而积冷，或冷浴过度，或乳母冷浴后哺乳，或小儿正热，忽然遇上暴雨，风寒外袭，以致脾胃虚弱，症状为下痢如水、面青肉冷、眼窝深陷、干呕。

干姜、厚朴各一分，当归、桂心、甘草各三分，人参、茯苓、白术、桔梗各二分。

以上九味药分别切碎，用二升水煎煮，取汁九合，六十日到百日的小儿每次服二合半，依患儿年龄大小酌情增减，能调和胃气。

中医小锦囊

白头翁的妙用

1. 治疗下痢咽痛：取白头翁、黄连各3克，木香6克，加水1000毫升，煎成300毫升，分三次服用。

2. 治疗热痢严重：取白头翁6克，黄连、黄檗、秦皮各9克，加水1400毫升煮成400毫升，每次服200毫升。

3. 治疗肠坠偏肿、包痔肿痛、小儿秃疮：取白头翁根，捣敷患处。

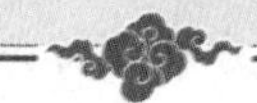

温中大黄汤 【温中止泻方】

主治小儿突然遭受寒邪，或乳汁冷滞而导致的泄下水谷、青结不消、霍乱吐下、干呕烦闷、赤白痢下。

干姜、桂心、厚朴、甘草各一分，当归、人参、茯苓、白术各二分，大黄六分，桔梗三分。

以上十味药分别切碎，用二升半水煎煮，取汁八合，七十日到百日的小儿每次服二合半，依患儿年龄大小酌情增减。如果已经服过各种起通利作用的汤药消除了实证，而胃中虚冷，症状为泻下如水、干呕、眼窝凹陷、烦扰不宁，可除去大黄。如果因乳母洗浴后水气未消就哺乳小儿而使小儿霍乱发作的，就只用大黄；小儿患上各种霍乱症，宜通利的，可用大黄；不需通利而宜温和的，就除去大黄。

黄檗汤 【清热止痢方】

主治小儿在夏季被暴寒所伤，因寒激生大热而热邪入胃，导致下赤白滞如鱼脑，壮热头痛，身体发热，手足烦疼。或是患温病热盛，又遇暴寒打击，热邪进入腹中，下血如鱼脑等。如果误用泻药来下泻，或用温脾汤来下泻，那么热邪就会加剧，用泻药下泻的病人，会大便频数，下赤汁如烂肉，或下泻不止，最后又用涩热药来使其止。对于这种下痢既不止，又倍增其壮热的病人，服用此方立即见效。

黄檗、黄连、白头翁、升麻、当归、牡蛎、石榴皮、黄芩、寄生、甘草各二分，犀角、艾叶各一分。

以上十二味药分别切碎，用三升水煎煮，取汁一升二合，百日到二百日的患儿每次服三合，二百日到一岁的小儿每次服三合半。

枳实散 【理气止痢方】

主治小儿长期下痢、淋漓不止、饮食不调、瘦弱而不能承受大汤药。

取枳实二两捣研过筛制成散药，三岁以上小儿每次用汤水送服方寸匕，三岁以下小儿酌减，每天三次。

治小孩洞注下痢的处方：

取二升蒺藜子来捣汁，温服，直到病愈为止。

治小儿下赤白滞痢的处方：

薤白一把，豉一升。

以上两味药，用三升水来熬取二升汤药，分三次服用。

治小儿下赤白痢的处方：

白蘘荷根汁、生地黄汁各五合。

将以上两味药在微火上熬一沸，一次服完。

治小儿热痢的处方：

将木瓜叶熬汁来饮用。

治小儿冷痢的处方：

取蓼菜或芥菜捣汁，根据小儿年龄的大小而酌情饮用。

治小孩突然下痢的处方：

将一条小鲫鱼烧末服用。此方也用于治成年人突然下痢。

治小儿蛊毒痢的处方：

将一升二合蓝青汁分四次服用。

治小儿渴痢的处方：

单捣冬瓜汁来饮服。

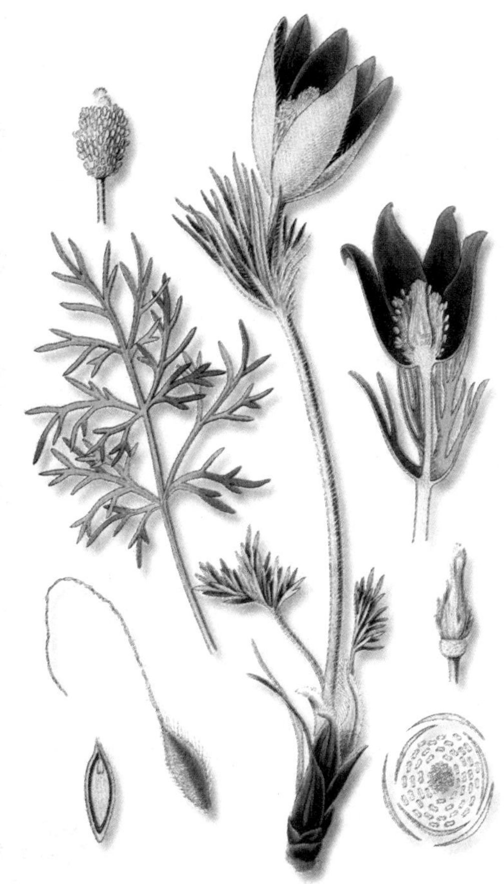

白头翁

其根味苦，温，无毒。主治疟疾寒热，症瘕积聚瘿气，逐血止气，疗金疮，止鼻血，止毒痢。治赤痢腹痛、齿痛、百骨节痛、项下肿瘤，治一切风气，暖腰膝，明目消赘。

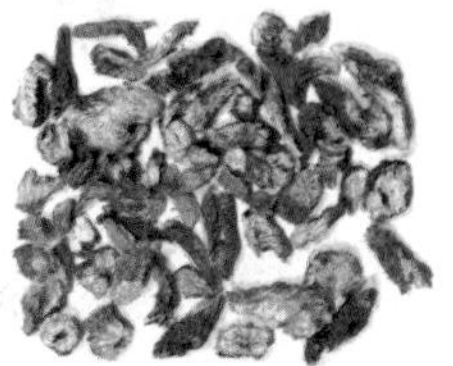

根〔主治〕疟疾寒热，症瘕积聚瘿气，逐血止气，疗金疮。止鼻血。止毒痢。治一切风气，暖腰膝，明目消赘。

图解千金方

以上十二味药分别切碎，用一斗水煎煮，取汁一升，分成三服，能降通气。

大黄干漆汤 【温阳活血方】

主治产后余血未尽而致的腹中切痛。如果服后瘀血未下，次日早晨再服一升。

大黄、干漆、干地黄、桂心、干姜各二两

以上五味药切碎，用三升水、五升清酒裹煮，取汁三升，去渣，每次温服一升。

钟乳汤 【温阳通乳方】

主治女子产后无乳汁。

石钟乳、白石脂各六铢，通草十二铢，栝楼十两，硝石六铢

以上五味药分别切碎，用水五升煮，微沸后取下，放冷后再煎，凡二次，去渣，入硝石煎。

当归散 【和……方】

当归、黄芩各……

将以上五味药切捣并过筛取末，每次用酒服下方寸匕，每天三次。

吴茱萸汤 【温中和胃方】

主治体内久寒而导致的胸胁逆满，不能进食等。

吴茱萸、半夏、小麦各一升，甘草、人参、桂心各一两，大枣二十枚，生姜八两

以上八味药分别切碎，用五升酒、三升水煮煮，取汁三升，分成四服。

五劳…… 【温阳散寒方】

……导致的呕逆气逆，欲食不下，结……不消等。

蜀椒……食茱萸、桂心、人参各五分，细辛、白术、茯苓、附子各四分，橘皮六分

以上八味药分别切碎，用蜜调和，制成梧桐子大小的丸，每次用酒送服三丸，每天三次，如果服后不愈，可逐渐加量到十丸。

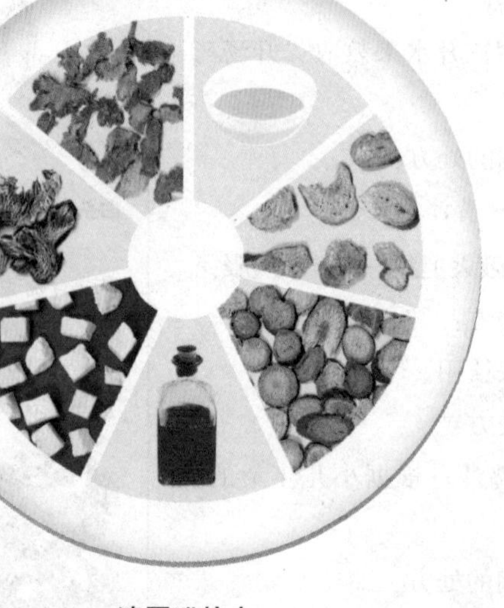

清胃泄热方

卷十六　胃腑

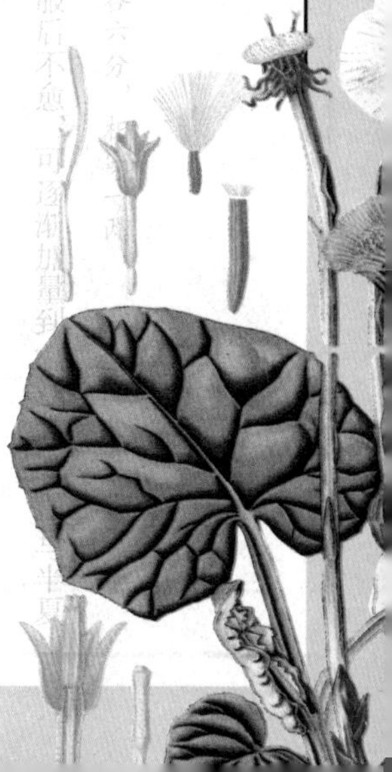

胃腑脉论第一

胃腑，是受脾主管的，口唇是其外候。脾合气于胃，胃受纳水与谷，号称仓库守内啬吏。胃重二斤十四两，迂回盘屈，长二尺六寸，宽约一尺五寸，直径约五寸，可以容纳水谷三斗五升。胃中随时留有二斗谷、一斗五升水。如果脸颊胀大，颈部胀大，胸部突张，就是五谷充满于胃。就会从上焦向上泄气，泄出了五谷的精微之气，这种气剽悍滑疾。同时，从下焦向下洞泄，泄到小肠，这样，肠胃所接受的水谷之气就被泄尽了。正常的人就不会这样，胃充实的时候肠就空虚，肠充实的时候胃就空虚。这样，胃与肠交替充盈与空虚，气才能够上下运行，五脏才能安定，血脉才能得以调和通畅，精与神就能聚集在人的身上。所以，神，就是水与谷的精气。五脏之气不足，可以通过胃来调和。因此，在肠胃之中，应当留有谷二斗四升，水一斗一升。因为人一天要上两次厕所，每次排泄二升半，一天中就要排泄五升。七天，就是三斗五升，而留在肠胃中的三斗五升水与谷就排泄完了。所以，正常人不饮不吃，七天就会死去。是因为水谷精气与津液七天就已消耗完了。

右手关上脉象阳绝（即寸脉下不至关），就是没有了胃脉。这种病苦的症状是嗜酸，头痛，胃中有冷气。可针刺足太阴脾经上的位于足大趾本节后一寸的公孙穴。右手关上脉象阳实的人，是胃实的症候。这种病苦于肠中急促，不思饮食，即使吃下也不消化。治疗时可针刺足阳明胃经上的位于足上动脉处的冲阳穴。

右手关上脉象浮而芤时，脉象浮就是有阳邪，脉象芤就是有阴邪，阳邪与阴邪相抗争，就会使胃气生热，于是将胃的阳气推向极致。

趺阳脉浮大的，这是胃腑微有虚烦，必定每天排泄两次，稍微运动就会引起头痛沉重，热气上涌头顶，这是胃气。

胃脉搏坚而长，病人肤色发红，是患有股部痛得如同折断一样的疾病。胃脉软而散的，是患有胸膈闷痛，饮食不下的是患食痹髀病。病先从胃中发作的，会出现胀满现象，五天后转变到肾，引起小腹、腰、脊疼痛，脚胫发酸。三天后就会传到膀胱，引起背膂筋疼，小便闭塞。五天后向上传到心和脾，引起心痛且闭塞不通，身体疼痛、沉重，《灵枢》说，三天不停止转变的，就会死亡，冬天将死于夜半后，夏天会死于日落时。

胃若患病，腹就胀满，胃腑当心而痛。胃气上逆引起两胁膈咽不通，饮食不下。要使胃气向下回归胃中，应当取治三里穴。

如果饮食不下，胸膈堵塞不通，是有邪

医学小常识

胃会把自己消化掉吗

胃液酸性很强，能把食物很快消化掉，为什么没把自己也消化掉呢？事实上，胃液在消化食物时也对胃壁产生一定的损害，即造成一些细胞的死亡。但是，由于胃有很强的再生能力，所以这种损害仅仅是暂时的，胃能很快恢复如初。据研究资料表明，每分钟胃的表面能产生约50万个新细胞。也就是说，只需三天就可以再生出一个新胃来。另外，胃壁覆盖着一层厚厚的上皮细胞，被称为胃黏膜，它与胃液直接接触，使带有腐蚀性的胃液不能渗入胃的内壁。所以，胃不可能把自己消化掉。

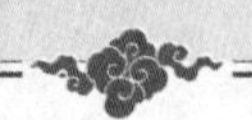

气在胃腑之中的原因。病邪在胃腑上部时，就用刺法来抑制住它继续上逆，就抑而刺之，而在胃腑下部时就用消散法祛除它。

胃中胀的病人会出现腹满，胃腑疼痛。且可闻到焦臭气味，妨碍饮食，大便艰难。

胃疟，会使人生内热病。使人容易饥饿而不能饮食，吃下后就支撑胀满而腹大。这种情况应该刺足阳明胃经和足太阴脾经的横斜的络脉，并出血。

胃中有癖块的人，吃冷食就胃痛而吃不下，吃热食才能吃下。脾先患病而转移到胃，脾患病就会咳嗽不停，且呕吐长虫。

逆气侵入胃中，就会梦见饮食。

怎样根据胃脉诊断病情呢？回答：胃脉实就是胃胀满，胃脉虚就是胃泄漏。

胃与脾肌肉隆起部相对应，肌肉隆起部坚大的，胃就厚；肌肉隆起部细小的，胃就薄；肌肉隆起部小而细的，胃不坚实；肌肉隆起部与身体不相称的，胃的位置就低，胃的位置低的，胃脘就会收束；肌肉隆起部不坚实的，是胃平缓；肌肉隆起有像小果核那样累累突起而紧的，是胃急；肌肉隆起部有很多小果核一样的累累相连的，是胃结，胃结的人，会胃上脘收束而不通畅。

扁鹊说：足太阴脾经与足阳明胃经互为表里。如果脾胃实，就会被热邪所伤，发热就会多喝水，常伴随口渴；脾胃虚就会被寒邪所伤，发寒就会苦于饥饿，且常常疼痛，还发作风水病，它的病根在胃。病人如果先从四肢肿起，腹部胀满膨大，全身发肿。治疗的处方见治水篇中。

胃气已绝的不治之症，五天就会死亡，怎么知道这种情况呢？看病人舌头发肿，小便带血，大便洞泄带红就可以知道是这种病状。

足阳明胃经，从鼻翼两旁开始，相交于鼻梁中部，再向旁交于足太阳经，向下沿鼻

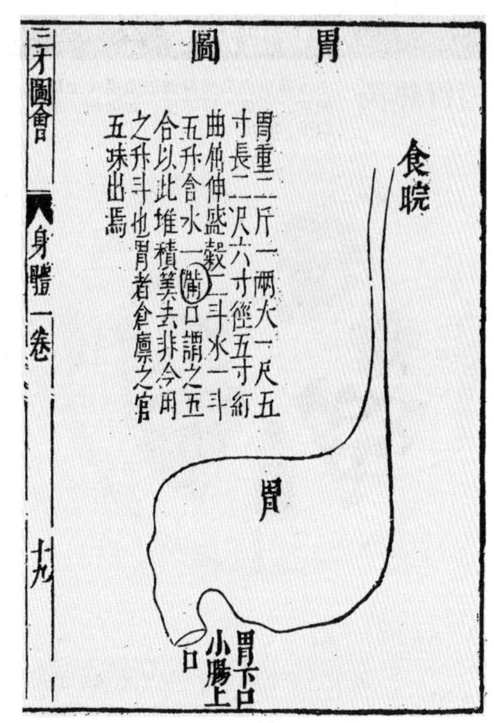

胃图

柱外侧，进入上齿龈中，又出来环绕口两旁，环绕嘴唇，在须唇沟承浆穴处左右相交，折回来循颐后下侧，出于大迎穴，又沿颊车穴，上行到耳前，经过上关穴，沿着发际到达前额。它的一条支脉，从大迎穴前向下行至人迎穴，沿着喉咙，进入缺盆穴，向下穿过胸膈，属于胃部，联络脾脏。另一条直行的经脉，从缺盆向下经过乳房内侧向下，挟脐两旁，到气街腹股沟动脉部位，即气冲。它的又一条支脉起于胃的下口，即幽门，经过腹里，下到气街中与直行的经脉会合，再从这里向下行经髀关穴，抵达伏兔穴，经过膝进入髌骨中，向下沿着胫骨前外侧，进入足背部，进入足中趾内侧。它的另一条支脉，从膝下三寸处分出，向下到中肢外侧。它的又一条支脉，从足背上入大趾间，出于足大趾末端。这条经脉如果发生病变就会使人颤抖发寒，爱伸腰打哈欠，脸色发黑，发病时厌恶人与火，听到树木的声音就会警惕而惊恐，

清胃泄热方

泻胃热汤 主治胃中实热而导致的右手关上脉阳实、头痛、汗不出，如温疟、唇口干、呕吐。

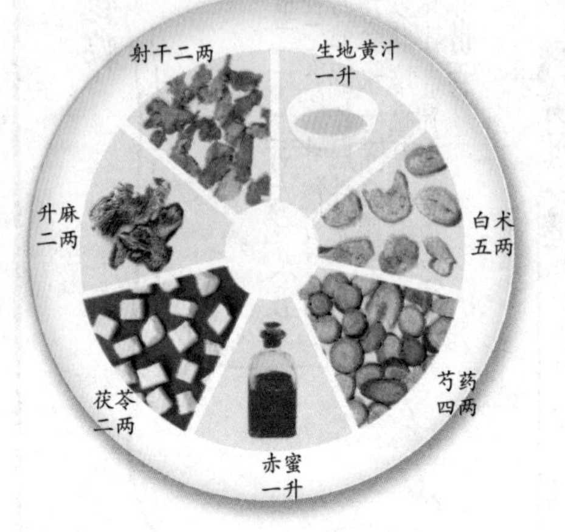

注：另有栀子仁二两。

以上八味药分别切碎，用七升水煎煮，取汁一升半，去掉药渣，加入地黄汁煎煮两沸，放入蜜再煎，取汁三升，分三次服用，老人及小儿根据病情酌情增减。能泻胃热。

服泻胃热汤后疗效

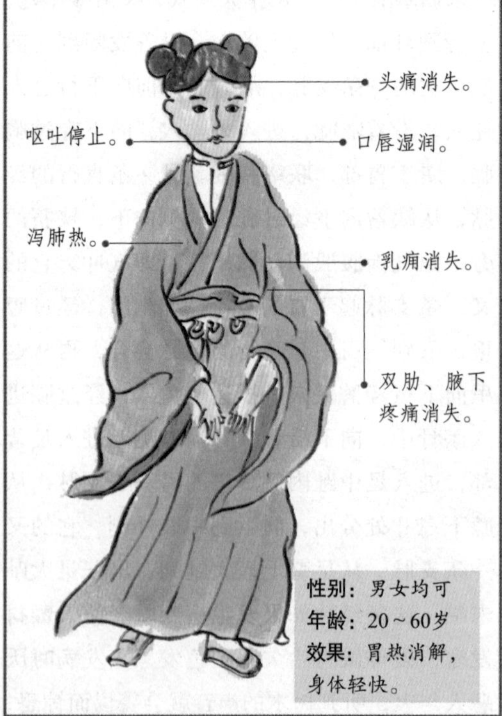

心惊悸，想关闭门窗而独处，如果病情严重了就会到高处去唱歌，还脱了衣服奔跑，并有腹胀肠鸣的症状，这就是足阳明经经气逆乱的病状。胃受邪则会影响到血，而发生以下病变：狂疟，温热过度而出汗，鼻孔流血，口歪，唇紧，颈肿，喉痹，腹部水肿，膝髌肿痛，沿着胸乳部、气街、大腿、伏兔、足胫外侧、足背上都痛，足中趾不能屈伸。足阳明经经气盛就会使身体前面都发热，这是胃气有余，会出现容易消化谷物而易饥饿的症状，且尿色发黄；如果足阳明经经气不充足，身体前部就会寒冷战栗，胃中受寒而胀满。人迎脉大于寸口脉三倍的是实证；人迎脉小于寸口脉的则是虚证。

胃虚实第二

胃实热

右手关上脉象阳实的，这是足阳明胃经阳实的征象，病人出现头痛（《脉经》作腹中坚痛而发热），但不出汗，如同温疟的症候，嘴唇发干，经常呕吐，患乳痈，缺盆腋下肿痛，名为胃实热。

泻胃热汤 【清胃泄热方】

主治胃中实热而导致的右手关上脉阳实、头痛、汗不出，如温疟、唇口干、呕吐、乳痈、缺盆腋下肿痛等。

栀子仁、射干、升麻、茯苓各二两，芍药四两，白术五两，生地黄汁、赤蜜各一升。

以上八味药分别切碎，用七升水煎煮，取汁一升半，去掉药渣，加入地黄汁煎煮两沸，放入蜜再煎，取汁三升，分三次服用，老人及小儿根据病情酌情增减。能泻胃热。

治疗胃中热病，可灸足三里穴三十壮，穴在膝下三寸。

胃虚冷

右手关上脉象阳虚的，这是足阳明胃经阳虚的征象，病人出现足胫发寒，不能睡卧，恶风寒，目急，腹中疼痛，虚鸣（《外台》写作耳虚鸣），时寒时热，唇口发干，面目浮肿，名为胃虚冷。

补胃汤 【温中益气方】

主治少气、口苦、肌肤无光泽等。

防风、柏子仁、细辛、桂心、橘皮各二两，川芎、吴茱萸、人参各三两，甘草一两。

以上九味药分别切碎，用一斗水煎煮，取汁三升，分三次服用。

人参散 【温中益气方】

主治胃中虚寒而导致的身体枯绝、骨节疼痛等。

人参、甘草、细辛各六分，麦门冬、桂心、当归各七分，干姜二两，远志一两，吴茱萸二分，蜀椒三分。

将以上药物切捣并过筛后制成散药，在饭后用温酒送服方寸匕。能补胃虚，散胃寒。

喉咙论第三

喉咙是脾胃的外候。喉咙重约十二两，长约一尺二寸，宽约二寸，有十二层，与十二时节相对应。它是流通水谷的道路，神与气经由这里上达头顶，下至全身。如果五脏中有热物，喉咙就会发肿，而使气堵塞不通，用乌扇膏主治，处方见第六卷中。如果六腑中有寒邪，常常会觉得喉咙好像有异物梗阻在里面而将要窒息一样，并引起发痒、发闷、流涎吐唾的症状。如果是热证就用引导发散的治法，如果是寒证就用通利的治法，而如果既非寒证又非热证，就要根据五脏关系进行调理。

医学小常识

胃病饮食注意一

1. 少吃油炸食物。这类食物不易消化，会加重消化道负担，还会使血脂增高，对健康不利。

2. 少吃腌制食物。这些食物中含有较多的盐分及某些致癌物。

3. 少吃生冷刺激性食物。这些食物对消化道黏膜有较强的刺激作用，容易引起腹泻或消化道炎症。

4. 规律饮食。有规律地进餐，定时定量，可形成条件反射，有助于消化腺的分泌，更利于消化。

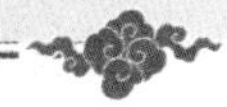

反胃第四

寸口部脉象紧，尺部脉象涩，患者就会胸中胀满，不能吃而呕吐，呕吐停止后，又会下泻，所以不能饮食。如果呕吐不停的，这就是反胃，而尺部脉象微而涩。

趺阳脉浮而涩的，脉象浮就是虚证，脉象涩就是伤了脾，脾受伤就不会运转而消化饮食，会导致早晨吃了东西而晚上吐出，或晚上吃了东西早晨吐出，胃里积留的食物不消化，名叫反胃。如果趺阳脉紧而涩，这种病就会很难治。

治胃虚导致的不能饮食，食物刚到喉咙

便呕吐的处方。

人参一两，泽泻、甘草、桂心各二两，橘皮、干姜各三两，茯苓四两，青竹茹五两，大黄六两。

以上九味药分别切细，用八升水来熬取三升汤药，一次服七合，白天三次，夜间一次。病人如果已经通利，可去除大黄。

治反胃、口渴的处方如下。

茯苓、泽泻、半夏各四两，桂心、甘草各三两。

以上五味药分别切细，用五升水来熬取二升汤药，分成三次服用。

治反胃吐逆、饮食不消化、呕吐不止的处方：

人参、泽泻、桂心各二两，茯苓四两，橘皮、甘草、黄芪各三两，大黄一两半，生姜八两，半夏一升，麦门冬三升。

以上十一味药分别切细，用一斗二升水来熬取三升二合药，一次服八合，白天三次，夜间一次。瘦弱的人一次服六合，已经通痢的病人可去除大黄。

治长期有冷邪积留在胃中所导致的反胃，朝食暮吐，吃完饭后腹中刺痛，可用以下处方。

橘皮三两，甘草、厚朴、茯苓、桂心、细辛、杏仁、竹皮各二两，槟榔十枚，前胡八两，生姜五两，人参一两。

以上十二味药分别切细，用一斗三升水来熬取三升汤药，分成三次服用。另一方有甘皮二两。

治反胃，此方特别灵验。

前胡、生姜各四两，阿胶一两，大麻仁五合，橘皮三两，吴茱萸四合，桂心三寸，甘草五寸，大枣十枚。

以上九味药分别切细，用三升水、二升酒来熬取一升七合汤药，分成两次服用。

治关上寒澼所引起的肺痿，症状为反胃，朝食暮吐，心下坚实，出现阵发性寒热，呕吐，饮食不下等，可用以下处方。

真珠、雄黄、丹砂各三两，朴硝五两，干姜十累。

将以上五味药研为粉末，用蜜调和成如梧桐子大的丸，每次饭前服三丸。如果服药后出现轻微的烦闷，不用担心，喝点水就能化解。另一方用桂心一两。

治反胃、吃下就吐的处方如下。

将粟米捣成面粉状，用水调和成如楮子大的七枚丸，煮烂，放入醋中慢慢地吞下，到泻下后就停止。直接用面粉也可以。

大半夏汤 【补中止呕方】

主治反胃，症状为胃不能接纳食物，吃后就立即呕吐等。

半夏三升，人参二两，白蜜一升，白术一升，生姜三两。

以上五味药分别切碎，用五升水与白蜜合煎，取汁一升半，分三次服用。

医学小常识

胃病饮食注意二

1. 细嚼慢咽。对食物充分咀嚼次数越多，随之分泌的唾液也越多，对胃黏膜有保护作用。

2. 饮水择时。最佳的饮水时间是晨起空腹时及每次进餐前 1 小时，餐后立即饮水会稀释胃液。

3. 定时定量。要做到每餐食量适度，每日三餐定时，到了吃饭时间，不管肚子饿不饿，都应进食，避免过饥或过饱。

4. 温度适宜。饮食的温度应以“不烫不凉”为度。

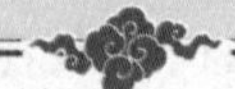

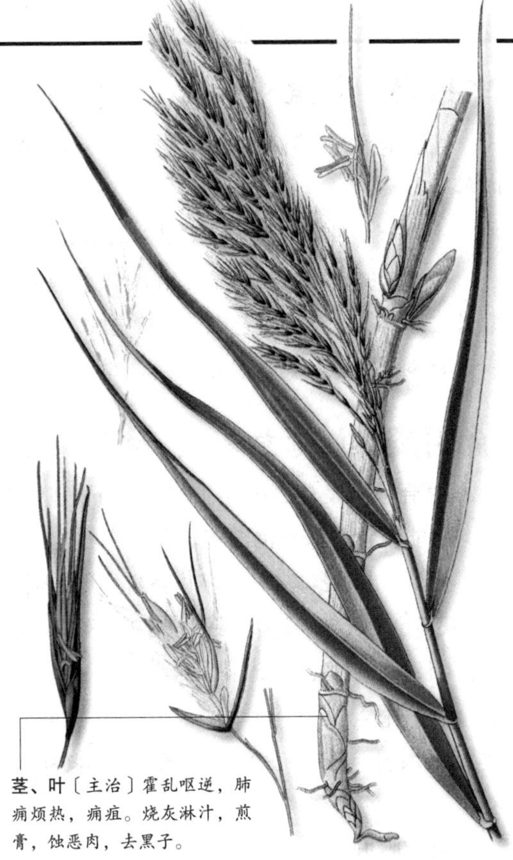

茎、叶〔主治〕霍乱呕逆，肺痈烦热，痈疽。烧灰淋汁，煎膏，蚀恶肉，去黑子。

芦

其根味甘，寒，无毒。主治消渴客热，止小儿便利。治疗反胃呕逆不下食，胃中热，伤寒内热。解大热，开胃，治噎咽不止。

治反胃、吃下食物就吐出、气逆的处方如下。

芦根、茅根各二两。

以上两味药分别切碎，用四升水来熬取二升汤药，一次服下，能够下泻后就有良好效果。

治疗反胃，吃下食物后就吐出，气逆，可灸两乳下各一寸处，直到痊愈。

治吐酸的处方：

曲末一斤，地黄三斤。

将以上两味药一起捣，然后在太阳下晒干。每次用酒送服三方寸匕，每天三次。

治嗳气又吐酸的处方：

吴茱半斤，生姜三两，人参二两，大枣十二枚。

以上四味药分别切细，用六升水来熬取二升汤药，每次在饭前服一升，每天两次。

治中散 【温中祛寒方】

主治食后吐酸，尤其适合胃冷的病人。

干姜、食茱萸各二两。

将以上两味药切捣并过筛后制成散药，每次用酒送服方寸匕，每天两次。

呕吐哕逆第五

患有呕吐病的人，脉的形状如同刚刚睡醒起床时的样子，如果阳脉紧阴脉数，患者吃了饭后就立即呕吐。而阳脉浮而数，患者也会呕吐。寸口部脉象紧而芤，脉象紧是寒证，脉象芤就是虚证，寒与虚相搏，脉象因此变得阴结而迟，患者就会噎气。关上脉数，患者就会呕吐。趺阳脉微而涩的，脉微就会下痢，脉涩就会吐逆，吃不下食物。趺阳脉浮的，是胃气虚弱，寒气在上，忧气在下，二气相争，只出不入，患者就会呕吐而不能饮食，严重得像要死一样，等到胃中宽缓后就会痊愈。病人呕吐而脉弱，小便通畅，身体微热，如果见气逆的现象，就难以治疗了。

凡是服用汤药而呕吐不能入腹的，先用三两甘草加三升水熬取二升汤药，服下后就会呕吐，只要服药后不吐就好，等药势安定后，再服用其余的汤药，药就会顺利地而不再呕吐。凡是呕吐的人可多吃生姜，这是治疗呕吐的圣药。

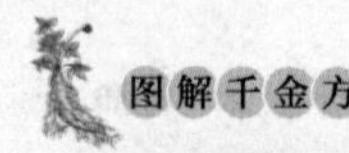

和中止呕方

小麦汤 主治呕吐不止。

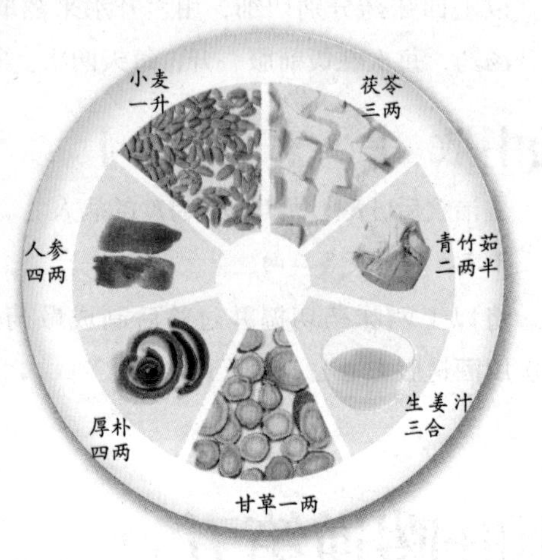
小麦
一升
茯苓
三两
人参
四两
青竹茹
二两半
厚朴
四两
生姜汁
三合
甘草一两

以上七味药分别切碎，用八升水煎煮，取汁三升，去掉药渣，分成三次服用。

服小麦汤后疗效

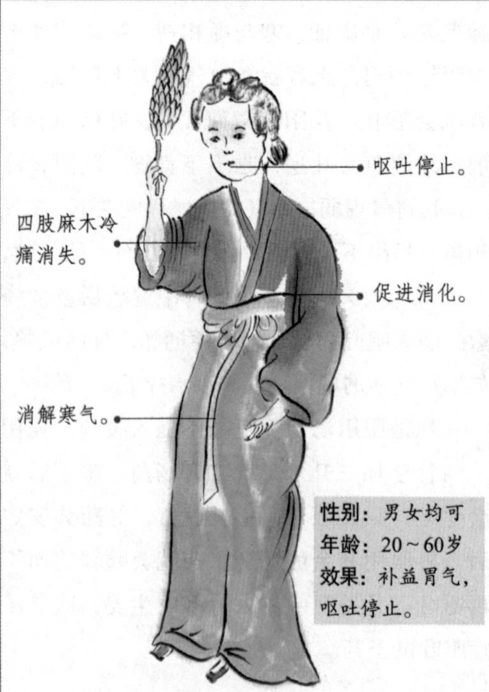

半夏汤 【温中降逆方】

主治逆气上冲而致的心中烦闷、气满呕吐等。

半夏一升，生姜一斤，茯苓、桂心各五两。

以上四味药分别切碎，用八升水煎煮，取汁二升半，分三次服用，每天三次。如果病人有少气症状，可加甘草二两。

前胡汤 【清热和胃方】

主治恶寒发热、呕逆少气、心下痞坚胀满、不能饮食及寒热消渴等。

前胡、生姜各二两，甘草、朴硝、大黄各二两，茯苓、麦门冬、当归、半夏、芍药、滑石、石膏、栝楼根、黄芩、附子、人参各一两。

以上十六味药分别切碎，用一斗二升水煎煮，取汁六升，分成四次服用。能补益不足。

治疗呕吐、四肢麻木、冷痛、气逆、腹中发热、三焦不调的处方：

前胡、川芎、甘草、当归、石膏、人参、桂心、橘皮各二两，芍药三两，半夏四两，生姜五两，大枣三十枚。

以上十二味药分别切细，用一斗三升水，加入三两黄芩一起熬，取三升汤药，分成三次服用。

小麦汤 【和中止呕方】

主治呕吐不止。

小麦一升，人参、厚朴各四两，甘草一两，生姜汁三合，青竹茹二两半，茯苓三两。

以上七味药分别切碎，用八升水煎煮，取汁三升，去掉药渣，分成三次服用。

猪苓散 【和中止呕方】

主治膈上寒而呕吐。

猪苓、茯苓、白术各三两。

将以上三味药切捣并过筛后制成散药，每次用汤水送服方寸匕，每天三次。如果病人口渴，可多喝水。

犀角人参饮子【益气清热方】

主治胃气虚弱、风热外侵而导致的呕逆、不能进食等。

犀角、人参各三两，薤白五两，粟米一合。

以上四味药分别切碎，用四升半水煎煮，取汁一升七合，下米煮到米熟时，分成四次服用。

治春夏季的时行伤寒病，胃被寒邪所伤，胃冷而呕吐的处方：

白茅根一升，橘皮、桂心、葛根各二两。

以上四味药分别切细，用六升水来熬取三升汤药，分成三次服用。服药间隔时间宜短，服完后再次制药的，如果病人有热，应去掉桂心。

治疗各种呕哕病，心下有坚硬的痞块，膈间有水，多痰、眩晕、惊悸的病人，可用小半夏加茯苓汤，处方在第十八卷中。

治呕哕的处方：

人参一两，胡麻仁八合，橘皮一分，枇杷叶八两。

以上四味药分别切细，用一斗水煮枇杷叶，取五升药汁，加入其他药一起熬取三升汤药，加入麻仁，慢慢饮下。

治气厥、呕哕、呼吸困难的处方：

豉一升，半夏八两，生姜二两，人参、前胡、桂心、甘草各一两。

以上七味药分别切细，用九升水来熬取三升汤药，分成三次服用。

治呕哕的处方：

取三升芦根切细，用一斗水来熬取四升汤药，分成四次服用。

治忽然呕哕厥逆的处方：

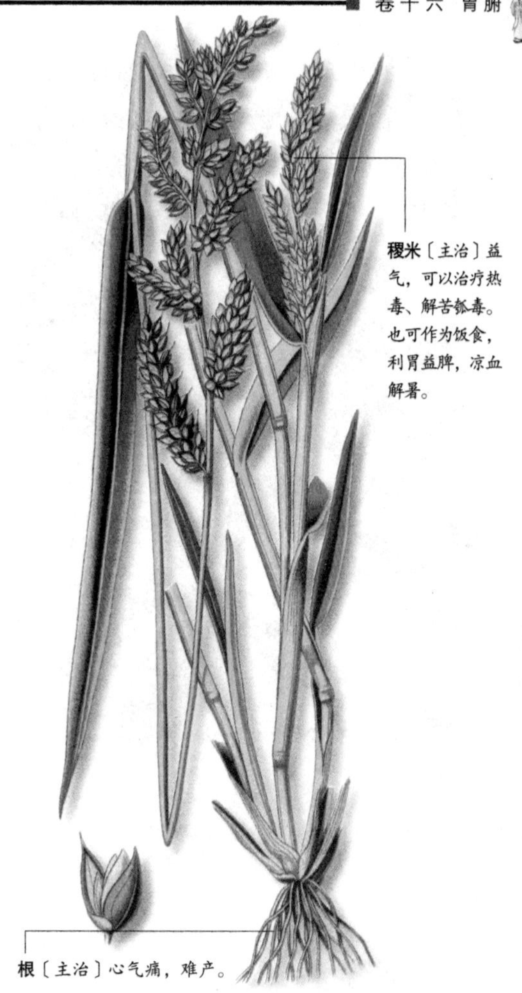

稷米〔主治〕益气，可以治疗热毒、解苦瓠毒。也可作为饭食，利胃益脾，凉血解暑。
根〔主治〕心气痛，难产。

稷

稷米味甘，寒，无毒。主治热毒，解苦瓠毒，益气。也可作为饭食，安中利胃益脾，凉血解暑。其根主治心气痛和难产。

饮三升刚汲取的冷水，效果非常好。

橘皮汤 【和中降逆方】

主治干呕、呃逆、手足厥冷及心下痞坚、不能饮食、胸中喘息、呕哕、微微寒热等。

橘皮四两，生姜半斤。

将以上药物切碎，用七升水煎煮，取汁三升，分成三次服用。如果服后不愈，可继续制药来服。

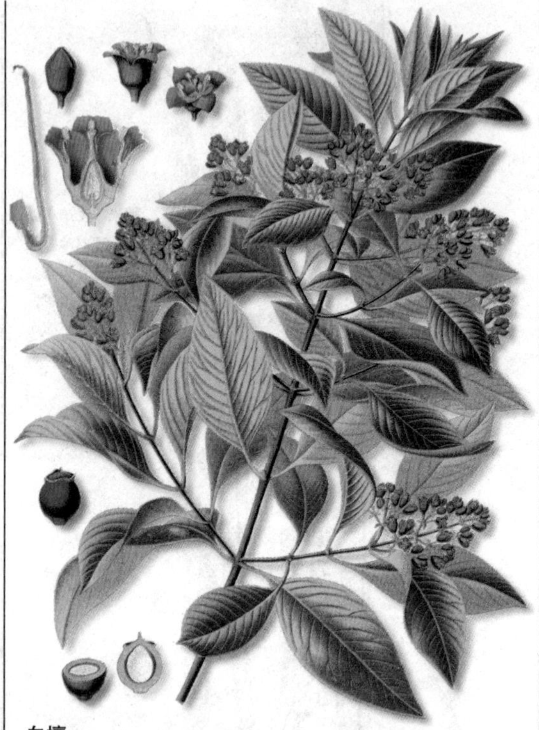

白檀

味辛，温，无毒。主消风热肿毒。治中恶鬼气，杀虫。煎服，可止心腹痛，霍乱肾气痛。磨水，可涂外肾及腰肾痛处。另外面生黑子，可每夜用浆水洗拭至红，再磨汁涂。

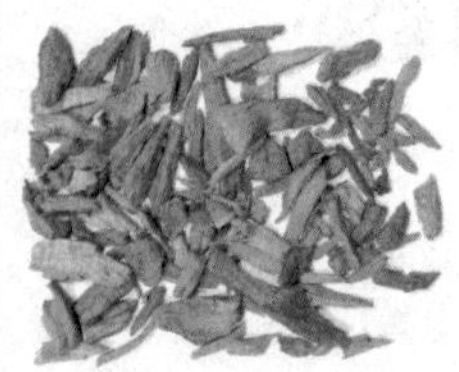

白檀〔主治〕主消风热肿毒。治中恶鬼气，杀虫。止心腹痛，霍乱肾气痛。可涂外肾及腰肾痛处。散冷气，引胃气上升，噎膈吐食。

治疗患伤寒后干呕，饮食不下的处方：

生芦根（切）一升，青竹茹一升，粳米三合，生姜一两。

以上四味药分别切细，用五升水来熬取二升汤药，分成三次服用。如果病人呕吐不停止，就连服三剂。

治干呕反胃、流涎沫的处方：

半夏、干姜各等分。

以上两味药分别切细，用一升半浆水来熬取七合汤药，一次服完，如此每天服药三次。

治病人干呕的处方：

取一杯羊乳汁来饮。

治干呕不止，粥食汤药等一吃就都吐出，且不停，可灸手间使穴三十壮。如果病人四肢厥逆，脉象沉绝不至，灸此穴后就可通，这是起死回生的方法。

治干呕，可灸手厥阴心包经上的尺泽穴，效果良好。还可灸乳下一寸处，三十壮。

治干呕，可灸承浆穴七壮，炷如麦粒大。还可灸脐下四指处七壮。

治恶心的处方：

取麻子一升，熬到香熟，捣碎，和三升酒仔细调和，滤取一升，一次服完，每天两次，服完一石病就可痊愈。

治食后即吐的处方：

大黄四两，甘草二两。

以上两味药分别切细，用三升水来熬取一升半汤药，分成两次服用。

治一进食就呕吐的处方：

一次服下三升生熟汤就能止住。

噎塞第六

五噎丸 【温阳散寒方】

主治胸中久寒而导致的呕逆气逆、饮食不下、结气不消等。

干姜、蜀椒、食茱萸、桂心、人参各五分，细辛、白术、茯苓、附子各四分，橘皮六分。

将以上十味药研为细末，用蜜调和，制成梧桐子大小的丸，每次用酒送服三丸，每天三次。如果服后不愈，可逐渐加量到十丸。

五噎丸 【补中和胃方】

主治五种气噎。

人参、半夏、桂心、防风、小草、附子、细辛、甘草各二两，紫菀、干姜、食茱萸、芍药、乌头各六分，枳实一两。

将以上十四味药研为细末，用蜜调和，制成梧桐子大小的丸，每次用酒送服五丸，每天三次。如果服后不愈，可逐渐加量到十五丸。乌头与半夏药性相反，可去除其中一味再制药。

竹皮汤 【宣肺利咽方】

主治噎气而不能出声。

竹皮、细辛各二两，甘草、生姜、通草、人参、茯苓、麻黄、桂心、五味子各一两。

以上十味药分别切碎，先取竹皮用一斗水煎煮，煎到汁减二升，去除竹皮，加入其他药再煎，取汁三升，分为三服。

干姜汤 【和中降逆方】

主治每当饮食时就噎气。

干姜、石膏各四两，栝楼根、人参、桂心各二两，半夏一升，吴茱萸二升，小麦一升，甘草一两，赤小豆三十粒。

以上十味药分别切碎，另取大枣二十枚，用五升酒、一斗水煎煮，去掉枣，加入其他药再煎，取汁三升，分三次服用。

羚羊角汤 【温中降逆方】

主治气噎不通、不能进食等。

羚羊角、通草、橘皮各二两，厚朴、干姜、吴茱萸各三两，乌头五枚。

以上七味药分别切碎，用九升水煎煮，取汁三升，分为三服，每天三次。

温肺理气方

通气汤 主治胸满气噎。

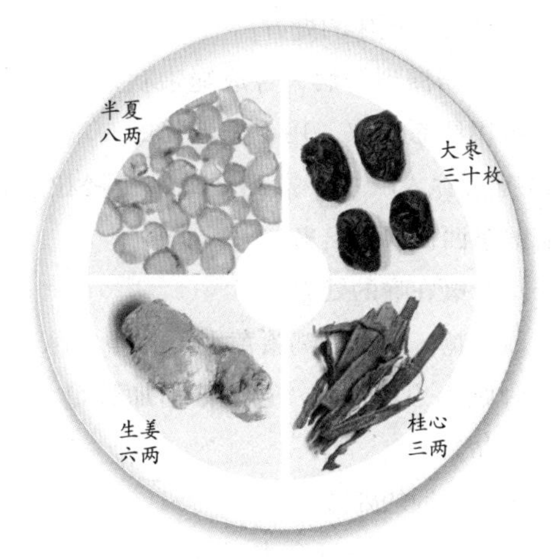

以上四味药分别切碎，用八升水煎煮，取汁三升，分成五服，白天三服，夜间两服。

服通气汤后疗效

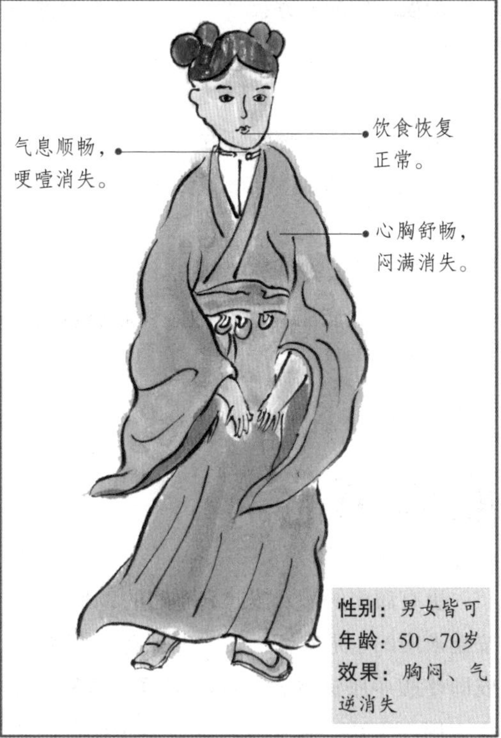
气息顺畅，
哽噎消失。
饮食恢复
正常。
心胸舒畅，
闷满消失。
性别：男女皆可
年龄：50～70岁
效果：胸闷、气
逆消失

治疗忽然噎住的处方：

含满口蜜，然后咽下，就能下食。

治疗各种噎住的处方：

经常吃干粳米饭，就不会噎。

治疗各种哽住的处方：

取鹿筋浸到滑濡，合成绳索状，如同弹丸，再用线系起来，用手拿着筋的一端，另一端病人吞入喉中，推到哽处，慢慢拉出，哽着的东西便都会出来。

治骨鲠在喉的处方：

取饴糖，和成如鸡蛋黄大小的丸，吞下。如果骨鲠不去就再吞，并逐渐增加数量，可增到十丸。

治误吞钱的处方：

艾蒿五两，用五升水煮取一升，一顿服下，钱就可下。

治误吞金银环及钗的处方：

白糖二斤，一顿慢慢都吃下，多吃效果更好。

治误吞钗的处方：

曝韭令其萎，蒸熟不要切，吃一束，钗即出。

治误吞铜铁而哽的处方：

烧铜弩牙直到呈赤红色，放入酒中，喝下就能治愈。

治误吞钉及箭镞等的处方：

只需多吃脂肥肉直到饱，就能裹着食物出来。

胀满第七

患有腹胀的病，按起来不痛的，是虚证，按起来痛的，是实证，若腹中胀满不能减轻，或即使腹中胀满减轻了也不舒服，这种情况应当用泻下法。舌头发黄而没有下痢的，下痢后黄色会自然消除。腹胀当时减弱后，一会儿又如同原来一样胀的，这是寒证，应当用温药。腹胀，口中苦而且发干，是腹间有水，这是饮。趺阳脉象微而弦时，应当腹中胀满，如果不胀满的，必定下部闭塞，大便艰难，两胠下疼痛，这是虚寒，气从下向上，应当服用温药，服下就会痊愈。腹中胀满转为疼痛，且移向小腹的，这是要下痢。另一种说法认为，腹中疼痛，如果转为气向下趋向小腹，这样就会下痢。还有人说，腹中疼痛，如果转为气向下趋奔小腹，是将会自已下痢。

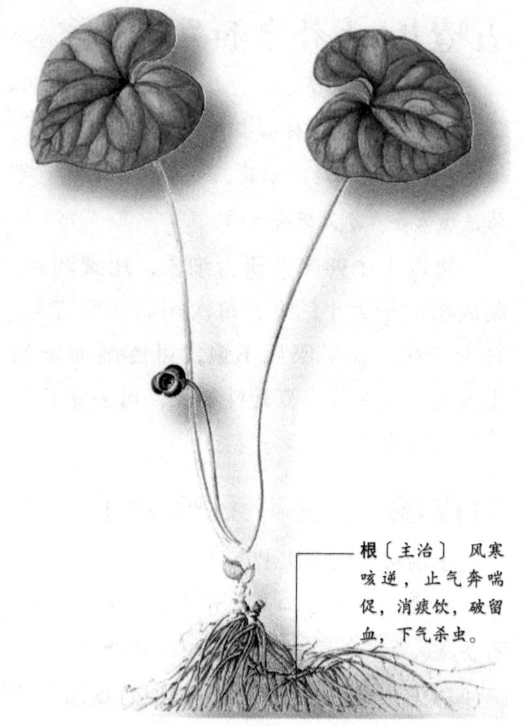

根〔主治〕 风寒咳逆，止气奔喘促，消痰饮，破留血，下气杀虫。

杜衡

其根味辛，温，无毒。主治风寒咳逆。做成浴汤，可香人衣体。止气奔喘促，消痰饮，破留血及项间瘿瘤之疾，下气杀虫。

温胃汤 【温中益气方】

主治胃气不舒而导致的胃脘胀满、咳嗽、不能进食等。

附子、当归、厚朴、人参、橘皮、芍药、甘草各一两，干姜五分，蜀椒三合。

以上九味药分别切碎，用九升水煎煮，取汁三升，分成三服。

大半夏汤 【散寒降逆方】

主治胃中虚冷而导致的腹中胀满壅塞。

半夏一升，大枣二十枚，甘草、附子、当归、人参、厚朴各二两，桂心五两，生姜八两，茯苓、枳实各二两，蜀椒二百粒。

以上十二味药分别切碎，用一斗水煎煮，取汁三升，分成三服。能降逆气。

附子粳米汤 【温中祛寒方】

主治腹中有寒而致的腹中胀满、肠鸣腹痛、胸胁逆满、呕吐等。

附子一枚，半夏、粳米各半升，甘草一两，大枣十枚。

以上五味药分别切碎，用八升水煎煮，煎到米熟，去渣，每次服一升，每天三次。

厚朴七物汤 【通下消积方】

主治腹满气胀。

厚朴半斤，甘草、大黄各三两，大枣十枚，枳实五枚，桂心二两，生姜五两。

将以上药分别切碎，用一斗水煎煮，取汁五升，去渣，加入大黄再煎，取汁四升，每次服八合，每天三次。如果病人呕逆，可加半夏五合；下痢的病人，应去掉大黄；若病人多寒，可加生姜到半斤。

厚朴三物汤 【通下消积方】

主治腹满、发热数十日，脉浮而数，饮食如故者。

厚朴半斤，大黄四两，陈枳实（大的）五枚。

将以上药分别切碎，用一斗二升水煎煮，取汁五升，加入大黄再煎，取汁三升，去渣，每次服一升。如果服后腹中转动，就不必再服；如果腹中不转动，应继续服用。

吴茱萸汤 【温中和胃方】

主治体内久寒而导致的胸胁逆满、不能进食等。

吴茱萸、半夏、小麦各一升，甘草、人参、桂心各一两，大枣二十枚，生姜八两。

以上八味药分别切碎，用五升酒、三升水煎煮，取汁三升，分成三服。

大桂汤 【温阳益气方】

主治虚弱羸瘦、胸膈胀满等。

桂心一斤，半夏一升，生姜一斤，黄芪四两。

医学小常识

胃病饮食注意三

1. 多吃富含维生素C的蔬菜和水果。维生素C对胃有保护作用，胃液中保持正常的维生素C的含量，能有效发挥胃的功能，并保护胃部和增强胃的抗病能力。

2. 注意保暖。胃部受凉后会导致胃的功能受损。

3. 避免刺激。应少饮酒，少吃辣椒、胡椒等辛辣食物。还应不吸烟，因为吸烟会使胃部血管收缩，影响胃壁细胞的血液供应，从而使胃黏膜抵抗力降低而诱发胃病。

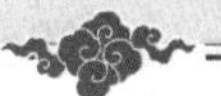

以上四味药分别切碎，用一斗半水煎煮，取汁五升，分成五服，白天三服，夜间两服。

治男子忽然患劳内伤、汗出中风、腹胀大、饮食不下、心痛、小便赤黄时白、大便不利的处方：

大黄、葶苈、寒水石、栝楼根、苦参、黄连各等分。

以上六味药研为末，用蜜调和成如梧桐子大的丸。用豉汁送服两丸，每天三服，逐渐加至十丸。

痼冷积热第八

大凡中了寒的人，都爱打哈欠、流清涕和发热，面色和缓的爱打喷嚏。医生诊病时，望他的气色，发现患者口干燥，流清涕，爱打喷嚏和哈欠，这种人是中了寒邪，患者还下痢，这是里虚的缘故。想打喷嚏而打不出来，这种人是腹中疼痛。凡是中寒邪的人，脉象都沉而弦。如果脉象双弦，是寒证。脉弦的情况如张弓弦，按起来没有移动。脉数而弦的，应当让患者泻下积寒。脉双弦而迟的，心下坚实。脉大而紧的，是阳气中有阴邪，可以泻下。右手寸口脉弦的，就是胁下拘挛而疼痛，患者会感觉寒冷而且怕寒。师说，脉迟的为寒，脉涩的无血，寸口脉微弱，尺中脉紧而涩，脉紧就是寒，脉微就是虚，脉涩就是血不充足，所以知道应该发汗之后再泻下。此时应用大露宿丸，主治寒冷百病，方见第十七卷中。

中医小锦囊

胃寒

胃寒，为中医名词术语。是指脾胃阳气虚衰，过食生冷，或寒邪直中所致阴寒凝滞胃腑的证候。症见胃脘疼痛，得温痛减，呕吐清涎，口淡喜热饮，食不化，舌淡苔白滑，脉沉迟。治宜温胃散寒。临床上胃痛之症，中医多称之为“胃脘痛”。

积滞多由过食生冷、甘肥、坚燥之物，使脾胃不能消化而停滞胃肠所致；外则为风寒所伤，滞而成积。

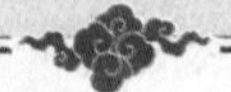

匈奴露宿丸 【散寒消瘴方】

主治寒冷积聚。

礜石、桂心、附子、干姜各二两。

将以上四味药研为细末，用蜜调和，制成梧桐子大小的丸，每服十丸，每天三次。

露宿丸 【温中祛寒方】

主治感遇冷气而导致的心下结紧、呕逆、寒食不消，也可用于治疗伤寒，或早晨、夜里接触寒冷恶气等。

附子、乌头、桂心、礜石各四两。

将以上四味药研为细末，用蜜调和，制成胡豆大小的丸，每次用酒服下三丸，可逐渐加量至十丸，每天三次。忌热食及近火，宜冷食饮。

治疗痼冷风眩，寒中，手足发冷，胃口寒，脐下冷，百病五劳七伤；第一使人能食，第二使人强盛，第三使人益气，第四使人有子，可使用以下处方，非常灵验：

生地黄十五斤（取汁），乌头一百五十枚，大豆三升半。

以上三味药，在除日分别切细乌头，用一斗半酒和地黄汁浸乌头到破日，绞去药渣，将大豆放入药汁中，至除日取出晒干，用汁再浸下晒干，直到汁出尽，药即成。初次服用从二颗豆起，可逐渐加到二十颗豆，用酒送服。有病的人空腹时服，没病的人饭后服。四时合，并在二月、三月为上时。此药能使人胃口大开，益气强盛有子，白发变黑，齿落又生。

治疗心腹中有寒冷的癥块，使用各种方法都治不好，可试试这个处方：

曲末三升，白术五两，干姜、桂心各三两，吴茱萸、蜀椒各二两。

以上六味药研细后过筛制成散药。用米汤饮服方寸匕，每天两服。不超过五剂，诸冷顿愈。没有什么禁忌。空腹服下。

治常年患冷病的处方：

蜀椒二两，香豉一升。

以上两味药中，捣椒为末，和豉再捣三千杵。用酒送服如弹丸大的七丸，每天一服，饭前服。

治疗各种冷病的处方：

取马蔺子九升，去土洗净，空腹服一合，每日三次，用酒送服下。服完后一会儿，用饮食压，服到病愈为止。

赤丸 【散寒降逆方】

主治寒气厥逆。

茯苓、桂心各四两，细辛一两，乌头、附子各二两，射罔（如大枣一枚）。

将以上六味药研为细末，加入真珠少许，用蜜调和，制成麻子大小的丸，每次空腹用酒送服一丸，白天两次，夜间一次。如果服后不愈，可加量到两丸，以瘥愈为度。

半夏汤 【温中和胃方】

主治胸满有气、心腹中冷等。

半夏一升，桂心四两，生姜八两。

以上三味药分别切碎，用七升水煎煮，取汁二升，每次服七合，每天三次。

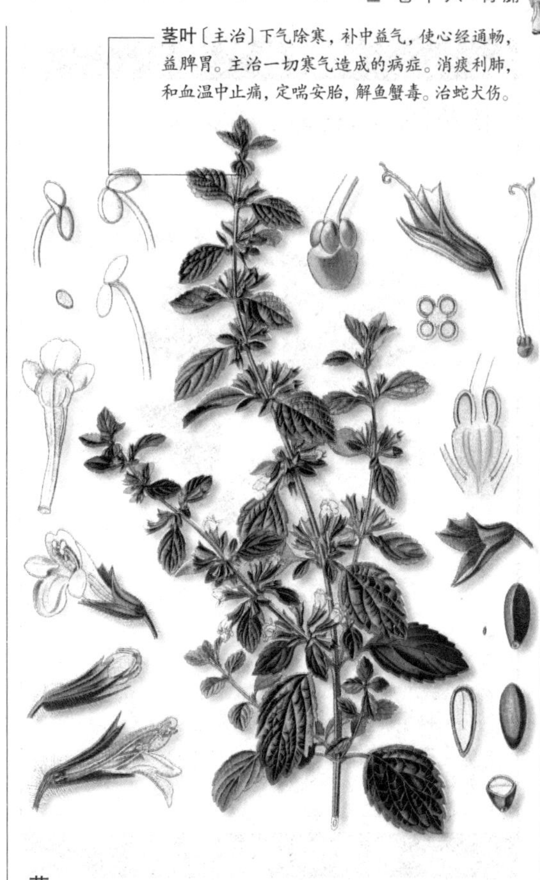

茎叶〔主治〕下气除寒，补中益气，使心经通畅，益脾胃。主治一切寒气造成的病症。消痰利肺，和血温中止痛，定喘安胎，解鱼蟹毒。治蛇犬伤。

荏

其子味辛，温，无毒。主治下气，除寒温中，益五脏，补虚劳，润心肺。还可治腹泻、呕吐、反胃，利大小便，消痰止咳嗽，顺气治风邪。

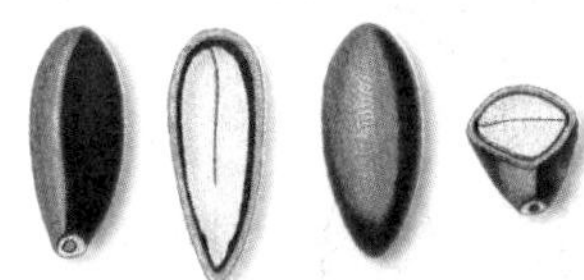

子〔主治〕下气，除寒温中，益五脏，补虚劳，润心肺。可治腹泻、呕吐、反胃，利大小便，消痰止咳嗽，平肺气喘急，顺气治风邪，利膈宽肠，解鱼蟹毒。

生姜汤 【温中和胃方】

能温中下气。

生姜一斤，甘草三两，桂心四两。

将以上三味药分别切碎，用六升水煎煮，取汁一升半，每次服五合，每天三次。

补脾益气方

甘草汤 主治虚羸疲乏、气息欲绝等。

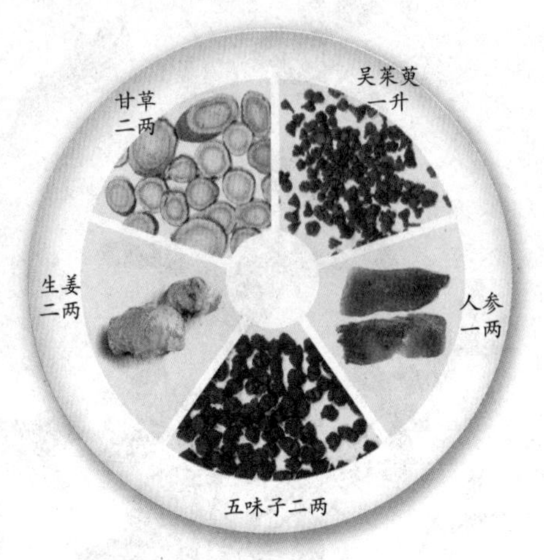

以上五味药分别切碎，先取吴茱萸用四升水煎煮，煎至小沸，去渣，加入其他药再煎，取汁一升六合，分成两服。

服甘草汤后疗效

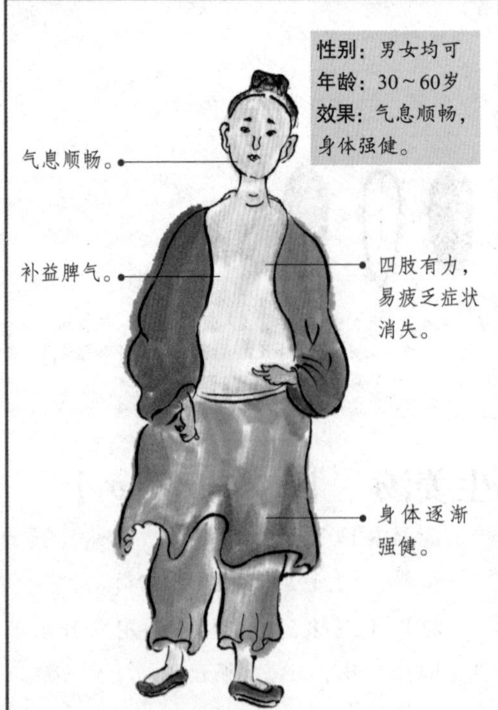

甘草汤 【补脾益气方】

主治虚羸疲乏、气息欲绝等。

甘草、生姜、五味子各二两，人参一两，吴茱萸一升。

以上五味药分别切碎，先取吴茱萸用四升水煎煮，煎至小沸，去渣，加入其他药再煎，取汁一升六合，分成二服。

茱萸消石汤 【温中祛寒方】

主治久寒而导致的不欲饮食及数十年澼饮。

吴茱萸八合，硝石一升，生姜一斤。

以上三味药分别切碎，用一斗酒兑水成二斗，加入药煎取四升，每次服二升。如果服后即下，不必再服；如果服后即下如米泔，或如污泥，或如沫渣，并见呕吐者，应继续服用。要好好休养如同产妇一般。

大建中汤 【温中益气方】

主治心胁中大寒大痛，呕吐不能饮食，饮食下咽时只偏从一面流下，还有声响，好像腹中寒气向上冲，头足的皮肤上出现凸起的虫子形状，疼痛得不可接近。

蜀椒二合，干姜四两，人参二两，饴糖一升。

以上四味药分别切碎，用四升水煎煮，取汁二升，去渣，加入饴糖，放微火上再煎，取汁一升半，分为三服，服药当天只可饮服粥，并盖上被子发汗。

大黄附子汤 【散寒止痛方】

主治寒邪侵袭而导致的胁下偏痛、发热、脉紧弦等。

大黄三两，附子三枚，细辛三两。

将以上药物切碎，用五升水煎煮，取汁

二升，分为二服。

寸口脉象弦而紧，脉象弦就是气不运行，卫气不行就会恶寒；脉象紧就是不欲饮食；脉弦紧相搏，就是寒疝。趺阳脉浮而迟，浮就是有风，脉虚迟就是寒疝。一般瘦弱的人脐周疼痛，肯定是有风冷，谷气不行而反取下，其气必定上冲。不上冲的，心下就会有痞。

寒疝，脐周苦痛，如果发汗就会有白汗流出，手足厥寒，其脉沉弦，可用大乌头汤主治：

乌头十五枚，熬黑，不切，用三升水煮取一升，去渣，加入白蜜二斤，煎到水气散尽，取二升。强壮的人服七合，羸弱的人服五合。如果服一服未愈，第二天可再服，每天只一服，不可多服。

乌头桂枝汤 【散寒止痛方】

主治大寒疝气，症状为腹痛逆冷、手足不仁等。

秋干乌头五枚，白蜜一斤。

先取白蜜煎乌头，煎到白蜜减半，去渣，与五合桂枝汤相混合，得一升，每次服二合。如果服后不愈，可逐渐加量到五合，以微醉吐下为度。

朴硝煎 【祛热益气方】

主治热病。

朴硝一斤，芒硝八斤，寒水石四两，石膏二两，金二两。

以上五味药中，先加入芒硝在八升汤中搅到全消，用纸密封一夜，澄取清，放在铜器中，另捣寒水石、石膏碎如豆粒，用绢袋盛，与其他药一起放入汁中，用微火煎，等这上面有沫起，用筷子投入其中，当筷子如凌雪凝白，急下泻在盆中，等到凝结后取出，烈日晒干。积热困闷不已的人，用方寸匕，与白蜜一

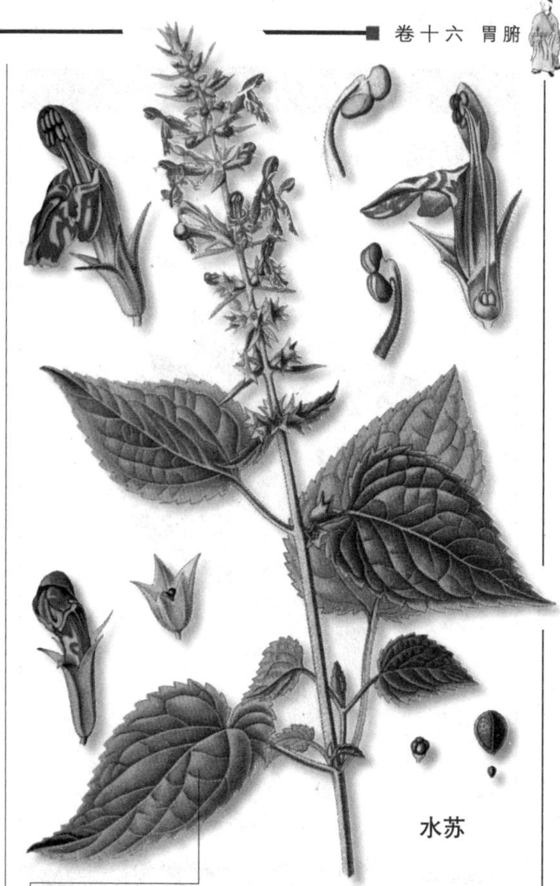

茎、叶 [主治]下气，助消化。可除口臭，去邪毒及体内一切恶气。长期服用可通神明，轻身耐老长寿。

水苏

其茎、叶味辛，微温，无毒。主治下气，助消化。可除口臭，去邪毒及体内一切恶气。长期服用可通神明，轻身、耐老、长寿。

合和冷水五合，搅和到全消，一顿服下，每日三服，热就会消失。

五石汤 【清热宁神方】

主治胃中有热及患热病后烦闷、口中干渴等。

寒水石、硝石、赤石脂、龙骨、牡蛎、甘草、黄芩、栝楼根各五分，知母、桂心、石膏各三分，大黄二分。

以上十二味药分别切捣并过筛为散，用七升水煎煮，取汁三升，分成四服，日间三

清心泄热方

半夏汤 主治胸中客热，热在胃脘，饮食呕逆。

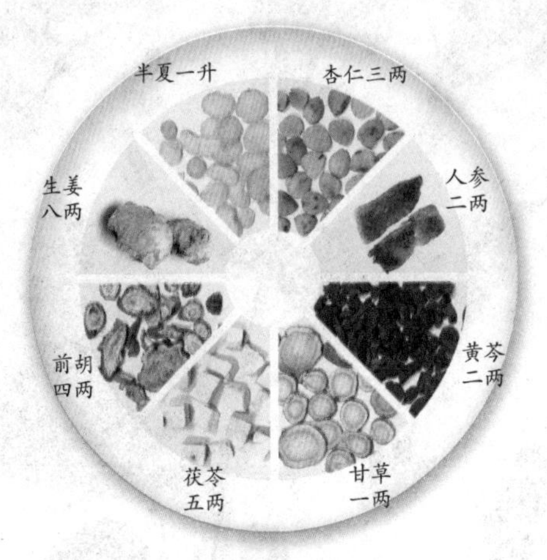

注：另有枳实三两，白术五两。

以上十味药分别切碎，用九升水煎煮，取汁三升，分成三服。如果胸中大热，应冷服；如果二便涩滞，可加大黄三两。

服半夏汤后疗效

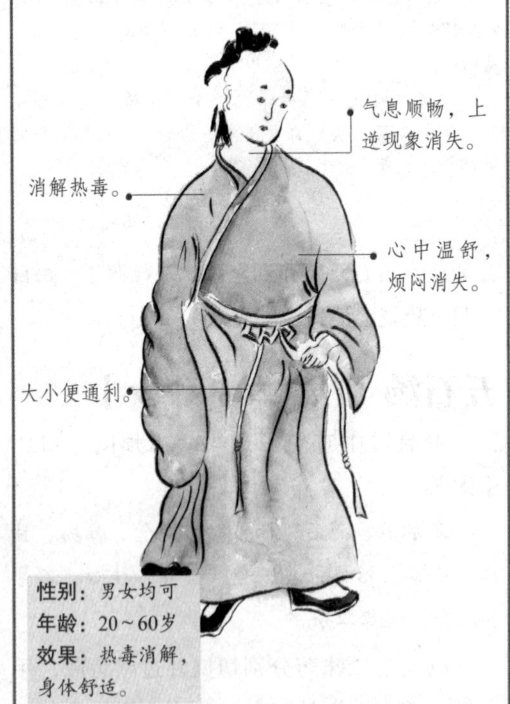
气息顺畅，上逆现象消失。
消解热毒。
心中温舒，烦闷消失。
大小便通利。
性别：男女均可
年龄：20～60岁
效果：热毒消解，身体舒适。

服，夜间一服。

竹叶汤 【清热宁神方】

主治胸中有热，症状为五心烦热、手足烦疼、口干唇燥等。

竹叶、小麦各一升，知母、石膏各三两，黄芩、麦门冬各二两，人参一两，生姜五两，甘草、栝楼根、半夏各一两，茯苓二两。

以十二味药分别切碎，先取竹叶、小麦用一斗二升水煎煮，取汁八升，去渣，加入其他药再煎，取汁三升，分为三服，老人及小儿分为五服。

半夏汤 【清心泄热方】

主治胸中客热，热在胃脘，饮食呕逆。

半夏一升，生姜八两，前胡四，茯苓五两，甘草一两，黄芩、人参各二两，杏仁、枳实各三两，白术五两。

以上十味药分别切碎，用九升水煎煮，取汁三升，分成三服。如果胸中大热，应冷服；如果二便涩滞，可加大黄三两。

承气汤 【清胃泄热方】

主治胸中气结、胃脘有热而导致的饮食不下、呕吐呃逆、口渴等。

前胡、枳实、桂心、大黄、寒水石、知母、甘草各一两，硝石、石膏、栝楼根各二两。

将以上十味药切碎，用一斗水煎煮，取汁三升，分为三服。

治热气、手足心烦热如火的处方：

竹叶二升，枳实三两，青葙子、白前各一两，吴茱萸、黄芩各二分，栝楼根、麦门冬各二两，生姜六两，前胡、半夏各五两。

以上十一味药分别切细，用八升水煮取二升，分成三服。

地黄煎 【清热生津方】

主治热病，应四五月间作散剂服用。

地黄汁四升三合，茯神、知母、萎蕤各四两，栝楼根五两，竹沥三合，生姜汁、白蜜、生地骨皮（切）各二升，石膏八两，生麦门冬汁一升。

以上十一味药中除汁外分别切碎，用一斗二升水煎煮，取汁三升，加入竹沥、地黄汁、麦门冬汁，置微火上煎四五沸，放入蜜及姜汁，置微火上再煎，取汁六升，初次服四合，可逐渐加量到六七合，白天三服，夜间一服。

治积热的处方：

枳实、黄芩、大黄、黄连各三两，芒硝二两。

将以上五味药研为末，用蜜调成梧桐子大的丸。空腹用酒送服三十丸，逐渐加至四十丸，每天一服。

治膈上有热的处方：

苦参十两，玄参五两，麦门冬三两，车前子二两。

将以上四味药研为末，用蜜调和成如梧桐子大的丸。一次服十五丸，每天两次。

细丸 【泄热通便方】

主治客热结塞而致的大便不利。

大黄、葶苈各三两，香豉三合，杏仁、巴豆各三分。

将以上五味药研为细末，用蜜调和成梧桐子大小的丸，每次用汤液之类送服两丸，每天一次，以大便通利为度。

治疗骨蒸热、羸瘦、烦闷短气、喘息鼻张、太阳向西时就发病的处方：

龙胆、黄连、栝楼根各四分，芒硝二分，栀子十枚，苦参、大黄、黄芩、芍药、青葙子各二两。

将以上十味药研为末，用蜜调和成如梧桐子大的丸。每次服两丸，每天两服，以药效明显为度。

治疗五脏热及身体发热，脉弦急，可灸第十四椎棘突肾俞与脐相对处，五十壮。老人及小孩酌情加减灸的壮数，如果是虚寒，可增到一百壮。灸横三间寸。

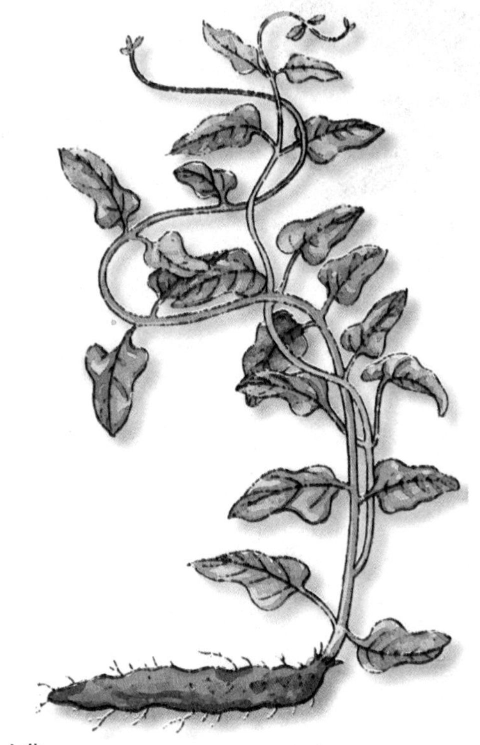

山药

其根味甘，温，平，无毒。主治伤中，补虚羸，除寒热邪气，补中，益气力，长肌肉，强阴。久服令人耳聪目明，轻身不饥，延年益寿。

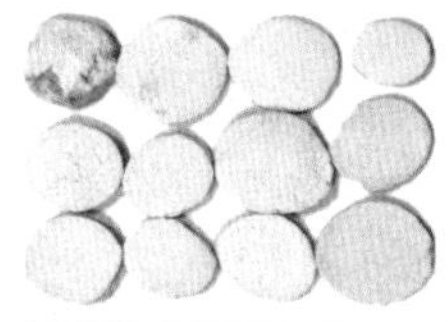

根〔主治〕伤中，补虚羸，除寒热邪气，补中，益气力，长肌肉，强阴。

图解千金方

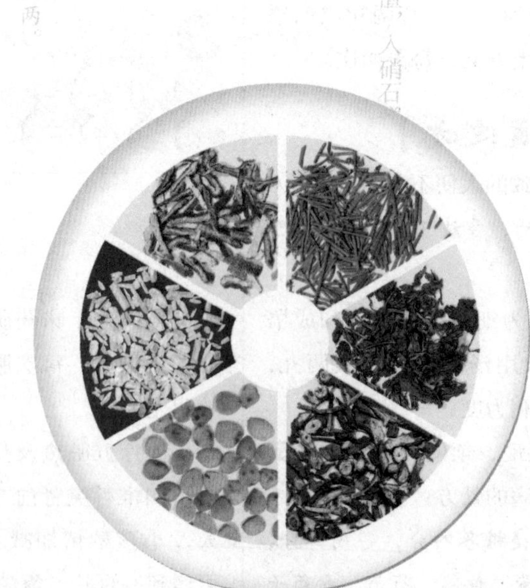

清肺止咳方

卷十七　肺脏

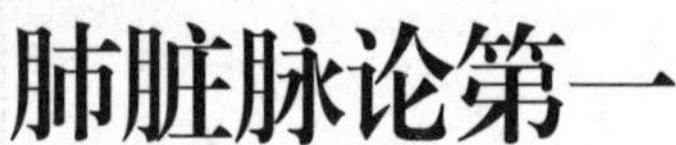

肺脏脉论第一

肺主管魄，魄是所有物体的精华，相当于上将军，它在上部运行，所以肺是五脏的华盖。与精一起出入的叫作魄，魄是藏在肺里的。鼻是肺功能的外在器官，肺之气通于鼻，鼻调和则能感受到例如香臭的气味。肺气循环于紫宫，上出于颊，候于鼻下，回到肺中，其荣华表现在毛发，在外主持气，在内主持胸，与乳相当，左乳为庚属阳金，右乳为辛属阴金。肺重三斤三两，有六叶两耳，共八叶，肺神共有十四个童子七个女孩，他们日夜守护着肺，肺神名鸿，其功能是主管藏魄，号称魄脏，随时节的变化而相应变化。所以说，肺藏气，魄居于气中，其变动在气为咳嗽，在液为鼻涕。若肺气虚则鼻息不通畅，会气短；肺气实则气喘有声，胸满，常仰首叹息。肺气虚就会梦见白色事物，以及人失血而死的模样；肺气与时季相对应就会梦见战争；肺气盛就会梦见因恐惧而哭泣；逆气侵入肺，就会梦见向上飞扬，见到金铁之类奇异的器物。

肺脏在五行上属金，与大肠合为腑，它的经脉是手太阴经，与手阳明经互为表里，肺脏的脉象为浮脉，肺气在夏季开始健旺上升，在秋天达到最旺盛。秋季是万物终结的季节，木叶零落，枝茎尤为茂盛繁多，秋气飘荡独存。此时肺脏的脉象是微浮的，因为卫气向下而显迟的脉象，营气向上而显数的脉象，所以将其命名为“毛脉”。如果阳气应当陷下而不陷下，阴气应当上升而不上升，就会被邪气所侵害，阴阳二气相抗争，所以被风寒所侵。阳气被外邪所侵就会收敛，阴气被外邪所侵就会紧缩，阳气敛人就会怕寒冷，阴气紧人就会战栗，寒冷与战栗相逼迫，所以会发生疟疾。虚弱就会发热，浮脉就显示出来，如果早晨被邪气所侵就在早晨发病，如果傍晚被邪气所侵就在傍晚发病。脏有远近之别，脉有快慢之差，肺气运行一周自有它的度数，什么时候到哪里自有其规律。如果此时卫气应当内陷却反而在上，就会减少毛发的光彩，营气应当上升却反而在下就会损伤下焦。中焦有所恶就会表现出来，有所善则藏伏在里。阳气下陷，阴气就温热，阳气反而在下，阴气反而在顶巅，所以将其命名为“长而且留”。

秋天的脉象很浮，因为秋脉为肺脉，属西方金，此时万物收成，所以其气来时轻虚而浮，因来时急，去时散，所以说浮；与这种脉象相反的，就是有病。那么怎样的脉象是与此相反的呢？其气来时毛，中央坚而两旁虚，这叫作太过，会显示病在外；其气来时毛而微，这叫作不及，将显示病在中。肺气太过会使人气逆而背痛，忧郁不舒；不及就会使人气喘，呼吸气短而咳嗽，上部气逆

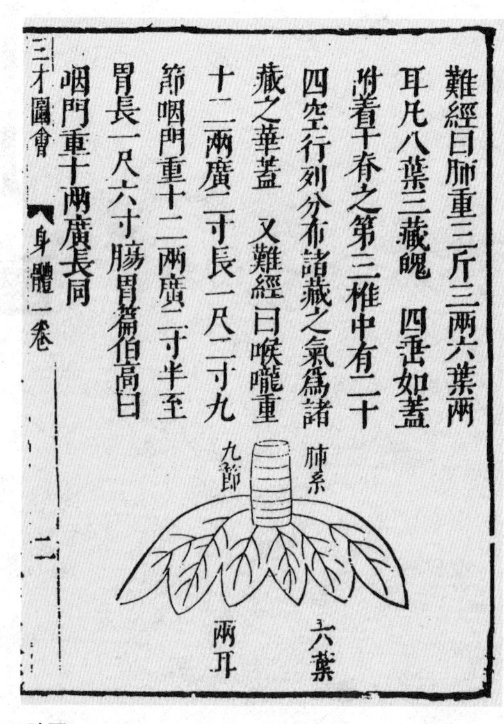

肺图

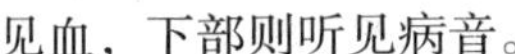

见血，下部则听见病音。

肺脉来时如同树叶微动之翩翩落落，又好像榆荚脱落，这叫平肺脉，是秋天的脉象，以胃气为本。肺脉来时不上不下，好像遵循鸡的羽毛的次序，这是肺有病。肺脉来时如物体浮着，又如风吹羽毛，这叫肺死症。

真肺脉来时，脉象大而虚，如同用羽毛击中人的皮肤一样的感觉，病人面色白红不润泽，毛发折损的，就是死症。

秋天的肺脉有胃气而微毛，是平脉，毛多胃气少，是肺有病；只有毛，没有胃气，是死症；毛而有弦，是春天生的病；特别弦则是今秋生的病。

肺藏气，魄居于气中，喜乐无度就会伤魄，伤魄后人就会发狂，发狂的人都丧失了意识，如果病人皮肤发黑，毛发枯焦，面色惨淡，就会在夏天死亡。

如果病人的手太阴经的脉气已衰竭，皮毛就会焦枯，手太阴经是运行气而使皮毛得受温润的，气不能循环则皮毛会焦枯，皮毛焦枯而失去津液，津液失去后皮肤骨节就会受伤，皮肤骨节受伤后指甲就会枯萎，毛发就会折损，毛发折损的人是气已先死了，若在丙日病重就会在丁日死去，因为火克金，丙丁在五行上属火，而肺属金。

肺所藏的魄已衰竭时，真脏脉显现，浮取时脉象虚，按取时弱如葱叶，其下无根者是死症。

秋天属金，肺气旺，其脉浮涩而短者是平脉。若反而诊得大而缓的脉象，就是脾邪在欺凌肺，脾土为肺金之母，母归子位，为虚邪，即使有病也容易治疗；如果反而诊得沉软而滑的脉象，这是肾邪在欺凌肺，肾水为肺金之子，子袭母位，为实邪，即使有病也自会痊愈；如果反而诊得浮大而洪的脉象，这是心邪在欺凌肺，心火是肺金之敌，火克

中医小锦囊

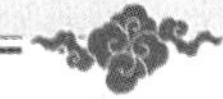

何谓肺

肺是进行气体交换的器官。位于胸中，上通喉咙，左右各一，在人体脏腑中位置最高，所以肺被称为华盖。因肺叶娇嫩，不耐寒热，容易被病邪侵入，故又称“娇脏”。中医认为，肺为魄之处，气之主，在五行中属金。手太阴肺经与手阳明大肠经相互络属于肺与大肠，所以肺与大肠相为表里。

金，为贼邪，是大逆的现象，病人十成是死，无法救治；如果反而诊得弦细而长的脉象，这是肝邪在欺凌肺，肝木是肺金所克者，木来压迫金，是微邪，即使有病也会立即痊愈。如果肝邪侵凌肺，只是虚张声势而已。

右手关前寸口部位脉象阴绝的病人，是无肺脉，会患气短咳逆的病苦，喉中堵塞，嗳气，呃逆。治疗时必须刺手阳明大肠经上的穴位。

右手关前寸口部位脉象阴实的病人，这是肺实证，会患气短的病苦，胸中胀满，并牵动两肩，治疗方法是刺手太阴肺经上的穴位。

肺脉来时，泛泛然轻得好像微风吹动鸟背上的羽毛，在呼气一次的时间内肺脉搏动两次为平脉，搏动三次为离经病，搏动四次是脱精的症候，搏动五次为死症，搏动六次就会丧命，这是从手太阴肺经中表现出来的症候。

肺脉特别急的是患了癫病，微急的是患肺寒热证，会出现全身无力不想动，咳嗽唾血，牵引及腰、背、胸部，且鼻中有息肉且不通畅的感觉；肺脉特别缓的是多汗，微缓的是痿漏偏风症，会出现头部以下汗流不停；肺脉特别大的是胫肿症，微大的是肺痹症，

牵引及胸背，行动时害怕日光；肺脉特别小的是飧泄症（指泄泻完谷没有消化），微小的是消瘅症；肺脉特别滑的是息贲上气（息贲症指气急上逆，奔迫急促，右肋下有硬块如同倒扣着的杯子，发热恶寒，胸闷呕吐，咳吐脓血，长期患病可发为肺痈肺脉），微滑的是上下出血症；肺脉特别涩的是呕血症，微涩的是鼠瘘症（指瘰疬破溃流脓，经久不愈的病症。因其漏口形如鼠穴，塞一窜一，而得鼠瘘之名），漏口在颈肢腋之间，表现为下肢无力，难以支撑上部体重，所以下肢常觉酸软。

肺脉搏坚而长的，是患有唾血的病；肺脉软而散的，是患有漏汗的病（漏汗又作灌汗，指汗出如水，泄漏不止）。如果因阳虚而导致这种脉象时，不能用散发汗来治疗。

肺脉来时，喘而浮，上虚下实，表明患者受惊后有积气在胸中；又喘又虚的病，名肺痹寒热证，是因为醉后行房所导致的。

黄帝问道，十二经脉中，只有手太阴肺经搏动不停，这是为什么呢（手太阴本在寸口中）？岐伯回答说，足阳明经是胃之脉，胃是五脏六腑汇聚摄取营养的地方，胃脉在足趺上，大趾间向上行三寸，骨绝中即是胃之精气向上注于肺，为清气，肺气遵循太阴经而运行，它的运行与呼吸保持一致，所以人呼一次则脉搏动两次，吸一次脉也搏动两次，人不停地呼吸，脉也就不停地搏动。

黄帝问道，为什么气口能够成为五脏之主岐伯说，胃是容纳水谷的地方，六腑之中胃居第一，五味入口之后，藏在胃中，用来滋养五脏的精气。气口，在手太阴肺经，脏和腑的气味都从胃中出来，其盛衰变动在气口都可见，气口属腑脏之主，就是平时所说的寸口。

扁鹊说，肺脏有病，鼻孔就会张开；如果肺脏实热就会喘逆，胸闷，仰首叹息；肺的阳气过盛就会梦见恐惧的事情等；如果肺脏虚寒就会咳嗽，下痢，气短；肺的阴气过盛就会梦见涉水等。肺在声属于哭，在变动上为咳，在志属于忧。忧伤肺，精与气同侵入肺则悲。肺脏与秋季相应，其在五味上主秋，若是秋季时摄取的走肺之辛味太多，而导致痞结胀满而咯血的病人，其病在胸，以及因为饮食不节制而患病的，其治疗方法是取刺手太阴肺经的合穴，即尺泽，所以说伤于五味太厉害的病人应当取刺合穴。

病先从肺上发作的，会出现喘咳；三天后传到肝脏，出现胁痛，支撑胀满；四天后传到脾脏，出现闭塞不通，身痛体重；五天后传到胃腑，出现腹胀；十天病势发展仍不停止的，就会死亡。如果冬天时被病邪所侵入，要等到夏天病邪才会脱体。

病在肺脏者，下午五时三刻病情会有所缓解，中午时加重，夜半会稳定下来。

如果肺上患病，应该是在往南方的路途上或是吃了马肉及獐肉而患的病，不然就是在夏季的丙丁日发作而患病，适宜用赤色的药来治疗。

凡是肺病的症候，必然会喘咳逆气，肩背疼痛，汗出，尻尾部、阴部、大腿、膝

医学小常识

肺的主要疾病——肺结核

肺结核俗称“痨病”，是结核杆菌侵入体内引起的感染，也是年轻人容易患上的一种慢性和缓发的传染病，15 岁到 35 岁是结核病的高发峰年龄。肺结核一年四季都有可能发病，潜伏期 4 ~ 8 周。面色苍白、身体消瘦、剧烈咳嗽是其主要症状。结核病的传播途径有呼吸道、消化道、皮肤和子宫，其中主要是通过呼吸道。

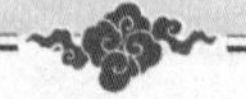

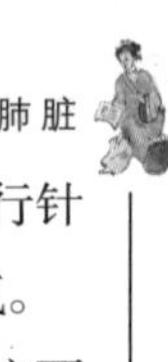

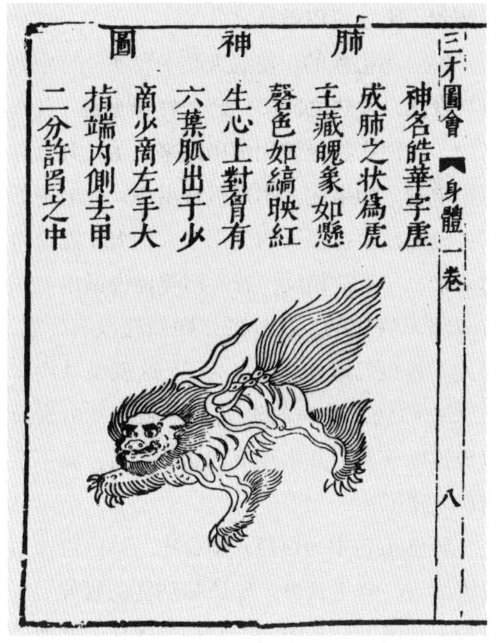

肺神图

部、大腿骨、腓肠肌部、脚胫、足部等处都疼痛；如果肺虚，就会气短，呼吸难以接续，耳聋，咽喉干燥。其治疗方法为取刺手太阴肺经和足太阳膀胱经的外侧，厥阴经的内侧，刺（少阴）出血。

肺脉沉取时为数象，浮取时为喘象时，病人将苦于恶寒发热，腹胀满，肠中热，小便呈红色，肩背痛，从腰以上汗出，这是因为性交后出汗又被风邪浸伤所导致的。

肺发生病变后，病人的面色发白，身体只有寒没有热，时时发咳，其脉象微迟的还可以救治，适宜服用五味子大补肺汤、泻肺散，在春天应刺少商，在夏天应刺鱼际，都用泻法；在夏季则刺太渊，在秋天刺经渠，在冬天刺尺泽，都用补法；又应当灸膻中一百壮，灸背第三椎棘突下的肺腧穴二十五壮。

病邪在肺里时，就会出现皮肤痛，发寒热，上气，气喘出汗，剧烈咳嗽以致牵引肩背等症状。治疗时应当取刺胸部外侧的中府穴、云门穴，以及背部第三椎棘突旁的肺腧穴，先用手快速按压，等病人稍稍感觉舒畅后再行针刺，然后取刺任脉的天突穴，以散肺中邪气。

身体寒冷又吃冷食就会伤肺，因为这两种寒冷相感应，使里外都受伤，所以出现气逆而上行的症候。肺受伤，病人又劳累疲倦，就会咳嗽唾血，其脉象细、紧、浮、数的，都会吐血，这是由于急躁发怒而导致的病，肺伤后气堵闭所致。

肺被风邪所侵害的病人，会出现口燥而气喘，身体晕眩沉重、昏厥而肿胀的症状。

肺被寒邪所侵害的病人，会流浊涕。

肺脏有水滞留的病人，身体肿而小便艰难，时时大便溏泻。

肺胀的病人，虚而满，喘咳，眼睛好像脱出的样子，且脉浮大。

若趺阳脉浮缓，少阳脉微紧，病情轻的是血虚证，病情重的是微寒证，这是患了鼠乳病（指身体面部忽生肉刺状突起，因其形状如鼠之乳头而得名。这种病是因风邪搏于肌肤而致）。

如果诊得肺有积聚，其脉象浮而毛，脉形按之更弱，会出现胁下时时作痛，气逆引动背痛，短气，健忘，目瞑，结肿块，皮肤寒冷，秋天痊愈而夏天加剧，皮肤中时时作痛如虫子爬行的感觉，更严重的像针刺一样，经常很痒，有面色发白的症状。

肺中的积聚者名叫息贲，在右胁下，如同倒扣的杯子，长时间不痊愈，怕寒冷，气逆喘咳，肺痈发作。这是在春天甲乙日患的病，为什么这么说呢？心发生了病变而侵于肺，肺应当传到肝，而肝恰值春天的旺气，肝气旺而不受病邪，则肺又欲将病邪回还到心，而心不肯接收，所在肺中留结积聚，所以息贲这病是在春天患上的。

肺有病则身体就会发热，咳嗽短气，唾出脓血，其脉象应当是短涩的，而此时的脉象反而浮大；病人脸色应当是白色而反显红色，这就是火克金，是特别逆反的症状，十成会死而不能救治。

商音（金声），是肺之声。肺在声属哭，其音为磬音，其志为乐，其经为手太阴经。阳明经厥逆，则荣卫不通，阴阳逆乱，阳气内击，阴气外伤，伤后就会寒，寒则虚，虚就会被邪风所侵犯，呼吸时头部或肢体不由自主地摇晃、震颤，语音嘶哑，堵塞而散下，呼吸短而疲惫，四肢软弱，面色发青，遗失便溺，好像已经无可救治了，依照病理应当用麻黄续命汤来主治，其处方见第八卷中。另外，说话喘急，气短，多口水，这是火克金，阳击阴，阴气下沉，阳气上升，上升则实，阳气实就发热，发热就发狂，发狂就会双眼紧闭，言语之声恐怖，并说些异常事物，口赤而张，饮食没有规律，这是热伤肺，肺化为血，已经无可救治了。如果只是面赤而鼻

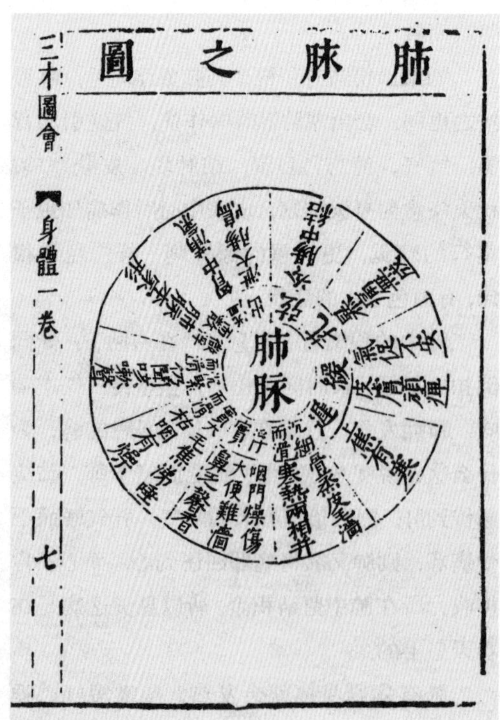

肺脉之图

不倾斜，则还可以救治。

肺脏患疟疾的，使病人心中发寒，特别寒时又发热，发热之间多惊恐，好像见到了什么怪物，这种症状应该用恒山汤来主治，其处方见第十卷。如果病人本来语音洪亮，此时忽然不再嘹亮，要拖很长的气用很大的力才能说得出话来，与平常相反，有人招呼他说话也直板着眼睛不答应的，这样的，即使还没有生病，看其态势也已坚持不了多久了。这就是从声音上来查肺病，疾病的表里是一致的，由表及里地推断病因，并根据病因进行治疗，就不会出现差错了。

肺在五色中为白色，肺合皮，其白色如猪膏者为吉。肺主管鼻，鼻是肺功能的延伸。金形的人，属于金音中的上商一类体质，就像白帝一样。这样的人，皮肤呈白色，面部呈方形，头小，肩背瘦小，腹小，手足小，足跟坚硬，行动轻快，禀性廉洁，性情急躁，动则悍猛，适合做官。这类人能耐受秋冬的寒凉，而不能耐受春夏的温热，在春夏季容易感邪生病，反映于手太阴肺经。这一类型的人，是禀金气最全的人，其特征是瘦削而有棱角。

一个人肩、胸部的厚与薄，端正与斜耸，肺脏都与之相应。正常的肺脏是白色的。肤色白、纹理细密的人，肺脏就小，肺脏小，则邪气很少停留，不会使人喘息；皮肤纹理粗疏的人，肺脏就大，大则虚，虚则寒，喘鸣而多饮，则多有饮邪停滞，容易使人患胸痹、喉痹及气逆的病。而两肩高耸、胸膺突出而咽喉内陷的人，肺脏位就高，肺位偏高，高则实，实则热，则气机上逆，使人抬肩喘咳。两腋内敛、胁部外开的人，肺脏位就低，肺位偏低，居处接近横膈，以致胃脘上迫于肺，使人容易患胁下疼痛的病或出现鼻塞、气壅、流鼻涕、生息肉等病症。肩背部肌肉厚实的人，肺脏就坚实，肺脏坚实，人就不

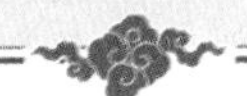

行气：理气法之一。是治疗由气滞所导致的胸腹胀闷疼痛等病症的方法。

降气：理气法之一，又称下气，是治疗气上逆的方法。适用于咳喘、呃逆（打嗝）等症。

气滞：脏腑、经络之气阻滞不畅。可因饮食邪气或七情郁结而致，也可因体弱气虚不运而引起。随所滞之脏腑经络会出现不同的症状。

容易患咳逆上气；肩背部肌肉较薄的人，肺脏就脆弱；肺脏脆弱，容易被热邪所伤，而产生喘息、鼻衄的症状。胸背部肌肉匀称坚厚的人，肺脏就端正，肺脏端正，则肺气调和宣通，使人不容易被邪气所伤；肋骨偏斜而稀疏的人，肺脏就偏斜不正，肺脏偏斜，则使人胸中偏痛，鼻也就有偏疾。

凡是人的各脏腑在皮肤的分属部位处凹陷或突起的，必然有病正在发生。阳明大肠经是肺在皮肤的分属部位，肺脏之气在阳明大肠经中流通，外部也随之呼应它。沉浊为内，浮清为外。如果病邪从外入内，那么其分部就会突起；病邪从里而出，则其分部就会凹陷。病邪从外而入的，要先治阳后治阴；从内而出的，应先治阴后治阳。实的话就泻之，虚的话就补之；阳主管其外，阴主管其内。

凡是人的生死吉凶，其五脏神色都会先在外部有所变化。人的肺先发生病变，鼻孔就翕张而焦枯；如果肺先死，就会鼻梁塌陷，鼻孔紧闭，且呈青黑色。如果天中发际等分，而墓色与之相应，人就必死无救。看其病色的深浅，而推敲人死期的远近，远的不出一年，近的也不超过几时几月。肺脏患病后已经稍有好转却会突然死去的，怎样判断这种情况呢？答曰：如果面颊上见到如拇指般大小的赤黑色痣，病人必然会突然死亡。问：肺脏患绝症，三天之内就会死亡的，又是怎样判断的呢？答曰：口张不下，只有气出而没有气入，脸发白眼发青的，这叫乱经。这是因为饮醉酒后被风邪所侵，风邪进入肺经，而使胆气妄泄，眼睛就会发青，这种情况，即使有神来救助，也不能重新得生。脸黄、眼白如枯骨的人，很快就会死亡。吉与凶的面色，从其分部可以得见，赤白入鼻的人不出一年必定会生病，如果一年没有应验，三年之中，灾祸必定会来。

肺脉在时季上属秋，在五行上属金，在五色上属白色，主管手太阴经脉，在秋天应该灸刺五腧穴之经穴和腧穴。秋季金气开始旺盛，肺将收敛，金将比火更旺，阳气渐渐敛藏，阴气开始强盛，湿气浸及人体，阴气不盛而未能深入。所以灸刺腧穴来泻除其阴邪，取合穴来虚其阳邪，此时阳气开始衰微，所以取合穴。其脉本在寸口之中，掌后两筋间二寸中，与腋下动脉相呼应，其脉根于太仓，太仓在脐上三寸，即一夫（指将患者食指、中指、无名指和小指并拢，以中指中节横纹为准，四指横量作为三寸的方法）。

手太阴肺经的筋，起于手的大拇指之端，沿指上行，结聚于鱼际部之后，经过寸口的外侧，沿臂内结聚于肘中，再上行于臑部内侧，进入腋下，出于缺盆，又结聚于肩髃前方，然后上行结聚于缺盆，再下行结聚于胸里，分散而贯穿贲门下部，与手厥阴经的筋相合后，下行直抵季胁。

肺的经脉为手太阴经，起于中焦腹部，向下缠绕大肠，再返回循行胃的上口，向上经过膈肌，到肺脏，接着从肺脏横走出腋下，沿着上胳膊内侧下行，然后从手少阴经与手厥阴经的前面，下到肘内，顺着前臂的内侧，经掌后高骨的下缘，入寸口，前行至鱼际，并沿着其边缘，出于拇指尖端。它的分支从腕后直达指内侧，出于指端。合手阳明经为表里，阳明经之本在肘骨中，它们共同汇聚于手太阴经。

手太阴经的支络名列缺，起于腋下分间，与太阴经直入掌中，散入于鱼际，它的支脉走手阳明经。若肺生病，病实则大肠热，热则手掌发红突起，突起则患阳病，此时阳脉反逆，且大于寸口三倍。其发生病变后，病人就会咳嗽，气逆，喘促，口渴，心烦躁，胸胀闷，臂部内侧前缘作痛，掌心发热。手太阴经的脉气旺盛有余就会出现肩背痛风，汗出中风；手太阴经的脉气虚弱则大肠寒，寒就打哈欠，小便遗数，小便数则是阴病，阴脉反而比寸口脉小一倍，得病就会肩背寒痛，气短不足难以供应呼吸，季胁空痛，小便变色，终至于大小便失禁。

秋天的三个月，是肺、大肠容易患白气狸病（即气郁之病）的时节，其原因是病邪从太阳经侵入手太阴经，太阴经受淫邪之气，则导致经络堵滞，毛发皮肤紧绷；如果发汗泄气而生邪，则会导致脏腑被湿气所伤，而在秋天受到病害。如果腑虚就会被阴邪所伤，忽寒忽热，因损肺伤气而发生剧烈的咳嗽，呕逆；如果脏实就会被阳毒所伤，而发生体热生斑、气喘而多饮的症状，所以说是白气狸病。

扁鹊说，针灸心与肺二腧穴，主治丹毒白狸病，应当依据病理来治疗，调理其阴阳，使阴阳平衡了，那么脏腑就不会生病了。

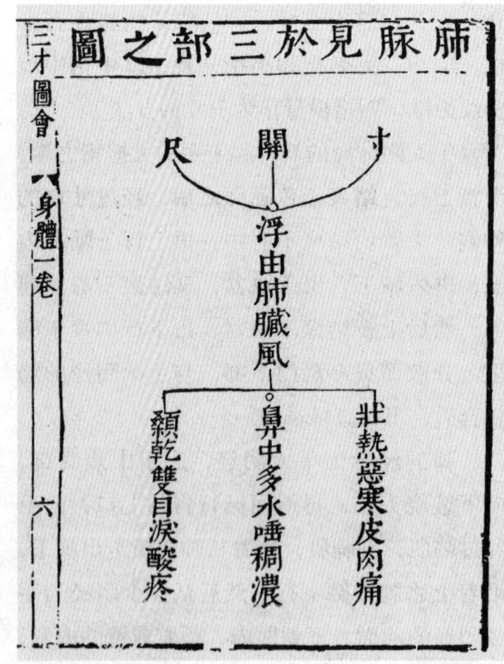

肺脉见于三部之图

肺虚实第二

肺实热

右手寸口气口以前脉象为阴实的，这是手太阴肺经阴实的征象，其病的症状是肺胀、汗出若露、上气喘逆、咽喉中堵塞像要呕吐一样，名叫肺实热。

治疗肺实热，胸闷叹息，可用泄气除热的处方：

枸杞根皮（切）二升，石膏八两，白前、杏仁各三两，橘皮、白术各五两，赤蜜六合。

以上七味药分别切细，用七升水来熬取二升，去掉药渣，加入蜜再熬三沸，分三次服用。

治肺热喘息、鼻衄出血的处方：

羚羊角、玄参、射干、鸡苏、芍药、升麻、柏皮各三两，淡竹茹一枚，生地黄（切）一升，栀子仁四两。

以上十味药分别切碎，用九升水来熬取三升汤药，分三次服用，需通利的病人，可加入芒硝三两，再熬三沸。

治肺热、饮酒后受风吹、风入肺、胆气妄泄、目青气喘的处方：

麻黄四两，五味子、甘草三两，杏仁五十枚，母姜五两，淡竹叶（切）一升。

以上六味药分别切碎，先用七升水来熬麻黄，去渣，再加入其他药熬取二升汤药，去渣，分三次服用。

泻肺散 【温肺理气方】

主治酒客劳倦，或外出受风，或喜怒之气留驻于肺而导致的面目黄肿、起身头就晕眩、咳嗽气逆、经常心中烦闷、心下弦急、不能饮食，或吐脓血、胸背引痛、胸脘支满欲吐等。

百部、五味子各二两半，茯苓、附子、苁蓉、当归、石斛、远志、续断各一两，细辛、甘草各七分，防风、蜀椒、紫菀、桂心、款冬花、干姜各一两半，桃仁六十枚，杏仁三十枚。

将以上十九味药切捣并过筛后制成散药，每次用酒服下方寸匕，可逐渐加量至二方寸匕，每天三次。

治疗肺胀气抢，胁下热痛，可灸阴都，病人有多少岁就灸多少壮，穴在夹对胃脘两边相距一寸处，胃脘在心下三寸。

治疗肺胁肋满、呕吐上气等病，可灸大椎及两乳上第三肋间，各灸七壮。

肺与大肠俱实

右手寸口气口以前的脉象阴阳俱实者，这是手太阴肺经与手阳明大肠经俱实的征象，其症状为头痛，目眩、惊狂、喉痹痛、手臂麻木、唇外翻，其病为肺与大肠俱实之症。

治疗肺与大肠俱实，使人气满，可熬制这种散药来服：

茯苓、麻黄各六分，黄芪、大青、桂心各三分，细辛、杏仁各五分，石膏二两，丹参半两，五味子、甘草、贝母、橘皮、川芎各一两，枳实三枚。

清肺止咳方

橘皮汤 主治肺中热而导致的咳嗽喘息、气逆上冲等。

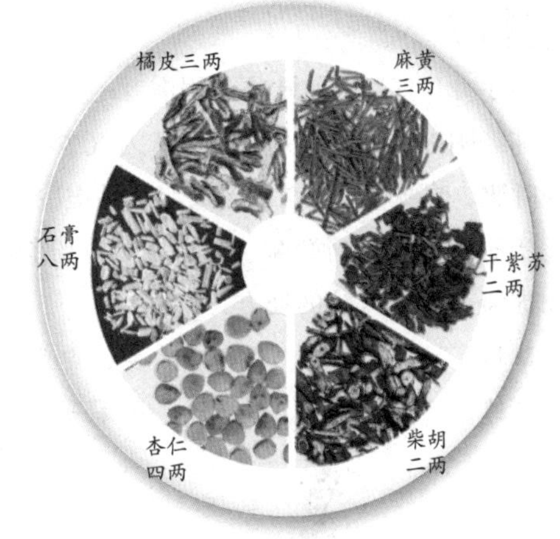

注：另有宿姜四两。

以上七味药分别切碎，先取麻黄用九升水煎煮，煎至两沸，去除上面的沫，加入其他药再煎，取汁三升，去渣，分三次服下。如果服后不愈，可继续服两剂。

服用橘皮汤后疗效

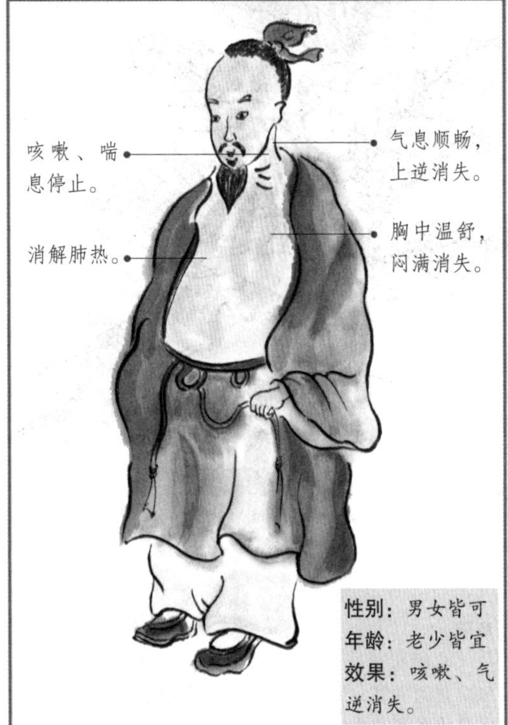

咳嗽、喘息停止。
消解肺热。
气息顺畅，上逆消失。
胸中温舒，闷满消失。
性别：男女皆可
年龄：老少皆宜
效果：咳嗽、气逆消失。

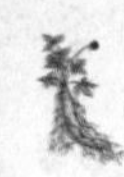

以上十五味药筛取其末，制成粗散药，用帛裹方寸匕，加一升五合井花水熬取七合升汤药，为一服，每天服两次。

肺虚冷

右手寸口气口以前脉象为阴虚者，这是手太阴肺经阴虚的征象，其病的症状为气少不足供应呼吸、喉咙干燥而无津液，名叫肺虚冷。

治肺虚冷、声音嘶哑、说话吃力、颤抖、缓弱虚瘠、风邪入肺的处方：

防风、独活、川芎、秦椒、干姜、黄芪各四十二铢，天雄、麻黄、五味子、山茱萸、甘草各三十六铢，秦艽、桂心、薯蓣、杜仲、人参、细辛、防己各三十铢，紫菀、甘菊花各二十四铢，贯众二枚，附子七分。

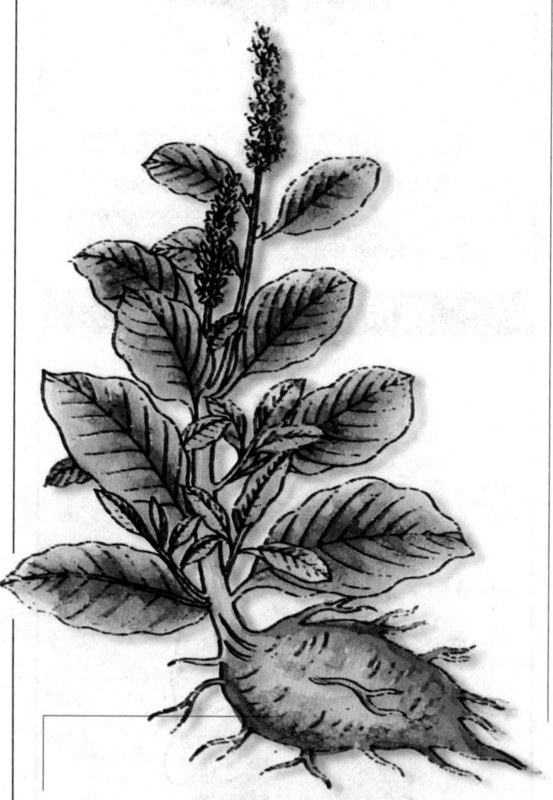

根〔主治〕水肿疝气肿大，腹胀。疏通五脏，散水气，通大小肠，消各种水肿症。另可治喉痹不通，切成薄片用醋炒，涂在喉外，效果好。

商陆

其根味辛，平，有毒。主治水肿疝气肿大，腹胀。疏通五脏，散水气，通大小肠，消各种水肿症。另可治喉痹不通。

将以上二十二味药捣筛后制成散药，每次用酒送服方寸匕，每天两次。

治肺虚寒、被狂风所伤、语声嘶哑、气息喘惫、咳唾的处方：

酥、崖蜜、姜汁、百部汁、饴糖、枣肉、杏仁各一升、甘皮五具。

以上八味药中先取后四味研成末，然后混合放在微火熬，经常搅动，让药液沸腾三次，熬大约一顿饭的时间，到姜汁等各减半寸为止，每次用一升温酒送服方寸匕，细细吞咽，白天两次，夜间一次。

治肺寒损伤、气嗽及涕唾鼻塞的处方：

枣肉二升（研作脂），杏仁一升（熬研为脂），白糖、酥、生姜汁、生百部汁、白蜜各一升。

将以上七味药混合，用微火熬，经常搅动，熬一顿饭的时间，然后取下，每次缓缓地用温清酒送服二合，每日两次。

麻子汤【补肺益气方】

主治肺气不足而导致的咳唾脓血、气短、不能平卧等。

麻子一升，桂心、人参各二两，阿胶、紫菀各一两，生姜三两，干地黄四两，桑白皮一斤，饧一斤。

以上九味药分别切碎，用酒、水各一斗升煎煮，取汁四升，分为五服。

治肺气不足、咽喉苦干，宜服汤煎的药，随便做多少都行：

取干枣一升，除去核，熟捣，加五升水来调和使其均匀，绞去药渣，澄去上面的清液，取沉淀纳入饴糖中搅拌，在火上熬，不让其冷硬。让病人连续不断地服，每次服用

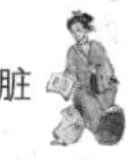

如鸡蛋那么多，慢慢地吞下，白天三次，夜间两次。

凡是患肺风、气痿绝、四肢满胀、喘逆胸满等症，可灸肺俞各二壮，肺俞的位置正对乳部引绳测量，在第三椎棘突下，两旁相距各一寸五分处。

肺与大肠俱虚

右手寸口气口以前脉象为阴阳俱虚者，这是手太阴肺经与手阳明本肠经俱虚的征象，其病的症状为耳鸣嘈杂，经常看见虚幻的光，心中不乐甚至恐怖，名叫肺与大肠俱虚。

小建中汤 【缓中益气方】

主治五劳七伤，肺与大肠虚损不足，或大病后不能恢复，症状为畏寒，四肢沉滞，骨肉酸疼，少气乏力，行动则喘，或少腹拘急，两胁胀满，腰背强痛，心中虚悸，咽干唇燥，目暗不明，面色无华，或胸中气逆，饮食无味，阴阳废弱，茎中突然疼痛，小便赤黄，尿有余沥，梦见与鬼神交流，惊恐，失精，抑郁不乐，多卧少起，或体弱多病，极度瘦削，五脏气竭，难以恢复者也可用于治疗伤寒二三天心中悸且烦者。呕吐者勿服。

大枣十二枚，生姜三两，甘草二两，桂心三两，芍药六两。

将以上药物分别切碎，用八升水煎煮，取汁三升，去渣，加入胶饴烊化，煮三沸，每天三次。

肺劳第三

凡是肺劳病，都可通过补肾气来治疗，如果肾旺，旺气就会传到肺。若人违背了秋季时气，肺气就不能收敛，肺上有积热，而导致气

中医词语锦囊

肺气上逆：肺气指肺的功能活动，也包括呼吸的气体；肺气上逆即为肺之气机上逆，使产生咳喘、呃逆等情形。

气机上逆：一种气机逆乱失常的现象。常因郁怒伤肝或火热上冲，以致气升不降而逆于上；也可由于痰壅、食积、形寒饮冷（身体受寒，喝冷饮、冰品）、上实下虚等原因，致使气不顺降而上逆。常见症状为头目昏眩，甚至有颠扑晕倒的情况。

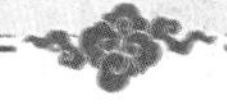

郁胀满。若人顺应了时气就能生还，违背时气就会丧命；顺应它就有条不紊，违背它就会混乱不堪。如果偏要去做违背它的事，就叫作关格，病也就因此而生了。

麻黄引气汤 【宣肺平喘方】

主治肺劳实证，症状为气喘鼻张、面目肿胀等。

麻黄、杏仁、生姜、半夏各五分，石膏八两，紫苏四分，白前、细辛、桂心各三分，竹叶（切）一升，橘皮二分。

以上十一味药分别切碎，用一斗水煎煮，取汁三升，去渣，分三次服用。

厚朴汤 【宣肺平喘方】

主治肺劳，风虚冷，痰水盛实而导致的昼夜不得安卧、上气胸满、喘息气急欲绝等。

厚朴、麻黄、桂心、黄芩、石膏、大戟、橘皮各二两，枳实、甘草、秦艽、杏仁、茯苓各三两，细辛一两，半夏一升，生姜十两，大枣十五枚。

以上十六味药分别切碎，用一斗三升水

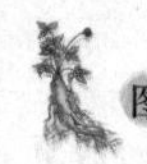
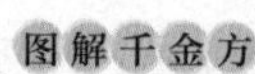

煎煮，取汁四升，分为五次服用。

治疗喉痹，气逆咳嗽，口中流涎，可灸肺俞七壮，也可病人有多少岁就灸多少壮，最多灸一百壮。

气极第四

凡是气极的病症，都受肺主管。肺与气相应，气与肺合。肺脏在秋天生病的为皮痹，皮痹还没痊愈，又受了病邪，病邪内居于肺，那么寒湿之气就侵驻六腑了。如果肺有病就会先在气上发作出来，气上冲于胸，所以使人常常无故发怒。在秋天庚辛日被风邪之气所伤的人，会肺风发作，肺风的症状是多汗。如果阴气受伤就会发寒，寒就引起虚证，虚就引起气逆咳嗽，咳嗽则气短，到傍晚时分更严重，因为傍晚时阴气至，而湿气生，所以严重；阴气怕阳气，所以到白天就好转了；如果阳气受伤就会发热，热就引起实证，实就引起气喘，呼吸只到胸部而不再深入，严重的会唾血。阳病就治阴，阴为阳之里；阴病就治阳，阳是阴之表。所以阴阳表里是保持机体衰旺的根本，由此可知通过阳气来调理阴气，通过阴气来调理阳气，阳气实就用泻下之法，阴气虚就用引导之法。善于治病的人，病邪刚开始进入皮毛、肌肤、筋脉时就要治疗它，如果等到病邪到达五脏六腑，人就半死了。

扁鹊说，气已到将要断绝无可救治的地步，喘而冷汗出，病人两天就会死亡。气与手太阴经相应，太阴脉气绝，就会毛发枯折，这是气先死的症候。

钟乳散 【温阳益气方】

主治气极阳虚而导致的畏寒而昼轻夜重，且呼吸气短，也可用于治疗因虚弱引起的各

温肺益气方

半夏汤 主治肺劳虚寒而导致的心腹冷气游逆、胸胁满闷、胸痛彻背，或者忧气往来而导致的呕吐呃逆、虚乏不足等。

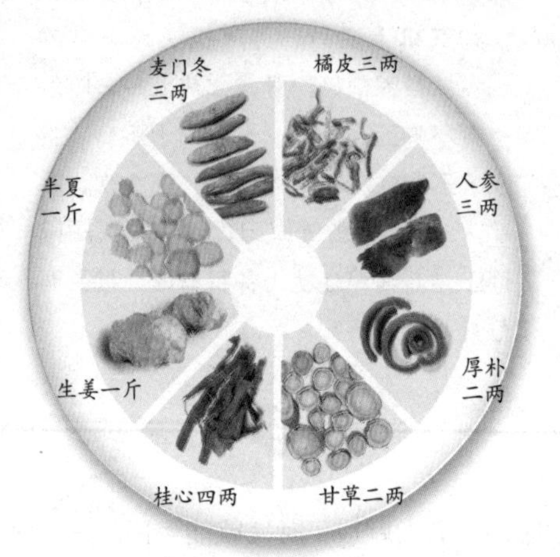

以上八味药分别切碎，用一斗水煎煮，取汁四升，分四次服用。

服半夏汤后疗效

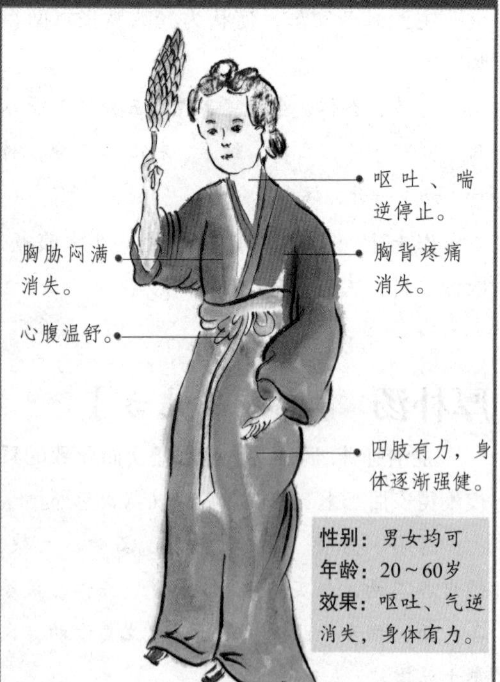

呕吐、喘逆停止。
胸背疼痛消失。
胸胁闷满消失。
心腹温舒。
四肢有力，身体逐渐强健。
性别：男女均可
年龄：20～60岁
效果：呕吐、气逆消失，身体有力。

种疾病。

钟乳（单独研）、干姜、桔梗、茯苓、细辛、桂心、附子、人参各一两六铢，白术一两，防风、牡蛎、栝楼根各二两半。

以上十二味药捣筛后制成散药，每次用酒送服方寸匕，可逐渐加量到二方寸匕，每天三次。

黄芪汤 【益气补脏方】

主治气极虚寒而导致的皮毛干枯、津液不通以及表现为气力损乏的虚劳诸病。

黄芪四两，人参、白术、桂心各二两，大枣十枚，附子三十，生姜八两。

以上七味药分别切碎，用八升水煎煮，取汁三升，去掉药渣，分作四次服用。

大露宿丸 【温阳散寒方】

主治气极虚寒，或皮痹长期不愈，内传于肺，或寒气侵入而伤六腑，症状为腹胀虚满、寒冷积聚等。

礜石、干姜、桂心、皂荚、桔梗、附子各三两。

将以上六味药研成粉末，用蜜调和成梧桐子大小的丸，每次用酒送服十丸，可逐渐加量，每天三次。忌受热及近火。

大前胡汤 【清肺平喘方】

主治气极伤热而导致的喘息，气逆冲胸，患者常常想发怒，心腹胀满疼痛，发热呕吐，烦躁不安等。

前胡八两，半夏、麻黄、芍药各四两，枳实四枚，生姜五两，黄芩三两，大枣十二枚。

以上八味药分别切碎，用九升水煎煮，取汁三升，去掉药渣，分三次温服。

竹叶汤 【清肺平喘方】

主治气极伤热而导致的呼吸气喘，严重时唾血、疲乏气短、不思饮食、口燥咽干等。

竹叶二升，麦门冬、小麦、生地黄各一升，生姜、石膏各六两，麻黄三两，甘草一两，大枣十枚。

以上九味药分别切碎，用一斗水煎煮，取汁三升，去掉药渣，分作三次服用。

治疗呕吐上气，可灸尺泽，可灸三壮或七壮，尺泽在腕后肘中横纹。

治疗腹中雷鸣相逐，积食不化，逆气，可灸上脘下一寸太仓穴处七壮。

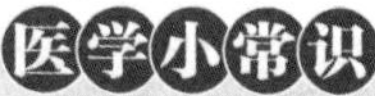

肺癌

肺癌是近半个世纪来发病率和死亡率不断上升的肿瘤之一，肺癌是对人类健康和生命危害最大的恶性肿瘤。

吸烟、环境污染及职业危害被认为是肺癌的主要发病诱因，其发病率男性高于女性，城市高于农村。

根据病变位置将肺癌可分为中心型肺癌和周围型肺癌，生长在总支气管和支气管处肺门者称中心型肺癌，约占70%，以磷癌和未分化癌较常见。生长在支气管及其分支以后的肺癌称周围型，约占30%，以腺癌较为常见，根据病理将肺癌可分为磷状细胞癌、腺癌、腺鳞癌、大细胞癌（未分化癌）、小细胞癌 (SCLC)、类癌。

蒺藜其子味苦，温，无毒。主治恶血，破症结积聚，喉痹乳难。久服长肌肉，明目轻身。治身体风痒，头痛，咳逆伤肺，疗吐脓，去燥热，益精。

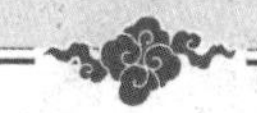

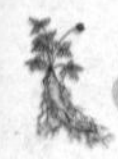

积气第五

七气，指寒气、热气、怒气、恚气、喜气、忧气、愁气，共七种气。气可积聚得坚硬硕大好像杯盘一样，在心下腹中，疼痛难忍，不能饮食，忽来忽去，每当发病时都痛得简直要死，像有祸灾妖怪作祟一般，这都是七气所致的病。寒气，就是呕逆恶心；热气，就是事情没完成而急迫；怒气，就是气逆上攻不能忍受，热痛向上攻心，气短不足供应呼吸；恚气，就是气积聚在心下，不能饮食；喜气，就是不能快走不能久立；忧气，就是不能用力劳动，晚上睡觉不安宁；愁气，就是善忘而不懂别人的话语，将物体放在某处而回去取时怎么也找不到该往哪里去，如果听到什么急迫的事，就会四肢浮肿，手足痉挛，手被握住就举不起来，像患病一样，这些都是七气所致的病状。男人忽然患此病是因为饮食无规律所致，妇女患此病是因为产后被风邪侵害所致的。

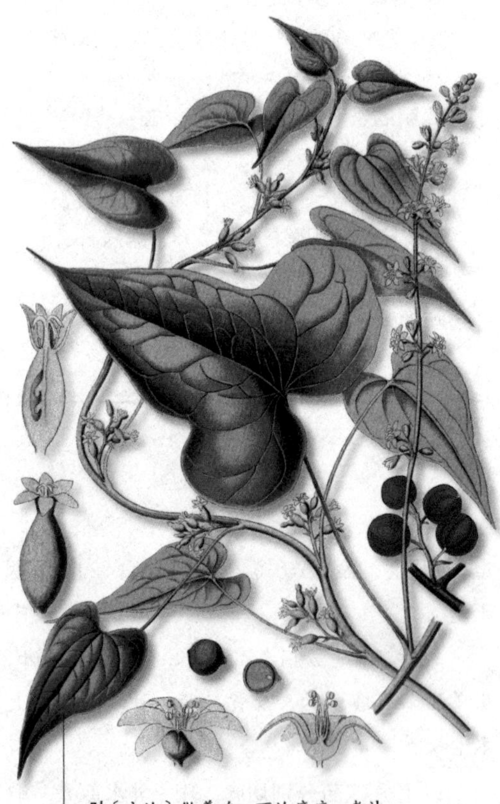

叶〔主治〕做羹吃，可治痨病。煮汁饮，治烦热、风疹丹毒、小儿高热。

白英

其根苗味甘，寒，无毒。主治寒热疸病，消渴，补中益气。久服可轻身延年。其叶做羹吃，可治痨病。煮汁饮，可治烦热、风疹丹毒、小儿高热。

七气丸

主治寒气、热气、怒气、恚气、喜气、忧气、愁气等七气而致的积聚内生，形如杯状坚牢不移，伴随着心腹绞痛，饮食不下，时发时止，发时痛苦欲死等。如果病症属寒气，症状为呕吐上逆、心中满闷等；如果病症属热气，症状为神思恍惚、头目昏眩、失精等；如果病症属怒气，症状为热痛难忍、气上冲心、气短欲绝、不得气息等；如果病症属恚气，症状为积聚心满、饮食不下等；如果病症属喜气，症状为不能快行、不能久立等；如果病症属忧气，症状为不能劳作、不能安卧等；如果病症属愁气，症状为多忘、四肢浮肿、举止不便等。也可用于治疗妇人产后及中风遗留的各种疾病。

大黄二两半，人参、半夏、吴茱萸、柴胡、干姜、细辛、桔梗、菖蒲各二分，茯苓、川芎、甘草、石膏、桃仁、蜀椒各三分。

将以上十五味药研成细末，用蜜调和成梧桐子大小的丸，每次用酒送服三丸，可逐渐加量到十丸，每天三次。

七气汤

主治忧气、劳气、寒气、热气、愁气，或饮食内伤为膈气，劳气内伤，五脏不调，气力减少等。

干姜、黄芩、厚朴、半夏、甘草、栝楼根、芍药、干地黄各一两，蜀椒三两，枳实五枚，人参一两，吴茱萸五合。

将以上药物分别切碎，用一斗水煎煮，取汁三升，分为三服，每天三次。

五膈丸 【温阳行气方】

主治忧恚思虑或饮食不当而导致的忧膈、气膈、食膈、饮膈、劳膈等五膈之证，遇食生冷就会发作，一发作则心腹满闷，呼吸不足，痛引背部，如刀锥刺，食后就心下坚大，痛得厉害就会想呕吐，吐后病势可稍微缓解，或者饮食不下，严重的手足厥冷，气逆咳嗽，喘息气短。

麦门冬、甘草各五两，蜀椒、远志、桂心、细辛各三两，附子一两半，人参四两，干姜二两。

将以上九味药研成细末，用蜜调和成弹子大小的软丸，每次饭前含服一丸，缓缓咽下，咽喉及胸中应当有热感，稍后再含一丸，白天三次，夜间两次。

桔梗破气丸 【宣肺理气方】

主治气机闭塞，上下不通而导致的呼吸不利等。

桔梗、橘皮、干姜、厚朴、枳实、细辛、葶苈各三分，胡椒、蜀椒、乌头各二分，荜拨十分，人参、桂心、附子、茯苓、前胡、防葵、川芎各五分，甘草、大黄、槟榔、当归各八分，白术、吴茱萸各六分。

将以上药物研成细末，用蜜调和，制成梧桐子大小的丸，每次用酒送服十丸，每天三次。如果病人体中有热，可空腹服用。

槟榔汤

主治气实积聚而导致的饮食不下、气息不利等。如果病人有症结坚实如石，可加鳖甲二两，防葵二两；气上逆的病人，可加桑白皮（切）二升，枳实、厚朴各二两。根据病人气力强弱，先服两剂，十天后接着服桔梗破气丸。

槟榔二十一枚，细辛一两，半夏一升，生姜八两，大黄、紫菀、柴胡各三两，橘皮、甘草、紫苏、茯苓各二两，附子一枚。

以上十二味药分别切碎，用一斗水煎煮，取汁三升，分为三服，两服间相距约人行千里的时间。

治疗积年患气，发作有规律，发作时心腹绞痛，有时忽然气绝，腹中坚实，很多医生都治不了，又说是蛊，可用以下处方：

槟榔二十八（大者）枚，柴胡三两，半夏一升，生姜八两，附子一枚，橘皮、甘草、桂心、当归、枳实各二两。

以上十味药分别切碎，用一斗水来熬取三升汤药，分作三服，五天一剂，连服三剂，可永除病根。

治两胁满急、畏风冷的处方：

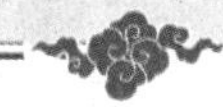

医学小常识

食疗养肺

中医讲究药食同源，食疗就是通过养肺气来达到提高免疫功能的效果。但由于人的个体差异较大，服用时应根据自身情况对症选食。如食用白萝卜，以痰多、咳嗽者较为适宜；食用百合，以熬粥、煮水饮，效果较佳；食用绿豆，适宜于内火旺盛的人；而荸荠能清热生津，生吃、煮水均可。而且食疗时应忌食过辣、咸、腻等食物。

理气降逆方

枳实汤 主治胸中满闷等。

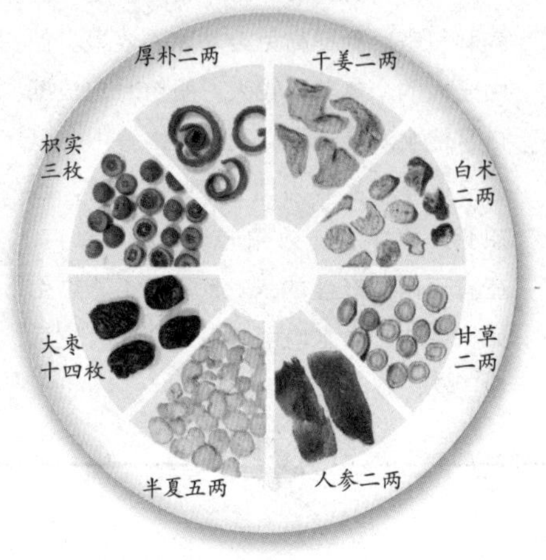

注：另有附子二枚。

以上九味药分别切碎，用七升水煎煮，取汁二升半，每次服八合，每天三次。能降逆气。

服枳实汤后疗效

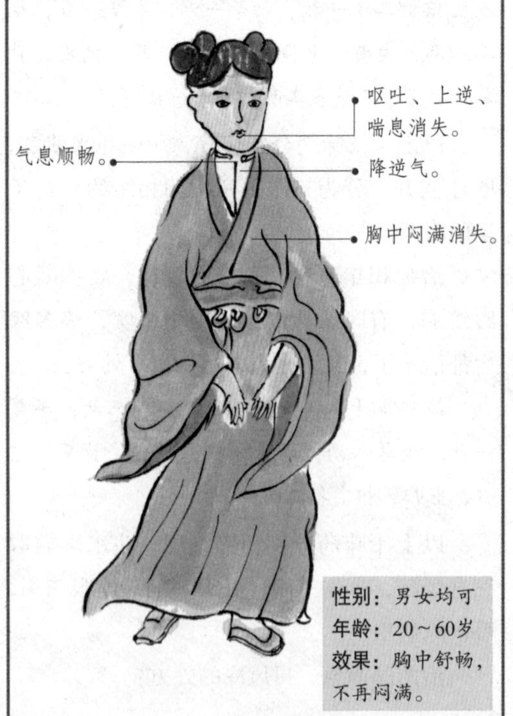

杏仁、茯苓、防葵各八分，吴茱萸、橘皮、桂心、防风、泽泻各五分，白术、射干、芍药、苏子、桔梗、枳实各六分。

以上十四味药研成粉末，制成如梧桐子大的蜜丸，每次用酒送服十丸，每天两次，逐渐加到三十丸。

治气满闭塞、不能饮食、喘息的处方：

将十枚诃黎勒研成细末，制成梧桐子大小的蜜丸，每次饭后服三丸，没什么禁忌，得通畅即止。

人参汤 【补中和胃方】

能安食下气，调理胸胁，也可用于治疗外热侵害所致之疾。

人参、麦门冬、干姜、当归、茯苓、甘草、五味子、黄芪、芍药、枳实各一两，桂心三两，半夏一升，大枣十五枚。

以上十三味药分别切碎，用九升水煎煮，取汁三升，去掉药渣，每次服九合，从清晨至午后服尽。注意不要冷服。

海藻橘皮丸 【温肺理气方】

主治风虚支满、膀胱虚冷、气逆冲肺，症状为呼吸气急、咽喉气闷不舒服等。

海藻、橘皮各三分，杏仁、茯苓各二分，人参、吴茱萸、白术、葶苈各一两，桑根白皮、枣肉、昆布各二两，芍药、桂心各五分，白前三分，苏子五合。

将以上十五味药研成细末，用蜜调和成梧桐子大小的丸，每次用汤液之类服下十丸，可逐渐加量到十五丸，每天两次，以小便通利为度，能下气。

治上气呕吐的处方：

将二升芥子研成细末，调制成蜜丸，在寅时以井花水送服梧桐子大小的七丸，每天服两次，也可制作成散药，空腹服用，以及用酒浸服。此方也能治脐下绞痛。

治劳气的处方：以三升小芥子捣成末，用绢袋盛装，以三斗酒浸泡，密封七日，去掉药渣，每次温服半升，渐加至一升半，见效后继续制药服用，其禁忌如同平常的药。

补伤散 【补肺益气方】

主治肺脏伤损而导致的经常泄咳、惊恐不安、肢体难动、不能远行、不能久立、汗出鼻干、少气多悲、心下急痛、痛引胸中、卧不安席、恍惚多梦、恶寒身热、小便黄赤、目不能视远、唾血等。

天门冬一升，防风、泽泻、人参各一两半，白蔹一两，大豆卷、前胡、芍药、栝楼根、石膏、干姜各二两，紫菀一两，桂心、白术各四两，甘草、干地黄、薯蓣、当归各二两半，阿胶一两半。

将以上药物捣筛后制成散药，每次饭前用酒送服方寸匕，每天三次。

治疗读诵劳极、疲乏困顿的处方：

酥、白蜜、油、酒、糖各二升。

将以上五味药在铜器中混合捣研，放在微火上熬二十沸，取出漉过，七天七夜准时服完，注意禁忌生、冷食物。

治忽然短气的处方：

捣韭汁，一次服一升，立即痊愈。《肘后方》以此治忽然上气喘息，将要要气绝的症候。

治乏气的处方：

枸杞叶、生姜各二两。

以上两味药分别切细，用三升水来熬取一升汤药，一次服完。

治少年房事过多而导致的短气，可用处方：

栀子十四枚，豉七合。

以上两味药，用二升水来熬豉，取一升

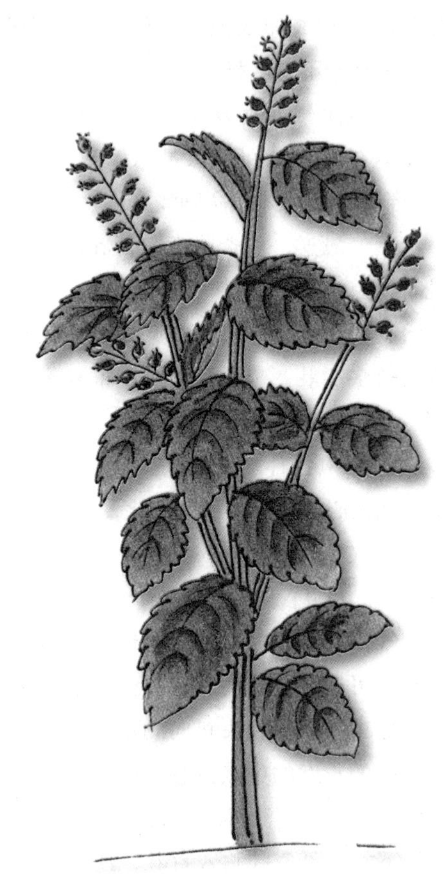

紫苏

主治下气除寒，补中益气，通畅心经，益脾胃。治一切寒气造成的病症，如心腹胀满，开胃下食，止脚气和腹泻，通顺大小肠。另有消痰利肺，温中止痛，定喘安胎的作用。

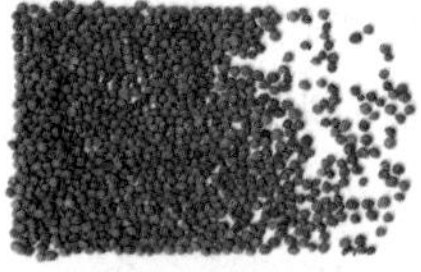

紫苏子〔主治〕主治下气，除寒温中，益五脏，补虚劳，润心肺，研成汁煮粥长期吃，能使身体强壮。

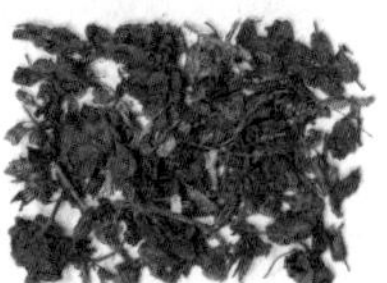

叶〔主治〕下气除寒，补中益气，通畅心经，益脾胃。主治一切寒气造成的病症。消痰利肺，和血温中止痛，定喘安胎，解鱼蟹毒的作用。治蛇犬伤。

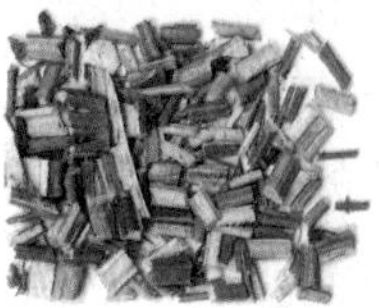

梗 别名紫苏茎、苏梗、紫苏杆。本品为唇形科植物紫苏的干燥茎。秋季果实成熟后采割，除去杂质，晒干，或趁鲜切片，晒干而成。

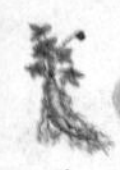

半，然后去掉豉加入栀子，熬取八合汤药，每次服半升，不愈再服。

治一旦上气冷症发作就腹中雷鸣转叫，呕逆不食的病症，可灸太冲穴，不限壮数，从痛灸到不痛，从不痛灸到痛为止。

治上气厥逆，可灸胸堂六百壮，其穴在两乳间。

治胸膈中气郁，可灸阙腧穴，病人有多少岁就灸多少壮。扁鹊说：第四椎棘突下两旁各一寸半名阙腧穴。

治心腹中各种病，坚满烦痛忧思结气，寒冷霍乱，心痛吐下，积食不化，肠鸣泻痢，可灸太仓穴百壮。太仓一穴，又名胃募，在心下四寸，乃胃管下一寸处。

治气机郁滞而凝敛不舒，针与药所不能治疗时，可灸肓募，病人有多少岁就灸多少壮。肓募二穴，从乳头斜向测量至肚脐，在所得线条的长度的中点折叠，减去一半，从乳头向下测量，所测得的线头处即是穴位。

治下气，可灸肺腧穴百壮，还可灸太冲穴五十壮。

治凡是脐下绞痛，流入阴中，发病没有规律形成的冷气致病，可灸关元穴百壮，穴在脐下三寸。

治短气，说不出话，可灸天井穴百壮，穴在肘后两筋之间。还可灸大椎，病人有多少岁就灸多少壮，或灸肺俞百壮，或灸肝俞百壮，或灸尺泽百壮，或灸小指第四指间交脉上七壮，或灸手十指头各十壮。

治乏气，可灸第五椎下，病人有多少岁就灸多少壮。

治青年房事过多而短气，可灸鸠尾头五十壮，也可盐灸脐孔中十四壮。

论曰：凡是忽然厥逆上气，气攻两胁，心下痛满，无力，像要气绝的样子，这是奔豚气，应赶紧烧热水，用来浸病人两手足，并频频换热水。

治奔豚腹肿，可灸章门百壮。章门又名长平，共有两穴，在大横外正对脐的季肋端。

治奔豚，可灸气海穴百壮，穴在脐下一寸半。还可灸关元穴百壮，穴在脐下三寸。

治奔豚攻心呼吸困难，可灸中极五十壮。中极又名玉泉，在脐下四寸。

治奔豚气忽上忽下，腹中与腰相引而痛，可灸中府穴百壮，穴在乳上三肋间。

治奔豚，可灸期门穴一百壮，穴在正对两乳下第二肋端旁一寸五分处。

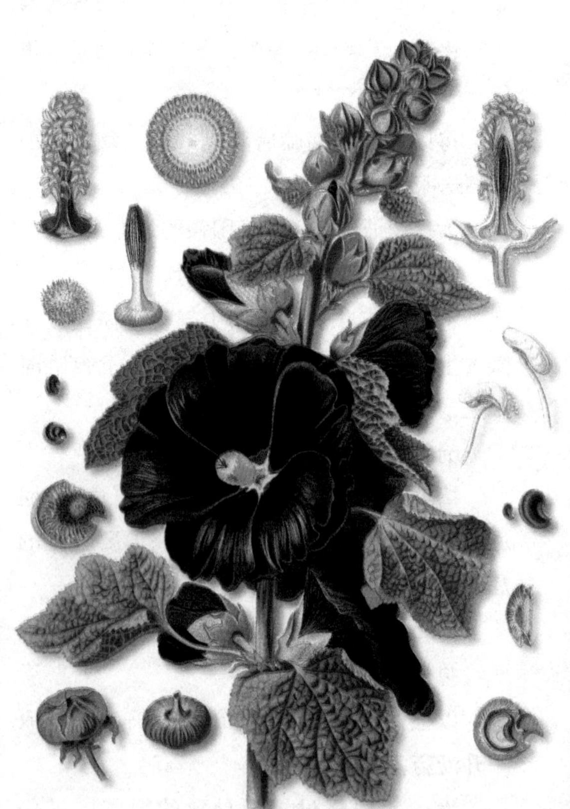

蜀葵

其苗味甘，微寒、滑，无毒。可除外热，利肠胃。煮食，治丹石发热，大人小孩热毒下痢。做蔬菜食，滑润七窍，疗淋症，润燥，难产。

治奔豚气忽上忽下，可灸四满穴十四壮，其穴在夹对丹田两旁相距三寸处，即心下八寸，脐下横纹处。

肺痿第六

问：寸口脉数，病人患病咳嗽，口中反而有浓唾涎沫流出，这是为什么呢？老师说：这是肺痿病。问：这种病是怎样得来的呢？老师说：病的热邪在上焦，因为咳嗽而成为肺痿。有的是由于出了汗，有的是由于呕吐，有的是由于消渴病，小便频繁，有的是由于大便困难，多次被駃药泻下，严重损失了津液，所以患上肺痿病。又有寸口脉不数反而发汗的，阳脉之气已经消散，阴脉不涩，三焦气机不通畅，只入而不出。阴脉不涩，身体反而发冷，其内反而烦闷，多唾而唇燥，小便反而困难，这些就是肺痿的症状。津液被伤，大便如烂瓜，其泻下如猪脑，都是发汗致病的缘故。患这种病的人想咳而不能咳，咳出干沫，长期小便不通畅，其脉平弱。患上肺痿只吐涎沫而不咳嗽的病人，如果不口渴，就必定遗溺，小便数，之所以这样，是因为上虚而不能制下的原因，这是肺中冷，必定发生晕眩。老师说：患肺痿而咳唾，咽喉干燥想喝水的，会自己痊愈。无缘无故张着口的，是气短。

甘草干姜汤 【温肺止咳方】

主治肺痿属肺气虚冷的病症，症状为咳唾涎沫、小便数、头眩、口燥渴等，或者伤寒脉浮、自汗出、小便数、微恶寒、脚挛急，反而用桂枝汤解表，而导致厥逆、咽干、烦躁、吐逆等。

中医词语锦囊

梅核气：病名，指咽喉部有异物感，咽之不下，咳之不出。多因情志郁结、痰气凝滞所致。

化痰消食：化去痰饮；用有消导、软坚、化积等效果的药物以排除体内有害物质。

风寒外束：外感风寒。在体内积聚很久赶不出去。

痰热：有形之痰或无形之痰的热证现象，为一种感染性疾病。

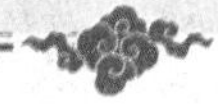

甘草四两，干姜二两。

将以上两味药切碎，用三升水煎煮，取汁一升半，去掉药渣，分两次温服。

生姜甘草汤 【温肺益气方】

主治肺痿，症状为咳唾涎沫、咽干口渴等。

生姜五两，甘草四两，人参三两，大枣十二枚。

以上四味药分别切碎，用七升水煎煮，取汁三升，去掉药渣，分为三服。

桂枝去芍药加皂荚汤【温肺益气方】

主治肺痿，症状为咳吐涎沫等。

桂枝、生姜各三两，甘草二两，皂荚一挺，大枣十二枚。

以上五味药分别切碎，用七升水煎煮，取汁三升，去掉药渣，分为三服。

麻黄汤【宣肺平喘方】

主治肺胀，症状为咳嗽上气、喘息咽燥、脉浮以及心下有水等。

麻黄、芍药、生姜、细辛、桂心各三两，

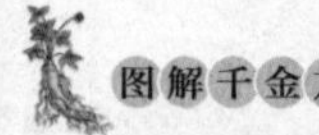

宣肺平喘方

麻黄汤 主治肺胀，症状为咳嗽上气，喘息咽燥、脉浮等。

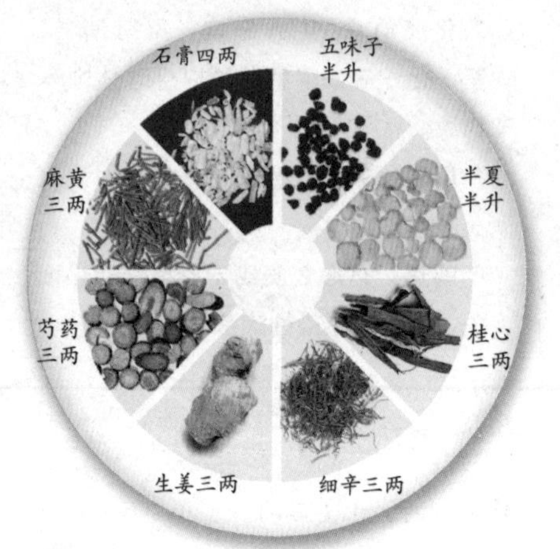

以上八味药分别切碎，用一斗水煎煮，取汁三升，分为三服。

服麻黄汤后疗效

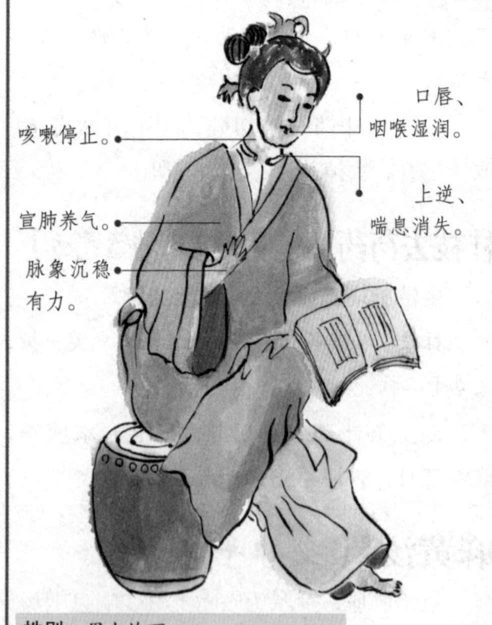
口唇、
咽喉湿润。
咳嗽停止。
上逆、
喘息消失。
宣肺养气。
脉象沉稳
有力。

性别：男女均可
年龄：老少皆宜
效果：咳嗽、气逆消失，咽喉温润。

半夏、五味子各半升，石膏四两。

以上八味药分别切碎，用一斗水煎煮，取汁三升，分为三服。

肺痈第七

患咳唾脓血的病后，其脉数为实的属于肺痈，虚的属于肺痿。咳而口中自有津液，舌苔滑的，这是浮寒，不是肺痿。如果口中非常干燥，一咳就胸中隐隐作痛，脉象反滑数的，这是肺痈。学生问道：有病人咳嗽气逆，老师你为他诊脉，怎样知道那是肺痈的呢？老师说：我从脉象诊断出病人应当有脓血，吐出就会死，后来果真吐脓血而死。问：这种脉象是什么种类，怎样区别呢？老师说：病人寸口脉微而数，其微就是风邪，其数就是热邪；其脉微就会出汗，其脉数就是恶寒。风邪侵入卫分，只呼出气而不吸入；热邪经过荣气，就只吸气而不呼出。风邪伤皮毛，热邪伤血脉。风邪侵驻于肺，病人就会咳嗽，口干喘满，咽喉干燥而不口渴，多唾浊沫，时时颤抖且怕冷。热邪所经过的地方，血就会凝滞，蓄结痈肿，并呕吐像米粥样的东西。如果病刚开始发作还可以救治，如果脓血已经形成就很难治了。寸口脉数，趺阳脉紧，寒热相争，所以怕冷颤抖而咳嗽。趺阳脉浮缓，胃气如经，这是肺痈。怕冷颤抖而发热，寸口脉滑而数，而病人饮食起居还和从前一样，这是痈肿病，很多医生不知道，而当作伤寒病来施治，就不会痊愈。问：怎样知道有脓血以及脓血在什么部位？老师说：假如脓血在胸中的，这是肺痈，病人的脉数，咳唾有脓血，如果脓血还没形成，其脉自紧数，到紧的脉象清除只有数时，则脓血就已生成。

桔梗汤 【宣肺排脓方】

主治肺痈，症状为咳嗽、胸中胀满、恶寒战振、脉数、咽干、口不渴、咯唾脓痰腥臭如粳米粥状。

桔梗三两，甘草二两。

将以上两味药分别切碎，用三升水煎煮，取汁一升，去掉药渣，分为两服。

葶苈大枣泻肺汤【泻肺平喘方】

主治肺痈，症状为喘息不得平卧等。

葶苈（研成末）三两，大枣二十枚。

上药中先取大枣用三升水煎煮，取汁二升，去除大枣，加入如枣大的葶苈一枚煎煮，取汁七合，顿服，每三天服一剂，可连服三至四剂。

治疗肺痈胸胁胀，全身面目浮肿，鼻塞，出清涕，闻不到香臭，咳逆上气，喘鸣迫塞，可用葶苈大枣泻肺汤主治。不过应先服小青龙汤一剂，再用前一处方。小青龙汤方出自第十八卷咳嗽篇中。

治疗肺痈，症状为咳嗽而有微热，烦满，胸心烦燥，可用黄昏汤主治：取手掌般大的一片黄昏，就是合昏皮，切细，用三升水来熬取一升汤药，分成两服。

飞尸鬼疰第八

患各种心腹痛的病，服用各种药物，热药入腹后全然无效，只更加气息急的，这种病就是尸疰病。应当先服200毫升甘草汁，斟酌病人的反应，一会儿后服一整剂瞿麦汤，泻下后就会觉得松爽多了。以及对于暴症坚结宿食、女人血坚痛、无规律地发病的，都有神奇的疗效。

中医小锦囊

肺痿的饮食疗法

1. 西洋参炖水鸭： 西洋参12克，水鸭半只，加适量水，炖烂熟后，用盐调味服食。

2. 银耳炖冰糖： 银耳15克，冰糖适量，加适量水，炖熟服食。

3. 人参核桃炖瘦肉： 人参10克，核桃肉6克，猪瘦肉适量，加适量水，炖熟服食。

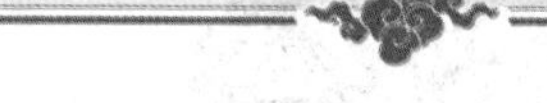

桃皮汤 【辟秽解毒方】

主治中邪恶之气而导致的心腹作痛、胸胁胀满、短气等。

桃白皮（向东生长者）一握，真珠、附子各一两，栀子仁十四枚，当归三两，豉五合，桂心二两，吴茱萸五合。

以上八味药分别切碎，用五升水煎煮，取汁二升，去掉药渣，加入真珠末，分为两服。

桃奴汤 【辟秽解毒方】

主治感受邪恶毒气而致的蛊疰，症状为心腹突然绞痛等。

桃奴、当归、人参、干姜各二两，川芎、甘草各三两，丹砂、麝香、茯苓、犀角、鬼箭羽、桂心各一两。

以上十二味药分别切碎，用九升水煎煮，取汁二升半，去掉药渣，分为三服，饭前服用。如果病人大便不通，腹满，可加大黄三两，芒硝二两。

治风邪冷气入腹，忽然绞痛坚痛，腹痛急迫如同冷风疾吹，大小便闭结，小腹有气结如斗大，腹胀满起，其脉弦，年老的病人脉象沉迟等，可用以下处方：

辟秽解毒方

五疰汤 主治突然中贼风，遁尸鬼邪而致的心腹刺痛、胀大紧急等。

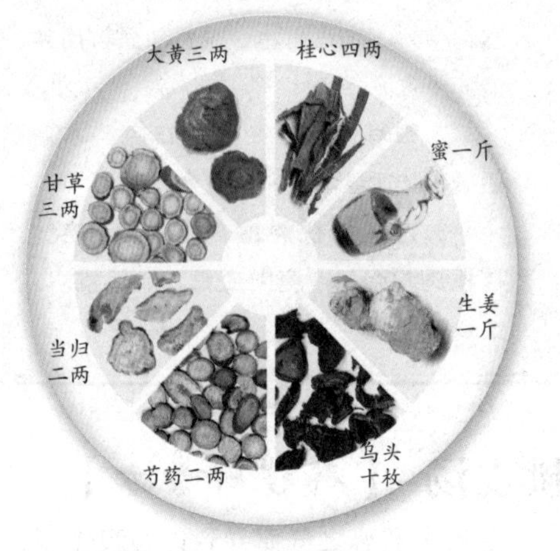

以上八味药分别切碎，先取大黄用水浸泡，与其他药相混合，用九升水煎煮，取汁三升，将乌头单独放入蜜中煎取一升，投入汤药中，去掉药渣，每次服三合，每天三次，两服间相距约人行二十里。如果服后不愈，可逐渐加量到四合。

服五疰汤后疗效

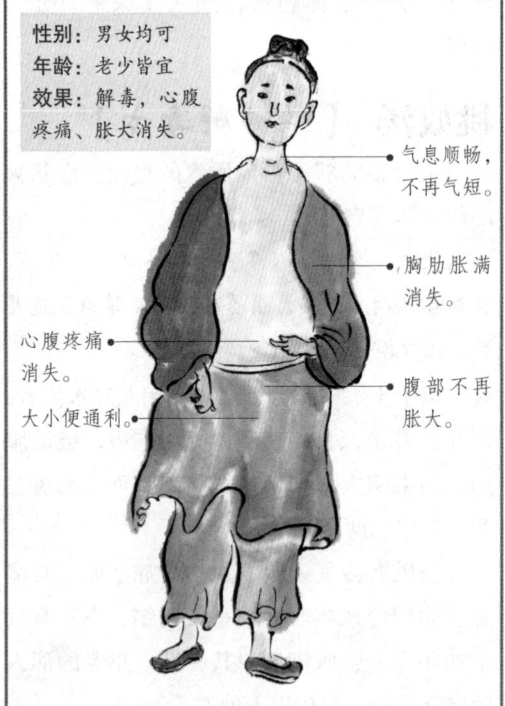

性别：男女均可
年龄：老少皆宜
效果：解毒，心腹疼痛、胀大消失。
气息顺畅，不再气短。
胸肋胀满消失。
心腹疼痛消失。
腹部不再胀大。
大小便通利。

瞿麦、当归、鬼箭羽、猪苓、桔梗、防己、海藻、吴茱萸、川芎各二两，桂心、大黄各三两。

以上十一味药分别切细，用九升水来熬取三升汤药，分作三服，也可用犀角二两。

治疗因传染而连续死人的各种杂疰病，也治长达三十年的各种不能治愈的疰病，可用处方：将一斤桃根白皮切细，用二斗水来熬取一斗汤药，去掉药渣，分成八九服，两天服完。

尸疰鬼疰，就是五尸之中的尸疰，又挟各种鬼邪为害的东西。其变动有三十六种至九十九种。大概的症状是使人寒热淋漓，沉默不语，不确知到底有多痛苦，但是全身上下没有不痛的，长年累月后，导致病人困顿不起，最终死亡，死后又传染给别人，乃至灭门。察觉到家人有这种症候的，宜赶紧治疗，其处方是：取一具獭肝阴干，治择捣筛后制成散药，每次以水送服方寸匕，每天三次。如果用一具没有治愈，就按此法再制药。

雷氏千金丸 【通下消积方】

能行诸气，主治宿食不消，饮食中恶而致的心腹疼痛如刺等，也可用于治疗疟疾。

大黄五分，巴豆仁六十枚，桂心、干姜各二两，硝石三分。

将以上五味药研成细末，用蜜调和，反复捣研，制成大豆大小的丸，每次服两丸。

治遁尸、尸疰、心腹刺痛难以忍受的处方：

桂心、干姜各一两，巴豆仁二两。

以上三味药捣筛后制成散药，用上好的醋调和成泥状，敷在病处，干后就换。

芥子薄

主治遁尸、飞尸及暴风毒肿，流入四肢头面。

将一升白芥子蒸熟，捣碎，用二两黄丹

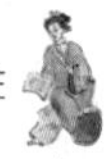

搅拌，然后分成两份，盛入布袋束紧，再蒸热，用来敷在痛处上，应当常换蒸袋，使其保持热度，如此三五遍即可。

治遁尸、尸疰，心腹部及身体有痛处，不可接触的处方：

取一小团艾，捣碎，用来敷在痛处上，厚一寸余。用热开水和灰，要稠硬，趁热置于艾上，冷后就换，不过二三遍即可痊愈。

治疰疰，症状为皮肤中痛的处方：

以醋和燕窠土来敷。

治长达三十年的气疰的处方：

豉心半升，生椒一合。

将以上两味药用二升水来熬取半升汤药，在寒温适当时，用竹筒抽取药汁，使病人侧卧，用手掰开肛门射灌，不一会儿就会泻出恶物，这种方法对垂死者也很有效，已经治愈了无数人。

五尸，指飞尸、遁尸、风尸、沉尸、尸疰，今都取一方兼治。其病状为腹痛胀急，呼吸困难，上冲心胸，旁攻两胁，或病状如堆积的土块鼓出胀起，或挛引腰背，其治疗的方法为：灸乳后三寸，男左女右，可灸十四壮。不愈者增加壮数，到痊愈为止。还可灸两手大拇指头各七壮，或灸心下三寸处十壮，或灸乳下一寸，随病而灸左右，可多灸，或用细绳量病人两乳头内，然后裁断从中点折叠，在从乳头向外量，使绳的另一端在肋骨缝隙，灸三壮或七壮，男左女右。

治突然患疰忤，邪气攻入心胸，可灸第七椎棘突下，病人有多少岁就灸多少壮。还可灸心下一寸处三壮，或灸手肘横纹，病人有多少岁就灸多少壮。

治疗所有食疰病，都可灸手小指头，病人有多少岁就灸多少壮，男左女右。

治五毒疰，不能饮食及其他各种杂病，可灸心下三寸胃脘十壮。

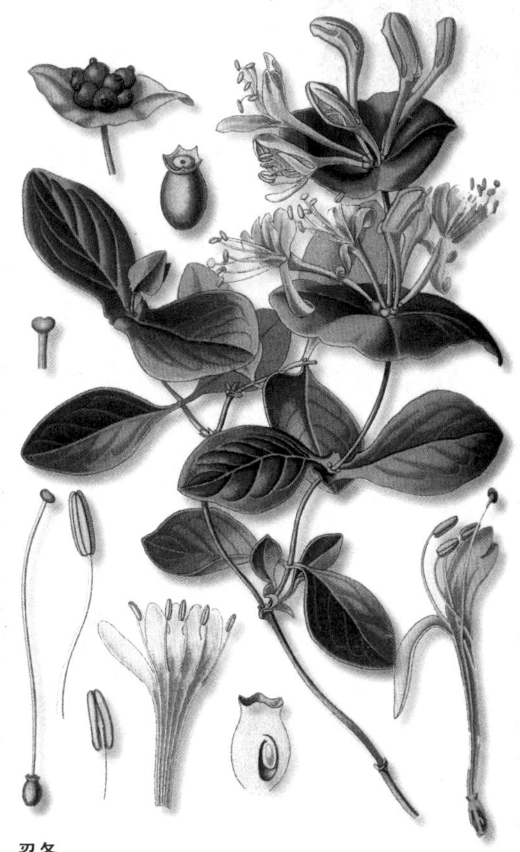

忍冬

味甘，温，无毒。主治寒热身肿。久服轻身益寿。治腹胀满，能止气下澼。治一切风湿气及诸肿毒，痈肿疥癣，散热解毒。

治水疰，口中涌水，经书上说这是肺水侵凌肾引起的病症，表现为食后吐水，可灸肺腧，或灸三阴交，或灸期门，期门在乳下二肋间，这是泻肺补肾的治法，病人有多少岁就灸多少壮。

治疗所有新久疰病，应先让病人仰卧，然后灸其两乳边斜向下三寸处，第三肋间，病人有多少岁就灸多少壮，最多可至三百壮。此法还能治各种气病，疗效神奇。

以上十二味药分别切碎，用一斗水煎煮，取汁三升，分成三服。能降逆气。

大黄干漆汤【温阳活血方】

主治产后余血未尽而致的腹中切痛。如果服后瘀血未下，次日早晨再服一升。

大黄、干漆、干地黄、桂心、干姜各二两。

以上五味药切碎，用三升水、五升清酒煎煮，取汁三升，去渣，每次温服一升。

钟乳汤【温阳通乳方】

主治女子产后无乳汁。

石钟乳、白石脂各六铢，通草十二铢，桔梗半两，硝石六铢。

以上五味药分别切碎，用水五升煎煮，煎沸后取下，放冷后再煎，凡三次，去渣，入硝石

当归散【和

主治女子子宫

当归、黄芩各二两，芍药一两，猬皮，牡蛎，半

将以上五味药切捣并过筛取末，每次用酒服下方寸匕，每天三次。

吴茱萸汤【温中和胃方】

主治体内久寒而导致的胸胁逆满，不能进食等。

吴茱萸、半夏、小麦各一升，甘草、人参、桂心各一两，大枣二十枚，生姜八两。

以上八味药分别切碎，用五升酒、三升水煎煮，取汁三升，分成三服。

丸【温阳散寒方】

中寒而导致的呕逆气逆，饮食不下，结气不消等。

萸、食茱萸、桂心、人参各五分，细辛、白术、茯苓、附子各四分，橘皮六分。

十味药研为细末，用蜜调和，制成梧桐子大小的丸。每次用酒送服三丸，每天三次。如果服后不愈，可逐渐加量到十丸。

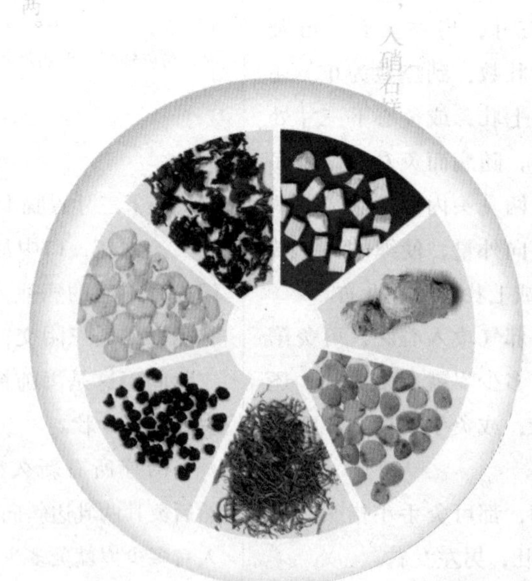

宣肺止咳方

卷十八 大肠腑

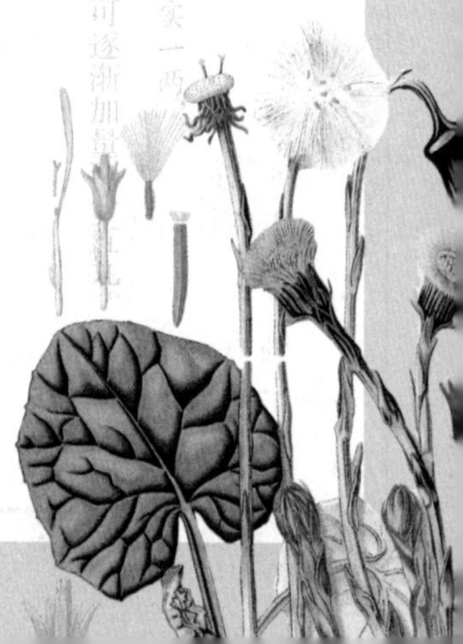

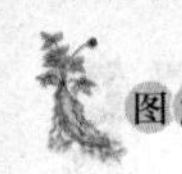

大肠腑脉论第一

大肠腑，主掌肺，鼻梁中央是其色诊的部位。肺合气在大肠中，大肠是通行疏导传泻的腑脏，称为监仓掾。大肠重二斤十二两，长一丈二尺，宽六寸，在脐的右边叠积，往返共有十二曲折，能贮一斗二升水谷，主十二时辰，能安定血脉，和顺精神。从鼻孔的深浅，可推测出大肠的病症。

右手关前寸口阳脉绝的，即是无大肠脉，得病时有气短之苦，心下有水气，立秋节一到就会咳嗽，治疗时应针刺手太阴，调治阴经，位置在鱼际之间。

右手关前寸口阳脉实的，即大肠脉实，其病症表现为肠中彻痛不堪，犹如针刺刀割，没有停止的时候，治疗时应针刺手阳明经，调治阳经，在手腕中央，用以泻实。

大肠生病的，肠中彻痛，有水声发出，如果冬天再感受寒气就会生为泻病，正对脐部的地方疼痛，不能长时站立，与胃疼症候相同，应取治巨虚、上廉穴。

肠中雷鸣，气上逆冲胸，气喘，不能久立的，病邪在大肠，治疗时应针刺肓之原、巨虚上廉以及手三里三处。

大肠发胀的，肠中鸣响疼痛，中寒就会泻泄，食不消化。

大肠有寒气，就会患鹜溏症（见水粪杂下，青黑色如鸭屎）；大肠有热邪，便患肠垢（症状是下痢腐蚀垢腻状物）。

大肠有积食时，会时有寒栗和发热发生，好像患有疟疾一般。

肺感受病邪在前，后迁移至大肠，人会咳嗽不已，一咳嗽就会流屎便痢。

厥气侵驻大肠，人就会梦见田野。

肺与皮肤相应，皮肤厚的大肠就厚，皮薄的大肠也薄，皮肤松弛腹大的大肠就松弛而长，皮肤紧的大肠就急而短，皮滑的大肠就直，皮肉不相离的大肠就会纠结。

扁鹊说：手太阴肺经与手阳明大肠经互为表里，如果大肠因实而病则是大肠伤热，大肠伤热就会胀满不通，引起口中生疮。食物进入肠道，大肠实而胃中虚，食物下胃，

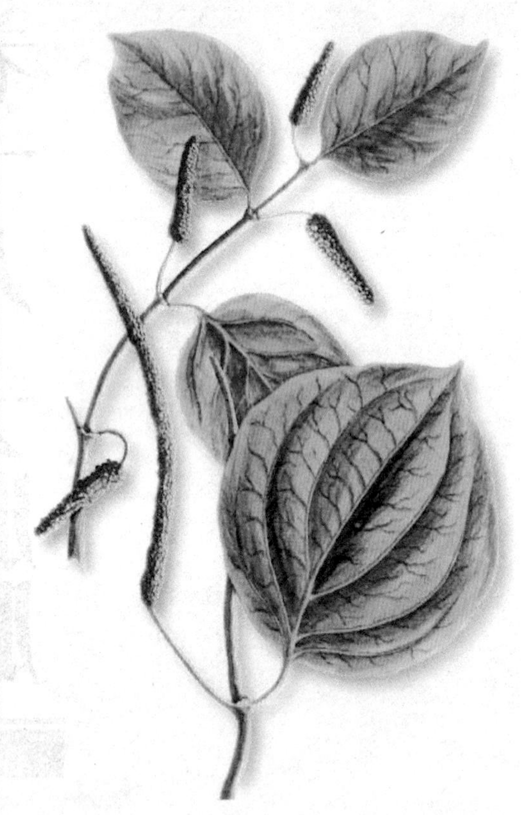

荜拨

味辛，大温，无毒。主治温中下气，补腰脚，杀腥气，消食，除胃冷，阴疝和胸腹胀痛。治霍乱冷气、心痛血气、水泻虚痢、呕吐反酸、产后泻痢。

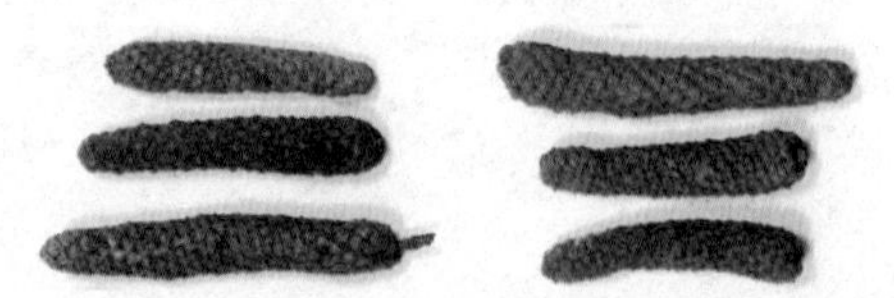

荜拨〔主治〕 温中下气，补腰脚，除腥气，消食，除胃冷，阴疝和胸腹胀痛。治霍乱冷气、心痛血气、水泻虚痢、呕吐反酸、产后泻痢，又治头痛、鼻塞、牙痛。

胃中实而肠中虚，所以实但不会满，一会儿实一会儿虚，一会儿来一会儿去，两者交替进行，肠虚就会伤寒，伤寒就会肠中雷鸣，因气水而发作泻青白色痢的病，这种病的病根在大肠，药方在治水篇中。

大肠脉绝的就不可治疗了，怎么知道呢？病人泻痢无度，痢绝人就会死亡。

手阳明经的脉从大指食指端外侧开始，沿着手指上侧，从合谷两骨之间出来，上行进入两筋之中，沿着手臂上侧，向上进入肘外侧，再沿着肱骨外前侧上行至肩，从髃骨前侧出来，再向上从脊柱的大椎穴会上穿出，向下进入缺盆与肺经结而为络，再下至膈，属大肠经。它的支脉从缺盆穴直上颈并穿过面颊，进入下齿缝中，返出夹口两边并在人中交会，左脉到右，右脉到左，向上夹鼻孔两侧。该脉受到扰动就会牙齿疼痛面颊发肿，该脉主津液生病，症状是眼睛发黄，口发干，鼻中出血，喉咙麻痹，肩前疼痛，大指、食指疼痛不能动作。脉气盛有余，脉所经过的地方就会热肿，脉气虚的寒栗不停。气盛的在人迎处脉比寸口处脉大三倍，气虚的在人迎处脉象反而比寸口处脉象小。

大肠虚实第二

大肠实热

右手寸口、气口以前阳脉实的，即是手阳明经实，病人受肠满之苦，爱咳嗽喘气，面赤体热，咽喉中好像有核状物，这种病症为大肠实热。

生姜泄肠汤 【泄热通便方】

主治大肠实热而导致的腹胀不通、口中生疮等。

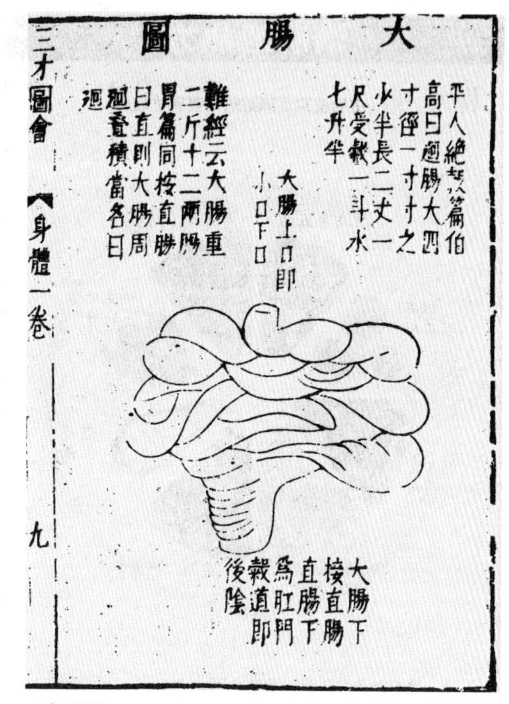

大肠图

生姜、橘皮、青竹茹、黄芩、栀子仁、白术各三两，桂心一两，茯苓、芒硝各三两，生地黄十两，大枣十四枚。

将以上十一味药切碎，用七升水煎煮，取汁三升，去渣，加入芒硝，分两次服下。

治疗肠中以及胪胀不消，可灸大肠俞四十九壮。

如果大肠有热，肠中鸣响，腹中胀满，脐四周疼痛，饮食不消化，喘气，不能久站，可取巨虚、上廉主治。

大肠虚冷

右手寸口、气口以前阳脉虚的，即手阳明经虚，症状为胸中气喘不堪，肠中鸣响，虚渴唇干，目急易惊，泻白痢，病名为大肠虚冷。

黄连补汤 【温肠止痢方】

主治大肠虚冷而导致的下青白痢、肠中雷鸣不停等。

清肺泄热方

栀子煎 主治皮实及肺脏热气盛实之证。

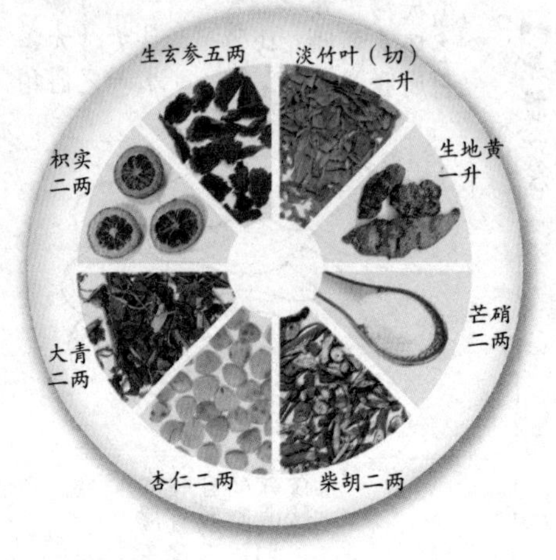

注：另有栀子仁二两，石膏八两。

将以上十味药切碎，用九升水煎煮，取汁三升，去渣，加入芒硝，分三次服。

服栀子煎后疗效

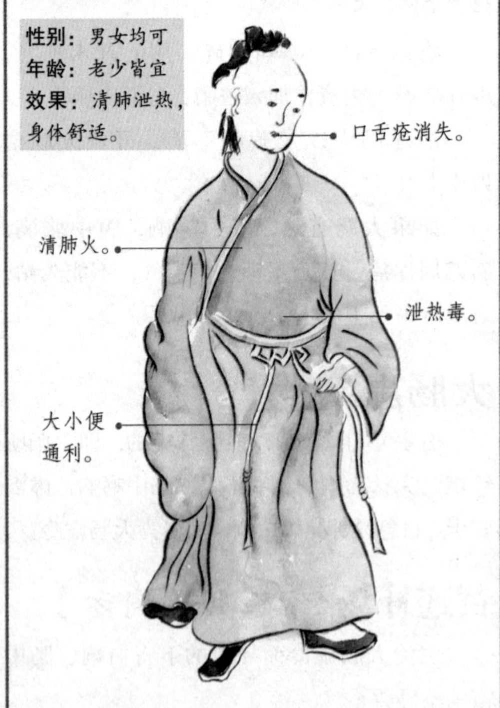
性别：男女均可
年龄：老少皆宜
效果：清肺泄热，身体舒适。
口舌疮消失。
清肺火。
泄热毒。
大小便通利。

黄连四两，茯苓、川芎各三两，酸石榴皮五片，地榆五两，伏龙肝鸡蛋大一枚。

将以上药物切碎，用七升水煎煮，取汁二升半，去渣，加入伏龙肝末，分三次服。

治疗肠中雷鸣接连不断，下痢，可灸承满五十壮，穴位在巨阙两旁，相隔五寸，巨阙在心下一寸处，灸的位置，在巨阙穴两边各二寸半处。

治疗饮食不下，腹中雷鸣，大便不畅，小便赤黄，可针刺阳纲穴。

如果腹胀肠鸣，气上冲胸，不能久站，腹中疼痛鸣响，冬天再次感受寒邪就会下泻，正对脐的腹部疼痛，肠胃之中有气游动并彻痛，饮食不消化，厌食，身体沉重，脐周急疼，应取天枢穴主治。

治疗肠中常鸣，时时气上冲心，可灸脐中。

治疗肠鸣发痛，可灸温溜穴。

肛门论第三

肛门，主掌通行疏导的通道，是肺、大肠诊疾的部位，称为通事令史。肛门重十二两，长一尺二寸，宽二寸二分，与十二时相应。如果肺伤热，肛门就会闭塞，大便不通，且肛门或许会发肿，缩入生疮；如果大肠伤寒，肛门就会开张，大便通泻无度，肛门凸出，很久才缩回。伤热就应开通肛门，伤寒就应补益，以使虚实平和，要依照医经进行调理，药方在第二十四卷中。

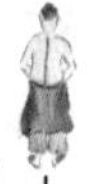

皮虚实第四

五脏六腑，在内与骨髓相应，在外与皮毛肤肉相合。如果病从外部生成，就会皮毛肤肉营卫凝滞不畅，皮肉拘急；如果病从内部生成，骨髓就会疼痛。然而阴阳表里，外皮内髓，各种疾病的病源不能不探究清楚。皮虚是因为有寒，皮实是因为有热。凡是皮虚实应在人体上，由肺和大肠主掌，病在皮毛上发作，是热就应在肺上，是寒就应在大肠上。

蒴藋蒸汤 【外用疏风方】

主治皮虚及大肠寒气凝滞，关格不通，也可用于治疗一切皮肤劳冷疾病。

蒴藋根叶（切）三升，菖蒲叶（切）二升，桃叶皮枝（切）三升，细糠一斗，秫米三升。

将以上五味药用一石五斗水煎煮，煎到米熟，倒入大盆中，盆中放一把竹椅，让病人坐在竹椅上，四面用席子或草垫挡住风，身上盖上被子，熏蒸到全身出汗，可持续约两顿饭的时间，连用三天。

栀子煎 【清肺泄热方】

主治皮实及肺脏热气盛实之证。

栀子仁、枳实、大青、杏仁、柴胡、芒硝各二两，生地黄、淡竹叶（切）各一升，生玄参五两，石膏八两。

将以上十味药切碎，用九升水煎煮，取汁三升，去渣，加入芒硝，分三次服。

咳嗽第五

医经上说五脏六腑都可能导致咳嗽，肺的位置靠外并靠上，与皮毛相合，皮毛容易感受病邪，所以肺独独最容易咳嗽。邪毒侵入肺就会生寒生热，气上逆喘息，出汗，咳嗽牵动肩背，喉咙鸣响，严重的还会吐血。肺咳长时间不愈的，就会传入大肠，症状是一咳嗽便遗屎。肾咳，它的症状是牵引腰背疼痛，严重的会咳涎，肾咳长时间不愈的，就会传入膀胱，症状是一咳嗽便遗尿。肝咳的症状是左胁痛，严重的就不能转侧，肝咳长时间不愈的，会传入胆，症状是咳嗽时吐清苦汁水。心咳的症状是牵引心痛，喉中阻隔如鲠，严重的喉咙麻痹咽肿大，心咳长时间不愈的，会传入小肠，症状是咳嗽时放屁。脾咳的症状是右胁痛，隐疼牵引肩背，严重的不能转动，一动就会咳得更厉害，脾咳长时间不愈的，会传入胃，症状是咳嗽便呕吐，呕得厉害的会有长虫呕出。咳嗽长期不能痊愈，会传给三焦，三焦咳的症状是：咳嗽腹满，不能进食。这些都在胃集聚，在肺部关格，使病人流泪吐口水以及面部浮肿，气上逆。另外，顺时节的风寒冷邪，人若因解衣脱帽不当而受其冒犯，风寒

医学小常识

小儿咳嗽的疗法：

1.夜间抬高小儿头部。如果小儿入睡时咳个不停，可将其头部抬高，咳嗽症状就会有所缓解。还要经常调换睡姿，最好左右侧轮换着睡，有利于呼吸道分泌物的排出。

2.热饮止咳法。多喝温热的饮料可使小儿黏痰变得稀薄，缓解呼吸道黏膜的紧张状态，促进痰液咳出。可喝温开水或温牛奶、米汤等，也可给小儿喝鲜果汁，应选刺激性较小的苹果汁和梨汁等。

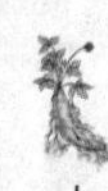

冷邪中伤皮毛并侵入腑脏，也会导致咳嗽上气。也有季节未到而忽然暴冷，寒邪中伤皮肤与肺，于是出现咳嗽上气，或者胸胁疼痛的情况。咳嗽痰中带血的，是因为热受到违背季节的寒气的迫击，热不能渐散，伏结很深，肺于是易发痈肿而咳嗽出血。因为咳嗽而服温药，反而咳得更加剧烈的，以及壮热、吐脓血、出汗畏寒就是上述情况。天气违背季节而突然寒冷的时候，因此生病也应赶紧参照四时不同的治疗药方。

人的咳嗽有十种，怎样称呼它们呢？老师回答说：有风咳、寒咳、支咳、肝咳、心咳、脾咳、肺咳、肾咳、胆咳以及厥阴咳十种。又问：十咳的症状，是通过什么来区分的呢？老师回答说：想说话，因咳嗽而说不完话的，称为风咳；吃冷寒的东西，因此而咳嗽的，称为寒咳；心下坚满，咳嗽支痛，脉象反而迟的，称为支咳；咳嗽引起胁下疼痛的，称为肝咳；咳嗽吐血，牵引手少阴的，称为心咳；咳嗽流口水，连续不止，牵引小腹的，称为脾咳；咳嗽牵引颈项而且吐涎沫的，称为肺咳；咳嗽时听不见声音，牵引腰部和脐中的，称为肾咳；咳嗽引起头痛，口苦的，称为胆咳；咳嗽牵引舌根的，称为厥阴咳。患风咳的人，不能泻下；患寒咳、支咳、肝咳的，应该针刺足太冲穴；患心咳的，应该针刺手神门穴；患脾咳的，应针刺足太白穴；患肺咳的，应针刺手太渊穴；患肾咳的，应针刺足太溪穴；患胆咳的，应针刺足阳陵泉；患厥阴咳的，应针刺手大陵穴。久咳而患水肿，咳嗽而且时常发热，脉在九菽的症状，不是气虚造成的，而是胸中寒实造成的，应当催吐。

咳嗽的人脉象为弦，想施行吐药，应当首先观察病人，若是体强而体内无热的，才可用药催吐。

咳嗽的人脉象为弦，这表明有水，可以服用十枣汤来下水，药方见后。病人如果不能卧睡，是阴经没感受邪气的缘故。因留饮而咳的，病人咳嗽不能睡卧，引起颈上疼痛，咳嗽就像小儿掣动抽风的一样。患酒客咳的人，必定会吐血，这是因为长期过度饮酒造成的，脉象沉的不能发汗；久咳数年的，脉象弱的还可以治疗，而脉象实大多数的人必死，脉象虚的人必定容易感冒，这是本来就有支饮留在胸中的缘故。气上逆出汗而咳嗽，属饮家病，咳嗽而小便失禁的，不能发汗，汗一出即生为厥逆冷。

吐血、喘咳上气的病人，如果脉象为数，有热而不能卧的必死。寒家咳而气上逆的病人，脉象为数的必死，因为病人的人形已经损丧。脉象大而散，散的是气实而血虚，称为有表无里。症状为气上逆，面浮肿，喘息耸肩，如果脉象浮大就不可治疗了，再有下痢的更是如此。如果气上逆，烦躁喘气的，则属于肺胀，可以当作风水病水肿中的一种治疗，发汗就可痊愈。

中医小锦囊

止咳偏方

1.萝卜蜂蜜饮。将白萝卜5片、生姜3片、大枣3枚加水适量煮沸约30分钟，去渣，加蜂蜜30克，再煮沸即可。温热服下。每日1～2次。

2.百合蜜。将百合60克洗净晾干，与蜂蜜30克拌匀，入锅隔水蒸熟。可平时做点心吃。

3. 川贝母蒸梨。将雪梨或鸭梨一个于柄部切开，挖空去核，将川贝母6克研成粉末后，装入雪梨内，用牙签将柄部复原固定。放大碗中加入冰糖20克，加少量水，隔水蒸半小时。可将蒸透的梨和其中的川贝母一起食入。

小青龙汤【温肺化饮方】

主治伤寒表邪没有解除，心下有水气而导致的干呕、发热、咳喘，或口渴，或下痢，或哽噎，或小便不利、小腹胀满，或气喘。

麻黄、甘草、干姜、芍药、细辛、桂心各三两，半夏、五味子各半升。

将以上八味药切碎，先取麻黄用一斗水煎煮，煎到汁减二升，去掉泡沫，加入其他药再煎，取汁三升，去渣，分三次服，体弱的病人每次服半升。如果病人发渴，可去掉半夏，加栝楼根三两；如果病人微下痢，可去掉麻黄，加荛花（熬至色赤）鸡蛋大；如果病人饮食哽噎，可去掉麻黄，加附子一枚；如果病人小便不利，小腹胀满，可去掉麻黄，加茯苓四两；如果病人气喘，可去掉麻黄，加杏仁半升。

服完青龙汤以后，如果多唾口燥，寸口脉沉，尺脉微，手足厥冷，气从小腹上冲胸咽，手足麻痹，脸上翕然发热如酒醉一般，气再次返下阴股导致小便困难，时时感冒的，进服茯苓桂心甘草五味子汤，主治咳逆，气冲。

茯苓四两，桂心、甘草各三两，五味子半升。

将以上四味药切碎，用八升水煎煮，取汁三升，去渣，分三次温服。如果服药后冲气下行，变为咳嗽胸满，应去掉桂心，加干姜、细辛各三两，用八升水煎煮，取汁三升，去渣，每次温服半升，每天三次；如果服药后咳嗽胸痛缓解，但是口渴，且冲气复发，是因为细辛、干姜性热伤津；如果服了药口不渴，并且呕吐、眩晕，是因为患了支饮，应加半夏半升，用八升水煎煮，取汁三升，去渣，每次温服半升，每天三次；如果服后水去呕止但病人身体肿胀，可加杏仁半升，用一斗水煎煮，取汁三升，去渣，每次温服半升，每天三次；如果病人面热如醉，就是胃热上行冲熏耳面，可加大黄三两，用一斗水煎煮，取汁三升，去渣，每次温服半升，每天三次。

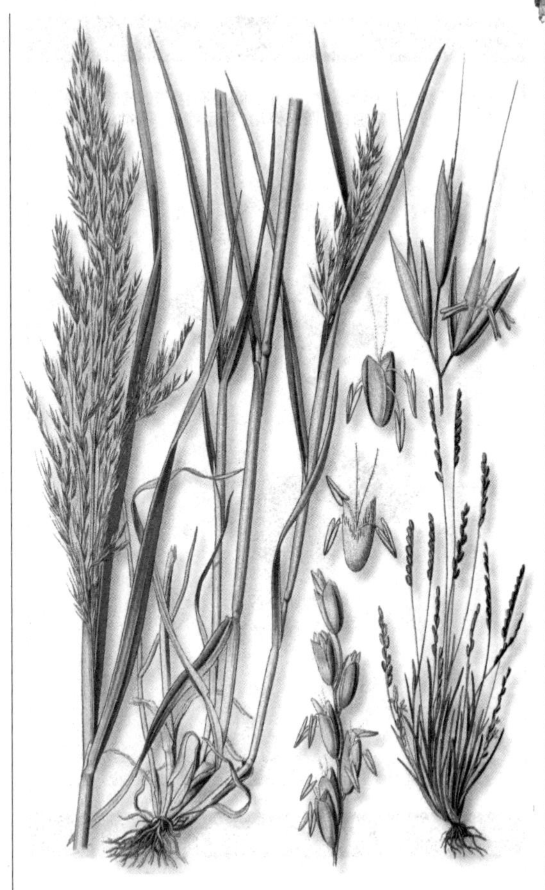

秫（图中最左）

味甘，性微寒，无毒。主治寒热，利大肠，可治疗漆疮、筋骨挛急，除疮疥毒热。还可治狗咬伤、冻疮、阳盛阴虚、失眠等。

小青龙加石膏汤【泻肺平喘方】

主治肺胀，症状为咳逆上气、脉浮等，或心下有水气而导致的胁下作痛，痛引缺盆等，或肺有实邪而致的烦躁不安、人常倚伏等。

宣肺止咳方

海藻汤 主治咳嗽、下痢、胸中有痞气、气短、心中经常惊悸、四肢懒动、手足疲劳、不欲饮食等。

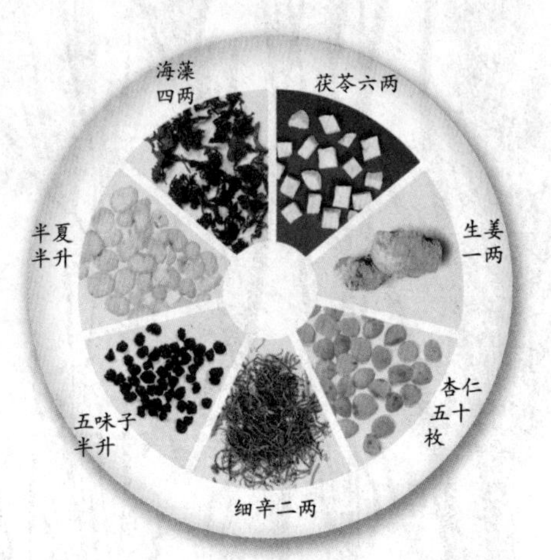

以上七味药分别切碎，用一斗水煎煮，取汁三升，去渣，分三次服，每天三次。

服海藻汤后疗效

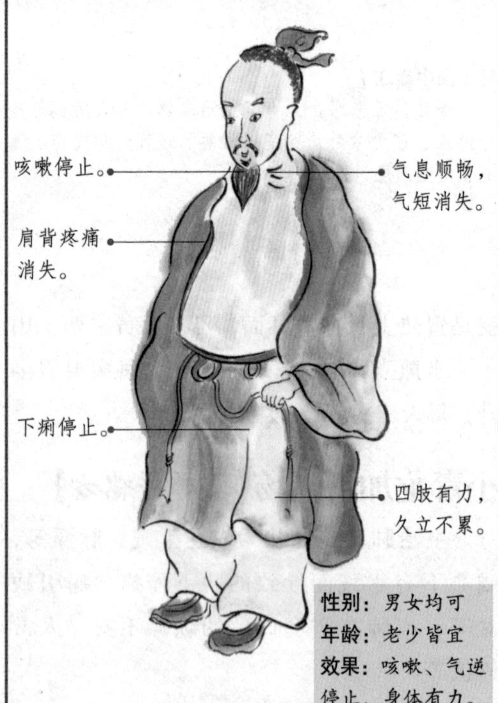

咳嗽停止。
气息顺畅，气短消失。
肩背疼痛消失。
下痢停止。
四肢有力，久立不累。
性别：男女均可
年龄：老少皆宜
效果：咳嗽、气逆停止，身体有力。

石膏、干姜、桂心、细辛各二两，麻黄四两，芍药、甘草各三两，五味子一升，半夏半升。

将以上九味药切碎，先取麻黄用一斗水煎煮，煎到汁减二升，加入其他药再煎，取汁二升半，体质强壮的人每次服一升，体质虚弱的人酌情减量，小儿每次服四合。

泽漆汤 【肃肺降逆方】

主治上气而脉沉。

泽漆（细切，用五斗水煎煮，取汁一斗五升，去渣澄清）三斤，半夏半斤，紫菀、生姜、白前各五两，甘草、黄芩、桂心、人参各三两。

以上九味药切碎，后八味加入泽漆汁中煎煮，取汁五升，每次服五合，白天三次，夜间一次。

厚朴麻黄汤 【宣肺止咳方】

主治咳嗽上气、胸中满闷、喉中不利、喉鸣如同水鸡声、脉浮等。

厚朴五两，麻黄四两，细辛、干姜各二两，石膏三两，杏仁、半夏、五味子各半升，小麦一升。

将以上九味药切碎，先取小麦用一斗二升水煎煮，煎到麦熟，去掉小麦，加入其他药再煎，取汁三升，去渣，分为三服，每天三次。

麻黄石膏汤 【肃肺降逆方】

主治上气、胸中满闷等。

麻黄四两，石膏鸡蛋大一枚，小麦一升，杏仁半升，厚朴五两。

将以上五味药切碎，先取小麦用一斗水煎煮，煎到麦熟，去掉小麦后，加入其他药再煎，取汁三升，去渣，分为三服。

皂荚丸 【降逆平喘方】

主治咳嗽气逆、不时唾浊痰、只能坐不能卧等。

皂荚八两。

研制成细末，用蜜调和成梧桐子大小的丸，每次用枣膏调汤服下三丸，白天三次，夜间一次。

十枣汤 【泻水逐饮方】

主治支饮，症状为咳嗽、心烦、胸中痛等。也可用于治疗太阳中风，表解里未和，症状为大汗不止、头痛、心下痞坚满、牵引胁下、呕吐则气短等。

甘遂、大戟、芫花各等分。

将以上三味药捣研成末，另取大枣十枚用一升五合水煎煮，取汁八合，去枣，体质强壮的人每次取一钱匕，体质虚弱的人每次取半钱，放入汁中一次服完。如果第一天早上服后支饮不下，次日可再加药半钱，下后自行补养。

温脾汤 【健脾止咳方】

主治饱食后咳嗽。

甘草四两，大枣二十枚。

将以上两味药切碎，用五升水煎煮，取汁二升，分三次温服。如果病人咽中疼痛，呼吸有声，可加干姜二两。

百部根汤 【宣肺止咳方】

主治咳嗽剧烈导致的日夜不眠、两眼突出。

百部根、生姜各半斤，细辛、甘草各三两，贝母、白术、五味子各一两，桂心四两，麻黄六两。

将以上九味药切碎，用一斗二升水煎煮，取汁三升，去渣，分三次服。

海藻汤 【宣肺止咳方】

主治咳嗽、下利、胸中有痞气、气短、心中经常惊悸、四肢懒动、手足疲劳、不欲饮食、肩背疼痛、时时恶寒等。

海藻四两，半夏、五味子各半升，细辛二两，杏仁五十枚，生姜一两，茯苓六两。

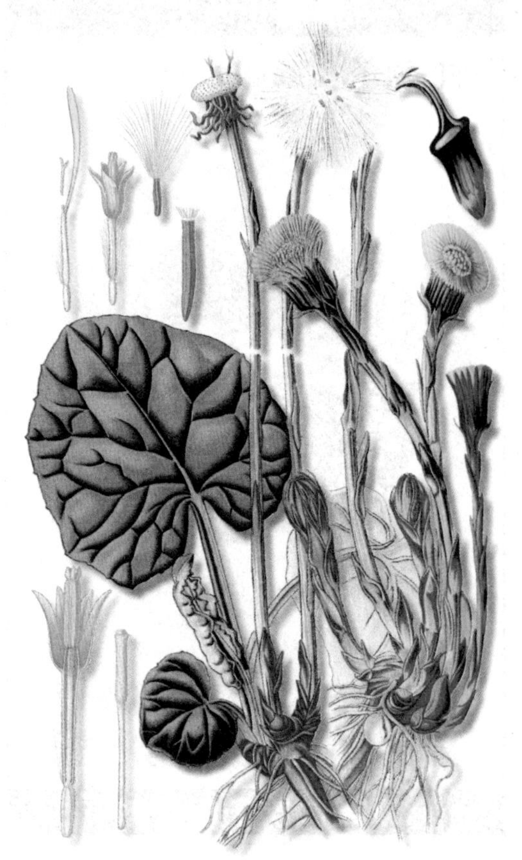

款冬花

味辛，温，无毒。主治咳嗽气喘、哮喘及咽喉肿痛，各种惊痫寒热邪气、消渴、呼吸急促，又治肺气及心跳急促、肺部疼痛、吐脓血。能润心肺，益五脏。

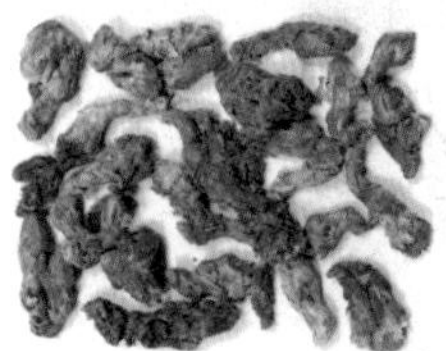

款冬花〔主治〕咳嗽气喘、哮喘及咽喉肿痛，各种惊痫寒热邪气、消渴、呼吸急促，又治肺气及心跳急促、咳声不断、涕唾稠黏，肺部疼痛、吐脓血。能润心肺，益五脏，除烦消痰，清肝明目。

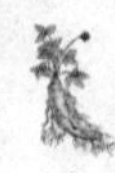

清肺止咳方

杏仁饮子 主治暴热咳嗽。

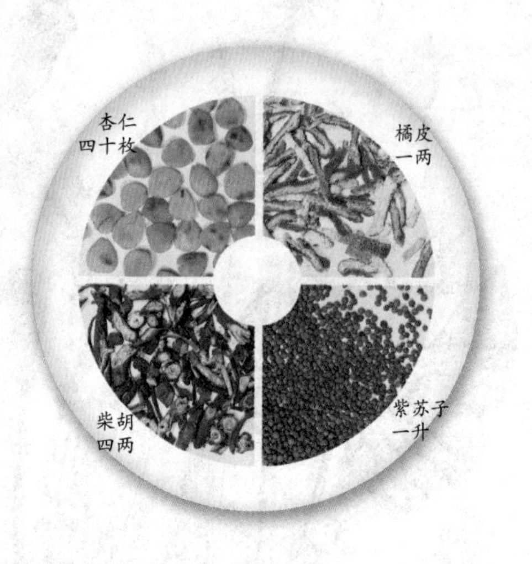

以上四味药分别切碎，用一斗水煎煮，取汁三升，分三次服，也可做日常饮料服用。

服杏仁饮子后疗效

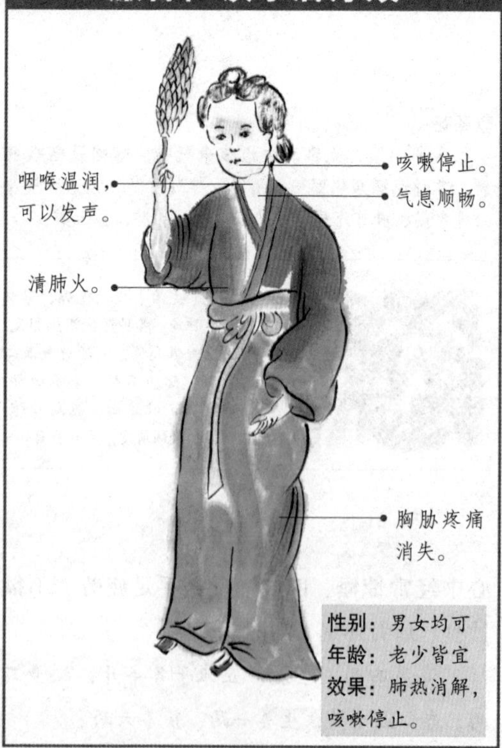

以上七味药分别切碎，用一斗水煎煮，取汁三升，去渣，分三次服，每天三次。

白前汤 【泻肺平喘方】

主治而导致的咳嗽气逆、身体肿胀、短气胀满、昼夜不能平卧、咽中发出水鸡的鸣叫声等。

白前、紫菀、半夏、大戟各二两。

以上四味药分别切碎，用一斗水浸泡一宿，次日早晨煎煮，取汁三升，分为三服。

麻黄散 【宣肺止咳方】

主治逆气而致的咳嗽。

麻黄半斤，杏仁一百枚，甘草三两，桂心一两。

以上四味药切捣并过筛制成散药，另将杏仁研如脂状，与之前的散药混合均匀，当气上逆时就服下方寸匕，如果服后逆气未下，可再服方寸匕，每天可服三方寸匕。

杏仁煎 【宣肺止咳方】

主治咳嗽上气、鼻中不利等。

杏仁五合，五味子、款冬花各三合，紫菀二两，甘草四两，干姜、桂心各二两，麻黄一斤。

以上八味药中先取麻黄用一斗水煎煮，取汁四升，加入其他药研为细末，另取饴糖半斤、白蜜一斤，一起放入前汁中搅匀，煎成饴糖状，每次饭前服如半个枣大小的一丸，每天三次。如果服后不愈，可逐渐加量，以痊愈为度。

苏子煎 【润肺止咳方】

主治上气咳嗽。

苏子、白蜜、生姜汁、地黄汁、杏仁各二升。

以上五味药中先捣碎苏子，用地黄汁、

生姜汁浇苏子，并用丝绢绞取汁液，再捣再浇，再绞取汁，直到苏子味尽，去渣取汁。将杏仁炒成黄黑色，研成脂状，用苏子汁浇，用丝绢绞取汁液，反复六七次，让杏仁味尽，去渣。加入蜜混合，放入铜器中，在滚水上煎成糖状，每次服方寸匕，白天三次，夜间一次。

杏仁煎 【润肺止咳方】

主治突发暴咳失声，说不出话。

杏仁、蜜、砂糖、姜汁各一升，桑根白皮五两，通草、贝母各四两，紫菀、五味子各三两。

以上九味药分别切碎，用九升水煎煮，取汁三升，去渣，放入杏仁脂、姜汁、蜜、砂糖混合搅匀，置微火上煎煮，取汁四升，初次服三合，可逐渐加量，白天两次，夜间一次。

通声膏 【温肺利咽方】

能通声。

五味子、通草、款冬花各三两，人参、细辛、桂心、青竹皮、菖蒲各二两，酥五升，枣膏三升，白蜜二升，杏仁、姜汁各一升。

以上十三味药分别切碎，用五升水置微火上煎煮，煎沸后取下，放冷后再煎，反复三次，去渣，加入姜汁、枣膏、酥、白蜜，再煎成膏状，每次服如枣子大的两丸。

杏仁饮子 【清肺止咳方】

主治暴热咳嗽。

杏仁四十枚，柴胡四两，紫苏子一升，橘皮一两。

以上四味药分别切碎，用一斗水煎煮，取汁三升，分三次服，也可做日常饮料服用。

治疗肺伤、咳吐脓血、肠涩背气、不能吃饭、恶风、目暗昏聩、足胫寒冷的处方：

白胶五两，干地黄（切）半升，桂心三两，桑白皮（切）二升，川芎、大麻仁、饴糖各一升，紫菀二两，大枣二十枚，人参二两，大麦二升，生姜五两。

以上十二味药分别切碎，加水一斗五升煮大麦，取麦汁一斗，去掉大麦，加入其余的药，煮取药汁三升，分五次服。

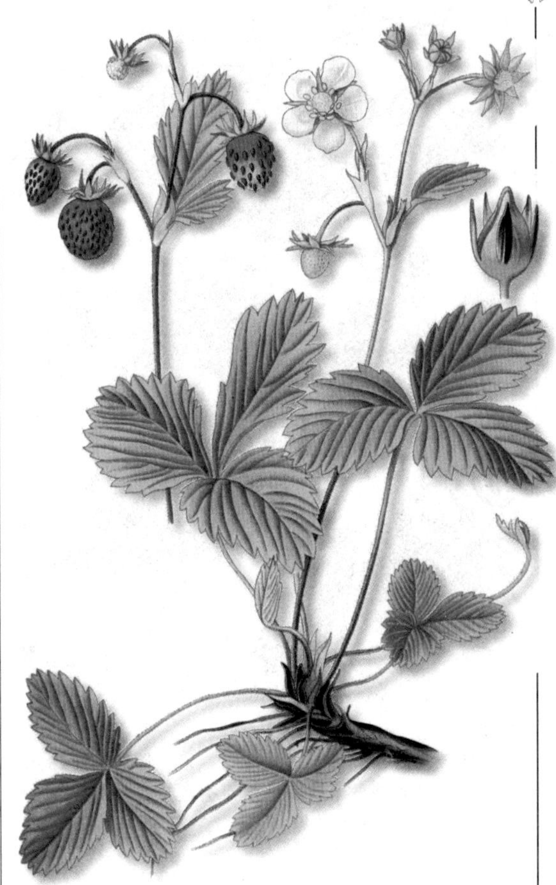

蛇莓

其汁味甘、酸、大寒，有毒。主治胸腹大热不止。伤寒大热，及溪毒、射工毒，效果非常好。主孩子口噤，以汁灌之。

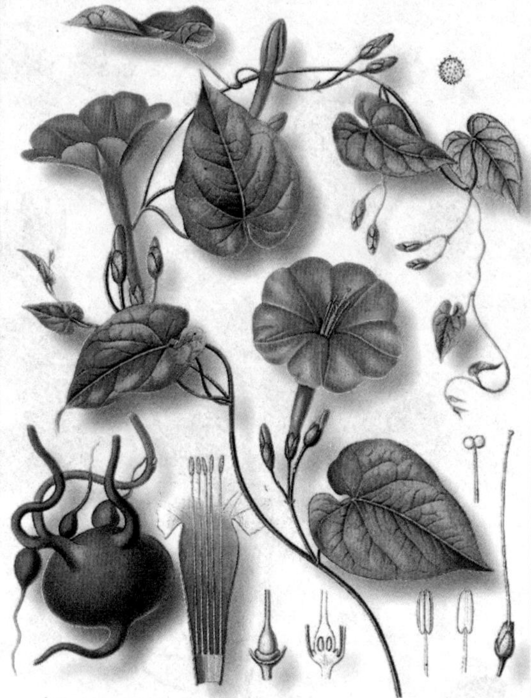

牵牛子

味苦，寒，有毒。主治下气，治下肢水肿，除风毒和一切气壅滞。治腹部痈胀而有气块，利大小便。治腰痛，排体内毒性产物。

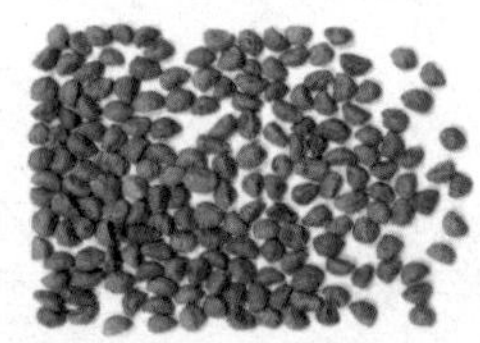

子〔主治〕下气，治下肢水肿，除风毒和一切气壅滞。治腹部痈胀而有气块，利大小便。治腰痛，排体内毒性产物。

五味子汤 【宣肺排脓方】

主治咳唾脓血、牵胸胁痛等。

五味子、桔梗、紫菀、甘草、续断各二两，地黄、桑根白皮各五两，竹茹三两，赤小豆一升。

以上九味药分别切碎，用九升水煎煮，取汁二升七合，分为三次服。

竹皮汤 【润肺止咳方】

主治咳嗽气逆、下血不止等。

生竹皮三两，紫菀二两，饴糖一斤，生地黄（切）一升。

以上四味药分别切碎，用六升水煎煮，取汁三升，去渣，分三次服。

百部丸 【宣肺排脓方】

主治各种咳嗽而导致的不能呼吸、咳唾脓血。

百部根三两，升麻半两，桂心、五味子、甘草、紫菀、干姜各一两。

将以上七味药研为细末，用蜜调和成梧桐子大小的丸，每次服三丸，每天三次。

治疗上气、咳嗽喘息、喉中有物、唾血的处方：

杏仁、生姜汁各二升，糖、蜜各一升，猪膏二合。

以上五味药中，先用猪膏把杏仁煎成黄色，取出，用纸擦净，捣成膏，混合姜汁、蜜糖等合煎制成丸。每次进服杏核大的一丸，昼夜共服六七次，药量可渐渐增加。

治疗一切肺病、咳嗽有脓血以及唾血不止的处方：

取好酥三十斤，炼三遍，等酥凝固后，提取醍醐，每次服一合，一天三次，病很快就能痊愈。

钟乳七星散 【温肺止咳方】

主治寒冷咳嗽、上气胸满、咳唾脓血等。

钟乳、矾石、款冬花、桂心各等分。

将以上药物切捣并过筛制成散药，分为大豆大小的七堆，堆成北斗七星状，每次饭前用小筒吸取，用酒服下，每天三次。如果服后不愈，可逐渐加量。也可取细辛、天雄、紫菀、石膏、钟乳、款冬花各等分，用相同的方法研制服用。

治咳嗽的熏法：把熟艾薄薄地铺在宽四寸的纸上，再将硫黄末薄薄地铺在熟艾上，一定要将它们调匀，用长短与纸相同的荻秆将纸卷起来，一共做十个。先用火点燃缠荻秆外的纸和药，去掉荻秆，药烟即从孔中冒出，用口吸烟，直到呕吐为止，第二天早上依样再熏，每天一两次即可，病很快就会痊愈。治疗期间只能吃白粥，其余的都应忌吃，以免食物像硫黄一般，见火生焰伤及人体。

患气上逆的人，很多通过服用吐药得到痊愈，也有通过针灸除病的，应当深加体会并领悟其中的道理。

治疗咳嗽，可灸两乳头下黑白交界线各一百壮，即愈。另外，过乳头用蒲条围绕身体一周，一定要前后相平，在蒲条正对脊骨的缝隙上灸十壮也可痊愈。

治疗上气咳嗽、短气气满、饮食不下，可灸肺募穴五十壮。

治疗上气、咳逆短气、风劳百病、可灸肩井穴二百壮。

治疗上气、短气咳逆、胸背疼痛、可灸风门、热府一百壮。

治疗上气、咳逆短气、胸满多唾、唾恶冷痰，可灸肺俞五十壮。

治疗上气气闭、咳逆咽塞、声音嘶哑，可灸天瞿五十壮，天瞿又名天突。

治疗上气胸满、短气咳逆、可灸云门五十壮，治疗上气咳逆、胸痹背痛、可灸胸堂一百壮，不能针刺。

治疗上气咳逆，可灸膻中五十壮。

治疗上气咳逆、胸满气短、牵引背痛，可灸巨阙、期门各五十壮。

治疗咳嗽，可将病人手臂弯曲，捻横纹外侧的骨端，灸有痛感的地方十四壮。

治疗逆气、虚劳、寒损、忧愦、筋骨挛痛、心中咳逆、下泻、腹满、喉痹、颈项僵直、肠痔、逆气、痔血、阴急、流鼻血、骨节疼痛、大便涩、小便涩、鼻干、烦满、发狂、走气，总共二十二种病，都可灸绝骨五十壮，穴位在外踝上方三寸处骨节缝隙中。

中医词语锦囊

燥湿化痰：化痰法之一，可用于治疗湿痰。湿痰的症状表现为四肢倦怠、软弱喜卧、腹胀食滞，痰色黄、滑而易出。

燥痰：因阴虚而出现干痰的情形，不易咳出。

脉滑：即滑脉，指脉象往来流利，如珠走盘。由于痰气郁结、食物停滞不消化、脏腑血液循环不畅，导致心脏搏动力受阻，因而代偿性搏动增加，且周围血管冲盈扩张，而呈现滑脉的现象。

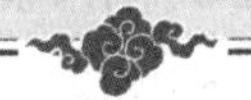

痰饮第六

饮病有四种，名称各是什么呢？老师说：有痰饮、悬饮、溢饮、支饮。问：四饮的症候，通过什么来区分？老师说：人一贯强壮而如今消瘦，水在肠中轰然游走，称为痰饮；饮水后水流到胁下，咳嗽吐唾牵引发痛，称为悬饮；饮水过多，水游走而来到四肢，应当有汗出时而汗不出，身体疼痛沉重，称为溢饮；人咳逆倚息，气短不能睡卧，身体好像发肿，称为支饮。

凡是心下有水的人，会身体悸动，气短恐惧，头眩发癫，先觉得冷的为虚，先感觉热的为实。所以水在心下，心下会坚硬，气短悸动，怕水而不想饮水；如果水在肺中，人吐涎沫，就想饮水；如水在脾中，人少气，身体沉重；如水在肝中，胁下支满，打喷嚏发痛；如水在肾中，则心下发悸。

病人突然多饮水，必定突发喘满。凡是

化痰和胃方

大茯苓汤 主治胸中结痰，饮澼结，症状为脐下弦满、呕吐气逆、饮食不下等。

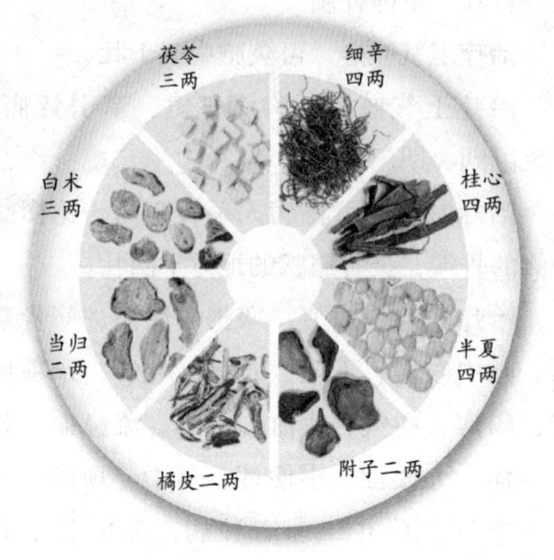

注：另有生姜四两。

以上九味药分别切碎，用一斗水煎煮，取汁三升，去渣，分三次服。

服大茯苓汤后疗效

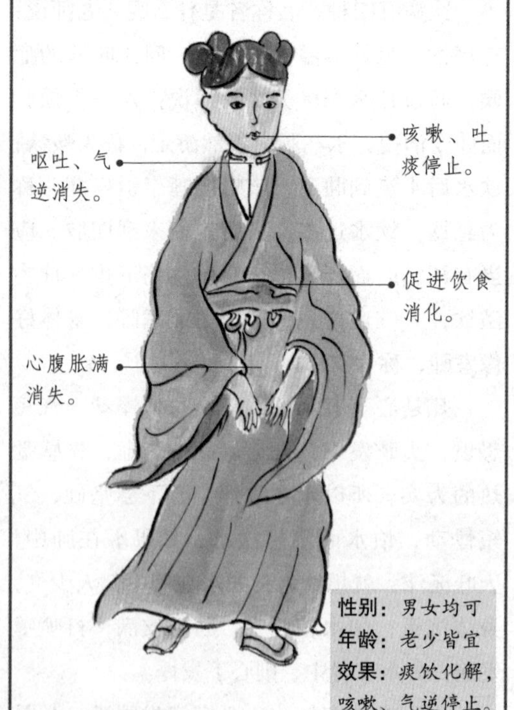

吃得少而饮水过多的，有水停留在心下，严重的会心悸，轻微的气短。脉象双弦的有寒，都是大泻后容易虚。脉象偏弦的，为饮病。患肺饮的脉象不弦，只是容易喘息气短。支饮也是喘气不能睡觉，加上气短，脉为平脉。如果留饮在身形上不发作，就没有发热的现象。脉象微的，烦满，不能吃饭；脉象沉滑的，是留饮病。生留饮病的人，胁下疼痛并牵引缺盆，咳嗽转重，以致不能睡眠，并引起颈痛，咳嗽时如同小儿抽搐一样。胸中有留饮的，病人气短发渴，四肢骨节疼痛，脉象沉的，表明有留饮。如果心下有留饮，背上会有如手掌大的地方寒冷，病人喘息耸肩上引，这些都表明有留饮在胸中，时间长的缺盆胀满，有时肿得厉害，这是气饮造成的。膈上的病，会胀满、喘咳、喘息、呕吐，发作时寒热背痛，怕冷，眼泪自出，身体剧烈抽动的，必有伏饮。病人一只手臂不遂，不时转移到另一手臂，脉象沉细，这不是风病，必定是有饮病在上焦。脉象虚的是微劳，是由营气卫气不循环而造成的，冬天自然会痊愈。生痰饮病的，应当用温药来调和。

小半夏汤 【化痰和胃方】

主治心腹虚冷、痰气游走上逆而导致的胸胁满闷、饮食不下、气逆、胸中冷等。

半夏一升，生姜一斤，橘皮四两。

以上三味药分别切碎，用一斗水煎煮，取汁三升，分三次服。如果心中急及心痛，可加桂心四两；如果腹中满痛，可加当归三两。身体瘦弱的人及老人尤其适宜服用本方。

甘草汤 【温阳化饮方】

主治心下痰饮，症状为胸胁支满、头目昏眩等。

甘草二两，桂心、白术各三两，茯苓四两。

以上四味药分别切碎，用六升水浸泡一

宿，次日早晨再煎，取汁三升，去渣，每次服一升，每天三次。服后小便即会利通。

如果患上悬饮病，可用十枣汤主治，药方在咳嗽篇中。如果上气、汗出而咳嗽，是得了饮病，也可用十枣汤治疗。如果病人已泻下，就不能服用。

如果患上溢饮病的，应当发汗，可用小龙汤主治，药方在咳嗽篇中。

木防己汤

主治膈间支饮，症状为喘满、心下痞坚、面色黑暗，脉沉紧，得病数十天，治疗后吐下但仍然不愈。

木防己三两，桂心二两，人参四两，石膏十二枚。

以上四味药分别切碎，用六升水煎煮，取汁二升，分为两服。如果服后不愈，可去石膏，加茯苓四两，芒硝三合，用六升水煎煮，取汁二升，去渣，加入芒硝烊化，分为两次服，以微下利为度。

厚朴大黄汤

主治支饮，症状为胸满。

厚朴一尺，大黄六两，枳实四两。

将以上各药切碎，用五升水煎煮，取汁二升，分两次温服。

小半夏加茯苓汤【化痰和胃方】

主治支饮，症状为突然呕吐、心下痞满、膈间有水声、目眩心悸等。

半夏一升，生姜半斤，茯苓三两。

以上三味药分别切碎，用七升水煎煮，取汁一升五合，去渣，分两次温服。

椒目丸 【泻水逐饮方】

主治肠间有水气而导致的腹满、口中干燥等。

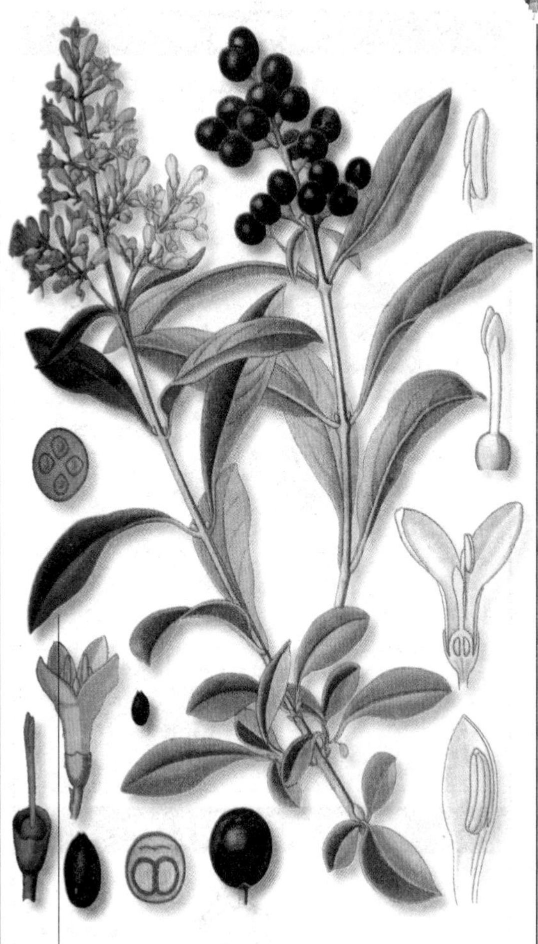

叶〔主治〕除风散血，消肿定痛，还可治头目昏痛、诸恶疮肿、毒疮溃烂久、口舌生疮、舌肿胀出。

女贞

其叶味微苦，平，无毒。主治除风散血，消肿定痛，还可治头目昏痛、诸恶疮肿、毒疮溃烂久、口舌生疮、舌肿胀出。

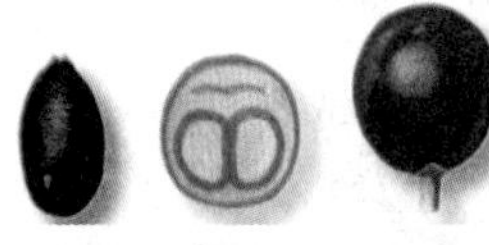

实〔主治〕补中，安五脏，养精神，除百病。强阴，健腰膝，明目。

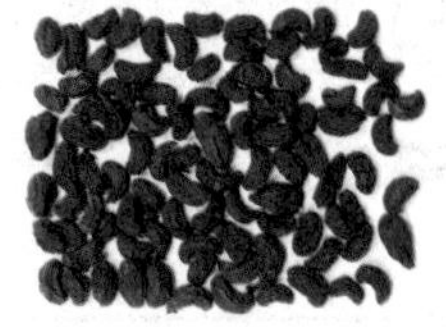

女贞子〔主治〕肝肾不足，头晕耳鸣，头发早白及两目昏糊等病症。能够滋补肝肾，益阴养血，久服使人强健轻身不老。

化痰和胃方

姜椒汤 主治胸中积聚痰饮、胃气不足而致的饮食减少、咳嗽气逆、呕吐等。

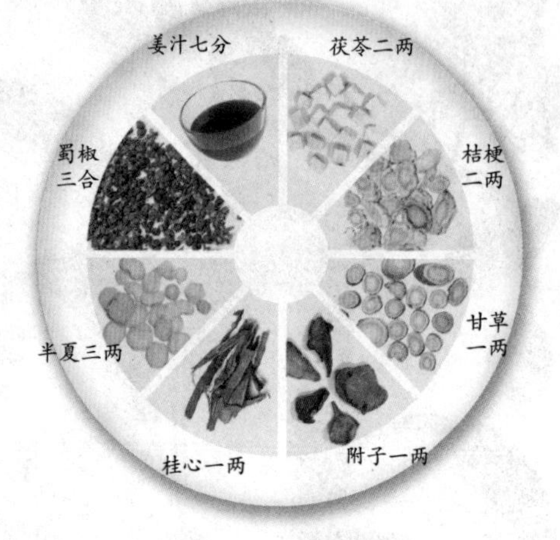

注：另有橘皮二两。

以上九味药分别切碎，用九升水煎煮，取汁二升半，去渣，放入姜汁再煎，取汁二升，分为三服。

服姜椒汤后疗效

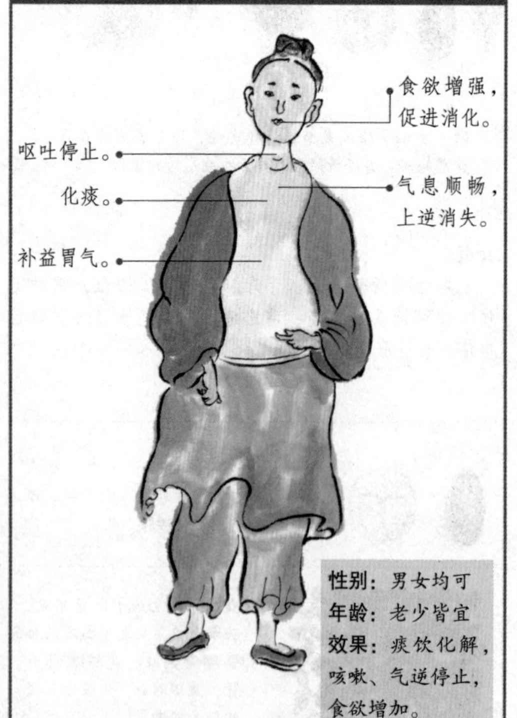

性别：男女均可
年龄：老少皆宜
效果：痰饮化解，咳嗽、气逆停止，食欲增加。

椒目、木防己、大黄各一两，葶苈二两。

将以上四味药研为细末，用蜜调和成梧桐子大小的丸，每次饭前用汤液之类服下一丸，每天三次，可逐渐加量，以口中有津液生成为度。如果病人口渴，可加芒硝半两。

大茯苓汤 【化痰和胃方】

主治胸中结痰，饮邪澼结，症状为脐下弦满、呕吐气逆、饮食不下等，也可用于治疗风水病。

茯苓、白术各三两，当归、橘皮、附子各二两，生姜、半夏、桂心、细辛各四两。

以上九味药分别切碎，用一斗水煎煮，取汁三升，去渣，分三次服。

大半夏汤 【温化寒痰方】

主治痰冷，胸膈不利。

半夏一升，白术三两，生姜八两，茯苓、人参、桂心、甘草、附子各二两。

将以上各药分别切碎，用八升水煎煮，取汁三升，分三次服。

干枣汤 【泻水逐饮方】

主治水肿及支满、澼饮等。

芫花、荛花各半两，甘草、大戟、甘遂、大黄、黄芩各一两，大枣十枚。

以上八味药分别切碎，用五升水煎煮，取汁一升六合，分为四服，空腹服下，以大便通利为度。

当归汤

主治留饮，症状为积食不消，腹中积聚转下。

当归、人参、桂心、黄芩、甘草、芍药、芒硝各二两，大黄四两，生姜、泽泻各三两。

将以上十味药切碎，加水一斗煮取药汁

三升，分作三次服用。

吴茱萸汤 【散寒止痛方】

主治胸中积冷而导致的心中烦躁不舒、饮食不下、胸背相应而痛等。

吴茱萸三两，半夏四两，桂心、人参各二两，甘草一两，生姜三两，大枣二十枚。

以上七味药分别切碎，用九升水煎煮，取汁三升，去渣，分三次服，每天三次。

治疗胸膈心腹中有痰水冷气、心下乱烦、或水鸣多唾，口中清水自出，胁急胀疼痛，不想吃饭，这都是胃气弱、受冷的缘故，脉象多沉弦细迟，都可治疗。

旋覆花、细辛、橘皮、桂心、人参、甘草、桔梗各二两，茯苓四两，生姜五两，芍药三两，半夏五两。

以上十一味切细，加一斗水煮取药汁三升，分三次服。病前有时易下水的，用白术三两，去旋覆花；若想下痢的，加大黄二两；须微调的，用干地黄。

治疗长期有冷热澼实、不能饮食，心下虚满如有水一样的药方：

前胡、生姜、茯苓、半夏各四两，甘草、枳实、白术各三两，桂心二两。

以上八味药切细，加八升水煮取药汁三升，分三次服。

前胡汤 【祛痰利膈方】

主治胸中久寒澼实、宿痰停滞，膈塞胸痛，气不通利，三焦冷热不调，饮食无味量少，或见寒热身重、喜卧不欲起等。

前胡三两，黄芩、麦门冬、吴茱萸各一两，生姜四两，大黄、防风各一两，人参、当归、甘草、半夏各二两，杏仁四十枚。

以上十二味药分别切碎，用一斗水煎煮，取汁三升，去渣，分三次服，每天三次。

医学小常识

大肠癌

大肠癌是常见的恶性肿瘤，包括结肠癌和直肠癌。大肠癌的发病率从高到低依次为直肠、乙状结肠、盲肠、升结肠、降结肠及横结肠。近年有向近端（右半结肠）发展的趋势，发病年龄趋老年化，男女之比为1.65：1。

大肠癌的发生与高脂肪低纤维素饮食、大肠慢性炎症、大肠腺瘤、遗传因素和其他因素如血吸虫病、盆腔放射、环境因素（如土壤中缺钼）、吸烟等有关。

大肠癌早期无症状，或症状不明显，仅感不适、消化不良、大便潜血等。随着癌肿发展，症状逐渐出现，表现为大便习惯改变、腹痛、便血、腹部包块、肠梗阻等，伴或不伴贫血、发热和消瘦等全身症状。肿瘤因转移、浸润可引起受累器官的改变。

预防大肠癌就要做到，合理安排饮食，多吃新鲜水果、蔬菜等含丰富碳水化合物及粗纤维的食物。适当增加主食中粗粮、杂粮的比例，改变以肉类及高蛋白食物为主食的饮食习惯。少吃高脂肪食物，特别要控制动物脂肪的摄入。

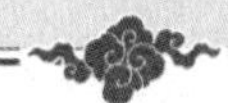

旋覆花汤 【沮化寒痰方】

主治胸膈痰凝结而致的唾痰如胶、饮食不下等。

旋覆花、细辛、前胡、甘草、茯苓各二两，生姜八两，半夏一升，桂心四两，乌头三枚。

以上九味药分别切碎，用九升水煎煮，取汁三升，去渣，分为三服。

姜附汤【温化寒痰方】

主治痰冷澼气，症状为胸满短气、呕吐涎沫、头痛、饮食不化，也可用于治疗猝中风邪。

生姜八两，附子(生用，破为四片)四两。

将以上两味药切碎，用八升水煎煮，取汁二升，分为四服，每天两次。

撩膈散【涌吐祛痰方】

主治心上痰饮结聚而致的寒冷心闷等，也可用于治疗诸黄。

瓜丁二十八枚，赤小豆十四枚，人参、甘草各一分。

将以上四味药切捣并过筛制成散药，每次用酒服下方寸匕，每天两次。

医学小常识

大多数寄生虫病都是经口感染，如蛔虫病、蛲虫病、绦虫病、钩虫病等。另外，血吸虫病是经皮肤感染。而疟疾、丝虫病、黑热病等由蚊子等吸血昆虫传播。所以预防寄生虫病应做到：

1.注意个人卫生，勤剪指甲，坚持饭前便后洗手。

2.防止“虫从口入”。不喝生水；不吃生的或未煮熟的鱼、肉、虾、蟹；不吃米猪肉；生吃瓜果、蔬菜时要洗净。

3.避免手、脚等处皮肤与有钩虫丝状蚴潜伏的潮湿土壤、农作物接触。

4.保护好水源，改善环境，杀灭蚊子等传播寄生虫病的昆虫。

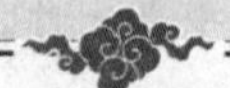

松萝汤【清化热痰方】

主治胸中痰热积滞。

松萝二两，乌梅、栀子各十四枚，恒山三两，甘草一两。

以上五味药分别切碎，用三升酒浸泡一宿，次晨用三升水煎煮，取汁一升半，顿服，或分两次服，服后得快吐即停药。能祛除痰饮。

杜衡汤【涌吐和胃方】

主治各种呕吐。

杜衡、松萝各三两，瓜丁二十一枚。

以上三味药分别切碎，用水、酒各一升五合浸泡两昼夜，去渣，分两次服。服后当即呕吐，若不呕，再次合服，两服间相距约人行十里，并可饮稀粥一升以更好发挥药力。

蜜煎【涌吐祛痰方】

主治痰饮而致的寒热。

恒山、甘草各一两。

将以上两味药切碎，用一斗水煎煮，取汁二升，去渣，加入蜜五合搅匀，温服七合。服后当吐，若不吐，再服七合。禁饮冷水。

葱白汤【祛痰利膈方】

主治膈中冷热痰结，发时症见头痛、心中闷乱、欲吐不出等。

葱白二七茎，乌头、甘草、真珠、恒山各半两，桃叶一把。

将以上六味药切碎，用水、酒各四升煎煮，取汁三升，去渣，加入真珠搅匀，每服一升，服至呕吐即止。

大五饮丸【逐饮理气方】

主治饮酒后伤寒或饮冷水过多而致的五

种饮证：第一留饮，水停在心下；第二澼饮，水在两胁之下；第三痰饮，水在胃中；第四溢饮，水在膈上及五脏之间；第五流饮，水在肠间，动摇有声。若服后不愈，可逐渐加量，以痊愈为度。

远志、苦参、乌贼骨、藜芦、白术、甘遂、五味子、大黄、石膏、桔梗、半夏、紫菀、前胡、芒硝、栝楼根、桂心、芫花、当归、人参、贝母、茯苓、芍药、大戟、葶苈、黄芩各一两，恒山、薯蓣、厚朴、细辛、附子各三分，巴豆三十枚，苁蓉一两，甘草三分。

将以上三十三味药研为细末，用蜜调和，制成梧桐子大小的丸，每次用汤液之类服下三丸，每天三次。

中军侯黑丸 【泻水逐饮方】

主治澼饮停结而致的满闷目暗等。

芫花三两，巴豆八分，杏仁五分，桂心、桔梗各四分。

将以上五味药研为细末，用蜜调和，制成胡豆大小的丸，每次服三丸，每天一次。若服后不愈，可逐渐加量，以腹泻快利为度。

顺流紫丸 【理气消症方】

主治心腹积聚而致的两胁胀满，或留饮痰癖而见大小便不利、小腹急痛、膈上满塞者。

石膏五分，代赭、乌贼骨、半夏各三分，桂心四分，巴豆七枚。

将以上六味药研为细末，用蜜调和，制成胡豆大小的丸，每晨起服下一丸，可加量至两丸。

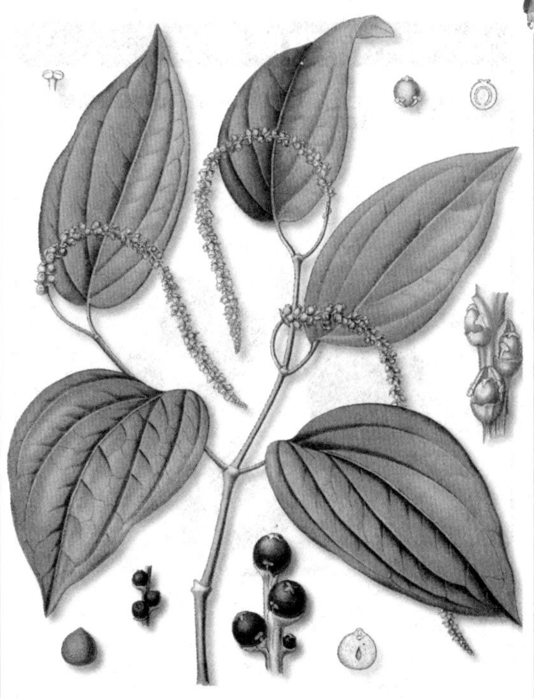

胡椒

味辛，大温，无毒。主治下气温中，能去痰，除脏腑冷气，去胃口的虚冷气，积食不消化，霍乱气逆，心腹疼痛，冷气上冲。

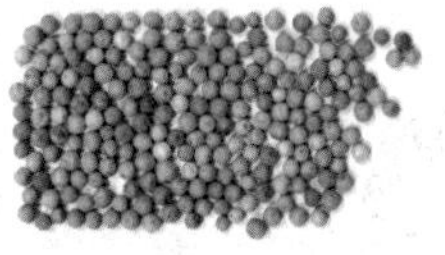

子〔主治〕主下气温中，能去痰，除脏腑冷气，去胃口的虚冷气，治积食不消化、霍乱气逆、心腹疼痛、冷气上冲。

九虫第七

人的腹中有尸虫，尸虫和人与生俱来，是人体的大害。尸虫的形状，好似大马尾或者像薄筋一样，它依附在脾上，有头有尾，长短都是三寸长。人体内还有九虫，一是伏虫，长四分；二是蛔虫，长一尺；三是白虫，长一寸；四是肉虫，形状像烂杏；五是肺虫，形状像蚕；六是胃虫，形状像蛤蟆；七是弱虫，形状像瓜瓣；八是赤虫，形状像生肉；九是蛲虫，非常细小，形状像菜虫。伏虫是群虫的首领；蛔虫穿心就会杀人；白虫繁衍，

杀虫除匶方

桃皮汤 主治蛲虫、蛔虫、痔疮及䘌虫侵蚀阴部而致的阴部生疮。

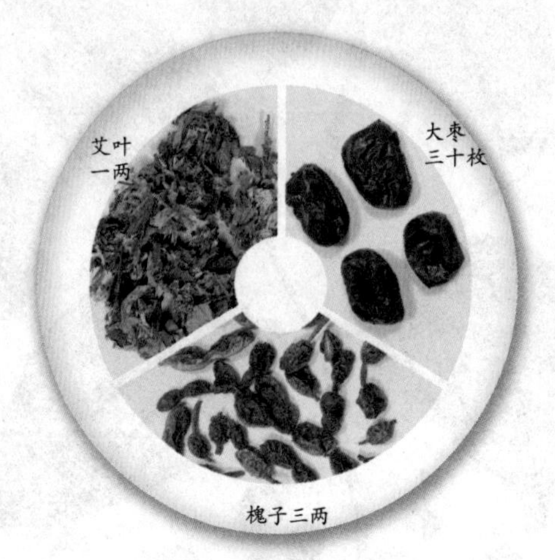

注：另有桃皮一两。

以上四味药分别切碎，用三升水煎煮，取汁半升，一次服完。

服桃皮汤后疗效

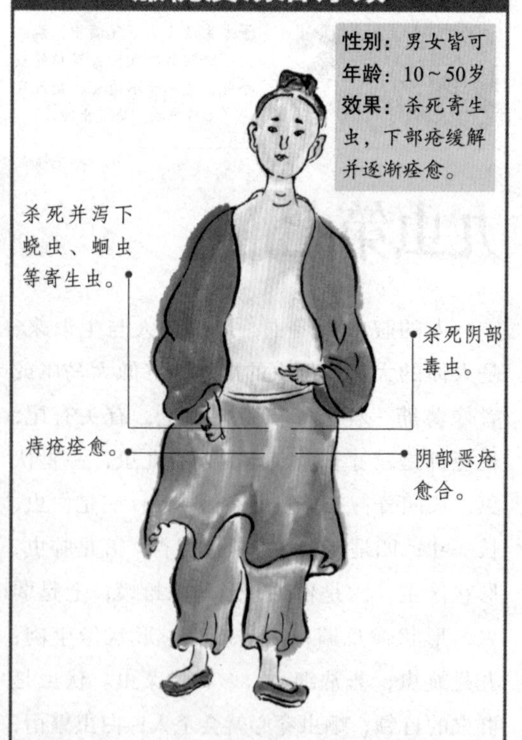

性别：男女皆可
年龄：10～50岁
效果：杀死寄生虫，下部疮缓解并逐渐痊愈。
杀死并泻下蛲虫、蛔虫等寄生虫。
杀死阴部毒虫。
痔疮痊愈。
阴部恶疮愈合。

子孙众多，母虫很大，长可达五尺，也能杀人；肉虫使人烦满；肺虫使人咳嗽；胃虫使人呕吐，胃逆易呕；弱虫又名膈虫，使人多吐口水；赤虫使人肠鸣；蛲虫生在大肠中，多则生痔疮，严重的生为癞，还使人生疮痍，即是生各种痈、疽、癣、瘘、疥以及龋。虫无所不为，但人也未必全有，有也未必一定很多，要么偏偏有，要么偏偏没有，妇女大多患有虫，并且非常凶恶，是妇人最大的祸患。常用白筵草沐浴效果较好。根叶都可以用，既能做香料，又能驱逐尸虫。

凡是想服补药以及治疗各种疾病，都应除去各种虫以及痰饮宿澼，消除干净后，才能服补药，否则，药力必定不能完全吸收。

治疗肝劳、肝内生长虫而发病、恐畏不安，眼中发赤的处方：

鸡蛋五枚（去蛋黄），干漆四两，蜡、吴茱萸东行根皮各二两，粳米粉半斤。

以上五味药中，先将吴茱萸皮捣成末，与其余药一起放入铜器中煎，制成如小豆大的药丸。晚上不吃晚饭，次日早上饮服一百丸，小孩服五十丸，虫当腐烂排出。

治疗心劳热伤心，心有名为蛊虫的长虫，长一尺，虫穿心而成病的处方：

雷丸、橘皮、石蚕、桃仁各五分，狼牙六分，贯众二枚，僵蚕二十一枚，吴茱萸根皮十分，芜荑、青葙、干漆各四分，乱发鸡蛋大（烧成灰）。

将以上十二味药研为末，制成蜜丸。用酒空腹送服如梧桐子大的七丸，以后加至十四丸，一日服两次。一方中无石蚕。

治疗肺劳热、肺生虫致病的处方：

狼牙三两，东行桑根白皮（切）一升，东行吴茱萸根白皮五合。

将以上三味药切细，取酒七升煮取药汁一升，早上顿服。

治疗肾劳热、四肢肿，肾中有菜虫形状的蛲虫致病的处方：

贯众三枚，干漆二两，吴茱萸五十枚，杏仁四十枚，芜荑、胡粉、槐皮各一两。

以上七味治后过筛，早上用井花水送服方寸匕，以后加至一匕半，病愈即停药。

蘼芜丸【驱虫方】

主治小儿腹中有蛔虫而致的腹中时痛、微下白汁、呕吐躁闷、恶寒身热、饮食不能充养肌肤、肉萎色黄、肢体无力等。

蘼芜、贯众、雷丸、山茱萸、天门冬、狼牙各八分、芦荟、甘菊花各四分。

将以上各药研为细末，用蜜调和成大豆大小的丸，三岁小儿每次用汤液服下五丸，五岁以上小儿酌情加量至十丸。

治胃中有蛔虫，渐渐瘦弱的处方：

醇酒、白蜜、干漆各一升。

以上三味药放入铜器中，用微火煎至可制成丸，取桃核大的一枚放入温酒中，晚上不吃晚饭，早晨服下，虫必下，虫未下的需再服。

治疗蛔虫攻心、腹痛的处方：

取薏苡根二斤切细，加水七升煮取药汁三升，饭前进服，虫即被杀死而排出。

治疗寸白虫的处方：取榧子四十九枚去皮，在每月上旬的早上空腹进服七枚，七天服尽，虫即化成水，永不复发。

人如果得了伤寒以及流行热病，腹中有热，吃得又少，肠胃空虚，三虫在体内周游寻找食物，于是便吞蚀人的五脏以及下部。如果病人齿龈无色，舌上尽白，严重的唇里生疮，四肢沉重，昏昏欲睡，会屡屡发现上唇有疮，吐血，唇内有粟疮，心中懊恼痛闷，这是虫在吞蚀人五脏的症状。如果下唇内生疮的，人嗜睡，这是虫在吞蚀人下部的症状，可服蚀虫药，否则，虫会夺人性命。凡是患

中医词语锦囊

虫厥：厥证之一。指因蛔而痛到晕厥。凡是人的胃脘忽痛忽止，身上乍热乍凉，面上作赤作白，脉忽乱忽静，口中吐沫不食者，便是蛔厥的症候。

温和脏腑：利用温性药物使脏腑不那么冷。

小儿疳积：疳指小儿因血气虚弱、肠胃受伤所致，多见毛发稀疏。疳积指因乳食不节，伤及脾胃，形成疳而成积。而小儿疳积的症状为面色青黄、身瘦、腹胀、发立身热（头发竖起、身体发热）、腹中微痛。

湿䘌的病人，多是在患热病后，要么久下不止，要么有热滞结在腹中，要么水土改变，受到温凉邪气，多会患上湿䘌病。也有患干䘌的，泻痢不很严重，但下部生疮发痒。不问干湿，只要是䘌虫，时间长了即可杀人。

只要有湿䘌受寒就会泻痢不堪，单煮黄连、艾叶、苦参一类，都可以服用：如果病人齿龈无色、舌上尽白，或者喜欢睡觉，烦愦，感觉不到痛痒处的，或下痢的，应急治下部。不懂得这个的医生，只治上，而不把下部放在心上，下部生虫，虫蚀肛门，肛门一旦溃烂，五脏显现即死去。此病可在竹筒里烧艾叶来熏治。

治疗伤寒䘌病的处方：

取生鸡蛋，从小头叩出蛋白，注入干漆一合，搅拌均匀，当有泡沫出来，再注入壳中，仰吞，一顿饭工夫或半日后会上吐下泻，虫病严重的服两次，虫被杀尽、热被消除，病就痊愈了。

黄连汤【杀虫除䘌方】

主治湿䘌疮烂。

黄连、生姜各十两，艾叶八两，苦参四两。

杀虫除䘌方

黄连汤 主治湿䘌疮烂。

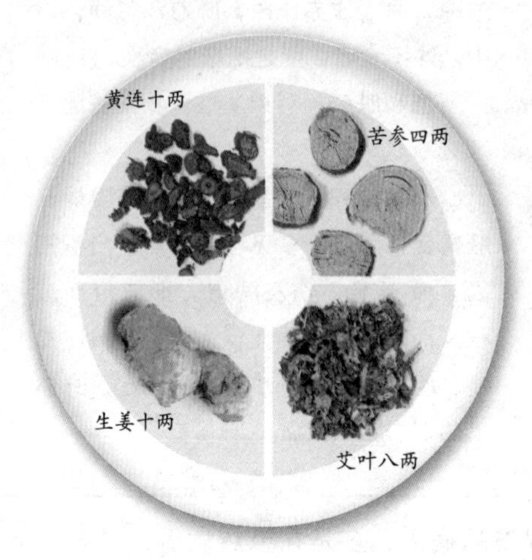
黄连十两
苦参四两
生姜十两
艾叶八两

将以上四味药切细，加水一斗煮取药汁三升，分三次服，病久的服三剂，有良效。

服黄连汤后疗效

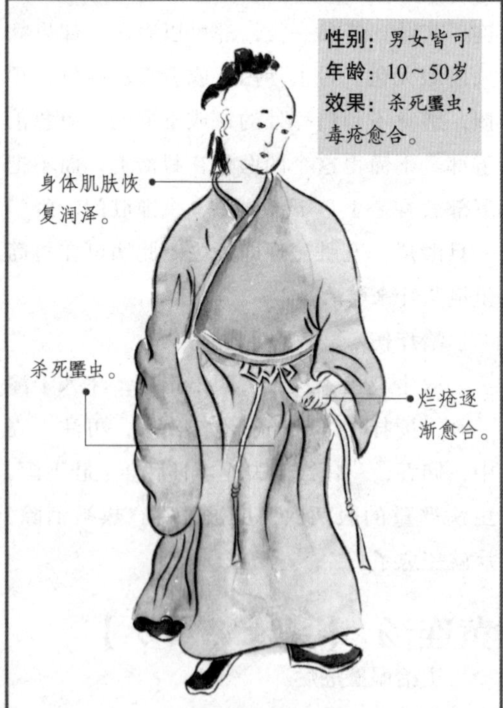
性别：男女皆可
年龄：10～50岁
效果：杀死䘌虫，毒疮愈合。
身体肌肤恢复润泽。
杀死䘌虫。
烂疮逐渐愈合。

以上四味切细，加水一斗煮取药汁三升，分三次服，病久的服三剂，有良效。

懊侬散 【杀虫除侬方】

能杀虫除䘌，主治湿䘌疮烂。

扁竹半两，芦荟、雷丸、青葙、女青、桃仁各三两。

将以上六味药切捣并过筛为散，每次用粥汁或酒服下方寸匕，可逐渐加量至二方寸匕，每天三次。

青葙散

治疗热病有䘌、下部生疮。

青葙子一两，雚芦四两，狼牙三分，橘皮、扁竹各二两，甘草一分。

以上六味治下筛，用米汤调和一合服下，一日三次，若无感觉，可稍加量。

治疗䘌虫咬蚀下部而发痒，肛门生疮的处方：

阿胶、当归、青葙子各二两，艾叶一把。

以上四味药切细，加八升水煮取药汁二升半，去渣，分三次服。

杏仁汤

主治䘌虫咬下部。

杏仁五十枚，苦酒二升，盐一合。

将以上三味药混合煎煮，取汁五合，顿服，小儿酌减。

桃皮汤

主治蛲虫、蛔虫、痔疮及䘌虫侵蚀阴部而致的阴部生疮。

桃皮、艾叶各一两，槐子三两，大枣三十枚。

以上四味药分别切碎，用三升水煎煮，取汁半升，顿服。

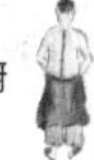

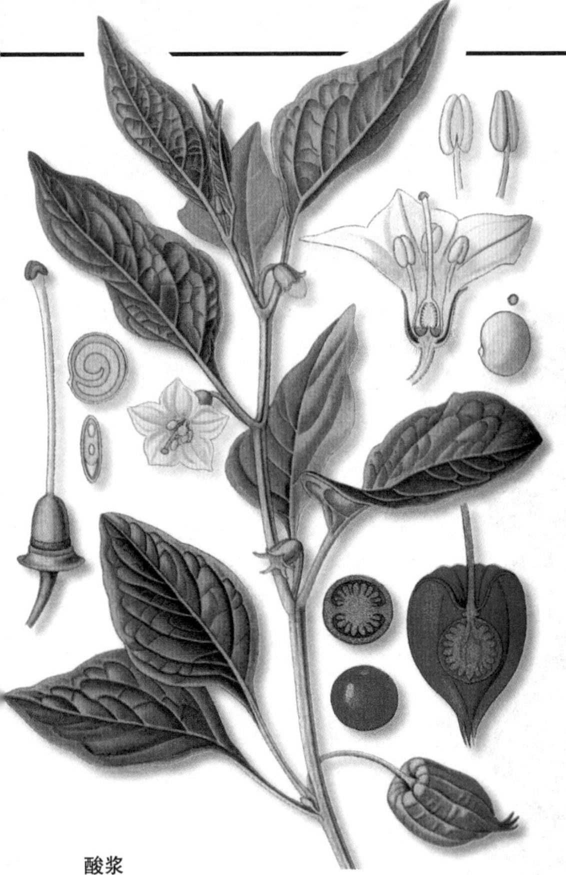

酸浆

其苗、叶、茎、根味苦，寒，无毒。主治热烦闷，定志益气，利水道。捣汁服用，治各种黄病效果较好。可治呼吸急促、咳嗽、风热、慢性传染病、高烧不退、无食欲、大小便滞结等。

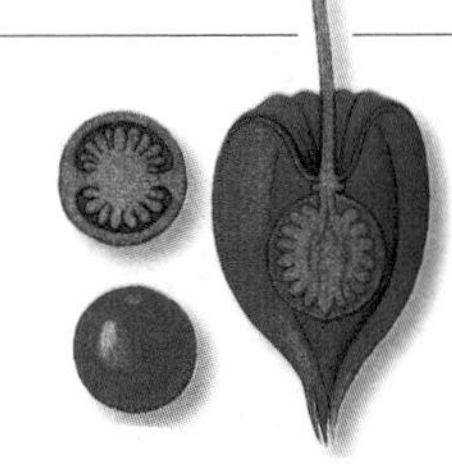

实〔主治〕烦热，定志益气，利水道。难产时服，即刻产下。可除热，治黄病，尤其对儿童有益。治阴虚内热及虚劳发热、身体消瘦如柴、胁痛热结。

猪胆苦酒汤

主治热病，䘌虫上下攻移，危害性命。

取猪胆一具，苦酒半升调和，在火上煎沸，沉浮三次药成后停放待温，空腹饮三满口，虫死便愈。

治疗下部生疮的处方：

将桃皮煎成浓糖状，放入下部。若口中有疮，含在口中。

治䘌虫的处方：

将马蹄烧制成灰末，用猪油调和，敷在绵绳上，放入下部中，一日四五次。

治大孔虫痒的处方：

蒸熟大枣，捣制成枣膏，加水银调和，捻成三寸长并用绵裹好，晚上放入肛门中，第二天清晨虫会全部钻出。水银能损伤直肠，宜谨慎使用。

治疗虫蚀下部的处方：

胡粉、雄黄各等分研末，放入肛门中，也治小孩所患䘌病。

治疗湿䘌的处方：

取生姜刮去皮，横向切断，研熟，取姜汁一升半，再加水一升半调和得宜，早上空腹服下。再削如茧大的生姜二枚，用楸叶裹上几层，放入灶灰火中烧热，放入下部中，保持一顿饭工夫。若湿䘌严重可连续治疗三次，三日做完，定会痊愈。

治疗伤寒热病多睡，变成湿䘌，四肢烦疼，不能饮食的处方：

取羊桃十斤切碎捣熟，用热水三斗淹浸，正午时在汤中浸坐一顿饭工夫，不过三次病可痊愈。

治疗热病蛄毒，使人嗜睡，感觉不到痛处，面赤如醉，下痢便脓血，应当经常检查下部，有如米粒大小的小孔，则是䘌疮，严重的可伤人性命，䘌虫侵入肝肺，服药也不能治愈，可用熏方：用泥制成小罂，可装一升，取手指粗的竹筒一根，将竹筒一头横穿入罂腹中，一头浅插进人的肛门中，再取鸡蛋大的熟艾，放在罂中燃烧，并在罂口吹烟，使烟进入人的腹部，艾尽即止。大人用艾量可稍多，小儿减量，瘦弱的人不能多，艾用多了也害人，一日熏两次，不超过三次，虫被杀死，血痢便停止。也可烧雄黄末，熏法相同。

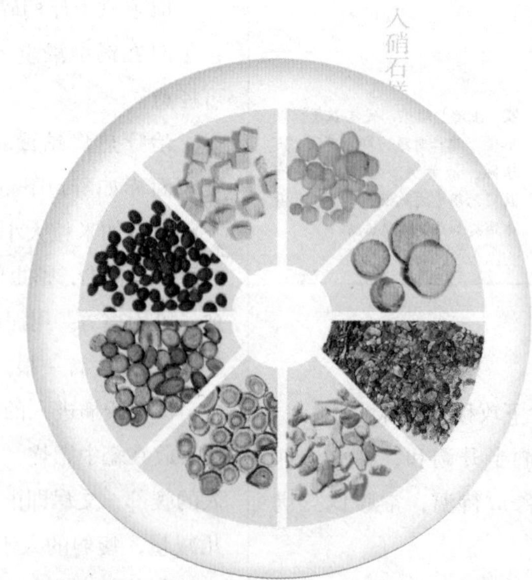

补肾固精方

卷十九　肾脏

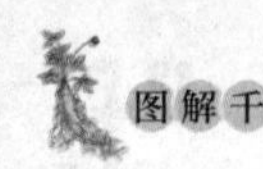

肾脏脉论第一

肾主管精，肾藏着先天之精，是人的生机、灵性的本源。它是阴脏，主藏真精，为封藏之本。所以说，人禀天之德、地之气而生，天德地气上下运动、相融相交而生人。所以人刚开始生成时，是先生成精的，精藏在肾脏里，耳朵是肾脏功能的外在体现。肾气与耳朵相通，耳平和就能听到五音。虽然耳朵是肾脏的外窍，但是肾气除却上通于耳之外，还下通于阴。左肾属壬，右肾属癸，肾气循环于玄宫，向上出于耳门，察听四方的声音，向下迂回于膀胱，肾位于夹对脊的左右，与脐相当，肾气经于上焦，荣于中焦，卫于下焦。肾脏外主骨，内主膀胱。肾重一斤一两，有两枚，其神的名字叫作濡。肾主管藏精，名为精脏，所以说肾藏精，志寓于精中，肾气的变化在五气方面表现为哈欠，在五液方面表现为唾液。肾气虚就会引起厥逆，肾气实就会引起胀满，四肢呈黑色。肾气虚人就会梦见舟船上的人溺水，肾气与时季相得就会梦见自己浮在水中，好像很担心恐惧的样子。肾气盛人就会梦见腰脊向两边分解不能相连接，邪气侵入肾脏就会使人梦见身临深渊，淹没于水中。

肾脏取象于水，与膀胱合为腑，肾脏的经脉是足少阴经，与足太阳经互为表里，肾脏平脉为沉脉，肾水之气从秋季开始上升，在冬季达到最旺，冬天万物都闭藏，百虫蛰伏，阳气下陷，阴气上升，阳气又开始从极旺的阴气中产生，阴气极寒冷时就会变为霜，于是就不再上升，而化成了霜雪；此时猛兽蛰伏，体表无毛羽鳞甲的动物统统藏匿起来，所以，肾与这种时季相应。肾脏脉象沉，脉沉就是阴在里，不能发汗，如果发汗就相当于使体表无毛羽鳞甲的动物暴露在霜雪之中。此时阴气在表，阳气深藏，注意不要用泻下法，否则就会伤害脾。脾在五行中属土，如果脾土遭到削弱就会使水气四处流动，此时用泻下法就如同使深藏的鱼脱离水、使飞蛾进入开水中一样。重病深入内脏里，注意不要用熏法，熏会使邪气逆行，而引起气喘，不能把持住热邪，而使口生烂疮，阴脉之气行将离散，血散不通，火阳之气厥逆而没有节制，阴气不能随其运行，从而使热邪大量侵入，在内形成结胸，因邪热与水饮互结于胸中而致的病症。症状为心下痛，按它时硬而满，脾脏之气会逐渐虚弱，于是小便清冷，同时泻痢不止。

冬天脉象沉实，就好像营垒；冬天的脉象，是肾脏的脉象，就像北方的水凝结，万物都因此而聚合了。所以肾气来时脉象沉而搏，这叫作营，与此相反的就是患病了。哪些情况是与此相反呢？肾气来时如弹石的，这就是肾气太过，表明有病在外；其气去时

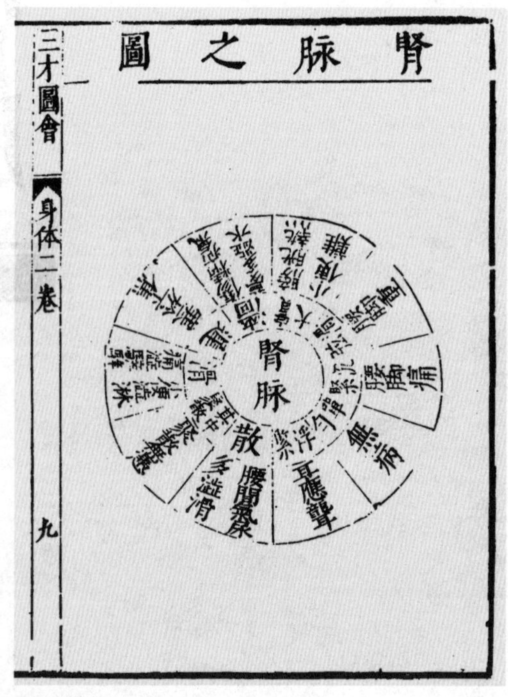

肾脉之图

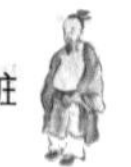

如数脉的，就是肾气不足，表明病在内脏。肾气太过就会使人患上四肢困倦、消瘦、少气懒言、筋骨懈怠的解㑊病，引起脊脉疼痛而且气短，不想说话；肾气不足就会使人心悬如同患有饥饿病一样，季胁下空软部分清冷，脊中疼痛，小腹胀满，小便变得赤黄。

肾脉来时脉象急促圆滑，来时盛去时衰，势如曲钩，按取时脉坚实的叫作平脉；冬天以胃气为本源，肾脉来时如同手牵葛藤，坚牢而实，按取时更坚实的就是肾有病；肾脉来时绷急，如同牵紧的绳索，急促而坚实如弹石一般的是肾脏患了不治之症。

肾脉的真脏脉来的时候，既坚且沉，像弹石那样硬得厉害，病人脸色黄黑没有光泽，毛发摧折的就会死去。

冬天的肾脉有胃微石的叫作平脉，石多胃气少是肾有病，只有石而无胃气就是死脉，石而有勾是在夏天患的病，勾的脉象很严重是在这个冬天患的病。人都是以水谷为根本，所以人断绝了水谷就会死亡，脉无胃气也就是死脉。所谓没有胃气，就是只能诊得真脏脉而不能诊得胃气；所谓脉不能获得胃气，是指肝脉不是弦象与肾脉不是石象之类。肾藏精，精中藏志，大怒不止就会伤害志，志受到伤害人就容易忘记自己以前说过的话，且腰脊疼痛，不能俯仰屈伸，如果毛发脱落，脸无血色，人就会在夏季死亡。

如果足少阴肾经脉气衰竭，就会骨骼枯萎；足少阴脉，是属于肾脏的脉，它深深地潜伏在里面，滋润与润滑骨髓。所以，如果骨不润滑，肌肉就不能附着在骨头上，骨肉就不能连为一体，那么肉就会软润而回缩，于是就会发现牙齿突出而牙齿长垢，头发没有光泽的症状；头发没有光泽的人是骨已先死了，这种病在戊日病危，在己日人就会死去，因为肾在五行中属水，戊己属土，土能

医学小常识

肾的形态

肾脏是成对的扁豆状器官，位于腹膜后脊柱两旁浅窝中。肾长 10 ~ 12 厘米、宽 5 ~ 6 厘米、厚 3 ~ 4 厘米、重 120 ~ 150 克；左肾比右肾稍大，肾的纵轴上端向内，下端向外，因此两肾上端相距较近，下端较远，肾纵轴与脊柱形成了 30 度左右的角度。

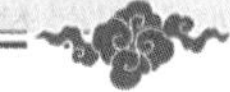

克水的缘故。

肾脏精气衰竭，真脏脉显现，就是不治的死症，此时浮取其脉，脉象坚实；而按取其脉，脉象乱如转丸，更向下缩入尺脉中段的，人就会死亡。

冬天肾水旺，肾脉沉软而滑的叫作平脉；如果脉象反而微涩而短，就是肺邪在侵袭肾，肺金为肾水之母，这是母归到子位上，是虚邪，这种病即使得上也容易治；脉象反而弦细而长的，是肝在侵袭肾，肝木为肾水之子，这是子袭母位，是实邪，病会自然痊愈；脉象反而大而缓的，是脾在侵袭肾，脾土为肾水之敌，是土克水，为贼邪，是大逆的现象，病人十成是死而无救治；脉反而浮大而洪的，是心邪在侵凌肾，心火乃肾水所克者，为微邪，即使病了也会很快痊愈。

左手关后尺中阴脉脉象绝的，这是没有肾脉，其病苦于足下发热，两大腿骨里拘急，精气枯竭减少，这是由于劳倦所引起的，其治疗时应该刺足太阳经上的穴位。

左手关后尺中阴脉脉象实的，是肾实证，得这种病会苦于神思恍惚，健忘，眼睛模糊不清，耳聋不能听见声音，耳鸣，治疗时应该刺足少阴经上的穴位。

右手关后尺中阴脉象阴绝的，是没有肾脉，病人苦于足逆冷，逆气上攻入胸而疼痛，梦见入水见鬼，常梦中惊叫，感到有黑色的东西压在自己身上，治疗时应当刺足太阳经上的穴位。

右手关后尺中阴脉脉象实的，是肾脉实，患者会感觉骨疼腰脊痛，内有寒热，治疗时应当刺足少阴经上的穴位。

肾脉沉细而紧，在呼气一次的时间里肾脉搏动两次叫平脉，搏动三次叫离经病（指脉搏背离常度），搏动四次叫脱精（指精气衰脱），搏动五次就会昏死，搏动六次就会丧命，这是足少阴肾经显示出来的脉象。

肾脉特别急的，是骨痿（因邪热伤肾、髓虚骨枯而致。症状为腰脊酸软、下肢痿弱、面黑齿枯等）癫病；微急的是奔豚（多由肾脏阴寒之气上逆或肝经气火冲逆而致。症状为气从小腹上冲胸部、咽喉，如豚在奔突一样），沈厥（症状为下肢沉重厥冷），腿脚不能收缩，不能前后移动；肾脉特别缓的，会脊柱痛得好像折断一样；肾脉微缓的是洞下病，洞下的人，饮食不消化，或食物进入咽喉中就返吐出来；肾脉特别大的是阴痿症，肾脉微大的是石水病（喉病名，因阴盛阳虚，水气内聚所致的水肿病），以小腹水肿为主症，从脐下到腹部肿满，有重坠感，如果肿满上达胃脘的就是死症，不能救治了；肾脉特别小的是洞泄症；肾脉微小的是消渴病；肾脉特别滑为癃癞症（小便癃闭，阴囊肿大）；肾脉微滑为骨痿症，表现为坐下就不能起来，起来就会眼睛花，看东西模糊不清；肾脉很涩的是大痈肿；肾脉微涩的是没有月经，以及患有经久不能治愈的痔疮。

肾脉搏坚而长，患者脸色黄中透红的，是患有腰折病；肾脉软而散的，是患有少血的病。

肾脉来时，上坚而大的脉象，是小腹与阴部有积气，名字叫肾痹（因骨痹长久不愈，又感受外邪，邪气入肾所致。症状为常常腹胀、足挛急、身体蜷曲等）。患这种病是因为用清水沐浴后就睡卧而导致的。

扁鹊说，肾有病就会造成耳聋，肾的外窍是耳朵，但是，肾气上通于耳，如果五脏不和谐，就会使九窍闭塞不通，阴阳都壅盛，不能够正常运转，所以叫作关格症。患了这种阴阳严重壅闭的关格，不能够活到先天命定的年龄就会死亡。

肾在声音上表现为呻吟，在变动中表现为战栗，在情志上表现为恐惧，恐惧就会伤肾，精与气共同居于肾就会导致恐惧。

肾脏主管冬季感受的病，在冬天受病就要刺井穴。

病先发生在肾脏的，就会出现小腹、腰脊痛，足胫酸；一天后传到膀胱，会背脊、膂、筋痛，小便癃闭；两天后向上传到心脏，则会心脏痛；三天后传到小肠，就出现胀满；病到第四天仍不停止的，人就会死亡。死亡时间，冬天会在天大亮后，夏天则在黄昏。

肾患病，半夜时病情稍轻，白天时病情加重，辰戌丑未四时病情更重，下午五时三

医学小常识

肾的部位

肾脏位于脊柱两侧，紧贴腹后壁，居腹膜后方。右肾门针对第二腰椎横突，左侧针对第一腰椎横突，右肾由于肝脏关系比左肾略低 1 ~ 2 厘米。正常肾脏上下移动均在 1 ~ 2 厘米范围以内。由于肾脏位于横膈之下，体检时，除右肾下极可以在肋骨下缘摸到外，左肾则不易摸到。

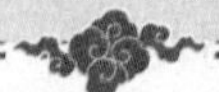

刻病情得到片刻稳定。

如果肾发生了病变，大多是因为在中州感病或因吃牛肉及各种从土中生出的食物而患病；不然就会在长夏时发病，患病应在戊己日。

通常肾病的症状是，腹大、足胫肿痛、气喘、咳嗽、身体沉重、睡觉时流汗、怕风，正气亏虚就会胸中疼痛，大腹及小腹疼痛，清冷厥逆，心情不愉快，治疗时应当刺足少阴肾经和足太阳膀胱经上的穴位，并刺出血。

肾脉沉取时坚实、浮取时紧急的病人，将苦于手足骨肿，萎厥而不举，腰脊痛而小腹肿，且心下有水气，时而胀闭时而泄出，患这种病是因为在水中洗浴后，身体没有干就进行房事，以及过度劳倦而引发的。

患肾病的人脸色发黑，气息虚弱，呼吸急促，气短，两耳聋，腰痛，时时失精，饮食减少，膝以下清冷，如果病人脉象沉滑而迟，还可以治疗，适宜服用内补散、建中汤、肾气丸、地黄煎。春天发病应当刺涌泉穴，秋天发病应当刺复溜穴，冬天发病应当刺阴谷穴，都是用补法。夏天发病刺然谷穴，季夏发病刺太溪穴，都是用泻法。还应当灸京门穴五十壮，灸背上第十四椎棘突处的肾腧穴一百壮。

邪气在肾脏，就会使人骨痛，阴痹（即寒痹。因感受寒邪而导致的，症状以疼痛为主）。阴痹，就是抚摩不得，腹胀腰痛，大便艰难，肩背颈项僵直疼痛，时时眩晕，治疗时刺涌泉穴、昆仑穴，刺出血。

过度用力举重物，或者行房过度之后，出大汗就洗浴都会伤肾。

肾中风此条缺失。

肾中寒此条缺失。

如果患肾水病，患者会腹大脐肿，腰痛得不能小便，阴下湿得如牛鼻头上的汗，足逆冷，大便反而坚燥。另有说法认为面部反而瘦削。

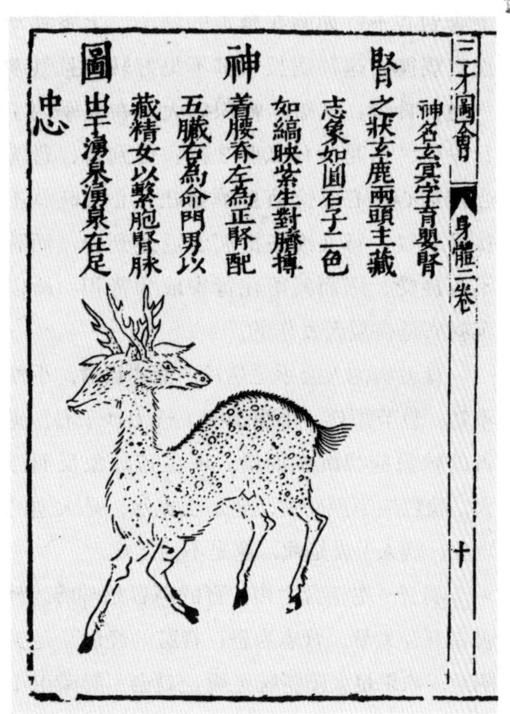

肾神图

患肾胀病（因肾虚气逆而导致的病），腹中胀满而引起背泱泱然也胀满，腰和大腿骨都痛。

因肾气虚弱、寒湿内着而引起的肾着病，患者身体沉重，腰中冷得如水一样。一种说法认为像水洗的一样，另有说法说像坐在水中，形如水肿的样子。病人口不渴，小便自畅，饮食如故，就是这种病的症状。此病属下焦，这是因为劳动后身体出汗，内衣冷湿，长期如此而导致的。

肾着病，从腰以下发冷，腰部沉重好像带着五千钱。

患有肾积病即奔豚，脉象沉而急，苦于背脊和腰相引而疼痛，饥饿时病情很明显，吃饱后病情就减轻，小腹里急，口干，咽喉肿、伤、烂，眼睛模糊，骨骼中发寒，骨髓厥，人健忘，脸色发黑。

肾积病名叫奔豚，病发于小腹，邪气向

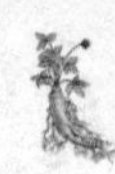

上奔到心下，如豚在奔走的样子，上下移动没有规律。这种病长久都不见好转，且气喘气逆，骨痿，气短。肾积病大多在夏季丙丁日发作，这是为什么呢？脾病传到肾，肾应当传到心，心脏恰值夏季当旺，心气旺就不接受邪气，肾又准备把病邪返还到脾，而脾不肯接受，因而就留在肾中成为肾积，所以奔豚病是在夏天发作的。

肾患病的人会手足逆冷，面赤目黄，小便不禁，骨节烦疼，小腹结痛，气上冲于心，患者的脉象应当沉细而滑，现在其脉象反而浮大，脸色应当黑而黄，这是土克水，是大逆的现象，病人十成是死，这是不治之症。

羽音，主辖肾之声，肾的声音是呻吟，肾脏在五音为瑟，肾志为恐，肾脏的经脉是足少阴经，如果足太阳膀胱经厥逆就会引起荣卫不通，阴阳逆乱颠倒，阳气在内潜伏，阴气在外上升，阴气上升就会发寒，寒就会虚，虚就使痱风（因邪气侵入经脉，荣卫郁热不清而导致的病症，又称麻风）发作，语音不清舌头不能转动，半身不遂，脚偏跛，如果病邪在左左边肾就会受到伤害，病邪在右，右边的肾就会受到伤害，患半身不遂这种病，从鼻到脚有一半的身子，缓弱不遂，口也歪斜，语声不清，入厕解便也得依靠他人扶持，耳偏耳聋，腰背相牵引，严重的就无法救治了，这种病一般用肾沥汤主治，处方见第八卷中。另外呻吟而好发怒，发怒而健忘，神思恍惚若有所思的症候，这是土克水，阳令搏击阴气，阴气潜伏而阳气上升，阳气上升就会发热，发热就是实证，实证就会令人发怒，发怒就会健忘，耳朵听不见声音，四肢胀满拘急，小便赤黄，口动而发不出声音，笑着看人，这是因为邪热伤害了肾，严重的就无法救治了。如果脸色黑黄，只是耳朵不能听见声音的，还可以救治。

肾病变为疟疾的，会使人寒冷，腰脊疼痛，大便艰难，目眩，身体颤抖不已，手足寒冷，此时应当用恒山汤主治，处方见第十卷中。如果患者本来不吃东西，忽然嗜吃而且好发怒，与常性相反，这表明肾已受伤，虽然病还未发觉，症候已经表现出来了。如果人在说话前先开口笑，接着闭口不作声，举手捂腹或说话时举手蒙眼。这是肾病在声音方面表现出来的症候，应该仔细察看虚实表里和浮沉清浊，根据病情加以治疗。

黑色是肾的颜色，肾合骨，其黑色如乌的羽毛一样为吉利。肾主耳，耳是肾功能的外延。皮肤呈黑色，头大、面部曲凹、颊部宽，肩部瘦小、腹大，手足小，行走时摇动下半身，尻尾部较长，背脊部也较长，对人不敬重也不惧怕，爱欺骗人，容易被杀而死。这种人能耐受秋冬的寒凉而不能耐受春夏的温热，在春夏季节容易感邪生病，取足少阴肾经上的穴位来主治。此类人谦卑低下，如川泽之纳污一样宽宏。

耳朵的大小、高低、厚薄、扁圆，都与肾相对应。肤色黑、纹理细密的，肾就小，肾小的人就很安定，难以受到伤害；纹理粗的，肾

医学小常识

肾的功能

肾是一个功能极其广泛的重要脏器。中医学认为肾的功能表现在三方面：一主藏精，促进人体生长发育、生殖，被称为“封藏之本”。二主水液代谢，故又有“水脏”之称。三主纳气，为“气之根”。现代医学认为，肾的功能为：1. 分泌尿液，排出代谢废物、毒物和药物；2. 调节体内水和渗透压；3. 调节电解质浓度；4. 调节酸碱平衡；5. 内分泌功能。

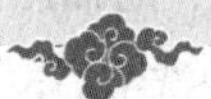

就大，大就虚，虚就会引起肾寒，出现耳聋或耳鸣，出汗，腰痛得不能俯仰，容易被邪气所伤；耳朵高的则肾也高，高就实，实就引起肾热，背部拘急抽痛，耳中有脓血出，或生息肉塞住耳；耳朝后陷的肾就低，肾低就会腰尻疼痛，不能俯仰，狐疝（病腹股沟疝）发作；耳坚实的则肾也坚实，肾坚实就不容易受病，不患腰痛；耳薄的人其肾也脆弱，肾脆弱就容易被热邪所伤，就会耳鸣，常患消渴病；两耳完好端正，接近颊的人，肾也端正，肾端正就平和通畅难以受伤；耳偏高的其肾也偏斜不正，肾偏斜不正就会腰尻偏痛。

凡是人的各脏腑在皮肤的分属部位处骨骼有所下陷的，人必定会死亡，不可避免。膀胱两边及太阳经是肾在皮肤的分属部位，骨在该处下陷，而肾脏之气通于内，外部也随之相应，沉浊为内，浮清为外。如果颜色的变化是从外到内，病就是从外产生的，该部位就会隆起；如果颜色的变化是从内到外，病就是从内产生的，该部位就会下陷。病从内产生的人，应先治其里，后治其表；病从外产生的人，应先治其表，后治其里。

凡是人的生存与死亡，健康与疾病，脏腑精气都会先在外表显露征兆。如果人的肾脏已经先感染病邪，耳朵就会因此而枯萎并呈黑色；如果肾脏已先死，耳朵就会因此而暗黑焦枯；如果天中等分，而呈墓色，这种情况人必定会死亡。看其相应颜色的增加与减少，斟酌计算病人死期的远近，远不超过四百天，最短就在半月一月之间。肾病稍微治愈而忽然死亡的情况，怎么能够知道呢？回答说：耳朵上有如拇指大的黄黑色斑点，人就必定会忽然死亡。若肾脏已死，四天内人就会死亡，怎样得知这种情况呢？回答说：病人牙齿突然变黑，脸色非常黑，眼中发黄，腰中像要折断一样，汗流得如水一样快，眼白发青。这是由于肾气内伤，病因留积的原因，人在八天内就会死亡，这是死时的变化。面黄目黑的人不会死，面黑如烟尘的人会死；吉凶的颜色，从天中等分，左右大有分别，颜色不正，这是阴阳之气在面部的不同表现，相法中说，出现这种情况，如果不遭官事，也会死亡。患者面目连接耳朵左右带黄黑色，且年龄在四十岁以上的，一百天内就会死去。如果天中偏在一边的，是最明显的凶相，必定会死亡；两边有而年上无吉凶之色的人，三年之内，祸事必定到来。

肾在四时上属冬，在五行上属水，在五色上属黑色，其脉为足少阴肾经。问：少阴经怎么是肾脏的脉呢？回答说：肾属阴脏，阴即是水，都生于肾，这条经脉名叫太冲脉，共有五十七个穴，在冬天刺其井穴、荥穴。冬天，水开始冻结，肾开始闭藏，阳气衰少，阴气旺盛，太阳经之气深伏潜藏，阳脉不用，

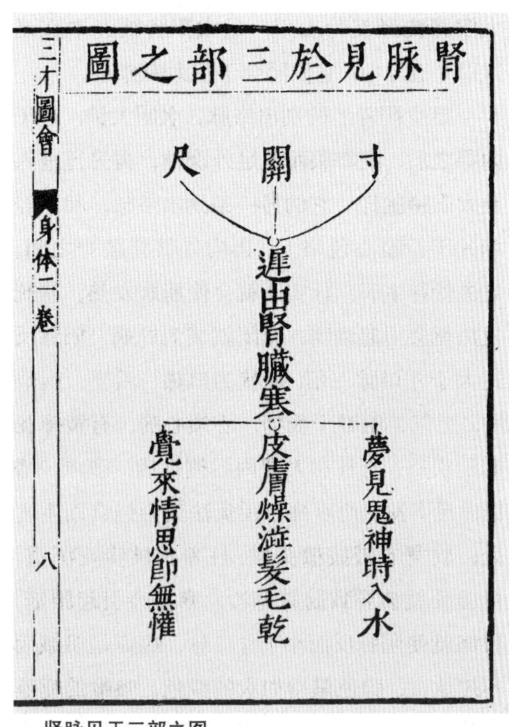

肾脉见于三部之图

所以取井穴以下。阴气逆时就取荥穴来疏通（《素问》作实）阳气，其脉本在内踝下二寸，与舌下两脉相应，其脉根在涌泉，涌泉在脚心下，大拇指筋之处。

足少阴肾经的筋起于足小趾的下方，入足心，和足太阴脾经筋相并而斜走内踝骨下方，结聚于足跟，又与足太阳膀胱经的筋相合而向上行，结聚于内辅骨下，并在此与足太阳经的筋合并，再沿着大腿内侧上行，结聚于生殖器，又沿着脊内夹脊柱骨上行至项，结聚于枕骨，与足太阳膀胱经的筋相合。

肾的经脉起于足小趾下方，斜出走向足心，到位于足内踝前下的舟骨之下，沿着内踝骨的后方，另向下行，进入足跟，再上到腓肠肌内侧，从腘窝内侧穿出，上达大腿内侧的后缘，贯穿脊柱，入属于肾脏，且连接膀胱。其直行的经脉，从肾上贯穿肝和横膈膜而进入肺中，沿着喉咙，归结于舌根两边。其支脉，从肺穿出连接心脏，注于胸中。足少阴肾经与足太阳膀胱经互为表里，足太阳膀胱经本在足跟以上五寸中，它们同会于手太阴肺经。

足少阴肾经的别出络脉，名叫大钟，起于内踝之后，绕脚跟而至足外踝侧，再另行进入足太阳膀胱经。它的另一条别出络脉，和本经相并于行至心包络下，再向外贯穿腰脊之间。它主管肾生病，肾实证就会使膀胱发热，膀胱发热就会引起癃闭，癃闭就成为外病，阳脉反逆大于寸口脉二倍，症状为口热、舌干，咽喉肿，上气，咽喉干而痛，心烦心痛，有黄瘅肠澼痢疾病，脊柱和大腿内后侧疼痛，痿厥、嗜卧，足下发热而疼痛；用灸法就会强食而生害处，放宽衣带披散头发，拄着拐杖步履沉重。肾虚证就会导致膀胱寒冷，寒就会引起腰痛，腰痛就使阴脉反而小于寸口脉，病症是饥饿而不想饮食，脸色黑得如炭的颜色，咳嗽的唾液中就会有血，喉鸣而气喘，坐下又想起来，目光模糊不清不能看见东西，心中悬起如同患了饥饿病一样，气不足，容易恐怖，心中警惕，好像有人在追捕他，这是骨厥病。

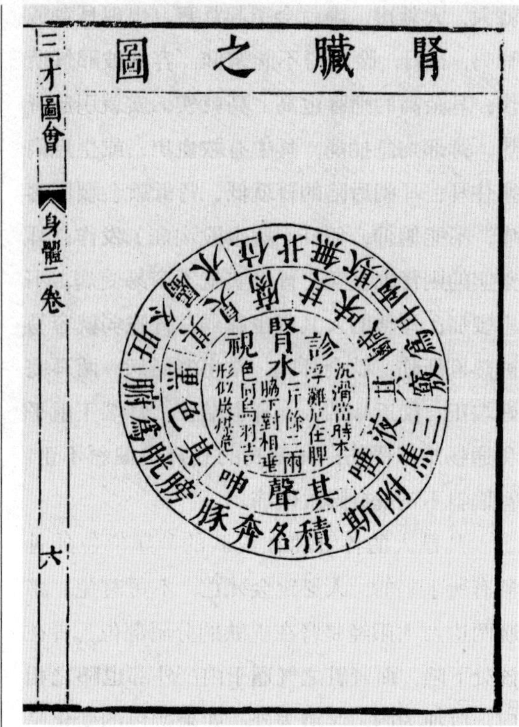

肾脏之图

冬天的三个月，主管肾与膀胱，这段时期易患黑骨温病，病源是因为足太阳膀胱经与足少阴肾经相搏，邪气蓄积在三焦，上下壅塞，阴毒在内运行，脏腑感受外邪，就会患病。如果其病相反，腑虚就会被阴寒邪毒之气所伤害，而导致里热外寒，想靠近火炉取暖而心里又想饮水，或者腰痛得像折断了一样；如果脏实，就会被阳热邪毒之气所损伤，胸胁切痛，犹如刀刺，不能转动，热势极盛。如果服用冷药超过限度就会导致洞泻，所以说，这是黑骨温病。

扁鹊说，灸脾俞、肝俞、肾俞，主治丹金毒黑温的病，应当根据病源施治，调理脏腑，清浊之病就不会产生了。

肾虚实第二

肾实热

左手尺中神门脉之后的阴脉，脉象阴实的，就是足少阴肾经阴实的征象。这种病苦于舌干燥，咽喉肿痛，心烦，咽喉发干，胸胁时时疼痛，气喘，咳嗽，出汗，小腹胀满，腰背强直强急，身体沉重，骨发热，小便赤黄，好发怒，健忘，足下热疼，四肢发黑，耳聋，名叫肾实热。《脉经》说：肾实热的人，膀胱胀满阻塞，小腹与腰脊相引疼痛。

左手尺中神门脉之后的阴脉，脉象阴实的，是足少阴肾经的脉象阴实，这种病苦于患痹病，身体发热，心中疼痛，脊胁相引疼痛，足逆热烦，名为肾实热。

泻肾汤 【清肾泄热方】

主治肾中实热而致的小腹胀满、四肢正黑、耳聋、梦腰脊离解以及浮水、气急等。

芒硝三两，大黄（切，用一升水在密器中浸泡一宿）、茯苓、黄芩各三两，生地黄（取汁）、菖蒲各五两，磁石（碎如雀头）八两，玄参、细辛各四两，甘草二两。

以上十味药分别切碎，用九升水煎煮，取汁二升半，去掉药渣，放入大黄再煎，煎至汁减二三合，去大黄，加入地黄汁再煎一两沸，入芒硝，分为三服。

治肾热、多怒健忘、耳听不见声音、四肢胀满引急、腰背转动强直的处方：

柴胡、茯神、黄芩、泽泻、升麻、杏仁各一两，磁石四两（碎），羚羊角一两，地黄、大青、芒硝各三两，淡竹叶（切）一升。

以上十二味药分别切细，用一斗水来熬取三升，去掉药渣，加入芒硝，分成三次服用。

治肾热，小便黄赤不出，或如栀子汁或如黄檗汁，每次欲解小便时阴茎头疼痛的处方：

榆白皮（切）一升，滑石八两（碎），子芩、通草、瞿麦各三两，石韦四两，冬葵子五两，车前草（切）一升。

以上八味药分别切细，用二斗水先煮车前草，取一斗，去掉渣，澄清后取九升汤汁，加入其他药一起熬取三升五合汤药，去掉药渣，分成四次服用。

肾膀胱俱实

左手尺中神门脉之后的脉象为阴阳俱实的，是足少阴肾经与足太阳膀胱经都实的征象，其病苦，症状为脊背强直反抑，眼睛上视不能转动，邪气向上冲逆心胸，脊柱疼痛得不能反侧，名叫肾与膀胱俱实之证。右手尺中神门脉之后的脉象阴阳俱实的，这是足

中医小锦囊

肾虚者宜食

蔬菜香料类：豇豆、淡菜、桑葚、胡桃、山药、油菜籽、韭菜籽、萝卜籽、香椿头、胡萝卜、芋头、山药、马铃薯、甘薯、芝麻、肉桂、花椒、丁香、茴香、胡椒、葱、蒜等。

肉类：牛骨髓、狗肉、羊骨、猪肾、鲈鱼、虾子。

菌类：白木耳、石衣、石花、地耳、冬虫夏草等。

其他：咖啡、人乳、羊乳、酒、茶、胎盘、燕窝、蜂蜜、蜂乳、蜂王浆、酪、奶酥等。

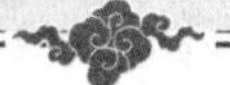

少阴肾经与足太阳膀胱经都实的征象，容易患癫病，头沉重引起眼睛疼痛剧烈，四肢厥冷，曾想用奔跑的方法来缓解，眼睛却向上翻，风邪侵入经脉而多汗，名叫肾与膀胱俱实。

肾虚寒

左手尺中神门之后的脉象为阴虚的，是足少阴肾经阴虚的征象，患者心中烦闷，下肢沉重，足肿不能触地，名叫肾虚寒。右手尺中神门之后的脉象为阴虚的，也是足少阴肾经阴虚的征象，患者足胫瘦小脆弱，恶寒，脉象为代脉或绝脉，不相延续，足寒，上重下轻，行走时脚不能着地，小腹胀满，邪气向上冲胸引至肋下疼痛，名叫肾虚寒。

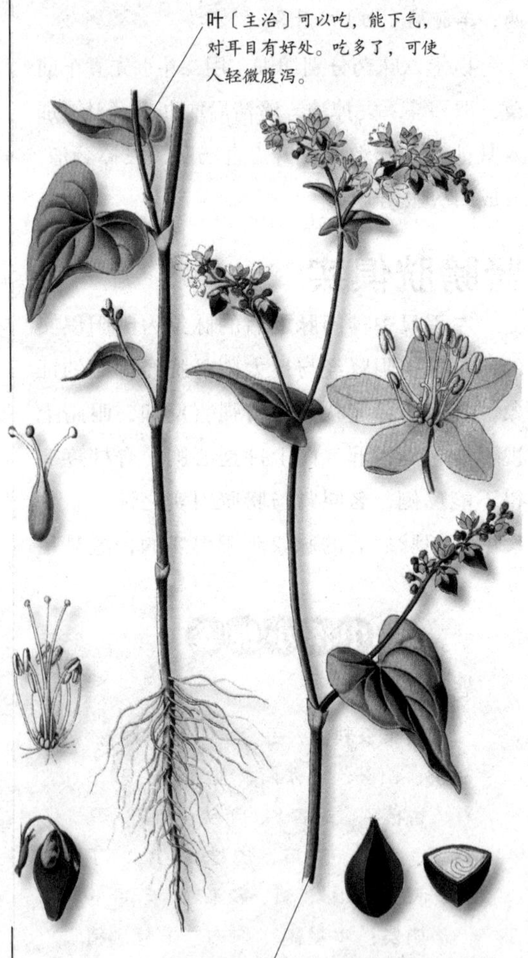

叶〔主治〕可以吃，能下气，对耳目有好处。吃多了，可使人轻微腹泻。
秸〔主治〕烧成灰淋汁用碱熬干，用等量的石灰和蜜收炼，治溃烂的痈疮，去除坏死组织和面痣，效果最好。

荞麦

味甘，平，寒，无毒。主治充实肠胃，增长气力，提精神，除五脏的秽物。能降气宽肠，消积滞，消热肿风痛，除白浊白带，脾积止泻。

治肾气虚寒、阳痿、腰脊疼痛、身体沉重缓弱、语言不清、阳气顿绝的处方：

生干地黄五斤，苁蓉、白术、巴戟天、麦门冬、茯苓、甘草、牛膝、五味子、杜仲各八两，车前子、干姜各五两。

以上十二味药捣筛后制成散药。每次在饭后用酒送服方寸匕，每天服三次。

治肾风虚寒，可灸肾腧穴一百壮，穴在正对脐的两边向后至夹对脊柱相距各一寸五分处。

肾膀胱俱虚

左手尺中神门脉之后的脉象为阴阳俱虚的，是足少阴肾经与足太阳膀胱经都虚的征象，患者小便畅，心痛，背部寒冷，时常小腹胀满，名叫肾与膀胱俱虚。右手尺中神门脉之后的脉象为阴阳俱虚的，这也是足少阴肾经与足太阳膀胱经都虚的征象。患者心痛，或下肢沉重，二阴不能自行收摄，向外反出，时时苦于洞泄，因寒中而泄，肾和心都痛，名叫肾与膀胱俱虚。

肾劳第三

凡是肾劳病，用补肝气的方法来补益肾，肝旺就会感应到肾。如果人违背了冬季时令之气，就会使足少阴肾经不能伏藏，而肾气沉浊；人顺应冬气就能生存，而与冬气相逆就会死亡，顺应它，人体就得和谐，与它相逆，就会使人体生理混乱，如果人的活动与四时之气相悖而造成生理上的逆阻，就会生病，这就叫关格。

栀子汤 【利尿通淋方】

主治肾劳实热而致的小腹胀满、小便黄赤、尿有余沥、小便数而少、茎中痛、阴囊生疮等。

栀子仁、芍药、通草、石韦各三两，石膏五两，滑石八两，子芩四两，生地黄、榆白皮、淡竹叶（切）各一升。

以上十味药分别切碎，用一斗水煎煮，取汁三升，去掉药渣，分三次服用。

麻黄根粉 【外敷消疮方】

主治肾劳热而致的阴囊生疮。

麻黄根、石硫黄各三两，米粉五合。

以上三味药治择捣筛后制成散药，用棉签粘取药末，如平常用粉法一样来擦在疮上，药粉浸湿后又擦上。

治肾劳热，妄怒，腰脊不能俯仰屈伸，将散药加水煎熬的处方：

丹参、牛膝、葛根、杜仲、干地黄、甘草、猪苓各二两半，茯苓、远志、子芩各一两十八铢，石膏、五加皮各三两，羚羊角、生姜、橘皮各一两，淡竹叶鸡蛋大。

以上十六味药捣筛后制成散药，为粗散，用三升水来熬二方寸匕药末，先用帛将药末裹好，时时搅动，熬取八合汤药来作为一服，如此每日熬取二服来服用。

治疗虚劳，阴阳失调，伤筋损脉，气息缓弱，气短，遗精滑泄、泻痢，小便赤黄，阴下湿痒，腰脊痛得如折断了一样，面色顿失，可用处方：

生地黄、萆薢、枣肉、桂心、杜仲、麦门冬各一斤。

以上六味药分别切细，用一斗五升酒来浸三夜，取出药晒干后又浸，如此直到把酒浸取完，取晒干的药物来治下筛后制成散药。每次在饭后用酒送服方寸匕，每天三次。

治肾劳，虚冷干枯，忧愤恼怒而致内伤，或因久坐湿地而损伤肾的处方：

秦艽、牛膝、川芎、防风、桂心、独活、茯苓各四两，杜仲、侧子各五两，石斛六两，丹参八两，干姜、麦门冬、地骨皮各三两，五加皮十两，薏苡仁一两，大麻子二升。

以上十七味药分别切细，用四斗酒来浸药七日，每次服七合，每日服两次。

中医小锦囊

治肾虚小偏方

1. 取小枣7颗、桂圆7颗、莲子14颗，加入少许水煮沸，放凉后，汤与食物一起服用。

2. 买6只刚会啼叫的小公鸡，按常规切块放油锅内略炒几分钟，再加500克米醋，放火上炖到剩下半杯米醋。每只鸡按一日三次，一天内吃完，连吃6只为一个疗程。

3. 用大拇指和食指揉双手小指的第一关节，这是左右两肾穴，每天揉两次，每次十分钟左右。在揉小指穴时发觉关节疼痛不一样，痛的一侧可多揉会儿。

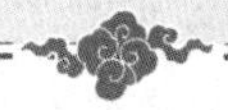

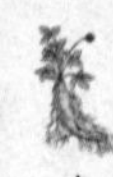

利尿通淋方

栀子汤 主治肾劳实热而致的小腹胀满、小便黄赤、尿有余沥、小便数而少、茎中痛、阴囊生疮等。

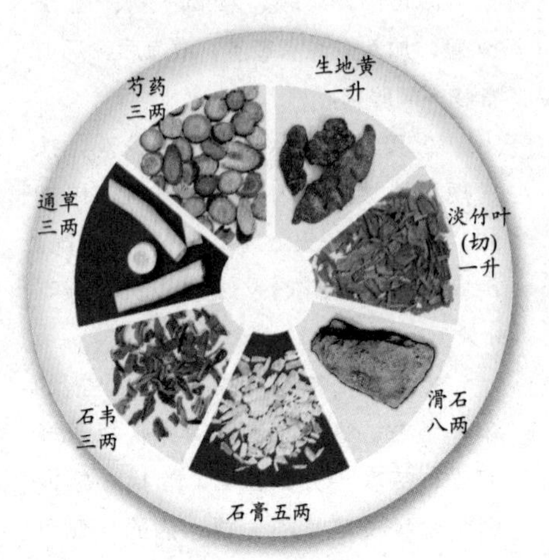

注：另有栀子仁三两、子芩四两，榆白皮一升。

以上十味药分别切碎，用一斗水煎煮，取汁三升，去掉药渣，分三次服用。

服栀子汤后疗效

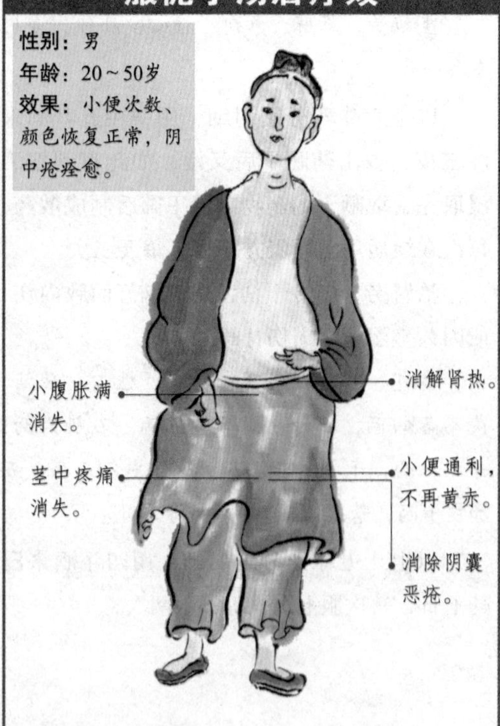

性别：男
年龄：20～50岁
效果：小便次数、颜色恢复正常，阴中疮痊愈。
小腹胀满消失。
消解肾热。
茎中疼痛消失。
小便通利，不再黄赤。
消除阴囊恶疮。

精极第四

精极病（因肾脏受损而引起脏腑都受损伤的病症。症状是瘦弱无力，皮肤不润泽，眼睛黯然无光，毛发脱落，头晕耳鸣，腰痛遗精等），是五脏六腑的病症，如果五脏六腑衰弱就会使形体每一处的病都达到最严重的程度，会出现眼睛模糊看不清事物，牙齿焦枯，头发脱落，身体沉重，生肾水病（因肾气虚寒不能温化水液而产生的病），耳聋，走路跌跌撞撞。阳邪会损害五脏，阴邪会损伤六腑，阳实就将病邪从阴引到阳，阴虚就将病邪从阳引到阴。如果是阳病，则病邪向上走高处，高则实，实则热，而使眼睛看不清楚，牙齿焦枯头发脱落，腹中胀满，腹满就会周身骨节无规律地疼痛，疼痛时适宜用泻法来治其内；如果是阴病，则病邪向下，下则虚，虚则寒，身体沉重，生肾水病，耳聋，行走跌跌撞撞，邪气入内后，行到五脏就会咳嗽，咳嗽就会多鼻涕唾液，面肿气逆，所以叫精极。因此，对形体因生病而肌肉骤减的病人，就要用调理其气的办法来温补，对精不足的病人要用五味食物来温补。善于治精极的人，病邪尚在肌肤筋脉中时，就先着手治疗，其次治疗六腑中的病邪，如果邪气到达五脏，人就已经半死了。

扁鹊说，五脏之气都竭绝的人就没法救治了。脏气断绝会引起目系眩晕，目之精已被夺，这是神志已先死，最多不超过一天半日，病人就会死亡，这已不是医生之力所能救得了的了。对精极病务必仔细地研究，病从表来就治里，从左来就治右，从右来就治左，知己知彼，病就能治愈了。

竹叶黄芩汤 【清热养阴方】

主治精极实热而致的目视不明、齿焦发落、形衰体痛、通身虚热等。

竹叶（切）二升，黄芩、茯苓各三两，甘草、麦门冬、大黄各二两，生地黄（切）一升，生姜六两，芍药四两。

以上九味药分别切碎，用九升水煎煮，取汁三升，去掉药渣，分三次服用。

治精极、五脏六腑都受到损伤、虚热、全身烦疼、骨节酸痛、烦闷的处方：

生地黄汁二升，麦门冬汁、赤蜜各一升，竹沥一合，石膏八两，人参、川芎、桂心、甘草、黄芩、麻黄各三两，当归四两。

以上十二味药分别切细，先用七升水来熬八味药，取二升汤液，去掉药渣，加入地黄等汁一起熬取四升汤药，分成四次服用，白天服三次夜间服一次。

枣仁汤 【补肾固精方】

主治大虚劳而见梦遗泄精、茎核微弱，或血气枯竭，或醉饱伤于房室而见惊惕忪悸、小腹里急等。

枣核仁二合，人参二两，芍药、桂心各一两，黄芪、甘草、茯苓、白龙骨、牡蛎各二两，生姜二斤，半夏一升，泽泻一两。

以上十二味药分别切碎，用九升水煎煮，取汁四升，每次服七合，每天三次。如果不能饮食，小腹拘急，就加桂心六两。

韭子丸 【补肾固精方】

主治房事过度而致的精泄自出不禁、腰背不得屈伸、饮食不能充养肌肤、两脚痿弱等。

韭子一升，甘草、桂心、紫石英、禹余粮、远志、山茱萸、当归、天雄、紫菀、薯蓣、天门冬、细辛、茯苓、菖蒲、僵蚕、人参、杜仲、

中医词语锦囊

苦味益肾

苦瓜：具有清凉解渴、清热解毒、清心明目、益气解乏、益肾利尿的作用。

苦味菜：夏季，人们常常会感觉身体不适，在中医看来，这主要是因为夏季气温高、湿度大，因此会伤肾困脾。苦味食材通过补气固肾，健脾燥湿，从而实现平衡机体功能。

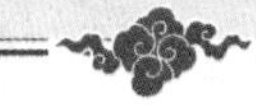

白术、干姜、川芎、附子、石斛各一两半，苁蓉、黄芪、菟丝子、干地黄、蛇床子各二两，干漆四两，牛髓四两，大枣五十枚。

以上三十一味药研为细末，用牛髓与白蜜、枣膏反复捣研，制成梧桐子大小的丸，每次空腹服下十五丸，可逐渐加量至二十丸，每天两次。

治梦泄失精的处方：

取一升韭子，治下筛后制成散药。每次用酒送服方寸匕，每天两次，立即见效。

治虚劳尿精方：

韭子二升，稻米三升。

以上两味药，用一斗七升水煮成如粥的模样，取六升汁，分成三次服用，精溢也这样治。

禁精汤 【补肾固精方】

主治失精羸瘦、酸痛无力、目视不明、恶闻人声等。

韭子二升，粳米一合。

以上两味药一起在铜器中炒，熬至米色黄黑，趁热加入好酒一斗，取汁七升，

补肾固精方

枣仁汤 主治大虚劳而见梦遗泄精、茎核微弱，或血气枯竭，或醉饱伤于房室而见惊悸。

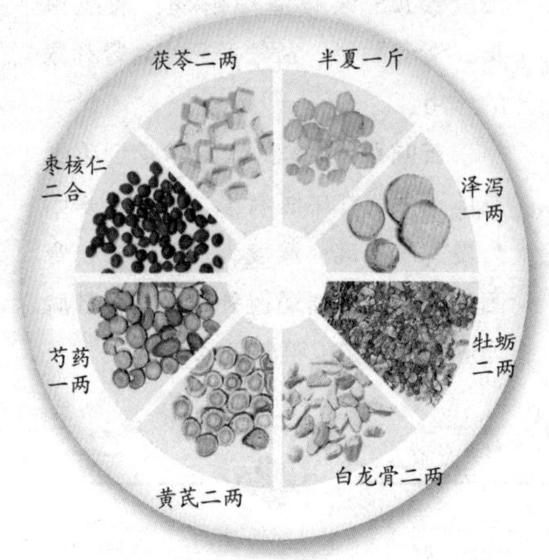

注：另有人参二两，桂心一两，甘草二两、生姜二斤。

以上十二味药分别切碎，用九升水煎煮，取汁四升，每次服七合，每天三次。如果不能饮食，小腹拘急，就加桂心六两。

服枣仁汤后疗效

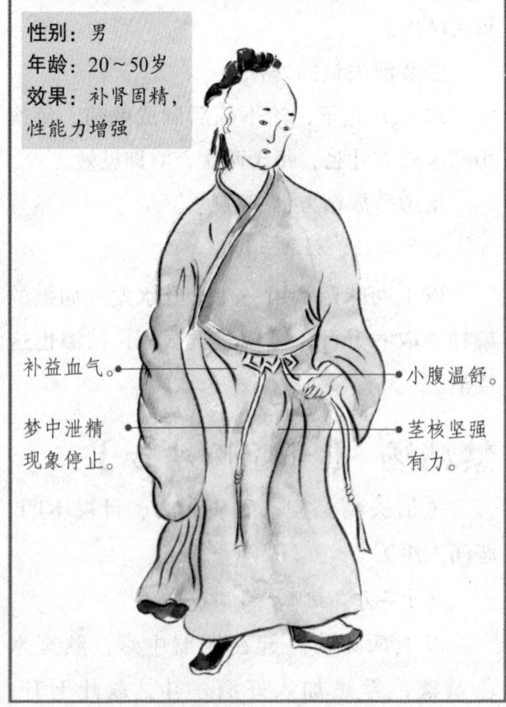
性别：男
年龄：20～50岁
效果：补肾固精，性能力增强
补益血气。
小腹温舒。
梦中泄精现象停止。
茎核坚强有力。

每次服一升，每天三次，连服两剂。

羊骨汤【补肾固精方】

主治失精多睡、目视不明。

羊骨一具，生地黄、白术各三斤，桂心八两，麦门冬、人参、芍药、生姜、甘草各三两，茯苓四两，厚朴、阿胶、桑白皮各一两，大枣二十枚，饴糖半斤。

以上十五味药分别切碎，先取羊骨用五斗水煎煮，取汁三斗，去羊骨，放入其他药再煎，取汁八升，加入阿胶、饴糖烊化，每天晨起服下一升。

治虚劳尿精，可灸第七椎棘突两旁各三十壮。

治梦中泄精，可灸三阴交十四壮，就能止住淫梦，效果神奇。穴在内踝之上的大脉上，离踝骨有四指相并那么宽的距离处即是。

骨极第五

骨极病，是受肾制约的，肾与骨相应，骨与肾相合。又有人说，因冬天伤于风寒湿气，邪入骨髓关节就会引起骨痹，骨及关节沉重酸痛，全身寒冷；如果骨痹病没有治愈，又感受邪气，邪气就会侵入肾中。耳鸣且呈现出黑色，就是肾病的症状。肾病就会引起骨极，牙齿苦痛，手足骨节酸痛，不能久站，屈伸不灵活，身体麻痹，脑髓酸痛。如果在冬季的壬癸日被风邪所伤，成为肾风，风邪就会尽伤全身骨节，所以叫作骨极。如果其气为阴，就会引起虚，虚就引起寒；寒就引起脸肿且有黑色的污秽之物，腰脊疼痛不能长时间站立，屈伸不灵活。患者如果气衰弱，就会头发脱落、牙齿枯槁，腰背相牵引而疼痛，痛得严重的就会引起严重咳嗽吐唾；患者如果气为阳，气阳就充实，充实就会发热，发热就会使脸色发黑，性功能衰退，膀胱不通畅，牙齿、脑髓苦痛，手足酸痛，耳鸣，脸色发黑，这是骨极病达到顶点时的症状。医生必须精确地辨别气的阴阳，察看它的清浊，了解它在皮肤的分属部位的变化，诊视它的气息状况。善于治病的人，病邪开始在皮肤筋脉中时，就要立即治疗；如果病邪进入了脏腑，病人就会半死不能救治了。

扁鹊说，骨极病不加以治疗，就会变得骨节非常酸痛，不能伸缩，十天就会死去。骨与足少阴肾经相对应，足少阴肾经的脉气衰竭就会使骨骼枯萎，头发没有光泽，这就是骨已先死的症状。

三黄汤 【泄热通便方】

主治骨极，肾脏有热，膀胱不通，症状为二便闭塞、颜面焦黑、耳鸣虚热等。

大黄（切，另渍水一升）、黄芩各三两，栀子十四枚，甘草一两，芒硝二两。

以上五味药分别切碎，先取黄芩、栀子、甘草用四升水煎煮，取汁一升五合，去掉药渣，加入大黄再煎两沸，放入芒硝，分为三服。

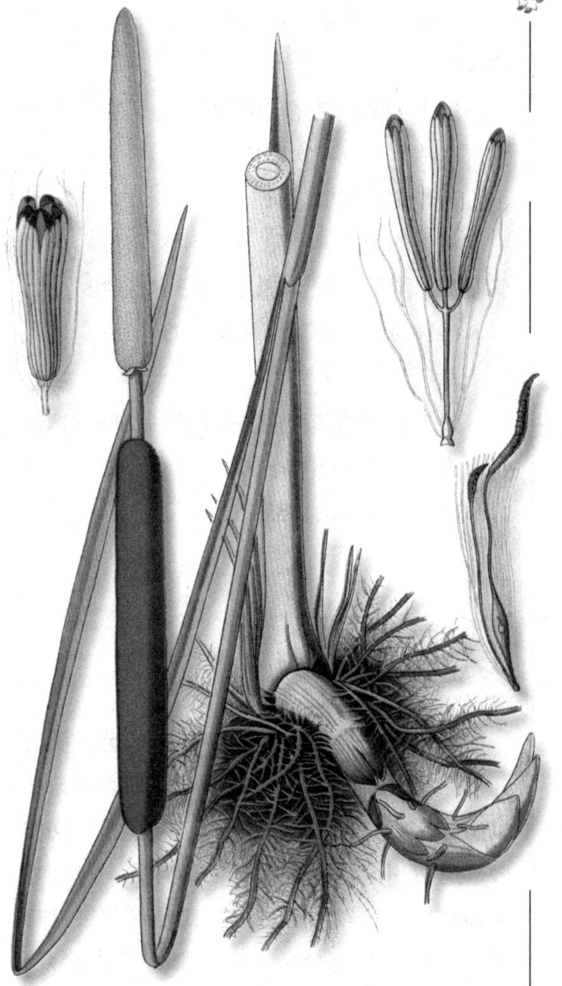

香蒲、蒲黄

味甘，平，无毒。主治五脏心下邪气，口中烂臭。可固齿，明目聪耳，久服轻身耐老。生吃，止消渴，去热燥，利小便，补中益气，和血脉。

蒲黄炭 〔主治〕五脏心下邪气，口中烂臭。可固齿，明目聪耳，久服轻身耐老。

骨虚实第六

骨虚的人，全身酸痛不安，容易疲倦。骨实的人，常苦于烦热。凡是骨虚实的病变，都受肾与膀胱的制约，如果患者脏腑有病，都会从骨髓中表现出来，与发热相对应的是脏的病变，与发寒相对应的是腑的病变。

治骨虚，酸痛不安，容易疲倦，这种病是由于膀胱寒所导致的，用虎骨酒。

取一具虎骨，通体炙烤到其黄焦汁已尽时，研碎成如雀头那么大，用来酿三石米，四斗曲，三石水，用平常酿酒的方法。之所以要加水和曲，是因为骨消曲而饮水。酒熟后封住头，五十天后才打开饮用。

治骨实，苦于酸疼烦热的煎药处方：

葛根汁、生地黄汁、赤蜜各一升，麦门冬汁五合。

以上四味药混合后搅拌均匀，在微火上熬三四沸，分成三次服用。

治骨髓冷痛的处方：

将一石地黄取汁，加二斗酒相搅后熬沸腾两次，温服，每日三次，能补益骨髓。

治虚劳冷、骨节疼痛无力的处方：

豉二升，地黄八斤。

以上两味药蒸两遍，暴晒干后制成散药，每次在饭后用一升酒送服二方寸匕药末，每天两次。此方也治虚热。

腰痛第七

腰痛病一般有五种原因，一是足少阴肾经发生病变，十月时，万物阳气都衰弱，所以引起腰痛；二是因为风痹，风寒邪气伤害腰，所以引起腰痛；三是因为肾虚，过度用肾而伤肾，所以引起腰痛；四是腰部突然疼痛，是因为从高处坠下而伤腰，所以腰痛；五是因为贪寒而睡在地上，被地气所伤，所以腰痛。如果腰痛不止，则会引起腰脊疼痛。

杜仲酒 【温补肾阳方】

主治肾脉逆，小于寸口，膀胱虚寒，症状为腰痛、胸中动等，也可用于治疗少阴腰痛、风痹腰痛、肾虚腰痛、臀腰以及受寒腰痛等。

杜仲、干姜各四两，萆薢、羌活、天雄、蜀椒、桂心、川芎、防风、秦艽、乌头、细辛各三两，五加皮、石斛各五两，续断、栝楼根、地骨皮、桔梗、甘草各一两。

以上十九味药分别切碎，用四斗酒浸泡四天，初次服五合，可逐渐加量至七八合，

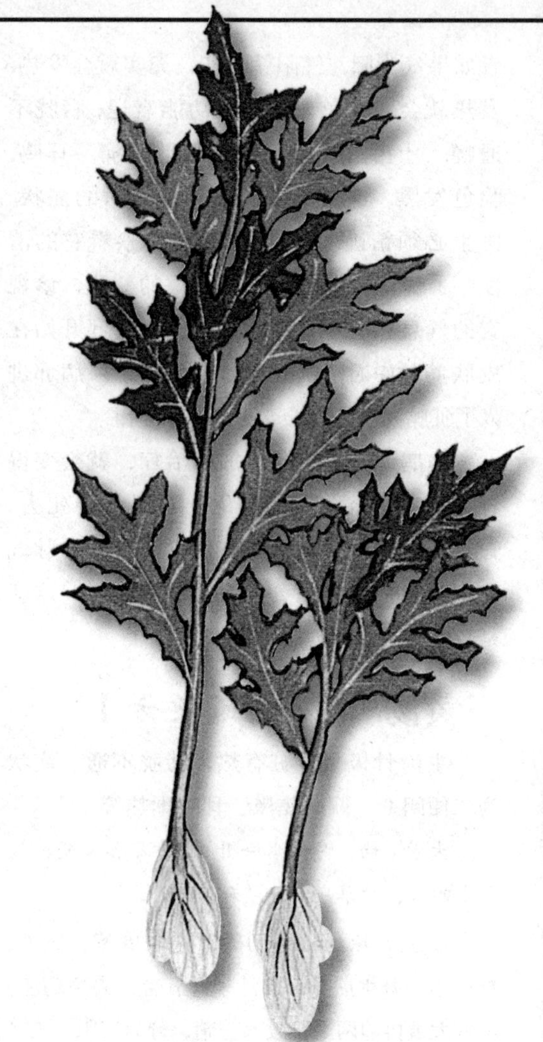

茼蒿

味甘、辛，平，无毒。可安心气，养脾胃，消痰饮，利肠胃。但多吃动风气，令人气胀。

每天两次。

治肾虚引起的腰痛的处方：

牡丹皮二分，萆薢、桂心、白术各三分。

以上四味药捣筛后调制成散药，每次用酒送服方寸匕，每天三次，也可以制作汤药来服，效果很好。

如果患者身体沉重，腰中像水洗过一样发冷，不渴，小便自畅，饮食依旧，是患肾

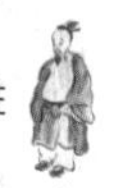

病的症状。可用肾着汤，主治因作劳汗出，衣里湿冷而致的肾着，症状为身体沉重、腰中冷如水洗、腰以下冷痛、腹重如带重物等。

甘草二两，干姜三两，茯苓、白术各四两。

将药全部切碎，用水五升煎煮，取汁三升，分为三服。

治腰脊苦痛不遂的处方：

取三斗大豆，炒一斗，煮一斗，蒸一斗；取六斗酒，一口瓮，蒸到极热，豆也热，纳入瓮中封闭瓷口，在秋冬要封十四日，在瓮下做个孔取出，每次服用五合，每天二三次。

治男子腰脚冷不灵活、不能行动的处方：

取三斗上好的醇酒，与三斗水合瓮中，温暖时从脚到膝盖浸泡，三日为止。冷后就在瓮下常置灰火，不要让它冷。

补肾第八

这里的补肾处方可以通治五劳六极七伤等虚损证，五劳是五脏病，六极是六腑病，七伤是表里受病。五劳，一是志劳，二是思劳，三是忧劳，四是心劳，五是疲劳。六极，一是气极，二是血极，三是筋极，四是骨极，五是髓极，六是精极。七伤，一是肝伤，多梦，二是心伤，健忘，三是脾伤，好饮水，四是肺伤，容易软化；五是肾伤，常吐唾液；六是骨伤，容易饥饿；七是脉伤，经常咳嗽。凡是费力地思虑遥远的将来，都会对自己有损害；忧愤悲哀、喜乐过度、愤怒而不得缓解、急于实现自己的愿望、常提心吊胆、无休无止地吹牛对自己也有损害，所以叫五劳六极七伤。如果详细讨论它，会有很多很多种，暂且略微介绍这些，这里的处方全都可以用。

大建中汤 【温中益气方】

主治因虚劳而引起的阳气虚乏，水饮内停在胁下，像水流一样的声音以及腹中寒气上冲，腹皮隆起有头足，痛引两乳，内痛里急，多梦，失精，气短，目视不明，健忘等。

甘草二两，人参三两，半夏一升，生姜一斤，蜀椒二合，饴糖八两。

以上六味药分别切碎，用一斗水煎煮，取汁三升，去掉药渣，加入糖烊化，每次服七合。如果病人里急拘引，可加芍药、桂心各三两；如果手足厥逆，腰背冷，可加附子一枚；如果虚劳，可加黄芪一两。

大建中汤 【缓中益气方】

主治五劳七伤，症状为小腹拘急，两胁胀满，腰脊相引作痛，口鼻干燥，目暗不明，闷闷不乐，胸中气急逆，不能饮食，茎中涩痛，小便黄赤，尿有余沥，梦见与鬼神相交，梦中遗精，心中惊恐，气虚乏力等。

饴糖半斤，黄芪、远志、当归、泽泻各三两，芍药、人参、龙骨、甘草各二两，生姜八两，大枣二十枚。

中医词语锦囊

挛急：同拘急、拘挛。指肢体牵引不适或有紧缩感，妨碍屈伸的症状，常见于四肢及腹部。四肢拘急多因六淫外邪（风、寒、暑、湿、燥、火六种病邪的合称）伤及筋脉，或血虚不能提供给筋脉营养所致。小腹拘急多因肾阳不足，膀胱之气不化，常表现为腰痛、小便不利。

肾阳：也称元阳、真阳、真火、命门之火、先天之火，与肾阴相对而言，两者互相依附。肾阳是肾生理功能的动力，也是人体生命力的源泉。

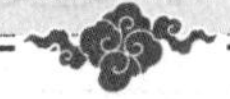

补肾养气方

肾着汤 主治因劳作汗出，衣里湿冷而致的肾著，症状为身体沉重、腰中冷如水洗、腰以下冷痛、腹重如带重物等。

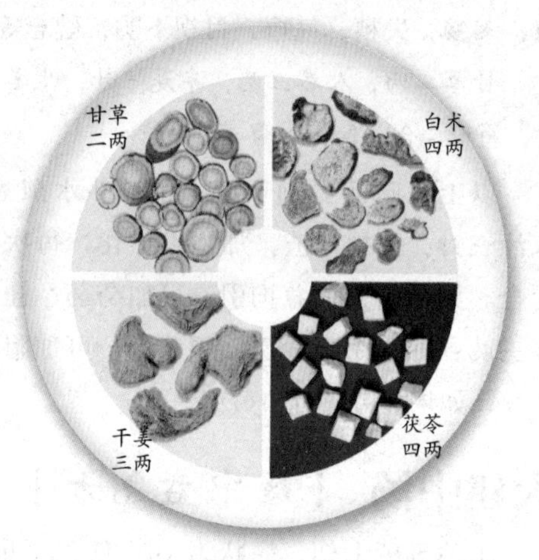

将以上四味药切碎，用五升水煎煮，取汁三升，分为三服。

服肾着汤后疗效

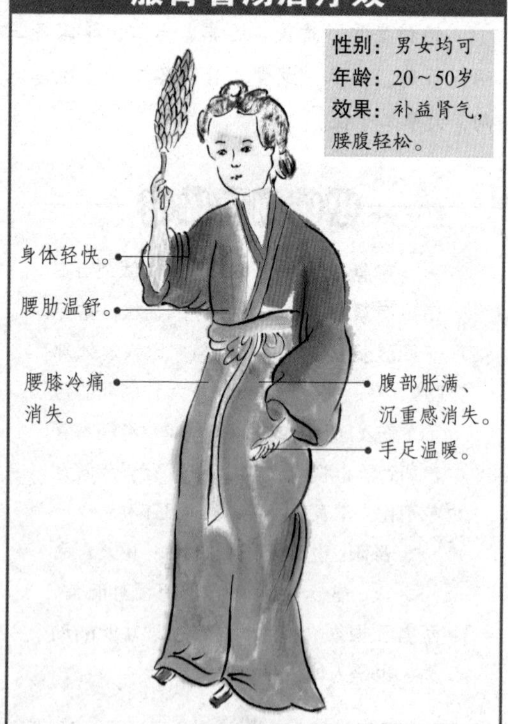

以上十一味药分别切碎，用一斗水煎煮，取汁二升半，去渣，加入饴糖烊化，先服八合，稍后再服一次。

小建中汤【缓中益气方】

主治五劳七伤、肺与大肠虚损不足者，或治大病后不能恢复，症状为畏寒、四肢沉滞、骨肉酸疼、少气乏力、行动则喘者，或治少腹拘急、两胁胀满、腰背强痛、心中虚悸、咽干唇燥、目暗不明、面色无华者，或治胸中气逆、饮食无味、阴阳废弱、茎中猝然痛、小便赤黄、尿有余沥、梦与鬼神交流、惊恐、失精、悲忧惨戚、闷闷不乐、多卧少起者、或体弱多病、渐致瘦削、五脏气竭、难以恢复者，也可用于治疗伤寒二三日心中悸而烦者。

大枣十二枚，生姜三两，甘草一两，桂心三两，芍药六两，胶饴一升。

以上六味药分别切碎，用九升水煎煮，取汁三升，去渣，加入胶饴烊化，分为三服，每次服一升，每天三次。呕吐者勿服。

内补散【温阳益气方】

主治男子五劳：其心伤者，症见善惊、妄怒无常；其脾伤者，症见腹满喜噎、食毕欲卧，面目萎黄；其肺伤者，症见少精、腰背疼痛、四肢厥逆；其肝伤者，症见少血，面黑；其肾伤者，症见积聚、少腹腰背满痹、咳唾、小便难，或因大劳脉虚、外受风邪、内受寒热而致的六绝：手足疼痛，膝以下冷，腹中雷鸣，时时泻痢，或闭或痢，面目肿，心下愦愦不欲语，憎闻人声。

干地黄五分，巴戟天半两，甘草、麦门冬、人参、苁蓉、石斛、五味子、桂心、茯苓、附子各一两半，菟丝子、山茱萸各五分，远志半两，地麦五分。

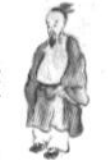

将以上十五味药切捣并过筛制成散药，每次用酒服下方寸匕，可逐渐加量至三方寸匕，每天三次。

石斛散 【益肾祛风方】

主治饮酒之后外中大风露卧湿地，寒从下入而致的大风之证，症见四肢不收、不能转侧、两肩疼痛，身重胫急、筋肿不可行走、寒热往来、足腨痛如刀刺、身不能自任，或腰以下冷、气虚不足、子精虚、众脉寒、阴囊湿、茎消、心中不乐、恍惚时悲。

石斛十分，牛膝二分，附子、杜仲各四分，芍药、松脂、柏子仁、石龙芮、泽泻、萆薢、云母粉、防风、山茱萸、菟丝子、细辛、桂心各三分。

以上十六味药切捣并过筛为散，每次用酒服下方寸匕，每天两次。能除风，轻身益气，明目强阴，补益不足，令人有子。如果阳痿不起，加倍用菟丝子、杜仲；如果腹中痛，加倍用芍药；如果膝中疼，加倍用牛膝；如果背痛，加倍用萆薢；如果腰中风，加倍用防风；如果少气，加倍用柏子仁；如果蹶不能行走，加倍用泽泻。也可用枣膏调和，制成梧桐子大小的丸，每次用酒服下七丸。

黄帝就五劳七伤的问题问高阳负，高阳负回答，有如下病症的，称作七伤：一、阴衰；二、精清；三、精少；四、阴消；五、阴囊下湿；六、腰或说胸胁苦痛；七、膝部厥逆冷痛，不想行走，骨热，远视时流泪，口发干，腹中鸣，时常有热，小便淋漓，阴茎中疼痛，或者精液自己流出。五劳指：一、志劳；二、思劳；三、心劳；四、忧劳；五、疲劳。黄帝说：怎么治疗呢？高阳负回答：用石韦丸主治，药方如下。

石韦、蛇床子、肉苁蓉、山茱萸、细辛、礜石、远志、茯苓、泽泻、柏子仁、菖蒲、杜仲、桔梗、天雄、牛膝、续断、薯蓣各二两，赤石脂、防风各三两。

以上十九味药研为细末，用枣泥或蜜调和，制成梧桐子大小的丸，每次用酒服下 三石丸，每天三次。

中医词语锦囊

滋肾养肝：治疗肝肾阴虚的方法。症状为头晕、面红升火（面色红，内有火象）、眼花耳鸣、腰部酸痛、咽干、夜卧不安，或盗汗、尿少色黄、舌红苔少，脉弦细。

肝肾阴虚：又叫“肝肾亏损”。肝和肾在生理上是互相滋生、密切联系的，所以肝肾阴虚的症状常常同时出现，如头胀眩晕、耳鸣、视物不明、失眠、手足心烦热、遗精、腰膝酸痛、舌红少津、脉弦细数或细而无力等；可见于贫血、月经不调等或急性热病的末期。

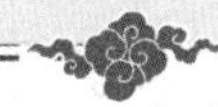

五补丸 【补肾益气方】

主治肾气虚损，五劳七伤，症状为腰脚酸疼、肢节苦痛、目视不明、心中喜怒、恍惚不定、夜卧多梦、醒则口干、饮食无味、心烦不乐、善恚怒、房事不举、心腹胀满、四肢疼痹、口吐酸水、小腹冷气、尿有余沥、大便不利等。

人参、五加皮、五味子、天雄、牛膝、防风、远志、石斛、薯蓣、狗脊各四分，苁蓉、干地黄各十二分，巴戟天六分，茯苓、菟丝子各五分，覆盆子、石龙芮各八分，萆薢、石南、蛇床子、白术各二分，天门冬七分，杜仲六分，

缓中益气方

小建中汤 主治五劳七伤，肺与大肠虚损不足，或大病后不能恢复，症状为畏寒。

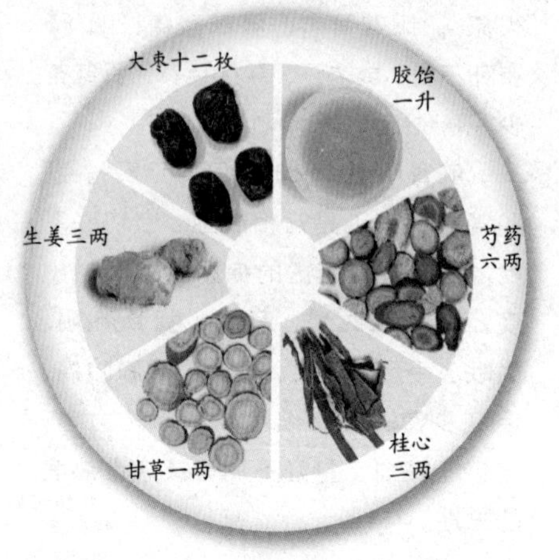

以上六味药分别切碎，用九升水煎煮，取汁三升，去渣，加入胶饴烊化，分为三服，每次服一升，每天三次。呕吐者勿服。

服小建中汤后疗效

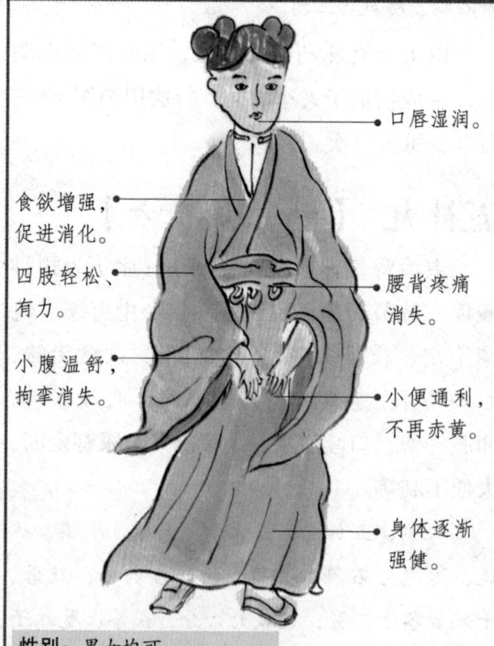

口唇湿润。
食欲增强，
促进消化。
四肢轻松、
有力。
腰背疼痛
消失。
小腹温舒，
拘挛消失。
小便通利，
不再赤黄。
身体逐渐
强健。

性别： 男女均可
年龄： 20～60岁
效果： 身体强健，五脏温舒。

鹿茸十五分。

将以上二十四味药研为细末，用蜜调和，制成梧桐子大小的丸，每次用酒服下十丸，可逐渐加量至三十丸，每天三次。久服能延年益寿。有风邪的病人，加天雄、川芎、当归、黄芪、五加皮、石南、茯神、独活、柏子仁、白术各三分；有邪气的病人，加厚朴、枳实、橘皮各三分；发冷的病人，加干姜、桂心、吴茱萸、附子、细辛、蜀椒各三分；泄精的病人，加韭子、白龙骨、牡蛎、鹿茸各三分；泻痢的病人，加赤石脂、龙骨、黄连、乌梅肉各三分。春季按照处方服，夏季加地黄五分，黄芩三分，麦门冬四分；冷就去除这些，另加干姜、桂心、蜀椒各三分。如果不热不寒，也不需增减，直接依方服用。服用三剂以上，就会感觉平凡琐事都会让人快活。忌醋、蒜、陈臭食物与大冷食物，并注意不要醉吐。渐渐加至三十丸后，就不能再增加，通常以此为限度。

肾气丸【温补肾阳方】

主治肾气不足而致的虚劳，症状为腰痛阴寒、小便频数、阴囊冷湿、尿有余沥、精液自出、阴痿不起、忽忽悲喜等。

干地黄八分，苁蓉六分，麦门冬、远志、防风、干姜、牛膝、地骨皮、萎蕤、薯蓣、石斛、细辛、甘草、附子、桂心、茯苓、山茱萸各四分，钟乳粉十分，羊肾一具。

将以上药物研为细末，用蜜调和，制成梧桐子大小的丸，每次用酒送服十五丸，可逐渐加量至三十丸，每天三次。

填骨丸【温阳益气方】

主治五劳七伤。

石斛、人参、巴戟天、当归、牡蒙、石长生、石韦、白术、远志、苁蓉、紫菀、茯苓、

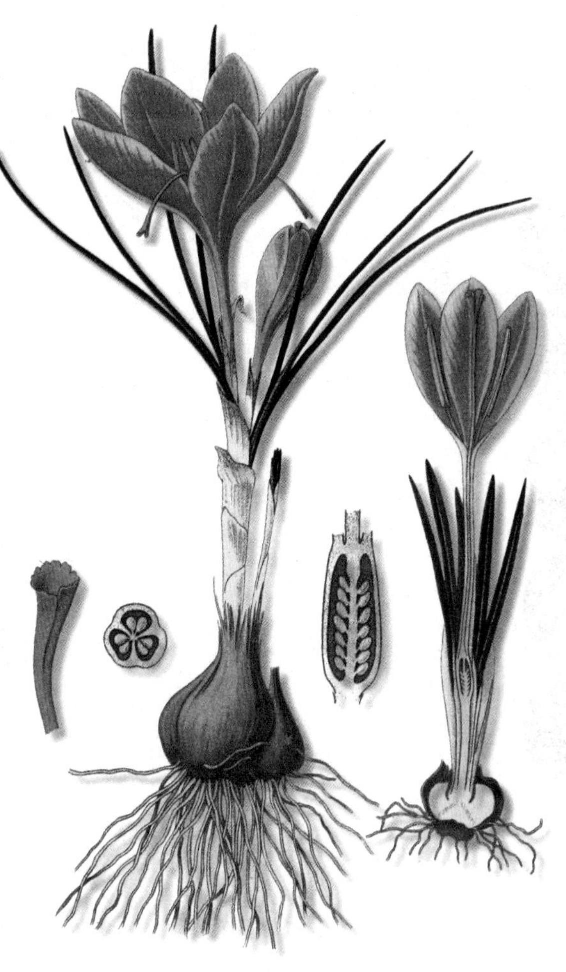

番红花

味甘，平，无毒。主治心忧郁积，气闷不散，活血。久服可令人心中喜悦，深思飘然，还可治惊悸。

干姜、天雄、蛇床子、柏子仁、五味子、牛膝、牡蛎、干地黄、附子、牡丹、甘草、薯蓣、阿胶各二两，蜀椒三两。

将以上药物研为细末，用白蜜调和，制成梧桐子大小的丸，每次用酒送服三丸，每天三次。能补五脏，除疾病。

鹿角丸

能补益虚损。

鹿角、石斛、薯蓣、人参、防风、白马茎、干地黄、菟丝子、蛇床子各五分，杜仲、泽泻、山茱萸、赤石脂、干姜各四分，牛膝、五味子、巴戟天各六分，苁蓉七分，远志、石龙芮各三分，天雄二分。

将以上各药研为细末，制成梧桐子大小的丸，每次用酒服下三十丸，每天两次。忌米醋。

覆盆子丸 【补肾益精方】

主治五劳七伤，体弱羸瘦。

覆盆子十二分，苁蓉、巴戟天、白龙骨、五味子、鹿茸、茯苓、天雄、续断、薯蓣、白石英各十分，干地黄八分，菟丝子十二分，蛇床子五分，远志、干姜各六分。

将以上十六味药研为细末，用蜜调和，制成梧桐子大小的丸，每次用酒服下十五丸，可逐渐加量至三十丸，每天两次，能补益强健身体。忌生冷陈臭的食物。

曲囊丸 【补肾益精方】

主治风冷及百病，能补益虚弱。

干地黄、蛇床子、薯蓣、牡蛎、天雄、远志、杜仲、鹿茸、五味子、桂心，鹿衔草、石斛、车前子、菟丝子、雄鸡肝、肉苁蓉、未连蚕蛾各等分。

将以上各药研为细末，用蜜调成小豆大小的丸，每次用酒送服三丸，可逐渐加量至七丸，白天三次，夜间一次。

图解千金方

以上十二味药分别切碎，用一斗水煎煮，取汁三升，分成三服，能降逆气

大黄干漆汤【温阳活血方】
主治产后余血不尽而致的腹中切痛，如果服后痛而未下，……饮日早晨再服一升
大黄、干地黄、桂心、干姜各二两

以上五味药切碎，用三升水、五升清酒煎煮，取汁三升，去渣，每次温服一升

钟乳汤【温阳通乳方】
主治女子产后无乳汁，而致的腹中切痛
石钟乳、白石脂各六铢，通草十二铢，桔梗半两，硝石六铢

以上五味药分别切碎，用水五升煎煮，前沸后取下，放凉后再煎，凡二次，去渣，入硝石

当归散【和冲固脱方】
主治女子子宫……
当归、黄芩各

以上八味药分别切碎，用五升酒，二升水煎煮，取汁三升，分成三服

吴茱萸汤【温中和胃方】
主治体内久寒而导致的胸胁逆满，不能进食等
吴茱萸、半夏、小麦各一升，甘草、人参、桂心各一两，大枣二十枚，生姜八两

以上直味药切碎，二升水煎煮，取汁三升，分成三服

五噎丸【散寒方】
主治……所致的呕逆气通，饮食不下，结气不消等
……、桂心、人参各五分，细辛、白术、茯苓、附子各四分，橘皮六分
以上……细末，用蜜调和，制成梧桐子大小的丸，每次用酒送服三丸，每天三次，如果服后不愈，可逐渐加量到十九

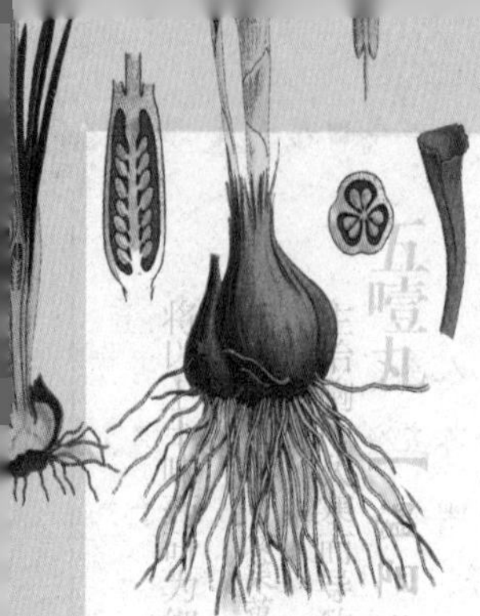

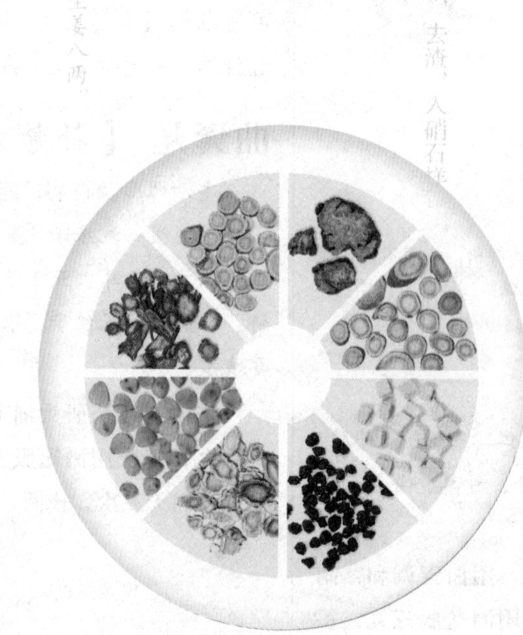

祛寒益气方

卷二十 膀胱腑

膀胱腑脉论第一

膀胱主肾，耳朵是膀胱候诊的器官，肾气在膀胱中聚合，膀胱是津液之腑，称为水曹掾，名为玉海，共重九两二铢，向左回旋上下叠积，纵宽九寸，能贮存九升九合津液，两边相等，与二十四节气相对应，膀胱主管津液漏泄。

黄帝说，其余五脏都是一个名称一个器官，独独肾却有两只，这是为什么呢？岐伯说，膀胱作为腑有两个地方，所以肾也应有两个分别与两腑相对应。因此脏器的名称为一个，相对应的腑的名称有两个，所以才有了五脏和六腑。一种说法认为肾有左右两个，而膀胱却没有两个，于是就用左肾与膀胱相合，右肾与三焦相合，因此有五脏六腑的说法。

左手关后尺中脉象阳绝的，即是没有膀胱脉。这种病有逆冷之苦，妇女月经不调、旺月闭经，男子遗精、尿有余涩，治疗时应针刺足少阴经调治阴经，足内踝下面动脉处即是。

医学小常识

膀胱的形态

膀胱是锥体形囊状肌性器官，位于小骨盆腔的前部。空虚时膀胱呈锥体形，充满时形状变为卵圆形，顶部可高出耻骨上缘。成人膀胱的容量为 300 ~ 500 毫升尿液。膀胱底的内面有个三角形区，称为膀胱三角，位于两根输尿管口和尿道内口三者连线之间。膀胱的下部，有尿道内口，膀胱三角的两后上角是输尿管开口的地方。

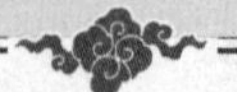

右手关后尺中脉象阳绝的，即是没有子户脉。病人有足部逆寒之苦，妇人绝产带下，不能生育，阴中寒冷，治疗时应针刺足少阴经调治阴经。

左手关后尺中脉阳实的，即膀胱实。病人有逆冷、胁下有邪气引痛之苦。治疗时应针刺足太阳经调治阳经，在足小趾外侧，骨节后下陷处。

右手关后尺中脉象阳实的，即是膀胱实。病人有小腹胀满、腰痛之苦。治疗时针刺足太阳经调治阳经。

病先在膀胱发作的，背脊和筋疼痛，小便闭涩。病五天后迁延到肾，小腹腰脊就会疼痛，同时胫酸。一天后迁延到小肠，小肠就会发胀。再一天后迁延到脾脏，脾脏就会闭塞不通，身体疼痛沉重，两天内病不能愈的人会死亡，冬天将死于鸡鸣时分，而夏天会死于晚饭时刻。

膀胱生病的，小腹偏肿疼痛，用手一按小腹立即便有尿意但又解不出来。肩上发热，若脉的分属部位下陷，足小趾外侧以及胫踝后都发热。如果脉的分属部下陷，治疗时应取委中穴。

膀胱发胀的，小腹满，有气，小便不畅。

肾先感受了病邪，然后传给膀胱，症状为肾咳不已，一咳就会遗溺。

若厥气侵入膀胱，就会梦见出门远游。

肾与骨相对应，皮肤纹理密实而厚的，三焦及膀胱就厚；皮肤纹理粗而薄的，三焦及膀胱就薄。皮肤腠理松弛的，三焦膀胱就舒缓；皮肤紧密没有毫毛的，三焦膀胱则急。毫毛密而粗的，三焦膀胱就直；毫毛稀的，三焦膀胱会结。

扁鹊说，六腑有病就会表现在脸上以及身体其他各部位，肾、膀胱与足少阴、太阳经互为表里，膀胱与五脏都相通，所以五脏有病

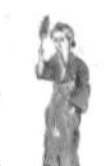

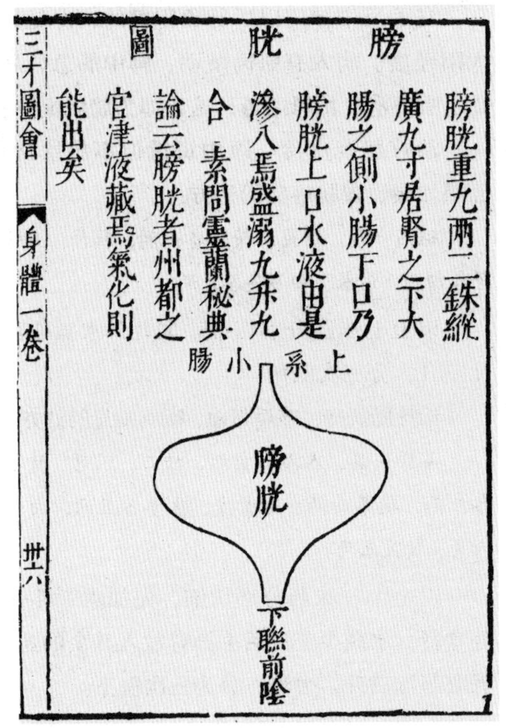

膀胱图

膀胱重九两二铢，长宽各九寸，居肾之下，大肠之侧。《素问·灵兰秘典论》云之为州都之官，津液藏于此。

就会在膀胱上有所反应，膀胱有病就会在阴囊上有所反应。伤热，就会小便不通，膀胱急，尿色黄赤。伤寒，就会小便次数多，尿色清白，或发为石水。石水病的病根在膀胱，症状为四肢小，小腹却很大。药方在治水一篇中。

如果病人骨绝，就不可救治了，出现牙齿发黄脱落，十天后即会死去。

足太阳经的脉，从眼睛内角开始，上行过额在头顶正中百会交会。它的支脉，从头顶到耳上角；它的主脉，从头顶进入与脑连接，再下行至颈后，沿着肩膊内侧，夹脊两边抵达腰中，进入脊柱并沿着脊柱与肾相交，属膀胱经；它的支脉，从腰中下行在后阴交会，再下行穿过臀部，进入膂中；它的支脉，分别从胳膊内左右两边，另行向下穿过胛，夹脊柱两边的肉过髋关节，沿着髋骨外后侧，下行在腘中交会，再向下穿过腓肠肌，从外踝后部穿出，沿着京骨第五疏骨粗大隆起部抵达小趾外侧。膀胱经被邪气所动就会病冲头痛，眼睛下陷，颈项僵直，脊痛，腰部疼痛得好像折断了一样，髀不能弯曲，腘不能活动，腓肠肌如撕裂，这就是踝厥病。太阳经主筋所生的病，有痔疮狂癫，头脑颈项疼痛，目黄流泪，鼻出血，颈后、背、腰、臀、腘、腓肠肌及脚全都疼痛，小趾不能活动。脉气盛的，人迎处的脉象比寸口脉大两倍；脉气虚的，人迎处的脉象反比寸口脉小。

膀胱虚实第二

膀胱实热

左手尺中神门以后脉象阳实的，即是足太阳经实。病人有逆满之苦，腰中疼痛，不能俯仰劳动，这种病即是膀胱实热。

右手尺中神门以后脉象阳实的，即是太阳经实。病人有胞转的急痛、不能小便、头眩痛、烦满、脊背僵直之苦，这种即为膀胱实热。

治疗膀胱实热的处方：

石膏八两，栀子仁、茯苓、知母各三两，蜜五合，生地黄（切碎）、淡竹叶（切碎）各一升。

以上七味药分别切细，加七升水煮取药汁二升，去渣，加入蜜煮至两沸，分三次服。如需下痢，可加芒硝三两。

治疗膀胱热不已，舌干咽肿的处方：

升麻、大青各三两，蔷薇根、射干、生玄参、黄檗各四两，蜜七合。

以上七味药分别切细，先加七升水煮取药汁一升，去渣，加入蜜煮两沸，细细含服。

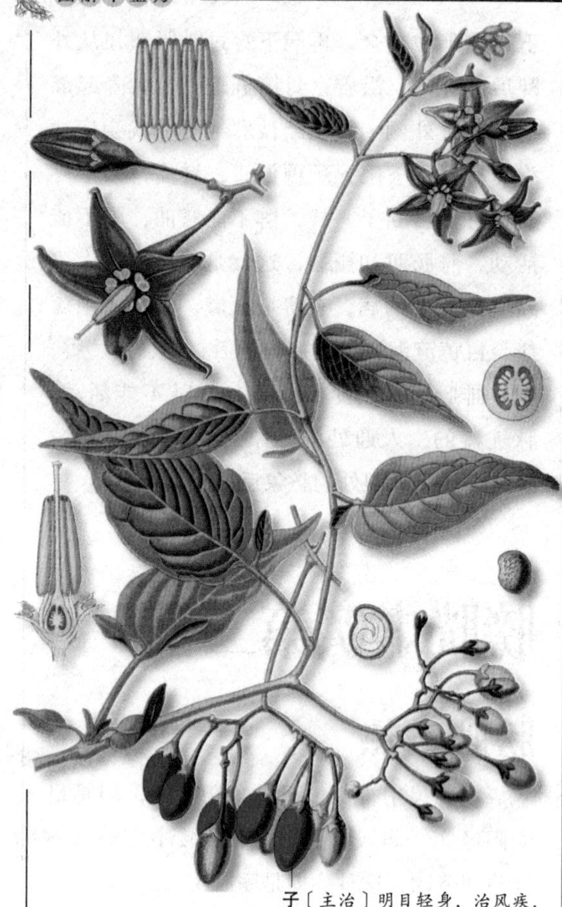

子〔主治〕明目轻身，治风疾，补益男子元气，治妇女败血。

龙葵

味苦、甘，滑、寒，无毒。将其茎、叶、根捣烂，和土敷疮，效果良好。治痈肿恶毒、跌打损伤，能清肿散血。根与木通、胡荽煎汤服，可通利小便。

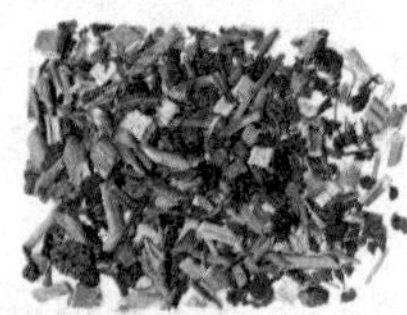

茎、叶、根〔主治〕捣烂，和土敷疔疮、火丹疮，效果良好。治痈疽肿毒、跌打损伤，能清肿散血。根与木通、胡荽煎汤服，可通利小便。

膀胱虚冷

左手尺中神门以后脉象阳虚的，即足太阳经虚。病人受脚肿筋急之苦，腹中疼痛牵引腰背不可屈伸，转筋，怕风，偏枯，腰痛，外踝后部疼痛，这种即为膀胱虚冷。

右手尺中神门以后脉象阳虚的，即是足太阳经虚。病人有肌肉跳动、脚中筋急、耳聋、听不清、怕风之苦，这种即为膀胱虚冷。

治疗膀胱虚冷、腹中饥饿但不想饮食、面黑如炭、腰胁疼痛的处方：

磁石六两，黄芪、茯苓各三两，杜仲、五味子各四两，白术、白石英各五两。

以上七味药分别切细，加九升水煮取药汁三升，分三次服用。

治疗膀胱冷、咳唾带血、喉鸣喘息的处方：

羊肾一具，人参、玄参、桂心、川芎、甘草各三两，茯苓四两，地骨皮、生姜各五两，白术六两，黄芪三两。

以上十一味药分别切细，先加水一斗一升煮肾，水减少三升后去掉肾放入其余的药，煮取药汁三升，去渣。分为三次服下。

龙骨丸

主治膀胱及肾冷，坐起欲倒，目光昏愦，气不足，骨痿。

龙骨、柏子仁、甘草、防风、干地黄各五分，桂心、禹余粮、黄芪、茯苓、白石英各七分，人参、附子、羌活、五味子各六分，玄参、川芎、山茱萸各四分，磁石、杜仲、干姜各八分。

将以上二十味药研成细末，制成如梧桐子大的蜜丸，空腹时用酒送服三十丸，一日两次，以后可逐渐加至四十丸。

治疗膀胱寒、小便次数多、遗精稠厚得像淘米水的处方：

赤雄鸡肠两具，鸡肶胵两具，干地黄三分，桑螵蛸、牡蛎、龙骨、黄连各四分，白石脂、赤石脂各五分，苁蓉六分。

将以上十味药研捣后过筛，塞入鸡肠及鸡肶胵的缝隙中，蒸熟，曝干，合捣为散。用酒调服方寸匕，一日服三次。

治疗膀胱，其灸法与治肾虚一样。

胞囊论第三

胞囊是肾、膀胱生病症候的外现器官，它贮存津液和尿液。如果肾脏中有热邪，胞囊就会发涩，小便不通，尿赤黄。如果膀胱腑有寒邪，就会患胞滑，小便次数多而且尿多白。如果到了晚上尿偏多的，是由于一到晚上其中就有阴气生成的缘故。热就用泻法，寒就用补法，不寒不热的，就依经调理，如此疾病就不会产生了。

凡是尿液不在胞囊中的，称为胞屈僻（膀胱屈曲折叠，不能正常舒展），出现津液不通。可以将葱叶去掉尖头，插入阴茎中三寸处，轻轻吹气，使胞囊胀起，津液大通后就会痊愈。

治疗肾热引起的胞囊涩热、小便黄赤、苦其不通，用榆皮通滑泄热煎：

榆白皮、葵子各一升，车前子五斗，赤蜜一升，滑石、通草各三两。

以上六味药分别切细，加三斗水煮取药汁七升，去渣下蜜，再煎并取汁三升，分三次服。妇女难产，也用本方。

滑石汤【安胞利尿方】

主治膀胱急热、小便赤黄。

滑石八两，子芩三两，榆白皮四两，车前子、冬葵子各一升。

将以上五味药分别切碎，加水七升煮取三升，分三次服完。

治疗虚劳、尿白浊的处方：

切取榆白皮二斤，加二斗水煮取五升，分五次服。

治疗虚劳、尿白浊，可灸脾俞一百壮；也可灸三焦俞一百壮；也可灸肾俞一百壮；还可灸章门一百壮，位置在季肋端。

如果饱饭后强忍小便，或饱饭后骑马，或强忍小便快跑及行房事，都会导致胞转，病发后脐下急满不通，医治的药方为：

将乱发绞成两拳头大小，烧成灰末，取醋四合调和为二方寸匕，服后，立即将黑豆叶炒熟并蹲坐在上面。

治疗胞转的处方：

榆白皮一升，石韦一两，鬼箭三两，滑石四两，葵子、通草、甘草各一两。

以上七味药分别切细，加一斗水煮取三升，分三次服。

治疗男子及妇女胞转，八九天不能小便，可用处方：

滑石、寒水石各一斤，葵子一升。

以上三味药分别切细，加一斗水煮取药汁五升，分三次服。

治疗胞转，不能小便的处方：

葱白七茎，阿胶一两，琥珀三两，车前子一升。

医学小常识

膀胱炎

膀胱炎是泌尿系统最常见的疾病，尤以女性多见。本病在大多数病例不是作为一个独立的疾病出现，而是泌尿系统感染的一部分或是泌尿系统其它疾病的继发感染。膀胱的炎症可分为急性与慢性两种，两者又可互相转化，急性膀胱炎得不到彻底治疗可迁延成慢性，慢性膀胱炎在机体抵抗力降低或局部病变因素加重时，又可转化成急性发作。

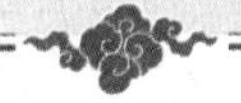

将以上四味药切细，加一斗水煮取药汁三升，分三次服。

治疗腰痛，小便不畅，受胞转之苦，可灸玉泉七壮，穴位在关元穴下方一寸。大人从心向下量取八寸即是玉泉穴，小儿可根据其实际情况取穴；也可灸第十五椎五十壮；也可灸脐下一寸；还可灸脐下四寸，有多少岁灸多少壮。

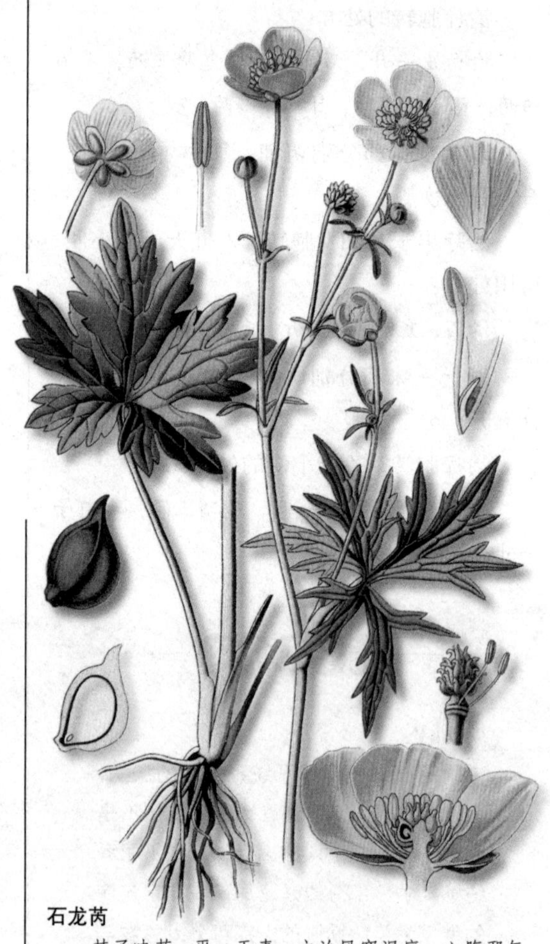

石龙芮

其子味苦，平，无毒。主治风寒湿痹，心腹邪气，利关节，止烦满。久服可轻身明目，补阴气不足，遗精，令皮肤有光泽。

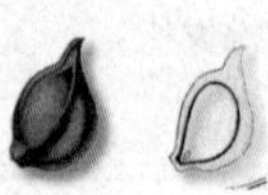

子〔主治〕风寒湿痹，心腹邪气，利关节，止烦满。常服轻身明目不老，补阴气不足，遗精，外阴冷厥。令皮肤有光泽。逐风寒湿痹。

三焦脉论第四

三焦，又称三关。上焦名为三管反射，中焦名为霍乱，下焦名为走哺，三焦合而为一，有其名而无其形。三焦主掌五脏六腑之神往还的通道，它贯通全身，只能听到却不能看见。三焦能和畅精气，舒通水道，在肠胃之中调理运行气，不可以不知道它。三焦名为中清之腑，别号为玉海。水道行水的经络所出，属于膀胱并与之相合，虽然相合但不相同。上中下三焦同称为孤腑，而荣从中焦生出，卫从上焦生出。荣是络脉的气道，卫是经脉的气道。三焦的形状、厚薄、大小都与膀胱的状况相对应。

三焦生了病，就会腹胀气满，小腹尤其坚硬，不能小便或小便窘急，漫溢就成为水肿，滞留就会发胀。三焦生病会在足太阳之外的大络，即在太阳、少阳经之间表现出来，也在脉象上有表现，应当取委阳穴治疗。

小腹肿痛，不能小便，是有病邪在三焦，应取太阳经大络，仔细察看结脉以及足厥阴小络结，针刺出血的，肿已上达胃管，应取三里。

三焦胀的，皮肤表层气满但不坚痛。

因久咳不停，病迁延到三焦的，症状表现为咳嗽腹满，不想吃饭。

手少阳经的脉，从小指、次指的指端出发，上行并从两指之间出来，沿着手腕表面上行，从手臂外两骨间穿出，向上通过肘，再沿着肱骨外侧上行至肩，在足少阳经的后面交会，再进入缺盆，交会于膻中，散络心包，下行到膈，偏属三焦，它的支脉从膻中上行出缺盆，再上行至项，挟耳后，直上从耳上角出来，再折向额部向下抵达颧骨；它

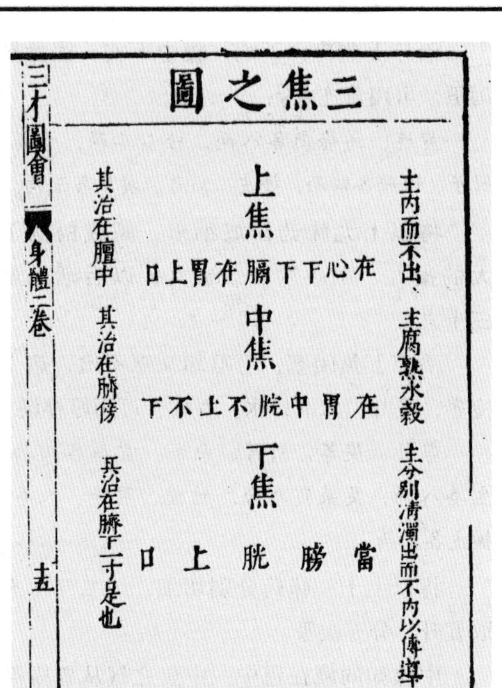

三焦之图

的另一支脉，从耳后进入耳中，从耳前出来，过颧弓上缘与前一支脉相交于颊部，再到外眼角。

手少阳经之脉被扰动就会耳聋失聪、咽肿、喉痹。三焦主气所生的病，有出汗，外眼角疼痛，面颊发肿，耳后、肩、肘、肱、手臂外疼痛，小指、次指不能活动。生了这类病，是盛就用泻法，是虚就用补法，是热就用祛法，是寒就用留法，经的分属部位陷下的就灸，不盛不虚的，就按经取治调理。盛的，人迎处的脉象比寸口处脉象大两倍；虚的，人迎处的脉象反比寸口处脉象小。

三焦虚实第五

上焦像雾，上焦的气从胃上管开始，进入咽中，穿过膈并散布胸中，离开腋部，沿着足太阴的支脉运行，返注于手阳明经，再上行到舌，下行注入足阳明经，与荣卫一同在阳经中周游二十五次，以及在阴经中周游二十五次，这合称为一周期。如此周而复始一昼夜共游遍全身五十次，最后在手太阴大会合。上焦主手少阳心脏的病，只进不出。人有热，此时饮食下胃，胃气不能平定，汗就会流出，或在脸上，或在背后流，同时体内发热。为什么不沿着卫气之道出来呢？这是因为在外被风邪中伤，体内腠理开张，毛发蒸而体汗出，于是卫气外泄，因此不沿着卫气之道运行。上焦之气剽悍滑疾，只要有开张的地方就会泻出，所以也不能循着卫气之道运行，这叫作漏气。患上这种病就会肘挛痛，饮食后则先吐后泻，因上焦之气不相续接，膈间烦闷，所以饮食后则先吐后泻。三焦有寒就会精神不守，泄下便痢，说不出话。如果三焦实，就会上绝于心；如果虚，就会引气到肺。

治疗因上焦饮食下胃，胃气未定，导致背上脸上出汗，体内发热，名为漏气的病，通脉泄热，可用泽泻汤：

泽泻、半夏、柴胡、生姜各三两，地骨皮五两，石膏八两，竹叶五合，莼一升，茯苓、人参各二两，甘草、桂心各一两。

将以上十二味药分别切细，加二斗水煮取药汁六升，分五次服。

治疗胸中膈气聚痛好吐，可灸厥阴俞，有多少岁灸多少壮。穴位在第四椎两边，各相距一寸五分。

治疗上焦虚寒、短气不续、发不出声，用黄芪理中汤：

黄芪、桂心各二两，丹参、杏仁各四两，桔梗、干姜、五味子、茯苓、甘草、川芎各三两。

将以上十味药分别切细，加九升水煮取药汁三升，分三次服。

祛寒益气方

黄芪理中汤 主治上焦虚寒、短气不续、发不出声。

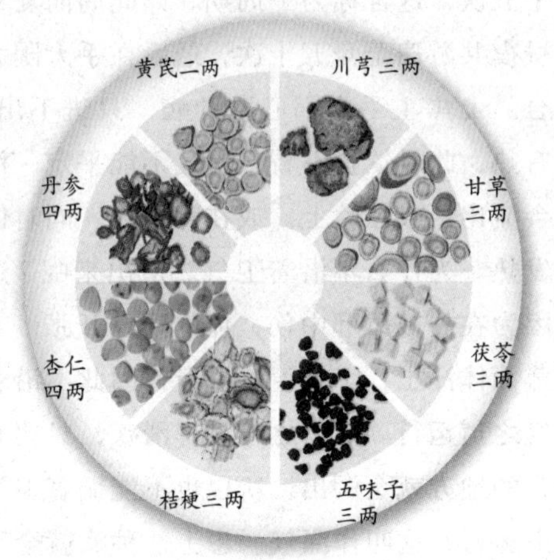

注：另有桂心各二两，干姜三两。

将以上十味药分别切细，加九升水煮取药汁三升，分三次服。

服黄芪理中汤后疗效

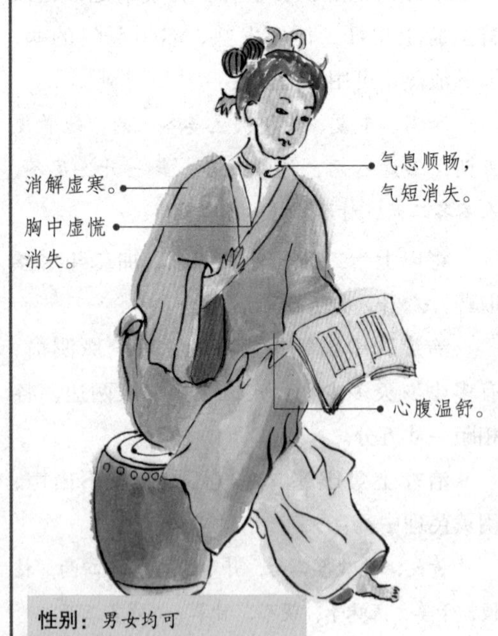

消解虚寒。
胸中虚慌消失。
气息顺畅，气短消失。
心腹温舒。

性别： 男女均可
年龄： 20～60岁
效果： 气息充足，不再气短。

治疗上焦冷，下痢，腹中不安，饮食易泻下，可用黄连丸：

黄连、乌梅肉各八两，桂心二两，干姜、附子、阿胶各四两，榉皮、川芎、黄檗各三两。

将以上九味药研成细末，制成梧桐子大的蜜丸，每次饮服二十丸，以后渐加至三十丸。

治疗上焦闭塞，干呕却又呕不出，热少冷多，爱吐白沫清口水，吞酸，可用厚朴汤：

厚朴、茯苓、川芎、白术、玄参各四两，生姜八两，吴茱萸八合，桔梗、附子、人参、橘皮各三两。

将以上十一味药分别切细，加二斗水煮取五升，分五次服。

中焦如同浸在胃中，中焦之气从胃中部开始，位置在上焦之气的后面。中焦之气，主化解水谷滋味，分离糟粕，蒸津液，化成精微之液，向上流注于肺脉，然后化成血液，用以滋养全身，没有比这更重要的。所以中焦之气只在经道中运行，名为营气。中焦主阳明经，阳明之别叫丰隆，在外踝上，离踝八寸的地方出发走向足太阴经，与各种经脉结络，上下与太仓结而为络，主消化五谷，不吐不泻。中焦实就会生热，生热就会闭塞不通，上下隔绝。中焦虚就会生寒，生寒就会导致腹痛、洞泄、便痢、霍乱。中焦主脾胃之病。血与气，形状不同性质一样，卫气是精，血气是神，所以血与气名称不同性质一样，而脱血的不取汗，那是神气；夺汗的不取血，那是精气。所以人有两死，阴阳之气必须同时具备才能生存，脱阳会死去，脱阴也会死，而没有两生，就如同精气与神气相隔绝一般。如果中焦虚就补胃，中焦实就泻脾，调理中焦，调和病源，才会万无一失。

治疗中焦实热闭塞，上下不通，隔绝关格，不吐不下，腹部膨胀，喘急，开关格，通隔绝，可用大黄泄热汤：

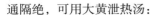

蜀大黄（切，用一升水浸），黄芩、泽泻、升麻、芒硝各三两，羚羊角、栀子各四两，生玄参八两，地黄汁一升。

将以上九味药分别切细，加七升水煮取药汁二升三合，放入大黄再煮两沸，去渣加芒硝，分三次服。

治疗中焦热、水谷痢，可用蓝青丸：

蓝青汁三升，黄连八两，黄檗四两，乌梅肉、白术、地榆、地肤子各二两，阿胶五两。

先将后七味药研末，用蓝青汁调和，放在微火上煎，搓制成杏仁大的药丸，每次饮服三丸，一日两次。

治疗中焦寒，洞泄下痢，或因为患霍乱之后，泻黄白物不止，腹中虚痛，可用黄连煎：

黄连、酸石榴皮、地榆、阿胶各四两，黄檗、当归、厚朴、干姜各三两。

将以上八味药分别切细，加九升水煮取药汁三升，去渣，放入阿胶烊化，分三次服。

治疗四肢不能举动、多汗、洞泄下痢，可灸大横穴，有多少岁灸多少壮。穴位在脐两边各二寸五分处。

下焦功用在于决渎流通，如排水一样，故称下焦如渎。下焦之气起始于胃下部，转至肠中，注入膀胱并渗透进去。因此水谷常停留在胃中，成了糟粕才一起下入大肠中。下焦主足太阳经，灌注以及渗透津液；在膀胱会合，主膀胱津液向外排泄不主津液内入；区别于清浊津液，主肝肾的症候。如果下焦实，就会大小便不通畅，气逆不续，呕吐不禁，所以称为走哺；如果下焦虚，就会大小便不止，津液气绝。人喝酒入胃，谷物还没有消化，为何小便就已先行出来了呢？因为酒是谷物的精液，酒气强悍而滑，所以比谷物后进入胃而比谷物先排出体外。因此下焦热就要泻肝，下焦寒则要补肾。

中医小锦囊

茶的妙用

1. 治疗赤白痢：将炙过的一斤好茶捣末，浓煎服一两碗。久患痢者也可照此法服用。

2. 治疗产后便秘：用葱涎调茶末服后自通，忌服大黄。

3. 治疗阴囊生疮：先用甘草汤洗患处，然后用茶末敷。

4. 治疗脚丫湿烂：把茶叶嚼烂敷上即可。

5. 治疗腰痛难转：煎茶 5 克，加入 40 毫升，一次服下。

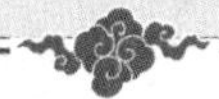

治疗下焦热，大小便不通，可用柴胡通塞汤：

柴胡、黄芩、橘皮、泽泻、羚羊角各三两，生地黄一升，香豉一升（另装），栀子四两，石膏六两，芒硝二两。

将以上十味药分别切细，加一斗水煮取药汁三升，去渣，放入芒硝。分三次服。

治疗下焦热或下痢脓血，烦闷恍惚，可用赤石脂汤：

赤石脂八两，乌梅二十枚，栀子十四枚，白术、升麻各三两，廪米一升，干姜二两。

将以上七味药分别切细，加一斗水将米煮熟，去掉米放入药煮取药汁二升半。分为三次服。

治疗下焦热，气逆不续，呕吐不止，名为走哺，可用止呕人参汤：

人参、萎蕤、黄芩、知母、茯苓各三两，白术、橘皮、生芦根、栀子仁各四两，石膏八两。

以上十味药分别切细，加水九升煮取药

散瘀安神方

茯苓丸 治疗下焦虚寒损，腹中有瘀血，使人善忘，不想闻人声，胸中噎塞而短气。

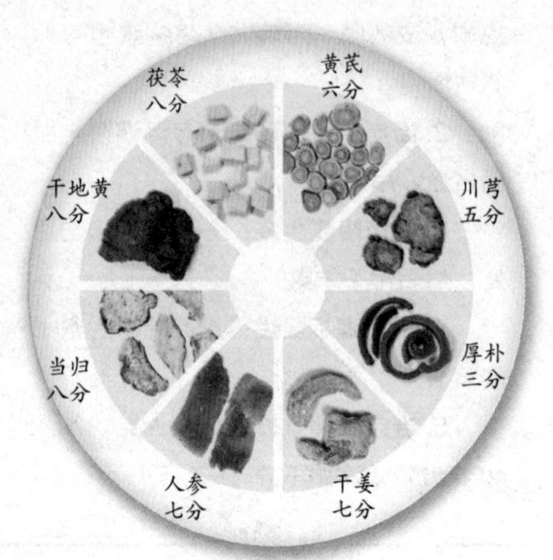

注：另有甘草七分，杏仁五十枚，桂心四分。

将以上十一味药研成末，制成如梧桐子大的蜜丸，初服二十丸，以后加至三十丸，一日两次，用白开水送服。

服茯苓丸后疗效

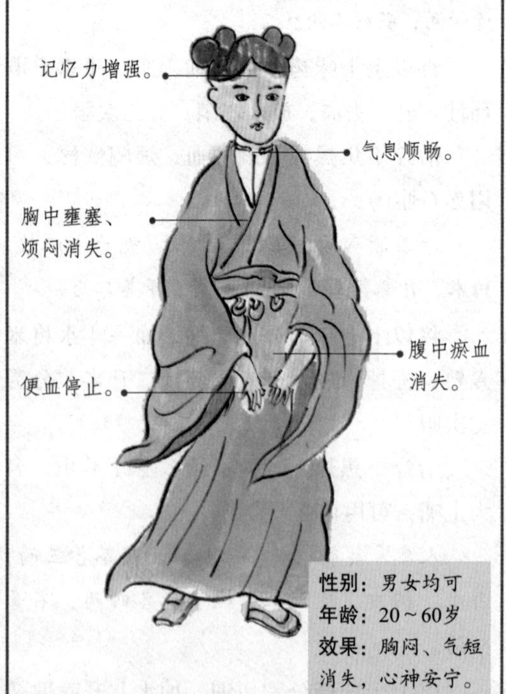

汁三升，去渣，分三次服。

治疗下焦热毒痢，鱼脑杂痢，便赤血，脐下小腹绞痛难忍，想便痢又不出，可用香豉汤：

香豉、薤白各一升，栀子、黄芩、地榆各四两，黄连、黄檗、白术、茜根各三两。

将以上九味药分别切细，加九升水煮取药汁三升，分三次服。

治疗因膀胱三焦的津液下到大小肠中而生成的寒热赤白痢，以及腰脊疼痛、小便不畅、妇女带下，可灸小肠俞五十壮。

治疗下焦虚冷、大小便洞泄不止，可用黄檗止泻汤：

黄檗、人参、地榆、阿胶各三两，黄连五两，茯苓、榉皮各四两，艾叶一升。

将以上八味药分别切细，加一斗水煮取药汁三升，去渣，放入阿胶烊化。分三次服。

治疗下焦虚寒、津液排泄不止、短气欲绝，可用人参续气汤：

人参、橘皮、茯苓、乌梅、麦门冬、黄芪、干姜、川芎各三两，白术、厚朴各四两，桂心二两，吴茱萸三合。

将以上十二味药分别切细，加一斗二升水煮取三升。分三次服。

治疗下焦虚寒损，腹中有瘀血，使人善忘，不想闻人声，胸中噎塞而短气，可用茯苓丸：

茯苓、干地黄、当归各八分，甘草、人参、干姜各七分，杏仁五十枚，厚朴三分，桂心四分，黄芪六分，川芎五分。

将以上十一味药研成末，制成如梧桐子大的蜜丸，初服二十丸，以后加至三十丸，一日两次，用白开水送服。

治疗下焦虚寒损，先出现便血后大便，这是近血，有的下痢有的不下痢，用伏龙肝汤：

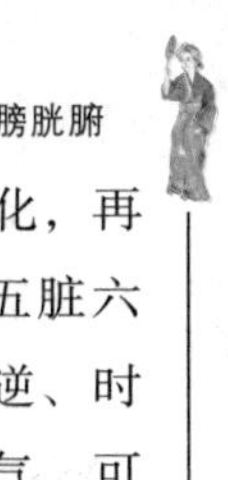

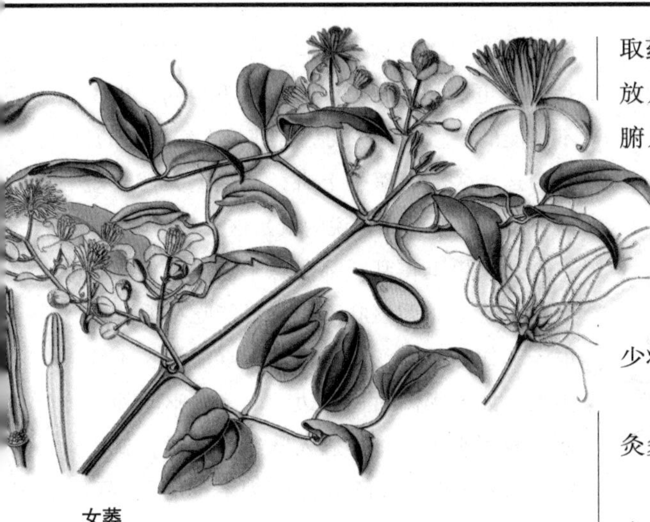

女萎

味辛，温，无毒。主治霍乱、泻痢肠鸣，澼气上下无常，惊痫寒热百病，出汗。止下痢、消食。

伏龙肝五合（取末），干地黄五两，阿胶三两，发灰二合，甘草、干姜、黄芩、地榆、牛膝各三两。

将以上九味药切细，加九升水煮取药汁三升，去渣，放入阿胶烊化，再加入发灰，分为三次服。

治疗下焦虚寒损，大便后见血，这是远血，有的下痢，有的不下痢，易因劳累、寒冷而发，可用续断止血方：

续断、当归、桂心各一两，干姜、干地黄各四两，甘草二两，蒲黄、阿胶各一两。

将以上八味药切细，加九升水煮取药汁三升半，去渣，加入阿胶并烊化，再放入蒲黄，分三次服。

治疗三焦虚损，或上发下泻，吐唾血，病都从三焦起，或因热损而发，或因酒而发，可用当归汤：

当归、干姜、干地黄、檗枝皮、小蓟、羚羊角、阿胶各三两，芍药、白术各四两，黄芩、甘草各二两，蒲黄五合，青竹茹半升，伏龙肝、发灰各鸡蛋大一枚。

将以上十五味药切细，加一斗二升水煮取药汁三升半，去渣，加入阿胶并烊化，再放入发灰和蒲黄，分三次服，治疗五脏六腑及心腹胀满、腰背疼痛、饮食吐逆、时寒时热、小便不畅、羸瘦少气，可灸三焦腧，有多少岁灸多少壮。

治疗腹疾腰痛，膀胱寒而患澼，饮注下，可灸下极俞，有多少岁灸多少壮。

治疗三焦寒热，可灸小肠腧，有多少岁灸多少壮。

治疗三焦、膀胱及肾被热气中伤，可灸水道，有多少岁灸多少壮。穴夹屈骨两旁相距五寸。屈骨在脐下五寸，水道离屈骨端两边各二寸半。

霍乱第六

推究霍乱的病源，都是因饮食而起，与鬼神无关。饱食猪肉，再吃乳酪，海里的、地上的各种东西，无所不吃，还要睡冷席，常饮冷水，于是胃中的各种食物滞结不消化，阴阳二气，相互搏斗，阳气想往上升，阴气想往下降，阴阳相互阻隔，也就变成上吐下泻。头痛得好像破裂了一般，周身骨节仿佛散了架，全身转筋。虽然人们谈论的时候觉得这种病微小，但突然发作还是非常可怕的，所以即使此刻小心谨慎，养生的人应当通达个中旨趣，这样才可避免横祸和夭折。

得了霍乱后，务必温和调息，如果遇冷就会遍体转筋。凡是患有这种病的，一定要一天不吃饭才好，此外三天内只能稍吃一点稀粥。三天过后，可以随意调养，但七天内不要吃杂食为好，这样可以补养脾气。

大凡霍乱，是由于吃脍肉、乳酪以及饱

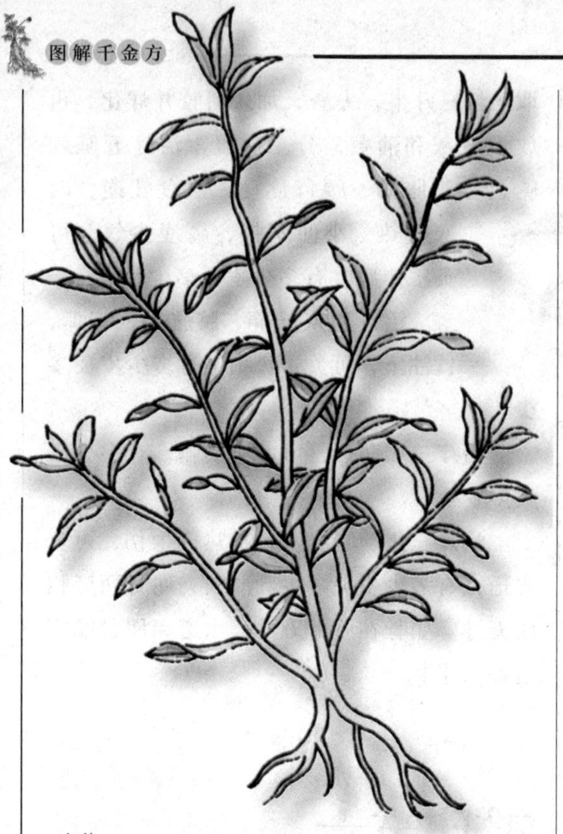

扁蓄

味苦，平，无毒。主治霍乱、黄疸，小便不通及小儿未断奶，母亲又怀孕所导致的小儿往来寒热，形瘦腹大，毛发散乱，微微下痢等病。还可杀三虫，疗女子阴蚀。

食杂物过度而引起的，自己不能控制食量，晚上睡觉又不盖好被褥，如此不善于调养自己，很多人为此丧命。人的生命和禀赋，全靠五脏。五脏即是五行，在内为五行，在外为五味。五行和五味，相互制约，所以不管春夏秋冬，违逆自然之理的饮食都不能过度。凡是所吃食物与五脏相克的，疾病绝对会生成。经书上说，春天不吃辣的食物，夏天不吃咸的食物，季夏不吃酸的食物，秋天不吃苦的食物，冬天不吃甜的食物，这些并不是全都不能吃，只是小心不要吃得过多。谚语说“百病从口生”，这话一点不假。四季中晚上吃饭都不能太饱，否则就会生病。从夏至到秋分，忌吃肥浓的食品，炎热的夏日世人喜好冷食，再进食肥浓食物，加上无所节制地吃果菜，以及贪凉冷睡，用冷水洗浴，于是五味更加相克相搏，就算想不生病，也是不可能的了。所以一切病苦都是人们自找的，与命运无关。有医书上讲，不是上天使人短命，是人自绝性命，说的就是这类事情。

凡是患上霍乱，都要忌米饭。胃中一旦有米，就会立即呕吐不止，只能吃些厚朴葛根汤，如冬果叶汤，只能让咽喉湿润，不能多喝。如果喝汤时边喝边吐的，等呕吐停止就不要再喝了，诊得病人脉绝不通时，就用桂子与葛根合煮成汤给病人饮用。吐泻心烦，内热而不出汗，不转筋，脉象急数的，可用犀牛角与葛根合煮制成汤给病人饮用。吐泻不止，发热心烦，想喝水的，可稍喝一点米粉汁就好，如果非常渴，可以喝点葛根荠汤。

有人问：什么是霍乱病呢？师答道：呕吐下泻，这就是霍乱病。

再问：病人头痛发热，身体疼痛，怕冷而又上吐下痢，这应该属于什么病呢？老师回答说：应当是霍乱，患霍乱后上吐下泻，停止后身体又发热。伤寒的脉象微涩，本是霍乱，今是伤寒，已过了四五天，病转到阴经上，一转入阴经必定下痢。本该呕吐，却下痢的病人，就不能医治了。患霍乱后吐得很多的，必定转筋不渴，即脐上跳动不已。患霍乱而脐上跳动不已的，是因为肾气发动，应当先治脐跳，可以用治中汤主治，去白术加桂心。去白术，是因为白术能致虚；加桂心，是害怕发作变为奔豚。生霍乱而脐上跳动不已，多吐的，或多下痢的，生霍乱而惊悸，而发渴，而腹中疼痛的，或呕吐下痢、发呕下痢、想喝水的，都可以用治中汤医治。

治中汤

主治霍乱吐下，胀满，食不消化，心腹疼痛。

人参、干姜、白术、甘草各三两。

以上四味药分别切细，加八升水煮取药汁三升，分三次服。如果不愈，可连服两三剂。远行防霍乱，按照药方制成如梧桐子大的药丸，服三十丸，如果做成药散，可服方寸匕，用酒送服也行。如果病人转筋，可加石膏三两。

四顺汤

治疗霍乱转筋，全身冷出汗，干呕。

人参、干姜、甘草各三两，附子一两。

以上四味药分别切细，加六升水煮取药汁二升，分三次服。《范汪》说，下痢严重的，加龙骨二两。

四逆汤

主治多寒、手足厥冷、脉绝。

吴茱萸二升，生姜八两，当归、芍药、细辛、桂心各三两，大枣二十五枚，通草、甘草各二两。

以上九味药分别切细，加六升水、六升酒合煮取药汁五升，分五次服。旧方中用枣子三十枚，现因为霍乱发作后多痞气，所以除去枣子。如果去枣加葛根二两，效果更佳。霍乱四逆的人，可加半夏一合，小附子一枚；如果怕寒，就加大附子。

吐下而出汗，小便复痢或下清谷痢、里寒外热、脉微欲绝，或发热恶寒、四肢拘急、手足厥冷，可用四逆汤：

甘草二两，干姜一两半，附子一枚。

以上三味药分别切细，加三升水煮取药汁一升二合，分两次温服。体强的人可加大附子一枚，干姜最多可用三两。《广济方》上写道，如果吐后少气，以及下痢而腹满的，加人参一两。

吐痢已经停止，汗出厥冷，四肢拘急不解，脉微欲绝，可用通脉四逆汤：

大附子一枚，甘草一两半，干姜三两（体强的人四两）。

以上三味药分别切细，加三升水煮取一升二合，分两次服。脉象显现即愈。如果面色发赤，可加葱白九茎；腹中疼痛的人，应去葱，加芍药二两；呕逆的人，加生姜三两；咽痛的人，去芍药，加桔梗一两；痢止而脉不显现的人，去桔梗加人参二两。根据实际情况选择相应的药方来治疗。

患霍乱吐痢，已服过理中汤、四顺汤，而热仍不能解的，可用竹叶汤：

竹叶一握，生姜十累，白术三两，小麦一升，橘皮、当归、桂心各二两，甘草、人参、附子、芍药各一两。

以上十一味药分别切细，加一斗半水先煮竹叶、小麦，取汁水八升，去渣，放入其余的药煮取药汁三升，分三次服。气上逆的人，可加吴茱萸半升即愈。理中汤、四顺汤极其热，若有热宜用竹叶汤。

医学小常识

何谓霍乱

霍乱是由古典生物型和埃尔托生物型霍乱弧菌引起的急性传染病。典型症状为腹泻、呕吐和由此引起的体液流失、脱水、周身循环衰竭、电解质紊乱等。如果不及时抢救，病死率会非常高。死亡的主要原因是低血容量性休克、肾功能衰竭和代谢性酸中毒。如果能及时、足量、正确地补充液体并纠正电解质紊乱，那么即使是重型患者，也不难痊愈。由于起病急，传播快，影响人们正常生活，霍乱同鼠疫、黄热病并称为世界卫生组织规定为必须实施国际卫生检疫的三种传染病之一。

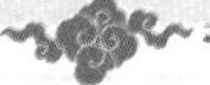

止霍养气方

甘草泻心汤 妇女患霍乱，呕逆吐涎沫，医生反而取下，导致心下痞满，当先治吐涎沫。

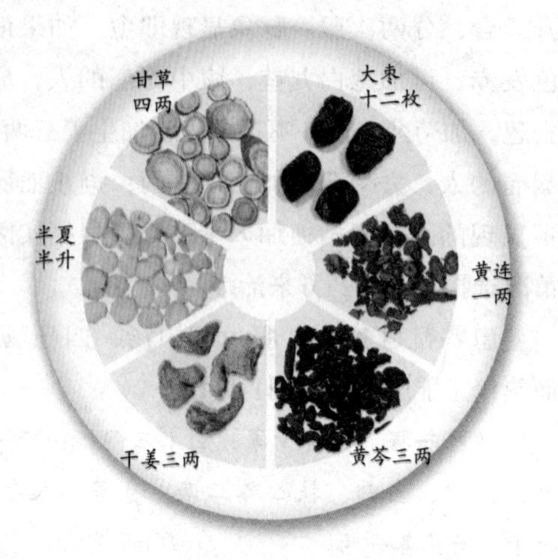

以上六味药分别切细，加一斗水煮取六升，分六次服。

服甘草泻心汤后疗效

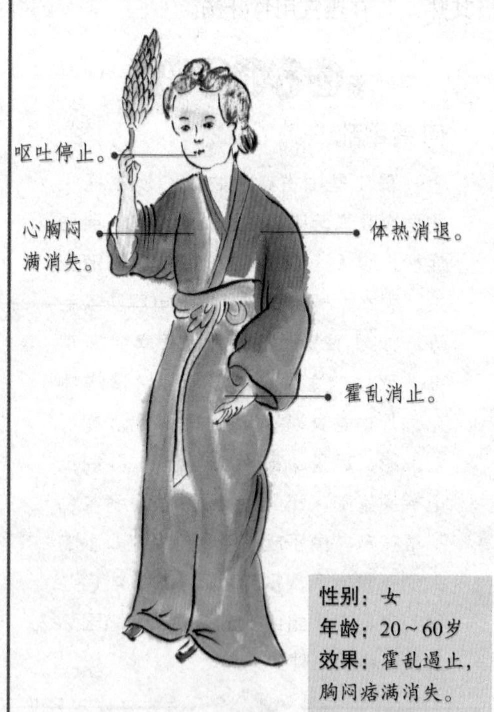

治疗妇女霍乱，呕逆吐涎沫，医生反而取下，导致心下痞满，当先治吐涎沫，可服小青龙汤，涎沫停止后，再治痞满，可服甘草泻心汤：

甘草四两，半夏半升，干姜、黄芩各三两，黄连一两，大枣十二枚。

以上六味药分别切细，加一斗水煮取六升，分六次服。

治疗妇女霍乱，呕吐，可用小青龙汤：

桂心三两，半夏、五味子各半两，麻黄、甘草、干姜、芍药、细辛各三两。

以上八味药分别切细，加一斗水先煮麻黄，待水减至二升时，去掉泡沫，加入其余药，煮三滚，去渣，三次服尽。体弱者服半升。

霍乱四逆，吐少而呕多的，可用附子粳米汤主治：

中附子一枚，粳米五合，半夏半升，干姜、甘草各一两，大枣十枚。

将以上六味药切细，加八升水煮药，至米熟即可，去渣。分三次服。

治年老羸劣，冷气恶心，饮食不化，心腹虚满，拘急短气，霍乱呕逆，四肢厥冷，心烦气闷流汗，可用扶老理中散：

麦门冬、干姜各六两，人参、白术、甘草各五两，附子、茯苓各三两。

将以上七味药治后过筛，用白开水三合送服方寸匕。如需常服可制成蜜丸，用酒送服如梧桐子大小的二十丸。

人参汤

主治毒冷霍乱，吐痢烦呕，转筋肉冷出汗，手足指肿，喘息垂死，说不出话，用尽百方而无效，且脉不通的，服用此汤病愈即止，若继续呕吐应连续进服，不能停止，并针灸。

人参、附子、厚朴、茯苓、甘草、橘皮、当

穗〔主治〕腹部胀满、小便不通，出刺，痈肿，去眼角膜上的白斑，破血堕胎，下瘀血。滋养肾气，逐膀胱邪气，止霍乱，长毛发。主治各种淋症及月经不通，破血块，排脓。

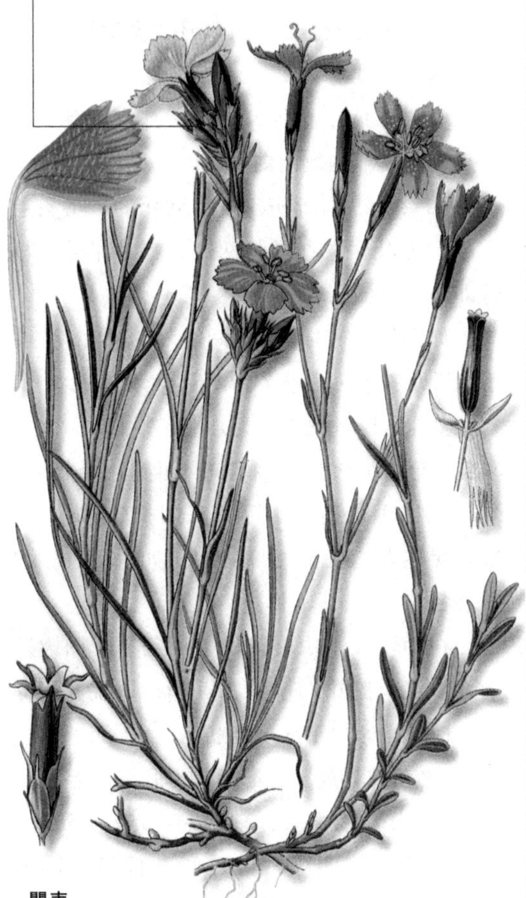

瞿麦

其穗味苦，寒，无毒。主治腹部胀满、小便不通，出刺，痈肿，明目，破血堕胎，下瘀血。滋养肾气，逐膀胱邪气，止霍乱，长毛发。

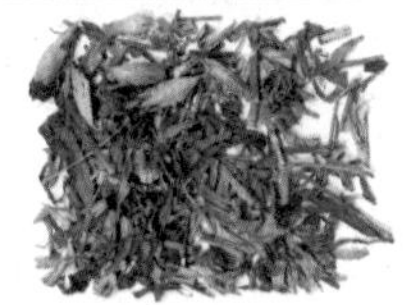

叶〔主治〕肛瘘并泻血，做汤粥食。又治小儿蛔虫，以及丹石药发，眼睛肿痛及肿毒。捣烂擦拭，治脓疮、妇人阴疮。

归、葛根、干姜、桂心各一两。

以上十味药分别切细，加七升水煮取药汁二升半，分三次服。

治霍乱蛊毒、宿食不消、积冷、心腹烦满、中鬼气的药方：

饮极咸的盐水三升，热水一升，探刺咽咙使其尽吐宿食，不吐再服，吐后再饮，吐三次后才停止让其平静下来。这种方法远胜其他治法。

治霍乱的药方：

扁豆一升，香薷一升。

以上两味药，加六升水煮取药汁二升，分两次服。单用也行。

治霍乱洞下不止的，可取艾一把，三升水煮取一升，顿服，有良效。

治霍乱用杜若丸，远行时可作防备药：

杜若、藿香、白术、橘皮、干姜、木香、人参、厚朴、瞿麦、桂心、薄荷、女萎、茴香、吴茱萸、鸡舌香。

以上十五味药各取等分研成末，制成如梧桐子大的蜜丸，每次用酒送服二十丸。

治疗霍乱可百年不复发的丸方：

虎掌、薇衔各二两，枳实、附子、人参、槟榔、干姜各三两，厚朴六两，皂荚三寸，白术五两。

以上十味药研末，制成梧桐子大小的蜜丸，用酒送服二十丸，一日三次。

治疗霍乱转筋，用蓼一把，去掉两头，加二升水煮取汁水一升，顿服。

治疗转筋不止，如果是男子，用手牵引阴器；女子则向左右两旁牵引乳房。

凡是患霍乱者即可用艾灸，虽然当时未能立即痊愈，但终究没有丧命的忧虑。不能逆灸，有的只是先腹痛，有的先下泻后吐，应当根据病状来灸。

如果是先心痛以及先吐的，可灸巨阙穴七壮，穴位在心下一寸。如果无效，再灸七壮。

如果是先腹痛的，可灸太仓穴，即中脘穴十四壮。穴位在心下四寸，脐上一尺。如果不止，再灸十四壮，

如果是先下痢的，可灸谷门十四壮，穴

祛寒止霍方

人参汤 主治毒冷霍乱，吐痢烦呕，转筋肉冷出汗，手足指肿，喘息垂死，说不出话。

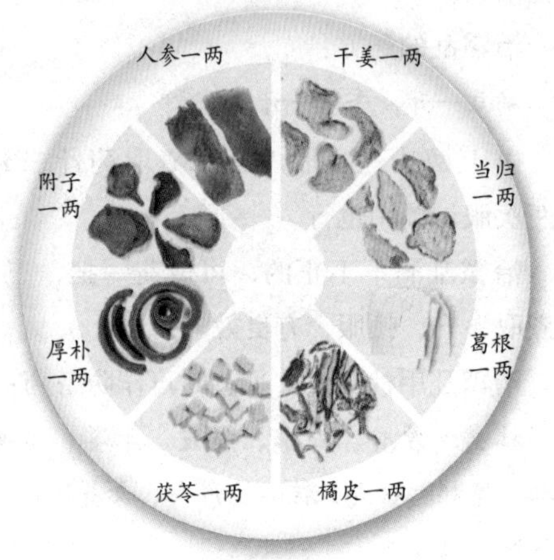

注：另有甘草、桂心各一两。

以上十味药分别切细，加七升水煮取药汁二升半，分三次服。

服人参汤后疗效

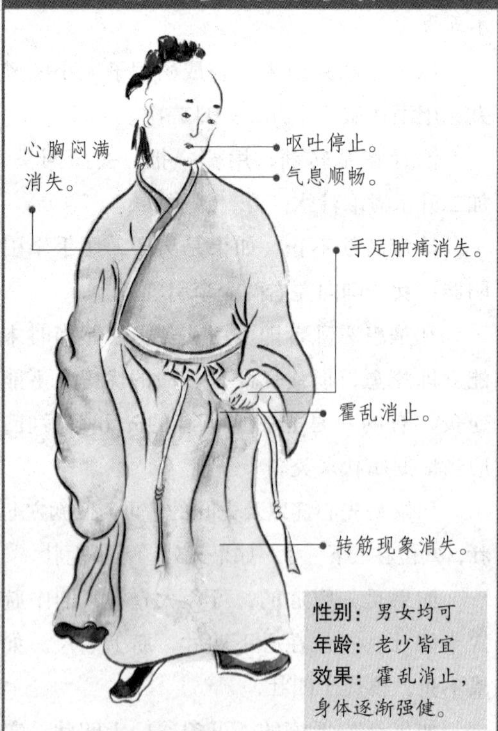

心胸闷满消失。
呕吐停止。
气息顺畅。
手足肿痛消失。
霍乱消止。
转筋现象消失。
性别：男女均可
年龄：老少皆宜
效果：霍乱消止，身体逐渐强健。

位在脐旁二寸，男左女右，又名大肠募。如果不愈，再灸十四壮。

如果吐下不止，两手阴阳脉象都是疾、数的，可灸心蔽骨下三寸，还可灸脐下三寸，各灸六七十壮。

如果下痢不止的，可灸大都穴七壮，穴在足大趾本节内侧肉白际。

如果被泻痢所伤，烦躁欲死的，可灸慈宫二十七壮，穴在横骨两边各二寸半处，横骨即是脐下横门骨。

如果是干呕的，可灸间使穴各七壮，穴在手腕后面三寸两筋间，如果不愈，再灸七壮。

如果是呕吐的，可灸心主穴各七壮，穴在掌腕上弯曲处中缝。如果呕吐不止，再灸七壮。

如果手足逆冷，可灸三阴交穴各七壮。穴在足内踝直上三寸廉骨边。如果不愈，再灸七壮。

在两臂及胸中转筋的，可灸手掌白肉际七壮。又灸膻中、中府、巨阙、胃脘、尺泽等穴位，同时也治头足拘筋。

治疗走哺转筋，可灸踵踝白肉际各二十一壮。又灸小腹下横骨中央，有多少岁灸多少壮。

治疗转筋四厥，可灸两乳根黑白际各一壮。

治疗转筋，可灸涌泉穴四十二壮；穴位在足心下平齐脚拇指的大筋上；再灸足大趾下弯曲处中缝一壮。

治疗转筋不止，可灸足踵聚筋处上面白肉际七壮，立即痊愈。

治疗转筋入腹，疼痛欲死的，四人按住其手足，可灸脐上一寸处十四壮，如果病人自己不动，就不再按他。另外，也可灸股里距阴器一寸处大筋。

治疗霍乱转筋，让病人脸朝下卧，伸直两手附在身上，用绳子横量两肘尖，绳下脊骨两边各一寸半处，灸一百壮，无不痊愈。

治疗因霍乱而失去知觉但还有暖气的，可灸承筋穴，用绳子从脚趾到足跟围绕一周，取一半，从足跟踏地处向上度量；绳子的尽头即是承筋穴，灸七壮，能起死回生，再把盐放入脐中，灸十四壮。

杂补第七

彭祖说过，能让人强壮不老，行房事又不劳损，且气力、颜色不衰败的，莫过于麋角了。制作方法是刮取末十两，再取生附子一枚混合，用酒送服方寸匕，一日三次，效果极佳，也可将药末稍稍炒黄，单服，可使人不老，然而效果不佳，不及加附子那么快。另外，若用雀卵调和成丸更佳，服二十日有奇效。

琥珀散

主治虚劳百病，阴痿，气力不足，大小便时如淋病症状一样不通利，脑门受寒，气滞结在关元穴，强行房事导致精少余沥，腰脊疼痛，四肢沉重，咽干口燥，饮食无滋味，乏气力，远视昏愦，惊悸不安，五脏虚劳，上气满闷。

琥珀（研）一升，松子、柏子、荏子各三升，芜菁子、胡麻子、车前子、蛇床子、菟丝子、枸杞子、菴蔺子、麦门冬各一升，橘皮、松脂、牡蛎、肉苁蓉各四两，桂心、石韦、石斛、滑石、茯苓、川芎、人参、杜衡、续断、远志、当归、牛膝、牡丹各三两，通草十四分。

以上三十味药分别治后过筛，合捣二千杵，用牛皮囊装好，饭前服方寸匕，白天三次晚上一次，用牛羊乳汁煎熟。长期进服可以使人志性坚强，身体轻盈，补益元气，消化水谷。服后人能进食，忍耐寒暑，百病都被祛除，并使精液像脂膏一样浓稠。服后七十日才能行房，长期服用可使老人年轻，白发变黑，牙齿重生。

> **中医小锦囊**
>
> **霍乱的其他疗法**
>
> **1. 刮痧治疗：**在患者肩颈、脊背、胸前、胁肋等处，用光滑的瓷匙蘸菜油（万花油也可）自上而下刮之，以局部皮肤出现红紫色为度。有助于宣通经络，祛出病邪，减轻霍乱症状。
>
> **2. 救治转筋法：**用白酒200毫升，加樟脑15克，摇匀，涂抹在转筋拘挛的硬处，然后用力摩擦，可起到缓急止痛作用。

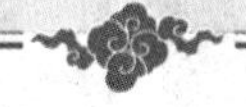

苁蓉散使人轻身益气强骨，补益骨髓，并使阴气强盛。

肉苁蓉一斤，生地黄三十斤（取汁），慎火草二升（切），楮子、干漆各二升，甘草、远志、五味子各一斤。

以上八味药用地黄汁浸泡一宿，捞出晒干，再泡，直到将地黄汁用尽为止，并制成药散，用酒送服方寸匕，空腹服下，一日三次。三十天后气力倍增。

治疗五劳七伤，阴痿不起，衰损，用天雄散：

天雄、五味子、远志各一两，苁蓉十分，蛇床子、菟丝子各六两。

将以上六味药治下筛，用酒送服方寸匕，一日三次。常服不断。

治疗阴下湿痒生疮、遗精阴痿的药方：

牡蒙、菟丝子、柏子仁、蛇床子、苁蓉各二两。

将以上五味药治下筛，用酒送服方寸匕，一日三次。以有感觉为度。

治疗阴痿、精清且冷的药方：

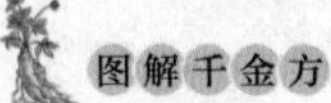

益气补虚方

杜仲散 主治男子羸瘦短气，五脏瘘损，腰痛不能行房，益气补虚。

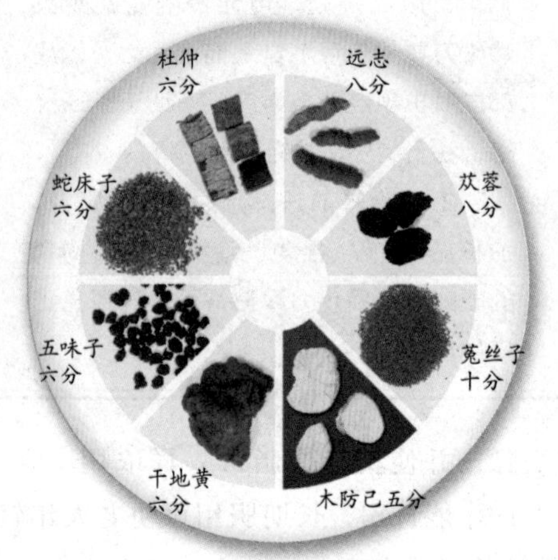

注：另有巴戟天七分。

将以上九味药治下筛，饭前用酒送服方寸匕，一日三次，长期服用效果最好。

服杜仲散后疗效

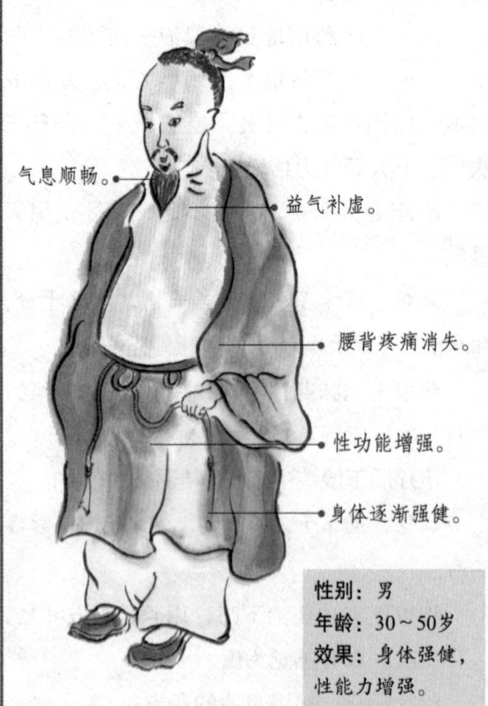

苁蓉、钟乳、蛇床子、远志、续断、薯蓣、鹿茸各三两。

将以上七味药治下筛，用酒送服方寸匕，一日两次。如果想多行房事，用双份蛇床子；如想阴器坚硬，用双份远志；如果想使阴器变大，用双份鹿茸；如果想多精，用双份钟乳。

治疗五劳七伤的药方：

薯蓣、巴戟天、天雄、蛇床子各二分，雄蚕蛾十枚，石斛、五味子、苁蓉各三分，菟丝子、牛膝、远志各二分。

将以上十一味药治下筛，用酒送服方寸匕，一日三次。

石硫黄散

主治虚损，能补益房事。

石硫黄、白石英、鹿茸、远志、天雄、僵蚕、女萎、蛇床子、五味子、白马茎、菟丝子各等分。

将以上十一味药治下筛，用酒送服方寸匕，一日三次。无妻室的禁服。

治疗男子阴气衰微，腰背疼痛，苦寒，茎消少精，小便余沥，遗精，阴囊下湿痒，虚乏，使人肌肤颜色润泽的药方：

巴戟天、菟丝子、杜仲、桑螵蛸、石斛。

将以上五味药取等分，治下筛，用酒送服方寸匕，一日一次。经常服用效果佳。

治疗男子羸瘦短气、五脏痿损、腰痛不能行房、益气补虚，用杜仲散：

杜仲、蛇床子、五味子、干地黄各六分，木防己五分，菟丝子十分，巴戟天七分，苁蓉、远志各八分。

将以上九味药治下筛，饭前用酒送服方寸匕，一日三次，长期服用效果最好。

治疗阳气不足，阴囊湿痒，尿有余沥，漏泄虚损，阳痿不起，用苁蓉补虚益阳的药方：

苁蓉、续断各八分，蛇床子九分，天雄、五味子、薯蓣各七分，远志六分，干地黄、巴戟天各五分。

将以上九味药治下筛，用酒送服方寸匕，一日三次。大凡这些病都是由醉饱以及极度疲劳之后而合阴阳造成的。

白马茎丸主治空房时坚挺，临事阳痿，口干，出汗，遗精，囊下湿痒，尿有余沥，睾丸偏大引疼，膝冷胫酸，目中昏愦，小腹急，腰脊僵直。

白马茎、赤石脂、石韦、天雄、远志、山茱萸、菖蒲、蛇床子、薯蓣、杜仲、肉苁蓉、柏子仁、石斛、续断、牛膝、栝楼根、细辛、防风各八分。

将以上十八味药研成末，加白蜜制成如梧桐子大小的药丸，用酒送服四丸，一日两次。七天后就有感觉，一个月后百病痊愈。以后可加至二十丸。

治疗阴痿的药方：

雄鸡肝一具，鲤鱼胆四枚。

将以上两味药阴干百日，研成末，用雀卵调和，吞服如小豆大一丸。

治疗阳痿不起的药方：

取原蚕蛾未相连的一升，阴干，去掉头、足、羽毛，研成末，制成如梧桐子大的白蜜丸；晚上卧服一丸，可行房十次，服菖蒲酒可使行房立即停止。

壮阳的药方：

蛇床子（研成末）三两，菟丝子（取汁）二合。

将以上两味药调匀涂抹阳具，一日五遍。

治疗阴痿不起的药方：

将蜂房烧成灰，夜卧时敷在阴茎上即热，无妻室的不能敷。

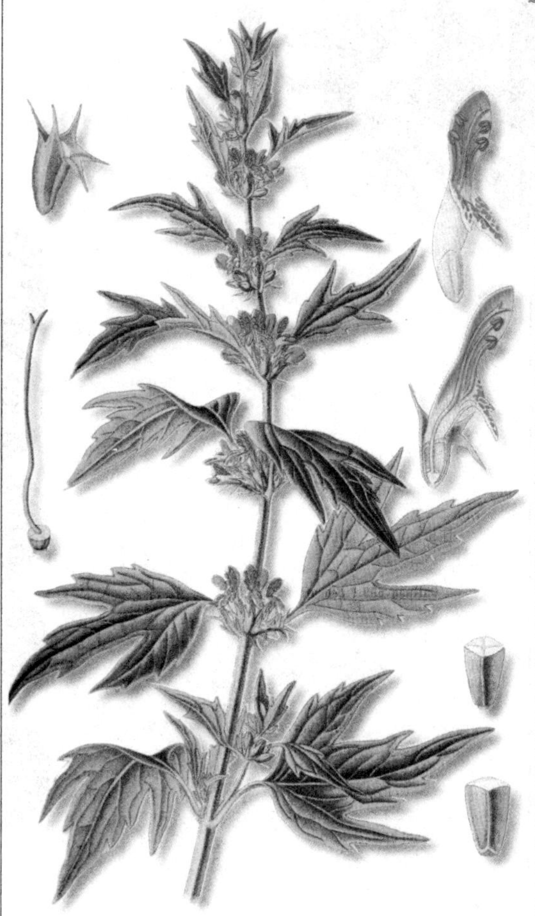

茺蔚

其子味甘、甜，微温，无毒。主明目益精，除水肿。长期服用可以轻身。治血逆高烧，头痛心烦，产后血胀，可补中益气、通血脉、增精髓、止渴润肺。

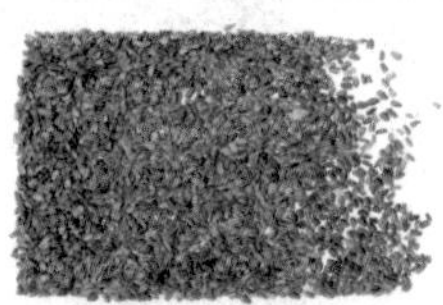

子〔主治〕明目益精，除水肿。长期服用可以轻身。治血逆高烧、头痛心烦、产后血胀。

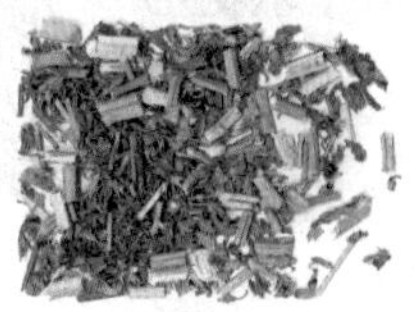

茎、叶、根〔主治〕捣汁服用，主治浮肿。消恶毒疔肿、乳痈及丹毒等，都可用益母草茎叶擦拭。

图解千金方

益气生津方

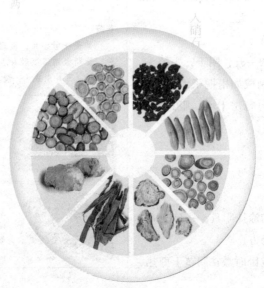

消渴 淋闭 尿血 水肿

卷二十一

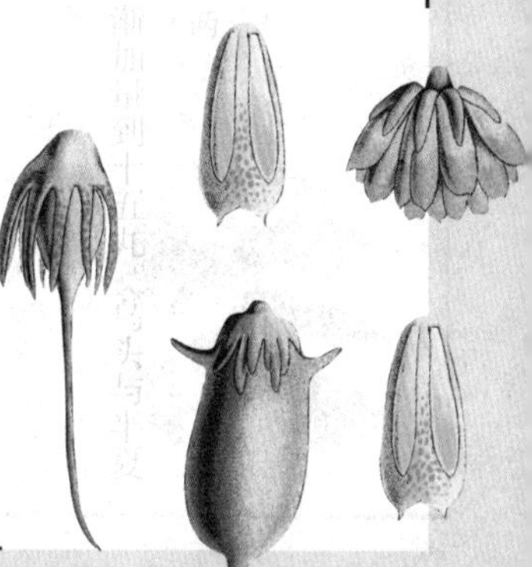

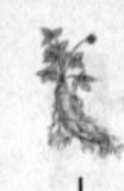

消渴第一

凡是长期饮酒的人，没有不患消渴病的，只需看看大海也有被封冻的时候，而酒从不被冻结的事实，就可以知道酒性如何；再也没有别的东西可与它相比了。至于脯炙盐咸之类的食品，是喝酒人的嗜好，经常不离口，往往在三大杯之后就控制不住自己，而没有限度地大喝大吃，咀嚼鱼酱肉酱，不择酸咸，如此通宵达旦，酣畅的兴致没有罢休的时候，以致三焦猛热、五脏干燥。木石尚且会焦枯，人又怎能不因渴而得病呢？患消渴症后能不能治愈，就全在于病人自己了。如果能依照切实可行的方法来节制、调养，半月到一个月就可以痊愈；如果自己不爱惜，后果就很难预料了。医书上的药方，其实很多都很有效，但对不爱护身体的人有什么办法呢？消渴症患者有三大必须注意的事项：一、饮酒；二、性生活；三、咸食或面食。能够注意这三项的，即使不服药，也没有其他危害；而不注意这三项的，即使有金灵丹妙药也救不了，所以确实应该深思、谨慎。

患消渴症的人，不论痊愈与否，都应常常注意不能有大的痈疮发生，这是为什么呢？因为消渴症患者大骨节间往往会产生痈肿，给健康造成危害，所以要切忌生大痈，而且应当预备治痈疮的药。

有一个人患了渴利病（消渴症的一种，因在青年时期服石药、性生活过度所致，临床表现为口干舌燥，小便次数多），开始在春天发作，夏天经过服用栝楼豉汁，病情逐渐有所好转，然而小便频数还是很严重，一天一夜要上厕所二十多次，常常每次尿三四升，完全好转后也不少于两升，要再经过很长时期才能控制住。他却开始吃一些肥腻食物，于是一天天变得羸瘦，咽喉、口、唇都很干燥，呼吸急促，气短，不能多说话，心烦热，两脚酸软，饭量比平常多一倍，反而没有一点气力，这种病都是因为虚热而导致的。

治疗时可长期服用栝楼汁来除热，牛乳杏酪是滋补身体的好药，这种方法最有好处。

治消渴症、清除肠胃热实的处方：

麦门冬、茯苓、黄连、石膏、萎蕤各八分，人参、龙胆、黄芩各六分，升麻四分，枳实五分，枸杞子、栝楼根、生姜各十分。

以上十三味药研成粉末，制成如梧桐子大的蜜丸，每次以茅根、粟米汁送服十丸，每日两次。若得了消渴症，则给病人以下

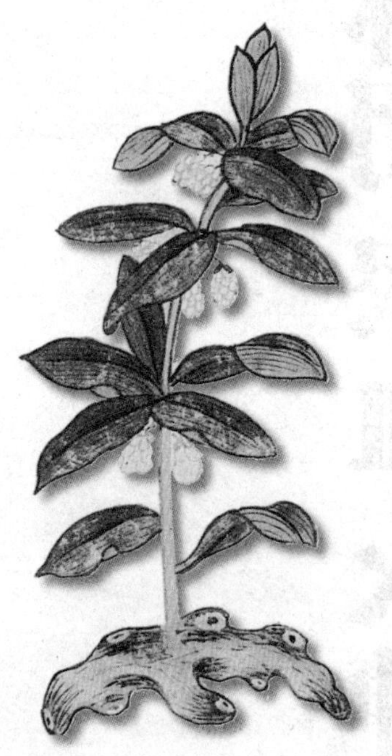

黄精

其根味甘，平，无毒。主补中益气，除风湿，安五脏。久服轻身延年不感到饥饿。补五劳七伤，助筋骨，耐寒暑，益脾胃，润心肺。

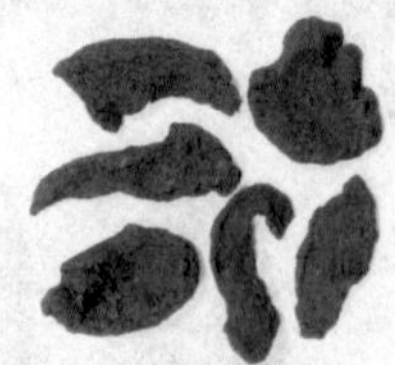

根〔主治〕补中益气，除风湿，安五脏。久服轻身延年不感到饥饿。补五劳七伤，助筋骨，耐寒暑，益脾胃，润心肺。

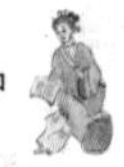

饮方：

茅根（切）一升，粟米三合。

将以上两味药用六升水熬到米熟，用来送服以上的药。

茯神汤【清热生津方】

能泄热止渴，主治胃腑实热而致的口渴引饮等。

茯神二两，栝楼根、生麦门冬各五两，生地黄六两，萎蕤四两，小麦二升，淡竹叶（切）三升，大枣二十枚，知母四两。

以上九味药分别切碎，先取小麦、竹叶用三斗水煎煮，取汁九升，去掉药渣，加入其他药再煎，取汁四升，分为四服。

猪肚丸【清热生津方】

主治消渴症。

猪肚（治如食法）一枚，黄连、粱米各五两，栝楼根、茯神各四两，知母三两，麦门冬二两。

以上七味药研成粉末，放入猪肚中并缝合，置笼上蒸烂，趁热置木臼中捣烂，可酌其软硬加入蜜调和，制成梧桐子大小的丸，每次用汤液之类服下三十丸，可逐渐加量至五十丸，每天两次。

浮萍丸【清热生津方】

主治虚热、消渴症。

干浮萍、栝楼根各等分。

以上两味药研成粉末，用人乳汁调和，制成梧桐子大小的丸，每次空腹用汤液之类服下二十丸，每天三次。

治消渴症，针对每天要饮一石水的病人的处方：

栝楼根三两，铅丹二两，葛根三两，附子一两。

将以上四味药研成粉末，制作成如梧桐子大的蜜丸，每次用温开水送服十丸，每日三次，只要发渴就可服用，在春夏季减掉附子。

中医小锦囊

何谓消渴？

消渴病是中医学中的病名，指以多饮、多尿、多食及消瘦、疲乏、尿甜为主要症状的综合病证。主要病变部位在肺、胃、肾，基本病机为阴津亏耗，燥热偏盛。患消渴病时间久了，病情失控，会导致气阴两伤，阴阳俱虚，经脉失养，络脉瘀阻，气血逆乱，脏腑器官受损而出现痈、眩晕、耳聋、目盲、胸痹、肢体麻疼、肾衰水肿、下肢坏疽、中风昏迷等多种症状。据研究，消渴病与现代医学的糖尿病基本一致。

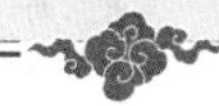

黄连丸【清热生津方】

主治消渴症。

黄连、生地黄各一斤。

以上两味药中先将生地黄绞汁，将黄连放入地黄汁中浸渍，取出晒干，再浸再晒，反复浸晒至汁尽，捣研为末，用蜜调和，制成梧桐子大小的丸，每次服二十丸，每天三次。也可制成散剂，每次用酒服下方寸匕。

栝楼粉

治大渴。

深深地挖出大栝楼根，厚厚地削皮至白处为止，切成一寸长的小截，加水浸泡一日一夜后换水，再经过五日后取出，捣烂研碎，用绢袋过滤，如同出粉法一样操作使其干燥，每次用开水送服方寸匕，每日三至四次，也可做成粉粥加入乳酪中吃，不限多少，直到病愈为止，治消渴症的处方。

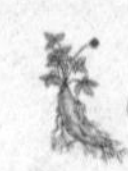

清热生津方

枸杞汤 主治消渴症，症状为小便次数多、口渴、脉沉细微弱等。

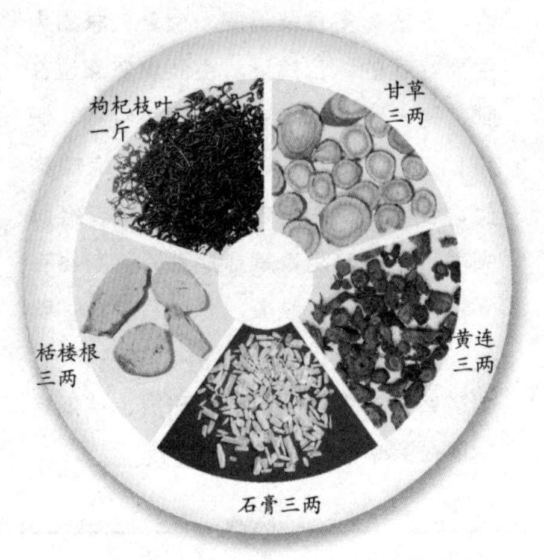

以上五味药分别切碎，用一斗水煎煮，取汁三升，分为五服，白天三服，夜间两服。

服枸杞汤后疗效

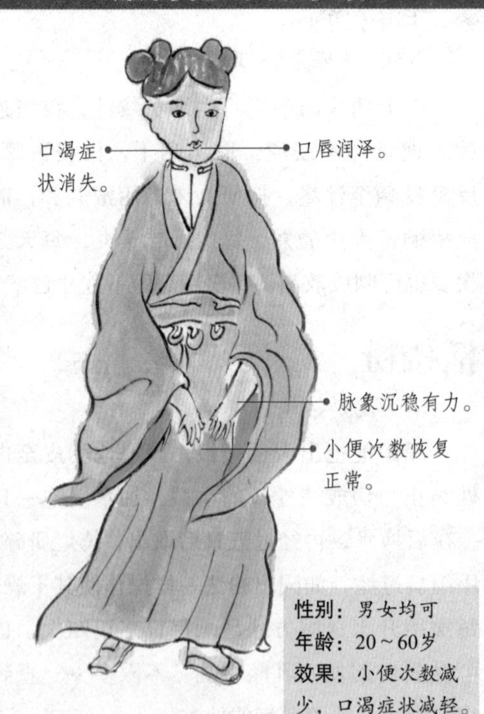

口渴症状消失。
口唇润泽。
脉象沉稳有力。
小便次数恢复正常。
性别：男女均可
年龄：20～60岁
效果：小便次数减少，口渴症状减轻。

以栝楼粉与鸡蛋调和晒干，再捣成末，每次用开水送服方寸匕，每日三次；做成丸药来服也可以。

查寻内消病（内消为消渴病之一，因年轻时服用各种石药，石热结于肾所致。临床表现为口渴而小便多）的根源，应是由热中病所引起的。多饮而数溲叫作热中，小便比喝的水还多，就使人虚极短气。内消病就是食物内化为小便，而又不渴。唐贞观十年，有一个梓州刺史叫李文博，先长期服用白石英，忽然性欲旺盛，经过一个多月，渐渐患上了消渴症，几天后小便特别频繁，一天一夜要上厕所一百多次，用各种药都治不好，病情渐渐加重，四肢瘦弱，不能自理起居，最后变得精神恍惚，终于口舌焦干而死。这种病虽然较少，然而非常可怕。小便频繁时，其脉象沉细微弱，服枸杞汤就有效，但只是暂时好转；服铅丹散也能减轻病情，其间应服除热宣补丸。

枸杞汤【清热生津方】

主治消渴症，症状为小便次数多、口渴、脉沉细微弱等。

枸杞枝叶一斤，栝楼根、石膏、黄连、甘草各三两。

以上五味药分别切碎，用一斗水煎煮，取汁三升，分为五服，白天三服，夜间两服。

铅丹散【清热生津方】

主治消渴症、小便次数多及消中症等。

铅丹、胡粉各二分，栝楼根、甘草各十分，泽泻、石膏、赤石脂、白石脂各五分。

将以上八味药过筛后制成散药，每次用水服下方寸匕，体质强壮者可服一匕半，每天三次。如果病人口渴严重，可夜间加服两次；如果病人腹痛，应酌量减服。也可制成丸，每服十丸，每天三次。

口含酸枣丸【生津止渴方】

主治内消而见口中干燥者。

酸枣一升五合，酸安石榴籽（干者）五合，葛根、覆盆子各三两，乌梅五十枚，麦门冬四两，茯苓、栝楼根各三两半，桂心一两六铢，石蜜四两半。

将以上十味药研成粉末，用蜜调和，制成酸枣大小的丸，不限时含服，以口中生津为度。

治消中，日夜尿七八升的处方：将鹿角炙焦，研成末，每次用酒送服五分匕，每日两次，逐渐加至方寸匕。

增损肾沥汤【补肾益气方】

主治肾气不足而导致的消渴症、小便多、腰痛等。

羊肾一具，远志、人参、泽泻、干地黄、桂心、当归、茯苓、龙骨、黄芩、甘草、川芎各二两，生姜六两，五味子五合，大枣二十枚，麦门冬一升。

以上十六味药分别切碎，先取羊肾用一斗五升水煎煮，取汁一斗二升，放入其他药再煎，取汁三升，分为三服。

治下焦虚热注于脾胃，又从脾注于肺，而多发渴利症的处方：

小麦一升，竹叶（切）三升，麦门冬、茯苓各四两，地骨白皮各一升，甘草三两，生姜、栝楼根各五两，大枣三十枚。

以上九味药分别切细，先用三斗水来熬小麦，取一斗，倒掉药渣澄清，取八升，又掠去表面的沫，取七升来熬药，得三升汤药，分三次服用。

治渴利症虚热，而饮水不止、消热止渴的处方：

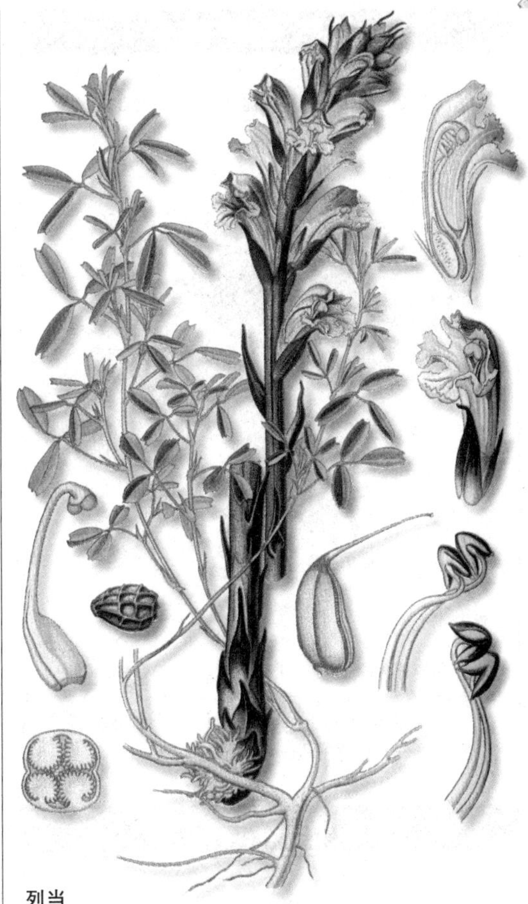

列当

其根味甘，温，无毒。主治男子五劳七伤，补腰肾，令人有子，去风血，煮酒浸酒服之。

竹叶（切）二升，生地黄（切）一升，茯神（或写作茯苓）、萎蕤、知母、生姜各四两，地骨皮一升，生麦门冬一斤半，栝楼根、石膏各八两。

以上十味药分别切细，用一斗二升水加入三十枚大枣与其他药，熬取四升汤药，分四次服用。

治面黄手足黄，咽喉中干燥，短气，脉象如连珠，除热止渴利，用补养地黄丸方：

生地黄汁、生栝楼根汁各二升，牛羊脂三升，白蜜四升，黄连（研为末）一斤。

以上五味药合熬到可以制作成丸的程度，每次用温开水送服如梧桐子大的五丸，每日

益气生津方

黄芪汤 主治中消虚劳，症见少气、小便数等。

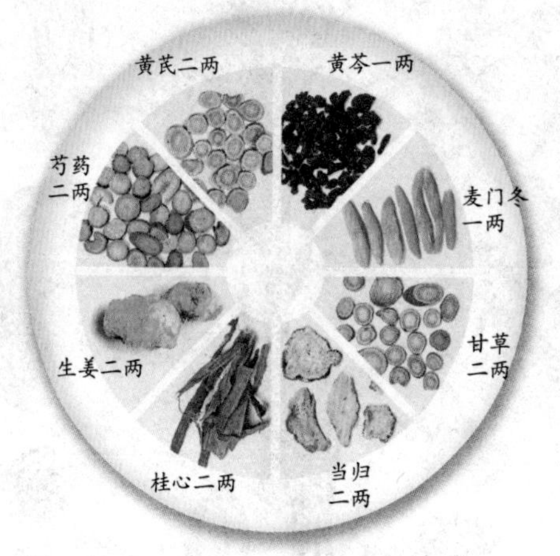

注：另有干地黄一两，大枣三十枚。

以上十味药分别切碎，用一斗水煎煮，取汁三升，分为三服，每天三次。

服黄芪汤后疗效

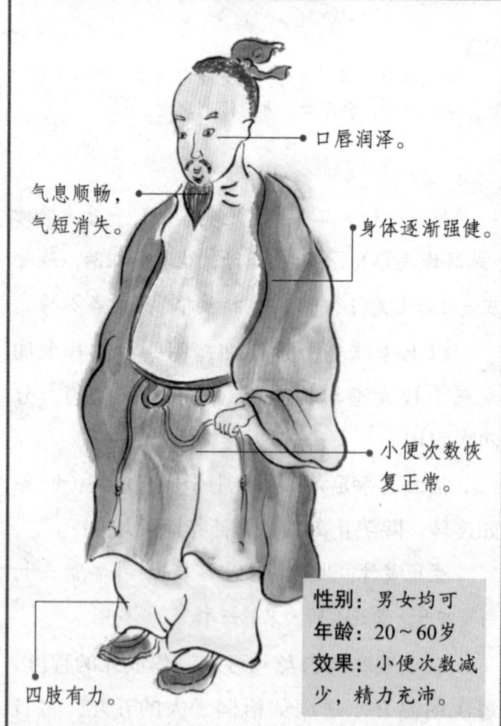

口唇润泽。
气息顺畅，气短消失。
身体逐渐强健。
小便次数恢复正常。
四肢有力。
性别：男女均可
年龄：20～60岁
效果：小便次数减少，精力充沛。

两次，逐渐加至二十丸。如果病人苦于冷而渴，渴病痊愈后即另外服温药。

治渴利的处方：

取三十斤生栝楼根，切成段，用一石水来熬取一斗半，去掉药渣，用五合牛脂熬到水尽，每次用温酒在饭前送服如鸡蛋大那么多，每天三次。

治渴，小便利而又不是淋病的处方：

取二斤榆白皮，切细，用一斗水来熬取五升汤药，一次服三合，每日三次。

人的一生做放纵的事情很多，当其盛壮之时，不爱惜身体，只求快情纵欲，极意房中之事，稍到年老时，肾气虚耗衰竭，从而百病滋生。也有的年轻时怕自已性功能不强，而多服石药散剂，到真气已经用尽时，只剩下石气，唯有虚耗，唇口干焦，而精液自泄。有的小便赤黄，大便干燥；有的渴而且下利，一日一夜下利一石；有的渴而不下利；有的不渴而下利；所吃的食物全都化作小便，这都是不节制性欲所致的疾病。

凡是平常人夏天多发渴的，是由于心气太旺的缘故。心气太旺就会出汗，出汗过多则导致肾中虚燥，所以渴而小便少，冬天不出汗，所以小便多而次数频繁，这是平常人的症候。患消渴病的人，只小便频繁而不饮水的，这是肾实证，经书上说，肾实就会发生消的症状，消就是不渴而下利，所以服石药之人有小便下利的症候，是由于石性归于肾，肾得石则实，实则能消水浆，所以下利，下利多了就不能润养五脏，五脏衰弱就发生百病。张仲景说，热结于中焦就成为坚症，热结于下焦就成为溺血症，还会使人淋闭不通，明智的人必定不会患小便下利，确实是这样，身内有热的病人就多发渴，消除了热就不渴了。对渴而虚的病人，需除热补虚，就能痊愈。

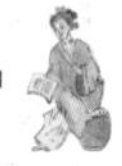

治小便不禁已好几天，解便二斗，或便色如血的处方：

麦门冬、干地黄各八两，干姜四两，蒺藜子、续断、桂心各三两，甘草一两。

以上七味药分别切细，以一斗水来熬取二升五合汤药，分三次服用。《古今录验》说，可用此方治肾消，脚瘦，小便细的症候。

九房散【温阳缩尿方】

主治小便量多或小便失禁。

菟丝子、黄连、蒲黄各三两，硝石一两，肉苁蓉二两，鸡肶胵中黄皮三两。

以上六味药切捣并过筛为散，每次用汤液之类服下方寸匕，每天三次，两服间相距约人行十里。

棘刺丸【补肾益精方】

主治男子诸病以及小便过多、遗精等。

棘刺、石龙芮、巴戟天各二两，麦门冬、厚朴、菟丝子、萆薢、柏子仁、萎蕤、小草、细辛、杜仲、牛膝、苁蓉、石斛、桂心、防葵、干地黄各一两，乌头半两。

以上十九味药研为细末，用蜜调和，反复捣研，制成梧桐子大小的丸，每次用汤液之类服下十丸，每天三次。若服后不愈，可逐渐加量至三十丸，以痊愈为度。

治患热病后虚热发渴，四肢疲软疼痛的处方：

葛根一斤，人参、甘草各一两，竹叶一把。

以上四味药分别切细，以一斗五升水来熬取五升汤药，只要觉得发渴时就饮用，白天三次，夜间两次。

骨填煎【养阴润燥方】

主治虚劳口渴。

医学小常识

消渴症的护理要点一：

1. 发现”多饮、多食、多尿、形体消瘦”等症状时，应及时到医院就医，明确诊断。老年人症状常不明显，应定期检查尿糖、血糖（半年或一年检查一次）。

2. 调整生活规律。消渴症属慢性病，生活规律非常重要，在身体情况允许的情况下，按时起居，有利于糖代谢。每周按时测量体重，作为计算饮食和观察疗效的依据。

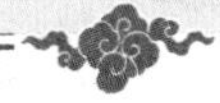

茯苓、菟丝子、山茱萸、当归、牛膝、附子、五味子、巴戟天、麦门冬、石膏各三两，石韦、人参、桂心、苁蓉各四两，大豆卷一升，天门冬五两。

以上十六味药研为细末，另取生地黄、栝楼根各十斤捣研，绞取汁液，置微火上煎至减半，分作数份，然后放入药及白蜜三斤，牛髓半斤，置微火上再煎，煎至成糜，每服如鸡蛋黄大一团，每天三次，也可用汤液之类服下。

茯神煮散【清热生津方】

能补益虚损，主治虚热、四肢羸乏虚弱、渴热不止、消渴等。

茯神、苁蓉、萎蕤各四两，生石斛、黄连各八两，栝楼根、丹参各五两，甘草、五味子、知母、人参、当归各三两，麦蘖三升。

以上十三味药过筛后制成散药，每取三方寸匕盛绢袋中，用三升水煎煮，取汁一升，顿服，每天两次。

益气生津方

三黄丸 主治男子五劳七伤，消渴，饮食不能充养肌肤以及女子带下，手足寒热等。

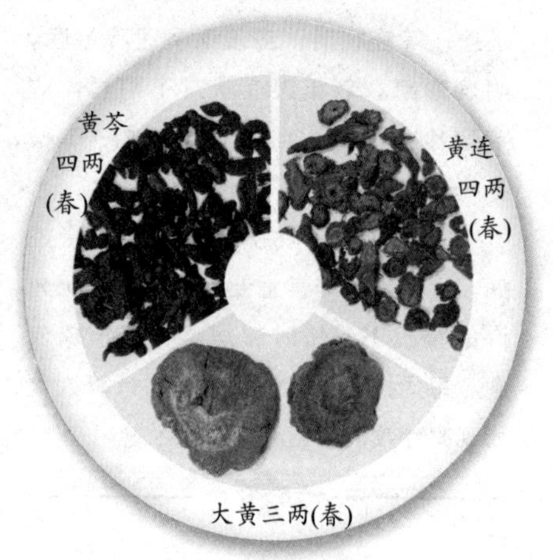

以上药物随时令配合，捣研为末，用蜜调和，制成大豆大小的丸，每次用汤液之类服下五丸，每天三次。

服黄芪汤后疗效

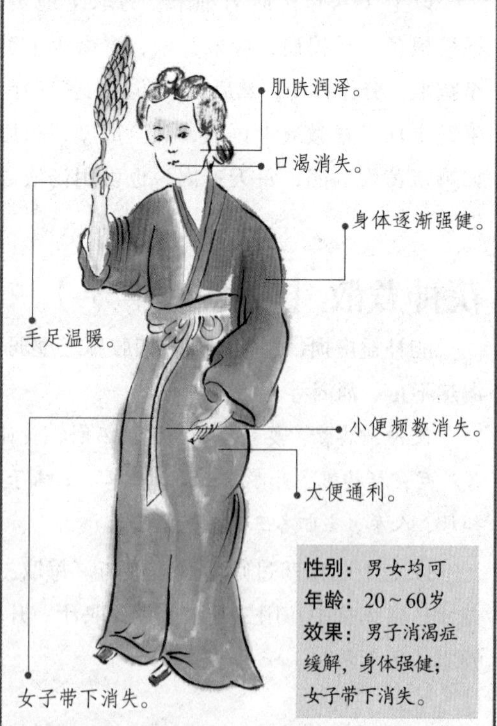

肌肤润泽。
口渴消失。
身体逐渐强健。
手足温暖。
小便频数消失。
大便通利。
性别：男女均可
年龄：20～60岁
效果：男子消渴症缓解，身体强健；女子带下消失。
女子带下消失。

枸杞汤【清热生津方】

主治虚劳，症见口中干渴、骨节烦热或畏寒等。

枸杞根白皮（切）五升，麦门冬三升，小麦二升。

以上三味药用二斗水煎煮，煎至麦熟，去掉药渣，每次服一升，每天两次。

三黄丸【清热消积方】

主治男子五劳七伤，消渴，饮食不能充养肌肤以及女子带下、手足寒热等。

春三月：黄芩四两，大黄三两，黄连四两；夏三月：黄芩六两，大黄一两，黄连七两；秋三月：黄芩六两，大黄二两，黄连三两；冬三月：黄芩三两，大黄五两，黄连二两。

以上药物随时令配合，捣研为末，用蜜调和，制成大豆大小的丸，每次用汤液之类服下五丸，每天三次。若服后不愈，可逐渐加量至七丸，以大便通利为度。

治疗因患热渴而头痛壮热，以及妇女因血气上冲而闷不堪忍的处方：

取二升茅根来分别切细，反复地捣，取尽其汁，发病时饮用。

治岭南山野瘴风热毒之气浸入肾脏中，变为寒热脚弱之症，使人虚满而发渴，可用处方：

黄连（不限多少）、生栝楼根汁、生地黄汁、羊乳汁。

以上四味药用三种汁来调和黄连末，制成丸药，每次空腹用温开水送服如梧桐子大的三十丸，逐渐加至四十丸，每日三次，重病者服后五日痊愈，小病者服后三日痊愈。若无羊乳，用牛乳或人乳也可以。若因药苦难服，煮小麦粥饮服也可以。此方主治虚热有特效。张文仲管它叫黄连丸，又名羊乳丸。

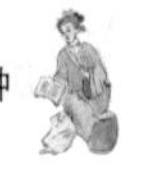

阿胶汤【滋补肾阴方】

主治体中虚热而致的小便利而多，或服石散者体有虚热，当风取凉而致的脚气、喜怒、消渴、肾脉细弱等。

阿胶二挺，干姜三两，麻子一升，远志四两，附子一枚。

以上五味药分别切碎，用七升水煎煮，取汁二升半，去掉药渣，加入阿胶烊化，分为三服。

如果患消渴病已经一百天以上，千万不能灸刺，若灸刺就会在疮上不停地流脓水，而导致痈疽羸瘦而死。还要注意避免误伤，只要有针头那么大的疮，所饮的水就全都从疮中变成脓水流出来，如果流脓水不止，就必定会死亡，千万注意。刚开始患消渴病时，可依以下的方法灸刺，有良好的效果。

患消渴而咽喉干，可灸胃管下俞三穴各一百壮，穴在背部第八椎棘突下横行三寸处，间寸而灸之。

患消渴而口干不可忍受者，可灸小肠腧穴一百仕，横三间寸灸之。

患消渴而咳逆，可灸手厥阴，病人有多少岁就灸多少壮。

患消渴而咽喉干，可灸胸膛五十壮，又灸足太阳五十壮。

患消渴而口干烦闷，可灸足厥阴百壮，又灸阳池穴五十壮。

患消渴而小便数，可灸两手小指头，以及足两小趾头，以及灸项椎，效果很好。也可灸正当脊梁中央骨缝间一处，以及腰眼上灸两处，共三处；或灸背上脾俞下四寸，正当夹对脊梁的两处。灸各处的壮数都等于病人的岁数，还可灸肾俞两处。

治疗小便次数多量少且难用力，总是失精者，先让病人舒展两手合掌，将两大指并齐，急逼之使其两爪甲相近，以一炷灸两爪甲根肉际，肉际方后自然有角，令炷正当角中，稍侵入爪上，这是两指共用一炷的方法。也可灸脚大趾，与灸手同法，各三炷即止，过三日再灸。

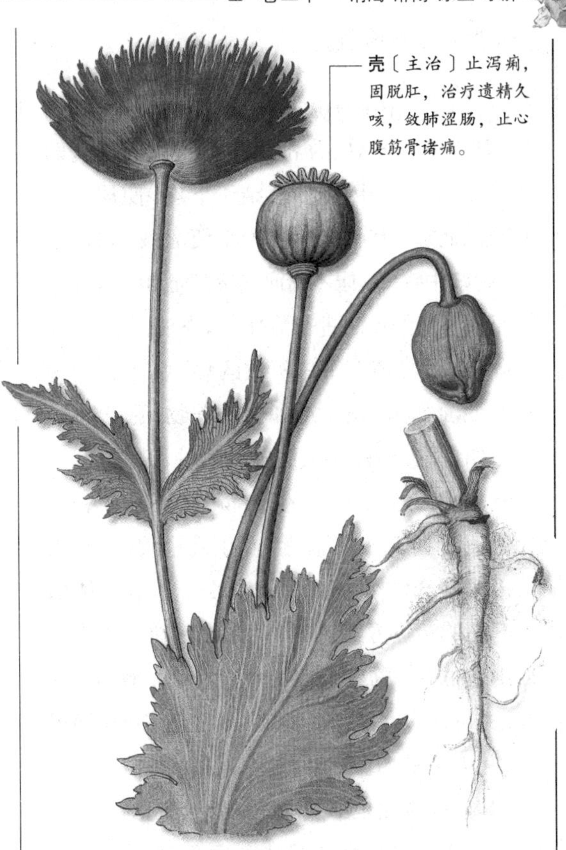

壳〔主治〕止泻痢，固脱肛，治疗遗精久咳，敛肺涩肠，止心腹筋骨诸痛。

罂粟

其米味甘，平，无毒。主治丹石发动，不下饮食。和竹沥煮作粥食，极美。驱风通气，驱逐邪热，治疗反胃胸中痰滞。能治疗泻痢，有润燥的疗效。

淋闭第二

热结于中焦就会成为坚症，热结于下焦就会尿血，使人淋闭不通、小便滴沥涩痛叫作淋，小便急满不道叫作闭。这大多是虚损的人，因为服用散药过多，热邪侵入下焦所致；也有自然下焦发热的，这种情况很少，一定要仔细地诊断。

气淋病 由于肾虚、膀胱热且气滞导致的病症，其症状是尿难、尿涩，常有余沥，石淋病即尿路结石病，多因湿热蕴结于下焦，使尿中杂质凝结而成。其临床症状为小便涩痛，尿出砂石，阴茎中疼痛，尿不出而又突然流出，这种病按照气淋病的治法进行治疗；膏淋病 多因肾虚不固，或湿热蕴蒸下焦所致的病。临床表现为小便混浊如淘米水，或如膏脂美物，尿出不畅尿出如膏的，治疗时依照气淋病的治疗方法。劳淋病多因劳伤肾气，生热而引起，临床表现为尿频而不畅，尿留在茎内，引致小腹痛，每当劳倦时就会发作，疼痛引气下冲，其治法依照气淋病的治疗方法。热淋病是因湿热蕴结下焦而引起的病。临床表现为小便赤涩，频数、热痛，并可伴有寒热、腰痛、小腹拘急胀痛、烦渴等，甚至尿血，每当热时就会发作，严重的会尿血，其治疗方法也如气淋病的治疗方法。

如果诊察出病人鼻头颜色发黄，就表明其小便困难。

下焦蕴结湿热，小便赤黄不畅，小便频数而量少，阴茎痛或出血，温病后余热以及霍乱后遇风而感受寒凉之邪，过度饮酒，性生活过多，以及因行走时冒热气而喝冷水来驱逐热气，使湿热蕴结下焦及散石药的热力发动关格（指大小便都不通，或指小便不通因而吐食的病症），小腹硬胀，胞胀如斗，如果有这些淋病，全都可以用地肤子汤治疗，立即见效。

地肤子三两，知母、黄芩、猪苓、瞿麦、枳实、升麻、通草、葵子、海藻各二两。

以上十味药分别切碎，用一斗水煎煮，取汁三升，分为三服。若大小便皆闭，加大黄三两；若女子房劳，肾中有热，小便不利，小腹满痛，脉沉细，加猪肾一具。

治各种淋病，寒淋、热淋、劳淋，小便涩、胞中满、腹急痛的处方：

通草、石韦、王不留行、甘草各二两，滑石、瞿麦、白术、芍药、冬葵子各三两。

以上九味药分别切细，用一斗水来熬取三升汤药，分作五次服用。

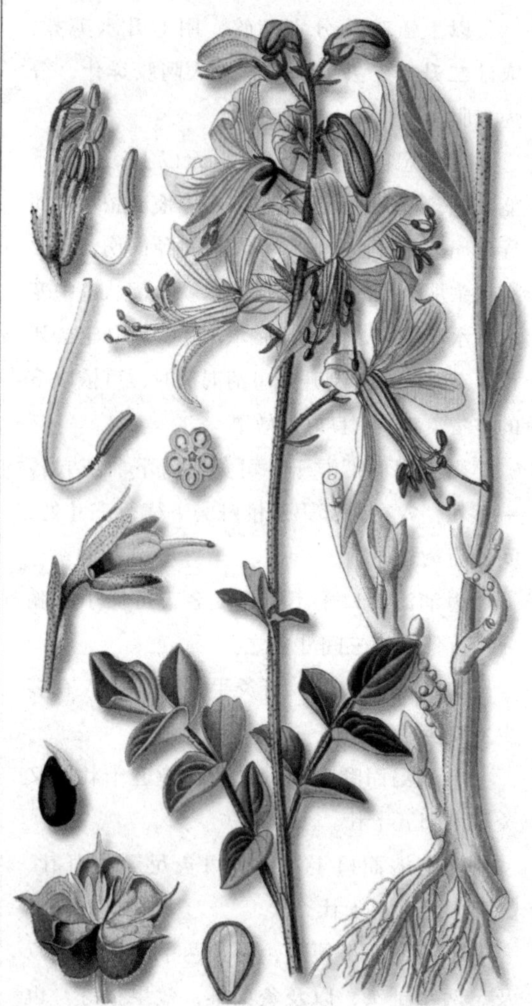

白鲜

其根味苦，寒，无毒。主治头痛黄疸，咳嗽不止，小儿惊风，妇人产后余痛。通关节，利九窍，通小肠水气。

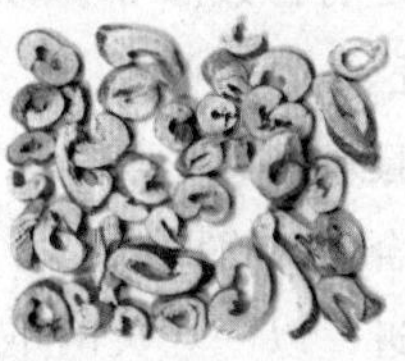

根〔主治〕治头痛黄疸，咳嗽不止，小儿惊风，妇人产后余痛。通关节，利九窍，通小肠水气。

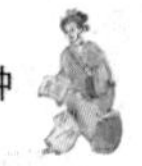

治各种淋病的处方：

葵根八两，大麻根五两，甘草一两，石首鱼头石三两，通草二两，茅根三两，贝子五合。

以上七味药分别切细，用一斗二升水来熬取五升汤药，分五次服用，白天三次夜间两次。此方也用于主治石淋。

治淋痛的处方：

滑石四两，贝子（烧碎）七枚，茯苓、白术、通草、芍药各二两。

以上六味药捣筛后制成散药，每次用黄酒送服方寸匕，每日两次，十日即愈。

治小便不通利，阴茎疼痛、腹急痛的处方：

通草、茯苓各三两，葶苈二两。

以上三味药捣筛后制成散药，每次用水送服方寸匕，每天服三次。

治小便不通利、膀胱胀、水气流肿的处方：

取水上浮萍，晒干，研为末，每次服方寸匕，每天服三次。

治小便不通的处方：

滑石三两，葵子、榆白皮各一两。

以上三味药捣筛后制成散药，熬麻子汁一升半，取一升，用二方寸匕散药来调和，分三次服用，就会通利。

治忽然不能小便的处方：

车前草一把，桑白皮半两。

以上两味药分别切细，用三升水来熬取一升汤药，一次服完。

治女人忽然不能小便的处方：

取十四枚杏仁炒后研成末，服用后立即下小便。

治患黄疸后小便淋漓的处方：

猪肾（切）一具，茯苓一斤，瞿麦六两，车前草根（切）三升，黄芩三两，泽泻、地肤子各四两，椒目（以药棉裹住）三合。

以上八味药分别切细，先用二斗水来熬车前草根，取一斗六升，去掉药渣加入猪肾，熬取一斗三升，去猪肾加入其他药，熬取三升汤药，分三次服用。

治气淋的处方：

用三升水熬一升豉，一沸后去渣，加入盐一合，一次服完，也可单熬豉汁来服。

治气淋，可灸关元穴五十壮；也可灸夹对玉泉相距一寸半处，三十壮。

治石淋的处方：

取二升车前子，用绢袋盛装，加九升水来熬取三升汤药，一次服完，石即出。注意服药前需整夜不吃食物。《备急方》说，可以用此方治热淋。

治疗石淋，脐下三十六种病，不能小便的症候，可灸关元穴三十壮，又灸气门三十壮。

治疗石淋，不能小便，可灸水泉三十壮，即足大敦穴。

治疗劳淋，可灸足太阴一百壮，在内踝上三寸，重复三次。

治膏淋的处方：

医学小常识

消渴症的护理要点二：

1. 合理饮食调配。少食糖类、根茎类蔬菜，如土豆、白薯、山药等。适当限制水果，增加粗纤维食物的摄入，如糙米、玉米、豆类以及绿叶蔬菜等。多食用精蛋白如瘦肉、蛋、奶、鱼类等。选用植物油，少食动物内脏。

2. 坚持适当的运动。适当、规律的运动是治疗消渴症的一种重要手段。患者可根据自身身体情况及爱好，选择合适的运动方式，并持之以恒。如散步，做健美操、打太极拳、跳老年迪斯科、打乒乓球、游泳、跑步等。

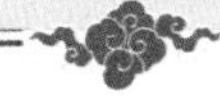

止血益气方

石韦散 主治血淋。

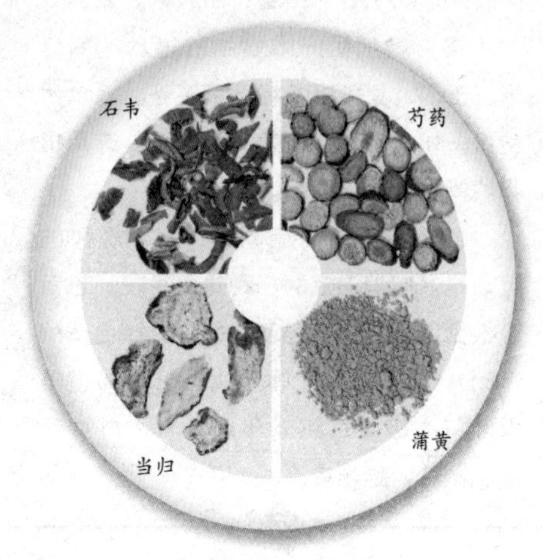

以上四味药各等分，过筛后制成散药，每次用酒服下方寸匕，每天三次。

服石韦散后疗效

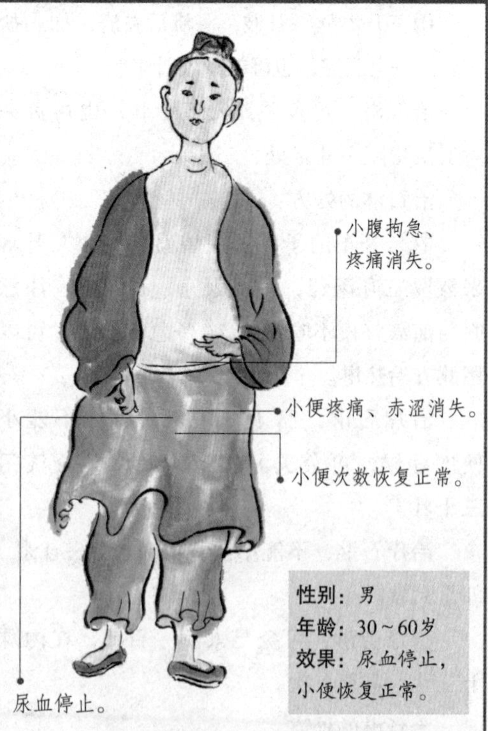

小腹拘急、疼痛消失。
小便疼痛、赤涩消失。
小便次数恢复正常。
尿血停止。
性别：男
年龄：30~60岁
效果：尿血停止，小便恢复正常。

捣葎草汁二升，加二合醋来调和，空腹一次服完，即尿如小豆汁。又可熬浓汁来饮用，也治小便淋漓。《苏澄》用此方来治疗尿血。

治五劳七伤、八风十二痹结而致的淋病，劳结为血淋指小便涩痛有血的病症，热结为肉淋，即膏淋，小便不通，阴茎痛，以及小腹疼痛不可忍受的处方：

滑石、王不留行、冬葵子、桂心、通草、车前子各二分，甘遂一分，石韦四分。

以上八味药捣筛后制成散药，每次服方寸匕，用五合麻子汤来和服，每天服三次，即可尿出砂石。

治血淋、小便磣痛的处方：

鸡苏二两，滑石五两，生地黄半斤，小蓟根一两，竹叶一把，通草五两。

以上六味药分别切细，用九升水来熬取三升汤汁，去掉药渣，分成三次温服。

治血淋，用石韦散：

石韦、当归、蒲黄、芍药各等分。

以上四味药过筛后制成散药，每次用酒服下方寸匕，每天三次。

患血淋，可灸丹田穴，病人有多少岁就灸多少壮。也可灸复溜穴五十壮。另一种说法病人有多少岁就灸多少壮。

患各种淋病，不能小便，可灸悬泉穴十四壮，该穴位在内踝前一寸斜行小脉上，是中封的别名。

患五种淋病，可灸大敦穴三十壮。

突然患淋病，可灸外踝尖七壮。

患淋病，不能小便，阴上痛，可灸足太冲穴五十壮。

淋病，九部诸疾，可灸足太阳穴五十壮。

腹中满，小便频数，可灸玉泉穴下一寸，名尿胞，又名屈骨端，灸十四壮，小儿患病后灸的次数酌情减少。

治疗遗尿、小便涩的处方：

牡蛎、鹿茸四两，桑耳三两，阿胶二两。

以上四味药分别切细，用七升水来熬取二升汤药，分两次服用，每日两次。

治疗遗溺，可灸遗道夹对玉泉五寸处，病人有多少岁就灸多少壮，又灸阳陵泉，病人有多少岁就灸多少壮：又灸足阳明，病人有多少岁就灸多少壮。

遗溺失禁，出而自不知，可灸阴陵泉，病人有多少岁就灸多少壮。

治疗小便失禁的处方：

用三升水煮鸡肠，取一升，分三次服用。

小便失禁，可灸大敦穴七壮，也可灸行间穴七壮。

治疗小便失禁不觉的处方：

取豆酱汁和灶突墨如豆那么大，放入尿孔中，也用于治小儿遗尿。

治疗尿床的处方：

取一具鸡肶胵及鸡肠，烧后研为末，以酒送服。男取雌鸡女取雄鸡。

治疗尿床，可两手下垂，贴近两大腿上，指头尖处有一处凹陷的地方，灸七壮。

尿血第三

治因性生活过度导致内脏损伤而尿血的处方：

牡蛎、车前子、桂心、黄芩等分。

以上四味药捣筛后制成散药，每次用温开水送服方寸匕，逐渐加至二克，每天三次。

治小便下血的处方：

生地黄八两，柏叶一把，黄芩、阿胶各二两。

以上四味药分别切细，加八升水来熬取三升，去掉药渣加入阿胶，分三次服用。

治溺血的处方：

戎盐六分，甘草、蒲黄、鹿角胶、芍药各二两，矾石三两，大枣十枚。

以上七味药分别切细，加九升水来熬取二升汤药，分三次服用。

治小便下血的处方：

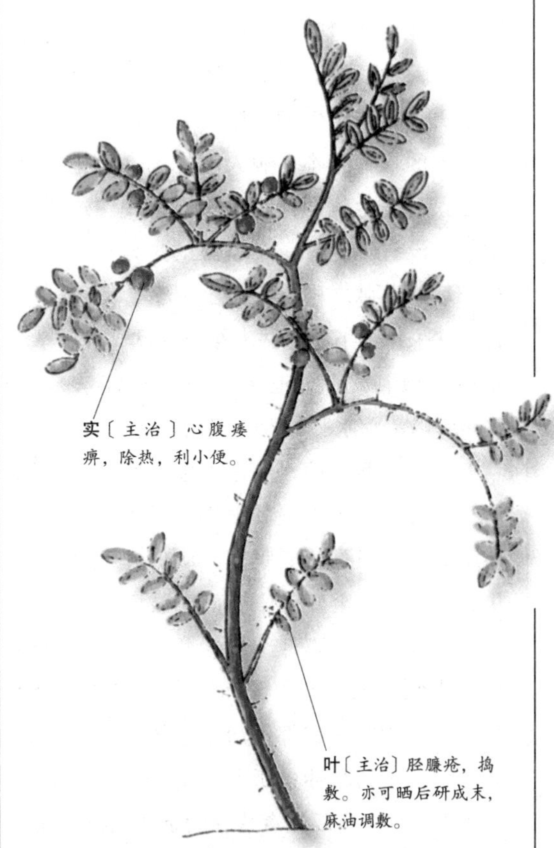

实〔主治〕心腹痿痹，除热，利小便。
叶〔主治〕胫臁疮，捣敷。亦可晒后研成末，麻油调敷。

酸枣

味酸，平，无毒。主治心腹寒热、邪结气聚、四肢酸痛湿痹。久服可安五脏，轻身延年。还可治烦心不得眠、脐上下痛、虚汗烦渴等症。

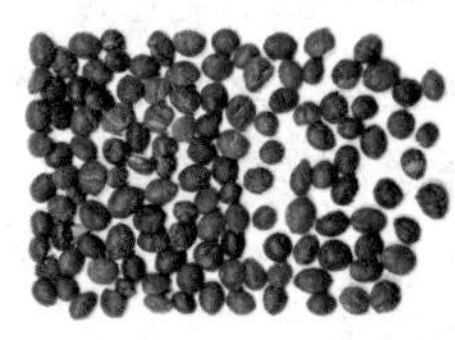

酸枣仁〔主治〕治心腹寒热、邪结气聚、四肢酸痛湿痹。久服安五脏，轻身延年。可治烦心不得眠、脐上下痛、血转久泄、虚汗烦渴等症。补中益肝，壮筋骨，助阴气，能使人肥健。

将龙骨细研为末，每次用温水送方寸匕，每日服五六次。张文仲说：以酒送服。

治小便出血的处方：

煮车前根叶子取汁，多饮为好。

水肿第四

大凡水肿病，都是很难治的，病愈后也特别要注意在口味上节制。再加上水肿病人多贪吃，饮食没有节制，所以这种病难以痊愈。历来有些医生随情逐势，意在财物而不以病人的性命为本，病人想吃肉，又生在富贵之家，医生就劝他吃羊头、蹄，像这样的情况，没有见到有一个痊愈的。另外，患这种病后，百脉之中，气与水俱实，治疗的人都喜欢采用泻下的方法来缓解症状，而羊头、蹄属于极补之品，吃下它哪里还能够痊愈呢？所以治疗水肿的药，多用葶苈子等。《本草》说，久服葶苈，使人大虚。所以水肿病若不久虚，就不能绝其根本。另外，如果患蛊胀病，就只是感觉腹部胀满但并不肿；如果患水胀，则会腹部胀满而四肢面目都显得浮肿，有些医生不仔细地诊断，治蛊胀时错用治水胀的药，治水胀而错用治蛊胀的药，或只要见到胀满就都用治水胀的药。像这样的治法，正如张仲景所说，实在是愚医杀害了病人。现在将要注意禁忌的事项录在后面。

丧孝、产乳、音乐、房室、喧戏，一切鱼、一切肉、生冷、醋滑、蒜、黏食、米豆、滑腻食物。

以上全需禁忌，不能吃，也不能过度劳心；其不禁忌的，也全都在本方之下，其中房事等项，一定要在三年之内特别注意，病才能永不复发，不然，痊愈了复发，等到复发时就不能治疗了。

黄帝问岐伯道：对水胀与肤胀、鼓胀、肠覃、石瘕，应当怎样进行区别呢？岐伯回答说：病人的下眼泡微肿，就像刚刚睡醒的样子，颈部动脉搏动明显，不时咳嗽，两大腿内侧感到寒冷，足胫部肿胀，腹部胀大，如果出现了上述症状，说明水肿病已经形成了。如果用手按压病人的腹部，放手后即随手而起，没有凹陷，就像按压充水的皮袋子一样，就是水肿病的症候。

黄帝问：肤胀病应如何诊断呢？岐伯答：所谓肤胀病，是由寒邪侵入皮肤之间而形成的。病人腹部胀大，敲击时发出鼓音，按压时感觉空而不坚硬，且病人全身浮肿，皮肤较厚，按压病人的腹部，放手后不能随手而起，有凹陷，腹部的皮色没有异常变化，这就是肤胀病的症候。

黄帝问：鼓胀病的表现是怎样的呢？岐伯答：鼓胀病人的腹部与全身都肿胀，这一

中医小锦囊

何谓水肿

水肿指血管外的组织间隙中有过多的体液积聚，与肥胖不同，水肿表现为手指按压皮下组织少的部位时，有明显的凹陷。中医称之为“水气”，也称“水肿”。水肿分阳水和阴水两种，阳水的症状为发病急，初起面目微肿，继而遍及全身，腰以上肿得尤其厉害，皮肤光亮，阴囊肿且亮，胸中烦闷，呼吸急促。阴水则有发病较缓，足跗水肿，渐及周身，腰以下肿得较厉害，按之有凹陷，复平较慢，皮肤晦暗，小便短少等症状。

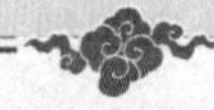

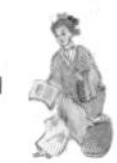

点与肤胀病一样，但患鼓胀病的人皮肤青黄，腹部青筋高起暴露，这就是鼓胀病的症候特点。

黄帝问：肠覃病的表现是怎样的呢？岐伯答：寒邪侵犯人体后，邪气滞留在肠外，与卫气相争，正气被阻而不能正常运行，因此邪气存留，积久不去就附着在肠外，并且日渐滋长，使息肉得以形成，刚开始时，就像鸡蛋一样大小，此后逐渐长大，疾病一旦形成，病人就像怀孕一样，病程长的历经数年，用手按压会感觉很坚硬，推它时可以移动，但妇人月经仍然按时到潮，这就是肠覃的症候。

黄帝问：石瘕病的表现是怎样的呢？岐伯答：石瘕病一般生在胞宫内，寒邪侵犯，留滞在子宫颈口，使宫颈闭塞，气血凝滞不通，所以经血不能正常排泄，便凝结成块而留滞于子宫内，并日益增大，使腹部胀大，好像怀孕一样，且月经不能按时来潮。石瘕病都发生在妇女身上，治疗时应当活血化瘀，通导攻下，引瘀血下行。

黄帝问：可用针刺治疗肤胀与鼓胀吗？岐伯答：治疗时可以先用针刺泻其有瘀血的脉络，然后根据病情虚实来调理经脉，但必须先刺去瘀滞的血络。

老师说：水肿病有风水（多因风邪侵袭肺失宣降，不能通调水道，水湿滞留体内而导致），有皮水（多因脾虚湿重，水溢皮肤而导致），有正水（多因脾肾阳虚，水停于表，上迫于肺而导致），有石水（多因肝肾阴寒，水气凝聚下焦而导致），有黄汗。患风水病：其脉象自浮，外在症候为骨节疼痛，病人怕风。患皮水病，其脉象也浮，外在症候是浮肿，用指头按下去会看不见指头，不怕风，其腹如鼓（《金匮要略》《巢源》作如女），不胀满，不口渴；治疗时应当使其发汗。患正水病，其脉沉迟，外在症候是自喘。患石水病，其脉自沉，外在症候是腹满（《脉经》作腹痛），不喘。患黄汗病，其脉沉迟，身体发热，胸满，四肢头面都显得浮肿，如果长期不愈，必然会导致痈脓。

患心水病（多因心阳虚而水气凌心所致），病人身体重（或作肿）而气短，不能躺卧，烦而躁，且阴部肿大。患肝水病（多因水气凌肝，肝失疏泄而致），病人腹大，不能自由转侧，而胁下腹中疼痛，时时津液微生，小便续通。患脾水病（多因脾阳虚，不能运化水温而致），病人腹大，四肢沉重，津液不生，只苦于少气，小便困难。患肺水病（多因肺失宣肃，不能通调水道下输膀胱而导致），病人身体浮肿而小便困难。患肾水病（多因骨阳虚不能化气行水所致），病人腹大，脐肿腰痛，不能小便，外阴下湿如牛鼻子上的汗，足逆冷，而其脸部反而瘦削。

老师说：治水肿病，腰以下肿的，应当使小便通畅；腰以上肿的，应当发汗，就会痊愈。

有人问：有一些病人下痢后，感觉口渴而饮水，就出现小便不畅，腹部胀满，变得浮肿，这是为什么呢？

中医小锦囊

水肿的饮食疗法

1. 玉米须茅根饮：玉米须、白茅根各 50 克，一起煎汤，加适量白糖分次服用。

2. 赤小豆鲤鱼汤：赤小豆 60 克，鲤鱼 1 条（去肠脏），生姜 10 克，一起炖汤，不放盐，吃鱼饮汤。

3. 黄芪瘦肉汤：黄芪 60 克，猪瘦肉适量，一起煎汤，不放盐，吃肉饮汤。

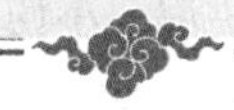

老师答：这应当是水肿病，如果小便流畅以及出汗的，自己就会痊愈，

水肿病刚开始时，先是两眼上肿起如老蚕色，夹颈的动脉搏动明显，大腿内侧发冷，足胫部浮肿；如果用手指按压它，会看不见指头，腹内转侧有声音，这是它的症候，若不立即治疗，短时间内就会身体微微发肿，腹中满胀，按它就会应手而起，这时水肿病已经形成了，此时还可以救治，这种病大多是由于虚损而致。

大病或下痢后、妇女产后饮水而没能立即消化的，会三焦决漏，小便不畅，仍相蕴结，渐渐生聚，于是流于经络，就变为水肿了。

水肿病有十种，其中有五种是无可救治的：第一，唇黑的，是伤了肝脏；第二，缺盆平的，是伤了心脏；第三，肚脐突出的，是伤了脾脏；第四，背部平的，是伤了肺脏；第五，足下平满的，是伤了肾脏。这五种脏器受到损伤，必然无可救治。

凡水肿病，最忌腹上出水，腹上出水的病人，一月内就会死亡，所以要特别注意。

治小肠水、小腹满、暴肿、口苦干燥的处方：

将三十枚巴豆和皮分别切细，加五升水来熬取三升，以药棉吸取汁，拭于肿处上，手肿即减，每日擦拭五六次，注意不可接近眼睛及阴器。《集验》用此方治身体暴肿如吹。

治膀胱石水、四肢瘦弱、腹肿的处方：

桑白皮、谷白皮、泽漆叶各三升，大豆五升，防己、射干、白术各四两。

以上七味药分别切细，用一斗五升水来熬取三升，去掉药渣，加入三升好酒再熬至五升，每天服两次，夜间服一次，其余的第二天再服。《集验》此方无泽漆、防己、射干，只有四味。

治胃水四肢浮肿、腹满的处方：

猪肾一具，茯苓四两，防己、橘皮、玄参、黄芩、杏仁、泽泻、桑白皮各二两，猪苓、白术各三两，大豆三升。

以上十二味药分别切细，用一斗八升水来熬猪肾、桑白皮、大豆、泽泻，取一斗，澄清后去掉药渣，加入其他药来熬取三升汤药，分三次服下。若出现咳嗽，加五味子三两。每服三天，就间隔五天再服一剂，效果良好。

有人患气虚损之症长久不痊愈，逐渐变成水肿；像这样的很多，各皮层中浮水攻面目，身体从腰以上肿，用此汤剂发汗即能治愈，其处方是：

麻黄四两，甘草二两。

以上两味药分别切细，用五升水来熬麻黄，两沸后撇去沫，加入甘草，熬取三升汤药，分三次服用，出汗后就能痊愈，注意不要吹风等。

治面肿、小便涩、心腹胀满的处方：

茯苓、杏仁各八分，橘皮、防己、葶苈各五分，苏子三合。

中医小锦囊

大蒜的妙用

1. 治疗水肿：用大蒜、田螺、车前子各等份，熬膏，摊贴脐中，水从小便排出。数日即愈。

2. 治疗大小便不通：用独蒜烧熟，去皮，用棉布裹，趁热放在下部，自通。

3. 治疗突然下痢：用大蒜熨帖两足心，也可贴脐中。

4. 治疗牙痛：用独蒜煨熟，切小，熨痛处。

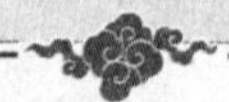

将以上六味药研成粉末，制作成如小豆大的蜜丸，每次用桑白皮汤送服十丸，每日两次，逐渐加至三十丸。

治面目手足有微肿常不能好的处方：

取二升楮叶切细，用四升水来熬取三升汤液，去掉药渣，用来煮米做粥，如常法食用，不断制作。冬天就预先取叶阴干，照此做法，一年后永不复发，忌一切生冷食物。

治大腹水肿，使气息不通，命在旦夕的处方：

牛黄二分，昆布、海藻十分，牵牛子、桂心各八分，葶苈子六分，椒目三分。

以上七味药研成粉末，单独捣葶苈如膏，混合制作成如梧桐子大小的丸，每次用温开水送服十丸，每日两次，渐渐增加，直到小便通畅为止。贞观九年汉阳王患水肿，医生不能救治，我处以此方，汉阳王一日一夜尿二斗，五六日后即愈，愈后有别的冲犯，因而死去了。所以此方是神方。《崔氏》说：以蜜调和制成丸药，以蜜汤送服。

有人患了水肿，腹部胀大四肢细弱，腹坚如石，稍微劳动后就出现足胫浮肿，稍微饮食便显得气急，这是终身疾病，不可强迫下泻，徒然服痢下药，只会使人显得疲惫而不能痊愈。宜服此药，将以此药微除风湿，通利小便，消化水谷。服用一年之久，乃可得药力。痊愈后可长期服的处方是：

丹参、鬼箭羽、白术、独活各五两，秦艽、猪苓各三两，知母、海藻、茯苓、桂心各二两。

以上十味药分别切细，以三斗酒浸泡五日，每次服五合，每天服三次，酌情而逐渐增加用量。

治水肿利小便，因饮酒过多导致虚热，迎着风饮冷水，而使腹肿，阴部胀满，可用处方：

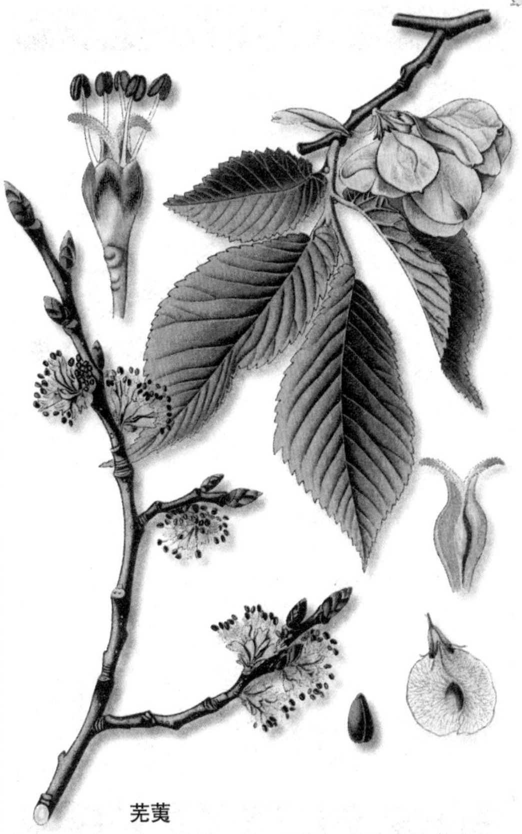

芜荑

味辛，平，无毒。主治五脏中邪气，散皮肤骨节中运行的毒，化食，除寄生虫。主积冷气，腹部结块胀痛。久服可治各种痔疮，杀恶虫毒。

当陆四两，甘遂一两，芒硝、吴茱萸、芫花各二两。

以上五味药研成粉末，制成如梧桐子大的蜜丸，每次以汤水来服用三丸，每日三次。

治长期患水肿病，腹肚如大鼓者的处方：

将一斗乌豆炒香，不要太熟，去皮研为细末，筛过，以汤、粥送服都可。初次服一合，渐渐增加。服多次后即会嫌臭，但服尽仍需再制药，直到痊愈为止。不能食肥腻食物，渴时就饮羹汁，忌酒、猪肉、鸡肉、鱼肉、生食、冷食、醋、滑食、房事。浆粥、牛肉、羊肉、兔肉、鹿肉，是在特别饥渴时

消肿利水方

大黄丸 治水肿，利小便。

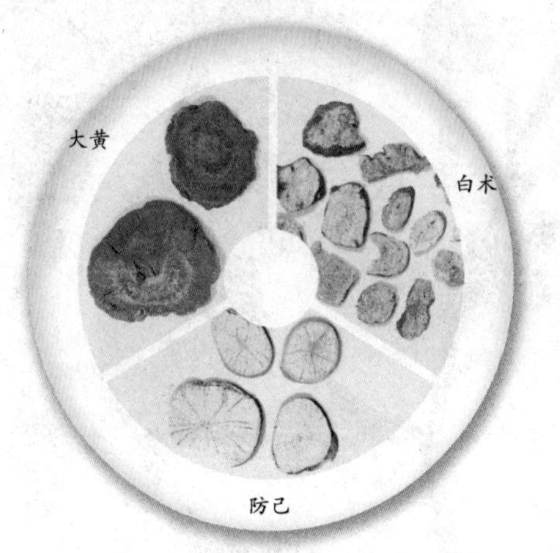

以上三味药各等分，研成粉末，制成蜜丸，每次用温开水送服如梧桐子大的十丸，以通利小便为度，若无效，可再加量。

服大黄丸后疗效

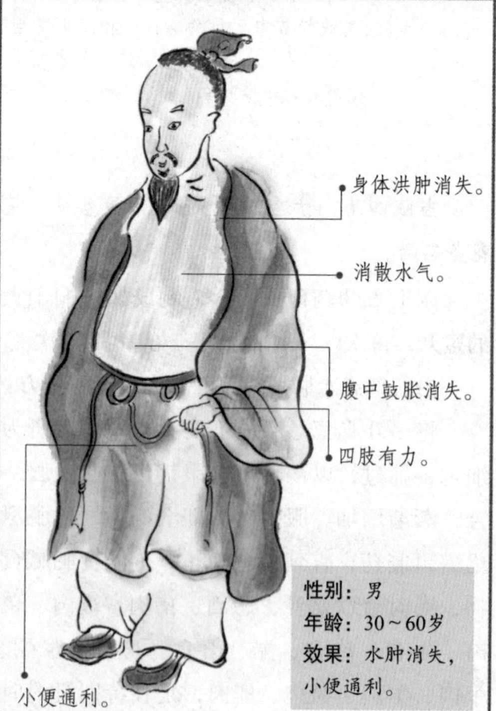

才能食，可忍时，就不要食。此病难治，虽用尽各种丸、散、汤、膏大药，即使当时治愈，过后仍复发。唯此大豆散，愈后不复发，终身服用，终身不复发。其所禁之食，常需少吃，莫放纵心意于咸食及各种杂食等。

治水气肿、鼓胀、小便不利的处方：

莨菪子一升，羊肺（青羊也行）一具。

以上两味药，先洗羊肺，在沸水中轻轻涮熟，切薄，暴晒干研成末，以三年陈醋浸泡莨菪子一时辰，取出，炒至变色，熟捣如泥，与羊肺末调和，加蜜合捣三千杵来制成丸药，在饭后一顿饭的时间，以麦门冬饮送服如梧桐子大的四丸，每日三次，以喉中干为症候，数日小便大利，乃是有效。

徐王煮散【利水消肿方】

能利小便，主治水肿、小便频数而涩等。

防己、羌活、人参、丹参、牛膝、牛角䚡、升麻、防风、秦艽、谷皮、紫菀、杏仁、生姜（屑）、附子、石斛各三两，橘皮一两，桑白皮六两，白术、泽泻、茯苓、猪苓、黄连、郁李仁各一两。

以上二十三味药切捣并过筛为粗散，每取三寸匕用一升五合水煎煮，取汁一升，顿服，每天两次，不耐药力者每天一次。

褚澄汉防己煮散【利水消肿方】

主治水肿上气。

汉防己、泽漆叶、石韦、泽泻各三两，白术、丹参、赤茯苓、橘皮、桑根白皮、通草各三两，郁李仁五合，生姜十两。

以上十二味药切捣并过筛为粗散，每取三方寸匕用水一升半煎煮，取汁八合，去渣，顿服，每天三次，以小便通利为度。

茯苓丸【利水消肿方】

主治水肿。

茯苓、白术、椒目各四分，木防己、葶苈、泽泻各五分，甘遂十一分，赤小豆、前胡、芫花、桂心各二分，芒硝七分。

以上十二味药研为细末，用蜜调和，制成梧桐子大小的丸，每次用蜜汤服下五丸，每天一次。若服后不愈，可逐渐加量，以痊愈为度。

泽漆汤【益气利水方】

主治内虚不足，营卫不通，气不消化而致的水气，症见通身洪肿、皮肤肿胀、四肢无力、喘息不安、腹中胀满如鼓、眼不能视，或发为消渴，或发为黄疸、支饮等。

泽漆根十两，鲤鱼五斤，赤小豆二升，生姜八两，茯苓三两，人参、麦门冬、甘草各二两。

以上八味药分别切碎，先取鲤鱼、赤小豆用一斗七升水煎煮，煎至汁减七升，去鲤鱼及赤小豆，放入其他药再煎，取汁四升半，每服三合，每天三次。体弱的人每次服二合，每天两次，若服后气下喘止，可加量至四合，以小便大利为度。如果病人水气严重得不得睡卧，卧不得转侧，可加泽漆一斤；如果病人口渴，可加栝楼根二两；如果病人咳嗽，可加紫菀二两，细辛一两，款冬花一合，桂心三两，并添鱼汁二升。如果没有鲤鱼，鲖鱼亦可。

猪苓散【利水消肿方】

能利三焦，通水道，主治虚满，症见通身水肿、小便不利等。

猪苓、葶苈、人参、玄参、五味子、防风、泽泻、桂心、狼毒、椒目、白术、干姜、大戟、

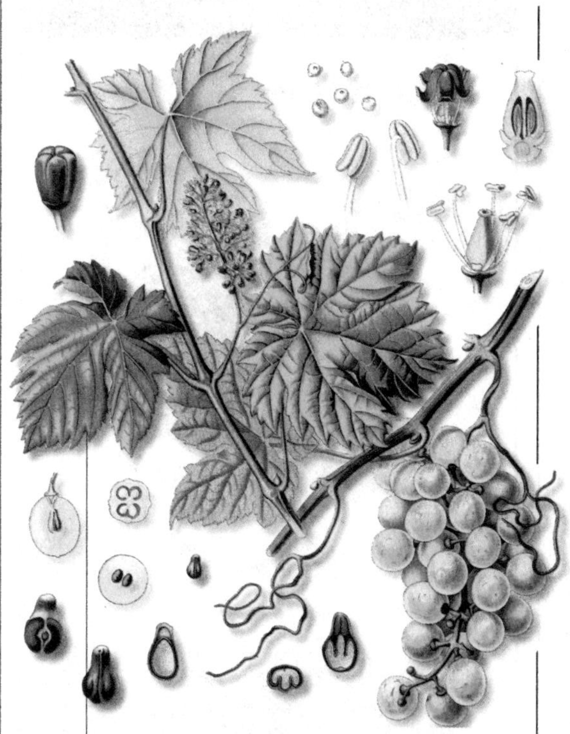

根、藤、叶〔主治〕煮汁饮，止呕吐和腹泻后恶心。孕妇胎动频繁不适，饮后即安。治腰腿痛，煎汤淋洗。饮汁，利小便，通小肠，消肿胀。

葡萄

味甘、涩，平，无毒。主筋骨湿痹，益气增力强志，令人强健，耐饥饿风寒，轻身耐老延年。食用或研酒饮还能利小便，催痘疮快出。

甘草各二两，苁蓉二两半，女曲三合，赤小豆二合。

将以上各药过筛后制成散药，每次用酒服下方寸匕，老人及小儿每次一钱匕，日间三次，夜间一次，以小便通利为度。

患水气，通身大肿，各种药物都治不愈，只有等死了，此时可用处方：

吴茱萸、荜拨、昆布、杏仁、葶苈各等分。

以上五味药研成粉末，制成如梧桐子大的蜜丸，气急时服五丸，不能饱食，食后饱闷气急者，服此药立即消散。

利水消肿方

麻子汤 主治全身流肿。

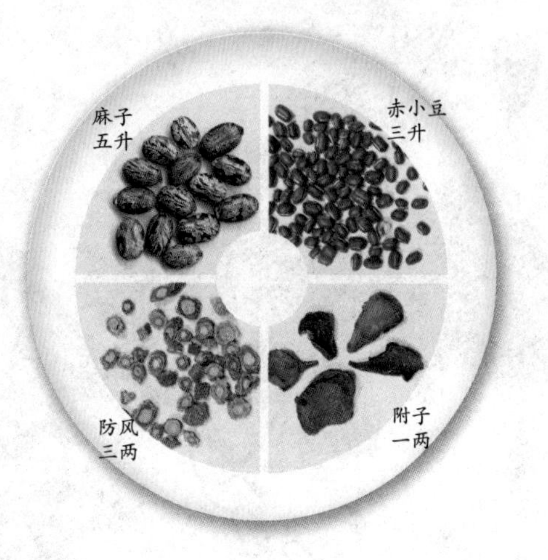

注：另有当陆一斤。

以上五味药分别切碎，先捣熟麻子，用水三斗煎煮，取汁一斗三升，去掉药渣，加入其他药再煎，取汁四升，去渣，服汤并食豆。

服麻子汤后疗效

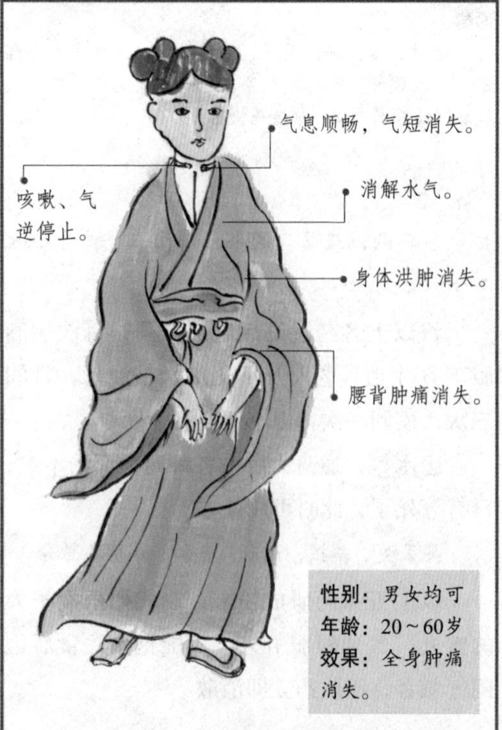

气息顺畅，气短消失。
咳嗽、气逆停止。
消解水气。
身体洪肿消失。
腰背肿痛消失。
性别：男女均可
年龄：20～60岁
效果：全身肿痛消失。

苦瓠丸

主治大水，头面及全身大肿胀满。

将苦瓠、白穰实捻成如大豆大的丸，以面裹住煮一沸，空腹吞七丸，至午时就会出水一升，三四日内水自出不止，直到大瘦，乃得愈，三年内需忌口。苦瓠需用好的，取纹理细者研净，不然有毒，不能食用。如果担心内虚，可加牛乳服用，如此隔日服药，逐渐加至二十一丸，以小便通利为度，小便若太多，就停药一两日。

治遍身水肿的处方：

苦瓠膜二分，葶苈子五分。

以上两味药合捣制成丸药，每次服如小豆大的五丸，每日三次。

治疗通身水肿，可灸足第二趾上一寸，病人有多少岁就灸多少壮，也可灸两手大指缝头七壮。

麻黄煎【疏风消肿方】

能利小便，主治风水而见通身肿胀欲裂者。

麻黄、茯苓各四两，防风、泽漆、白术各五两，杏仁、大戟、清酒各一升，黄芪、猪苓各三两，泽泻四两，独活八两，大豆二升（用水七升煎煮，取汁一升）。

以上各味药分别切碎，用豆汁、清酒及一斗水煎煮，取汁六升，分为六七服，一昼夜服尽，以小便极通利为度。

大豆汤【疏风消肿方】

主治风水，症见通身大肿、目肿不得开，气短欲绝以及咳嗽等。

大豆、杏仁、清酒各一升，麻黄、防风、木防己、猪苓各四两，泽泻、黄芪、乌头各三两，生姜七两，半夏六两，茯苓、白术各五两，甘遂、甘草各二两。

以上十六味药分别切碎，先取大豆用一斗四升水煎煮，取汁一斗，去豆，放入其他药及酒再煎，取汁七升，分为七服，日间四服，夜间三服。服后以小便快利为度，肿消则停药。若小便不利，可加生大戟一升，葶苈二两。

治患风水症而肿的处方：

大豆三升，桑白皮五升（前两味药以二斗水熬取一斗，去掉药渣后加入以下的药），茯苓、白术各五两，防风、橘皮、半夏、生姜各四两，当归、防己、麻黄、猪苓各三两，大戟一两，葵子一升，鳖甲三两。

以上十五味药分别切细，加入前面的药汁中，熬取五升汤药，一次服八合，每天三次，每次相距如人行十里路那么长的时间。

治男子女人突然患肿病或长期患肿病，暴恶风入腹，妇女新产后上厕所，风邪入脏，腹中如马鞭在抽打，呼吸短气咳嗽，用大豆煎：

取一斗大豆净择，用五斗水来熬取一斗五升，澄清后倒入釜中，用一斗半美酒加入其中，再煎取九升汤药，晚上不要吃饭，凌晨服三升，盖上温暖的被子发汗，约两顿饭的时间后就会下泻，而驱除了风邪，浮肿也消减了。

治疗肿病，需用各种处方来从内向外驱除病邪，不能千篇一律地用药。这里再介绍一种用来涂抹主治表证的膏药处方：

生当陆一斤，猪膏一斤（熬后可得二升）。

将以上两味药一起熬到颜色变黄，去掉药渣，用来抹涂在肿处。也可间隔用少许，以及同时涂用，用纸覆盖好，感觉燥热时就敷药，不超过三日就会痊愈。

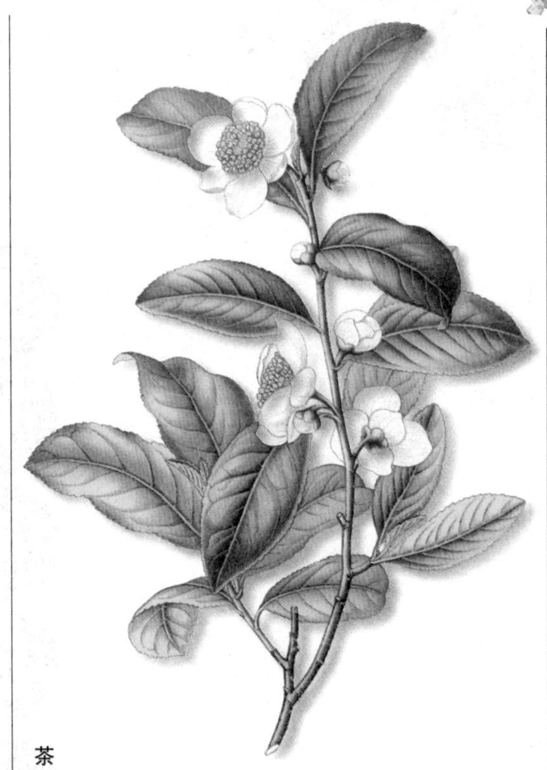

茶

其叶苦、甘，微寒，无毒。主治瘘疮，利小便，去痰热，止渴，令人少睡，有力，悦志。破热气，除瘴气，利大小肠。还能治中暑。

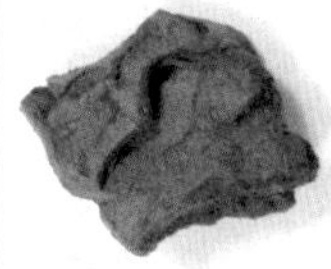

儿茶〔主治〕治瘘疮，利小便，去痰热，止渴，令人少睡，有力，悦志。下气消食。破热气，除瘴气，利大小肠。清头目，治中风头昏、多睡不醒。还能治中暑。合醋治泻痢效果好。炒煎饮，治热毒痢疾。同川芎、葱白煎饮止头痛。浓煎，吐风热痰涎。

麝香散【泻水逐饮方】

主治女子气短虚羸、遍身浮肿、皮肤紧急等。

麝香三铢，雄黄六铢，芫花、甘遂各二分。

以上四味药切捣并过筛为散，每次用酒服下五方寸匕，老人及小儿根据病情斟酌增减，也可制成小豆大小的丸，体质强壮者每次服七丸。

图解千金方

以上二味药分别切碎，用一斗水煮煮，取汁三升，分成三服，能降逆气。

大黄干漆汤 【温阳活血方】

主治产后余血未尽而导致的腹中切痛。如果服后瘀血未下，次日早晨再服一升。

大黄、干漆、干地黄、桂心、干姜各二两。

以上五味药切碎，用三升水、五升清酒煮煮，取汁三升，去渣，每次温服一升。

钟乳汤 【温阳通乳方】

主治女子产后无乳汁。

石钟乳、白石脂各六铢，通草十二铢，桔梗半两，硝石六铢。

以上五味药分别切碎，用水五升煎煮，煎沸后取下，放冷后再煎，凡三次，去滓，入硝石烊

当归散 【和冲调脱方】

主治女子宫寒

当归、黄芩各

将以上五味药切捣，筛筛取末，每次用酒服方寸匕，一天三次。

吴茱萸汤 【温中和胃方】

主治体内久寒而导致的胸胁逆满，不能进食等。

吴茱萸、半夏、小麦各一升，甘草、人参、桂心各一两，大枣二十枚，生姜八两。

以上八味药分别切碎，用五升酒、三升水煎煮，取汁三升，分成三服。

○○丸 【温阳散寒方】

主治胸中久寒而导致的呕逆气逆，饮食不下，结气不消等。

干姜、蜀椒、食茱萸、桂心、人参各五分，细辛、白术、茯苓、附子各四分，橘皮六分。

以上十味药研为细末，用蜜调和，制成梧桐子大小的丸，每次用酒送服三丸，每天三次。如果服后不愈，可逐渐加量到十丸。

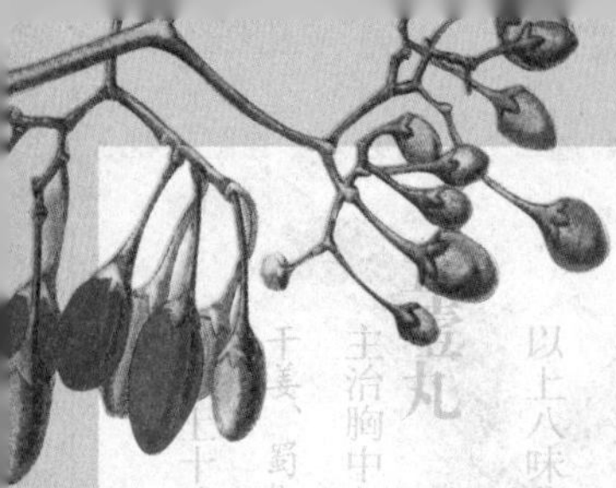

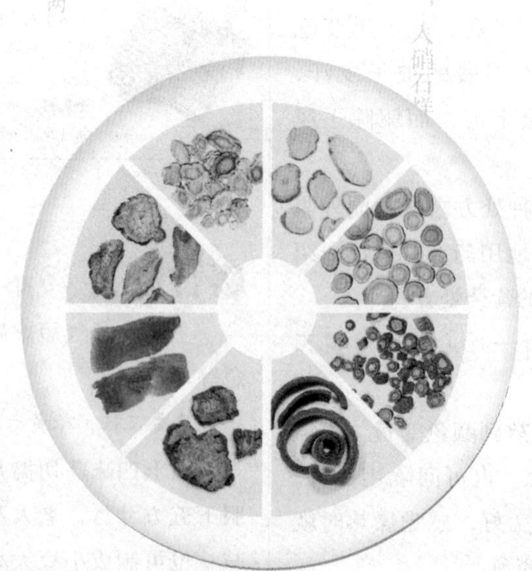

托毒排脓方

卷二十二 疗肿痈疽

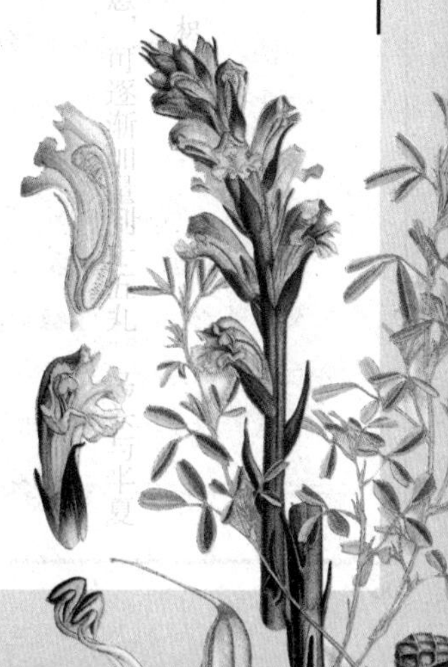

疔肿第一

凡是秉承天地之气而成形的生物，都必须摄取养分调理生息，如果调养失去节制，就会使百病萌生。所以，四季交替，阴阳之气次第兴起。这阴阳二气又互相抗击，正是这样的时候，必定会引起暴虐之气。这种暴虐之气，每个月之中都会有，忽然的大风、大雾、大寒、大热，如果不及时回避，人突然受到这种邪气，就会侵入人的四肢，损伤皮肤，流注入经脉，于是使腠理堵塞阻隔，营气、卫气郁结阻滞，阴阳之气不能够宣泄，就变成痈疽、疔毒、恶疮等诸多发肿的病症。对于疔肿，如果不识别、预防，会使人在一个时辰之内就死。如果等到疔肿完全发作才去求处方，患者已经进入棺材了。所以，善于养生的人，需及早识别了解治疗疔肿的方法，那么凡是疮痍之毒都没有能够从手中逃脱的了。

凡是治疗疔肿，都要刺疔肿的中心直到疼痛，又刺疮的四边十余下直到出血，去除血后敷药，能够使药气进入针孔中为好，如果药不能到达疮里面，治疗起来就不得力。

另外，患者的肿处常常生在口中、颊边、舌上，看起来赤黑如珠子，钻心疼痛，这是秋冬寒毒长期瘀结在皮肤中变化而成的。如果不立即治疗，其寒毒之根日夜生长，流入全身经脉通道，像箭一样射入身体中，使人不能动弹。如果不慎忌口味、房事，很快就会死亡。经过五六天仍不痊愈，且眼中如同见到火光一样感到耀眼，心神不宁，口中发干，心中烦乱，病人就会死亡了。

疔肿的种类很多，一是麻子疔，症状是肉上凸起，如黍米大，颜色稍黑，四边微微发红而且常常发痒。这种疔忌吃麻子以及穿麻布衣服和进入麻田中行走。

二是石疔，其症状是皮肉相连，颜色乌黑如同黑豆，很硬，针都不能刺入，肌肉中隐隐作痛。这种疔忌瓦砾、砖石之类。

三是雄疔，症状是像粉刺头，又像黑痣，四周翻仰，起疮疱浆，有黄汁流出，如钱孔般大而凸起。这种疔忌房事。

四是雌疔，其症状是疮头稍稍发黄，向里则好像是黑痣，也像灸疮，四周起疱浆，中心凹下，颜色红，如钱孔大小。这种疔也忌房事。

五是火疔，其症状如被开水烫过或被火烧灼，疮头像黑痣，四边有疱浆，又如红色的粟米。这种疔忌火炙烁，饮食忌炙炒爆烤食物。

六是烂疔，症状是稍发黑色，有白色的斑，疮中溃烂有脓水流出，疮形大小如汤匙的表面。这种疔忌吃沸热的食物以及烂臭食物。

七是三十六疔，其症状是疮头黑且浮起，形状如黑豆，四周起大红色，第一天长一个，第二天长两个，到第三天长三个乃至十个。如果满了三十六个，医生就无能为力而不能治疗了；如果不满三十六个，还可以治疗。

医学小常识

何谓疖肿

疖肿是金黄色葡萄球菌从毛囊或汗腺侵入而引起的单个毛囊或皮脂腺的急性化脓性感染。多个疖肿同时或反复发病者，称之为疔病。疖肿多发生在头、面、颈、背及臀部。初起时为红、肿、痛的小硬结，逐渐扩大，顶部出现“脓头”破溃后则逐步愈合。一般没有全身症状，如果感染扩大，也可能引起转移性脓肿或全身性化脓性感染。

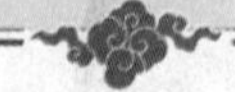

俗名叫黑疱。这种疔忌嗔怒，忌蓄积愁与恨。

八是蛇眼疔，症状是疮头发黑，皮肤上浮，疮的体积如小豆大，形状像蛇的眼睛，整体发硬。这种疔忌被恶眼人和嫉妒的人看见，并忌毒药。

九是盐肤疔，症状是疔大如汤匙表面，四周都发红，有像黑色的粟米粒状凸起。这种疔忌咸食。

十是水洗疔，症状是疮大如钱形，或如钱孔大，疮头白色，里如黑痣，流脓汁而疮中发硬。这种疔忌饮浆水，忌水洗，忌涉水渡河。

十一是刀镰疔，症状是疮的宽如韭叶大，长一寸，左侧的肉黑得如烧烁过。这种疔忌刺及刀镰切割，若被铁刃所伤，可以用药治。

十二是浮沤疔，症状是疮体曲圆有少许不合拢，狭长如薤叶，内黄外黑，外面黑处用针刺，不觉得疼痛，里面黄处用针一刺就痛。

十三是牛拘疔，症状是肉疱如粉刺突起，掐而不破。

以上十三种疮，刚刚长时必定先痒后痛，先寒后热，热安定后就会发寒，大多数病人出现四肢沉重，头痛，心中惊悸，眼昏花。如果特别严重的就会呕逆，如果出现呕逆，病人就难以治疗了。麻子疔这种疮，从头到尾都发痒。这里所记录的禁忌一定不能够触犯，否则就难以治疗。浮沤疔、牛拘疔这两种疮没有禁忌，即使不治疗也不会死人，它们的寒热症状与大多数疔疮相同，都用这里的处方治疗，万无一失。想了解是否触犯了禁忌，只要感觉脊背僵直，疮极痛不堪忍受的，就是犯了禁忌后出现的症状。

治十三种疔疮的处方，用枸杞。这种药有四个名字：在春季名叫天精，在夏季名叫枸杞，在秋季名叫却老，在冬季名叫地骨。在春三月上建日，北斗的斗柄所指的方向采摘叶，在夏三月上建日采枝，在秋三月上建日采子，在冬三月上建日采根，凡是这四季之初逢建日，即摘取叶、枝、子、根等四味，并晒干。如果能够在五月五日午时，一起合制成药，大有益处。如果不能够依照上述方法采摘的，只要能够采一种也可以。用一块棉纱把药裹在里面，裹一周，取鸡蛋那么大的一团乱发，如梧桐子大的牛黄，二十七枚反钩棘针研为末，七粒赤小豆研为末，先在棉纱上薄薄地铺上乱发，把牛黄末等分撒在乱发上，再把棉纱卷作团，用头发权当绳子呈十字束缚住。用熨斗中急火炙沸，沸定后让它自然干。就刮取药来捣为末，用绢筛，取方寸匕，取枸杞四味一起捣成末，用绢筛取二方寸匕，与前一方寸匕混合，共为三方寸匕，使它调和均匀，又分成两份，早晨空腹时以酒送服一份，如此每天三次。

凡是治疗肿都可用，此方名叫齐州荣姥方：

白姜石（软黄的）一斤，牡蛎（烂的）九两，枸杞根皮二两，钟乳二两，白石英一两，桔梗一两半。

中医小锦囊

疔肿的疗法

1. 早期可在疔肿顶部涂浓度为 2% 的碘酒，一天 3 ~ 4 次。或局部热敷，涂浓度为 10% ~ 20% 的鱼石脂软膏。也可选用鞭蓉花叶、苦瓜叶、田边菊叶、鲜马齿苋捣烂外敷。

2. 如果有脓栓形成，应拔除脓栓。脓液多、引流不畅的，应切开排脓。口鼻区的疔，切忌挤压，也不宜施行手术。

3. 头面部疔肿或有全身症状的，应服用磺胺药、抗生素或中药清热解毒剂。

4. 已破溃的疔，可以敷消炎软膏。

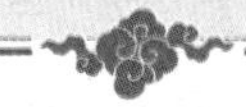

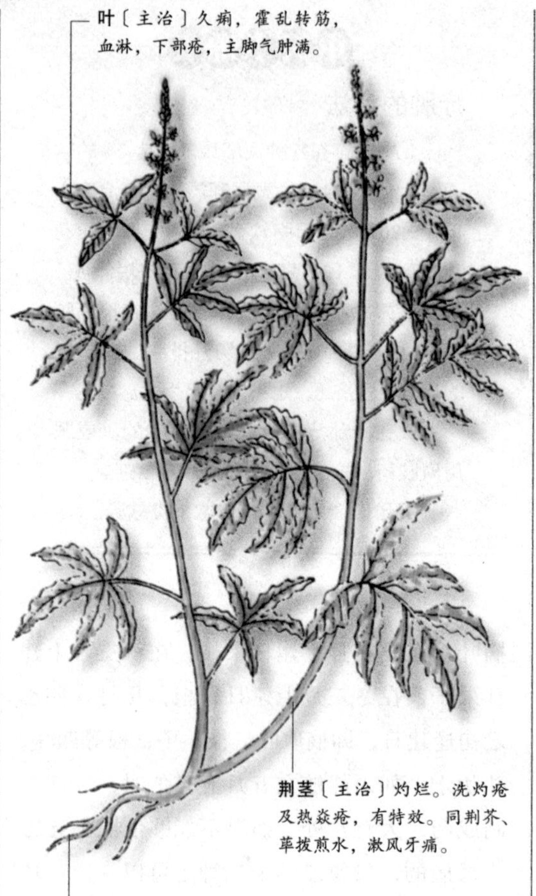
叶〔主治〕久痢，霍乱转筋，血淋，下部疮，主脚气肿满。
荆茎〔主治〕灼烂。洗灼疮及热焱疮，有特效。同荆芥、荜拨煎水，漱风牙痛。
根〔主治〕水煮服，治心风头风，肢体诸风，解肌发汗。

牡荆

其实主治骨间寒热，通利胃气，止咳逆，下气。其叶主治久痢，霍乱转筋，血淋，下部疮，主脚气肿满。其茎治灼疮及热焱疮，有特效。

以上六味药分别捣烂，用绢筛，混合在一起调匀，先取九升伏龙肝研为末，用一斗二升清酒搅混浊，澄清后取二升，和药捻作饼子，六分大，二分厚，其浊渣仍放在盆中，把饼子放在笼上，用一张纸盖在盆上，用来封住酒气，然后蒸，仍频频搅动使气散发，经过半天药饼子干后，才放在瓦罐中，一层纸一层药地铺，不要使药相黏，用泥密封二十一日，干后用纸袋贮存，放置在干燥的高处。用法：先用针刺疮的中心，深入疮根，再刺四周，刺出血，用刀刮取如大豆那么大的药来涂在疮上，如果病情较重的，日夜涂敷三四次。病情较轻的，日夜一两次。病情重的，两天疮根就开始烂出；病情轻的半日或一日疮根就烂出：应当看疮是否浮起，这是疮根出来的症候，如果疮根出来就已烂的，不要停药，继续涂擦。此药很平稳，容易使肌肉生长，如果病在口腔咽喉及胸腹中的，必定外面有肿处，与平时不同。恶寒发热不舒服，而怀疑是长这种疮时，立即用温开水或清水调和此药如两枚杏仁那么多来服下，日夜三四次，自然消除烂疮，或用手指、筷子、鹅毛、鸭毛等物刺激咽喉使自己呕吐，疮根出后就能痊愈，若疮根不出的也能痊愈，看病人精神状态，自然知道是否痊愈。制药在五月五日为最好的时间，七月七日次之，九月九日、腊月腊日都可以合制。如果急需药，其他日子也可以，但不如以上良日。制药时需在清净之地，不得接触污秽，不要使孝子、残疾人、产妇、六畜、鸡犬等看见。凡是有此病的人，忌房事、猪肉、鸡肉、鱼肉、牛肉、生韭、蒜、葱、芸薹、胡荽、酒、醋、面、葵等，如果犯以上各种禁忌而又发病的，取枸杞根汤调和药来服。

治疗肿病，忌见麻勃，见之就会死，治疗的处方是：

胡麻、烛烬、针砂各等分。

将以上三味药研为末，用醋调和来敷疮。

治一切疔肿的处方：

以苍耳根茎苗子，只取一色的烧为灰，用醋和淘米水沉淀调和成泥状涂上，干后即换，不超过十遍，即可拔出疮根，神效。

患疔疮的处方：

芜菁根、铁生衣。

以上两味各取等分一起捣，用大针把疮刺成孔，又将芜菁根削成如针那么大，用前面的铁生衣涂上刺入孔中，又涂所捣的药来封上，仍用方寸匕，用药棉贴上，有脓出就更换一帖，一会儿拔出疮根，立即痊愈。忌油腻、生食、冷食、醋、滑食、五辛、陈臭、黏食等。

治疗疔肿，可灸掌后横纹后五指处，男左女右，灸七壮即愈。疔肿灸法虽多，然而这一方法很灵验，常有出乎意料的效果。

痈疽第二

脉象表现为数，身体不发热，就是体内有痈肿。

各类浮、数的脉象，应当发热，如果反而清冷恶寒，或有疼痛之处，就是热邪郁结成痈了。

脉象微而迟，必定会发热；脉象弱而数，这是颤抖发寒证，会发作痈肿。

脉象浮而数，身体不发热，患者沉默不想说话，胃中微微干燥，全身不知痛在何处，这个人将会发作痈肿。

脉象滑而数，脉滑就是实证，脉数就是热证，滑者是营气，数者就是卫气，营卫背离了常行通道而相互搅扰，就郁结为痈，热邪所经过的地方痈肿就发作，身体有痛处，时时苦于有疮。

问道：寸口部脉象微而涩，这是失血症，或出汗过多，假如不出汗又是怎么回事呢？回答说：是身上有疮，或者被刀器所伤而失血的缘故。

趺阳脉滑而数，这是下部沉重的症候；妇人少阴脉滑而数的，表明阴中生疮。

痈疽刚刚发作时比较轻微，人们都不会把它当回事，这其实是很大的祸患，适宜尽快治疗。如果治疗得稍稍迟了，就会立即形成病，由此而导致的祸害严重程度各不相同。若只在背部发作，外部皮肤薄的就是痈，外部皮肤厚的就是疽，应该尽快治疗。

凡是痈疽刚刚发作时，有的像小疖，有的很痛，有的痛得轻微，有的发作时如米粒大的白脓子，这些都是很轻微的症候，应当仔细察看。只要见到稍稍有不同之处，就需特别警惕，应尽快治疗它，并禁忌口味，急速服用各种汤药，除去热毒。如果没有医药，立即灸当头一百壮，病情严重的，灸疮的四周及疮中央二三百壮，灸的壮数不怕多，再敷上冷药，像这样施以种种的救治方法，必定会使痈疽尽快痊愈。

用药贴时，都应贴在正当疮头的地方，让药贴开一个孔，以泄热气，也可以在正当疮头处用火针刺入四分，就能痊愈。

凡是痈、疽、瘤、石痈、结筋、瘰疬，都不能针刺其角。针刺其角的，很少有不引起祸害的。

凡是痈，无论大小，在发觉时就立即取如同手掌大的一片阿胶，用温水把阿胶浸软，与痈的大小一致，在当头处开一个如钱孔大的孔，贴在与痈疮相当的肿处，一会儿就会干。如果没有脓的，疮马上就能安宁而不再长脓，如已经有脓的，脓会自己流出。如果用锋针在疮孔上刺到脓，效果更好，必须到疮愈后才能洗去阿胶。

大凡痈肿之处，根深到一寸以下的叫作疖，一寸以上的叫作小痈，如豆粒大的叫作疱子，在它们刚刚发作时，赶紧服用五香连翘汤来除病邪，并且连服数剂直到痊愈为止。

大凡痈，高而光大的，不太热，它周围的肉正平没有尖而发紫的，不必用药攻它，只用竹叶黄芪汤泄出痈的邪气就行了，肉正

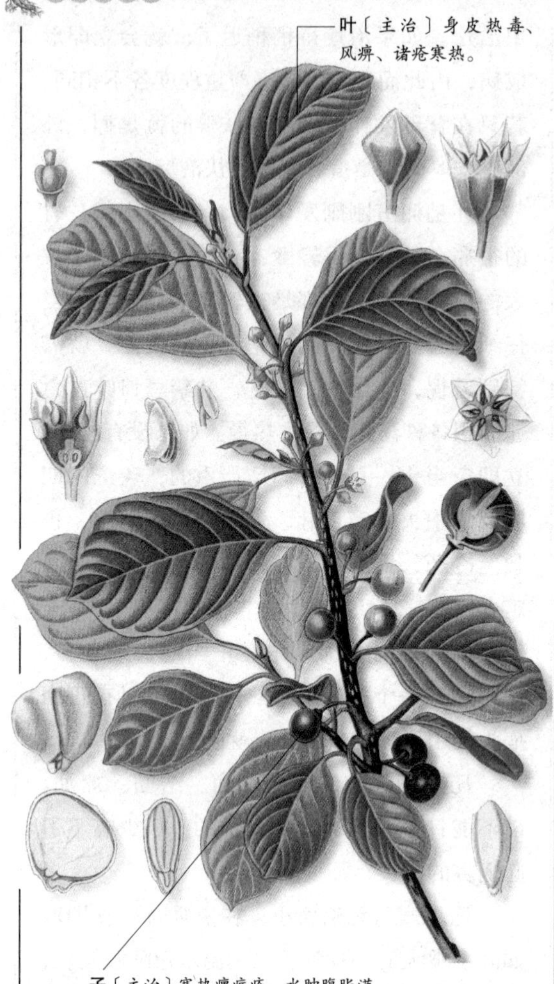

叶〔主治〕身皮热毒、风痹、诸疮寒热。
子〔主治〕寒热瘰疬疮、水肿腹胀满。

鼠李

其子味苦，凉，微毒。主治寒热痈疮，水肿腹胀满，下血及碎肉，除疝瘕积冷，九蒸酒渍，诸疮寒热毒痹及六畜虫疮。

平是无脓的痈，如果痈忽然疼痛，可以用八味黄芪散敷疮，大痈敷七天，小痈敷五天，而有些坚强的人却宁可让其生破。如果背部的痈以及乳痈发热，手不能够触摸的，要先内服王不留行散，再外抹发背膏。可能背部的痈在较生时刺破不会感觉痛苦，而乳痈就适宜等到痈极熟才刺破，能够用手按，手按的凹处随手起来的就是疮熟了。必须用针刺，针法要在着脓处细心斟酌，胸背不过一寸。稍微刺入而不出脓的，立即把食肉膏散（由松脂、雄黄、雌黄、野葛皮、猪脂、漆头芦茹、巴豆组成）涂在痈疮的尖端上，并放入痈口中。如果体气热已消失，就服用木占斯散，五天后痈将形成瘀的，就服用排脓内塞散。

大凡痈疮破后人便会绵软得要死，内寒外热。发肿之处好似痈而又不是痈的，应当用手按在肿处，如果无牵连的疼痛，这是风毒。不要用针刺，适宜服用升麻汤，再外抹膏药，破了的痈口，应当在上留三分、近下一分的地方用针刺，一定要等到极热时才刺，因为热了便不会疼痛。痈破后溃烂不愈的，可以用猪蹄汤来洗，每天两次，在夏季洗两天，冬季洗六七天，用半剂汤也可以。痈坏后有恶肉的，适宜用猪蹄汤洗去污秽，然后敷食肉膏散。恶肉除尽后，将生肉膏散抹在痈的四边，使好肉尽快生长。此时应当断绝房事，忌风冷，不要劳烦，等到筋脉平复后，才可以任意从事。因为新生的肌肉容易受到伤害，受到伤害就会使里面溃烂，溃烂后会重新发作，而一旦复发就难以救治了。千万要注意，其中白痂最忌讳。

凡是各种突然发肿的症候，它们的起因各不相同，不论患病时间长短，都可以服用五香连翘汤，刺去血，用小豆末敷患处，这期间要多次用针刺去血。如果还没治疗就已溃烂的，还是服用五香汤以及漏芦汤来泻除病邪，随热多少依方而用，外用升麻汤清洗熨疮（处方在丹毒篇中），擦升麻膏（处方在丹毒篇中）。如果生息肉的，用白蔄茹散来敷疮，青黑肉去除尽就停药。好的肌肉生长出来后，敷升麻膏。如果肌肉不生长，就敷一物黄芪散。如果敷用白蔄茹散，青黑恶肉仍除不尽的，可以用半钱漆头蔄茹散，和三钱白蔄茹散，慢慢敷患处。其散各取与痈相当的颜色，单独捣烂过筛，直到成散后用。这多种方法，《集验》中说用来缓解、治疗痈肿。

假如身体中忽然有疼痛之处，好像被打扑的感觉，名叫气痛。疼痛得不能忍受，疼痛之处游走不停，发作有规律，痛时就会稍稍发热，痛消失后就会发寒。这都是由于冬天时受了温气，到春天忽然寒冷，又受风邪侵袭，不形成温病，才形成了气痛。适宜先服用五香连翘汤，擦丹参膏，又用白酒煎杨柳皮趁热熨痛处，有红色小点的，就刺出血。五香连翘汤以及小竹沥汤可以连续服用数剂，不要因为一剂病情不愈就停止了，以为无效，这样的话祸害就会来临了，中间用白薇散调养更好。又有气肿痛，症状和痈相似，肿处无头，虚肿而肉色没有改变，只是皮肤急痛不能用手触摸，这种情况也要服用五香汤，然后用白针泄其恶气，再用蒺藜散敷疮。

胸中疼痛、气短的人，应当进入暗室中，用手的中指按住左眼，如果能够看见光的，是胸中有结痈。如果不见光的，是痈疽在胸中发作而外移。

经书上说：寒气停留在经络中，血和气都艰涩不能运行，就会成为痈疽。热到达寒气所在之处发作，其后就成了痈，又因阳气凑集，寒转化为热，热邪壅盛就会使肌肉腐烂变成脓。由于人体有热，被寒冷之气搏击而血脉凝结不通，热气壅结成为痈疽。治疗时可用灸法，也可用温治法，这是治积冷还没变成热的时候；用冷药敷贴在患处，是治热已经形成时，用消热的方法使它不形成脓。红色肿处有尖头的，用藜芦膏敷患处，或者用醋和蚌蛤灰来涂，干了又换。

我平生患过很多次痈疽，每次经治疗后有效的药都记下来了。考察它的病源，大多是由于药气所引起的，比如上代人服石药，子孙中很多就有这种疾病。饮食中尤其不宜吃面及酒、蒜，又要谨慎使用温床厚被。能够注意的人，可能做到终身不患病。这都是我的亲身体验，所以特别谈论到它。

五香连翘汤【清热散结方】

主治一切恶核瘰疬、痈疽恶肿等。

青木香、沉香、熏陆香、丁香、麝香、射干、升麻、独活、寄生、连翘、通草各二两，大黄三两。

以上十二味药分别切碎，用九升水煎煮，取汁四升，加入竹沥二升再煎，取汁三升，分为三服，以大便快利为度。

黄芪竹叶汤【清热消痈方】

主治痈疽发背及胸背游热。

黄芪、甘草、麦门冬、黄芩、芍药各三两，当归、人参、石膏、川芎、半夏各二两，生姜五两，生地黄八两，大枣三十枚，淡竹叶一握。

以上十四味药分别切碎，先取竹叶用一斗二升水煎煮，取汁一斗，去渣，放入其他药再煎，取汁三升，分为四服，两服间相距

中医小锦囊

区分痈、疽、疔、疖

痈：因热毒熏蒸、气血瘀滞所致，表现为红肿热痛，浅而高大，易溃易敛。

疽：因寒邪郁结、气血凝滞所致，表现为漫肿无头，肤色不变，边界不清，无热少痛。

疔：因邪毒侵袭、气血凝滞而致，初起如粟，根深形小，形如针，顶白而痛。

疖：因湿热蕴结所致，浅表局限，形小而圆，红肿热痛不太严重，易溃易敛，反复发作。

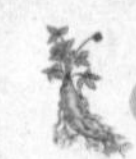

托毒排脓方

内补散 主治痈疽发背已溃，流脓不止。

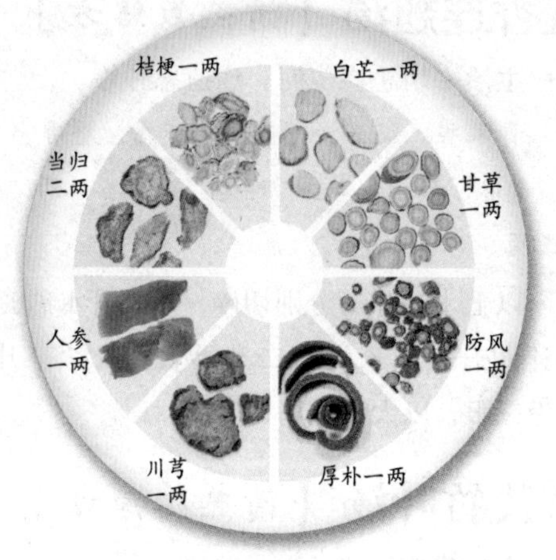

注：另有桂心二两。

将以上药物过筛后制成散药，每次用酒服下方寸匕，日间三次，夜间两次。

服内补散后疗效

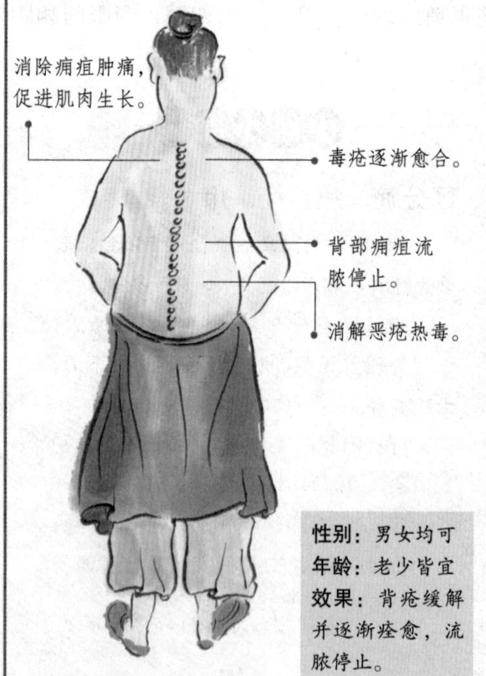

消除痈疽肿痛，促进肌肉生长。
毒疮逐渐愈合。
背部痈疽流脓停止。
消解恶疮热毒。
性别：男女均可
年龄：老少皆宜
效果：背疮缓解并逐渐痊愈，流脓停止。

约人行三十里，日间三服，夜间一服。

八味黄芪散【外敷消痈方】

主治痈肿暴痛。

黄芪、川芎、大黄、黄连、芍药、莽草、黄芩、栀子仁各等分。

将以上药物过筛后制成散药，用蛋清调和如泥状，依肿块大小涂在旧帛上，外敷患处，干后再敷。如果痈肿已溃，敷疮口上，并在药帖上开口令泄气。

王不留行散【托毒排脓方】

能溃脓消痈，主治痈肿脓成不溃，令人困苦不安，或痈疽及各种肿脓成已溃者。

王不留行子三合，龙骨二两，野葛皮半分，当归二两，干姜、桂心各一两，栝楼根六分。

以上七味药过筛后制成散药，每饭后用温酒服下方寸匕，每天三次。若服后不愈，可逐渐加量，以四肢微有凉感为度。

内补散【益气托毒方】

主治痈疽发背已溃，流脓不止。

当归、桂心各二两，人参、川芎、厚朴、防风、甘草、白芷、桔梗各一两。

将以上药物过筛后制成散药，每次用酒服下方寸匕，日间三次，夜间两次。若服后不愈，可继续合服。

排脓内塞散【益气排脓方】

主治大疮热势已退，脓血不止，疮中肉虚且疼痛。

防风、茯苓、白芷、桔梗、远志、甘草、人参、川芎、当归、黄芪各一两，桂心二分，附子二枚，厚朴二两，赤小豆五合。

以上十四味药过筛后制成散药，每次用酒服下方寸匕，日间三次，夜间一次。

猪蹄汤【外洗消痈方】

主治痈疽发背。

猪蹄（治如食法）一具，黄芪、黄连、芍药各三两，黄芩二两，蔷薇根、狼牙根各八两。

以上药物分别切碎，先取猪蹄用水三斗煎煮，煎至猪蹄熟后，澄清取汁二斗，放入其他药再煎，取汁一斗，去掉药渣，每取适量浸洗患处，每天两次。如果疼痛，可加当归、甘草各二两。

治痈疽发于十指，或起于膀胱，以及发于背后生恶肉的处方：

猪蹄一具（治如食法），当归、大黄、川芎、芍药、黄芩、独活、莽草各一两。

以上八味药分别切细，用三斗水煮猪蹄，取八升，捞出猪蹄，加入其他药，一起熬取四升汤；去掉药渣，用来浸泡疮，时间约两顿饭工夫，洗后，拭干，敷麝香膏。

麝香膏【外敷去腐方】

能去恶肉，主治痈疽发背及恶疮。

麝香、雄黄、矾石、蔺茹各一两。

以上四味药切捣并过筛为散，用猪膏调和如膏状，每次取适量涂敷患处，敷至恶肉消尽，外敷生肉膏。

食恶肉膏【外敷去腐方】

能蚀恶肉。

大黄、川芎、莽草、真珠、雌黄、附子（生用）各一两，白蔹、矾石、黄芩、蔺茹各二两，雄黄半两。

以上十一味药分别切碎，用猪脂一升半煎熬六沸，去掉药渣，加入蔺茹、矾石末搅匀成膏，每取适量调敷疮中，恶肉除尽才停药。

治痈肿恶肉不尽的处方：

蒴藋灰（一作藋灰）、石灰（《肘后》作白炭灰）各等分。

以上两味药各淋取汁，一起煎成膏，膏成即可敷疮，除去恶肉，也除去黑子，此药过十日后不能用。

食恶肉散【外敷去腐方】

能蚀恶肉。

硫黄、马齿矾、漆头蔺茹、丹砂、麝香、雄黄、雌黄、白矾各二两。

以上八味药过筛后制成散药，每次取适量外撒患处。

生肉膏【外敷生肌方】

主治痈疽发背溃破后肌肉不生。

生地黄一斤，辛夷二两，独活、当归、大黄、黄芪、川芎、白芷、芍药、黄芩、续断各一两，薤白五两。

以上十二味药分别切碎，用腊月猪脂四升煎熬，煎至白芷呈现黄色，去渣取膏，外敷疮处。

中医词语锦囊

恶露不行： 恶露排不出来，为血虚有寒所造成的症状。

恶露不止： 即恶露不绝。一般产后恶露持续 2～3 周应完全排出。如果超过这段时间，仍然持续淋漓不断则属病态，称为恶露不绝。多因产后气虚下陷，冲任不固；或是余血未尽而感寒凉，败血瘀阻冲任，心血不安；或因营气耗损，虚热内生，热扰冲任，迫血妄行所致。

迫血妄行： 由于体内邪火旺盛，使血在体内行走紊乱，甚至有离经之血，因而造成吐血、便血、流鼻血等各种出血。

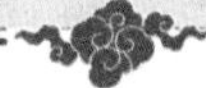

外敷去腐方

麝香膏 主治痈疽发背及恶疮。

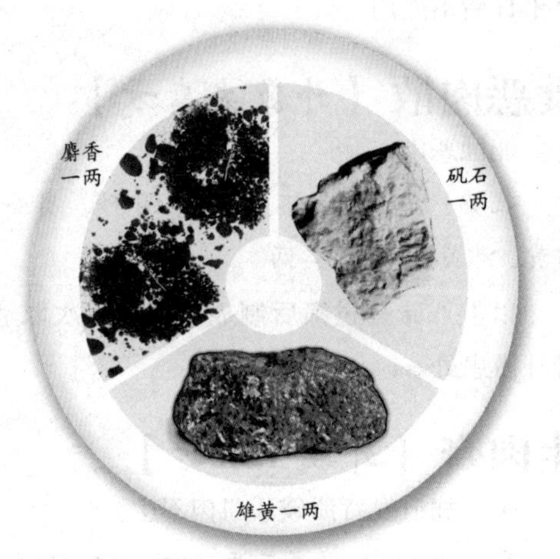

注：另有蔺茹一两。

以上四味药切捣并过筛为散，用猪膏调和成膏状，每次取适量涂敷患处，敷至恶肉消尽，外敷生肉膏。

服麝香膏后疗效

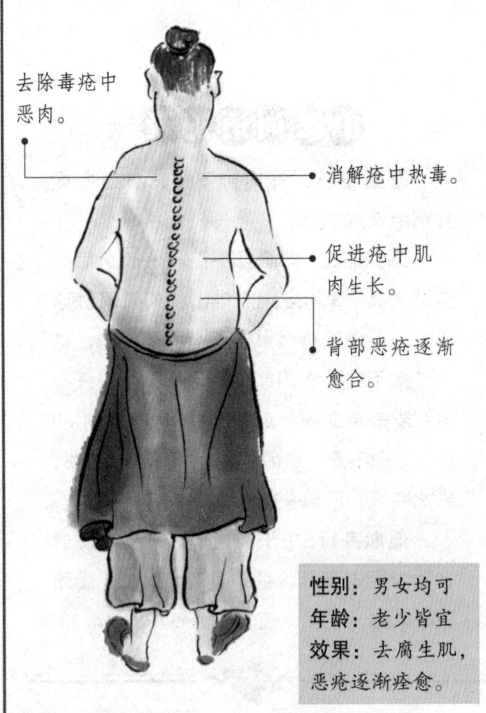

去除毒疮中恶肉。
消解疮中热毒。
促进疮中肌肉生长。
背部恶疮逐渐愈合。
性别：男女均可
年龄：老少皆宜
效果：去腐生肌，恶疮逐渐痊愈。

生肉膏【外敷生肌方】

能去腐生肌，主治痈疽发背溃破后肌肉不生。

甘草、当归、白芷、苁蓉、蜀椒、细辛各二两，乌喙（生用）六分，蛇衔一两，薤白二十茎，干地黄三两。

以上十味药分别切碎，用醋半升浸泡一宿，次晨用猪脂二斤煎熬，煎沸后取下，放冷后再煎，反复三次，去渣取膏，外敷疮处。

蛇衔生肉膏【外敷生肌方】

主治痈疽及金疮溃破，肌肉不生。

蛇衔、当归各六分，干地黄三两，黄连、黄芪、黄芩、大黄、续断、蜀椒、芍药、白及、川芎、莽草、白芷、附子、甘草、细辛各一两，薤白一把。

以上十八味药分别切碎，用醋先浸两天，再用腊月猪脂七升煎熬，煎沸后取下，放冷后再煎，反复三次，煎至醋尽或白芷色黄，去渣取膏，外敷患处，日间三次，夜间一次。

五香汤【清热散结方】

可用于救治热毒之气突然肿痛结成核，或者好像痈疖而实质不是，伴随着头痛、寒热、气急，数日不治且将危及生命者。

青木香、藿香、沉香、丁香、熏陆香各一两。

以上五味药分别切碎，用五升水煎煮，取汁二升，分三次服用，药渣外敷患处。若服后不愈，可继续合服。

漏芦汤【解毒消痈方】

主治痈疽丹疹、毒肿恶肉等。

漏芦、白及、黄芩、麻黄、白薇、枳实、升麻、芍药、甘草、大黄各二两。

以上十味药分别切碎，用一斗水煎煮，取汁三升，分为三服，以大便快下为度。

丹参膏【外敷去腐方】

主治恶肉、恶核、瘰疬、风结诸肿等。

丹参、蒴藋、莽草、蜀椒、踯躅各二两，秦艽、独活、白及、牛膝、菊花、乌头、防己各一两。

以上十二味药分别切碎，用醋二升浸泡一宿，夏季浸泡半天，用猪脂四升置慢火上煎熬，煎至醋气散尽，去渣，敷患处，每天五至六次。

小竹沥汤【疏风清热方】

主治气痛。

淡竹沥一升，射干、杏仁、独活、枳实、白术、防己、防风、秦艽、芍药、甘草、茵芋、茯苓、黄芩、麻黄各二两。

以上十五味药分别切碎，用九升水煎煮，取汁四升半，加入淡竹沥再煎，取汁三升，分为四服。

白薇散【行气止痛方】

主治气肿痛。

白薇、防风、射干、白术各六分，当归、防己、青木香、天门冬、乌头、枳实、独活、山茱萸、萎蕤各四分，麻黄五分，柴胡、白芷各三分，莽草、蜀椒各一分，秦艽五分。

以上十九味药过筛后制成散药，每次用浆水服下方寸匕，可逐渐加量至二方寸匕，每天三次。

栀子汤【清热消疮方】

主治表里俱热、三焦不实而致的身体生疮以及身发痈疖导致的大小便不利。

栀子仁十四枚，芒硝二两，黄芩、甘草、知母各三两，大黄四两。

以上药物分别切碎，用五升水煎煮，煎

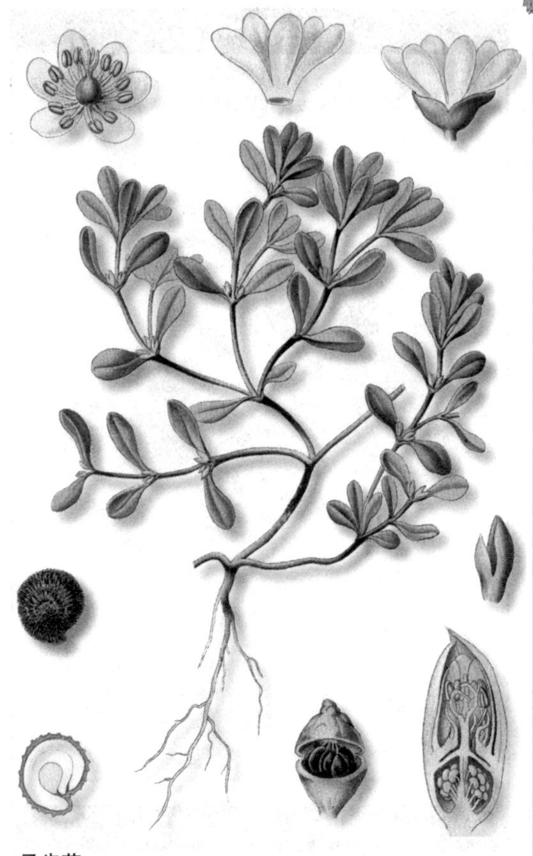

马齿苋

其菜味酸，寒，无毒。消除腹部包块，止消渴，增强肠道功能，令人不饥饿。治妇人赤白带。散血消肿，利胸滑胎，解毒通淋，有治妇女产后出虚汗的功效。

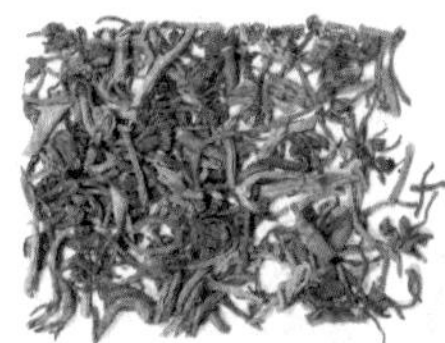

菜〔主治〕消除腹部包块，止消渴，增强肠道功能，令人不饥饿。治妇人赤白带。散血消肿，利胸滑胎，解毒通淋，有治妇女产后出虚汗的功能。

至药汁减半，放入大黄再煎，取汁一升八合，去渣，加入芒硝烊化，分为三服。

五利汤【清热消痈方】

主治四十岁以上常患热病、痈疽发无定处、二便不通者。

大黄三两，栀子仁五两，升麻、黄芩各二

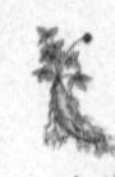

清热消疮方

栀子汤 主治表里俱热、三焦不实而致的身体生疮以及身发痈疖导致的大小便不利。

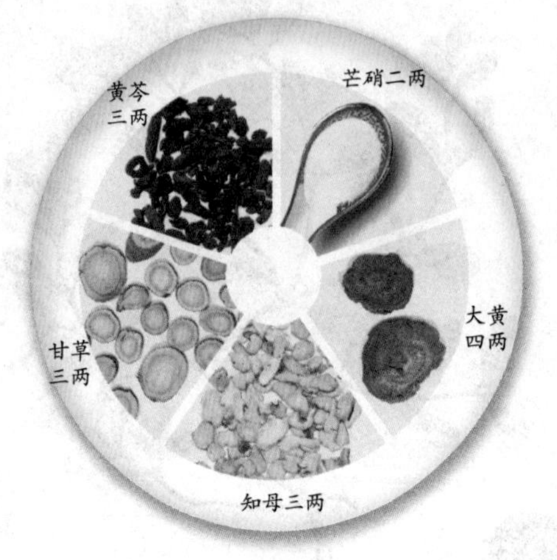
黄芩
三两
芒硝二两
大黄
四两
甘草
三两
知母三两

注：另有栀子仁十四枚。

以上药物分别切碎，用五升水煎煮，煎至药汁减半，放入大黄再煎，取汁一升八合，去渣，加入芒硝烊化，分为三服。

服栀子汤后疗效

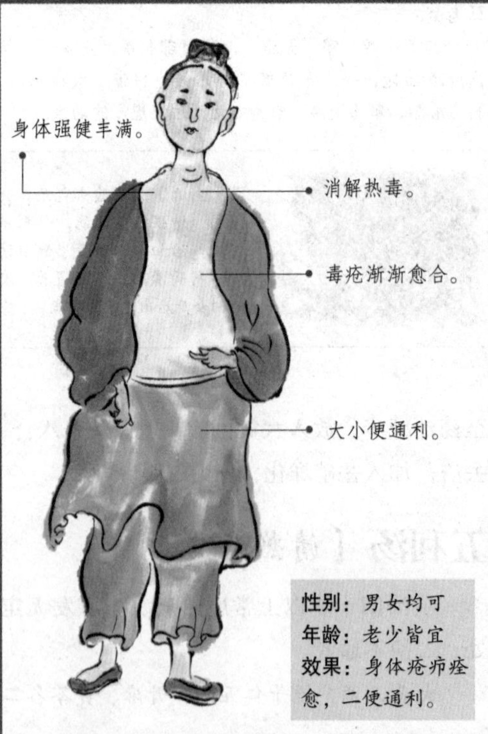

身体强健丰满。

毒疮渐渐愈合。

效果：身体疮疖痊愈，二便通利。

两，芒硝一两。

以上药物分别切碎，用水五升煎煮，取汁二升四合，去渣，加入芒硝，分为四服。若服后快利，则停后服。

干地黄丸【清热消疮方】

能消疮疖，令人丰满强健，主治虚热疮疖。

干地黄四两，大黄六两，芍药、茯苓、王不留行、甘草、远志、麦门冬、人参、升麻、黄芩各三两，桂心六两。

以上药物研为细末，用蜜调和，制成梧桐子大小的丸，每次用酒服下十丸，可逐渐加量至二十丸，每天三次。

枸杞煎【补肾益精方】

治虚劳，轻身益气，令人有力，一切痈疽永不发方。

枸杞三十斤锉，以水一石煮，取五斗，去渣，将渣放入釜中，用一石水煮，取五斗，与之前的合起来成为一斛，去掉沉淀，放入釜中煎，取二斗左右，再放入小铜锅里煎，使其变得如饧为止，用容器盛。重汤煮更好。每日早晨服一合半，一日两次，逐渐加量。

乌麻膏【外用疗漏方】

主治各种漏症、恶疮疔肿、五色游肿、痈疖毒热、狐刺蛇毒、狂犬虫狼六畜所伤不能识别的病症以及金疮中风等。

生乌麻油一斤，黄丹四两，蜡四分。

以上药中先取生乌麻油置微火上略煎，加入黄丹煎至消尽，再放入蜡使末变成膏，每用适量敷贴患处。能止痛生肌。

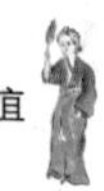

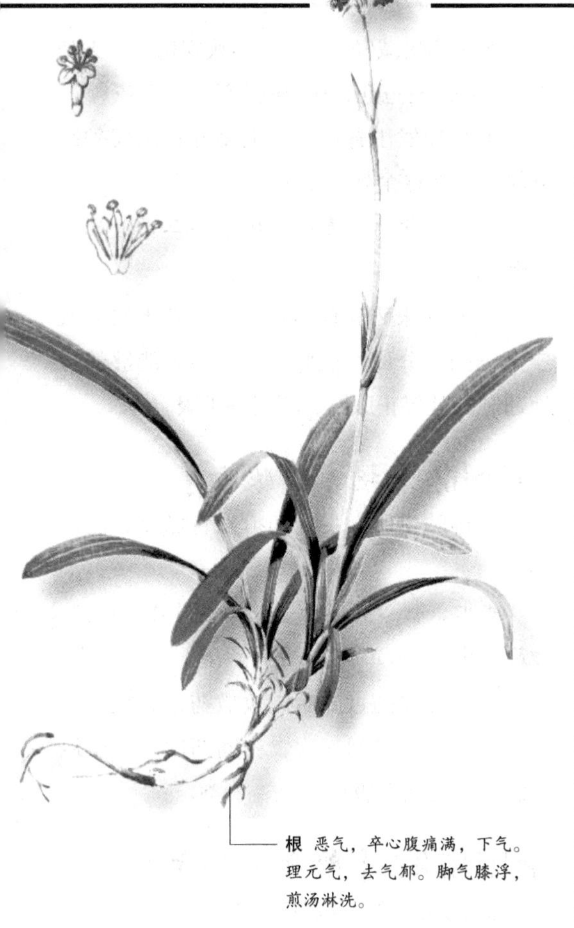

根 恶气，卒心腹痛满，下气。理元气，去气郁。脚气膝浮，煎汤淋洗。

甘松香

其根味甘，温，无毒。主治恶气，卒心腹痛满，下气。理元气，去气郁。脚气膝浮，煎汤淋洗。还可治黑皮皴裂、野鸡痔。

松脂膏【外敷消痈方】

主治痈肿。

黄芩、当归、黄芪、黄连、芍药、大黄、蜡、川芎各一两。

以上药物分别切碎，用松脂一斤半、猪脂一合半置微火上煎熬，煎沸后取下，放冷后再煎，反复三次，去渣成膏，每取适量火炙敷于纸上，随肿处大小外贴，每天更换三次。

发背第三

凡是疮生在背部的，都是因服食丹药、五石、寒食更生散所引起的，而那些只服钟乳而发病的，或生平不服药而自然发于背部的，则是因为上代人服用那些药而引起的。这种病大多生在背部两肩胛之间，刚开始时如粟米大，有的疼痛有的发痒，都是红色，人在患病之初都不当回事，等到疮渐渐长大，不超过十天就会置人于死地。而等到面临困苦的时候，发现疮已长大到三寸宽一寸高了，有数十个孔，用手按疮，每个孔中都会有脓流出，才一时惊吓得说不出话来。所以，善于养生的人稍稍觉得背部有异样的痒痛，就立即取干净的土，用水调和为泥状，捻作厚两分宽一寸半的饼子，用粗艾做成大炷灸于泥上，贴在疮上灸，饼子一炷一换。如果疮如粟米大时，灸七个饼子就可以痊愈；如果疮如榆荚大，灸十四个饼子就可以痊愈；如果疮如铜钱大，可以日夜连续灸，不限炷数。同时服用五香连翘汤等药来攻除病邪，就可以痊愈，还有一种方法，诸多发于背部的疮未形成大脓时，可以用冷水射疮，以冷水浸石来冷熨疮，日夜不停，痊愈后才停止。这种病忌面、酒、五辛等，也有在两肩上发疮的。

大凡服用石药的人都必须辛苦劳作，四体不能自安，如果不这样，他多半可能会发痈肿。也不能随意取暖，只图自己快意，而顺着性情而为，必须克制自己的欲望让自己多受寒冻，虽然当时不安逸，但对于以后的身体多有所益，最终就没有发作痈肿的顾虑了。

大凡在背胛中有肿处，肿头白如黍粟，四边相连，肿处赤黑，使人闷乱，即名叫发背。此病禁忌房事、酒、肉、蒜、面。如果不灸治，病邪就会侵入体内而致人死亡；如果灸，应当在疮上灸七八百壮。如遇上不认识这种病的医生，大多会当作杂肿来治疗，就会把人治死。

治发于背部已经溃破或未溃破的痈肿的处方：取三升香豉稍微与水调和，捣成又稠又硬的泥状，可在肿处做成三分厚的饼子，肿处有孔的不要盖在孔上，铺好豉饼，把艾列在饼上，灸到温热，不要让肉破溃。如感觉热痛，立即更换。

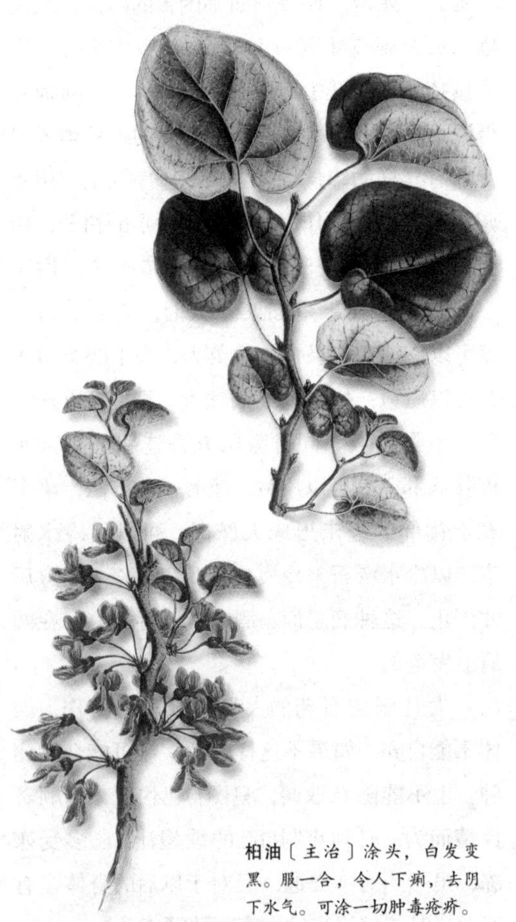

柏油〔主治〕涂头，白发变黑。服一合，令人下痢，去阴下水气。可涂一切肿毒疮疥。

乌桕木

柏油味甘，凉，无毒。可涂于头发上，使白发变黑。能去阴下水气，除一切肿毒疮疥。

患者病情减轻时，就会尽快安稳。一天灸两次，如先有疮孔，孔中流出汁，即可痊愈。

治疗痈发于背部，背上刚开始出现硬结肿块，即按这个处方服：

大黄、升麻、黄芩、甘草各三两，栀子二十一枚。

以上五味药分别切细，用九升水来熬取三升汤药。分成三次服用，服药后能够畅快地通利的就停止服药，不通畅再服。

内补散【托毒排脓方】

能排脓生肌，主治痈疽发背已溃，流脓不止。

当归、桂心各二两，人参、川芎、厚朴、防风、甘草、白芷、桔梗各一两。

以上九味药过筛后制成散药，每次用酒送服方寸匕，日间三次，夜间两次。若服后不愈，可继续合服。

李根皮散【解毒消痈方】

主治痈疽发背及瘰疬形小者。

李根皮一升，通草、白蔹、桔梗、厚朴、黄芩、附子各一两，甘草、当归各二两，葛根三两，半夏五两，桂心、芍药各四两，川芎六两，栝楼根五两。

将以上药物过筛后制成散药，每次用酒服下方寸匕，每天三次。若疮大，身疲困，夜间可再服两次。

丹毒第四

丹毒又名天火，这是肌肉中忽然长出红如丹涂的颜色，大的如手掌大，严重的遍身都发痒并有肿块，没有一定的颜色。有血丹，肉中有肿块突起，痒而且疼痛，微微虚肿好

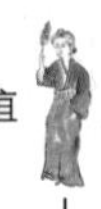

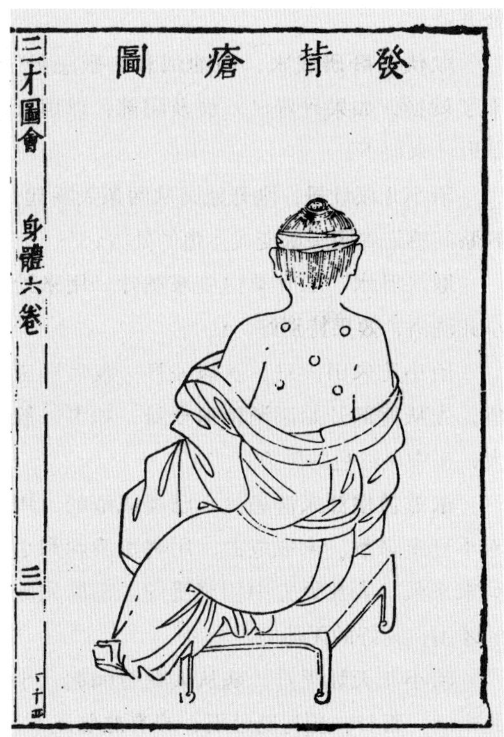

发背疮图

像被吹的样子，这是隐疹发作了。有鸡冠丹，红色突起，大的如连钱，小的如麻豆粒，肉上粟粟如鸡冠肌理，这种病又名茱萸丹。还有水丹，病人由于周身发热，遇到水湿相搏而郁结成丹，明晃晃的黄赤色，好像有水在皮肤中，常生长在大腿及阴部。虽然这是小病，如果不治也会致人死亡，治这些丹毒都用升麻膏。

升麻膏【外用解毒方】

主治各种丹毒及热疮毒肿等。

升麻、白薇、漏芦、连翘、芒硝、黄芩各二两，蛇衔、枳实各三两，栀子四十枚，蒴藋四两。

以上十味药捣研为散药，用三升水浸泡半日，再用猪脂五升煎至水汽消尽，去渣成膏，每次取适量敷贴患处，每天三次。

升麻拓汤【外用解毒方】

主治丹毒肿胀。

升麻、漏芦、芒硝各二两，栀子二十枚，黄芩三两，蒴藋五两。

以上六味药分别切碎，用一斗水浸过煎煮，取汁七升，停冷后用旧布洗患处，常使疮湿润。

治丹毒单用的处方：

天下极冷之物，不过是藻菜。只要是有患热毒肿和丹毒等，取渠中藻菜切细熟捣，用来敷在丹毒上，厚三分，干后就换。

治各种丹毒很神验的处方：

把芸薹菜捣烂用来厚厚地敷于患处，很快就能消。如果有余热气未痊愈，只需在三日内敷于患处，使其完全痊愈为止，即使干了也封住不要停止，以绝病根。

治红色流肿丹毒的处方：

捣大麻子，用水调和后敷于患处。

治小儿丹毒的处方：

捣马齿苋一握，取汁饮下，将渣敷在患处。

治小儿赤丹的处方：

取芸薹叶汁服三合，将渣敷在患处上，效果良好。《千金翼》说：将芸薹研为末，用鸡蛋清调和来涂。

治小儿赤丹斑驳、色彩相杂的处方：

用唾沫调和胡粉，从外向内敷。

治小儿火丹，赤色如朱进入皮肤中的处方：

用醋调和豉，研来敷于患处。

治小儿天火丹，肉中有赤如丹色，大的如手掌大，严重者遍身如此，或痛或痒或肿的处方：

取生麻油涂患处。

治小儿骨火丹，其疮烂得能见骨的处方：

捣大小蒜厚厚地封上，在足踝发作的才会这样。

治小儿殃火丹，毒在两胁及腋下发作的

外用解毒方

升麻拓汤 主治丹毒肿胀。

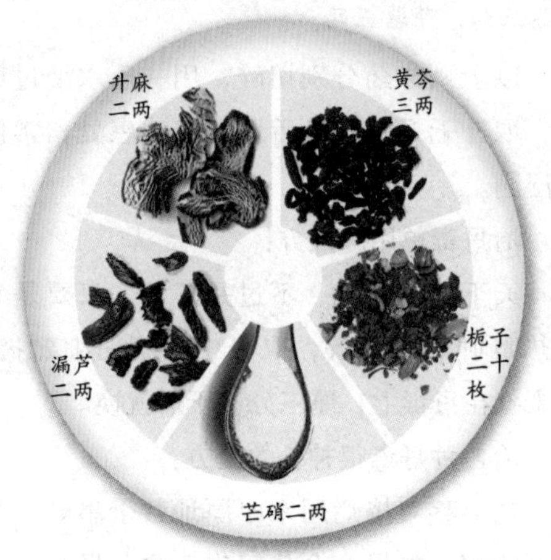

注：另有蒴藋五两。

以上六味药分别切碎，用一斗水浸过煎煮，取汁七升，停冷后用旧帛洗患处，常使疮湿润。

服升麻拓汤后疗效

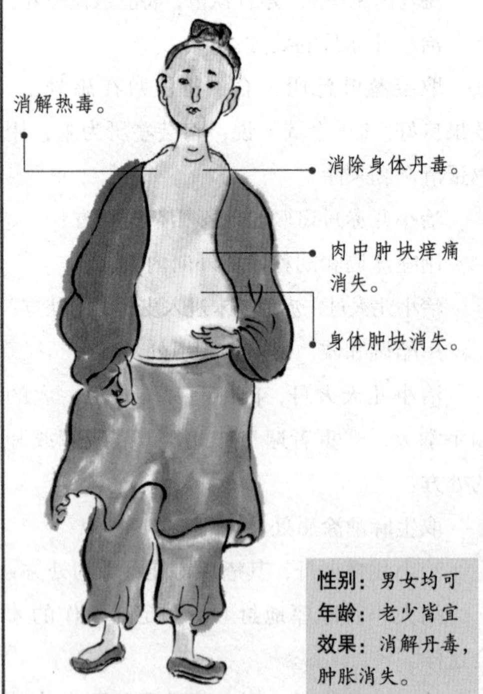

性别：男女均可
年龄：老少皆宜
效果：消解丹毒，肿胀消失。

处方：

取伏龙肝研成末，用油调和来敷患处，干了就换，如果丹毒已入腹及阴部，以慎火草取汁来服下。

治小儿尿灶丹，刚开始时从两条大腿起，到脐间感染到阴头都变成赤色的处方：

取二升水、二升桑白皮来熬汁，用来给小儿洗浴，效果特别好。

治小儿朱田火丹，发病一日一夜后即成疮，先从背部开始渐渐传遍全身，如枣一般大，正中呈红色的处方：

浓熬棘根汁来洗患处，已经成疮的，用赤小豆末来敷。未成疮的，用鸡蛋清调和小豆末来敷。大凡处方中用鸡蛋的，都取先破的才用，完好的无药力。

治小儿天灶火丹，病从大腿骨间起，小儿未满一百日，犯行路灶君，或有热邪流下，使小孩阴头赤肿出血的处方：

鲫鱼肉（銼）五合，赤小豆末五合。

以上两味药和捣，用少量水调和，敷用后效果很好。

治小儿野火丹，遍身都发红的处方：

用麻油涂患处。

治小儿茱萸丹，病刚开始时从背部起，遍身如布上染有的花纹，一夜即成疮的处方：

用赤小豆研制成末来敷涂患处。如果未成疮，用鸡蛋清调和来敷。

治小儿废灶火丹发作，初患时从足趺起，正赤色，处方是：

用枣根煮汁，沐浴五六次。

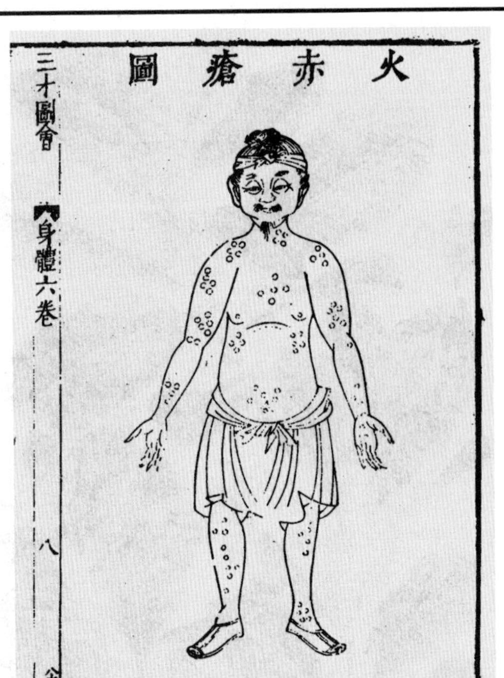

火赤疮图

隐疹第五

《素问》上说：风邪侵入肌肤中就会使肌肤虚弱，真气涣散，又被寒邪搏击皮肤，外发腠理开通毛窍，淫气妄行，就会使皮肤发痒，所以，有风疹的瘙痒，都是由这种情况引起的。又有赤疹的人，忽然会有好像被蚊蚋叮咬的感觉，又烦又痒严重的会起疙瘩，用手搔后应手而起赤疹。又有患白疹的也是这种情况。赤疹在热时就发作，冷时即停止；白疹在天气阴冷时发作。长白疹适宜熬矾石汁来擦拭，或者熬蒴藋和少量酒来洗浴也很好（姚氏用此法治赤疹），或者熬石南汁来擦拭也可以，也适宜用水熬枳实汁来擦拭。其余的一切隐疹，治法如治丹毒的方法一样。隐疹俗称为风屎，也叫风尸。

治风瘙隐疹的处方：

取三斤大豆，加六升酒熬四五沸，每次服一盏，每天三次。

治隐疹痒痛的处方：

大黄、升麻、黄檗、当归、防风、芍药、黄芩、青木香、甘草各二两，枫香五两，芒硝一两，地黄汁一升。

以上十二味药分别切细，用一斗水来熬取三升半，去渣，加入芒硝使其溶化。用帛浸染药汁后敷在患处约一顿饭工夫，每天四五次。

治风瘙隐疹的处方：

将石灰淋取汁，用来洗患处，效果较好。

患隐疹，各种方法都治不了时，就用这个处方：

取一升景天（又名慎火草），捣细取汁来敷上，在火上烤热双手摩擦两三次即愈。

治风瘙隐疹、心迷闷乱的处方：

取一升吴茱萸、五升酒一起熬取一升半汤药，用帛浸染来擦拭患处。

治风邪突然浸入皮肤发作隐疹而形成疮的处方：

熬槐树的枝叶来洗患处。

治小儿患隐疹；邪气进入腹中，身体出现肿块、僵直而舌头又发干的处方：

将芜菁子研成细末，每次用酒送服方寸匕，每日三次。

治全身痛痒如虫啮，发痒而搔抓，引起皮肤脱落而生疮，可灸曲池二穴，病人有多少岁就灸多少壮，发病时就灸，效果非常好。

瘭疽第六

瘭疽，是肌肉中忽然长出如豆粒大的点子，小的如黍粟，严重的如梅子、李子一样大，有的呈红色或黑色，有的呈青色或白色，症状不确定，有根而不浮肿，痛时与心相应，病根深到肌肉，患病时间久了就会四周都肿，白色疱疮成紫黑色，导致筋骨腐烂。如果毒气发散，便会循着经脉进入内脏，而致人死亡，南方人叫它拓著毒。在肉厚的地方即可割去它，也可以烧铁来烙患处，使它焦如炭，或灸一百壮，或者饮用葵根汁，或蓝青汁，或犀角汁，以及升麻汁、竹沥黄龙汤等来治疗，可专门除热邪而得以痊愈。这种病常生在十根指头上，所以与代指相似，医生如果不了解这种病，就会称作代指。如果不尽快治疗，病邪也会随着脉向上进入内脏而致人死亡。旧时南方人患了这种病，都会斩去患者的手指。刚开始时指头先变成暗黑色疱疮，然后开始红肿发黑，剧痛揪心。

手指先红肿、发炎、发热、疼痛，颜色不黑，沿着指甲边缘结脓，严重者指甲也会脱落，这就是所谓的代指病。只用一种药物的冷药汁来浸渍为好，如果热邪太盛，服用漏芦汤以及用来浸渍指甲，敷升麻膏也可以，针刺除血，不妨洗浸后再涂膏。又有患恶肉病的，身上忽然长如赤豆粒大的肉，向外长出如牛或马的乳头，上面如同鸡冠的形状，如果不治疗，就会不停地生长，也不痛痒。这是由于春冬季时受恶风，恶风进入肌脉之中，变成这种病，治这种病适宜内服漏芦汤，外加烧铁来烙患处，天天烙它一直到将病肉全部烙焦，然后用升麻膏来敷住，几天后就会痊愈。

还有一种赤脉病，身上忽然有赤色的脉络突起，如死蚯蚓的形状，看起来像有水在脉中，其长短根据脉络的长短而定，这是由于春冬季时受了恶风，其进入脉络之中，患者的血肉郁结而形成的，适宜服用五香连翘汤和竹沥等进行治疗，刺除患处的血，仍敷丹参膏，用白鸡屎涂效果也比较好。

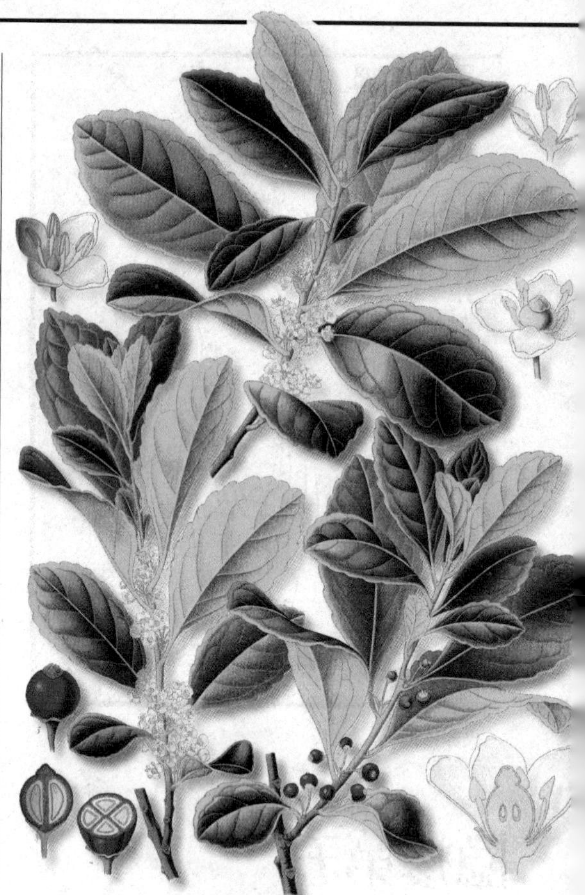

苏合香

味甘，温，无毒。主辟恶，温疟蛊毒癫痫，消三虫，除邪。长期服用可通神明，轻身延年。

患恶核病的人，肉中忽然有核，堆积起来如梅、李的核，小的如豆粒，皮肤、肌肉都剧痛，这是壮热恶寒而引起的，与各种疮根、瘰疬、结筋相似。这些疮根、瘰疬因疮而生，发作缓慢的就无毒。恶核病忽然发作的就有毒，如果不医治，病毒进入内脏就会使人烦闷而死。这都是由于冬天受温风，到春夏又忽然受寒，寒温相搏，邪气郁结而形成的。只需服用五香汤主治，再用小豆末来敷，也可以熬汤来经常浸洗，等核消后用丹参膏敷患处，使余下的核完全消尽。恶核刚患时好像中了射工毒，没有确定的痛处，常是隐隐作痛，或平时不痛。人们在不痛时便不会管它，而不管它就会救治得太迟，救治迟就可能导致死亡，这就需要尽早预防。尤其忌牛、鸡、猪、鱼、马、驴等肉。这种病刚刚患时凸起如粟米大小，或像麻子，在肉里面又坚硬得像粉刺，生长得很快，刚刚患病时常恶寒，一会儿就会气短。取5克吴茱萸研为末，用200毫升水调和，绞取汁来一次服完，将药渣敷上，一会儿后服药汁，让毒气散尽，毒气就不能进入腹中。一旦进入腹中就会导致祸害，千万要注意。

偏病半身不遂，都常发生在四肢，它的症状是赤脉突起如用来编织的绳子，急痛而发高热。如果病发在脚上，就容易从小腿肚子起至脚踝，也如同编织的绳子，所以叫偏病。发生在手臂的，常发在腋下。这种病都是由于长期劳热气盛，被湿凉之气所折，气郁结在筋中而形成的。如果不立即治疗，时间长了就会溃脓，也会使人筋脉挛缩，如果不消除溃烂，热气不散，多会形成浮肿，可用漏芦汤主治。泻后，用锋针刺数针去除恶血气，用针泻其病根，在核上敷小豆末，直到完全消除溃烂为止。还可以用治丹毒的方法进行治疗，也可用治痈疽的三味甘草散来敷，如果已经溃烂，就照敷痈的方法敷膏散。

恶核、煸病、瘭疽等多出现在岭南地区，中原地方很少有，南方人所吃的粮食杂类繁多，因此感染的病也不止一种。到那里去做官的人，一定要积极地预防这种疾病，如果没有一定的方法预防，必定会遭受到毒害，其实五香汤、小豆散、吴茱萸，都是治这种病很重要的药。

附骨疽，指患处还没有破，附骨成脓，所以名叫附骨疽。这种疽爱生长在大骨节缝中，男子、产妇的疽常生长在臀部，小儿的疽生长在脊背，成年人患急性疽的，先感觉痛得不能忍受，按起来感觉到骨头疼痛，经过一天便觉得皮肤肌肉渐渐引急，且红肿得像肥胖一样。小儿患疽，手才靠近患处，小儿就开始大声啼叫，这就是肢节有疼痛的症状。成年人患慢性疽的，先是感到肌肉中热烘烘的，经过一天便觉得疼痛麻木。小儿四肢不能动摇，也有不灵活的症状。看肢节骨缝中，如果有肌肉热烘烘的地方，而不知道是附骨疽，就会使全身发肿而将近溃烂，身体都有青黑。成年人也有不同的差别，以为是贼风风肿，不知道是疽。大凡人们身体患热，就会面对风取凉，风邪进入骨缝之中，风热相搏，便形成附骨疽，这种病的症状是嗜睡、沉重、忽然耳鸣，或是秋夏季在露天的地方睡卧，被冷风所折，风热伏结，而形

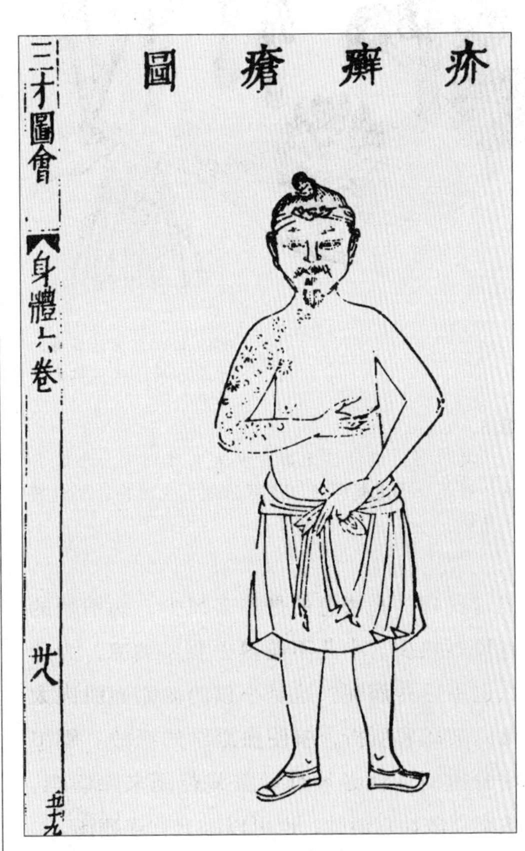

疥癣疮图

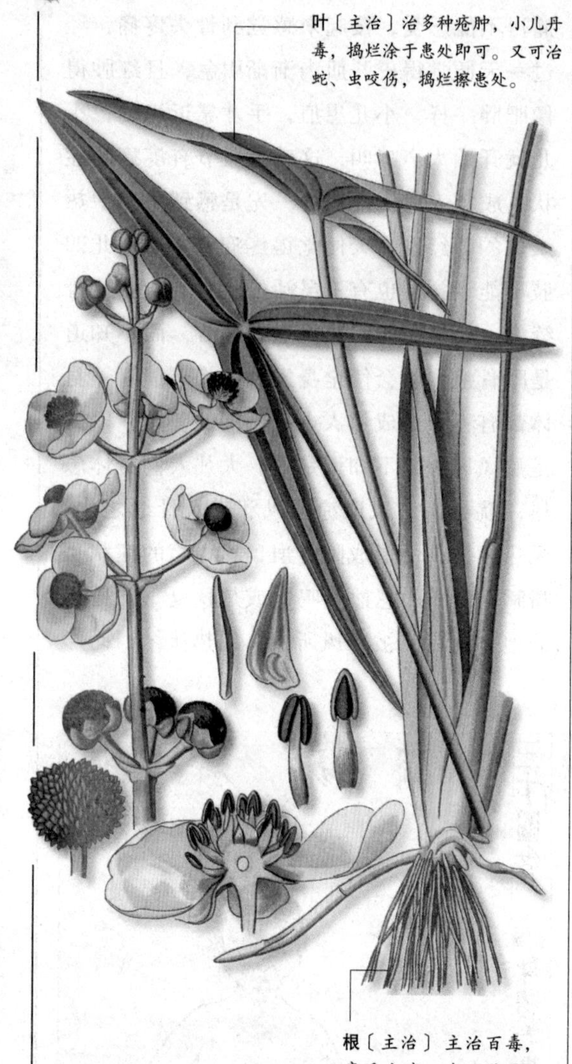
叶〔主治〕治多种疮肿，小儿丹毒，捣烂涂于患处即可。又可治蛇、虫咬伤，捣烂擦患处。
根〔主治〕主治百毒，产后血瘀，攻心欲死，难产。

慈姑

其叶甘，微寒，无毒。主治多种疮肿，小儿丹毒，捣烂涂于患处即可。还可治蛇、虫咬伤，捣烂擦于患处。

成这种病。病情急的是热多风少，病情缓的是风多热少。小儿不懂得去乘风纳凉，为什么也患这种病呢？这是小孩的血盛而肌肉太嫩，被风邪所折，就使血凝结的缘故。刚患附骨疽时，就必须赶紧服漏芦汤来除病毒，敷小豆散让它消肿，也可以服五香连翘汤。

贼风，指患者身体忽然不热。突然中风寒冷，即骨关节之间深痛而不能转动，按起来感到骨痛。时间久了就会结痛或结瘰疬，患有附骨疽，患附骨疽久了就会发肿而且结脓，由此而产生不同病症。如果把附骨疽当作贼风来治，就会加重病情而多脓。如果把贼风当作附骨疽来治，就会加重风冷，于是成为瘰疬、偏枯、挛曲之类的疾病。治疗而见效的，都在刚开始患病时。若不是天下最精明的人，谁能知道这个关键。附骨疽与贼风的不同之处在于，附骨疽刚开始时，不肿只是疼痛而已，患贼风是只痛不热。附骨疮就是患处壮热，四肢时寒时热，小便红赤，大便坚涩，而无汗，如果能除去热并开发腠理，病便能消除。即使不能消尽，也能让它靠近皮肤。患贼风的病人，只是夜间疼痛得不能够翻转身体，痛处不壮热，也不时寒时热，大多感到身体簌簌地发冷，如果用热来熨痛处就会觉得有所减轻，时而又会有汗出，这就是贼风的症候，适宜针灸熨焫，服用各种治风药就能痊愈。

又有风热毒相搏而变得红肿，症状是先在肿处生瘭浆，好像火在灼烤此处，名叫风热毒。治疗它如治疗丹毒的方法一样。

又有洪烛疮，身上忽然生瘭浆（毒肿顶部含有的黄白色浆液，溃破后流出，可向身体其他部位蔓延），如同沸腾的开水在淋，严重的人满头满面都发红，也有人胸胁腰腹缓慢发肿，全身如火或开水灼烫而迅速起病。治疗它的方法是，尽快服用漏芦汤来除病毒，外用升麻膏敷患处。其间敷升麻膏，如果无效，全照治疗丹毒的外敷方法来治。

热疮发作，会生白脓且黄烂，疮起时浅，但出黄汁，名叫肥疮。

患浸淫疮的人，浅搔它，疮会蔓延生长不止。刚开始搔时如疥疮，搔后疮便会转生疮汁。

病疮刚刚发作时也像肥疮，大多生长在手足上，常常相对称而生长，随着月的盈虚而生长或消除，痛痒得如同裂开一样，春夏秋冬随时会好转随时又会严重。

有长期患痈，而余疮恶化为深疽的，这种痈常生长在小腿肚子与脚胫之间，疮受水、恶露以及寒冻都不能痊愈，经过一年就形成了骨疽，也叫月行疮，深烂而呈青黑色，四边坚硬，中央有脓血汁流出，各种药物都治不好，流汁溃脓，连好的地方都虚肿，也有像碎骨一样的脓汁流出，这种情况可以用温热的赤龙皮汤来浸洗患处。在夏季需天天洗，在冬季四天洗一次。如果青肉多，可以敷白蔄茹散，以蚀去恶肉，敷三天停止，然后敷家猪屎散，就可以痊愈。

治疗发作在手、足、肩、背的疽，忽然发作累累如赤豆，搔抓它就出汁的处方：

将芜菁子炒后捣碎，用帛裹药，一层层敷上，效果良好。

治疽溃后的处方：

用盐开水洗拭，烧皂荚灰粉擦上，效果良好。

治疽与痈相似而稍微有所不同，今日把脓除了，第二天又溃满，脓如小豆汁的处方：

取皂荚熬汤药来洗疮拭干，以柏皮末来敷，不要让疮结痂。

治浸淫疮（症状为疮表里相当），可用处方：

取苦楝皮或枝，烧成灰来敷患处，干的用猪油调和后涂，并治小儿秃疮及各种恶疮。

苦瓠散【外敷消疮方】

主治浸淫疮。

苦瓠一两，蛇蜕皮、蜂房各半两，大豆半合，梁上尘一合。

以上五味药过筛后制成散药，用米粉粥调和，敷纸上，贴患处，每天三次。

治病疮的处方：先将一升醋煮沸，再把一把生薤加入醋中，封在疮上，如此直到痊愈。

治燥病的处方：以醋调和灰来涂患处。

治湿病的处方：烧干蛤蟆，用猪脂调和后敷患处。

枳实汤

主治病疥长久不愈。

楝实一升，地榆根、桃皮、苦参各五两。

以上四味药分别切细，用一斗水来熬取五升汤汁，稍微温热时用来洗患处，每日一次。

治患病疥湿疮时间较久，感染面积越来越大，痒得不能忍受，搔抓后有黄汁流出，愈后复发的处方：

将羊蹄根洗净泥土，切细，炒熟，用醋

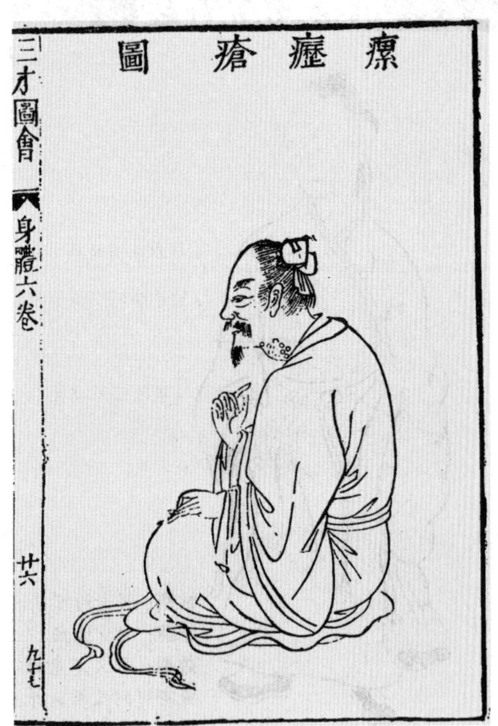

瘰疬疮图

外用消疮方

楝实汤 主治瘑疥长久不愈。

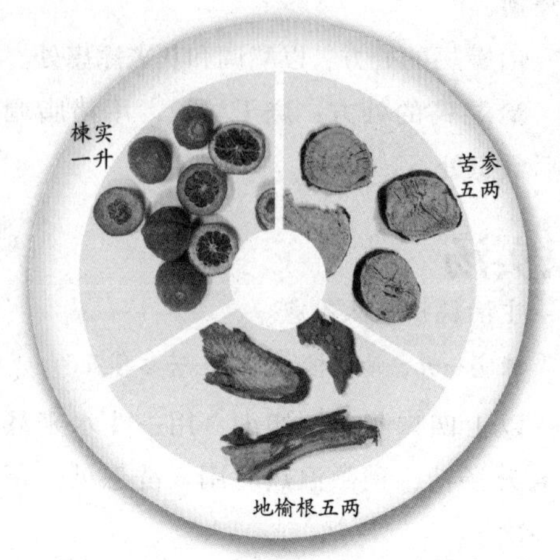

注：另有桃皮五两。

将以上四味药分别切细，用一斗水来熬取五升汤汁，稍温热时用来洗患处，每日一次。

用楝实汤后疗效

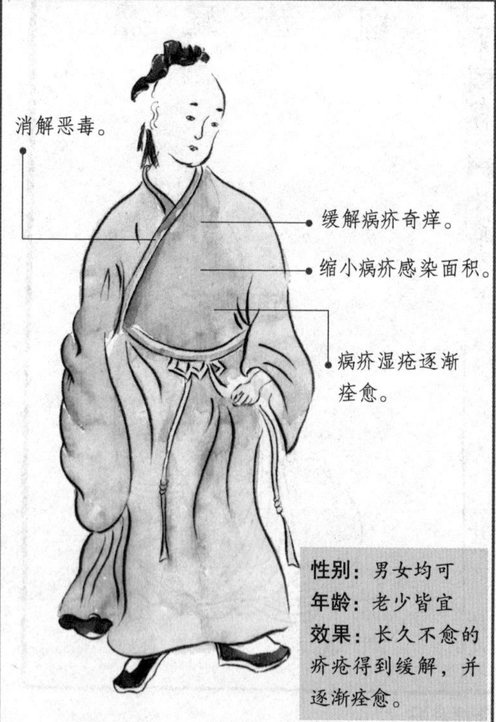
消解恶毒。
缓解瘑疥奇痒。
缩小瘑疥感染面积。
瘑疥湿疮逐渐瘥愈。

性别：男女均可
年龄：老少皆宜
效果：长久不愈的疥疮得到缓解，并逐渐瘥愈。

调和熟捣，洗净疮，敷上一段时间，用冷水洗去，每天一次。也可将阴干的羊蹄根研成末，痒时搔出汁后，用来涂患处。还可用生葱根来擦。

治一切瘑疮都可灸足大趾间十四壮，灸大趾头也可以。

治风疽（即脚、小腿肚子及膝盖发痒，搔后有黄汁流出），可用处方：

把胡麻嚼烂来敷，用药棉裹起来，每日换一次，效果良好。

治石疽，状如痤疖而皮厚的处方：

捣谷子来敷患处，也可以治金疮。

治骨疽（即疮经久不愈，愈后复发，有色如骨头一样的脓汁从疮孔中流出），可用处方：

用猪胆和楸叶捣烂来封疮。

治诸疮因风邪引起发肿的处方：

将三十斤枥树根皮锉细，用三斛水煮到发热，加一把盐，等到水有响声时，用热汤来浸疮，应当有脓血流出，天天如此，直到瘥愈为止。

治恶露疮的处方：捣薤白来敷疮口，用大艾炷在药上灸，让热气入内即愈。

治反花疮并治积年诸疮的处方：

取牛蒡根捣熟，用腊月猪脂调和，封在疮上，直到瘥愈为止。长期不愈的各类肿、恶疮、漏疮等，都可治愈。

治代指的处方：

将二两甘草切细，加五升水熬取一升半汤药来浸疮。如果无甘草，用芒硝代替。

治手趾疼痛欲脱的处方：

将猪脂与盐调和后煮到融化，趁热把手指放入其中，一顿饭的时间后才取出。

治手指脚指掣痛不可忍的处方：

用酱清调和蜜，温热时涂患处。

治手足肌肤因受冻而皴裂，血出而疼痛的处方：

将猪脂倒入热酒中来洗患处。

治冬季受冷冻涉足冰凌，面部及手足皴裂并生冻疮，以及刚开始热痛将要生冻疮的处方：

取麦窠熬浓汁来趁热洗患处。

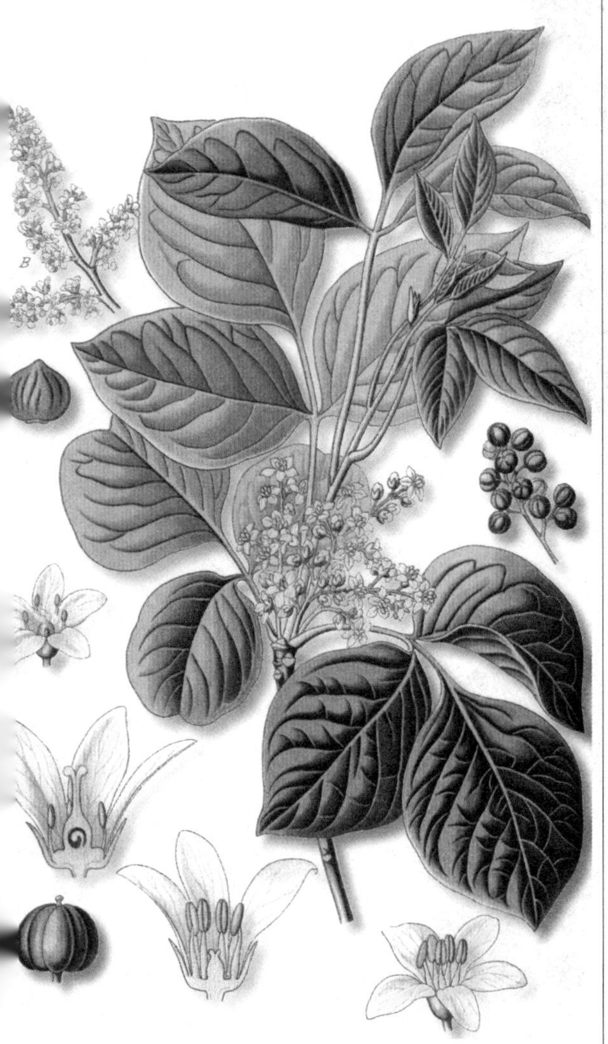

盐麸子

味酸、咸，微寒，无毒。主消痰去疟，治咽喉热肿，止渴，解酒毒，治黄疸及寒热咳嗽，生发去头屑。能生津降火，化痰润肺，滋润膀胱，消毒止泻。

治尸脚（即人的脚不管在冬天或夏天都常坼裂），可用处方：

烊化阿胶，胶干后用帛布来贴于脚上。

乌膏【外敷消疮方】

主治各种恶疮。

雄黄、雌黄、川芎、升麻、乌头、防己、竹灰、黄连、黄檗、水银各二分，杏仁三十枚，胡粉一分，巴豆二十枚，松脂、乱发各鸡蛋大一枚，蜡三两。

将以上各药切碎，用猪膏三升急煎，煎至乱发化掉，去渣，稍冷后放入真珠二钱匕，搅拌使均匀成膏，先洗净疮口并拭干，取适量敷贴患处，敷后用赤石脂黄连散外粉。

乌膏【外敷消疮方】

主治疮疡日久不愈者。

水银一两，黄连二两，经墨三分。

将以上药物过筛后制成散药，用未见水的猪脂调和成膏，外敷患处。

治手足皴裂疼痛的处方：煮茄子根洗之。

治手足皴裂疼痛的处方：

川芎三分，蜀椒二分，白芷、防风、盐各一两。

将以上五味药分别切细，用四升水煎到药汤变浓后涂在皴裂处。用猪脂煎效果更好。

图解千金方

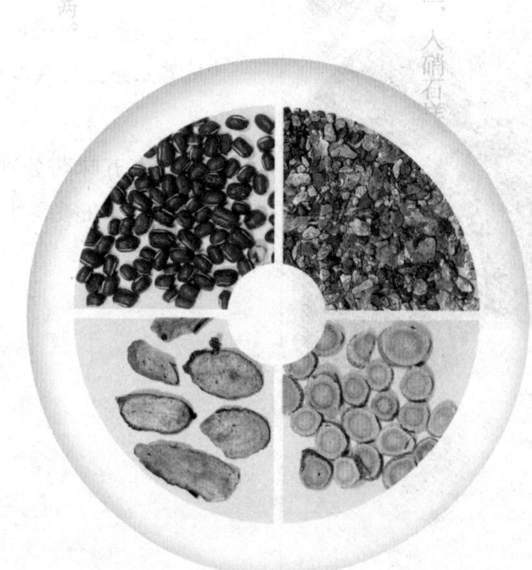

祛风消漏方

卷二十三 痔漏

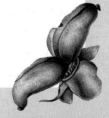

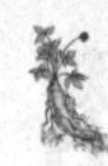

九漏第一

九种漏病（指狼漏、鼠漏、蝼蛄漏、蜂漏、蚍蜉漏、蛴螬漏、浮沮漏、瘰疬漏、转脉漏）的产生，都是由于寒热，而寒热都是随着四时节气而产生，瘰疬长在颈项和腋下，是由哪种气造成的呢？都是鼠瘘病的寒热毒邪之气，滞留在血脉中没有消去的结果。

那么怎样除这种毒邪呢？鼠瘘的病根都在内脏，如果其病症表现在颈腋之间，毒邪浅浮在血脉中，而没有向内伤及肌肉，只在浅表部位形成脓血的，就比较容易治疗。

那又怎样治疗呢？要注意从病源着手，引导患部的邪毒，使之衰减而杜绝其寒热，观察病邪所在的经脉，以便循经取穴，针刺时缓进缓出，以除毒邪。这样，瘰疬小如麦粒的，一次就能见效，三次就能痊愈。

怎样预测这种患者的生死呢？诊寒热时，翻看患者的眼皮，若眼球中有红脉且纹上下贯穿瞳子的，有一条纹，则一年之内死；有一条半纹，则一年半之内死；有两条纹，则两年之内死；有两条半纹的，则两年半之内死；有三条纹的，则三年之内死；如果眼球中有红脉，但纹不向下贯穿瞳子的，还可以救治。

病人如果颈项边和腋下部位先长瘰疬，这就是漏病要发作了，应该禁忌五辛、酒、面及各种热食。凡是漏病像石痈一样，且累累相叠而成疬子，有核在两颈及腋下，不痛不热的，都炼石散药来敷其外部，同时内服五香连翘汤使其下泻。已经溃破的按照痈法治疗。对于各种漏病的结核还没有破的，就用火针刺及结核中，这样没有不愈的。

狼漏开始在颈部发作，其肿无头有根，起于缺盆之上，而且会引发耳根肿大。这是因为忧恚而患的病，其气上逆而不得下行，其病根在肝（有的写作肺），用空青主治，商陆为佐药，散药的处方：

空青、猬脑各二分，猬肝一具（干），川芎半分，独活、乳妇蓐草、黄芩、鳖甲、斑蝥、干姜、商陆、地胆、当归、茴香、矾石各一分，蜀椒三十粒。

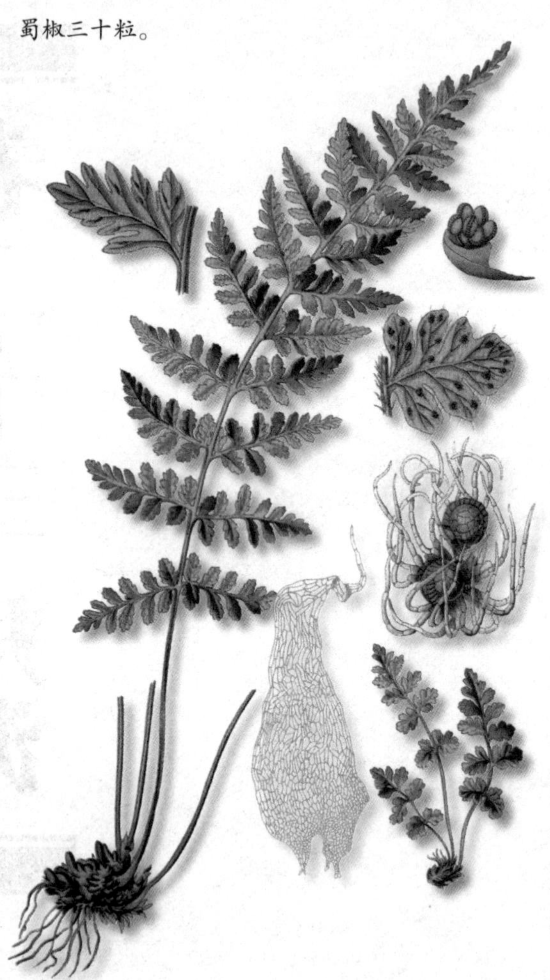

金星草

味苦，寒，无毒。主治发背痈疮结核，解硫黄丹石毒。涂疮肿，有神效。根浸油涂头，生毛发。解热，通五淋，凉血。

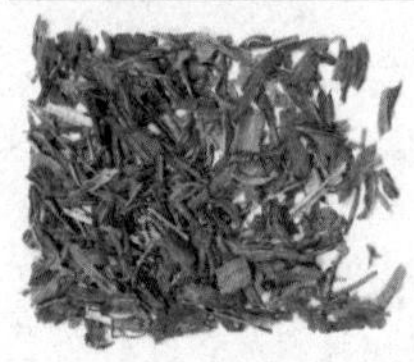

叶〔主治〕发背痈疮结核、中硫黄丹石毒。涂疮肿，有奇效。解热，通五淋，凉血。

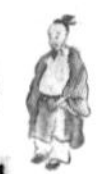

以上十六味药制成散药，每次用酒送服方寸匕，每日三次，连服十五日。

如果鼠漏始发于颈项，无头尾如鼷鼠，使人发寒热，明显消瘦，这是因为食物被鼠毒所侵没有消除，其病根在胃，用狸骨主治，以知母为佐药，散药的处方：

狸骨、鲮鲤甲、知母、山龟壳、甘草、桂心、雄黄、干姜各等分。

将以上八味药制成散药，每次用温开水送服方寸匕，每日三次，仍以蜜调和，放入疮中，没有不能治愈的，先灸它让它发作为疱，再用药来敷疮，已经成疮的则不用灸。

治始发于颈项的蝼蛄漏，其状如肿，这是由于食瓜果毒没有消除，其病根在大肠，用荏子主治，桔梗为佐药，做丸药的处方：

荏子、龙骨各半两，附子一两，蜀椒一百粒，桂心、干姜、桔梗、矾石、独活、川芎各一分。

将以上十味药研成粉末，用二十枚枣和捣，以醋浆来调和，制成如大豆般大的丸药，每次用温开水送下五至十丸。

如果蜂漏始发于颈项，瘰疬三四处相连且溃破，这是由于饮流水，水中有蜂毒没有消除，其病根在脾，用雄黄主治，黄芩为佐药，做散药的处方：

雄黄、黄芩各一两，蜂房一具，鳖甲、茴香、吴茱萸、干姜各半两，蜀椒二百枚。

将以上八味药制成散药，用来敷在疮口上，每日一次，敷十日而止。

如果蛴螬漏始发于颈下，无头尾，如枣核大小，在皮肤中移动，使人发寒热、心满，这是由于喜怒哭泣而患的病，其病根在心，用矾石主治，白术为佐药，散药的处方：

矾石、白术、空青、当归各二分，细辛一两，猬皮、斑蝥、枸杞、地胆各一分，干乌脑大豆大三粒。

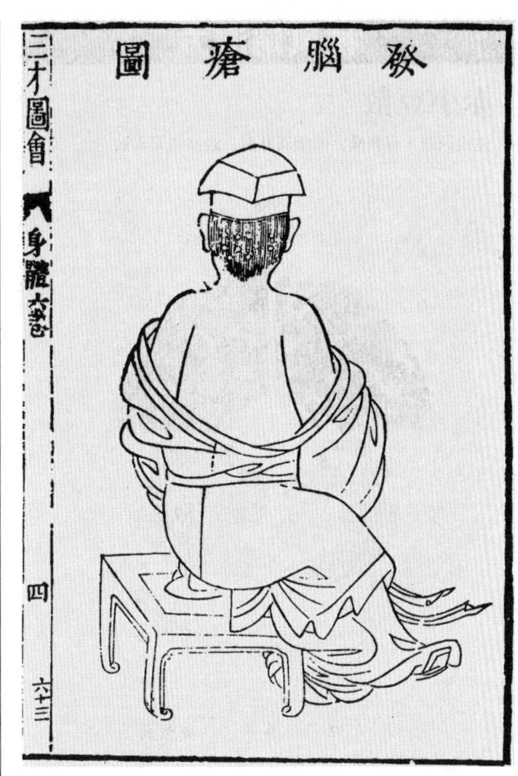

发脑疮图

将以上十味药制成散药，每次服方寸匕，每日三次，以醋浆送服。病在上的就仰卧在床边，使头朝下；病在下的就垫高枕头而卧，使药液流下。

如果浮沮漏始发于颈项，如两指，使人发寒热，想睡眠，这是因为思虑忧懑而患的病，其病根在胆，用地胆主治，甘草为佐药，做散药的处方：

地胆、雄黄、干姜、石决明、续断、菴蕳根、龙胆各三分，细辛二分，大黄半分，甘草一分。

将以上十味药制成散药，用来敷疮，每日四至五次。《古今录验》中此方无雄黄，有硫黄。

治瘰疬漏始发于颈项，有根，开始时很痛苦，使人发寒热，这是因为刚洗澡后就把湿

祛风消漏方

赤小豆散

主治风漏（即风瘘，因风邪外袭，经络结聚而致）。

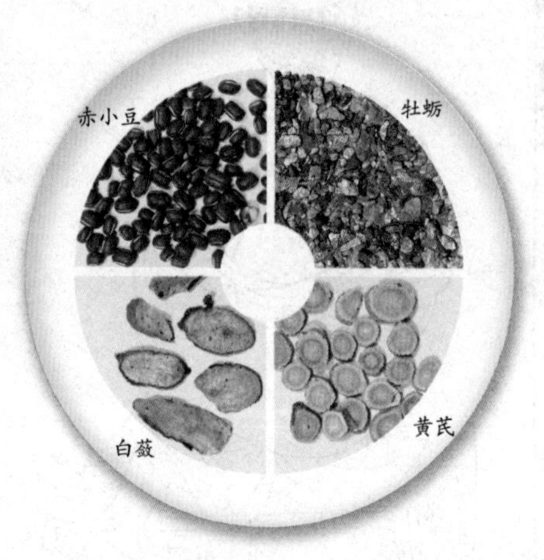

将以上四味药各等分，制成散药，每次用酒送服方寸匕，每日三次。

服赤小豆散后疗效

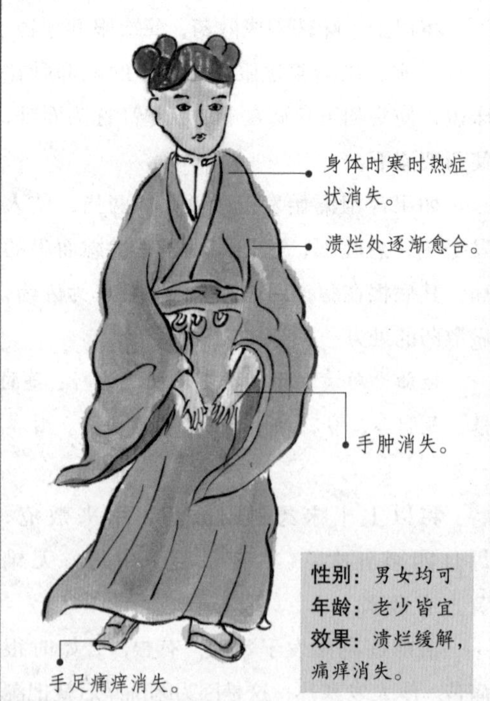

身体时寒时热症状消失。
溃烂处逐渐愈合。
手肿消失。
手足痛痒消失。
性别：男女均可
年龄：老少皆宜
效果：溃烂缓解，痛痒消失。

头发扎起来而使汗流于颈所致，其病根在肾，用雌黄主治，芍药为佐药，做丸药的处方：

雌黄、茯苓、芍药、续断、干地黄、空青、礜石、干姜、桔梗、蜀椒、恒山、虎肾、狸肉、乌脑、斑蝥、矾石各一分，附子一两。

以上十七味药研成粉末，制成蜜丸。每次用酒送服如大豆般大的十丸，每日两次。

治转脉漏始发于颈项，濯濯脉转，被惊惕所苦，身体颤抖发寒热，这是因为惊卧失枕而患的病，其病根在小肠（《集验》说在心），用斑蝥主治，白芷为佐药，做丸药的处方：

斑蝥、白芷、绿青、大黄各二分，人参、当归、桂心各三分，麦门冬、白术各一两，升麻、钟乳、甘草、防风、地胆、续断、麝香、礜石各一分。

以上十七味药研成粉末，制成蜜丸。每次以酒送服如大豆般大的十丸，每日服三次，不要食菜，节制性生活一百天。《外台》中此方无大黄、桂心、麦门冬、白术、钟乳。

治九漏的处方：

空青、商陆、知母、狸骨、桔梗、防风、荏子、矾石、黄芩、白芷、芍药、甘草、雌黄、白术、礜石、地胆、斑蝥、雄黄各等分。

以上十八味药研成粉末，制成蜜丸，以醋送服如大豆般大的三丸，三十日见效，四十日好转，六十日完全恢复，节制性生活一百天。也可制成散药，每次以醋送服一刀圭，每日三次，老人及小孩减半。

治一切漏病的处方：

斑蝥四十枚，豉四十九枚，芫青二十枚，地胆十枚，蜈蚣一寸半，犀角枣核大，牛黄枣核大，生大豆黄十枚。

以上八味药研成粉末，制成蜜丸，以汤水送服如梧桐子大的两丸，一会儿后多做酸浆粥，冷饮，病邪从小便而出，尿盆中看起来如有虫的形状，又似胶汁，这就是病邪排出了。隔一日服一次，饮粥如常，小弱的人隔三四日，等到没有虫排出时，疮就会渐渐痊愈。特别忌油腻，一切器物都需用灰清洗，然后才能进食。《崔氏》说：治九漏第一次服药，夜晚吃少量食物，第二天凌晨服两丸，至第七日感觉非常虚闷，可煮蔓菁菜羹来吃，其余脂、腻、醋、果子之类都不能吃，强壮的人隔日服一次，体弱的人两三日服一次，痊愈后仍将息二十日，不能将息便不需服药。

治漏病发于心胸以下的处方：

武都雄黄、松脂各三两。

以上两味药和成块，用刀子刮为散药，每次用温开水送服方寸匕，每日两次，若未痊愈，就再制药来服。

治漏病的处方：

煅落铁屑、狗颊车连齿骨（炙）、虎粪、鹿皮（合毛烧成灰）。

取以上四味药等分，制成散药，以猪油来调和，放入疮中，一会儿后又换药，每日五六遍。

治各种漏病的处方：

取霜下瓠花晒干，研成末，用来敷患处。

治鼠漏疮愈后复发以及不愈出脓血不止的处方：

先把生地黄切细，加入未沾水的猪脂中，使脂与地黄足相淹和，熬六七沸，再用桑灰汁来洗疮，去除恶汁，随后将地黄膏敷在疮上，一日换一次药。

治鼠瘘肿核痛，未成脓的处方：

把柏叶敷于肿处上，炒盐涂于柏叶上来熨，使热气下行即能消肿。

治疗风漏（即风瘘，因风邪外袭，经络结聚而致）可用赤小豆散：

赤小豆、白蔹、黄芪、牡蛎各等分。

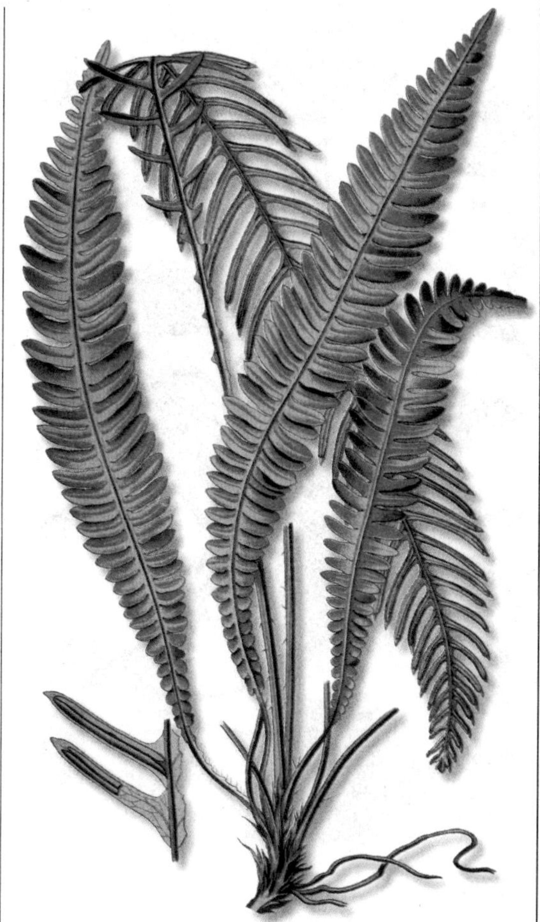

骨碎补

其根苦，温，无毒。主破血止血，补伤折。主骨中毒气，风血疼痛，五劳六极，手足不收，上热下冷。恶疮，蚀烂肉，杀虫。

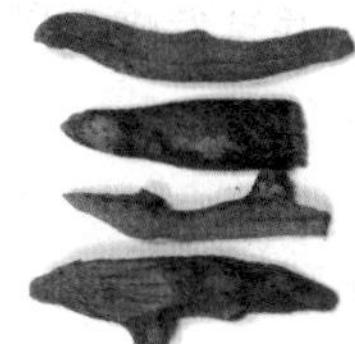

根〔主治〕破血止血，补伤折。主骨中毒气，风血疼痛，五劳六极，足手不收，上热下冷。恶疮，蚀烂肉，杀虫。研成末，猪肾夹煨，空心食，治耳鸣，以及肾虚久泄，牙疼。

以上四味制成散药，每次用酒送服方寸匕，每日三次。

治蝼蛄瘘的处方：

用槲叶灰，先以清的淘米水煮槲叶，取其汁液来洗患处，拭干，再将槲叶灰涂敷于

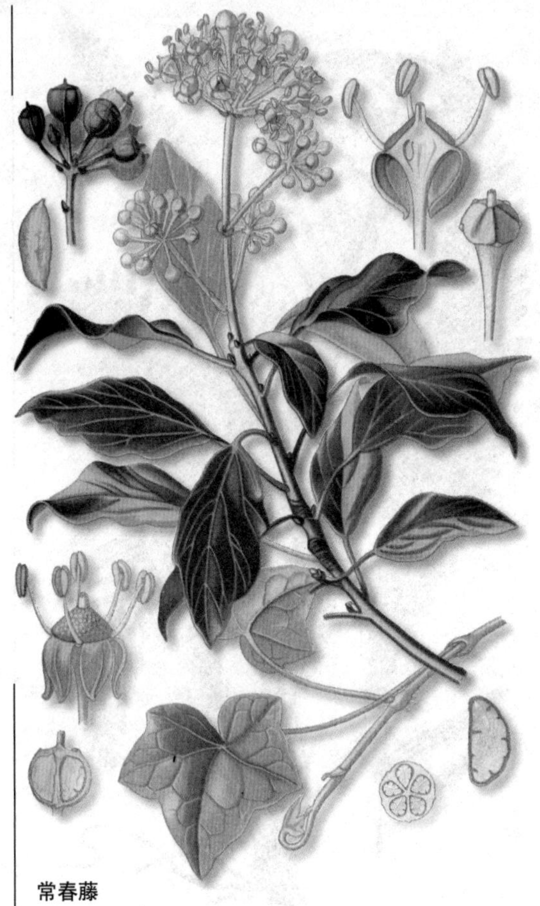

常春藤

其茎、叶味苦；子味甘，温，无毒。主治腹内诸冷血闭，强腰肢，变白。一切痈肿毒初起时研成汁和酒温服，利下恶物，去其根本。

疮中。

治蜂瘘，初生时状如桃，并且发痒，搔抓它就变得大如鸡蛋或像覆手的处方：

炒盐来熨它三夜，若第四日不愈，至百日则成瘘，其形状有四五寸长，三寸宽，中间生出状如蜂窝的小孔，乃有数百孔。取适量石硫黄，用燃烛烧，使其汁流出，涂于疮孔中，一会儿后即可见到有如蜂的东西流出，流尽后即愈。

治蜂瘘的处方：

以鸦头烧灰来敷。

治蚁漏（其孔可容针，有的已有三四个孔的）处方：

将猬皮肝心烧成灰末，以酒送服一钱匕。

治蝎瘘，因饮食居住处有蝎虫毒气，入于脏腑，流于经络而致。症状为肿核如蝎形，生于腋下或颈边，溃而成瘘，伴有恶寒发热等五六孔都相通的处方：

捣茅根汁，涂于孔中。

治蛤蟆瘘，因食饮居住处有蛤蟆毒气，入于脏腑，流于经脉而致。症状为肿核溃破成瘘，寒热不适等的处方：

以五月五日蛇头及野猪脂同水衣来敷患处，效果较好。

治蛇瘘（因居住处有蛇之毒气，入于脏腑，流于经脉而致。症状为肿核发无定处，溃破成瘘，寒热不适等的）处方：

取蛇蜕皮烧成灰，以腊月猪膏调和，来敷住患处。

治蛙瘘，因食饮居住处有蛙之毒气，入于脏腑流于经脉而成瘘的处方：取蛇腹中尚未消化的蛙烧成灰来敷在患处。

治颠当瘘（因食饮居住处有颠当毒气，入于脏腑，流于经脉而致。症状为初起如枣核，日久溃破成瘘而流溢脓汁等）的处方：

捣土瓜根，敷在患处，至痊愈为止，慎美味。

治脓瘘，因患疮日久不愈，溃破成瘘，又被热毒邪气所伤，而生脓不绝的处方：

取桃花研为末和猪脂敷在患处，效果很好。

治石瘘，症状为初起时两头如梅、李的核，坚硬，按之如石，寒热不适，继而溃破成瘘。两头出者，其状坚实，使人发寒热的处方：

以大铍针割破石瘘，将二分鼠粘叶研成末，与一枚鸡蛋清调和来敷患处。

灸漏病的处方：

葶苈子二合，豉一升。

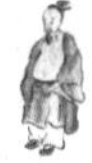

将以上两味药捣得极熟，做成比铜钱稍大一点的饼，厚二分左右，取一枚正对疮孔上，做大艾炷如小指般大，灸饼上，三炷后换一次，三饼九炷，隔三日再灸一次。《外台》以此法治瘰疬。《古今录验》说：不可用此法来灸头疮，否则葶苈气入脑，会害死人。

治疗寒热，胸满颈痛，四肢不举，腋下肿，气逆，胸中有音，喉中鸣响，可灸天池穴。

治疗寒热、头疼酸软、四肢不举、腋下肿瘘、马刀、喉痹、髀膝胫骨脱摇、酸痹麻木，可灸阳辅穴。

治疗胸中满、腋下肿、马刀瘘、常自己咬着舌颊，天牖中肿，寒热，胸胁腰膝外廉痛，可灸临泣穴。

治疗寒热，颈颔肿，可灸后溪穴。

治疗寒热，颈腋下肿，可灸申脉穴。

治疗寒热，颈肿，可灸丘墟穴。

治疗寒热，颈部瘰疬，可灸大迎穴。

治疗腋下肿、马刀瘘、肩肿、嘴唇伤、可灸太冲穴。

治疗九漏，可灸肩井穴二百壮。

治疗漏病，可灸鸠尾骨下宛宛中七十壮。

治疗各种漏病，可灸瘘的四围，直到痊愈。

治疗各种恶漏中冷、息肉，可灸足内踝上各三壮。

曾青散【解毒疗漏方】

主治瘰疬及鼠瘘而见寒热者。

曾青、荏子、礜石、附子各半两，当归、防风、栝楼根、川芎、黄芪、黄芩、狸骨、甘草、露蜂房各二两，细辛、干姜各一两，斑蝥、芫青各五枚。

以上十七味药过筛后制成散药，每次用酒服下方寸匕，每天两次。

治患寒热、瘰疬的散药处方：

连翘、土瓜根、龙胆、黄连、苦参、栝楼根、芍药、恒山各一两。

以上八味药制成散药，每次用酒送服五分匕，每日服三次。

蔷薇丸【清热散结方】

主治体中有热而致的瘰疬、细疮以及口中生疮等。

蔷薇根三两，石龙芮、黄芪、鼠李根皮、芍药、黄芩、苦参、白蔹、防风、龙胆、栝楼根各一两，栀子仁四两。

以上十二味药研成细末，用蜜调和，制成梧桐子大小的丸，每次用汤液之类服下十五丸，每天两次。

治瘰疬的处方：

取白僵蚕制成散药，每次以水送服五分匕，每日服三次，十日后就能痊愈。

治一切瘰疬在颈项上及触手处有肉结凝，好像是患瘘病或痈疖的处方：

以独头蒜截去两头，只留下心，做与蒜大小相称的艾炷，贴于疬子上灸灼，注意不要灼破皮肤，感觉到灼热即止，七壮换一次

中医词语锦囊

疽： 因热气很盛，跑到肌肉里，使得筋髓枯竭，牵连五脏，使其血气虚弱。而当疮形成时，使筋骨受损，几乎不会剩下好的肌肉。

火毒： 火热之邪郁结而成毒，在各种病证中尤以外科的疮疡肿毒最为多见。

疮疡： 指体表上的肿疡、溃疡、疮、疽、疔疮及皮肤病等的总称。

阴证疮疡： 指属于阴证的疮疡；由于元气向来都很虚弱，或误服凉药太过而造成的。

泄热通瘀方

大黄牡丹汤 主治肠痈。

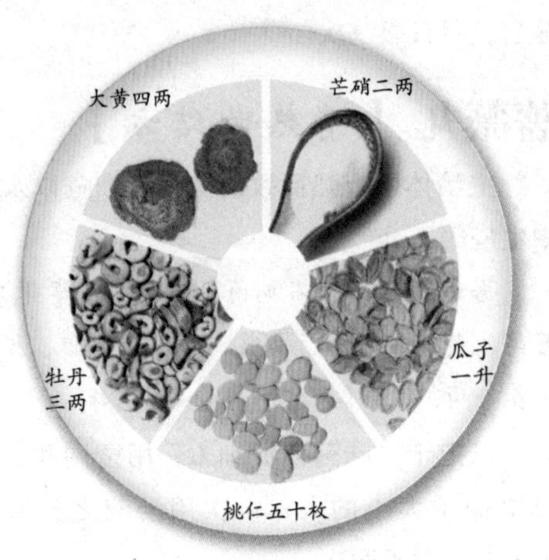

将以上五味药分别切碎，用水五升煎煮，取汁一升，顿服，以下脓血为度。

服大黄牡丹汤后疗效

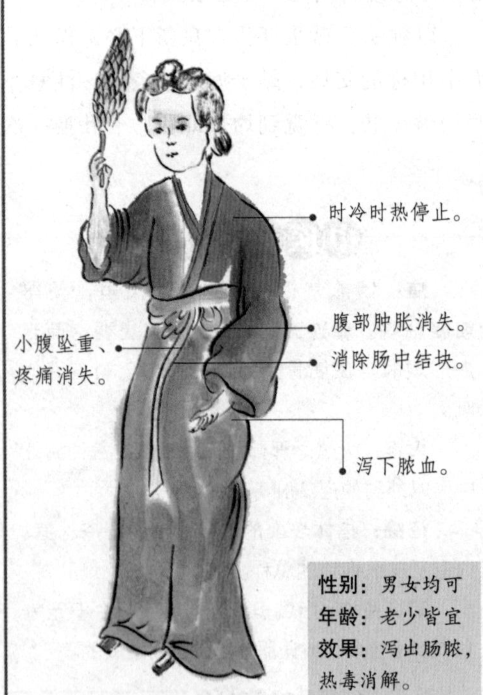

时冷时热停止。
腹部肿胀消失。
小腹坠重、疼痛消失。
消除肠中结块。
泻下脓血。
性别：男女均可
年龄：老少皆宜
效果：泻出肠脓，热毒消解。

蒜，日日灸灼，直到痊愈。

治一切瘰疬，可灸两胯里患疬处的凹曲中，每日一壮，七日而止，有奇效；也可灸五里穴和人迎穴各三十壮；也可灸病人背部两边腋下后的纹线上，病人有多少岁就灸多少壮；还可灸耳后发际正当动脉处七壮。

肠痈第二

若有人突然患肠痈，愚医治疗时不知道它的症候，就可能会害死病人。肠痈病的症状是：小腹坠重，用力按压它时就疼痛，小便频数跟淋病相似，时时出汗，又怕寒，身上的皮肤坚燥，腹部皮肤紧绷像肿了一样，其脉象为数的病人是肠中有脓（《巢源》说，脉象为洪数的病人已经有脓），其脉象迟紧的病人还没有脓。最严重的病人腹部胀大，转侧身体时能听到水声，有的肚脐周围生疮，有的肚脐中流脓，有的大便出脓血。

有人问道："羽林军军官的妻子病了，老师您为她把脉，怎样得知那妇女肠中有脓，而让她泻下后就痊愈了的？"老师说："她寸口的脉象滑而数，脉滑就是实证，脉数就是热证，滑者是荣气，数者是卫气，卫气下降而荣气上升，荣卫之气互相侵犯，血因此而浊败，小腹胀硬，小便坚涩，或又出汗，或又恶寒的，是脓已经形成；如果其脉象迟紧，这就是有淤血，让淤血泻下，就会痊愈了。"

治肠痈的汤药处方：

牡丹、甘草、败酱、生姜、茯苓各二两，薏苡仁、桔梗、麦门冬各三两，丹参、芍药各四两，生地黄五两。

以上十一味药分别切碎，用一斗水来熬取三升汤药，分作三服，每日服三次。

凡是肠痈，其症状是两只耳朵的轮廓纹理粗糙，开始发作时腹中痛苦，或环绕脐周有如粟米一样大的疮，皮肤发热，小便出脓血，似下赤白带，不治疗必死，可用处方：

以马蹄灰与鸡蛋清调和来涂敷，即能拔气，不超过两次。

治疗肠痈，可屈两肘，正灸肘头锐骨处各一百壮，就会泻下脓血，泻下脓血后就会痊愈。

妇女在产后适宜勤挤乳汁，不宜使乳汁蓄积，如果乳汁蓄积，就会不再流出，恶汁在内，引起发热温壮，其结积渐坚，而牵掣疼痛，特别发渴而多喝水，乳急痛，手不能接触，而成妒乳，这不是痈。应赶紧灸两手鱼际各十四壮，断其痈脉；不能再让带有细菌的手接近乳头，乳汁也就自然流出，可以用手帮助捋挤，那么乳汁就畅流而出，其乳汁都如脓状，应当内服连翘汤，外用小豆涂上薄薄的一层，就能痊愈。妇女或青年女子乳头上生了小而浅的热疮，发痒，搔抓时出黄汁，逐渐浸淫开去而长大，各种药物都不能治愈，动辄经年累月的，这种病名为妒乳。妇女哺乳小孩而乳汁将断的，民间称为“苟抄乳”，宜用赤龙皮汤及天麻汤来洗，敷飞乌膏及飞乌散为好。如果刚发作，可敷黄芩漏芦散及黄连胡粉散，也有很好的疗效。

赤龙皮汤

取三升槲皮切碎，以一斗水来熬取五升汤药，夏天冷用，冬天温用，来洗乳，也洗各种长期严重腐烂的疮，洗毕，敷上膏、散药。

天麻汤

取五升天麻草切碎，用一斗半水来熬取一斗汤药，在寒热适当时间来洗乳，以止痒。此草叶如麻，冬生夏开花，其色红

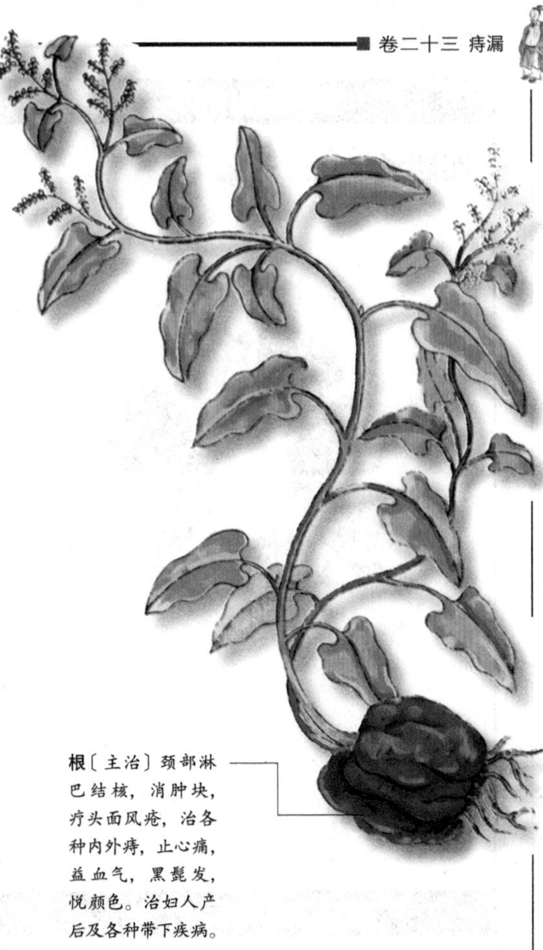

根〔主治〕颈部淋巴结核，消肿块，疗头面风疮，治各种内外痔，止心痛，益血气，黑髭发，悦颜色。治妇人产后及各种带下疾病。

何首乌

其根味苦、涩，性微温，无毒。主治颈部淋巴结核，消肿块，治疗头面风疮、各种内外痔疮，止心痛，益血气，黑头发，悦颜色。久服长筋骨，益精髓。

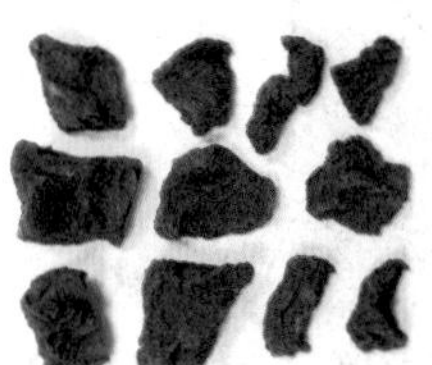

炙首乌 用于治疗眩晕耳鸣、须发早白、腰膝酸软、肢体麻木、神经衰弱、高血脂等症。

炮制：取何首乌块倒入盆内，用黑豆汁与黄酒拌匀，置罐内或适宜容器内，密闭，坐水锅中，隔水炖至汁液吸尽，取出，晒干。

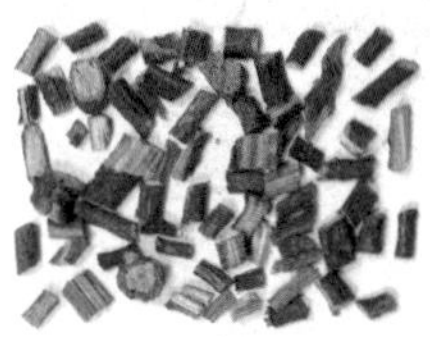

首乌藤 炮制：秋、冬二季采割，除去杂质，洗净，切段，晒干。

性味与归经：甘，平。归心、肝经。

功能与主治：养血安神，祛风通络。用于失眠多梦，血虚身痛，风湿痹痛；外治皮肤瘙痒。

解毒消痈方

连翘汤 主治妬乳、乳痈等。

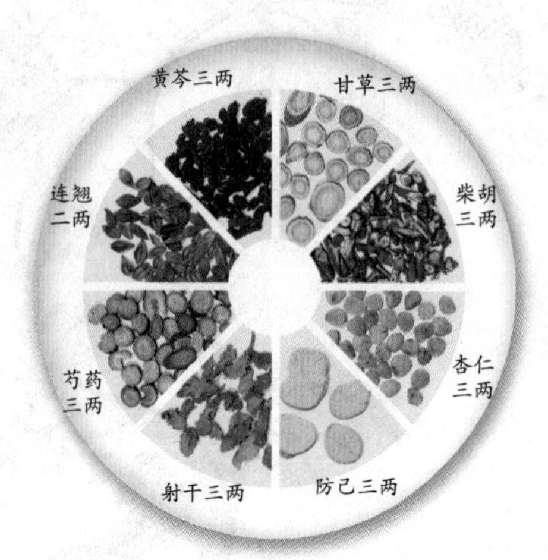

注：另有芒硝二两，升麻、大黄各三两。

将以上十一味药分别切碎，用水九升煎煮，取汁二升五合，分为三服。

服连翘汤后疗效

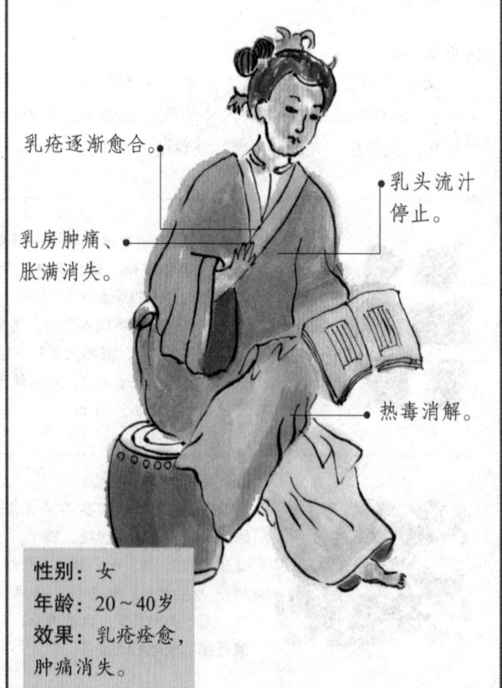

乳疮逐渐愈合。
乳头流汁停止。
乳房肿痛、胀满消失。
热毒消解。
性别：女
年龄：20～40岁
效果：乳疮痊愈，肿痛消失。

如鼠尾花。也用来洗黄烂热疮、痒疽、湿阴蚀、小儿头疮，洗毕，敷上膏、散药。

飞乌膏

主治乳疮、各种热疮及黄烂疮，男子阴蚀，瘙痒湿疮，小儿头疮，月疮，口边肥疮，病疮等。亦可做散剂用。

倾粉（即烧朱砂在水银上的黑烟，一作湘粉）、矾石各二两。

以上两味药研为细末，用甲煎调和如脂状，外敷疮处，每天三次。

黄连胡粉散【外敷消疮方】

主治乳疮以及各种湿疮、黄烂肥疮等。

黄连二两，胡粉十分，水银一两。

以上三味药中先取黄连研为细末，入胡粉、水银调和，用软皮果反复搅拌，使相合均匀为膏，外敷患处。

治妬乳、乳生疮的处方：

蜂房、猪甲中土、车辙中土各等分。

以上三味药研成末，以苦酒来调和，敷在疮上。

鹿角散【外敷消疮方】

主治女子乳疮而见乳头汁出、疼痛不可忍者。

鹿角三分，甘草一分。

以上两味药切捣并过筛制成散药，用鸡蛋黄调和成膏，入铜器中置于温处，每取适量外敷患处，每天两次。

治妬乳的处方：

取葵茎烧灰捣筛，每次以汤水送服方寸匕，每日三次，就能痊愈。（《集验方》将葵茎直接捣成散药，不做成灰。）

治疗妬乳，可以蒲测量口的宽度，以测得的数据从乳头向上测量，灸所测的另一端十四壮。

产后不自己哺乳孩子以及失去孩子而没有给孩子哺乳的，乳汁蓄积而多结积为痈，因为不哺乳而使乳房发肿的，用鸡蛋清和小豆散来敷在乳房上，使其得以消散。如果哺乳孩子时不泄乳汁的，可多次捻去滞留的乳汁，也可让较大的孩子含水使口中冷，来为其母亲嗽取滞留的乳汁吐掉。如果不先含水漱去口热，常会使乳头生疮，这是乳孔堵塞的缘故。凡是女人多次患乳痈，年龄四十以下的，治疗后多会痊愈；年龄五十以上的，应注意不要治疗它，若治疗反而多半可能会死亡，不治疗乃可自得终其天年。

治乳痈的处方：

麦门冬一升，黄芩、芍药、茯苓各二两，饴糖八两，大枣五枚，人参、黄芪、防风、桑寄生、甘草各三两。

以上十一味药分别切碎，用一斗水来熬取三升汤药，去掉药渣，再加入糖熬一沸，分作四次服。

患乳痈，先服上述汤药，五日后服此丸药，就能痊愈，丸药处方是：

天门冬五两，泽兰五分，大黄十分，升麻六分，羌活、防风、人参、黄芪、干地黄、白芷、桑寄生、通草各二分，黄芩、枳实、茯神、天雄、川芎、当归、五味子各一两。

以上十九味药研成粉末，制成蜜丸，每次用酒送服二十丸，每日两次，逐渐加至四十丸。

治乳痈开始发作时的处方：

大黄、楝实、芍药、马蹄各等分。

将以上四味药制成散药，用温开水送服方寸匕，到出汗时就能痊愈。《广济方》说：用酒送服方寸匕，盖好被子发汗，当睡着觉后肿胀缓解，不痛，过一晚上即愈。

排脓散【消痈排脓方】

能排脓，主治乳痈。

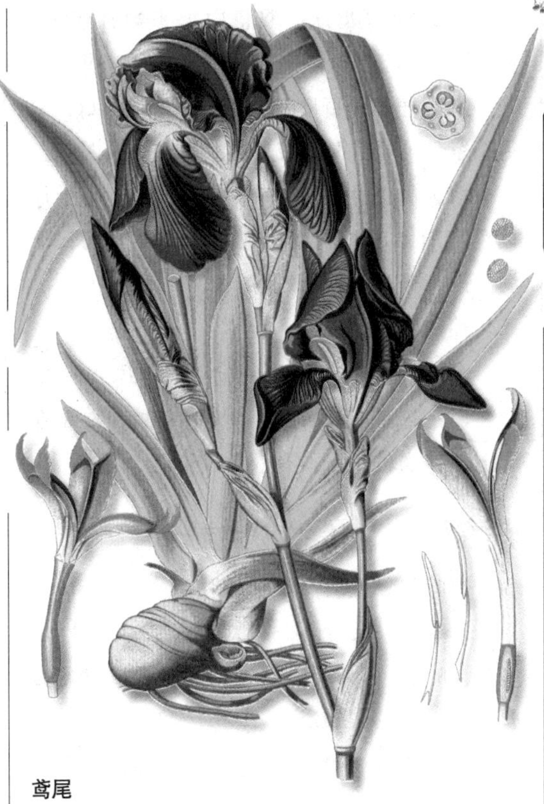

鸢尾

味苦，平，有毒。主治蛊毒邪气、鬼蛊诸毒，破肿瘕积聚大水，下三虫。杀鬼魅，治头眩。

苁蓉、铁精、桂心、细辛、黄芩、芍药、防己、人参、干姜、川芎、当归各三分，甘草五分。

以上十二味药切捣并过筛制成散，每次用酒服下方寸匕，日间三次，夜间一次。

治妬乳、乳痈发肿的处方：

取二根研米槌，炙热，以絮及旧帛布覆盖于乳上，以炙热的研米槌交互来熨，到痊愈为止，用后立即生效。

治乳痈坚结的处方：

在水罐中注入发酸的澄清的淘米水，将卵石烧至极热后投入其中，沸腾停止后如前法再烧，至卵石微热时置于乳上浸渍，冷后再烧卵石置于乳上浸渍，如此不超过三次就能痊愈。

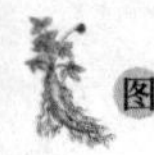

治乳痈的处方：取葱白捣来敷在患处，并绞取一升葱白汁一次服完，就能痊愈。

患乳痈二三百日，各种方法都治不好，只见坚紫色，可用青柳根来熨的处方：

取柳根来削取皮，捣熟，炒温，盛于用白色熟绢做成的囊袋中，用来熨贴乳房，干后又换，一晚上就能痊愈。

治乳痈的处方：

大黄、莽草、生姜各二分，伏龙肝十二分。

以上四味药捣成末，以醋来调和，涂在乳上，疼痛就停止，有效。

蒺藜丸【清热消痈方】

能除热，主治女子乳房肿痛。

蒺藜子、大黄各一两，败酱一分，桂心、人参、附子、薏苡仁、黄连、黄芪、鸡骨、当归、枳实、芍药、通草各三分。

以上十四味药研为细末，用蜜调和，制成梧桐子大小的丸，每次饭前用汤液之类服下三丸，每天三次。若服后不愈，可逐渐加量至五丸。

五痔第三

五痔，一名牡痔，二名牝痔，三名脉痔，四名肠痔，五名血痔。牡痔，指肛门边如鼠乳，时时溃脓出血；牝痔，指肛门肿痛生疮；脉痔，指肛门边有疮而痒痛；肠痔，指肛门边核痛，发寒热；血痔，指大便清血，随大便而污秽衣裳。另外，五痔之中有气痔，当天气寒冷或温气、湿气来临时以及劳累时就会发作，可以用蛇蜕皮主治。牡痔，在肛门中生如鼠乳一样的肉，向外突出，上厕所时有妨碍，可以用鳖甲主治。牝痔（《集验》写作酒痔）从肛门中起向外肿大，五六天后自然溃破出脓血，可以用猬皮主治。肠痔，入厕时就挺出，过很长时间才回缩，可以用母猪左足悬蹄甲主治。脉痔，入厕时出清血，可以用蜂房主治。这五种药都取等份制成散药，根据其病症而斟酌使用分量的主药，分为三份，在凌晨时用井花水送服半方寸匕，病情严重的早晚都服，也可每天服四五次。得此病要禁忌寒冷，禁吃猪肉、生菜、鱼肉，禁性生活，只能吃干白肉，病愈后一百天才

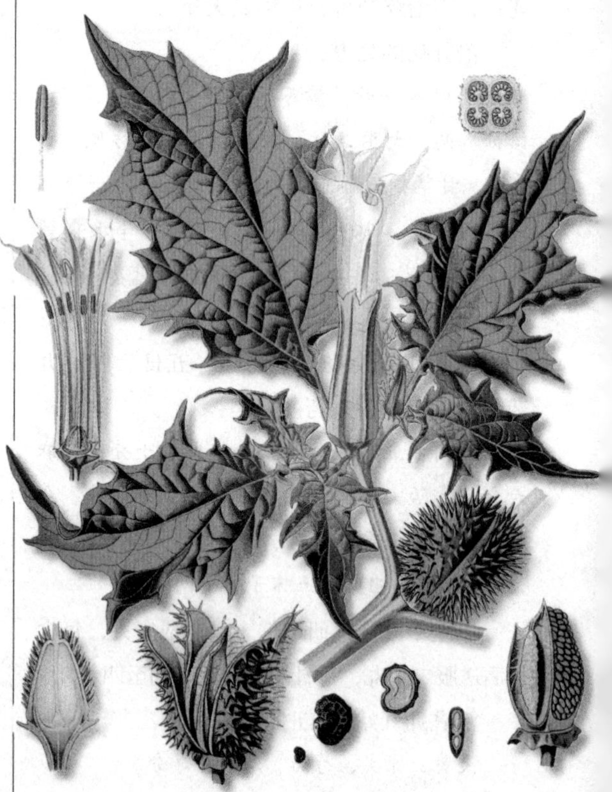

曼陀罗花

其花、子味辛，温，有毒。主治诸风及寒湿脚气，煎汤洗。又主惊痫及脱肛，并入麻药。

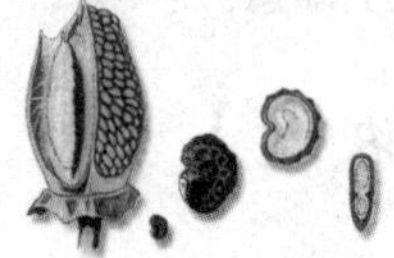

花、子〔主治〕诸风及寒湿脚气，煎汤洗。又治惊痫及脱肛，并入麻药。

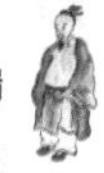

能有性生活。也可以用药来疏导，如果有疮就将药放入疮中，无疮则放入肛门中。也可以将野葛烧成末，取一刀圭放入药中，服药后五天见效，二十天或三十天后病愈。凡是痔痛，通通忌食莼菜。

患上五痔，各个医生都不能治愈时，可用此方：

秦艽、白芷、厚朴、紫参、乱发、紫菀各一两，雷丸、藁本各二两，石南、䗪虫各半两，贯众三两，猪后悬蹄十四枚，蛀虫半升。

以上十三味合捣制成散药，用羊髓脂来熬使它们调和，制成梧桐子大小的丸，每次空腹时用温开水送下十五丸，每日两次，严重者夜间加服一次。服药四日后肛门边感觉痒即停止，服药八日后脓血流尽即痊愈，服药满六十日终身不复发，长期服用更好。忌鱼肉、猪肉等。

槐子丸【清热消痔方】

主治燥湿雌雄诸痔。

槐子、干漆、吴茱萸根白皮各四两，秦艽、白芷、桂心、黄芩、黄芪、白蔹、牡蛎、龙骨、雷丸、丁香、木香、蒺藜、附子各二两。

以上十六味药研为细末，用蜜调和，制成梧桐子大小的丸，每次用汤液之类服下二十丸，每天三次。

槐子酒【清热消痔方】

主治五痔多年不愈者。

槐东南枝（细切）一石，槐东南根（切）三石，槐子二斗。

以上四味药在大釜中用水十六斛煎煮，取汁五斛，澄取清液再煎，取汁一石六斗，加入熟黍米二斛，好曲二十升酝酿七天，酒熟取清，根据病情斟酌饮服，可服至稍醉。

医学小常识

痔疮——人类的专利

只有人才会得痔疮。这是因为在所有生物中，只有人是直立行走的高级脊椎类动物。直立的人和爬行类动物肛门部的血管分布和肛门的张力不同。虽然人与动物出生时，肛门部的血管和肌肉是相似的，但随着不断生长，活动度加大，直立的人除了和爬行动物一样在排便时用力外，还有一种爬行动物无须担心地球对肛门血管的引力，加上人在劳动中不断产生的疲劳、疾病，以及饮食方面诸多因素的影响，使人肛门部静脉血管的回流阻力增加，久而久之就发生了肌肉张力松弛，血管弹力下降，静脉团块瘀积，于是形成了痔疮。

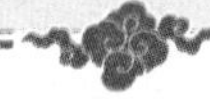

猬皮丸【活血消痔方】

主治痔疮。

猬皮一具，矾石、当归、连翘、干姜、附子、续断、黄芪各二两，干地黄五两，槐子三两。

以上十味药研为细末，用蜜调和，制成梧桐子大小的丸，每次用汤液之类服下十五丸，可逐渐加量至四十丸，每天两次。

猬皮丸【益气止血方】

主治崩中及痔疮。

猬皮、人参、茯苓、白芷、槐耳、干地黄、禹余粮、续断各三两，蒲黄、黄芪、当归、艾叶、橘皮、白蔹、甘草各二两，白马蹄（酒浸一宿，熬至色黄）、牛角腮各四两，鳗鲡鱼头二十枚，猪悬蹄甲（熬）二十一枚。

以上十九味药研为细末，用蜜调和，制成梧桐子大小的丸，每次用酒服下二十丸，可逐渐加量，每天两次。

外用消疮方

槐皮膏 主治下部痛痒生疮。

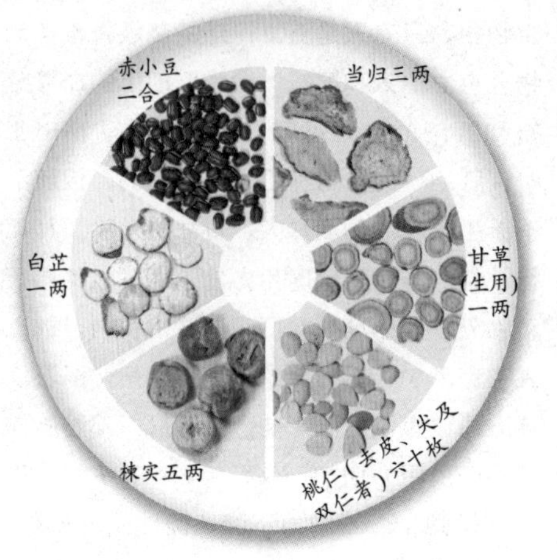

注：另有槐皮五两。

以上七味药分别切碎，用苦酒浸泡一宿，次日晨放入一斤猪膏中置微火上煎熬，煎至白芷呈现黄色，去渣取膏，外涂患部，也可入阴中，每天两次。

用槐皮膏后疗效

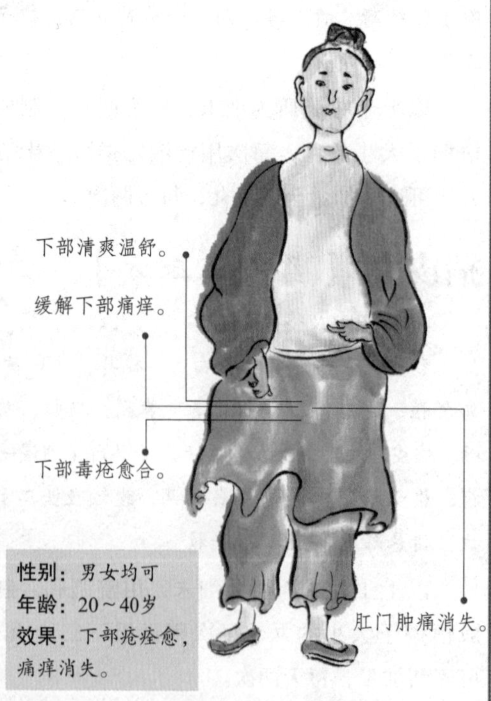

下部清爽温舒。
缓解下部痛痒。
下部毒疮愈合。
肛门肿痛消失。
性别：男女均可
年龄：20～40岁
效果：下部疮痊愈，
痛痒消失。

治痔病的处方：

取一斤槐耳赤鸡研为末，每次用温开水送服方寸匕，每日三次。槐耳赤鸡即是槐檽。

治痔下血及新产漏下的处方：

好矾石、附子各一两。

以上两味药研成粉末，制成白蜜丸。每次用酒送服如梧桐子大小的两丸，每日三次，渐渐增加。不超过数日就能治愈，连服一百日，终身不复发。《崔氏》此方有干姜一两。

治五痔及脱肛的处方：

槐白皮二两，熏草、辛夷、甘草、白芷各半两，野葛六铢，巴豆七枚，漆子十枚，桃仁十枚，猪脂半斤。

以上十味药切细，熬沸腾三次，去掉药渣，用药棉沾膏来塞在肛门中，每日四五遍，虫死即愈，止痒痛，有特效。

治外痔的处方：

真珠、雄黄、雌黄各一两，竹茹三两，猪膏一斤。

以上五味研成粉末，加入猪膏中调和均匀，又与乱发调和，切半只鸡蛋那么大，在东向灶上熬沸腾三次，发焦后取出，先以盐汤洗外痔，拭干后敷药。此方也用于治恶疮瘘疮。

治五痔的处方：取槐根熬汤来洗。

治痔下部出脓血、肛门边生虫的处方：

取一担槐白皮锉细，放入釜中熬取浓汁，将汁倒入盆中，寒温适当时坐在其中如沐浴的样子，虫自然全部钻出，冷后又换，不超过二三次就能痊愈。

治肛门痒痛，绕边缘肿起，其里面可能会生肉而突出的处方：

槐白皮三升，甘草三两，大豆三升（加七升水，以急火热取四升）。

以上三味药加豆汁熬取二升汤药，浸旧

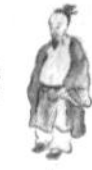

帛布用来敷患处，冷后就换药，每日三至五次。

治肛门痛的处方：将菟丝子炒成黄黑色，和鸡蛋黄来敷肛门，每日两次。

治肛门忽痛如鸟啄的处方：以大小豆各一斗和捣，装入两只袋子中，蒸热，用来交互坐，即愈。

治疗久冷五痔便血，可灸脊中穴百壮。

治疗五痔便血失屎，可灸回气穴百壮，穴在脊穷骨上。

疥癣第四

患上疮疥，用小秦艽散中加二两乌蛇肉来治疗，黄芪酒中加一尺乌蛇脯，也有良好的效果。《千金翼方》说：黄芪酒中加一尺乌蛇脯，乌头、附子、茵芋、石南、莽草各等分，加入大秦艽散中，也有显著疗效。小疥瘙，用十六味的小秦艽散也有足够药力。

治疗各种疥瘙，都可将水银与猪脂研得极细来涂上。

治疗疮疥，腰、胯、手、足部都生疵疥。

蔷薇根、黄连、芍药、雀李根皮、黄檗各三两，石龙芮、苦参、黄芪、黄芩各二两，大黄、当归、续断各一分，栝楼根四两。

以上十三味药研成粉末，制成如梧桐子大小的蜜丸，每次用蔷薇饮送服二十丸，每日三次，逐渐加至三十丸，直到疮疥痊愈才停止。干疥白癣不要服。《千金翼方》说：所长痈疽皆需服此药。

治寒热疮及风疥的处方：

千年韭根、好矾石、雄黄、藜芦、瓜蒂、

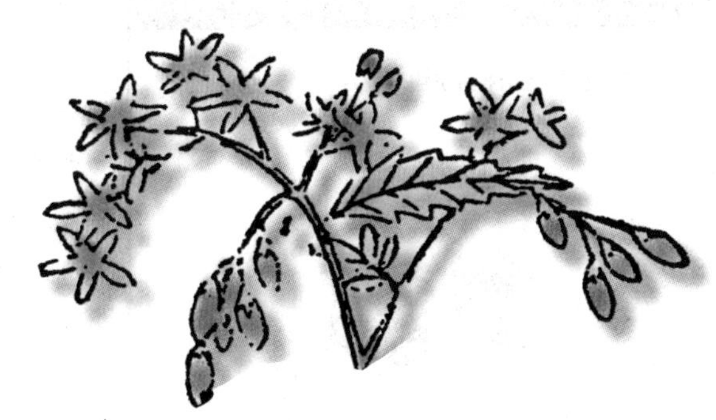

蜀羊泉

味苦，微寒，无毒。主治秃疮、恶疮热气、疥疮癣虫。治疗女子阴中内伤，皮间实积。主小儿惊悸，生毛发，捣涂漆疮。

胡粉各一分，水银三分。

以上七味药，用柳木将水银研尽，用一升猪脂熬藜芦、韭根、瓜蒂三沸，去掉药渣，加入其他药调和均匀即成，用来敷患处，神良。《救急方》用此方治癣疮。

蔄茹膏【外敷消疮方】

主治一切恶疮、疥癣、痈疽、痔漏、瘑疮等。

蔄茹、狼牙、青葙、地榆、藜芦、当归、羊蹄根、萹蓄各二两，蛇床子、白蔹各六分，漏芦二分。

以上十一味药捣研为末，用苦酒浸泡一宿，次日晨将猪膏四升置微火上煎熬，煎沸后取下，放冷后再煎，反复三次，去渣备用，另取雄黄、雌黄、硫黄、矾石、胡粉、松脂、水银各二两，反复研磨，研至水银散尽，入前膏中，反复调匀，入瓷器中密封，勿使药气散泄，每取适量敷贴患处。眼周及阴部不可接近。

治疥疽诸疮的处方：

水银、胡粉各六两，黄连、黄檗各八分，姜黄十分，矾石、蛇床子、附子、苦参

外用洗疮方

蛇床子汤 主治各种疥癣。

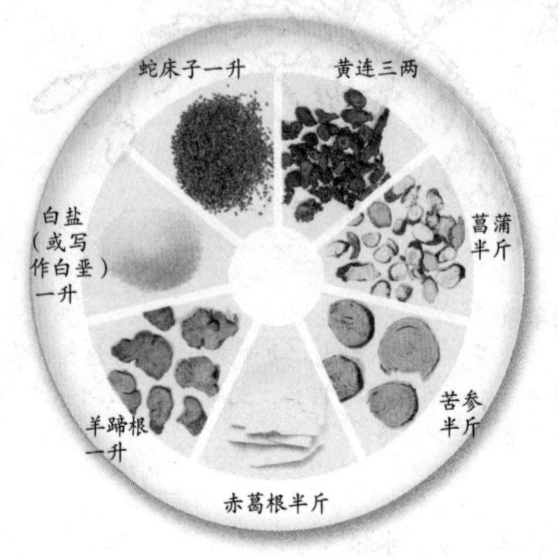

注：另有莽草各三两。

以上八味药分别切细，以七升水来熬取三升汤药，在寒温适当时用来洗身，如煮一石米那么长的时间为好，澄清后用，用时应当微温，满三日而止。

用蛇床子汤后疗效

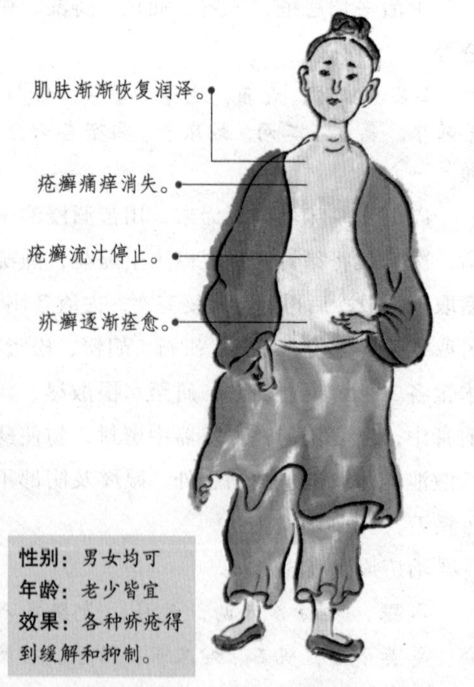

肌肤渐渐恢复润泽。
疮癣痛痒消失。
疮癣流汁停止。
疥癣逐渐痊愈。
性别：男女均可
年龄：老少皆宜
效果：各种疥疮得到缓解和抑制。

各三分。

以上九味药中，将水银、胡粉单独研成泥，其余的研成粉末，以煎好的猪膏来调和，和研均匀，用来敷患处。

治长期疥癣的处方：

丹砂、雄黄、雌黄、乱发、松脂、白蜜各一两，茼茹三两，巴豆十四枚，猪脂二升。

以上九味药中，先将乱发煎至消尽，加入松脂、蜜，熬沸腾三次，去掉药渣，加入以上各种末，再熬一沸而止，用来敷患处。《千金翼方》中用蜡，不用蜜。

治患各种疮疥癣长期不愈的处方：

水银一斤，腊月猪脂五升。

以上两味药放在铁器中，垒灶，用马拉风箱来催火，七日七夜不停火，出药后停冷，取膏，去除水银，不妨单独用，以膏来敷一切疮，无不应手立愈。《千金翼方》用水银粉与猪脂调和来涂患处。

患上各种疮癣，刚刚开始痛痒时，就应该用种种单方来救治，或嚼盐涂上，也可用谷汁来敷，也可用蒜、墨混合来敷（《千金翼方》中蒜写作酥），又可用姜黄来敷，又可用牛蒡子汁来敷。如果用这些方法不能治愈，就用以下各个处方来治。

治癣的处方：捣刺蓟汁来服用。

治湿癣（因感受风毒之邪，湿多风少而致，症状为局部皮肤湿痒浸淫，色赤，搔抓则多汁等）肥疮的处方：用火烧大麻，即火麻仁所得的汁液来敷患处，五日即愈。

治癣症久不愈的处方：取自死的蛇烧成灰，以猪脂调和来涂敷在癣上，即愈。

治小儿癣的处方：捣蛇床子取末，与猪脂调和来敷患处。

治瘙痒的处方：以水银与胡粉调和来敷患处。

治身体瘙痒，白如癣状的处方：

楮子三枚，猪胰一具，盐一升，矾石一两。

以上四味药以一升苦酒合捣至熟，用来擦拭身体，每日三次。

九江散【疏风和血方】

主治白癜风及各种大风病，头发变白等。

当归七分，石南六分，踯躅、秦艽、菊花、干姜、防风、雄黄、麝香、丹砂、斑蝥各四两，蜀椒、鬼箭羽、连翘、石长生、知母各八分，蜈蚣三枚，虻虫、地胆各十枚，附子四两，鬼臼十一分，人参、石斛、天雄、王不留行，乌头、独活、防己、莽草各十二分，水蛭百枚。

以上三十味药中，各虫药皆去足翅，熬炙令熟，与其他药共捣为散，每次用酒服下方寸匕，每天两次。

治白癜风的处方：

矾石、硫黄各等分。

以上两味药研为末，以醋调和来敷患处。

治疗白癜风，可灸左右手中指节离延外宛中三壮，若未愈，重复灸。

凡身上各处皮肤上的乳白色斑片渐渐长似癣，只不过无疮，尚可治疗，可用处方：将鳗鲡鱼取脂来涂上，先揩病患处，揩至痛，然后再涂。

治皮中紫赤疵痣，消除黑痣污秽的处方：

干漆、雌黄、矾石各三两，雄黄五两，巴豆十五枚，炭皮二斤。

以上六味药制成散药，以鸡蛋清来调和，将药涂在旧帛布上，贴在患处，每日换两次。

治赤疵（因风邪搏于皮肤，气血不和而致，症见身面局部皮肤红赤，小如铜钱，大如人手，无痛无痒等）的处方：用墨、大蒜、鳝血混合来涂患处。

治赘疵痣的处方：

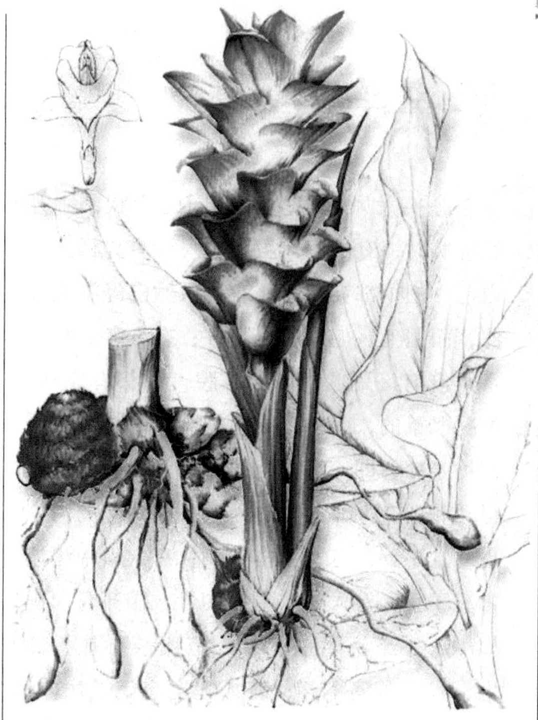

郁金

其根味辛、苦，寒，无毒。主治血积下气，可生肌止血，破恶血，治血淋尿血、金疮。治阳毒入胃，下血频痛。治女人宿血气心痛，冷气结聚。

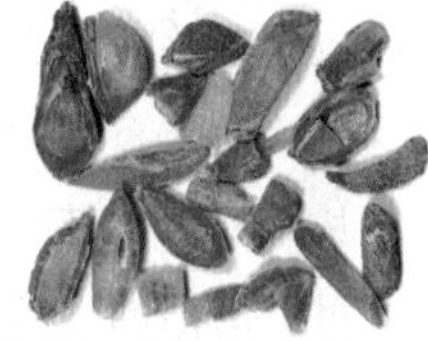

根〔主治〕血积下气，生肌止血，破恶血，血淋尿血，金疮。

雄黄、硫黄、真珠、矾石、巴豆、蔺茹、藜芦各一两。

将以上七味药制成散药，以真漆混合搅成泥状，用来涂点在患处，需成疮。还可用于消除面上雀斑及皮中紫气。不耐漆的人不能用，以鸡蛋清来调和。

消除疣目的处方：将松脂、柏脂混合，用来涂患处，一晚上就能消除疣目。

消除疣目，可将艾炷置于疣目上，灸三壮，就能消除。

恶疾第五

恶疾大风有很多种不同的症状，刚开始患病时，有的病人虽然周身没有异样，但眉毛、胡须都会脱落；有人虽然已经染病很深，而眉毛、胡须还很整齐；有人各处与正常人没有区别，而四肢、腹、背都有症状，情况严重的，手、足十指都会断落；有人特别怕寒冷，即使穿上几层厚厚的衣服也不觉得暖和；有人非常怕热，整日连片刻的清凉也感觉不到；有人身体枯槁；有人口中津液常流不止；有人身体干痒彻骨，搔抓时白皮如麸，手下部生疮；有人疮痍荼毒重叠而生，昼夜苦痛不停；有人完全忘记了病体，已经没有痛痒的感觉。病人的面色也有很多种，有青色，有黄色，有红色，有白色，有黑色，诸种脸色中有的红润，有的发暗。

如果病人能断绝嗜欲，放弃自己的爱好，不但能够痊愈，甚至可以自我修养而成神仙。我曾经问过很多患这种病的人，都说自己做了不仁不义的事，并长期从事极其猥亵的事，并且还想继续干，虽有悔恨的话却无悔恨的心。只要能改过自新，并且接受医师的教诲，按时吃药，哪有不能除病的？我在贞观年间带一个患这种病的人上山，教他服松脂，服到一百天时，他的须眉都再生出来了。由此看来，患上这种恶疾大风，病人只有向自己求救，不能全靠医药。然而有人患身体顽痹已经多年，因羞于见妻子儿女，就不告诉他们，到后来病已形成，症状分明，才说是因吃错了药而突然患上的，这都是病人自己耽误自己。这种病虽然严重，只要其症状轻时就着手治疗，也能立即治好。不然的话，患上这种病后，远不过十年，近不过五六年就会死亡。然而，病人自己仍说会百年不死，这确实可悲。

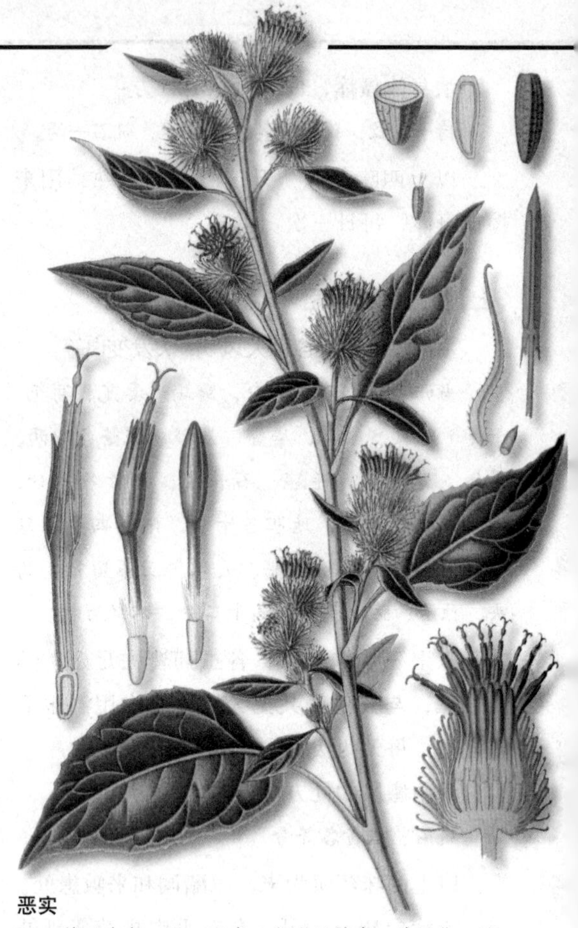

恶实

其子味辛，平，无毒。主明目补中，除风伤，治风毒肿、各种瘘管。除各种风症，去丹石毒，利腰部。烧研煎饮，通利小便，润肺散气，消斑疹毒。

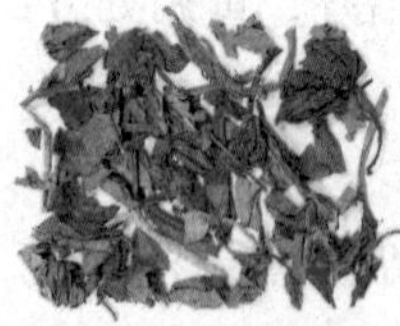

子〔主治〕明目补中，除风伤，治风毒肿、各种瘘管。

一旦得了这种病，就要禁食盐，应常服松脂，一切公私钱物之事必须全部放弃，就像脱鞋一样。凡是那些口味都需要断除，绝不贪恋饮食，不接触世俗事务，断绝庆贺吊丧等活动，而幽隐于岩谷之中的人，一周年后就可痊愈，愈后终身禁忌性生活，不然，

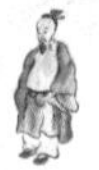

一旦触犯了就会复发。这种病有吉与凶两种取向，因修善而得，就会吉；若还与世俗之人同流合污，则必定会凶。今日我在这里大概地陈述一下个中原委，希望以后的学者浏览时能够有所思考。

以菌豆治恶疾的处方：择取细粒乌豆，摩擦它而不脱皮的；取三月、四月的天雄、乌头苗及根，洗净泥土，不洗，捣碎绞取其汁，来浸泡乌豆一晚上，然后漉出暴晒干；这样反复洗七遍，才能服用。一次服三枚，渐渐加至六七枚，一天服一次。禁性交以及食猪肉、鱼肉、鸡肉、蒜，则全身毛发再生，若犯忌讳而抵消药力，则不得愈。

岐伯神圣散【解毒消痈方】

主治痈疽、癞疥、癣疾、风瘘、骨肉疽败、骨节疼痛、眉发脱落、身体淫淫跃跃痛痒、目痛眦烂、耳聋龋齿以及痔瘘等。

天雄、附子、茵芋、踯躅、细辛、乌头、石南、干姜各一两，蜀椒、防风、菖蒲各二两，白术、独活各三两。

以上十三味药过筛并制成散药，每次用酒服下方寸匕，每天三次。

治恶疾，用狼毒散方：

狼毒、秦艽各等分。

将以上两味药制成散药，每次用酒送服方寸匕，每日三次，服药五十日后痊愈。

石灰酒【疏风生发方】

能生眉须毛发，去大风，主治恶疾大风，症见眉须头发脱落以及女子不能饮食、面黄肌瘦、产褥风等。服后当避风邪。

石灰（拌水和湿，蒸令气足）一石，松脂（炼熟，为末）十斤，上曲一斗二升，黍米一石。

以上四味药中先取石灰放入大铛内炒，炒至木札入灰中火出为度，另取枸杞根五斗切碎，用水一石五斗煎煮，取汁九斗，去渣，取汁淋石灰三遍，澄取上清液，如酿酒法调和浸曲，密封二十八天，去封取服，常令酒气相接。

治患恶疾大风而眉须脱落，以及赤白癞病，八风十二痹，筋急，肢节缓弱，飞尸遁注，水肿，痈疽疥癣恶疮，脚挛手折，眼暗，洞泄，痰饮宿澼，寒冷等病症的处方：

商陆根（马耳切碎）、曲各二十五斤。

以上两味药在瓮中调和，以一斛水来浸泡，煮一石黍米，如平常在家中酿酒的方法，使曲米浸没，反复酿造三次后，密封二十一日，打开看曲已浮即表示酒已熟，澄清，每次温服三升，病情轻者服二升，让药势发作而吐下为好。服药期间宜食稠软的饭和牛、羊、鹿肉羹，禁生、冷、醋、滑及猪、鸡、鱼、犬肉等。

治患风疾，感觉身体内如虫在爬行的处方：将一斗盐用一石水来熬至减半，澄清，用来温浴三四遍。此方还能治疗一切风疾。

中医词语锦囊

瘿瘤：即颈瘤。发病与水土因素有关，或因忧思郁怒、肝郁不舒、脾失健运（脾运化功能失常）而致气滞痰凝于颈部而成。其颈部肿块色红而高突，或蒂小而下垂。多指甲状腺肿大一类的疾病。

痔核：病名，痔的别称。古人对痔有两种认识：一指凡是人的九窍中有小肉突起都叫作痔，如耳痔、鼻痔等，二是泛指多种肛门部疾病。近代学者认为，痔是直肠下端黏膜下和肛管皮肤下痔静脉横大、曲张所形成的静脉团。

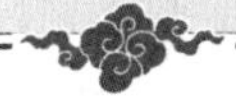

图解千金方

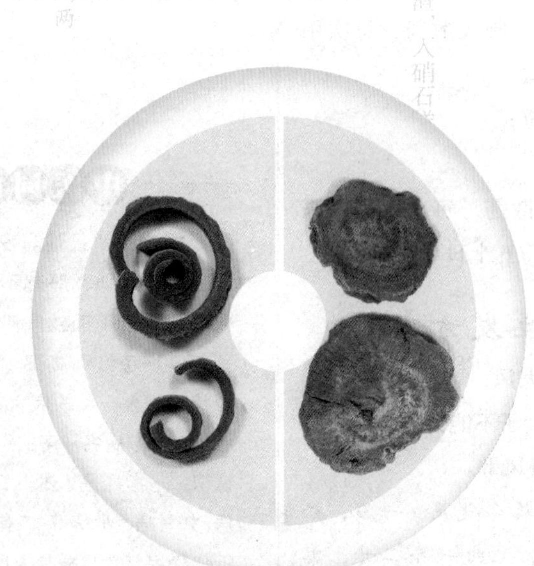

化积消食方

解毒并杂治
卷二十四

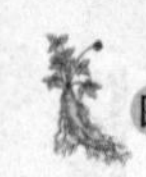

解食毒第一

人们在跋涉山川时，由于不谙水土，人畜常常会误中食毒，又因为平素不了解救治的药方，大多会被毒死，这样岂不是死得很冤枉？其实圣人早就给出了救治的方法。人们贪生而嗜药本是情理之中的事情，事实上却忽略了它而不去学习它，等到有一天遇上这种事，便甘心受死，竟还不知道是怎么回事。如今我在这里记述神农氏以及黄帝解毒的药方和方法，好学的人可稍作留意。

治各种饮食中毒的处方：饮服黄龙汤以及犀角汁，无不根治。饮马尿效果也好。

治疗饮食中毒、烦闷的处方：取苦参三两切细，用酒二升半煮取药汁一升，顿服，呕吐即愈。

治疗吃六畜肉中毒的处方：取小豆一升烧成末，服三方寸匕，效果神奇。若是吃了自死的六畜肉而中毒，用水送服黄檗末方寸匕，稍隔一会儿再服一次，效果佳。

治疗吃牛肉中毒的处方：用水送服方寸匕狼牙灰，有良效。

治疗吃牛马肉中毒的处方：饮人乳汁，有良效。

治吃马肉和马血中毒，泻下欲死的处方：

豉二百粒，杏仁二十枚。

以上两味切细，在五升米下蒸，饭熟后取出捣熟，分两次服尽。

治吃狗肉不消化，心中坚硬或腹胀，口干大渴，心急发热，狂言妄语，或洞下的处方：取杏仁一升合皮研熟，加开水三升调和，绞取汁水，分三次服，狗肉皆会成片地完整排出，人也随即平静，有奇效。

治疗吃百兽肝脏中毒的处方：顿服猪油一斤，效果佳。本方也治吃陈肉中毒。

治疗吃野菜、马肝、马肉以及各种下肉中毒的处方：烧猪骨研成末，用水送服方寸匕，一日三次。

治疗漏脯毒的处方：捣韭叶取汁服下，有良效。服大豆汁也可。

治中射罔脯毒的处方：用水送服如豆大小的贝子末，效果佳，不愈再服，吃饼中毒也可用。

治人因吃了用野鸡肉制成的饼上吐下泻的处方：服犀角末方寸匕，人即平静，效果甚好。

凡吃鹅鸭肉而生病，胸满面赤，不下食

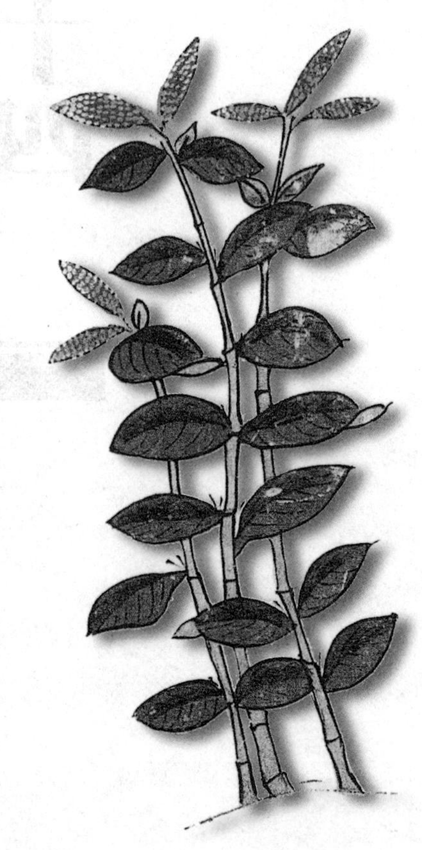

蓼

其茎、叶味辛，温，无毒。主治蛇伤，把蓼的茎、叶捣后敷在伤口上。绞汁服用，可治蛇毒入腹引起的胸闷。治脚气肿痛成疮，用水煮汁，捋患处，效果好。

的处方：服秫米泔，效果良。

治疗吃鱼中毒的处方：煮橘皮取汁，完全冷后饮下，立即见效。

治疗吃鱼中毒，面肿烦乱以及吃鲈鱼中毒欲死的处方：

切细芦根舂取汁水，多饮有良效，本方也解蟹毒。也可取芦苇茸汁饮服，即愈。

治人吃鱼虾不消化的处方：

大黄三两（切），朴硝二两。

以上两味药用酒二升煮取一升，顿服。

治疗吃蟹中毒的处方：服冬瓜汁二升，也可吃冬瓜。

治疗吃各种蔬菜中毒的处方：

甘草、贝齿、胡粉各等分。

以上三味药治下筛，用水调和进服方寸匕，小儿尿与乳汁共服二升也好。

解百药毒第二

甘草能够化解百药的毒，解毒之快就如热汤化雪一样神妙。有人中了乌头巴豆毒，甘草下腹立即就平定了；有人中了藜芦毒，吞下葱汤就痊愈了；还有人中了野葛毒，饮完土浆就消止了。像这类事情，有好的效果都易如反掌，关键是人们要知道治疗的方法，然而人们都不肯学，这确实让人叹息。有的药方中称大豆汁能解百药的毒，我每次试验悬殊都很大，效果不如甘草，如果将甘草加上大豆制成甘豆汤，效果就非常奇妙了。有人服了玉壶丸，呕吐不止，吃尽百药也不能止，而蓝汁入口后即平定下来。例如这些事，都必须知道，它们都是些现成的方法，不需要再试验。解毒药方中条例极多，如果不指出一二，学习的人不可能一下全知晓，只能空剩一堆方例。

化积消食方

厚朴汤 主治吃生肉，积在胸膈中不消化、吐不出而生成的症瘕。

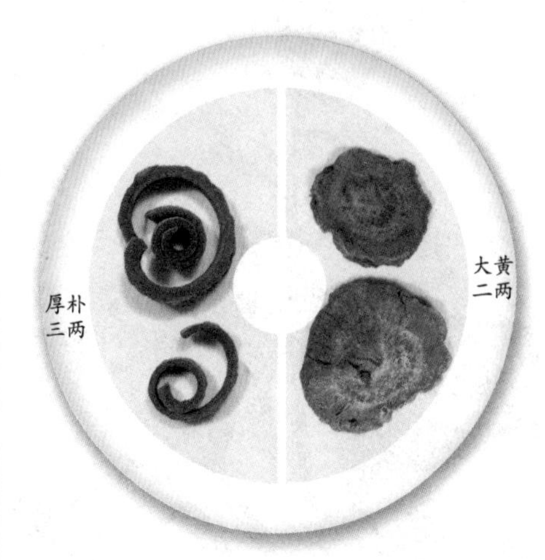

将以上两味药切细，取酒二升煮取药汁一升，尽服，积食立消。体强的加大黄，用酒三升煮取二升，分两次服。

服厚朴汤后疗效

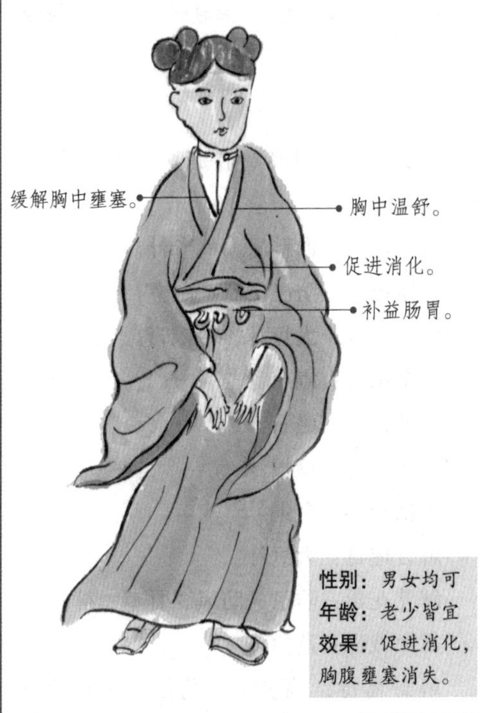
缓解胸中壅塞。
胸中温舒。
促进消化。
补益肠胃。
性别：男女均可
年龄：老少皆宜
效果：促进消化，胸腹壅塞消失。

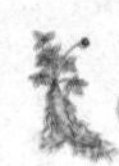

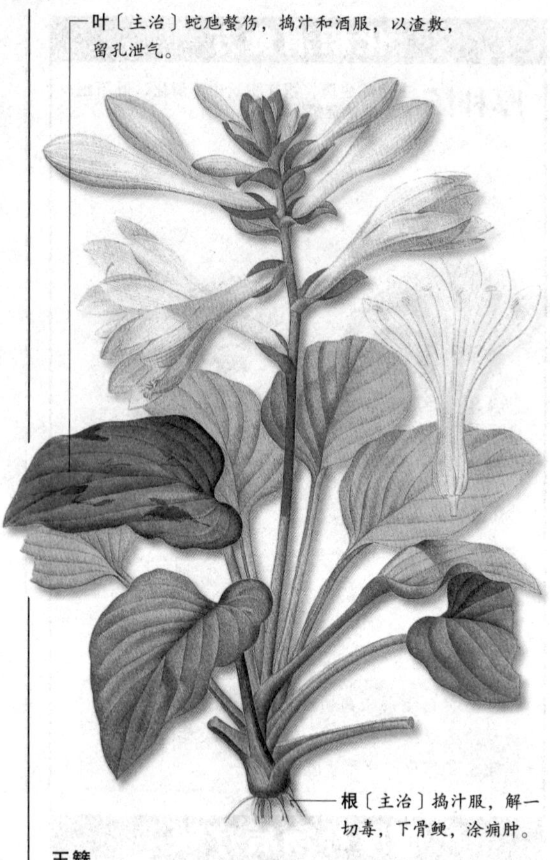
叶〔主治〕蛇虺螫伤，捣汁和酒服，以渣敷，留孔泄气。
根〔主治〕捣汁服，解一切毒，下骨鲠，涂痈肿。

玉簪

味甘、辛，寒，有毒。其根捣汁服，解一切毒，下骨鲠，涂痈肿。其叶可治虫蛇咬伤，捣汁和酒服，以渣敷，留孔泄气。

解百药毒：甘草、荠苨、大小豆汁、蓝汁以及实汁根汁。

解石药毒：白鸭屎、人参汁。

解雄黄毒：防己。

解矾石毒：大豆汁、白鹅膏。

解金银毒：煮葱汁。

解铁粉毒：磁石。

解防葵毒：葵根汁。

解桔梗毒：白粥。

解甘遂毒：大豆汁。

解芫花毒：防己、防风、甘草、桂汁。

解大戟毒：菖蒲汁。

解野葛毒：鸡蛋清、葛根汁、甘草汁、鸭头热血、猪膏、鸡屎、人屎。

解藜芦毒：雄黄、煮葱汁、温汤。

解乌头、天雄、附子毒：大豆汁、远志、防风、枣肉、饴糖。

解射罔毒：蓝汁、大小豆汁、竹沥、大麻子汁、猪、牛、羊、马、鸡、狗血、贝子屑、蚯蚓屎、藕芰汁。

解半夏毒：生姜汁及煮干姜汁。

解踯躅毒：栀子汁。

解莨菪毒：荠苨、甘草、犀角、蟹汁、升麻。

解狼毒：杏仁、蓝汁、白蔹、盐汁、木占斯。

解巴豆毒：煮黄连汁、大豆汁、生藿汁、菖蒲汁、煮寒水石汁。

解鸡蛋毒：淳醋。

解斑蝥芫青毒：猪膏、大豆汁、戎盐、蓝汁、盐汤煮猪膏、巴豆。

解马刀毒：清水。

解杏仁毒：蓝子汁。

解一切毒药发作，不管是药草之毒还是石药之毒，只要觉得不舒服便立即服用下面的药：

生麦门冬、葱白各八两，豉二升。

以上三味药分别切细，加水七升煮取汁水二升半，分三次服。

鸡肠草散【解蛇蝎毒方】

主治蜂蛇等毒虫螫伤，或中射罔箭毒以及药物中毒等。

鸡肠草三分，荠苨、升麻各四分，芍药、当归、甘草各一分，蓝子一合，坌土一分。

以上八味药切捣并过筛为散，每次用水服下方寸匕，亦可外敷患处。能解蛇蝎毒，服后多饮水为佳。

解毒药散方：

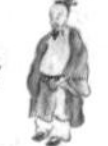

荠苨一分，蓝（并花）二分。

以上两味药在七月七日取蓝，阴干，与荠苨一同捣后过筛，用水和服方寸匕，一日三次。

解一切毒的处方：用水三升调和米粉，饮服。

解鸩毒以及一切毒药不止、烦闷的处方：

甘草、蜜各四分，粱米粉一升。

以水五升煮甘草，取甘草汁二升，去渣，把粱米粉放入汤中，搅拌均匀，再放入白蜜并煎熟成薄粥，冷热适中饮服一升，效果佳。

治疗吃了莨菪，闷乱如突然中风一样，或如热盛生狂病，服药反而加剧的处方：

饮甘草汁蓝青汁，即愈。

治疗中野葛毒、牙关紧咬、不省人事的处方：

取青竹去两头竹节，立在两胁及脐下，注入冷水，水暖即换。一会儿病人口张开，口开即服药，便立即醒来，只需再换水几次。

治疗中钩吻毒、困乏欲死、面青口噤、逆冷身痹的处方：

取荠苨八两切细，加水六升煮取药汁三升，药温与人体温度相当时，服五合，白天服三次，晚上服两次。煮荠苨要浓，效果才佳。

解五石毒第三

人如果不服石药，就会万事不顺。会生恶疮疥癣，患温病疟疾，且年年都会发生，饮食起居总是不如意，而且并不仅仅是自己的事情不安宁，就是生养的儿女也难以成长。所以有药石在体内，万事安泰。要想逃避那些灾祸，可以服用五石。年龄在三十岁以上的人，可服石药，如果身体素来肥胖，就不要妄服了；四十岁以上的人，必须服石药；五十岁以上的人，三年可服一剂；六十岁以上的人，两年可服一剂；七十岁以上的人，一年可服一剂。

人的年龄在五十岁以上时，精神消损将尽，服食石药还能借助它的药力；六十岁以上时身体状况转恶，服石药就很难借助它的药力，所以需要经常服用，可使手足温暖，骨髓充实，且能消化生冷食物，动作轻便，又能耐寒暑，不得疾病，因此更要服石药了。凡是石药都要炼熟后才能进服。石药药性发作时，必定是怕冷头痛，心闷，有时发作，症状就像生了热疟一样，如果有这样的先兆，用冷水淋，身体冷下来就会停止，一切食物都需冷吃，唯有酒需要加温。石药的各种解法全在后面，它发作后背上生疮，治疗发肿的治疗方法在第二十二卷中。

凡服了石药的人千万不要口味过杂，即使是各种食品都摆在面前，也不能大吃肉类。各种食物杂吃过重，必定会伤害人体，并且在腹中聚积不消，于是就发动各种石药。依法把持心态，调息摄养使其符合身体所需，

医学小常识

清热解毒——绿豆

中医学认为，绿豆味甘性寒，能解金石、砒霜、草木诸毒。对重金属、农药中毒以及各种食毒均有防治作用。绿豆汤是效果最佳的解毒水剂，它能加速有毒物质在体内的代谢转化，并使其向外排泄。因此，经常接触铅、砷、镉、化肥、农药等有害物质者，宜在日常生活中多食绿豆汤、绿豆粥、绿豆芽。

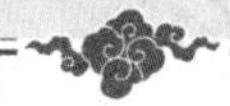

益气祛毒方

葱白豉汤

主治石药之毒，发动之初，体内有异样即可服用。

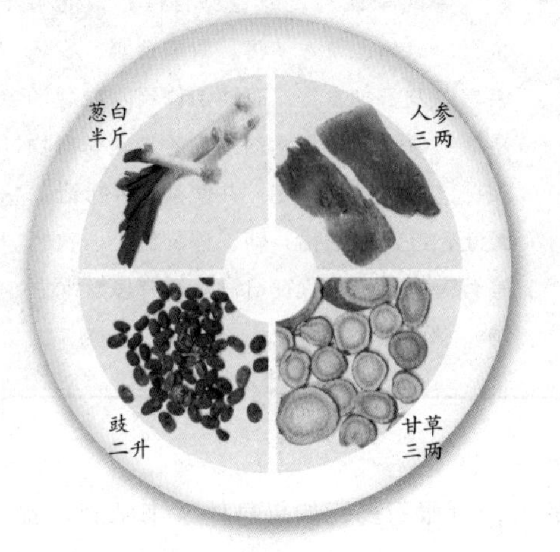

以上四味药分别切细，先加水一斗五升煮葱白制成汤，澄取八升，再放入其余药煮取药汁三升，分三次服，服后便让人按摩摇动，口中嚼着东西，然后仰卧，盖上暖衣，汗出后脱去衣服。

服葱白豉汤后疗效

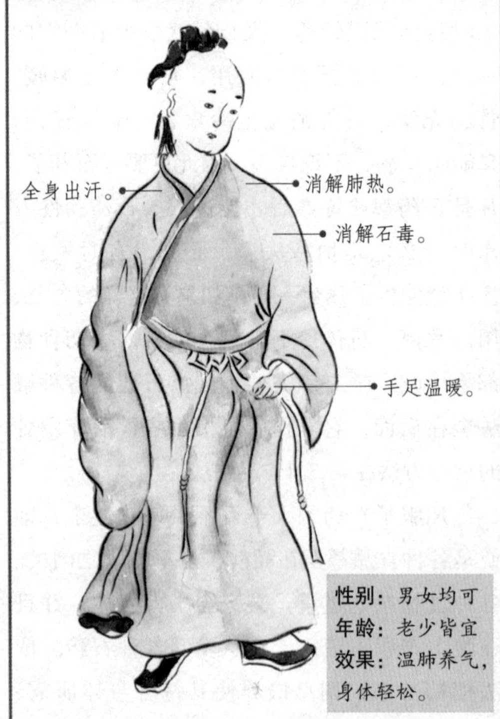
全身出汗。
消解肺热。
消解石毒。
手足温暖。
性别：男女均可
年龄：老少皆宜
效果：温肺养气，身体轻松。

石药就对人体有益，它的好处不可复加。我在三十八九岁时曾服了五六两钟乳石，从那以来我深有体会。只有将息节度，才颇能辨识石药的秉性，养生的人应当留意或详加了解。然而钟乳石必须是质地清白光润，罗纹鸟翮一切都已生成的，才可以进服。那些质地不好的千万不要进服，服了大多会伤人性命，它的毒性比鸩毒还厉害呢。紫石英和白石英一定要内外澈映，光洁明净，不是这样的也不能服用。寒石五石更生散方，旧时说上古名贤并没有这种药方，汉末时有叫何晏的人用过，从皇甫士安以来也有进服的，药性发作时无不使人解开衣服，露出身体，最终死亡。我自从认识它的秉性以来，亲眼看见朝野仕人遭遇毒害的不止一个，所以宁可吃野葛也不服用五石更生散。我知道它们都有剧毒，所以不能不小心谨慎。如果有识之士遇到这个方子，一定要立即烧毁，不要让它久留在世间。今天只录下那些可以消石药毒性的药方，用以治疗先已服过石药的人，五石的药方大都已化为灰烬，不复存在，因为它们能危害生命。

钟乳石配白术，加栝楼根，主治肺，上通头胸。白术发动钟乳石，会胸塞短气；钟乳石发动白术，头痛目疼。另外，钟乳石虽不配海蛤，但海蛤能发动钟乳石，钟乳石一经发动就会目疼短气，有时白术发动钟乳石，会头痛胸塞，然而钟乳石与白术为患，不过如此。虽然所患病症不同，治的方法一样，发动之初，只要有引发因素，并开始觉得体内有些异常，且与上面所述病症相对应，便立即服用葱白豉汤：

葱白半斤，豉二升，甘草、人参各三两。

以上四味药分别切细，先加水一斗五升煮葱白制成汤，澄取八升，再放入其余药煮取药汁三升，分三次服，服后便让人按摩摇

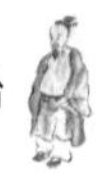

动，口中嚼着东西，然后仰卧，盖上暖衣，汗出后脱去衣服，服汤热歇。若服此药毒不能解，再服甘草汤：

甘草三两，桂心二两，豉二升，葱白半斤。

以上四味药合服方法与前面相同，若服后毒已解，但肺部还有客热余气，应再服桂心汤：

桂心、麦门冬各三两，人参、甘草各二两，葱白半斤，豉二升。

以上六味药合服方法与前面相同，此方与以后治疗身体生疮的麦门冬汤方相同，分量稍异。

硫黄配防风，又配细辛，主治脾肾，通治腰脚。防风发动硫黄，会使人烦热，脚疼腰痛，或嗔忿无常，或下痢不禁。防风、细辛能发动硫黄，而硫黄不能发动防风、细辛。只要一觉得发作，便服杜仲汤：

杜仲三两，枳实、甘草、李核仁各二两，栀子仁十四枚，香豉二升。

以上六味药合服方法与前面相同，若毒还未解，再服大麦奴汤：

大麦奴四两，甘草、人参、芒硝、桂心各二两，麦门冬半斤。

以上六味药合服方法与前面相同。若服此汤药毒已解，脾肾还有余热气，或冷气，再服人参汤：

人参、干姜、甘草、当归各一两，附子一枚。

以上五味药合服方法与前面相同。

白石英配附子，主治胃，通治脾肾。附子发动白石英，会使人烦热腹胀；白石英发动附子，会使人呕逆不能吃饭，或口噤不开，或言语困难，手脚疼痛。如觉得毒性发作，宜服生麦门冬汤：

生麦门冬四两，甘草、麻黄各二两，豉二升。

以上四味药合服方法与前面相同。如果毒未解，再服大黄汤：

大黄三两，豉二升，甘草二两，栀子仁三十枚。

以上五味药合服方法与前面相同，频频服用，得泻下便止，不下则将药服尽。如果觉得心烦，可加细辛五两。若热势未除，眼睛翻白而发渴，再服栝楼根汤：

栝楼根、大麦奴各四两，甘草二两，葱白半斤，豉二升。

以上五味药合服方法与前面相同，慢慢合服一二合，服药汁一升左右，便可吃少量稀粥。若毒已解，胃中有余热，再服芒硝汤：

芒硝、桂心各二两，通草、甘草各三两，白术一两，李核仁二十一枚，大枣二十枚。

以上七味药合服方法与前面相同。如果腹胀，去芒硝，加人参二两。

紫石英配人参，主治心肝，通治腰脚。

医学小常识

清热解毒——茶叶、木耳

茶叶味甘苦，性微寒，能缓解多种毒素。西医认为，茶叶中所含的茶多酚、多糖和维生素C能加快体内有毒物质的排泄。茶多酚作为一种天然的抗氧化剂，可清除活性氧的自由基；并且使重金属离子沉淀或还原，此外还可以解所中的生物碱之毒。此外，茶多酚还能提高机体的抗氧化能力，降低血脂，缓解血液高凝状态，增强细胞弹性，缓解或延缓动脉粥样硬化，防止血栓形成和高血压的发生。

木耳由于生长在背阴潮湿的环境中，因此具有补气活血、凉血滋润的作用，能够清除血液中的热毒。

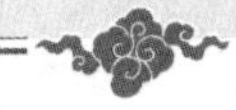

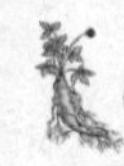

解毒益气方

人参汤 解石药之毒，头顶强直，刚刚发觉时服用。

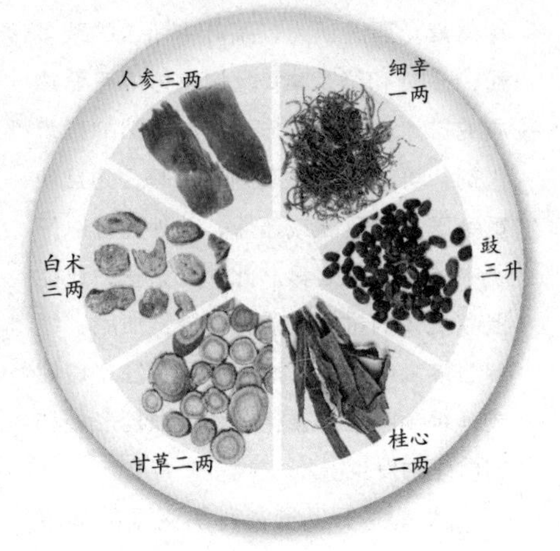

以上六味药分别切碎，用一斗五升水煎煮，取汁三升，分三次服用。

服人参汤后疗效

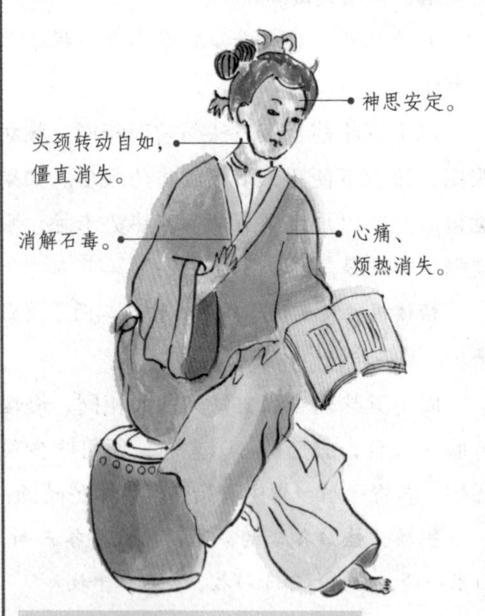
神思安定。
头颈转动自如，
僵直消失。
消解石毒。
心痛、
烦热消失。

性别：男女均可
年龄：20～60岁
效果：消解石毒，心痛、烦热消失。

人参发动紫石英（《外台》说，细辛、人参发动紫石英，会使人心急而疼痛，或惊悸不能睡卧，恍惚忘误，失性发狂，昏昏欲睡，或愦愦喜嗔，或愈或剧，忽寒忽热，或耳聋目暗）。另外，防风虽不能配紫石英，紫石英却能发动防风。

头项强直，刚刚发觉，即服人参汤：

人参、白术各三两，甘草、桂心各二两，细辛一两，豉三升。

以上六味药合服方法与前面相同。若嗔忿过盛，可加大黄、黄芩、栀子各三两。若发狂发癫还未解除，服麦门冬汤：

生麦门冬半斤，甘草三两，人参一两，豉二升，葱白半斤。

以上五味药合服方法与前面相同，服后床下生火使床暖和，盖上被子，口中嚼物，让全身出汗，一天便解。如果心有余热气，再服人参汤：

人参、防风、甘草各三两，桂心二两，生姜、白术各一两。

以上六味药合服方法与前面相同。

赤石脂配桔梗，主治心，通治胸背。桔梗发动石脂，可使心痛寒噤，手脚逆冷，心中烦闷；赤石脂发动桔梗，则会头痛目赤，身体壮热。刚一发觉，宜温服清酒，随能否，需借酒势行毒才能解，可用以下处方：

将大麦炒燥，不要炒得太焦，舂去皮，捣细绢筛，用冷水和服。《千金翼方》说，炒，去皮净淘，蒸熟，暴干，炒香，研末。

矾石无所偏对，主治胃，矾石毒发作则使人心急口噤，骨节疼强，或节节生疮，一旦发觉石药发作，即服葱白豉汤：

葱白半斤，豉二升，甘草二两。

以上三味药，加六升水煮取药汁二升半，分三次服。

如果石散毒性发作，身体突然生疮，宜

服生麦门冬汤：

生麦门冬五两，甘草三两，桂心二两，人参一两半，葱白半斤，豉二升。

以上六味药的服法与解钟乳石汤相同。

白术配钟乳，白术毒性发作就会头痛目疼，或全身壮热，解法与解钟乳石法相同。附子配白石英，也配赤石脂，附子毒性发作则呕逆，手脚疼痛，身体强直，骨节疼痛或颈项强直，面目满肿，一发作则饮酒服大麦自愈。若不愈，服解白石英相同的药。人参配紫石英，人参毒性发作则烦热，头项强直，解法与解紫石英相同，桔梗配赤石脂，又配茯苓，又配牡蛎。桔梗毒性发作则头痛目赤，身体壮热，解法与解赤石脂相同；茯苓毒性发作则壮热烦闷，宜服大黄黄芩汤：

大黄、黄芩、栀子仁各三两，豉一升，葱白（切）一升。

以上五味药分别切细，加水六升煮取药汁二升半，分三次服。

牡蛎毒性发作就会四肢壮热，心腹烦闷，极渴，解法与解赤石脂相同。干姜无所偏对。海蛤配栝楼根，海蛤毒性先发，则会手足烦热；栝楼毒性先发，则会噤寒，清涕流出，宜服栝楼根汤：

栝楼根、甘草各二两，大黄一两，栀子仁十四枚。

以上四味药合服方法与解钟乳石法相同。

石硫黄毒性发作，通体发热，以及腰膝疼痛；白石英毒发，先腹胀，后发热；紫石英毒发，忽寒忽热；赤石脂毒发，心噤身热，头痛目赤；礜石毒发，遍身发热，以及口噤；牡蛎毒发，头痛而烦满，发热；海蛤毒发，心中发热；茯苓毒发，只是头痛；桔梗毒发，头面发热。石硫黄、礜石、桔梗、牡蛎、茯苓此五物毒性发作宜洗浴，白石英毒发也可小浴，其余的都不宜洗浴。礜石毒发，宜用生熟汤，即新汲的冷水与百沸汤混合而成。茯苓毒发，热多攻头，即用冷水浸洗身体。浴法是：刚开始发热时先用暖水，后用冷水，浴时小心不能洗头垂沐，可以用二三升水浇洗。凡药毒用洗浴便能解的最佳，不愈可接着治疗。赤石脂、紫石英毒发，宜饮

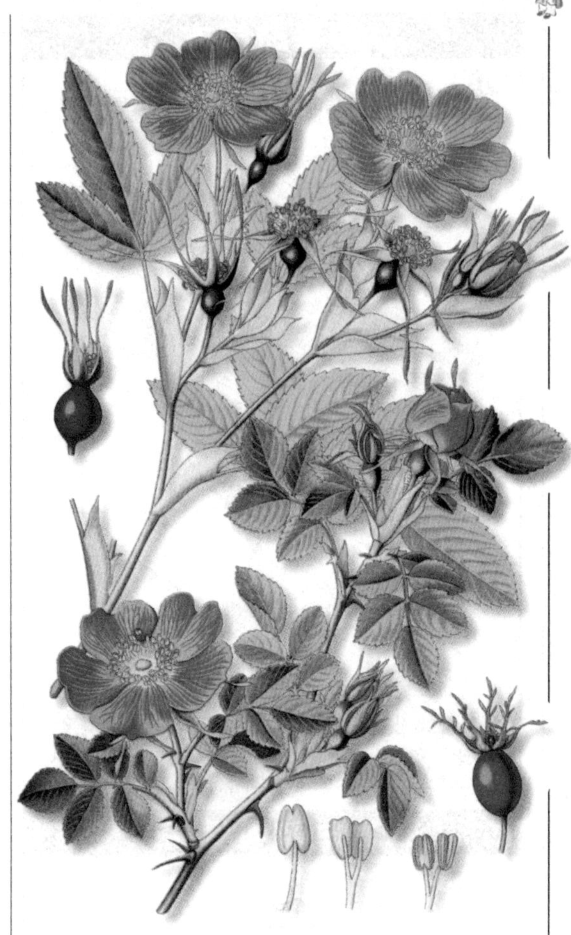

月季花

味甘，温，无毒。主活血，消肿，敷毒。

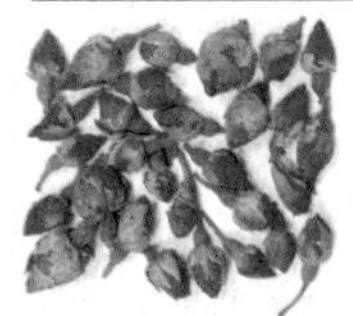

花〔主治〕活血，消肿，敷毒。

解毒益气方

葱白豉汤 主治由于误食、过饱或饮酒过度而中毒。

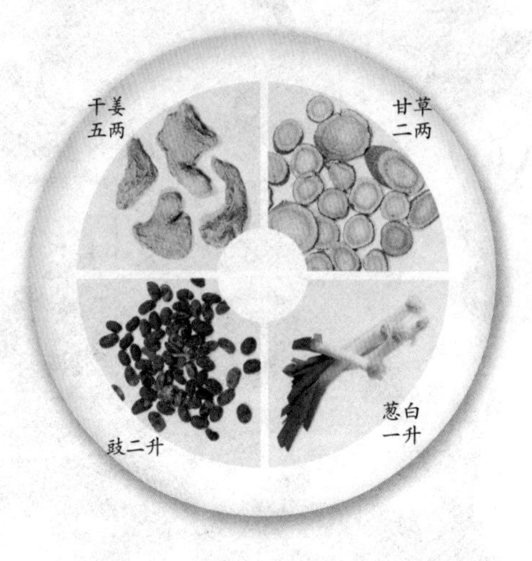

以上四味药分别切细，加六升水煮取药汁三升，分三次服。

服葱白豉汤后疗效

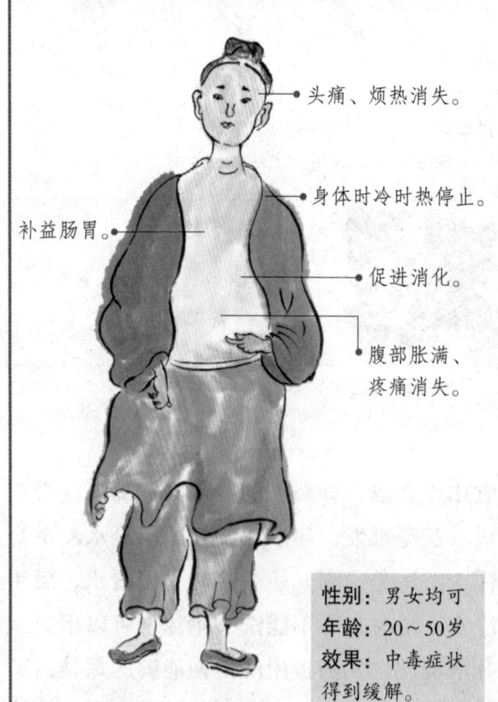

酒，得酒力即解。凡药毒发作有宜冷的，也有宜饮酒的，不可一概而论。又一方法：寒食散发动的人说草药的药力容易耗尽，石药药性沉滞，独自留驻胃中，所以会屡次发作。想服的时候用绢袋盛散方寸匕，放入四合酒中，塞紧瓶口经一夜之后，饮尽。用酒的多少，将御的节度，与旧法相同。这就是草药、石药的药势俱用。

治疗吃隔夜饭、陈臭肉以及隔夜菜而中毒，宜服栀子豉汤：

栀子二十一枚，香豉三升，甘草三两。

以上三味药分别切细，加八升水煎取药汁三升，分三次服，也可适量加入人参和葱白。

误食或过饱导致毒发，宜服葱白豉汤；饮酒过醉而中毒，也宜服葱白豉汤。

如果服汤不解，宜服理中汤：

人参、甘草、白术各三两，干姜二两。

以上四味药分别切细，加六升水煮取药汁二升半，分三次服。

嗔怒太过致石毒发作，宜服人参汤：

人参、枳实、甘草各九分，栝楼根、干姜、白术各六分。

以上六味药分别切细，加九升水煮取三升，分三次服。如有短气的，慢慢地多饮几次。《千金翼方》说，主治散发气逆，心腹绞痛，不能呼吸，生命垂危的。

如果过热而石毒发作，则多会心闷，时时吃少量的冷食。如果夏季大热之时石散发动，多是由于干渴而饮水过多造成的，用水调和少量麨进服，不愈再服，病愈即止。

如果是药发下利的，干服豉即断，能多吃的更佳。

凡服散之后，身体忽然浮肿，多是取冷过多造成的，宜服槟榔汤：取槟榔三十

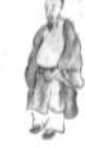

枚捣碎，加水八升煮取二升，分两次服。

石散毒发身体赤肿的，当制膏涂抹：

生地黄五两，大黄一两，杏仁四十枚，生商陆三两。

以上四味药分别切细，用醋浸一宿，取猪油一升煎各味，直到商陆煎黑为止，即去渣抹患处，昼三次夜一次。

治疗散毒发作生细疮的处方：

黄连、芒硝各五两。

以上两味药分别切细，加八升水煮黄连，取四升，去渣，再加入芒硝烊化，将浸湿棉的布贴在疮上，要经常更换，无论多少都要敷遍。

治服散后毒性忽然发作的处方：取干姜五两切细，加水五升煮取汁水三升，去渣，加入蜜一合调和绞汁，顿服，不愈再服。

解石散药毒，治盛热实大、小便赤的处方：

升麻、大黄、黄连、甘草、黄檗各三两，芍药六两，白鸭通五合，黄芩四两，栀子仁十四枚，竹叶（切）、豉各一升。

以上十一味药分别切细，先取三斗水煮白鸭通和竹叶，取汁一斗二升，去渣澄清后，取一斗，放入余药，煮取药汁三升，分三次进服。如果上气，加杏仁五合；如果腹满，加石膏三两。

下散法，主治发热发困。

取黍米二升做成稀粥，再用煎好的猪脂一斤调和，晚上不吃饭，第二天早上空腹吃饱稀粥，晚上当下散药，效果神妙，发热不断的病人可再服。

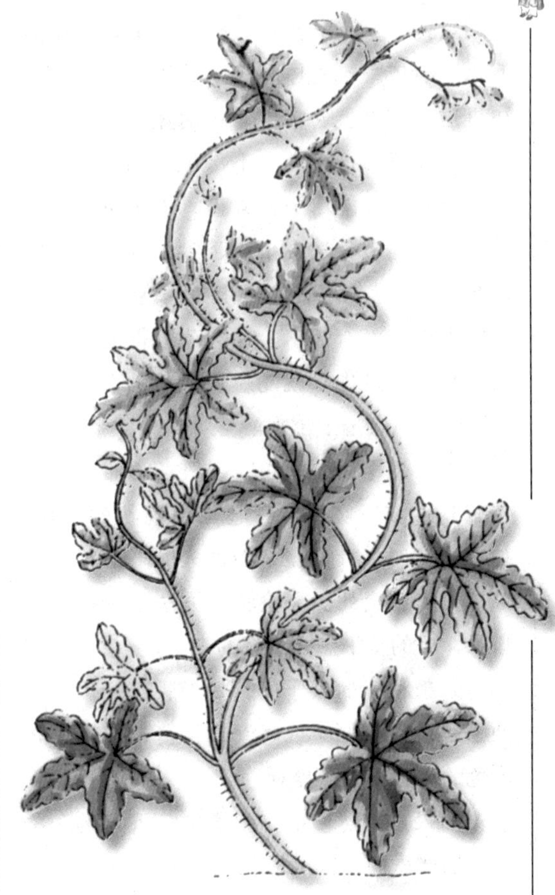

葎草

味甘、苦，寒，无毒。主瘀血，止精溢盛气。主五淋，利小便，止水痢，除疟虚热渴。润三焦，消五谷，益五脏，除九虫，辟瘟疫，敷蛇蝎伤。

蛊毒第四

蛊毒有很多种，每种症状都不相同，毒发作时有人吐鲜血；有人喜欢睡暗室，不想见光明；有人心性反常，时怒时喜；有人四肢沉重，骨节酸痛。如此的种种症状，不可能说得穷尽。有的病人得了三年才死，而快的一个月或百天内人就死去。死的时候蛊毒都从九窍中或者胁下肉中跑了出来。所以出门时一定要带上雄黄、麝香、神丹等各种辟恶的良药，百蛊、猫鬼、狐狸、老物、精魅就永不会依附到身体上了，养生的人千万要注重这个问题。通常也有灸治蛊的方法：病人刚中蛊毒时，按其心下部位，用大炷艾草灸一百壮，也能治中猫鬼蛊，也可以针灸使其痊愈。还应灸病人小脚趾尖三壮，应当有东西出来，蛊毒若是在酒上得的就有酒流出，在饭上得的就有饭出，在肉菜上得的就有肉菜出来，一旦出来就能痊愈，很神奇，那些东西，都从灸疮上出来。

中了蛊毒后，人心腹会绞切痛难忍，好像有东西在咬噬，或者吐出烂肉状的恶血。如果不及时治疗，蛊毒吞蚀人的五脏，五脏蚀尽，人就会死去。检验的方法是让病人吐口水，沉的是中蛊，不沉的则不是。

人患积病的日子里，如果腹部变大，又便下黑色的大便，或坚硬或稀薄，或者稍带赤色的，就是中了蛊毒。

如果人突然便血，用了治疗下痢的药物后更加严重的，这也是中了蛊毒。

如果突然患血痢，颜色或赤或黑，不管多少，都是中了蛊毒，无知的医生用止痢药来医治，这就大错特错了。

世上有些拙劣的医生，见到中了蛊毒的病人全身肿满，只有四肢如故，小便不十分涩，就当作水肿病来医治，让病人连日进服治水肿的药，希望过上五十多天就能痊愈，哪知病情日渐加重，以致病人丧命，像这种情况的不止一例。学医的人应当仔细探究每个药方的用意，体察施用，绝对不能有一点闪失。

太上五蛊丸【辟秽解毒方】

主治百蛊，症见吐血伤中、心腹结气、阻塞咽喉、语声不出、气短欲死、饮食不入、吐逆上气、来往无常，状如鬼神作怪为祸，或身体浮肿、心闷、烦疼寒战、梦与鬼交、狐狸作魅，或忽得心痛，连及胸胁痛如刀刺，多年卧床不起等。

雄黄、椒目、巴豆、莽草、芫花、真朱、鬼臼、矾石、藜芦各四分，斑蝥三十枚，蜈蚣二枚，獭肝一分，附子五分。

以上十三味药研为细末，用蜜调和，反复捣研，制成小豆大小的丸，每次饭前用汤液之类服下一丸，以十丸为一剂，若服后尚未解病，每天增加一丸，以轻微腹泻为度，泻后将息七天，再服一剂。忌五辛。

太一追命丸【辟秽解毒方】

主治中恶气而致的心腹胀满、不得喘息、心痛积聚、胪胀疝瘕、宿食不化、吐逆、寒热瘰疬、蛊毒以及女子产后杂病等。

蜈蚣一枚，丹砂、附子、矾石、雄黄、藜芦、鬼臼各一分，巴豆二分。

将以上八味药研为细末，用蜜调和，制成麻子大小的丸，每次服两丸，每天一次。若病人伤寒一二日，每次服一丸，以汗出为度，另用丝棉包裹两丸塞两耳中；若病人下痢，每服

医学小常识

清热解毒——海带、无花果

中医认为海带味咸、性寒，能软坚散结、清热利水、去脂降压。科学研究表明海带中的褐藻酸能减慢肠道对放射性元素锶的吸收速度，并将其排出体外，因而具有预防白血病的作用。此外海带还能促进进入人体的镉的排出。

无花果富含有机酸和多种酶，具有清热润肠、保肝解毒、帮助消化的功效。此外无花果还能防御二氧化硫、三氧化硫、氯化氢以及苯等有毒物质。

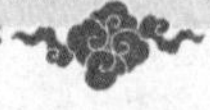

一丸，另用一丸塞肛门中；若病人中蛊毒，每服两丸，外用调和成膏，按摩病处，病在膈上则吐，在膈下则下；若病人有疮，取一丸涂疮处，毒自出；若妇女产后杂病，每服一丸；若病人耳聋，用丝棉包裹塞耳中。

治蛊注，症状为四肢浮肿，肌肤消瘦，咳逆，腹大如水肿病状，死后传染家人，又名蛊胀，可用处方：

雄黄、巴豆、莽草、鬼臼各四两，蜈蚣三枚。

以上五味药研为细末，用蜜调和，反复捣研后，密封勿泄药气，晚上不吃饭，第二天早上服如小豆大小的一丸，一顿饭工夫后若无感觉，再加一丸，当先下泻清水，后下泻数寸长的虫，以及下蛇、鸡蛋或白色膏状物，下后做葱豉汤滋补，并用多种温热法来调养。

治中蛊毒，腹内坚硬如石，面青目黄，小便淋漓，病变无常的处方：

羧羊皮方五寸，犀角、芍药、黄连、牡丹各一两，栀子仁七枚，蘘荷四两半。

以上七味药分别切细，加九升水煮取药汁三升，分三次服。

犀角丸【辟秽解毒方】

主治中蛊毒而致的腹中暴痛以及飞尸恶气肿等。

犀角屑、羚羊角屑、鬼臼屑、桂心末各四钱匕，天雄、莽草、真珠、雄黄各一两，贝子（烧）五枚，蜈蚣五节，射罔鸡蛋黄大小一枚，巴豆五十枚，麝香二分。

以上十三味药研为细末，用蜜调和，制成小豆大小的丸，每取一丸含服咽汁，每天两次。如果忽得腹满飞尸，每服大豆大小的两丸；如果患恶气肿，用苦酒调和，涂抹患处。用绛袋盛贮，佩戴在左臂，能辟邪毒之气。若服后不愈，可逐渐加量。

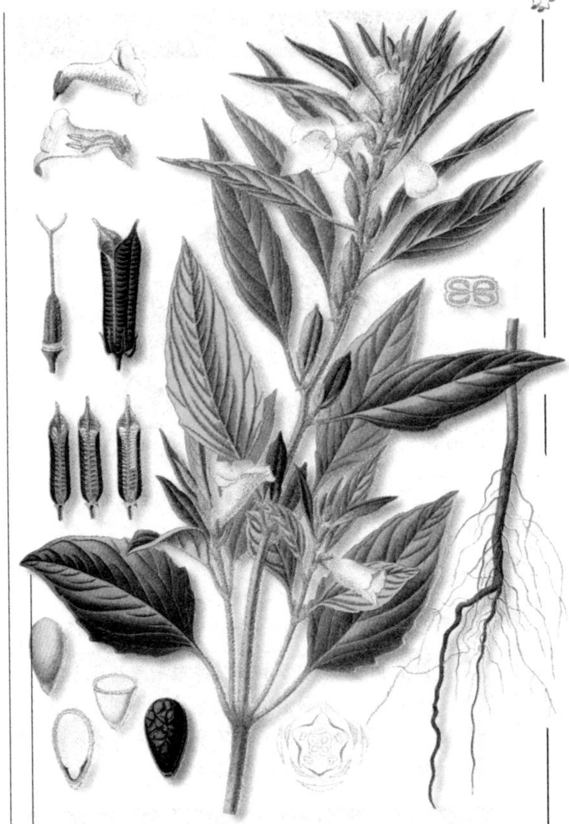

叶〔主治〕能吐风痰食毒，涂痈肿热毒。又治犬咬伤，以灌疮口，效果甚良。

芝麻

味甘，平，无毒。主伤中虚亏，补五脏，益气力。其叶能吐风痰食毒，涂痈肿热毒。还可治犬咬伤，以灌疮口，效果神奇。

治蛊毒的处方：

茜根、蘘荷根各三两。

以上两味药分别切细，加四升水煮取汁水二升，顿服。

治蛊毒的处方：

用水送服猬皮灰方寸匕，可以出虫。

蛇毒进入蔬菜瓜果中，吃后使人得病，名叫蛇蛊，治疗的处方：

用大豆末泡酒，绞取汁，服半升。

治中蛊，一日下血几十次的处方：

辟秽解毒方

北地太守酒 主治蛊毒、风气寒热等。

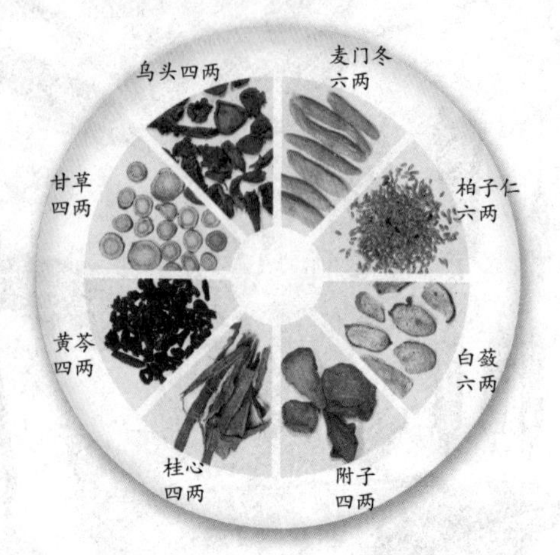

注：另有川芎、藜芦各四两，桔梗、半夏、前胡各六两。

以上十三味药分别切碎，先取七月酒曲十斤，秫米一斛，用酿酒的方法酿熟。切细各味药物，用绢袋装好，沉入瓮底密封。每日空腹服一合，一天三次，以有感觉为度。

服北地太守酒后疗效

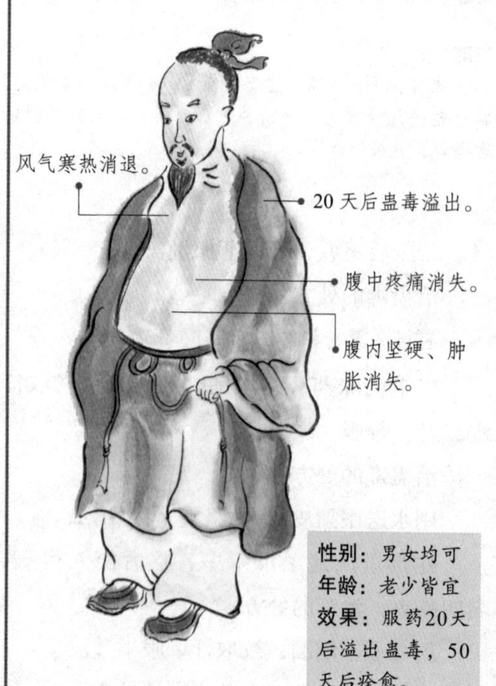

风气寒热消退。
20天后蛊毒溢出。
腹中疼痛消失。
腹内坚硬、肿胀消失。
性别：男女均可
年龄：老少皆宜
效果：服药20天后溢出蛊毒，50天后痊愈。

巴豆十四枚，藜芦、芫青、附子、矾石各二分。

以上五味研制成末，巴豆另研，合筛搅和均匀后，用棉布裹药如大豆大，放入下部中，一日三次，即愈。

治下血如鸡肝，腹中绞痛难忍的处方：

茜根、升麻、犀角各三两，桔梗、黄檗、黄芩各一两，地榆、白蘘荷各四两。

以上八味药分别切细，加九升水煮取二升半，分三次服，中蛊痢血的也可用这个药方。

治下血如鸡肝，腹中绞痛难忍，还可用以下处方：

桔梗、犀角各等分。

将以上两味药研成末，用酒送服方寸匕，每天三次。如果病人自己不能服用，可灌之。服药后心中感到些许烦闷，过一会儿就好了，服七天药即可停止。服药期间可吃猪脾脏补养。

治肠蛊，先下赤后下黄白沫，连年不愈的处方：

取牛膝一两捶碎切散，用淳清酒一升浸泡一宿，来日清晨空腹服下，服两次便愈。

狐臭漏腋第五

狐臭有天生的，也有被人传染上的。天生的狐臭很难治愈，被人传染上的容易治，然而也需要不间断地用醋敷矾石散三年，同时还要进服五香丸，才能痊愈。不要说药一敷就痊愈，只能说敷药时可暂得一愈。五香丸在第六卷中（五香丸由豆蔻、丁香、藿香、零陵香、青木香、白芷、桂心各一两，香附子二两，甘松香、当归各半两，槟榔二枚共

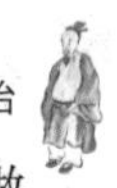

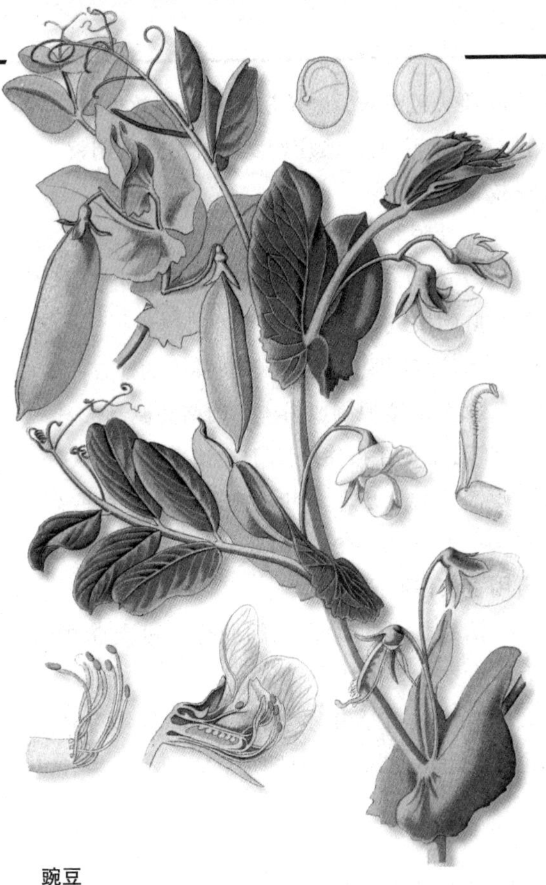

豌豆

味甘，平，无毒。主治消渴，去呕吐，止下泻痢疾。调颜养身，益中平气，催乳汁。煮汤喝，可驱除邪毒心病，解除乳石毒。

十一味药组成，研成末，制成大豆大小的蜜丸，每次服一丸，白天三次晚上一次）。凡是有狐臭的人忌吃油菜以及五辛，吃了后会终身不治。

治疗狐臭的处方：

辛夷、川芎、细辛、杜衡、藁本各二分。

以上五味药分别切细，用醇苦酒浸泡一夜，煎取药汁来敷腋下，时间选在临睡之时，狐臭味全部去除后即可停敷。

石灰散【外用去臭方】

主治狐臭。

石灰一升，青木香、枫香、熏陆香、丁香各二两，橘皮、阳起石各三两，矾石四两。

以上八味药切捣并过筛为散，用丝棉做成粗如指、长四寸的篆子，将药粘在篆上，用绢袋盛，先用布揩擦患处使痛，然后夹绢袋于腋下。

六物敷【外用去臭方】

主治漏腋而见腋下及足心手掌阴下股间常有汗湿臭者。

干枸杞根、干蔷薇根、甘草各一半两，商陆根、胡粉、滑石各一两。

以上各味药切捣并过筛为散，用苦酒少许调和，外涂患处，当有少许液体渗出时，可再涂。

脱肛第六

肛门主肺，肺有热就在肛门上有反应，肺热就会肛门闭塞，大便不通。

治疗肿缩生疮的药方：

取白蜜三升煎燥，在冷水中调制，长约六七寸，将它放入肛门中，再把身体倒立起来，头面朝下，白蜜很快烊化，大便不久即疏通泄下。

猪肝散【温肠止泻方】

主治大肠寒而致的洞泄日久、脱肛等。

猪肝（熬干）一斤，黄连、阿胶、川芎各二两，乌梅肉五两，艾叶一两。

以上六味药切捣并过筛为散，每次用温清酒一升服下方寸匕，每天两次，若不能饮酒，用清白米饮服下。

治疗肛门脱出的处方：

磁石四两，桂心一尺，猬皮一枚。

以上三味药切捣并过筛为散，饮服方寸匕，一日一次，肛门即缩。小心不要撑举重

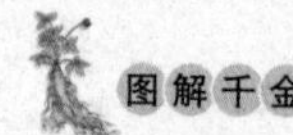

祛寒止泻方

猪肝散 主治大肠寒而致的洞泻日久、脱肛等。

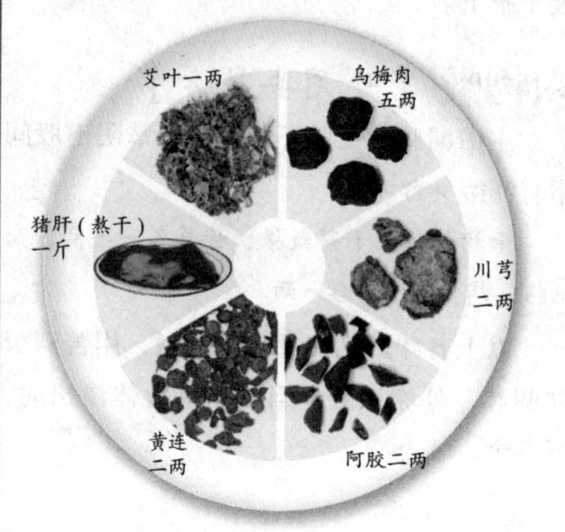

以上六味药切捣并过筛为散，每次用温清酒一升服下方寸匕，每天两次，若不能饮酒，用清白米饮服下。

服猪肝散后疗效

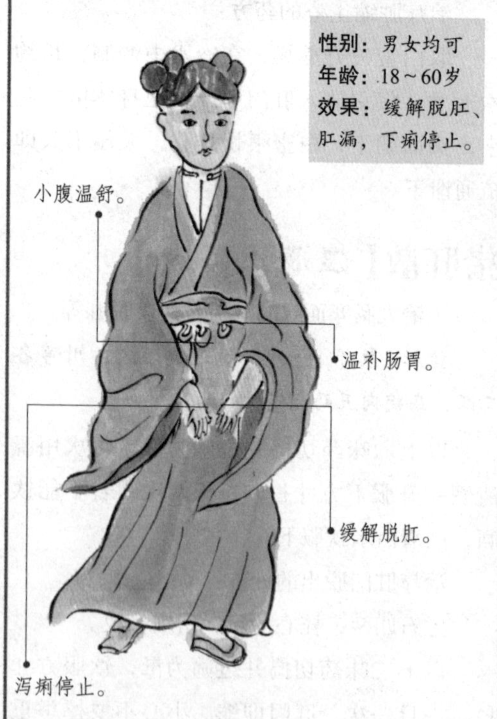

物以及快速束衣，断绝房事一年，效果才佳。《肘后方》中说，治疗妇女阴脱出外，用鳖头一枚，共四味。

治疗脱肛的处方：

取黄蒲二两用猪油调和，敷在肛门上，并将肛门按进体内，二三次即可痊愈。

治疗肛门脱出很长，不进体内的处方：

取生栝楼根制成粉末，用猪油调制成膏，涂肛门上，随手按住，肛门自然缩回。

治疗脱肛历时一年不愈的处方：可取死鳖头一枚完全烧过，制成屑，敷在肛门上，再用手按住肛门。

治疗大肠寒冷，肛门脱出，可灸脐中，有多少岁灸多少壮。

治疗脱肛历年不愈，可灸横骨一百壮。也可灸龟尾七壮，龟尾即是后穷骨。

瘿瘤第七

治疗石瘿、气瘿、劳瘿、土瘿、忧瘿等的处方：

海藻、龙胆、海蛤、通草、昆布、礜石、松萝各三分，麦曲一两，半夏二分。

以上九味药切捣并过筛为散，每次用酒送服方寸匕，一天三次。禁吃鱼肉、猪肉、五辛、生菜以及各种难以消化的食品，十天后便有感觉，二十天即可痊愈。

五瘿丸

取鹿靥，用上等好酒浸没，炙干，放入酒中，再将其炙香，含咽汁水，味尽后再换，如此含服十具即愈。

生瘿病上气短气，可灸肺腧穴一百壮。

生瘿病上气胸满，可灸云门穴五十壮。

生瘿病有恶气，可灸天府穴五十壮，《千金翼方》中说再灸胸膛一百壮。

生瘿病有劳气，可灸冲阳穴，有多少岁灸多少壮。

患瘿病，可灸天瞿穴三百壮，在横向距此穴三寸的地方灸。

患瘿气面肿，可灸通天穴五十壮。

患五瘿，可灸中封，壮数与年龄相同，穴位在两足背上四分下陷处。

患各种瘿病，可灸肩髃左右相对的下陷处，男子左边十八壮右边十七壮，妇女右边十八壮左边十七壮，或许两三次，病愈即止。也可灸风池穴一百壮，穴位在夹颈后两侧。也可灸两耳后发际一百壮。也可灸头冲（一作颈冲），将两手向前伸直，让手臂挨着头部，鼻尖所注的位置即是头冲穴，壮数与年龄相同。

陷肿散【外敷消瘤方】

主治瘿瘤、骨瘤、脂瘤、石瘤、肉瘤、脓瘤、血瘤或息肉，大如杯盂，经久不愈，或坚或软，或致漏溃，并见肌骨消瘦、睡卧不安、身体抽搐，且愈而复发者。

乌贼骨、石硫黄各一分，白石英、紫石英、钟乳各二分，丹参三分，琥珀、附子、胡燕屎、大黄、干姜各四分。

以上十一味药切捣并过筛为散，密贮牛皮囊中，用时取适量外敷患处。如果是疮湿直接外敷，若疮干用猪脂调敷，每天三至四次。若用后不消，可加芒硝二两。

治疗瘿瘤的处方：

海藻、干姜各二两，昆布、桂心、逆流水柳须各一两，羊靥七枚（阴干）。

将以上六味药研成末，制成小弹子大小的蜜丸，含服一丸。

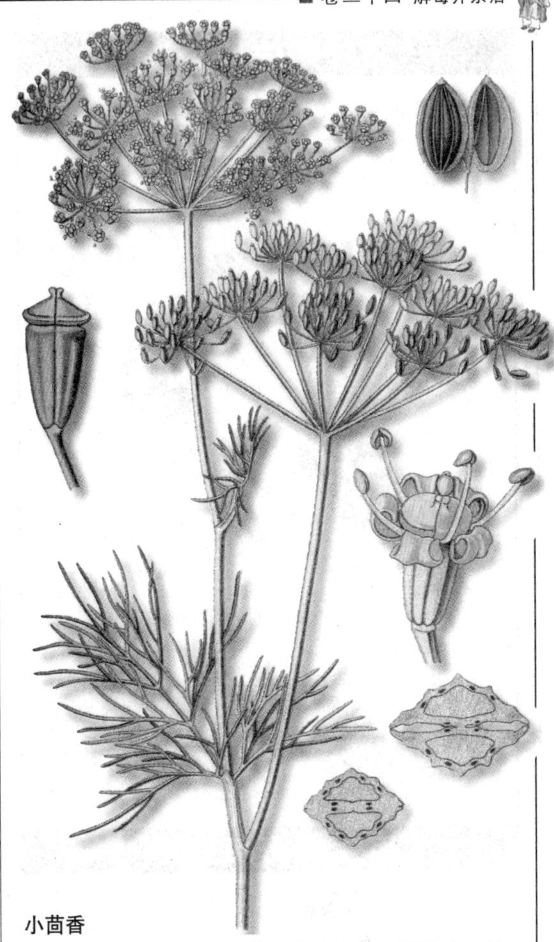

小茴香

其子味辛，温，无毒。主治肺气，能消食，健脾开胃，温肠，杀鱼、肉毒。补水脏，治肾气，壮筋骨。也可治小儿气胀，霍乱呕吐，两胁胀痛。

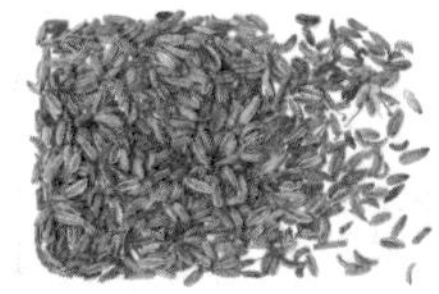

子〔主治〕肺气，能消食，健脾开胃，温肠，杀鱼、去肉毒。补水脏，治肾气，壮筋骨。也可治小儿气胀，霍乱导致的呕吐，腹部受凉不能吃东西，两胁胀痛。

阴癞第八

癞病有四种，分为肠癞、卵胀、气癞、水癞，肠癞和卵胀难以痊愈，气癞和水癞用针刺艾灸的方法容易治疗。

外敷生肌方

生肉膏 主治痈、瘤、溃漏及金疮等。

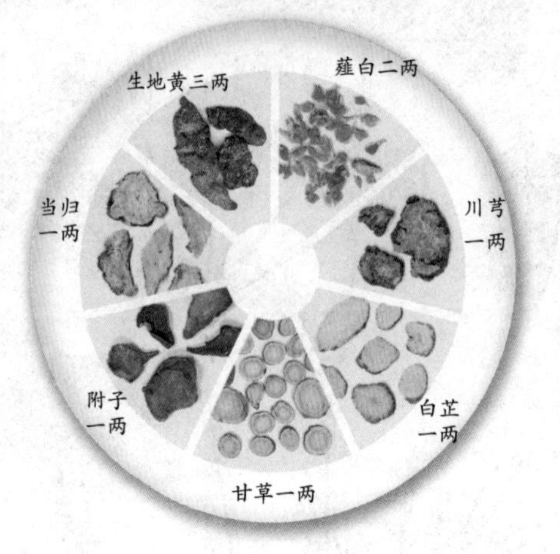

以上七味药分别切碎，用猪脂三升半煎熬，煎至白芷呈现黄色，去渣取膏，外敷患处，每天三次。

用生肉膏后疗效

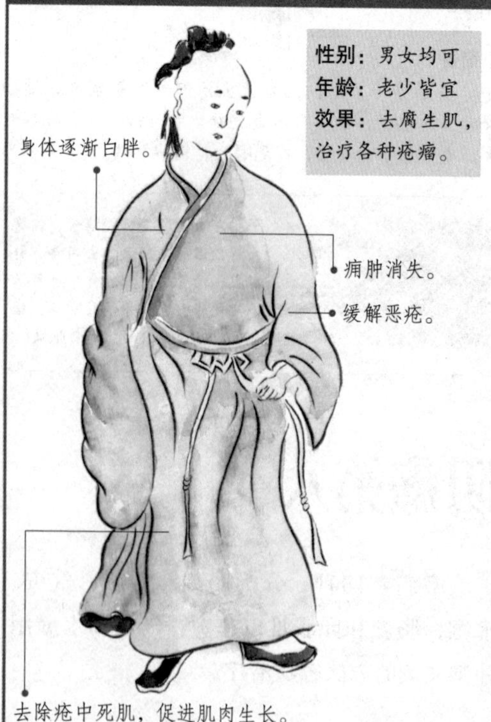

性别：男女均可
年龄：老少皆宜
效果：去腐生肌，治疗各种疮瘤。
身体逐渐白胖。
痈肿消失。
缓解恶疮。
去除疮中死肌，促进肌肉生长。

治癞丸

桃仁五十枚，桂心、泽泻、蒺藜子、地肤子、防风、防葵、橘皮、茯苓、五味子、芍药各二两，细辛、牡丹皮、海藻各一两，狐阴一具，蜘蛛五十枚。

以上十六味药研制成末，加蜜调和制成丸。每次进服如梧桐子大小的十丸，以后可逐渐加到三十丸。

治疗睾丸偏大，癞疝，气胀，不能动的处方：

牡丹皮、防风各三两。

以上两味药研制后过筛，用酒送服方寸匕，一日三次。

凡是虚热、石药发热，露卧或当门睡取凉导致冷湿伤肌，热聚在里，变成热邪以及水肿，腹部发肿气急，大小便不畅，肿如皮囊盛水，颜色如老蚕，阴茎坚肿，疮水流出，这些都是肾热虚损、强取风阴、湿伤脾胃的缘故。治疗方法：在内宜依药方服用各种利小便的方剂，在外用蒺藜子汤洗四肢，洗完以后，用葱白膏敷疮，再用猪蹄汤洗阴茎。

蒺藜子汤【外用消肿方】

主治肾热虚损、强取风阴、湿伤脾胃而致的水病，症见肿满腹大、气急、大小便不利、肿如皮纸盛水、肤色如老蚕之色、阴茎坚肿成疮液出等。

蒺藜子、赤小豆各一升，菘菜子二升，巴豆（连皮壳）一枚，葱心青皮一升，蒴藋五升。

以上六味药分别切碎，用二斗水煎煮，取汁八升，淋洗肿处。

猪蹄汤【外洗消肿方】

主治服石发热或劳损热盛，当风露卧而致的阴茎坚肿。

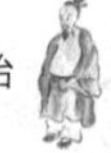

猪蹄一双，葶苈子五合，蒺藜子（碎）一升，黄檗五两，蒴藋三升。

以上五味药分别切碎，用一斗水煎煮，取汁三升，停冷后洗浴阴茎，每天三次。

葱白膏【外用消肿方】

主治因服石发热或劳损热盛，当风露卧而致的阴茎坚肿。

葱白、菘菜子、葶苈子、蒴藋根、丹参、蒺藜子各半升，猪膏五斤。

以上七味药分别切碎，依煎膏法煎熬，去渣，外敷患处。

治疗男子阴肿大如斗，阴核疼痛的处方：

雄黄一两（研末），矾石二两（研末），甘草一尺（切细）。

以上三味药，加五升水煮，水减去一半，洗阴部。

治疗阴部发冷，渐渐有冷气侵入阴囊中，以致阴囊肿满，日夜疼痛烦闷，不能安睡的处方：

治疗阴部肿痛，可灸大敦穴三壮。

治疗阴部突发刺痛，汗如雨下的处方：

小蒜、韭根、杨柳根各一斤。

以上三味药合烧，浇上酒，用升腾的酒汽蒸阴部，即愈。

治阴部疼痛的处方：取甘草、石蜜各等份，研成细末，用乳汁调和，涂阴部。

治妬精疮的处方：取麝香、黄矾、青矾各等分，研成细末，小便后敷阴部，不过三次即愈。

治疗阴蚀生疮或发痒的处方：

雄黄、矾石各二分，麝香半分。

以上三味药，治下筛，取粉扑疮，即愈。

治男女阴痒生疮的处方：用嚼烂的胡麻敷患处。

治疗阴下生疮的洗方：

地榆、黄檗各八两。

以上两味药分别切细，加一斗五升水煮取汤汁六升，去渣，调节冷暖，洗疮，一日两次。只用黄檗煮汤洗，效果也佳。

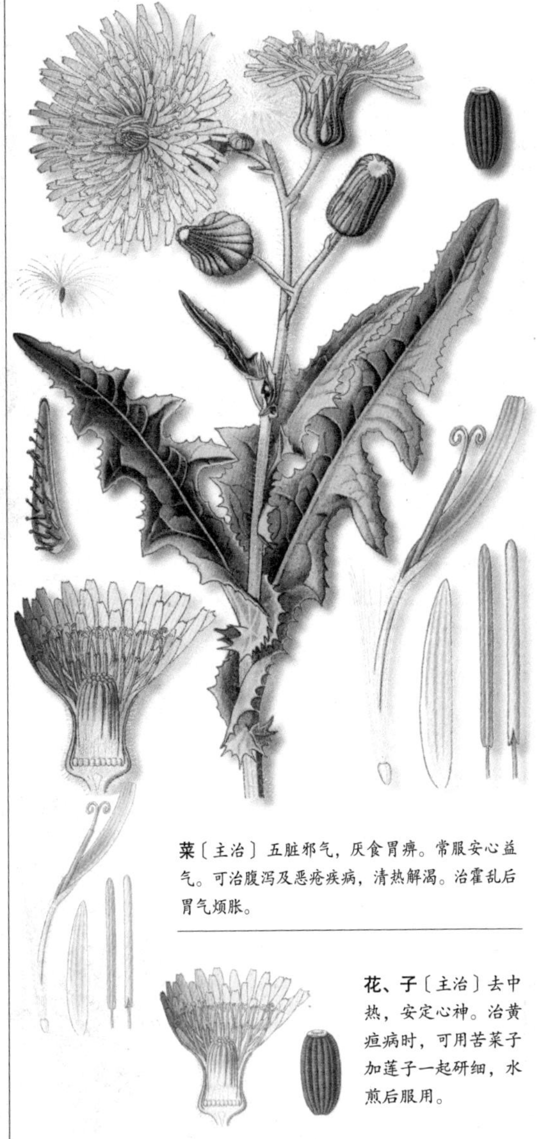

菜〔主治〕五脏邪气，厌食胃痹。常服安心益气。可治腹泻及恶疮疾病，清热解渴。治霍乱后胃气烦胀。

花、子〔主治〕去中热，安定心神。治黄疸病时，可用苦菜子加莲子一起研细，水煎后服用。

苦菜

味苦，寒，无毒。主治五脏邪气，厌食胃痹。常服安心益气。可治腹泻及恶疮疾病，清热解渴。治霍乱后胃气烦胀。

以上十二味药分别切碎，用一斗水煎煮，取汁三升，分成三服。能降逆气

大黄干漆汤【温阳活血方】

主治产后余血未尽而致的腹中切痛。如果服后瘀血未下，次日早晨再服一升。

大黄、干漆、干地黄、桂心、干姜各二两

以上五味药切碎，用三升水、五升清酒煎煮，取汁三升，去渣，每次温服一升。

钟乳汤【温阳通乳方】

主治女子产后无乳汁

石钟乳、白石脂各六铢，通草十二铢，桔梗半两，硝石六铢。

以上五味药分别切碎，用水五升煎煮，煎沸后取下，放冷后再煎，凡三次，去滓，入硝石烊[illegible]

当归散【和冲[illegible]】

主治女子子宫[illegible]

当归、黄芩各二两，[illegible]药一两[illegible]猬皮[illegible]两，牡蛎[illegible]两半。

将以上五味药切捣并过筛取末，每次用酒服下方寸匕，每天三次。

吴茱萸汤【温中和胃方】

主治体内久寒而导致的胸胁逆满，不能进食等。

吴茱萸、半夏、小麦各一升，甘草、人参、桂心各一两，大枣二十枚，生姜八两

以上八味药分别切碎，用五升酒、三升水煎煮，取汁三升，分成三服

五壹丸【温阳[illegible]寒方】

主治胸中久寒而导致的呕逆气逆，饮食不下，结气不消等。

蜀椒、吴茱萸、桂心、人参各五分，细辛、白术、茯苓、附子各四分，橘皮六分

以上十味药研为细末，用蜜调和，制成梧桐子大小的丸。每次用酒送服三丸，每天三次。如果服后不愈，可逐渐加量到十丸。

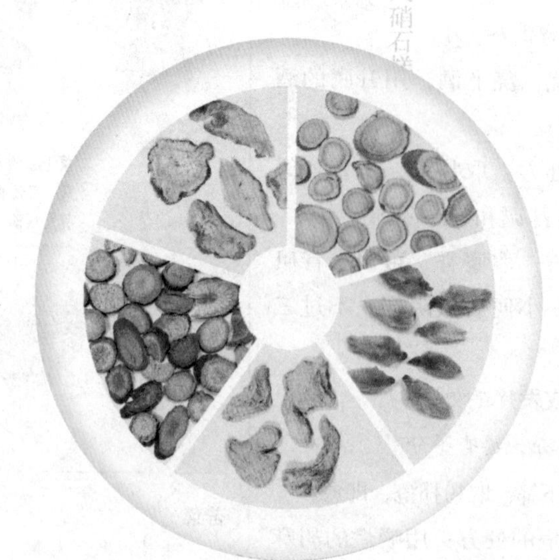

养血滋阴方

卷二十五 备急

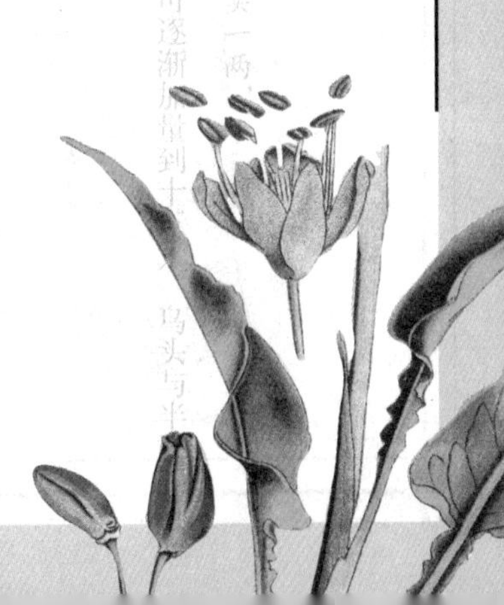

辟秽解毒方

还魂汤 主治忽然遭遇客忤，鬼击飞尸而致的突然昏倒、不省人事、气息微弱欲绝、口噤等。

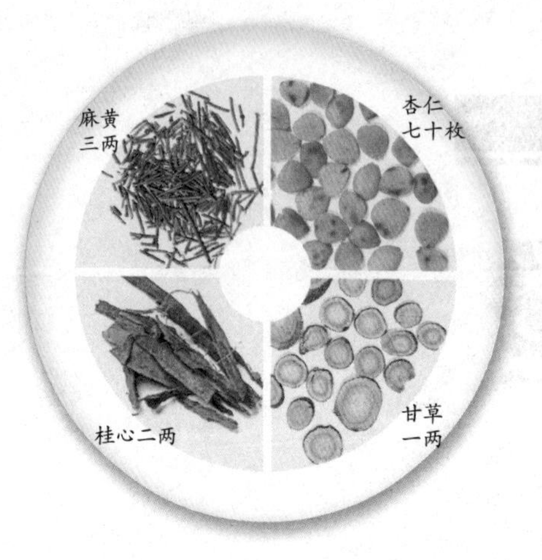

以上四味药分别切碎，用八升水煎煮，取汁三升，分为三服。若昏厥不能服药，开其口灌服。

服还魂汤后疗效

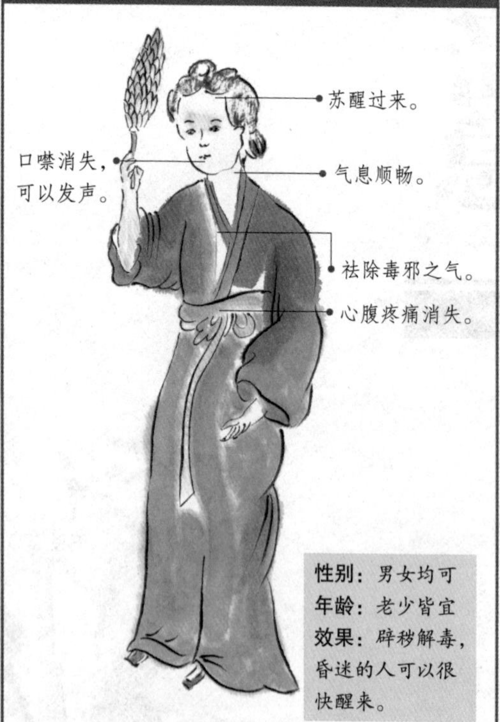

苏醒过来。
口噤消失，
可以发声。
气息顺畅。
祛除毒邪之气。
心腹疼痛消失。

性别：男女均可
年龄：老少皆宜
效果：辟秽解毒，昏迷的人可以很快醒来。

猝死第一

治突然休克而无脉搏跳动，没有其他症候的，这是由于其阴阳气都已衰竭的缘故，治疗的方法是以熨斗来炙烤其两肋下。《备急方》中说此法又用于治尸厥症。

治突然梦中惊叫继而休克的处方：捣韭菜取汁来灌入患者鼻孔中，对于严重者灌其两耳。 张仲景说灌入口中。

治梦中呻吟、惊叫而醒转不来的处方中说取伏龙肝末吹入其鼻孔中。

治突然休克：针刺间使穴百余下。也可灸鼻下人中，此处又名鬼客厅。《肘后方》中说可用此法来治尸厥症。

辟除梦中遇可怕之事而呻吟、惊叫：可将如枣那么大的雄黄系在左腋下，能使人终身不被鬼邪迷住于梦中。张文仲说，系帚时，男子系在左腋下，女子系在右腋下。

治梦中遇可怕之事而呻吟、惊叫，可灸两足大趾丛毛中各十四壮。《肘后方》说，这是华佗的方法，又用于救治中恶邪而猝死。

治中恶邪的处方：以葱心黄刺鼻孔中，血出即愈。《肘后方》说，刺入七八寸，无苦味，能使目中出血更好。《崔氏》说，刺时，男子刺左鼻孔，女子刺右鼻孔。

治中恶邪及蛊毒的处方：以冷水来调和伏龙肝，如鸡蛋那么大，服用后必定会吐。

治中恶邪，可灸胃脘五十壮，即愈。

猝忤又称客忤，因病邪侵袭而致，症见心腹绞痛胀满，气冲心胸，或神昏口噤。此病即现在人们所说的中恶邪，与猝死、鬼击相类似，其治疗方法都可互相参照取用的处方：以八合盐加三升水来熬取一升半汤药，分两次服用，吐出即愈。若小便不通畅，将七枚笔头烧成灰，以水调和来送服，就通利了。

治猝忤昏死，可灸手十指爪下各三壮，其余的治疗事项与上一方相同。可灸人中三壮；可灸肩井百壮；可灸间使七壮；还可灸巨阙百壮。

突然遭遇鬼毒邪风，以及被刀兵所伤，血漏入腹中而不出，烦满将死，其治疗的处方是：取雄黄粉，每次用酒送服一刀圭，每日三次，血即化为水。

鬼击之病，常在不知不觉间患上，突然被邪风所侵的当时，有如刀刺的感觉，胸胁腹内绞急切痛，不能按压，有的立即会吐血，有的鼻口出血，有的便溺下血，此病又名鬼排，其治疗的处方是：取艾鸡蛋大三枚，以五升水来熬取一升汤药，一次服完。

治疗鬼击，可灸人中一壮，立即痊愈，若不愈，再灸。也可灸脐上一寸处七壮，以及两足跟白肉之际，直到痊愈为止。还可灸脐下一寸处三壮。

五绝，一指自缢，二指墙壁压迮，三指溺水，四指梦中惊叫或被鬼邪迷惑住，五指产后乳绝。这五绝都治的处方：取一两半夏细细地筛过取其末，吹一粒大豆那么多的粉末入鼻孔中，即能回活，心口处还有热气的，一日之内都可救治。

治自缢而死的处方：凡是救自缢的人，特别需要先按定其心脏部位，不能一下子截断绳索，要慢慢地抱住解下来，心下还温热的，用毛或毛麻混织的毛布、地毯覆盖其口鼻，两人向其两耳中吹气。

治自缢者，可灸四肢大节陷大指本纹，其部位名叫地神，也可灸七壮。

治中暑的处方：取道路上的热尘土来壅填在病人的心脏部位，稍冷后就换用，直到气通为止。

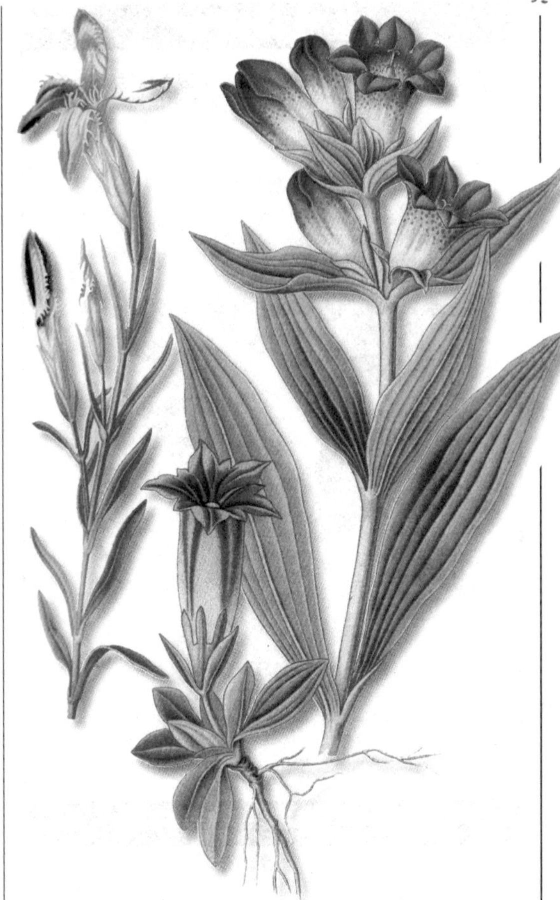

龙胆

味苦、涩，大寒，无毒。主治骨间寒热，惊痫邪气，续绝伤，定五脏，除蛊毒。除胃中伏热，时气温热，热泄下痢，去肠中小虫，益肝胆气。

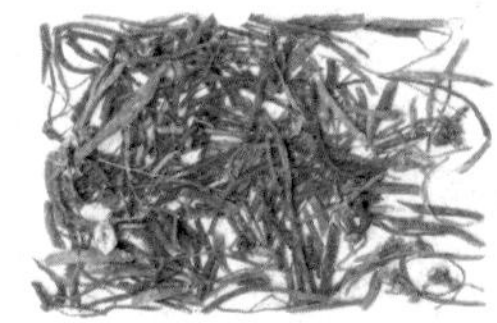

根〔主治〕骨间寒热，惊痫邪气，续绝伤，定五脏，除蛊毒。除胃中伏热，时气温热，热泄下痢，去肠中小虫，益肝胆气，止惊惕。

治落水休克者的方法：屈溺水者两脚于别人的两肩上，让休克之人的背部与别人的背部相向，随即负持行走，吐出水后便能回活。

治落水休克者的方法：解开休克者的衣服，灸脐中，凡是落水经过一晚上的，还可以救活。

益气补精方

芍药茯苓汤 主治饮酒与房劳而致亏虚受热，多日不食，四肢中虚热。

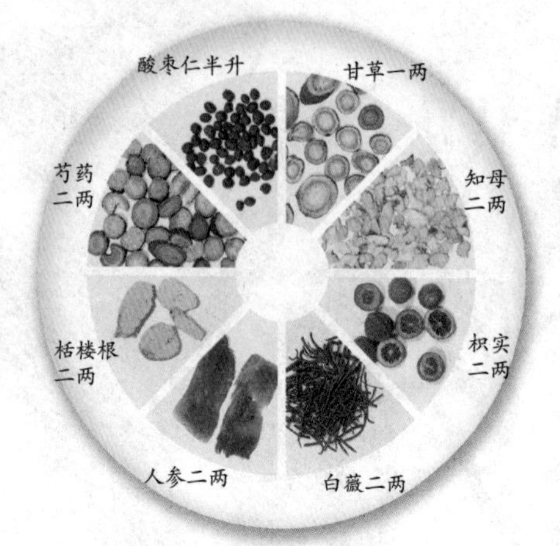

注：另有生地黄八两，茯神三两。

以上十味药分别切细，加一斗水来熬取三升汤药，分三次服用。

服芍药茯苓汤后疗效

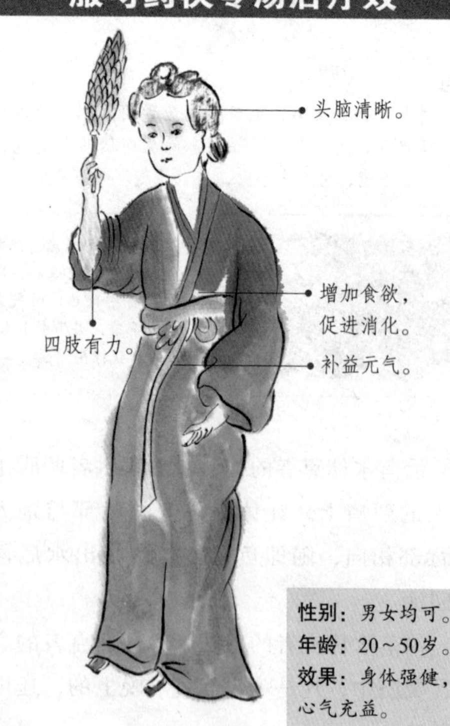

头脑清晰。
增加食欲，促进消化。
四肢有力。
补益元气。
性别：男女均可。
年龄：20～50岁。
效果：身体强健，心气充益。

治冬季落水，冻得四肢僵直，口闭不开，尚有微弱的气息者的方法：在大容器中将灰炒热，盛在囊中，靠近落水者的心脏部位，冷后就换用。直到心暖气通，眼睛转动，口也就开了。此时可用温热的粥来他慢慢地吞下，就能回活。若不先温暖其心脏，就用火来其身体，冷气与火气相争，病人就会死。

治冻烂疮的处方：在夜半时烧猪后悬蹄，研细筛过，以猪脂调和，用来敷在冻疮上。

治入水手足肿痛的处方：捣生胡麻敷在肿痛处。

治酒醉后中酒毒，担心五脏会烂的处方：将热水倒在槽中，浸泡身体，冷后就换用。在夏季也用热水。

治饮酒而致头痛的处方：

取五两竹茹，以八升水来熬取五升，去掉药渣，使其冷，加入破鸡蛋五枚，搅拌均匀，再熬两沸，一次饮完二升，即愈。

治饮酒后腹满不消化的处方：煮盐开水，以竹筒盛装灌入肛门中。

治饮酒中毒的处方：煮大豆三沸，饮其汁三升。

治病酒的处方：

豉、葱白各一升。

以上两味药以四升水来熬取二升汤药，一次服完。

治连月饮酒而导致咽喉烂、舌上生疮的处方：

大麻仁一升，黄芩二两。

以上两味药研成粉末，加蜜调和成丸药来含在口中。

治酒醉不醒的处方：饮葛根汁一斗二升，直到苏醒为止。《肘后方》说，以此方治连日大醉，烦毒不堪忍受者。

饮酒而使人不醉的处方：

柏子仁、麻子仁各二两。

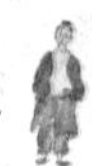

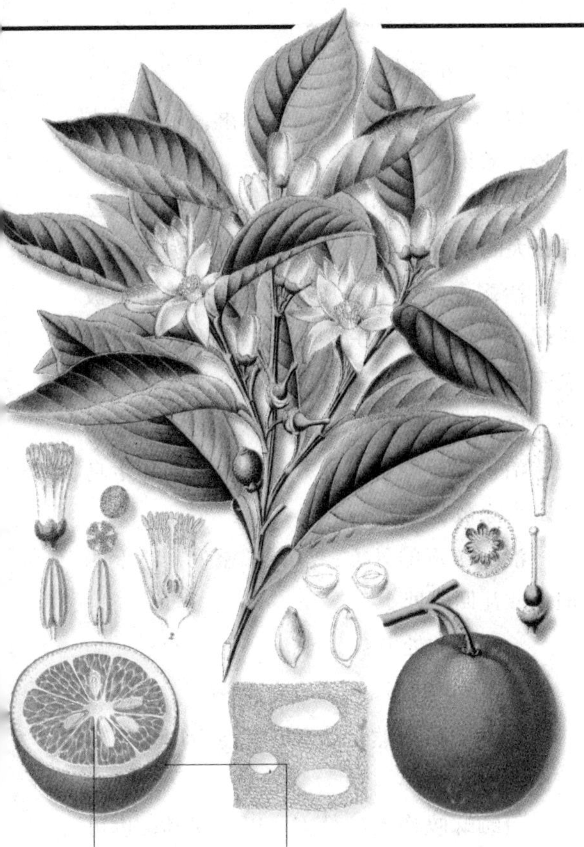

核〔主治〕浸湿研后，涂面可治面斑粉刺。

橙皮〔主治〕具有散肠胃恶气、消食下气、去胃中浮风气的功效。能止恶心，解酒病。消痰下气、利膈宽中、解酒。

橙

味酸，寒，无毒。洗去酸汁，切碎和盐煎后贮食，可止恶心，去胃中浮风恶气。可行风气，治疗淋巴结核和甲状腺肿大，杀鱼、蟹之毒。

以上两味药治下筛后制成散药，一次服完，可饮平常三倍的酒。

饮酒使人不醉还可用此方：

葛花、小豆花各等分。

将以上两味药一起研成末，服三方寸匕，同时饮用葛根汁、芹汁及枇杷叶汁，能使酒量倍增。

治酒醉后多怒者的处方：取空井中倒生的草烧灰来让他服下，不要让他知道。

断酒的处方：白猪乳汁一升，使其饮之，将永不饮酒。

蛇毒第二

因为天气热乘凉时睡着了，有蛇进入口中，拉拽不出来的，其治疗方法是：用刀剖开蛇尾，塞入两三枚生椒，裹住，过一会儿蛇就会自行退出。《肘后方》说，以艾炙蛇尾即出。如果无火，用刀周匝割蛇尾，截断蛇皮，于是捋皮倒脱，蛇即退出。

治蛇进入人口中及七孔中的处方：割破母猪的尾巴，沥血滴入人的口中，蛇即会自行退出。

治忽然被蛇缠绕解不开的处方：用热水淋蛇。若无热水，让人用尿淋。

治蛇蝎螫伤的处方：服小蒜汁，并用蒜渣敷在螫伤处。《肘后方》说，用此方治蝮蛇螫伤。

治蛇毒的处方：将蜡融化，注于疮上，若不愈，再融化蜡来滴注。

治蝮蛇毒的处方：以姜末来敷，干后又换。

治各种蛇毒的处方：

雄黄、干姜各分。

以上两味药研成末，以射罔调和，装入竹筒中，随身携带上路，以备急用。

治各种蛇咬伤，可灸被咬处二十一壮。若无艾，用与疮孔大小相同的火头来烧灼。

入山草深，辟众蛇的处方：

干姜、麝香、雄黄等分，粗捣，用小绛袋盛装来佩带，男子佩带在左，女子佩带在右，中蛇毒时用来涂敷在疮上。《集验方》说，如果没有麝香，就用射罔调和来佩带。《救急方》说，用蜜调和而制成膏药，用来敷在蛇螫处，效果较好。

治蛇螫人，疮已痊愈，而余毒在肉中淫淫痛痒的处方：

养血滋阴方

内补散 主治金疮出血过多而致的身体虚竭。

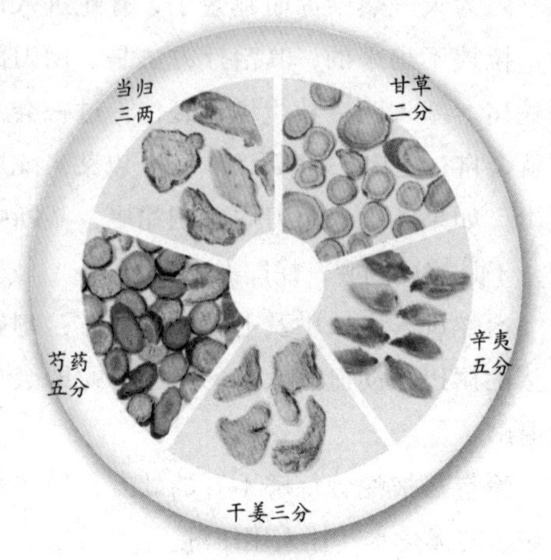

将以上五味药切捣并过筛为散，每次用酒服下方寸匕，日间三次，夜间一次。

服当归散后疗效

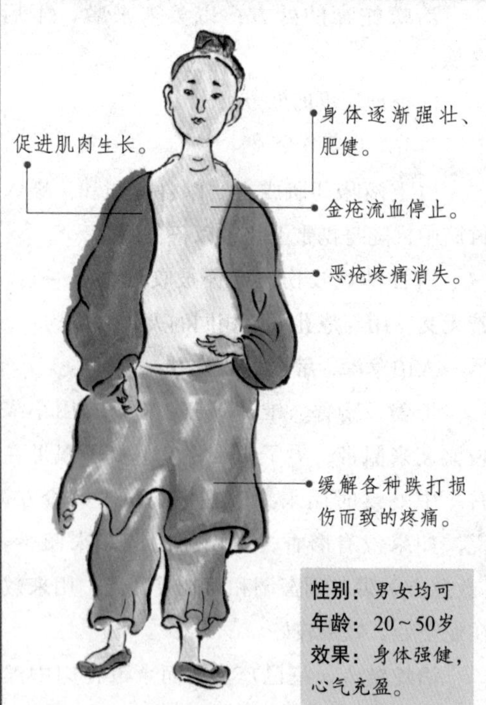

身体逐渐强壮、肥健。
促进肌肉生长。
金疮流血停止。
恶疮疼痛消失。
缓解各种跌打损伤而致的疼痛。
性别：男女均可
年龄：20～50岁
效果：身体强健，心气充盈。

大蒜、小蒜各一升。

以上两味药合捣，以开水淋，用其汁来灌疮，效果特别好。

治蛇骨刺入而中毒疼痛的处方：将如大豆那么大的铁精放入管中，吹入疮中，效果较好。

治蝎毒的处方：凡是蝎子，分雌雄。被雄蝎子螫伤，痛只在被咬处；被雌蝎子螫伤，会牵动各处都痛。可取齿中残余的米饭来涂敷，可用猪脂来封住，还可用射罔来封住。

治被蝎子螫伤的处方：以唾液调和生乌头末来涂敷螫伤处。

治蜂螫毒的处方：取瓦摩螫处，唾十四遍，放瓦回原处。

治蜂螫的处方：

腊二两，猪脂、蜜各五合。

以上三味药熬至如膏，等冷后用来涂敷螫伤处。

治蜘蛛咬伤人的处方：以人尿淋，也可用油淀敷，或用炮制姜来贴，或用乌麻油调和胡粉成泥来涂上，干后再更换。

治被马咬伤或踏伤而发作疮毒肿热痛的处方：将马鞭皮烧成末，以猪膏调和来涂敷。

治马咬伤人致睾丸脱出的处方：将睾丸向内推入，以桑皮做成细线来缝上，破乌鸡取其肝，细锉，用来封上，并且忍住不要小便，就能痊愈。

治被犬马咬伤及被马骨刺伤，以及马血进入旧疮中的处方：取灰淋汁，趁热浸泡疮，冷后加热再浸，换几次灰汁，不让人的肉腐烂，如此浸渍三日以上；出现肿痛的病人，炙烤石来熨，每日两次，直到消肿为止。

治马血进入疮中的处方：取妇女的月水来敷疮，效果神奇。

治马汗马毛进入人的疮中，肿痛得要死的处方：用水浸渍疮，换几次水就能痊愈。也可用石灰来敷。

被打第三

治疗因被击打而头眼青肿的处方：炙烤猪肝来熨青肿处。

治从高处坠下所伤，以及被木石所压伤，或因落马所伤，对凡是伤损后瘀血凝积、气息微弱将死等严重症状都无不能治的处方：取五升洁净的泥土，将土蒸到出现有水向下流的程度，分取一半，以几层旧布裹住来贴在病位上，不要使其太热，恐怕破损肌肤，冷后就换用，直到疼痛停止才罢手。凡是有损伤的，都用这个方法来治，效果神奇。已经休克而不能说话者也能治活，有三十年积伤者也能治愈。

治坠于车马间，被马鞍及各种物体造成体内肉裂的处方：以醋调和曲来涂敷伤处。

黄芪散【温阳活血方】

主治手腕折伤以及各种跌打损伤。

黄芪、芍药各三两，当归、干地黄、附子、续断、桂心、干姜、通草各二两，大黄一两，蜀椒一合，乌头半两。

以上十二味药切捣并过筛制成散，每次饭前用酒服下五分匕，每天三次。

治折骨断筋的处方：

干地黄、当归、羌活、苦参各二分。

以上四味药治择捣筛后制成散药，每次用酒送服方寸匕，每日三次。

治腕折骨损而痛不可忍的处方：以大麻根和叶捣成汁来饮服一升，若无生麻，就煮干麻取汁来服。此方也可治因坠堕击打造成的瘀血、心腹胀满、短气等症状。

治被伤而筋断的处方：取蟹的脑汁及足胫中的髓来炒，放入疮中，筋就能续生。

治腕折、四肢骨碎以及筋伤蹉跌的处方：取生地黄，不限多少，捣熟，用来敷贴损伤处。

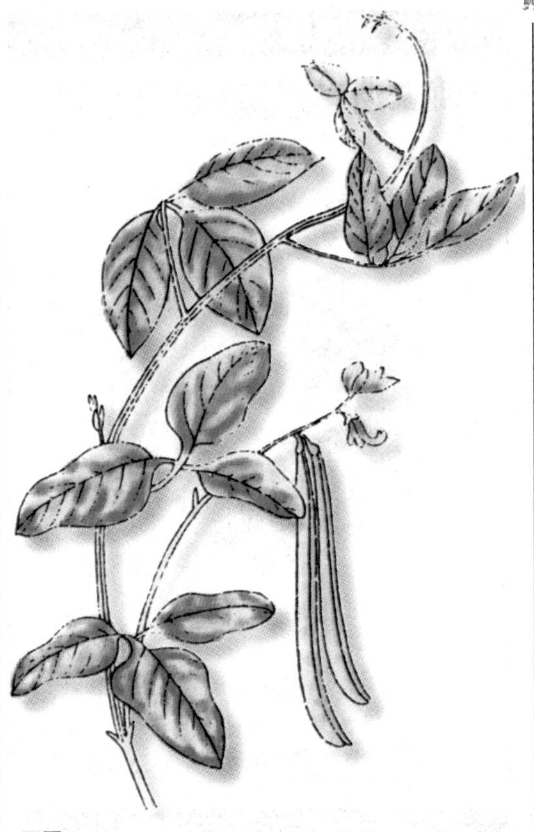

豇豆

味甘、咸，平，无毒。主理中益气，补肾健胃，和五脏，调颜养身，生精髓，止消渴，治呕吐、痢疾，止尿频，可解鼠蛇之毒。

治四肢骨碎筋伤蹉跌的处方：以二升水来浸泡三升豉，取汁来服用。

治头破脑髓流出，中风而口噤的处方：将一斗大豆炒去腥味，不能太熟，捣为末，蒸熟，使气充满整个甑之间，然后装入盆中，以一斗酒来淋，每次温服一升，盖上被子发汗，同时敷杏仁膏于疮上。

治被打损伤破肉，腹中有瘀血的处方：

蒲黄一升，当归、桂心各二两。

以上三味药治下筛后制成散药，每次用酒送服方寸匕，白天三次，夜间一次。

温阳活血方

大胶艾汤

主治男子伤绝，或从高处坠下而损伤五脏，轻微的唾血，严重的吐血。

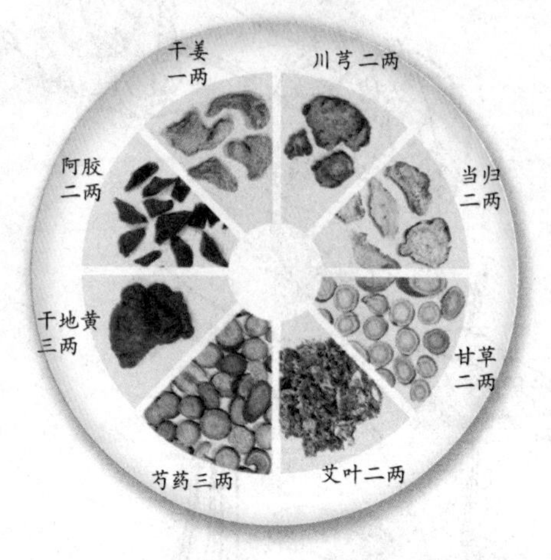

以上八味药分别切细，以八升水来熬取三升，去掉药渣，加入阿胶使其烊化，分两次服用，身体瘦弱的人分三次服用。

服大胶艾汤后疗效

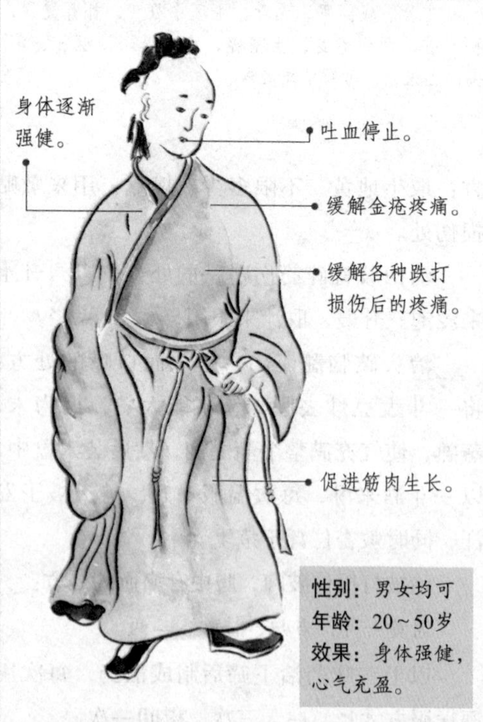
身体逐渐
强健。
吐血停止。
缓解金疮疼痛。
缓解各种跌打
损伤后的疼痛。
促进筋肉生长。
性别：男女均可
年龄：20～50岁
效果：身体强健，
心气充盈。

治被打后腹中有瘀血，以及治妇女瘀血，使之消为水，用白马蹄散方：将白马蹄烧至烟尽，捣筛，每次用酒送服方寸匕，白天三次，夜间一次。

治有瘀血者，其人健忘，不喜欢听到人声，胸中气塞、短气的处方：

甘草一两，茯苓二两，杏仁五十枚。

以上三味药分别切细，以二升水来熬取九合汤药，分两次服用。

治被殴打有瘀血、腹满烦闷的处方：用三升水来熬一升豉三沸，分两次服用，若不愈，再制药。再取麻子，与豉一样熬法，若仍不愈，再照前法熬豉。

治男子从高处坠下而损伤五脏，轻微的唾血，严重的吐血，以及金疮、伤经、崩中的处方：

阿胶、艾叶、干姜各二两，芍药三两。

以上四味药分别切细，以八升水来熬取三升，去掉药渣，加入阿胶使其烊化，分作两次服用，身体瘦弱的人分三次服用。此方兼治女人产后崩伤下血过多，虚喘，腹中绞痛，下血不止者，服药后都能治愈。

治男子伤绝，或从高处坠下而损伤五脏，轻微的唾血，严重的吐血，以及生金疮、伤经者，用大胶艾汤。

治从车马及树上坠落导致崩血、腹满、短气的处方：以五升大豆加一斗水熬取二升汤药，去掉豆，一次服完，严重者服药不超过三次即可痊愈。

治腹中有瘀血、痛在腹中不出、满痛短气、大小便不通的处方：

荆芥半分，䗪虫三十枚，大黄、川芎各三两，蒲黄五两，当归、桂心、甘草各二两，桃仁三十枚。

以上九味药分别切细，用一斗水来熬取三升汤药，分三次服用。

桃仁汤【活血消瘀方】

主治坠落伤损而致的瘀血之症。

桃仁五十枚，大黄四两，芒硝三两，桂心、当归、甘草各二两，虻虫、水蛭各二十枚。

以上八味药分别切碎，用八升水煎煮，取汁三升，去渣，调适药液至适当温度，每次服一升，每天三次。

消除瘀血的汤药处方：

大黄五两，桃仁五十枚，虻虫、䗪虫、水蛭各三十枚，桂心二两。

以上六味药分别切细，用酒、水各五升熬得三升汤药，在寒温适当时饮服一升，每天三次。

竹皮汤【活血消淤方】

主治被兵杖或木石所伤，胸背及胁中瘀血，症见胸背及两胁作痛、气息憋塞等。

取青竹刮取竹茹鸡蛋大两枚，乱发鸡蛋大两枚，置炭火上炙至焦，相合捣研并过筛取末，用酒一升煎煮三沸，顿服。

治腕折伤后瘀血的处方：

大黄六两，桂心二两，桃仁六十枚。

以上三味药分别切细，用六升酒来熬取三升汤药，分三次服用。下血即愈。

治从高处坠下而有瘀血的处方：

蒲黄八两，附子一两。

以上两味药研为末，每次用酒送服方寸匕，每日三次，若无效就加大用量，根据病情来增减药量。

治疗从高处坠下而崩中的处方：

当归、大黄各二分。

以上两味药治下筛后制成散药，每次用酒送服方寸匕，每日三次。

治从车马上坠落，心腹积血，唾吐无数的处方：每次用酒送服方寸匕干藕根末，每日三次，如果没有干藕根末，就取新的藕根捣汁来服。

蒲黄散【活血消瘀方】

主治手腕折伤，瘀血不消之症。

蒲黄一升，当归二两。

以上两味药切捣并过筛制成散，每次饭前用酒服下方寸匕，每天三次。

治腕折瘀血的处方：

虻虫二十枚，牡丹一两。

以上两味治择捣筛后制成散药，用酒送服方寸匕，血即化为水。

治杖疮的处方：

石灰六斤，鲜猪血一斗。

以上两味药调和，熟烧使其破开，再制

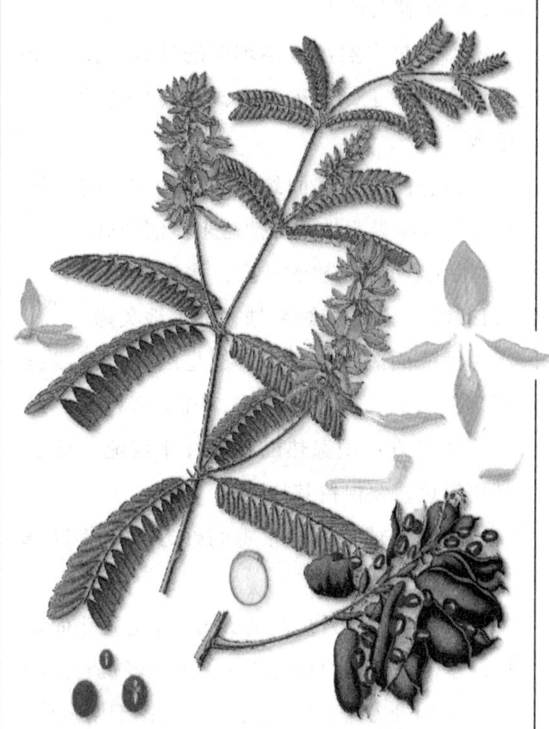

相思子

味苦，平，有小毒，吐人。主治通九窍，去心腹邪气，止热闷头痛，杀腹脏及皮肤内一切虫，去蛊毒。

成丸药，如此烧三遍而止，取其末来敷在杖疮上。

治长期有刺在皮肤中不出的处方：服王不留行汁即出，同时取其根研为末来敷贴。

治刺在人肉中不出的处方：嚼白梅来涂上。

治竹木刺在人皮肤中不出的处方：用水送服蔷薇灰方寸匕，每日三次，连服十日刺即出。

治恶刺的处方：浓熬大豆汁来浸渍，直到痊愈。

凡是因为疮而肿痛者，严重的几天就可能致死，或中风寒，或被水毒所侵，或中狐尿刺，治疗这些症候的处方：把蜡烧热放入疮中，即使是对于新疮，也有很好的疗效。

治疮中水肿的处方：取炭白灰、胡粉各等分，以脂调和来涂在疮孔上，等其疮中水出，疼痛就会停止。

治手足突然被水毒刺中的处方：捣韭菜及蓝青来敷上，以火炙烤，等其热透后就能痊愈。

治疮因受风邪而致肿痛的处方：将一斤栎木根皮浓熬，加入一把盐来浸渍疮肿。

治破伤风而肿的处方：厚厚地涂敷一层杏仁膏在肿处，点燃麻烛，远远地炙烤它。

因疮而肿痛的病人，都是因受水毒或风寒邪气所致，若其肿入腹，就会害死人，其治疗的处方：用温热的桑灰汁来浸渍，冷后就再温热，要保持其热度。

治刺伤或中风邪水毒的处方：把鱼目烧成灰来敷患处。

凡在八月九月时被刺所伤，手足犯恶而露肿，这种病严重的会害死人，不能轻视它，治疗此病的处方是：以三枚生桑枝置于塘灰中，一推一拉地使其极热，然后砍断，以其正头一端放于疮口上，热尽后就换用。能用完此药三枚，则那疮自然已烂，再取薤白捣末，用药棉裹住，投入热灰中使其极热，然后去掉药棉，以薤白来敷疮上，再用布帛赶紧裹住，如果有肿胀的，就取用此药，用薤白最好。

治漆疮的处方：取猪膏来涂上。

火疮第四

凡是被火烧损，注意不要用冷水来洗，否则火疮遇冷后其热气会更深地转入骨中，

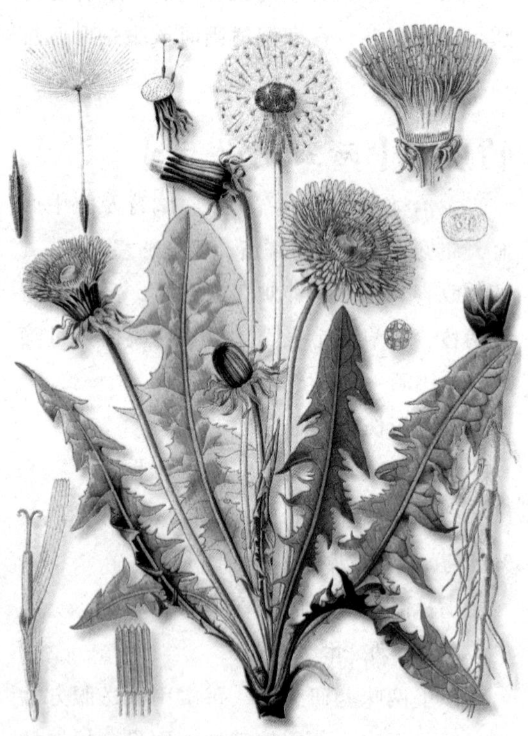

蒲公英

其叶味甘，平，无毒。主治妇人乳痛和水肿。解食物中毒，驱散滞气，化解热毒，消除恶肿、结核。可乌发，滋壮筋骨，治恶刺。

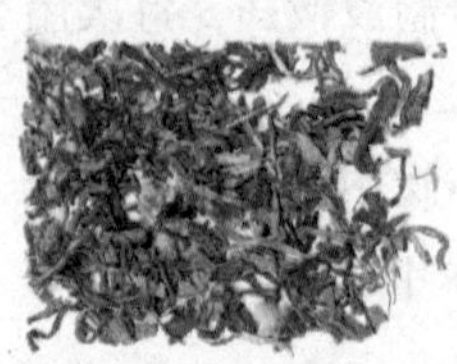

叶〔主治〕治妇人乳痛和水肿。解食物中毒，驱散滞气，化解热毒，消除恶肿、结核及疔肿。可乌发，滋壮筋骨，治恶刺。

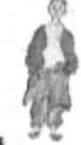

使人的筋骨遭损而难以痊愈。治疗被火烧后昏厥不省人事者，以冷水调和蜜来让他饮下，对口齿紧闭者，撬开其口灌入，然后使用栀子白蔹汤：

栀子四十枚，白蔹、黄芩各五两。

以上三味药分别切细，用五升水、一升油合熬到水汽停歇时，去掉药渣，冷却后用来淋疮，使它除去火热毒，那么肌肤就得舒适了。如此做两天后，就可任意用其他膏药来敷或以汤药、散药来治。

治火疮溃烂的处方：

柏白皮、生地黄、蛇衔、黄芩、栀子仁、苦竹叶各一分。

以上六味药分别切细，加半升羊髓熬沸腾三次，去掉药渣，用来涂在疮上，直到痊愈为止。

治被火烧伤所致的烂疮的膏药处方：

柏白皮四两，竹叶、甘草各二两。

以上三味药分别切细，加一斤半猪脂熬沸腾三次，去掉药渣，冷却后用来敷在疮上。

治火烧所致的疮的处方：取丹参（无论多少），用羊脂和猪髓、脑一起熬来敷贴。

治火疮溃烂的处方：将柏白皮切碎，用腊月猪膏来均匀完全地淹没，熬四五沸，等它变色后去掉药渣，用来敷在疮上。

治火疮的处方：用没有炒过的油麻调和栀子仁来涂在疮上，涂得越厚越好。已经形成疮的，把白糖烧成灰来敷上，就会立即转燥而痊愈。

治被开水烫伤而致皮肤烂坏的处方：

杏仁、附子各二两，甘草一两，羊脂五两，松脂鸡蛋大。

以上五味药分别切细，加五两不沾水的、熬好的猪膏涂上。

治被灸灼所伤、被开水烫伤、被火烧伤而昼夜喊叫，可用下面这个药方来止痛并消

外用祛热方

栀子白蔹汤 治疗被火烧后昏厥不省人事者，以冷水调和蜜来让他饮下，然后使用本方。

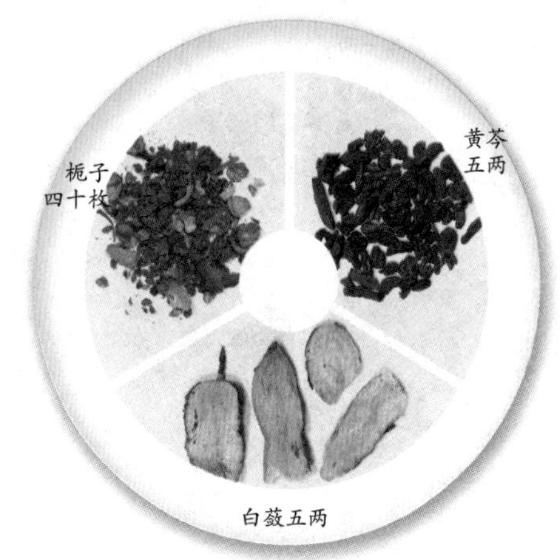

以上三味药分别切细，用五升水、一升油合熬到水汽停歇时，去掉药渣，冷却后用来淋疮，使它除去火热毒，那么肌肤就得舒适了。

用栀子白蔹汤后疗效

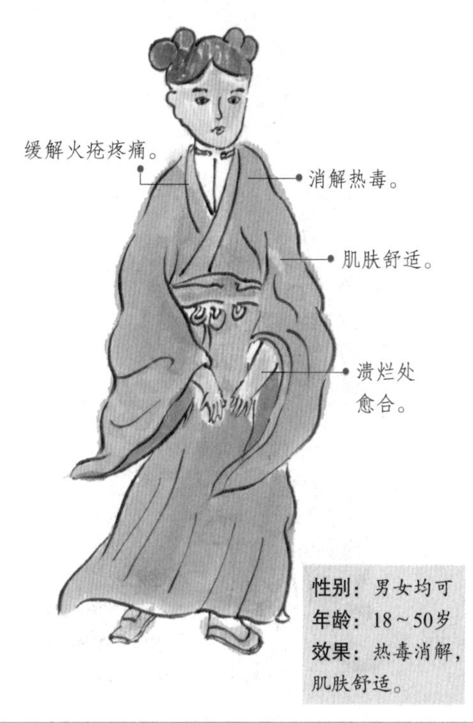
缓解火疮疼痛。
消解热毒。
肌肤舒适。
溃烂处
愈合。
性别：男女均可
年龄：18～50岁
效果：热毒消解，肌肤舒适。

益气养血方

内补散 主治因金疮出血过多，血气虚竭者。

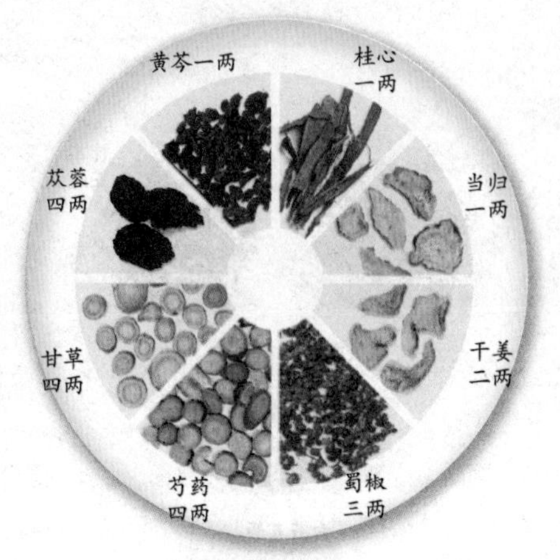

注：另有川芎、黄芪、人参、厚朴、吴茱萸、白及各一两。

以上十四味药切捣并过筛制成散，每次用酒服下方寸匕，每天三次。

服内补散后疗效

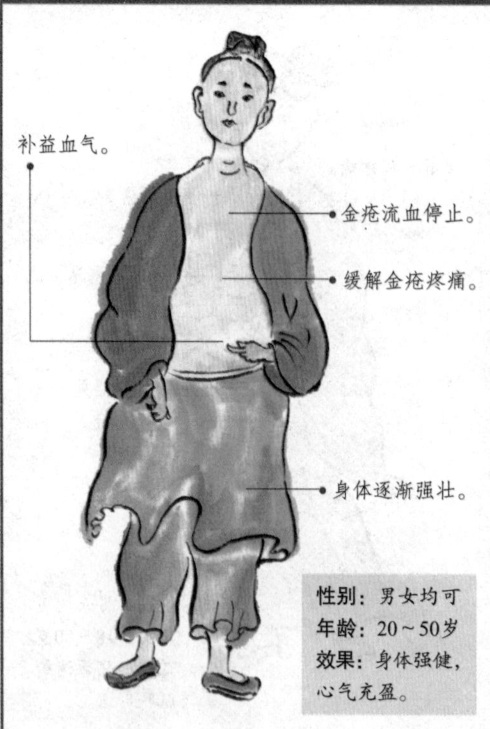

除瘢痕：

羊脂、松脂各二分，猪膏、蜡各一分。

以上四味药，取松脂在药铫中熔化，切羊脂，嚼蜡来涂在松明上，隔一会儿后以微火烧，使各种药物都熔化，以杯子在下接其汁，用来敷患处。松明就是多脂的松木节。

治因灸灼所致的疮的处方：

甘草、当归各一两，胡麻、羊脂各六分。

以上四味药分别切细，用五合猪膏来熬，去掉药渣，用来敷在疮上。

治因灸灼所致的疮痛肿的处方：取灶下黄土来捣碎，以水调和，熬热，用来浸渍患处。

薤白膏【外敷生肌方】

能生肉止痛，主治灸疮。

薤白、当归各二两，羊髓一斤，白芷一两。

以上四味药分别切碎，相合煎煮，煎至白芷呈现黄色，去渣取膏，外敷患处，每天三次。

治因灸灼所致的疮脓肿溃破而不痊愈的处方：

腊月猪脂一升，薤白一握，胡粉一两。

以上三味药中，先将薤白熬到变黄后去掉，以药棉裹一两石灰熬数沸后去掉，加入胡粉，一起加入猪膏中调和均匀，涂在旧布上，用来贴于患处，每日三次。

治因灸灼所致的疮受到风吹而冷痛肿胀的处方：只需靠近火炙烤，疮的热气就会使人有一种快感，直到有痛感时才停止。每天这样炙烤六七次，就能痊愈。

治因针灸所致的疮出血不止的处方：将已死的蜣螂捣为末，加猪脂调和，用来涂在流血的疮上。

治疗金疮，不论其伤势大小，不论在冬天夏天，在刚受伤出血时，就用石灰敷上厚厚的一层，再裹上，这样既止痛，又能迅速痊愈。若没有石灰，用灰也可以。如果创口很深，不宜使其很快愈合的，就放入少许滑石以使疮口不能随时愈合。凡是金疮出血后，其人必定发渴，应当忍住，吃燥食以及肥脂的食物来止渴。注意不要吃咸食，如果多喝粥与浆，就会血动溢出，而使病人有死亡的危险。忌嗔怒、过度地说笑、矛盾地思虑，并忌劳作，忌多吃酸、咸食物，忌饮酒、热羹、臛之类，在金疮痊愈后也还如此，过百天乃至半年才可恢复以前的习惯。

治金疮的处方：把干梅枝烧成炭，捣成细末，敷于疮口一晚上，即愈，也可用于治被打伤。

地黄膏【外敷疗疮方】

主治日久不愈的金疮、火疮、灸疮及诸种疮伤。

生地黄（切捣，绞汁）三合，熏陆香、松脂各二两，羊肾脂（煎）五合，乌麻油二升，杏仁、蜡各二两，石盐（研粉）一两。

以上八味药中先取蜡入锅中，用微火化开，依次放入羊肾脂、乌麻油、松脂，皆使熔化，待冷依次放入杏仁、熏陆、地黄汁、石盐，用微火煎熬，煎至地黄汁水气散尽，用棉滤渣，冷凝成膏，敷贴患处，日间三次，夜间两次。禁食生食、冷食、猪肉、鸡肉、鱼肉。

治金疮出血不止的处方：捣车前草取汁来敷金疮，立即止血，连车前草根一并收用也有效。

治金疮出血不止的处方：

蒲黄一斤，当归二两。

以上两味治下筛后制成散药，每次用酒送服方寸匕，每日两次。

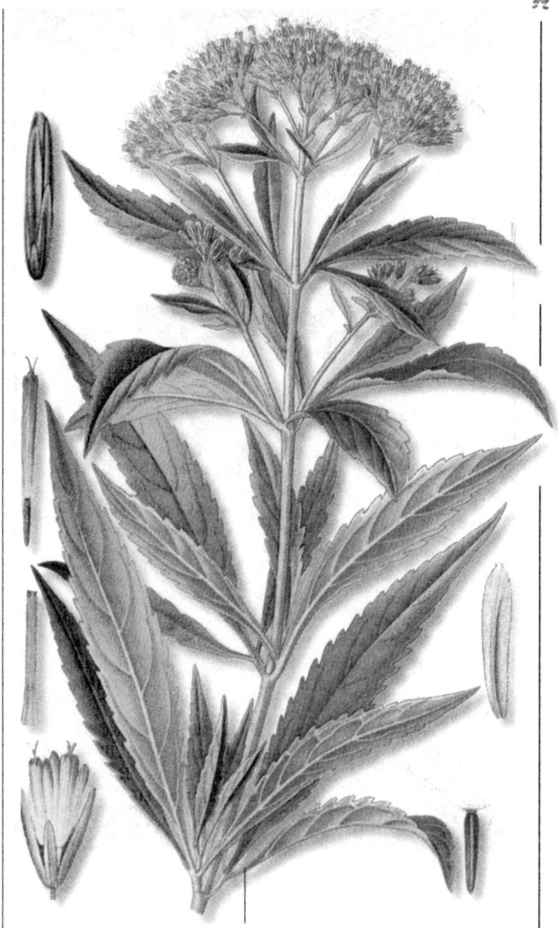

叶〔主治〕利尿，祛蛊毒。生血调气，养营久服，益气轻身不老，通神明，生津止渴，润肌肉，治消渴，治黄疸。

兰草

其叶辛，平，无毒。主利尿，祛蛊毒。生血调气，养营久服，益气轻身不老。能生津止渴，润肌肉，止消渴，治黄疸，消痈肿，调月经。

二物汤【活血消瘀方】

主治因金疮而导致的腹中瘀血。

大麻子三升，大葱白二十枚。

以上两味药分别反复捣研均匀，用九升水煎煮，取汁一升半，顿服。

治金疮内漏的处方：

消积益气方

内塞散 主治因金疮而内塞之证。

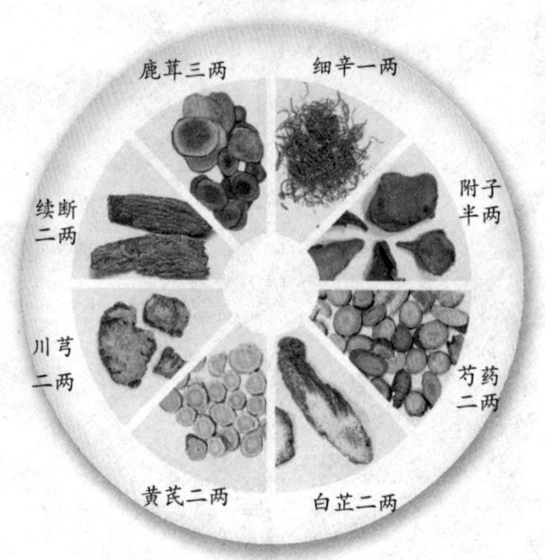

注：另有黄芩、当归、干姜各二两。

将以上十一味治下筛后制成散药，每次在饭前用酒送服五分匕，每日三次。

服黄芪散后疗效

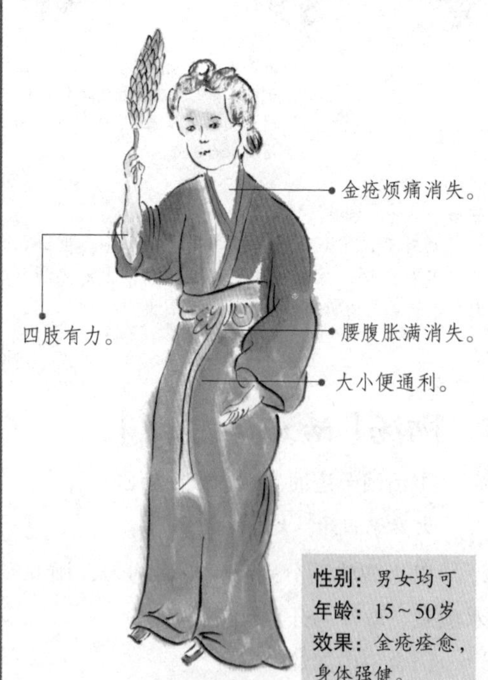

取疮中的血，盛在杯子里，与水一起服后即愈。

治金疮内漏而血不流出的处方：将牡丹皮治下筛后制成散药，用水送服三指撮的量，即可尿出血来。

治因生金疮而感觉烦闷的处方：以苦酒浸泡一升赤小豆，炒至干燥，再浸，满三日后变成黑色，每次服方寸匕，每日三次。

治因生金疮而感觉痛苦的处方：将杨木白皮烘至干燥，研为粉末，每次服方寸匕，每日三次，又用其末来敷在疮上，就会痊愈。

凡是金疮或刺疮，痛得不能忍受，用过各种方法都治不了，就用以下这个处方：以三升水将一把葱熬数沸，用其汤液来浸洗疮，有良好的止痛效果。

治因金疮而烦痛，大便不通利的处方：

大黄、黄芩各等分。

以上两味药研成粉末，以蜜调和成丸药，每次在饭前服如梧桐子般大小的十丸，每日三次。

内塞散

主治因金疮而内塞之证。

黄芪、当归、川芎、白芷、干姜、黄芩、芍药、续断各二两，附子半两，细辛一两，鹿茸三两。

以上十一味药治下筛后制成散药，每次在饭前用酒送服五分匕，每日三次。

续断散【治骨折筋伤方】

主治金疮损伤筋骨之证。

续断五两，干地黄、细辛、蛇衔、地榆各四两，当归、川芎、芍药、苁蓉各三两，人参、甘草、附子各一两，干姜、蜀椒、桂心各一两半。

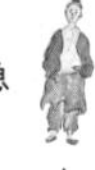

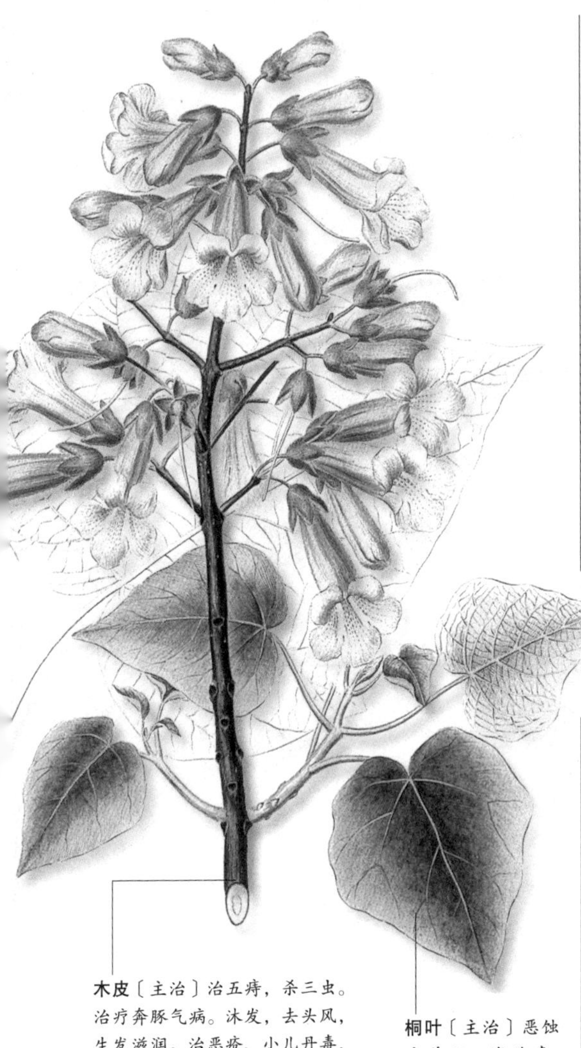

木皮〔主治〕治五痔，杀三虫。治疗奔豚气病。沐发，去头风，生发滋润。治恶疮、小儿丹毒，可煎汁涂。

桐叶〔主治〕恶蚀疮着阴。消肿毒，生发。

桐

其叶主治恶疮，消肿毒，生发。其皮主治五痔，杀三虫。治疗奔豚气病。沐发，去头风，生发。治恶疮、小儿丹毒，可煎汁涂。

以上十五味药切捣并过筛制成散，每次用酒服下方寸匕，每天三次。

治被伤后肠往外不断流出的处方：

熬制大麦粥，取汁来洗肠，然后向内推入，常研米粥来饮，二十天后才慢慢地做稠稀饭，一百天后才能痊愈。

治因金疮而肠往外流出的处方：

磁石、滑石、铁精各三两。

以上三味药，研成粉末涂在肠上，然后用米汤送服方寸匕磁石，白天五次夜间两次，肠就会回到肚中。

治金疮，箭头在肉中取不出来的处方：

白蔹、半夏各等分。

以上两味药捣筛后制成散药，每次用酒送服方寸匕，每日三次。创口浅的，十日后箭头就会出来；创口深的，二十日后箭头才会出来，终不会留在肉中。

治箭头以及各种刀刃在咽喉或胸膈等各种隐处取不出来的处方：

牡丹皮一分，白盐二分。

以上两味药治择捣筛后制成散药，每次用酒送服方寸匕，每日三次，即能使箭头或刀刃出来。

治突然被毒箭所伤的处方：

多饮葛根汁，并能治一切金疮。

治中射罔箭伤的处方：

蓝子五合，升麻八两，甘草、王不留行各四两。

以上四味药治择捣筛后制成散药，每次用冷水送服二方寸匕，白天三次，夜间两次。再以水调和药末来涂在疮上，干后就换药。

治被毒箭所射中的处方：

捣葛根汁来饮服，或将葛白屑炒黄，敷在疮上以止血。

治针折断入肉中的处方：

以吸铁的磁石来吸出。

图书在版编目（CIP）数据

图解千金方 /《图解经典》编辑部编著 . -- 长春 : 吉林科学技术出版社 , 2017.11

ISBN 978-7-5578-2795-3

Ⅰ . ①图… Ⅱ . ①图… Ⅲ . ①《千金方》－图解 Ⅳ . ① R289.342-64

中国版本图书馆 CIP 数据核字 (2017) 第 167273 号

图解千金方

TU JIE QIAN JIN FANG

编　　著 《图解经典》编辑部

策　　划 紫图图书ZITO®
监　　制 黄　利　万　夏
出 版 人 李　梁
责任编辑 隋云平　解春谊
营销支持 曹莉丽
幅面尺寸 170 毫米 ×240 毫米
字　　数 800 千字
印　　张 35
印　　数 39001—47000 册
版　　次 2017 年 11 月第 1 版
印　　次 2023 年 2 月第 7 次印刷

出　　版 吉林科学技术出版社
地　　址 长春市净月区福祉大路 5788 号出版大厦 A 座
邮　　编 130018
网　　址 www.jlstp.net
印　　刷 艺堂印刷（天津）有限公司

书　　号 ISBN 978-7-5578-2795-3
定　　价 69.90 元